肾脏疾病内科诊疗新进展

（上）

祁建军等◎主编

吉林科学技术出版社

图书在版编目（CIP）数据

肾脏疾病内科诊疗新进展/ 祁建军等主编. 一长春：
吉林科学技术出版社，2016.4
ISBN 978-7-5578-0438-1

Ⅰ. ①肾… Ⅱ.① 祁… Ⅲ. ①肾疾病一诊疗 Ⅳ.
①R692

中国版本图书馆CIP数据核字（2016）第069588号

肾脏疾病内科诊疗新进展

SHENZANG JIBING NEIKE ZHENLIAO XINJINZHAN

主　　编　祁建军　龚家川　陈　嘉　张国欣　薛　渊　张福港
副 主 编　李玉婷　及臻臻　崔国峰　杨举红
　　　　　丁红娜　王念华　刘　颖　王怀颖
出 版 人　李　梁
责任编辑　张　凌　张　卓
封面设计　长春创意广告图文制作有限责任公司
制　　版　长春创意广告图文制作有限责任公司
开　　本　787mm×1092mm 1/16
字　　数　977千字
印　　张　40
版　　次　2016年4月第1版
印　　次　2017年6月第1版第2次印刷

出　　版　吉林科学技术出版社
发　　行　吉林科学技术出版社
地　　址　长春市人民大街4646号
邮　　编　130021
发行部电话/传真　0431-85635177　85651759　85651628
　　　　　　　　85652585　85635176
储运部电话　0431-86059116
编辑部电话　0431-86037565
网　　址　www.jlstp.net
印　　刷　虎彩印艺股份有限公司

书　　号　ISBN 978-7-5578-0438-1
定　　价　160.00元
如有印装质量问题　可寄出版社调换
因本书作者较多，联系未果，如作者看到此声明，请尽快来电或来函与编辑部联系，以便商洽相应稿酬支付事宜。

主编简介

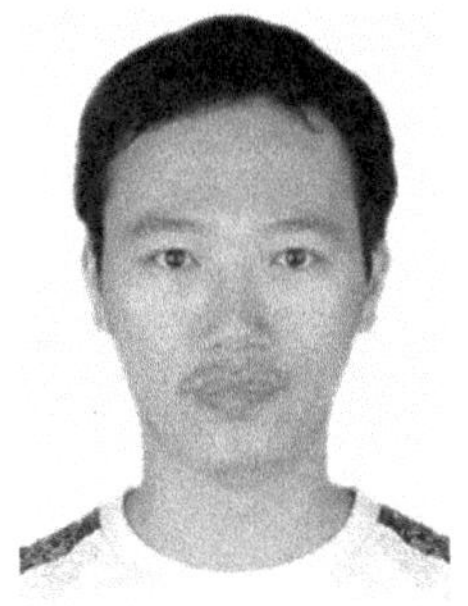

祁建军

1978年出生。主治医师，2003年毕业于泰山医学院，本科学历。于菏泽市立医院泌尿内科从事临床专业十余年，积累了丰富的临床及教学经验，擅长治疗急、慢性肾小球肾炎，急、慢性肾衰竭，间质性肾炎、泌尿道感染等疾病的诊治。掌握了肾穿刺及腹膜透析置管等专业操作技术。

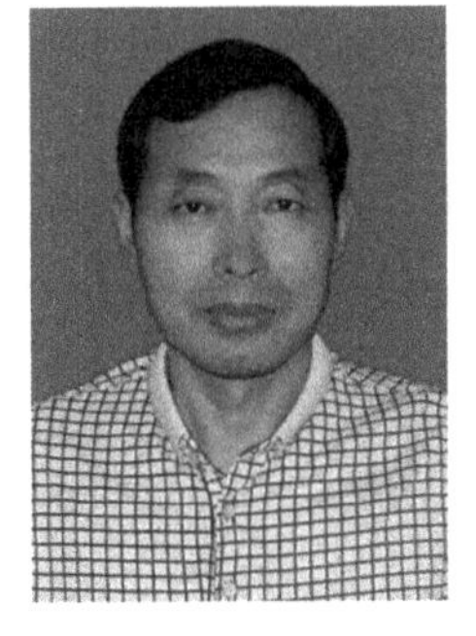

龚家川

1963年出生。河南省商丘市第一人民医院。副主任医师。毕业于河南医科大学医疗系。1987年毕业。从事肾病、风湿病临床诊疗工作28年，擅长各种肾脏病及风湿病的诊治，以及疑难杂症、急危重症诊治。获商丘市科技成果1、2、3等奖各1项。完成课题10余项，发表论文20余篇，著作1部。

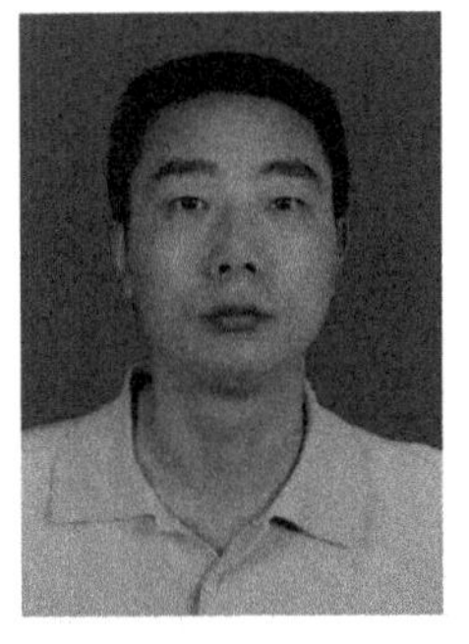

陈　嘉

1979年出生。襄阳市中医医院肾病科，主治医师。2004年毕业于湖北中医药大学，获硕士学位。从事肾内科专业工作10年，在武汉协和医院进修1年；擅长血液净化，急性肾损伤，慢性肾炎的诊断和治疗。发表核心期刊论文6篇，参编著作1部。

编 委 会

主　编　祁建军　龚家川　陈　嘉
　　　　张国欣　薛　渊　张福港

副主编　李玉婷　及臻臻　崔国峰　杨举红
　　　　丁红娜　王念华　刘　颖　王怀颖

编　委　(按姓氏笔画排序)

丁红娜　郑州市第七人民医院
及臻臻　南方医科大学中西医结合医院
马英桓　中国人民解放军第四六三医院
王怀颖　长春中医药大学附属医院
王念华　濮阳市人民医院
任广伟　河北医科大学第一医院
刘　波　兖矿集团有限公司总医院
刘　颖　中国人民解放军第二〇二医院
祁建军　菏泽市立医院
李玉婷　襄阳市中医医院
杨举红　荆门市第一人民医院
邹　迪　长春中医药大学附属医院
张国欣　石家庄市第一医院
张福港　河北省沧州中西医结合医院
陈　嘉　襄阳市中医医院
龚家川　河南省商丘市第一人民医院
崔国峰　青岛市第八人民医院
薛　渊　濮阳市人民医院

前　言

随着社会经济发展，人们的生活水平不断提高，医学模式有了巨大的变化。传统医学观念不断更新，同时，肾脏疾病的发病率居高不下，严重影响人们的身心健康，给社会、家庭以及个人带来沉重的负担，引起了社会的广泛关注。

伴随着科学技术的不断创新和发展，肾脏疾病的诊疗与研究也日渐活跃起来，各种理论和方法不断更新和完善，肾脏疾病的正确诊断和治疗，要求每一位医师既要有扎实的理论基础又要有丰富的临床经验，只有不断学习，才能提高诊断水平，更好地诊治疾病，减轻患者负担。

本书重点介绍了各种肾脏疾病的发病病因、诊断方法、治疗原则及血液净化、疾病护理等内容，选材较新颖，图表清晰，详细而不繁杂，实用性较强，对于医务工作者处理相关问题具有一定的参考价值，也可作为各基层医生和医务工作者学习之用。

在编写过程中，由于作者较多，写作方式和文笔风格不一，再加上时间经验有限，难免存在疏漏和不足之处，望广大读者提出宝贵意见和建议，谢谢。

编　者

2016 年 4 月

目 录

第一篇 总论

第二篇　各论

第一篇

总论

第一章　正常肾脏的基本结构和功能

第一节　肾脏的解剖和形态

肾脏具有多种重要的生理功能。肾脏通过排尿排泄体内代谢产物，维持水、电解质及酸碱平衡的作用；肾脏同时也是一个内分泌器官，可分泌促红细胞生成素、肾素、前列腺素等多种激素和生物活性物质。这些生理功能均建立在肾脏复杂的组织结构基础上。因此，对于肾脏基本结构的了解有助于对肾脏生理功能和病理表现的认识。

一、肾脏的解剖

肾脏属于腹腔外实质性器官，位于腹膜后间隙内脊柱的两侧，左右各一。肾脏长轴向外下倾斜，左肾较右肾更靠近中线。右肾上邻肝脏，所以较左肾略低。左肾上极平第 11 胸椎下缘，下极平第 2 腰椎下缘；右肾上极平第 12 胸椎下缘，下极平第 3 腰椎，所以第 12 肋正好斜过左肾后面的中部或右肾后面的上部。以肾门为准，则左肾门约平第 1 腰椎，右肾门平第 2 腰椎，距中线 5cm。以髂嵴作为标志，距左肾下极为 6cm，距右肾下极为 5. 5cm。一般而论，女性肾脏位置低于男性，儿童低于成年人，新生儿肾脏下端有时可达髂嵴附近。肾脏的位置可随呼吸及体位而轻度改变。

肾脏的体积各人有所不同，一般而言，正常成年男性肾脏的平均体积为 11cm × 6cm × 3cm，左肾略长于右肾。女性肾脏的体积和重量均略小于同龄的男性，其平均重量在男性约 150g，在女性约 135g。肾脏分为上下两端、内外两缘和前后两面，上端宽而薄，下端窄而厚；前面较凸，朝向前外侧，后面较平，紧贴后腹壁；外缘隆起，内缘中间呈凹陷状，是肾脏血管、淋巴管、神经和输尿管出入的部位，称为肾门。这些出入肾门的结构总称为肾蒂。肾蒂主要结构的排列关系由前向后依次为肾静脉、肾动脉及输尿管，从上向下依次为肾动脉、肾静脉及输尿管。但也有肾动脉和肾静脉分支位于输尿管后方者。右侧肾蒂较左侧者短，故右肾手术较困难。肾门向内连续为较大的腔，称为肾窦，由肾实质围成。

肾窦为肾血管、淋巴管、神经、肾小盏、肾大盏、肾盂、脂肪及结缔组织所填充。

肾脏的表面自内向外有三层被膜包绕。①纤维膜：为紧贴于肾实质表面的一层致密结缔组织膜，薄而坚韧。在正常的肾脏，该膜易于剥离，若该膜粘连于肾脏表面，则提示有由肾实质疾病而导致的纤维膜与肾脏间的纤维化。剥离了纤维膜后的肾脏表面平滑、光亮，呈红褐色，若表面苍白呈颗粒状则表示有肾脏疾病。②肾周脂肪层：又称脂肪囊，位于纤维膜外面，为肾周围的脂肪层，对肾脏有弹性垫样保护作用。③肾筋膜：位于脂肪囊外面，分前后两层，包绕肾和肾上腺。另外，肾筋膜外尚有大量脂肪包绕肾脏，称肾旁脂肪，为腹膜后脂肪的一部分。肾周脂肪层、肾筋膜及肾旁脂肪共同对肾脏有固定作用，若上述结构不健全则可能导致肾下垂或游走肾。

在肾的冠状切面，肾实质分为皮质和髓质两部分。肾皮质位于浅层，占1/3，富含血管，肉眼观察可见粉红色颗粒，即肾小体；肾髓质位于深部，占2/3，主要由小管结构组成。肾髓质的管道结构有规律地组成向皮质呈放射状的条纹称髓放线，向内侧集合组成15~20个锥形体称为肾锥体，每2~3个肾锥体的尖端合成一个肾乳头，肾乳头顶端有许多小孔，称乳头孔，是尿液流入肾盏的通道。肾皮质包绕肾髓质并伸入肾锥体之间，称为肾柱。2个或2个以上肾乳头伸入1个肾小盏，2~3个肾小盏合成一个肾大盏，2~3个肾大盏合成一个前后扁平的漏斗状的肾盂，肾盂出肾门后逐渐变细形成下行的输尿管。

双侧肾脏上方接肾上腺，后上1/3借横膈与胸膜腔的肋膈隐窝相隔，后下2/3与腹横肌、腰方肌和腰大肌外缘相邻。右肾前面内侧接十二指肠降部，外侧接肝右叶和结肠右曲；左肾前面由上向下分别与胃、胰和空肠相邻接，外缘上半接脾，下半接结肠左曲。

二、肾单位的组成、肾小球基底膜及其细胞成分

组成肾脏结构和功能的基本单位是肾单位，包括肾小体和与之相连的肾小管。人类的每个肾脏约由100万（80万~110万）个肾单位组成，出生时婴儿体重与肾单位数目呈正相关。根据肾小体在皮质中的位置，可分为表浅、中间和髓旁三种肾单位。表浅肾单位的肾小体位于离皮质表面几毫米之内，髓旁肾单位的肾小体位于皮质深层，靠近皮质与髓质交界处，中间肾单位的肾小体则位于以上两者之间。

肾小体由肾小球和肾小囊组成，通过滤过作用形成原尿。肾小管是细长迂回的上皮性管道。平均长度为30~38mm，具有重吸收和排泌功能，通常分为三段：第一段与肾小囊相连，称近端小管，依其走行的曲直，又有曲部和直部之分；第二段称为细段，管径细，管壁薄；第三段称远端小管，分为直部和曲部，其曲部末端与集合管相连。近端小管的直部、细段与远端小管的直部连成“U”字形，称为髓襻或Henle襻。肾单位的各部在肾脏中的分布有其相应的较固定的位置。肾小体存在于肾皮质迷路，近端小管曲部和远端小管曲部分布于肾皮质迷路和肾柱，髓襻则和集合管一起分布于髓质肾锥体和皮质髓放线中。

通常，根据髓襻的长度可将肾单位分为短髓襻和长髓襻肾单位两种。表浅肾单位及大多数中间肾单位属于短髓襻肾单位，其髓襻在髓质外带返回。髓旁肾单位及少数中间肾单位属于长髓襻肾单位，其髓襻一般由髓质内带返回。长髓襻肾单位只占肾单位总数的10%~20%，它的长髓襻对尿的浓缩与稀释起着重要作用，但因其血液循环不如短髓襻肾单位丰富，故较易受损伤。

（一）肾小体

肾小体是形成原尿的主要结构，位于皮质迷路，近似球形，直径约为200μm，近髓质者比位于皮质浅层者大20%左右。肾小体的中央部分是由毛细血管组成的肾小球，肾小球

外面紧包着肾小囊。肾小体有两个极，小动脉出入肾小体的区域称血管极，对侧是与肾小管相连的尿极。

1. 肾小球　肾小球约占肾皮质体积的9%，占肾重量的5%。肾小球通过其反复分支的毛细血管系统来增加其滤过面积。成年人肾小球毛细血管长度约13km。其肾小球基底膜面积约为1.6m^2。入球小动脉进入肾小球后分为5～8个主支，使血管球形成相应的毛细血管小叶或肾小球节段。每个主支又分出数个小支，最后形成20～40个盘曲的襻状毛细血管网，称毛细血管襻。各小叶的毛细血管返至血管极处，又汇聚成主支，最后合成出球小动脉。肾小球毛细血管襻是体内唯一的介于两条小动脉之间的毛细血管床（其他毛细血管网都是介于一条小动脉及一条小静脉之间），这种特殊的解剖结构保证了肾小球毛细血管内的静水压较身体其他部位的毛细血管静水压高，有利于毛细血管滤过功能的发挥。另一方面，也使血液内的异常物质（如免疫复合物等）易于沉积在肾小球。肾小球毛细血管壁由内皮细胞、基底膜和上皮细胞组成，其结构较其他部位的毛细血管更加复杂。

（1）内皮细胞：内皮细胞呈扁平状，被覆于毛细血管壁腔侧，与血流接触，内皮细胞核位于毛细血管的轴心侧（即系膜侧），细胞质环绕于血管腔，内皮细胞的胞体布满直径为70～100nm的小孔，称为窗孔，大约覆盖毛细血管表面积的30%。内皮细胞内有丰富的中间丝、微丝和微管，细胞表面被覆有富含唾液酸蛋白的多阴离子表面糖蛋白，所以内皮细胞带有丰富的负电荷。内皮细胞构成了肾小球毛细血管壁的第一道屏障，使血细胞及一些大分子物质受到阻拦而不被滤出；内皮细胞表面的负电荷构成了肾小球毛细血管壁电荷屏障的重要组成部分。内皮细胞可黏附细菌和白细胞、具有重要的抗凝血及抗血栓作用，还参与基底膜的合成及修复。内皮细胞可合成一氧化氮，此反应由内皮源性一氧化氮合成酶催化，该酶位于细胞质膜内陷所形成的细胞质膜囊泡。一氧化氮是内皮细胞释放的最重要的血管舒张因子，尚有抑制炎症及血小板聚集的作用。内皮细胞还可合成及释放内皮素及Ⅷ因子。内皮细胞表面具有血管内皮生长因子（vascular endothelial growth factor，VEGF）受体，实验研究证明，由足细胞分泌的VEGF可与内皮细胞表面的VEGF受体结合，从而调节内皮细胞的功能及通透性。

（2）脏层上皮细胞：贴附于肾小球基底膜外侧，是肾小球内最大的细胞。光镜下其形态难以确认，但细胞核最大，着色较浅，并凸向肾小囊囊腔。该细胞由三个部分组成：含有细胞核的细胞体、从细胞分出的几个大的主突起和再依次分出的次级突起，称足突，故该细胞又名足细胞。用扫描电镜观察证实，来自不同细胞的足突相嵌形成指状交叉，足突顶部与基底膜外疏松层相接触。足突之间的间隙称裂孔，直径为25～60nm，由裂孔隔膜桥接。电镜下可见这种细胞具有发育完好的高尔基体和多数溶酶体，并有包括微管，中间丝和微丝在内的大量细胞骨架，对维持足细胞正常形态及跨膜蛋白和裂孔隔膜的正常位置有重要作用。

足细胞足突可分为三个特异的膜区：即基底部、顶部和裂孔隔膜三个区域。足细胞的基底部具有特殊分子，是保持足细胞与基底膜附着的主要分子。另外，足突基底部具有Heymann肾炎抗原，可与肾小管刷状缘抗体结合导致膜性肾病。足细胞顶部表面覆盖着一层带负电荷富含涎酸糖蛋白的多糖蛋白复合物，是肾小球负电荷屏障的重要组成部分，对足细胞独特结构的形成及相邻足突间的融合有重要作用。

裂孔隔膜并非一层完整的膜，从其横切面看，隔膜有许多长方形面积为4nm×14nm的小孔，形成铰链状。这些解制铰链可能是一种变性的黏性连接，是肾小球滤过孔径屏障的基础。裂孔隔膜是由多个蛋白分子组成的复合体样结构，裂孔隔膜蛋白控制肾小球的通透性。近年的研究显示，许多裂孔隔膜蛋白的基因突变，可导致肾脏疾病及大量蛋白尿。

上皮细胞本身可表达某些造血抗原。此外，上皮细胞有很强的吞饮功能。严重蛋白尿患者，上皮细胞胞质内可出现很多蛋白滴、次级溶酶体、包涵物以及空泡变性。上皮细胞除具有合成基底膜、维持肾小球通透性和对肾小球毛细血管襻起结构上的支持作用之外，也是参与肾小球疾病的主要细胞成分。

（3）系膜：位于肾小球毛细血管小叶的中央部分，由系膜细胞和系膜基质组成。它从肾小体血管极处广泛地联系着每根毛细血管，将毛细血管悬吊于肾小体的血管极，同时肾小球系膜与小球外系膜在血管极处相延续。在常规3μm厚的组织切片中，每个远离血管极的系膜区正常时不应超过3个系膜细胞。面向毛细血管腔的系膜部分由内皮细胞覆盖，与毛细血管基底膜移行的部位称副系膜，由肾小球基底膜覆盖。因此，肾小球基底膜并不包绕整个毛细血管腔。肾小球系膜的总面积可随生理和病理情况而改变，新生儿期，它占肾小球切面的6.2%，老年时可达10.4%，病理状态下可明显增宽。

系膜细胞有多种生理功能：①对肾小球毛细血管襻有支持和保护作用；②调节肾小球微循环及滤过率；③吞噬与清洁功能；④参与免疫反应；⑤对肾小球局部损伤的反应；⑥迁移功能。

（4）壁层上皮细胞：覆盖肾小囊外壁，细胞呈立方或扁平状，游离面偶见微绒毛，有为数较少的线粒体、吸收小泡以及高尔基体。壁层上皮细胞在肾小体尿极与近端小管上皮细胞相延续，在血管极与脏层上皮细胞相连。

（5）肾小球基底膜：基底膜有中间的致密层和两侧的电子密度较低的内疏松层及外疏松层组成。成年人的基底膜厚度由于检测方法及受检对象不同略有差异（270～380nm），其中男性较女性略厚。儿童基底膜较成年人薄且随年龄增长而增厚，新生儿一般小于150nm，1岁时的平均厚度为194nm，到11岁时增至297nm。肾小球基底膜可分毛细血管周围和系膜周围（即副系膜区）两部分。肾小球基底膜带负电荷，此负电荷主要由硫酸类肝素的硫酸根引起，这也是肾小球滤过膜电荷屏障的重要组成部分。基底膜的主要功能是保证毛细血管壁的完整性和一定的通透性。

基底膜的生化组成较复杂，主要由下列三类成分构成：①胶原：主要为Ⅳ型胶原；②糖蛋白：包括层粘连蛋白、纤连蛋白及内动蛋白/巢原蛋白；③蛋白聚糖：主要为硫酸肝素多糖。

（6）肾小球滤过屏障：包括四个部分：①肾小球内皮细胞表面的细胞衣，也称之为多糖蛋白质复合物；②肾小球毛细血管的有孔内皮细胞；③肾小球基底膜；④足细胞的裂孔隔膜。肾小球滤过屏障可有效地阻止血浆中白蛋白及更大分子量的物质进入尿液。

2. 肾小囊　肾小囊是肾小管盲端扩大并内陷所构成的双层球状囊，囊的外层称为壁层，内层称为脏层，两层之间的裂隙称为肾小囊腔。脏层即肾小球的脏层上皮细胞，壁层由肾小囊基底膜和壁层上皮细胞组成。肾小囊基底膜较厚，为1200～1500nm，在肾小体的尿极移行为近端肾小管基底膜；在血管极，与入、出球小动脉及肾小球毛细血管基底膜相移行。

3. 肾小球旁器　肾小球旁器是位于肾小球血管极的一个具有内分泌功能的特殊结构。其主要功能包括维持肾小管－肾小球反馈系统及调节肾素的合成及分泌。肾小球旁器由致密斑、肾小球外系膜、入球小动脉的终末部和出球小动脉的起始部所组成。其细胞成分包括球旁颗粒细胞、致密斑、球外系膜细胞和极周细胞。

（1）球旁颗粒细胞：主要由入球小动脉壁上的平滑肌细胞衍化而成。然而近来有人提出与此相反的观点，认为入球小动脉的肌细胞是从球旁颗粒细胞衍化而来。一般认为，当入球小动脉接近肾小体血管极时，管壁平滑肌细胞变态为上皮样细胞，胞体较大，呈立方形或多边形，细胞核呈圆形或卵圆形，弱嗜碱性。粗面内质网丰富，线粒体较多，核糖体散在，并见较多的有膜包绕的内分泌颗粒，多数颗粒呈均质状，少数可见结晶状物质。最近研究证明，球旁颗粒细胞的这些内分泌颗粒主要含有肾素，同时也含有血管紧张素Ⅱ。肾素通过细胞排泌作用被释放到周围间质。球旁颗粒细胞受交感神经末梢支配。病变时球旁颗粒细胞甚至可延续到小叶间动脉壁，而且部分球旁细胞可位于出球小动脉管壁。

（2）致密斑：远端肾小管（髓襻升支粗段）接近于肾小球血管极时，紧靠肾小球侧的上皮细胞变得窄而高，形成一个椭圆形隆起，称为致密斑（maculadensa）。致密斑细胞之间近腔面为紧密连接，侧面为指状相嵌连接，基部有短皱褶。细胞核呈圆形，位于细胞顶部，胞质内见高尔基体，较多的线粒体，内质网和多聚核糖体，细胞顶部有胞膜内陷而成的小泡。致密斑与球外系膜细胞和入球小动脉有广泛接触。与髓襻升支粗段其他细胞不同，致密斑不含有 Tarnm－Horsfall（T－H）蛋白。致密斑表达高浓度的神经源性一氧化氮合成酶（neuronal nitric oxide synthase，nNOS）及环氧合酶 2（cyclooxygenase，COX－2）。致密斑细胞为渗透压感受器，感受流经远端肾小管滤过液中 NaCl 浓度，通过调节肾素的释放来调节入球小动脉血管张力，以此来控制肾小球滤过率，这称为肾小管－肾小球反馈机制。致密斑还可通过释放 NO 抑制肾小管－肾小球反馈。

（3）球外系膜细胞：又称 Lacls 细胞、极垫细胞或 Goormaghti 曲细胞，是位于肾小体血管极的入球小动脉、出球小动脉和致密斑之间的一群细胞，它们与肾小球（内）系膜细胞相连。细胞表面有突起，细胞核呈长圆形，细胞质清晰，细胞器较少，细胞间有基底膜样物质包绕，并与致密斑的基底膜相连。在某些刺激下，球外系膜细胞可以转化为具有肾素颗粒的细胞。

（4）极周细胞：位于肾小囊壁层细胞与脏层细胞的移行处。因其环绕着肾小体血管极，故而得名。极周细胞内有大量球形分泌颗粒、白蛋白、免疫球蛋白、神经元特异性烯醇酶和 transthyretln。极周细胞的功能目前尚不很清楚。它是否是肾小球旁器的一部分，目前仍有争议。

（二）肾小管

肾小管占正常肾皮质体积的 80%～90%，是肾单位的另一个重要组成部分，与肾小体合成一个密不可分的结构和功能单位，所以肾小球和肾小管的病变是相互影响的。不同节段肾小管之上皮细胞结构有很大不同，在一定程度上与其功能相关。肾小管的上皮细胞有强大的重吸收功能，可重吸收约 99% 的肾小球滤出原尿。另外肾小管的不同节段尚有一定的分泌功能，虽然每个肾单位的小管系统可从形态及功能上分为至少，15 个节段，但通常分为三大节段，即近端小管、髓襻和远端小管。

1. 近端小管　近端小管重吸收大部分肾小球滤过的水和溶质，在肾小管的各段中最粗最长，外径约 40μm，长约 14mm，被覆单层立方或低柱状上皮。根据上皮细胞的主要形态和功能特点，近端小管又可分为曲部和直部两部分。

（1）近端小管曲部（近曲小管）：主要位于肾小体周围，构成皮质迷路的大部分。近曲小管上皮细胞呈立方或低柱状，细胞核较大，圆形，位于细胞基底部，细胞质嗜酸性，略呈颗粒状，腔面有发达的刷状缘，紧贴基底膜的基底面有垂直的基底纵纹。电镜下，上皮细胞内可见多数与基底膜垂直排列的线粒体、粗面和滑面内质网、核蛋白体、各级溶酶体及丰富的微管和微丝。其最大特点是细胞的腔面、侧面及基底面均形成复杂的形态结构，从而使细胞表面积增加，以利于它的重吸收功能。细胞的腔面有大量密集的凸向管腔的指状细长突起，称为微绒毛，相当于光镜下的刷状缘。微绒毛的轴心为细胞质，并有6~10根纵行的微丝（直径1~6nm），含有肌动蛋白，与微绒毛的收缩摆动及重吸收有关。近曲小管可重吸收原尿中滤出的蛋白，经过吞饮和细胞内消化成为氨基酸被吸收。

近曲小管上皮细胞间为复合连接，细胞基底面、细胞膜内陷形成许多基底褶，在细胞的侧面还向外伸出许多突起，称为侧突，相邻细胞的侧突相互形成指状交叉。细胞基底部侧突尚分成更细小的次级侧突，伸至相邻细胞的基底褶之间，从而形成复杂的细胞外间隙。近曲小管的主要功能是重吸收原尿中的 Na^+、K^+、Cl^-、HCO_3^-、Ca^{2+}、PO_4^{3-}、水及一些有机物质（如葡萄糖和氨基酸）等。近端小管的腔面及基底侧面细胞膜上存在水通道蛋白-1，按照渗透梯度，水分子通过此通道穿过上皮细胞。基底侧膜上存在 Na^+-K^+-ATP酶，将重吸收的 Na^+ 主动泵到细胞间隙，Cl^- 和 HCO_3^- 也被动向细胞间隙转移。HCO_3^- 的重吸收可通过 Na^+/HCO_3^- 的共同转运子NBCl完成。腔面细胞膜上尚存在 Na^+-H^+ 交换器，将 Na^+ 由腔面重吸收到细胞内。另外，近端小管还是肾脏产生并分泌氨的主要部位。

（2）近端小管直部：与近端小管曲部相连，位于髓放线（rnedullary ray），由于它位于髓襻降支的上段，管径粗于细段，故又称降支粗段。直部也由单层立方上皮组成。只是微绒毛较短，缺少侧突和基底褶，线粒体较少，排列紊乱，顶浆小管、小泡、大泡及溶酶体也减少。上述改变表明直部的重吸收功能减弱。与此相吻合，近端小管直部 Na^+-K^+-ATP酶的活性较曲部明显降低。近端小管直部与有机阴、阳离子的分泌有关。

2. 髓襻细段　髓襻细段为连接近端小管直部和远端小管直部的细直管部分，这一段的长度依不同类型的肾单位有明显区别，皮质（短髓襻）肾单位的细段很短，主要位于髓质外带；髓旁（长髓襻）肾单位的细段较长，可达10mm，起始于髓质外带，延伸至内带乃至肾乳头口近端小管直部在髓质外带内、外区交界处，骤然转变为髓襻降支细段，在不同深度反折后成为髓襻升支细段，然后移行至远端小管直部。细段的管径细，只有15μm，管壁也薄，被覆单层扁平上皮细胞，细胞核呈椭圆形，凸向腔面，细胞质少，着色浅。

与近端小管类似，髓襻降支细段表达高浓度水通道蛋白-1，该段细胞膜对水的通透性很高；同时，髓襻降支细段存在大量A型尿素转运子参与髓质的尿素循环，对尿浓缩功能具有重要作用。

3. 远端小管　远端小管包括直部、致密斑和曲部。在肾髓质外带内、外区交界处，髓襻细段升支移行为远端小管直部，入髓放线，行至皮质迷路的肾小球血管极处，形成致密斑，继而移行为远端小管曲部，纡曲分布于近端小管之间，最后又行至髓放线进入集合管。远端小管直部又称髓襻升支粗段，由单层立方上皮组成。腔面有短小的微绒毛，基底部有基底褶，众多线粒体与基底膜呈垂直排列，相邻细胞间有大量侧突呈指状交叉。大多数细胞具有一根纤毛，极少数细胞有两根，事实上，除集合管的嵌入细胞外，所有肾小管的上皮细胞均具有纤毛。近年来认为，纤毛为一个机械感受器，通过感受小管液的流量而调节细胞增生。如果此功能缺失，会出现小管细胞增生失调而导致多囊肾。另外，远端小管直部产生并分泌 T－H 蛋白，这是一种糖蛋白，其功能包括抗微生物（抵御尿路感染）等。

远端小管曲部又称远曲小管，也由单层立方上皮构成。该段细胞膜在所有小管中具有最高的 Na^+-K^+－ATP 酶活性，其腔面细胞膜尚存在 Na^+-Cl^- 共同转换子 TSC，重吸收 Na^+ 和 Cl^- 是远曲小管的主要功能。另外，远曲小管存在有较高的 $Ca^{2+}-Mg^{2+}$－ATP 酶活性，参与 Ca^{2+} 的重吸收。与近端小管相比，远端小管管径小，管腔大，上皮细胞体积小，故在小管切面上有较多细胞核。

4. 连接小管　连接小管为远端小管曲部和皮质集合管起始段的过渡节段，由多种细胞组成，包括连接小管细胞以及混杂的远曲小管和集合管细胞。细胞腔面有少数微绒毛，有细胞侧突和基底褶，细胞核位于细胞顶部，线粒体较少，不均匀地分布于基底褶附近。

连接小管具有明显的分泌 K^+ 的功能，而且对 H^+ 的释放也有重要作用。此外，连接小管基底侧膜存在 Na^+-Ca^{2+} 交换子和 Ca^{2+}－ATP 酶，对 Ca^{2+} 重吸收起重要作用。

（三）集合管

集合管不是肾单位的组成部分。根据其所在位置，集合管可分为三段：皮质集合管、髓质集合管和髓质内带集合管。髓质内带集合管行至锥体乳头，称乳头管，并开口于肾乳头形成筛状区。集合管上皮由主细胞及嵌入细胞组成。

主细胞遍布集合管全长，占细胞总数的 60%～65%，细胞界限清晰，腔面覆有一层糖蛋白复合物，胞核呈圆形，位于细胞中央，胞质浅淡，电镜下线粒体较少，分布杂乱，腔面有少数短小微绒毛，侧面有不发达的小侧突，基底褶也较浅。主细胞上存在水通道蛋白－2（aquaporin 2，AQP2），其活性受抗利尿激素调节。

嵌入细胞散布于主细胞之间，腔面有较长的微绒毛，基底面有很多复杂的内褶，细胞质内有丰富的线粒体、溶酶体，游离核蛋白体、粗面及滑面内质网。嵌入细胞分为 A、B 两型细胞，A 型嵌入细胞腔面表达 H^+－ATP 酶，可分泌 H^+；B 型嵌入细胞的基底侧膜表达 H^+－ATP 酶，可分泌 HCO_3^- 并重吸收 H^+。

集合管是肾脏调节水和电解质平衡的最后部位，对 Na^+、K^+、Cl^- 和酸碱调节起重要作用。集合管通过抗利尿激素参与尿浓缩功能的调节。

（四）肾间质

位于肾单位以及集合管之间的间叶组织称为肾间质。肾间质由间质细胞以及半流动状态的细胞外基质组成，后者由硫化或非硫化的糖胺多糖组成。肾皮质所含间质很少，但随着年龄的增长可略有增加，在小于 36 岁的人群中，肾间质约占肾皮质总体积的 11.7%，在大于 36 岁的人群约占 15.7%。肾间质的相对体积由皮质到肾乳头逐渐增加，髓质外带占髓质总体积的 20%，肾乳头部可达 30%～40%。

1. 皮质肾间质　肾皮质肾小管之间的间质相对较多，而肾小管基底膜与肾小管周围毛细血管间的间质则较少，后者或许有助于将肾小管重吸收的物质向血流中转运。肾皮质含有两种间质细胞。第一种皮质间质细胞与成纤维细胞相似，又称为Ⅰ型皮质间质细胞，主要位于肾小管基底膜与毛细血管之间，星星芒状，有形状不规则的细胞核和发育完好的粗面及滑面内质网。Ⅰ型肾皮质间质细胞产生促红细胞生成素（erythropoletin，EPO）。第二种肾皮质间质细胞数量相对较少，为单核或淋巴样细胞，圆形，胞质很少，仅有少数细胞器，此类细胞来自骨髓。间质细胞之间为细胞外基质和少量胶原纤维，主要为Ⅰ型、Ⅲ型胶原和纤黏连蛋白。

2. 髓质肾间质　髓质间质细胞有三种，第一种髓质间质细胞与Ⅰ型皮质肾间质细胞相似，呈不规则星芒状，位于髓襻细段和直小血管之间，与细段长轴垂直排列，有如旋体状，细胞突起与肾小管及直小血管直接相连。与Ⅰ型皮质肾间质细胞不同处是其胞质内含有类脂包含体或脂粒，呈均质状，界膜不明显。该细胞可产生糖胺多糖、前列腺素以及其他降压物质，其中前列腺素的合成是由环氧合酶－2（COX－2）所催化。第二种髓质肾间质细胞呈圆形，与Ⅱ型皮质肾间质细胞相同，属于单核细胞或淋巴细胞，主要位于髓质外带及髓质内带的外部，无类脂包涵体，具有吞噬功能，有较发达的溶酶体。第三种髓质肾间质细胞属于血管周细胞，位于髓质外带及髓质内带的外部。其功能尚不清楚。

（五）肾盏、肾盂和输尿管

肾盂占据并附着于肾窦的内侧，是输尿管上部的囊状扩张。如前所述，肾盂向肾实质伸出2～3个肾大盏，继续分支形成8～9个肾小盏。肾小盏呈杯形，包绕肾乳头。肾乳头的数目超过肾小盏，因此，一个肾小盏可接受来自多个肾乳头的尿液。乳头管被覆单层柱状上皮，开口于肾乳头，乳头侧面逐渐变成移行上皮。肾盏及肾盂黏膜均为移行上皮，中层为两层平滑肌细胞，外膜为纤维结缔组织。肾盏和肾盂有节奏性蠕动，有促进排尿的作用。输尿管的黏膜形成许多纵行皱襞，移行上皮较厚，固有膜由致密的结缔组织构成，肌层为纵行和环形平滑肌组成，外膜为疏松结缔组织。

三、肾脏的血管、淋巴及神经分布

（一）肾脏的血管

肾脏血供丰富，心排血量的20%～25%流经肾脏。双侧肾动脉起自腹主动脉的两侧。大约在第1腰椎的水平，位于肠系膜上动脉的稍下方，肾动脉发出后，向外越过膈脚的前方进入肾门。右肾动脉较左肾动脉长。肾动脉进入肾门后分为前后两支，前支较粗，供血范围较大；后支较细，供血范围较小。两支于肾盂的前方和后方在肾乳头凹陷处进入肾实质。两个主要分支再分为五支肾段动脉，肾段动脉再行分支，位于肾锥体的侧方，称叶间动脉，叶间动脉行走至皮髓质交界处，发出与叶间动脉垂直并与肾表面平行的弓状动脉，自弓状动脉向皮质表面发出多数呈放射状的分支，称小叶间动脉，进入皮质迷路。小叶间动脉多数发自弓状动脉，少数来自叶间动脉。小叶间动脉再分支则形成入球小动脉，在肾小球内形成毛细血管襻。极少数小叶间动脉分支不进入肾小球，称无肾小球小动脉，可能因所连接的肾小球退化所致。上述动脉及小动脉均为终末血管，所以一旦阻塞，会导致其所供血的部位缺血乃至梗死。

血液经出球小动脉流出肾小球。皮质肾单位的出球小动脉离开肾小体后，迅速分支形成肾小管周围的毛细血管网；髓旁肾单位的出球小动脉越过弓状动脉形成较长的直小动脉进入肾髓质。每支出球小动脉可分出数支到十数支直小动脉，成束直行下降，走向肾乳头。直小动脉主要来自髓旁肾单位的出球小动脉，少数自弓状动脉和小叶间动脉直接发出。进入髓质的直小动脉在髓质外带内区形成血管束，在走行过程中，发出分支到髓质肾小管和集合管周围，形成毛细血管网。髓质毛细血管网分为三个区带：髓质外带的外区毛细血管网稀疏，形成长菱形网眼状；髓质外带的内区毛细血管网很丰富，形成密集圆孔状；髓质内带的毛细血管网最稀疏。但在肾乳头部又变稠密。总之，髓质的肾小管周围毛细血管网较皮质少，因而对缺血的反应更为敏感。

肾脏的静脉系统与动脉相伴行，在皮质，肾小管周围毛细血管网汇入小叶间静脉，再注入弓状静脉。在髓质，直小动脉经过毛细血管网演变为直小静脉，直小静脉与直小动脉呈反方向折返注入小叶间静脉，小叶间静脉汇入弓状静脉，再注入肾段静脉，在肾门处汇集为肾静脉，最后注入下腔静脉。

肾动脉、肾段动脉叶间动脉及弓状动脉均为弹力肌型动脉，由内皮细胞、基底膜、内弹力板、肌层和外膜组成。小叶间动脉属于小肌型动脉，最内层为长梭形的内皮细胞，细胞间为紧密连接及缝隙连接，并混有肌上皮细胞，其下为基底膜及不连续的弹性纤维，向外为较厚的平滑肌层，最外为外膜。入球小动脉可分为起始段和近小球段，起始段的结构与小叶间动脉相似，近小球段为肾小球旁器的一部分。皮质肾单位和髓旁肾单位的出球小动脉的结构有显著差异，皮质肾单位之出球小动脉管径仅为其入球小动脉管径的一半；相反，髓旁肾单位的出球小动脉管径大于其入球小动脉。皮质肾单位之出球小动脉管壁薄，仅有一层平滑肌细胞，髓旁肾单位的出球小动脉管壁有 2～4 层平滑肌细胞，并形成直小动脉。肾小管周围毛细血管由内皮细胞和基底膜构成，基底膜外侧尚见血管周细胞，毛细血管内皮细胞也有窗孔，窗孔内由窗孔膜连接。髓质的直小静脉、小叶间静脉的管壁与毛细血管相似。弓状静脉和叶间静脉的管壁很薄，仅有少量不连续的平滑肌细胞。

（二）肾脏的淋巴

肾的淋巴循环分为肾内和肾周两组，肾内淋巴管与肾内动静脉相伴而行。肾皮质内淋巴毛细血管网分别位于肾被膜下及肾小管周围，淋巴液引流入小叶间动静脉周围的淋巴管。进而入弓状动静脉、叶间动静脉周围的淋巴管。肾周淋巴管主要分布于肾周脂肪层内，它们与肾内淋巴管有丰富的吻合支，在肾门处与肾内淋巴管汇合，最终引流入主动脉旁淋巴结。

（三）肾脏的神经

肾脏主要由来自腹丛的交感神经支配，交感神经纤维随肾动脉进入肾脏，逐级分布，支配各级肾脏血管、肾小球及肾小管（特别是位于皮质的肾小管）。另外，来自弓状动脉周围神经丛的神经纤维支配髓旁肾单位的出球小动脉和直小动脉，从而调节皮质和髓质间的血流而不影响肾小球的血液循环。来自迷走神经的副交感纤维，只分布于肾盂和输尿管的平滑肌。

（刘　波）

第二节　肾脏的生理功能

一、肾小球的滤过及其调节

肾脏的主要功能之一是排出由体外摄入或由代谢产生的废物，维持内环境的稳定。完成此功能的重要一环是肾小球滤过。肾小球是一个特殊的毛细血管球状结构，其滤过膜由内皮细胞、基底膜及上皮细胞组成。血浆经此滤过膜后形成无细胞的超滤液。肾小球毛细血管压力很高，需要系膜细胞支撑其结构。此外。由致密斑，出、入球小动脉及肾小球外系膜细胞形成的肾小球旁器对肾小球滤过起到重要的调节作用，它既是肾小管－肾小球反馈调节的结构基础，也是肾素分泌及调节的场所。

（一）肾小球滤过的一般概念

1. 肾小球滤过的结构基础　肾小球毛细血管的特征是肾小球滤过得以实现的结构基础。肾小球毛细血管压力高，约为60mmHg，较其他器官毛细血管压高1倍左右。这是因为肾小球毛细血管远端有阻力小动脉，即出球小动脉。肾小球毛细血管近端和远端的压力相差不大。此外，肾小球毛细血管内皮的窗孔结构使其通透性非常高，可达其他器官毛细血管的50～100倍。

2. 肾小球滤过率　正常人的肾小球滤过率（glomerular filtration rate，GFR）是120ml/min，这个数值受年龄、性别的影响。一般来说，40岁之后GFR开始下降，每10年约减少10%，80岁之后GFR将减少40%左右，但这并不影响正常生活。通常，男性的GFR略高于女性。GFR是体内约200万单个肾单位的单个肾小球滤过率（SNGFR）的总和。GFR（120ml/min）除以肾小球数量（200万）即是SUGFR，约为60ml/min。

3. 滤过分数　滤过分数是GFR与肾血浆流量（renal blood flow，RBF）的比值。成年男性的GFR是120ml/min，肾血流量约是1110ml/min，即RBF约是600ml/min，因此滤过分数为：120/600＝20%。这表明流经肾脏的血浆约有20%由肾小球滤过形成原尿，即是血浆的超滤液。相比之下，肌肉毛细血管的滤过分数只有1%左右。肾小球的高滤过分数是由于肾小球毛细血管的高静水压以及高渗透性所决定的，也是维持肾小球的滤过功能所必需的。

（二）肾小球滤过的决定因素

血浆在肾小球的滤过和在其他器官的毛细血管一样，是由Starling力所驱动的。Starling力由跨毛细血管膜静水压差和胶体渗透压梯度共同决定。肾小球毛细血管静水压及肾小囊内胶体渗透压驱使血浆滤过；相反，肾小球毛细血管胶体渗透压及肾小囊内静水压拮抗血浆滤过。

1. 肾小球毛细血管静水压　肾小球毛细血管静水压，简称肾小球毛细血管压，是影响GFR的主要因素之一。肾小球毛细血管压与GFR呈平行关系，当肾小球毛细血管压增高时，GFR亦增高；反之，当肾小球毛细血管压降低时，GFR亦降低。肾小球毛细血管压是由以下三个因素所决定的。

（1）血压：全身动脉压如有改变，理应引起肾小球毛细血管压的改变。但事实上，在生理条件下动脉血压在80～180mmHg波动时，对肾小球毛细血管压的影响甚小。这是因为肾小球滤过自我调节的缘故。

（2）入球小动脉阻力：肾小球毛细血管压主要是由入球小动脉阻力所决定的。入球小动脉收缩会降低肾小球毛细血管压，从而降低GFR；反之，入球小动脉扩张会升高肾小球毛细血管压，从而升高GFR。

（3）出球小动脉阻力：与入球小动脉阻力相反，出球小动脉收缩会升高肾小球毛细血管压；出球小动脉扩张会降低肾小球毛细血管压。出球小动脉阻力变化对GFR的影响则是双向的。出球小动脉轻度收缩会升高肾小球毛细血管压而不至于减少肾血流量，这时GFR会升高。然而，出球小动脉重度收缩不仅会升高肾小球毛细血管压，又会减少肾血流量，这时GFR可能变化不大，甚至会降低。

2. 肾小球毛细血管胶体渗透压　肾小球毛细血管胶体渗透压主要由血浆蛋白浓度决定。血液由入球小动脉端流经毛细血管，到达出球小动脉端，肾小球毛细血管胶体渗透压升高约20%，这是因为约有1/5的血浆在流经毛细血管后被滤过，于是毛细血管内蛋白被浓缩。肾小球毛细血管胶体渗透压受以下两个因素的影响。

（1）血浆胶体渗透压：在正常情况下人体血浆胶渗压不会有太大变动，但若全身血浆蛋白浓度明显降低时，血浆胶渗压会降低，GFR会升高。例如由静脉快速注射生理盐水时，GFR会升高。其原因之一可能是肾小球毛细血管胶体渗透压下降。

（2）滤过分数：滤过分数增加会进一步浓缩血浆蛋白，引起血浆胶渗压升高。滤过分数是GFR与肾血浆流量的比值，因此，当GFR或肾血浆流量改变时，肾小球毛细血管胶体渗透压会随之改变。

3. 肾小球囊内静水压　微穿刺方法测到人的肾小囊内静水压约18mmHg（2.3kPa）。肾小囊内静水压增高会降低GFR，相反，其降低会升高GFR。在正常情况下，肾小囊内静水压较稳定，不是调节GFR的主要因素。

4. 超滤系数　超滤系数（K_f）是表示肾小球毛细血管内在特性的参数，是由毛细血管通透性和滤过面积所决定。K_f不能直接检测，一般可以间接地由GFR与净滤过压的比值来推算。

（三）肾小球滤过的调节

1. 交感神经对CFR的影响　肾脏全部的血管，包括入、出球小动脉都有丰富的交感神经纤维支配。此外，系膜细胞与交感神经末梢有直接接触。交感神经兴奋会引起小动脉收缩，从而减少RBF及GFR，但这种效应只有在交感神经受到强烈刺激（如严重出血，脑血管意外等）时才会发生。在正常生理条件下，交感神经对肾小球血流动力学的影响甚微。

2. 激素及血管活性物质对GFR及肾血流量的影响　许多激素及血管活性物质可以调节肾小球的滤过状态，这种调节通常是通过对肾血流的影响而实现的。这些激素及血管活性物质可以由肾外产生，通过血循环到达肾脏，作用于肾脏血管，例如心钠素（atrial natriuretic peptide，ANP）、抗利尿激素（antidiuretic hormone，ADH）等；也可由肾脏局部合成后再对肾脏血管发生作用，例如前列腺素（prostaglandin，PG）、一氧化氮（NO）；还可由肾内、肾外同时产生，例如血管紧张素（angiotensin，Ang）Ⅱ。这些物质通过收缩或扩张肾血管对GFR产生不同的影响。除了影响GFR，它们还会影响肾小管的重吸收。通过对肾小球和肾小管的综合作用，它们可对体液平衡状态进行调节。

3. 肾小球滤过及肾血流量的自我调节　动脉血压随生理活动而随时发生变化。当血压升高时，肾脏血管尤其是肾小球入球小动脉阻力会随之升高；相反，当血压下降时，肾血管阻力亦下降，从而使肾血流量和GFR保持在一个恒定的水平，动脉血压在80～180mmHg波动，而肾血流量及GFR变化幅度很小。这种现象称为自我调节。自我调节是由肾脏内在的机制决定的，而不需神经系统或全身体液因子的参与。

（四）肾小球对大分子溶质的滤过

肾小球超滤液中小分子溶质（如电解质、葡萄糖及尿素等）的浓度与血浆中的浓度几乎相同，而超滤液中大分子溶质如蛋白质的浓度很低。正常血浆白蛋白的浓度约是45g/L，而超滤液中白蛋白的浓度约是0.01g/L。肾小球毛细血管对不同分子量物质的滤过具有不同滤过率的特点，称为选择性滤过作用。肾小球滤过屏障对大分子溶质的滤过取决于分子大小（孔径屏障）及电荷性质（电荷屏障）。

1. 孔径屏障　肾小球滤过屏障由内皮细胞、基底膜以及足突细胞组成。内皮细胞的窗孔径为70~100nm；基底膜为胶原纤维形成的可变凝胶，滤过的物质在一定压力下可变形通过；足突之间的裂孔膜形成很多平行的丝状结构，丝状结构的间距约为4nm。基底膜为粗的滤过器，仅能限制较大的蛋白质（如球蛋白）通过，而裂孔膜则为细筛，可限制较小的白蛋白通过。足突裂孔膜形成肾小球滤过屏障的最外一层结构，而且裂孔之间的孔隙非常细小，因此对于限制蛋白质的滤过最为重要。

2. 电荷屏障　应用相同半径的葡聚糖对肾小球选择滤过情况进行研究时发现，在同等半径情况下，带正电荷的葡聚糖清除分数较中性葡聚糖更高，而带负电荷的葡聚糖清除分数较中性更低，说明有电荷屏障存在。

二、肾小管重吸收和分泌功能

肾小球每日滤过的原尿可达180L，其中电解质成分与血浆基本相似。但正常人每日排出的尿量仅1500ml左右，其中99%以上的水和很多物质被肾小管重吸收。

近端肾小管主要承担滤液的重吸收功能，滤过的葡萄糖、氨基酸100%被重吸收，通过Na^+/K^+-ATP，Na^+在近端肾小管中主动重吸收，主要的阴离子碳酸氢根HCO_3^-和Cl^-随Na^+一起转运。HCO_3^-重吸收还继发于H^+的分泌。这样90%的HCO_3^-，约70%的水和NaCl被重吸收。

髓襻在逆流倍增过程中起着重要作用，维持髓质间质的高张及尿液的浓缩和稀释。升支对Na^+和Cl^-非常容易透过而不透过水，小管腔中NaCl浓度降低，即滤过液被稀释，越靠近皮质浅部其浓度越低。从升支转运出去的NaCl在相邻肾间质中，可以把降支的水析出，而降支上皮对水易透过，对Na^+和Cl^-低透过，于是降支管腔中渗透浓度升高，当降支内的液体再次到达升支时，NaCl再次被转运出去，结果除继续稀释管腔液外，还使同一平面肾间质NaCl梯度更高，这样反复循环，相同间质渗透梯度朝髓质深部不断上升，最后形成一个从浅部到深部梯次增大的渗透梯度。加之，直小血管排列呈发夹样，与髓襻平行走向，因此也有逆流交换，使髓质已形成的渗透梯度不致因为水的重吸收而明显改变。髓质间质渗透梯度的存在是精氨酸升压素（arginine vasopressln，AVP）起抗利尿作用的条件之一。

远端肾小管，特别是连接小管是调节尿液最终成分的主要场所。连接小管上有AVP的V_2受体及加压素调节的AQP-2表达。集合管管腔膜在AVP作用时通透性明显增高，但AVP仅能促使皮质部小管透过水而不透过尿素，这样，尿素得以浓缩；而在髓质部集合管，AVP既可使水通透又可使尿素通透，在间质高渗透梯度的吸引下，大量水被重吸收，高浓度的尿素则进入间质，尔后进入髓襻降支，再逐段循行至集合管，此即尿素再循环。

三、肾脏内分泌及血管活性物质

肾脏不仅是激素作用的靶目标，还是一个重要的内分泌器官，分泌的激素有血管活性激素和非血管活性激素。前者作用于肾本身，参与肾的生理功能，主要调节肾的血流动力学和水盐代谢，它包括肾素、血管紧张素、前列腺素（PG）、激肽类系统等。非血管活性激素主要作用于全身，它包括1α-羟化酶和促红细胞生成素（EPO）等。

（一）促红细胞生成素（EPO）

EPO是由肾脏皮质和外髓部分小管周围的纤维母细胞产生的，肾脏产生EPO受肾脏皮质和外髓局部组织氧含量的调节。人类EPO是一个分子质量为34kD的酸性糖蛋白。测定血浆或其他生物体液中EPO的浓度对判断贫血或红细胞增多原因有重要价值。目前，测定方式有3种：体内生物活性测定、体外生物活性测定和免疫分析。临床检测EPO水平，需要将待测标本与已知浓度的标准品进行对照，而标准品要用公认的参照标准校正。公认的参照标准，即国际卫生组织提供的重组EPO国际标准。EPO的单位是根据其体内生物活性定义的，为了方便，一般使用每毫升多少毫单位（mU/ml），并定义1U EPO对红系祖细胞的刺激作用相当于5μmol钴的作用。由于EPO的分子质量不固定，因此，人类尿液活性和质量换算大概是7万U/mg，而重组EPO往往可达到10万~20万U/mg。这个不同主要是因EPO的侧链不同引起的。正常血浆EPO浓度为5~25mU/ml，失血或缺氧可导致血浆EPO浓度升高100~1000倍。血浆EPO水平和血细胞比容（hemocrit，Hct）呈负相关。EPO的主要作用是促进红细胞增生，还能帮助非红系细胞存活和分化。

（二）1α-羟化酶

肾脏是产生1α-羟化酶的最重要场所，1α-羟化酶主要分布于肾脏近端小管上皮细胞线粒体内膜，该酶也属于细胞色素P450加单氧酶。25羟维生素D在1α-羟化酶的作用下，其第1位侧链的碳被羟化生成1，25-二羟维生素D［1，25（OH)$_2$D$_3$］，即骨化三醇，它是最具生物活性的维生素D。近年来发现除了肾脏可产生1α-羟化酶外，胎盘、角质细胞、单核/巨噬细胞系及骨细胞等也有1α-羟化酶活性，提示一些组织局部可调节1，25-二羟维生素D的生成，但是这种作用可能仅仅是对肾脏合成1，25-二羟维生素D不足时的一种代偿。此外，肾脏内还有24羟化酶，它可将25羟维生素D转变为活性很低的24，25二羟维生素D［24，25（OH)$_2$D$_3$］。

（三）肾素-血管紧张素系统

肾素-血管紧张素系统（renin-angiotensin system，RAS）是机体极为重要的调节血压及维持水、电解质平衡的系统，RAS主要由肾素（renin）、血管紧张素原（angiotensiogen，AGT）、血管紧张素转化酶（angiotensin converting enzyme，ACE）、血管紧张素（Ang）Ⅰ、Ⅱ、Ⅲ、Ⅳ和其他一些短肽及相关受体等组成。有时也将醛固酮归为这一系统，而称为肾素-血管紧张素-醛固酮系统（renin-angiotensin-aldosterone system，RAAS）。

RAS与其他生物活性物质的联系：RAS的许多生物学作用是通过其他一些生物活性物质介导实现的，而多种生物活性物质也能通过RAS介导发挥一定的作用。

1. 一氧化氮　RAS促进NO合成，而ACE则可通过降解缓激肽和Angl-7使NO合成减少。与此相反，NO也可影响RAS的表达。NO可以拮抗血管紧张素Ⅱ（AngⅡ）引起的血管收缩、细胞增殖及保钠的作用，甚至可以下调AT$_1$和ACE，从而在高血压及肾脏疾病中起到重要的保护作用。

2. 前列腺素　PGs是甘油磷脂经磷脂酶A$_2$、COX及相应前列腺素合酶的作用生成的一组小分子脂类物质。在多种组织或细胞，AngⅡ可通过上调COX-2来促进PGE$_2$和PGI$_2$的产生，这两种物质具有舒血管及利钠利尿等拮抗AngⅡ的作用。而PGE$_2$和PGI$_2$又可通过增强肾脏球旁细胞β-肾上腺素受体活性来促进肾素释放。

3. 缓激肽 ACE可以使缓激肽（bradykinin，BK）降解，来抑制BK的舒血管及利钠利尿作用，ACE抑制药（ACEI）可阻断这一过程，使BK降解减少。而且ACEI还能增强缓激肽B_2受体对BK的敏感性。AngⅡ作用于AT_2也能促进BK产生，ATIRA阻断ATI后，可增强AT_2活性，增加BK生成。另外，AT_1可以与缓激肽B_2受体形成异源二聚体，并增强自身的活性。使磷脂酰肌醇和Ca^{2+}浓度升高。ACE_2酶解产生的Angl－9和Angl－7都能够在极低水平增强缓激肽B_2受体的敏感性，提高PGs和NO的释放。此外，有证据表明BK也可上调肾素的表达。

（邹　迪）

第二章　肾脏病理学

第一节　肾脏疾病的病理学分类

一、肾脏疾病病理学分类的基本原则

首先根据主要的病变部位，分为肾小球疾病、肾小管间质疾病和肾血管疾病。在侵犯部位、病因和发病机制的前提下，不可避免会出现交叉和重叠，如脂蛋白肾小球病、胱氨酸血症肾病、草酸盐沉积肾病、糖原沉积肾病等，既可分为肾小球病和肾小管病，也是代谢异常肾疾病，还可分为遗传性肾疾病。在确定病变主要部位时，应确定原发性病变和继发性病变。如肾小球病变常继发肾小管和肾间质的损伤，并因肾性高血压呈现肾血管病变。肾小管损伤导致肾间质的病变，反之亦然。原发于肾血管的病变则可引起肾小球及肾小管－间质的缺血性损伤。

二、肾小球疾病的病理学分类

在肾小球疾病的病理学观察中，注意病变分布和病变类型两个方面。

1. 肾小球疾病中活动性（active）病变和非活动性（stable）病变　坏死、渗出、细胞增生性病变称为活动性病变；细胞外基质增生、纤维化和结缔组织增生称为非活动性病变。

2. 增生性病变　在增生性病变中要注意增生细胞的类型（上皮细胞、系膜细胞、内皮细胞）。

3. 弥漫性（diffuse）和局灶性（focal）病变　肾小球疾病中，病变累及50%以上的肾小球，为弥漫性肾小球病；小于50%的肾小球受累，为局灶性肾小球病。按病理原则，病变分布分为：<25%、25%~50%、50%~75%、>75%四个等级，其中<25%和25%~50%为局灶性病变，50%~75%及>75%为弥漫性病变。

4. 球性（global）和节段性（segmental）病变　病变超过一个肾小球的50%的毛细血管襻，为球性病变；少于50%的毛细血管襻，为节段性病变。

（邹　迪）

第二节　肾活检病理检查的常见病变

肾脏疾病的病理变化有一定规律，掌握这些规律是进行病理诊断的基础。肾脏疾病的病理根据主要病变部位分为：肾小球疾病、肾小管疾病、肾间质疾病和肾血管疾病。其中肾小球疾病种类最多，病理变化最复杂。

一、肾小球的常见病变

1. 肾小囊常见病变　肾小囊是肾小球最外层结构，由基底膜、壁层上皮细胞、肾小囊腔和脏层上皮细胞组成，与肾小管相通。

（1）肾小囊基底膜增厚：用 PASM 染色可见正常肾小囊基底膜呈细线状，当其呈现宽的条带状时，为基底膜增厚。见于萎缩的肾小球和球周纤维化。

（2）肾小囊基底膜断裂：用 PASM 染色可清楚地呈现，肾小囊基底膜是肾小球与肾间质间的屏障，它的断裂使肾小囊内原尿外溢，刺激间质细胞增生，细胞外基质增多，间质成分侵入肾小囊形成新月体。常见于新月体形成的各种肾小球肾炎、新月体肾小球肾炎、间质性肾炎。

（3）肾小囊扩张：正常肾小囊腔呈裂隙状，含蛋白成分极低的原尿，不被染色，呈空的裂隙。肾小囊腔变为腔隙，腔内充满浅染的蛋白性液体或少许红细胞，毛细血管襻被挤压于血管极，称肾小囊扩张。见于各种原因导致的肾小管阻塞、肾小球毛细血管襻缺血皱缩等。

（4）球囊粘连：肾小球毛细血管襻部分或全部与肾小囊基底膜融合称为球囊粘连。与纤维性新月体鉴别，前者将毛细血管拉向基底膜，后者将毛细血管向内挤压。见于各种肾小球肾炎和肾小球病。

（5）肾小球周围纤维化：肾小囊基底膜周围出现宽厚的胶原纤维称为肾小球周围纤维化或球周纤维化。用 Masson 染色显示肾小球周围呈蓝染或绿染，大量Ⅲ型胶原增生。见于慢性间质性肾炎和各种原因导致的间质纤维化。

（6）新月体形成：肾小囊腔内细胞或者其他有形成分并挤压毛细血管襻，称为新月体。肾小球毛细血管受到各种严重损伤、毛细血管壁断裂，血液流入肾小囊内并凝固，导致肾小囊壁层上皮细胞、足细胞增生、单核－巨噬细胞浸润，促纤维化细胞因子的产生，促使壁层上皮细胞向肌成纤维细胞转分化，纤维母细胞增生、纤维化，形成新月体。根据新月体大小，分大新月体（体积占肾小囊的 50% 以上）和小新月体（体积占肾小囊的 50% 以下），一般所称的新月体即大新月体。根据新月体的组成成分，分细胞性新月体，以上皮细胞（肾小囊上皮细胞、足细胞）增生和炎细胞（单核－巨噬细胞、血液中的白细胞）浸润的细胞成分为主，增生和浸润的细胞在两层以上；细胞性新月体内出现胶原纤维时，称为细胞纤维性或硬化性新月体。细胞性、细胞纤维性和纤维性新月体显示病变的新旧程度。根据切面，通过肾小球血管极正切面显示的新月体结构，称为新月体；偏离肾小球血管极，毛细血管丛周围形成新月体结构，称环状体；仅显示部分新月体结构而无毛细血管，称盘状体。主要见于各型新月体肾小球肾炎、有新月体形成的各种肾小球肾炎。

新月体的形成除肾小球毛细血管壁损伤断裂原因外，肾间质炎症细胞浸润、炎症因子释放，导致肾小囊基底膜破裂，炎症细胞、间质细胞侵入，也可形成新月体，这种新月体中以Ⅲ型胶原为主，与前几种新月体中的Ⅳ型胶原不同。

2. 足细胞常见病变　足细胞是肾小球滤过屏障的一部分，与肾小球毛细血管壁的通透性密切相关。

（1）足细胞空泡变性和肿胀：足细胞通过胞饮，内质网扩张，吞噬泡、溶酶体增多，导致细胞肿胀，体积增大，细胞质空泡状。见于以大量蛋白尿和肾病综合征为主的肾小球肾炎和肾小球病，细胞型局灶节段性肾小球硬化症时，足细胞不但肥大和变性，尚可见增生。Fabry 病因先天缺乏神经酰胺三己糖苷 α－半乳糖苷酶，导致足细胞胞质呈泡沫状。

（2）足细胞足突融合：电镜下足细胞足突消失或呈微细绒毛状变性，称足细胞足突融合，这是由于足细胞表面负电荷减少或消失造成的。常见于微小病变和以大量蛋白尿或肾病综合征为主的肾小球肾炎的肾小球病。

（3）足细胞增生：足细胞增多并松散地分布于肾小囊内，形成假新月体状。见于细胞型局灶节段性肾小球硬化症。

3. 基底膜常见病变　肾小球基底膜是肾小球滤过屏障的重要组成部分，是肾小球疾病最常受累的结构。用 PASM、PAS 和 Masson 染色均可观察基底膜，其中 PASM 染色法最精确。

（1）基底膜空泡变性：正常的足细胞借助足突与基底膜相接触，与基底膜保持一定距离，用 PASM 染色标本中基底膜呈细线状，当足细胞空泡变性和足突弥漫融合时，足细胞则匍匐于基底膜上，使基底膜失去正常的细线状而呈缎带状，且有空泡的表现。多见于有大量蛋白尿和肾病综合征的各种肾小球肾炎和肾病。

（2）基底膜增厚

1）基底膜均质增厚：基底膜增厚无免疫复合物或其他特殊物质沉积，多由于代谢障碍导致的糖蛋白等细胞外基质增多造成的。多见于糖尿病肾小球病、移植性肾小球病等。

2）基底膜非均质增厚：免疫复合物沉积导致的基底膜增厚：免疫复合物沉积于基底膜各部位，刺激基底膜增生，上皮下沉积可出现基底膜钉突状增厚，基底膜内沉积或吸收溶解使基底膜的假双轨状或链环状增厚，内皮下沉积可出现白金耳状增厚。多见于原发性和继发性膜性肾病。

系膜插入导致的基底膜增厚：系膜细胞和系膜基质弥漫重度增生，向内皮下插入时，系膜基质或基底膜样物质添加于原基底膜内，基底膜呈双轨或多轨状增厚。多见于原发性和继发性膜增生性肾小球肾炎。

特殊物质增多和沉积导致的基底膜增厚：如指甲－髌骨综合征、Ⅲ型胶原肾小球病、淀粉样变性肾病、冷球蛋白血症等，基底膜内大量Ⅲ型胶原增生、淀粉样蛋白沉积、特殊的结晶物质沉积，均可使基底膜增厚。

基底膜内疏松层增厚：基底膜内疏松层水肿、纤维蛋白或电子致密颗粒沉积致基底膜增厚。多见于妊娠性肾病、移植肾的慢性排异反应以及血栓性微血管病。

3）基底膜撕裂或网化：先天性Ⅳ型胶原发育异常，导致基底膜撕裂或网化。见于 Alport 综合征。

4）基底膜皱缩：基底膜呈屈曲状，使肾小球毛细血管襻缩小，肾小囊扩张。见于肾小球缺血。

5）基底膜菲薄：先天发育异常，导致基底膜变薄，可相当于正常同龄人的 1/3～1/2，见于薄基底膜肾病、Alport 综合征。

6）基底膜断裂：各种损伤严重时均可导致基底膜断裂，血液流入肾小囊内，出现新月体。多见于局灶坏死性肾小球肾炎、新月体性肾小球肾炎、伴有新月体形成的各种肾小球疾病。

4. 内皮细胞常见病变　肾小球内皮细胞对各种刺激的反应：变性、脱落和增生。

（1）内皮细胞变性：常见内皮细胞空泡变性，可与内皮细胞增生同发生。多见于各种肾小球肾炎和肾小球病。

（2）内皮细胞增生：单纯内皮细胞增生常见于妊娠性肾小球病或病毒感染等造成的内皮细胞病以及其他的血栓性微血管病；各种原发和继发的毛细血管内增生性肾小球肾炎常伴有系膜细胞增生。

5. 肾小球毛细血管内微血栓和血栓样物质形成　各种损伤因素、代谢异常及凝血障碍，均可导致毛细血管内血栓形成或血栓样物质沉积。

（1）毛细血管襻坏死及微血栓形成：见于肾小球毛细血管壁纤维素样坏死伴发的微血栓、抗磷脂抗体性微血栓、冷球蛋白血症、血栓性微血管病、弥散性血管内凝血等。

（2）毛细血管内血栓样物质沉积：见于脂蛋白肾病、巨球蛋白血症等。

6. 肾小球毛细血管扩张、瘀血　肾小球的血流动力学改变，使部分毛细血管腔产生血管瘤样扩张，多见于糖尿病肾小球病。

7. 系膜组织的常见病变

（1）系膜增生：炎症刺激可导致系膜细胞和基质增生（一个系膜区 >3 个系膜细胞），根据分布情况分为弥漫性增生和局灶性增生、球性增生和节段性增生。根据严重度分轻、中、重度增生。多见于各种原发和继发的系膜增生性肾小球肾炎。

（2）系膜结节状硬化：多种蛋白沉积或系膜基质过度增生，使肾小球呈分叶状，称肾小球系膜结节状硬化。见于结节性糖尿病肾小球硬化症、淀粉样变肾小球病、轻链肾病、纤连蛋白肾病、膜增生性肾小球肾炎晚期等。

8. 肾小球内细胞浸润　各种原因导致原发性和继发性肾小球肾炎可见炎症细胞浸润，多种多形核白细胞和单核细胞浸润。

9. 肾小球毛细血管纤维素样坏死　各种强烈的刺激因素可导致毛细血管坏死，伴有纤维蛋白沉积，可伴发微血栓形成。多见于各种原发性和继发性肾小球肾炎。

二、肾小管常见病变

1. 肾小管上皮细胞颗粒变性和滴状变性　肾小管上皮细胞缺血缺氧，吸收蛋白增多，致线粒体肿胀，胞质呈细颗粒状，称为颗粒变性。吸收大量蛋白，蛋白滴和溶酶体增多，胞质内呈玻璃滴状，称为滴状变性，多见于以蛋白尿和肾病综合征为主的病例。

2. 肾小管上皮细胞空泡变性　肾小管上皮细胞缺血缺氧、吸收蛋白等物质增多，导致吸收空泡增多，呈细密空泡或大空泡状。多见于蛋白尿、短时大量输入高张性物质、中毒及低钾血症等。

3. 肾小管管型　尿中的异常物质在肾小管内浓缩凝固形成。有透明蛋白管型、红细胞管型、细胞管型、尿酸或尿酸盐管型等。

4. 急性肾小管炎　急性间质性肾炎、移植肾急性细胞性排斥反应时，可见 CD8 淋巴细胞在肾间质、肾小管上皮细胞间浸润。

5. 肾小管上皮细胞刷状缘脱落　光镜下见肾小管管腔扩张，上皮细胞扁平，电镜下可见肾小管上皮细胞的微绒毛脱落消失。

6. 急性肾小管坏死　肾小管上皮细胞重度空泡和颗粒变性、细胞崩解、裸基底膜形成等。

7. 肾小管萎缩　肾小管上皮细胞体积缩小、基底膜增厚、管腔狭窄，有阻塞时管腔扩张，伴有周围的淋巴和单核细胞浸润、纤维化。

三、肾间质常见病变

1. 肾间质水肿　肾间质水肿，肾小管之间的间隙加大，呈疏松状态。多见于急性肾小管重度损伤、肾静脉血栓形成。

2. 肾间质炎症细胞浸润　分为局灶性（<总面积25%）、多灶性（占总面积25%~50%），大片状（占总面积50%~75%）及弥漫性（占总面积75%以上）。浸润细胞为中性多形核白细胞、淋巴和单核细胞、浆细胞、泡沫细胞等。

3. 肾间质肉芽肿　以上皮样细胞为主的肉芽肿样结构，见于肾结核病、结节病、非特异性肉芽肿等。

4. 肾间质纤维化　肾间质胶原纤维增生，以Ⅲ型胶原为主。可为局灶性（<总面积的25%）、多灶性（占总面积25%~50%），大片状（占总面积50%~75%）及弥漫性（占总面积75%以上）。

四、肾血管常见病变

1. 细动脉硬化和玻璃样变性　入球小动脉管壁均质增厚，管腔狭窄，失去弹性。多见于原发性、继发性和肾性高血压。

2. 小动脉硬化　弓状动脉和小叶间动脉内膜增厚，管腔狭窄。多见于原发性、继发性和肾性高血压，动脉粥样硬化症，小动脉坏死恢复期等。

3. 小动脉内膜葱皮状增厚　多见于恶性高血压病、溶血性尿毒症综合征、产后性急性肾衰竭、系统性硬化症等血栓性微血管病、移植肾的慢性血管性排异反应等。

4. 小动脉纤维素样坏死　小动脉管壁坏死、纤维蛋白沉积。见于坏死性小动脉炎。

5. 小动脉血栓形成　常为小动脉坏死伴发，小动脉管腔内凝血形成。见于小动脉炎。

6. 小静脉血栓形成　血凝状态异常，导致肾静脉血栓，多见于肾病综合征患者。

（邹　迪）

第三节　肾间质疾病和肾小管间质疾病

病变主要定位于肾间质的肾疾病总称肾间质疾病。病变主要位于肾小管的肾疾病称为肾小管疾病。肾小管和肾间质的结构与功能关系密切，两者的病变互为因果，相互影响，当因果关系不明确时，则笼统地称为肾小管间质肾病或肾小管间质肾炎。

一、感染性间质性肾炎

（一）肾盂肾炎

由大肠杆菌和其他杂菌上行性感染造成的肾盂肾炎（pyelonephritis）较常见。血行造成的细菌感染导致的肾盂肾炎较少见。根据病程和病理变化，分为急性肾盂肾炎和慢性肾盂肾炎。

1. 急性肾盂肾炎（acute pyelonephritis）

（1）大体：肾肿胀充血，有的可见散在的小脓肿，围以红色充血带。切面可见肾盂黏膜充血，附以脓苔。上行性感染导致的肾盂肾炎，病变分布不均匀，可呈单侧性或双侧性损伤，肾乳头及肾髓质病变较肾皮质病变严重，可见黄色条纹及脓肿。

（2）光镜：上行性感染导致的肾盂肾炎，肾盂黏膜呈脓性卡他性炎，髓质肾间质充血水肿，伴有大量中性粒细胞浸润，并伴有大小不等的脓肿，侵及肾小管时，管腔内充满大量中性粒细胞和脓球，呈现大体表现的黄色条纹状分布，病变严重时，向肾皮质发展。血行性感染导致的肾盂肾炎呈弥漫多发性小脓肿。

2. 慢性肾盂肾炎（chronic pyelonephritis） 可由于未及时治愈的急性肾盂肾炎转变而来，或因尿路梗阻等诱因未解除，反复发作迁延而成，病变由髓质向皮质逐渐蔓延。

（1）大体：肾表面凹凸不平，有不规则的凹陷性瘢痕，切面可见皮髓质界限不清，肾乳头萎缩变平，肾盏和肾盂因瘢痕收缩而变形，肾盂黏膜增厚、粗糙，若有尿路梗阻，则伴有肾盂积尿。

（2）光镜：病灶轻重不等，混杂有相对正常的肾组织，严重而陈旧的病灶内，肾组织破坏，有大量纤维组织增生，伴有淋巴细胞、单核细胞和浆细胞浸润，并可见陈旧的厚壁脓肿。间质小血管管壁增厚，管腔狭窄。肾小管萎缩，或呈囊性扩张，充以浓稠的蛋白性物质或管型，如甲状腺滤泡。肾小球周围纤维化，晚期则出现肾小球的缺血性硬化。肾盂黏膜增厚伴有慢性炎细胞浸润，上皮细胞可增生为乳头状结构，向下生长呈上皮细胞巢和囊状上皮巢，分布于增生的结缔组织中，称为囊腺性肾盂炎（pyelitis cystica）。

黄色肉芽肿性肾盂肾炎和软斑病是慢性肾盂肾炎的特殊类型，大体观察易与肾肿瘤相混。

（二）肾结核病

肾结核病是肺外血源性结核的好发部位。病变开始于皮髓质交界处，初为增生性结核结节，进而扩大而发展为干酪样坏死，破入肾盂后可形成结核性空洞。严重者可将肾组织完全破坏仅剩一被膜包绕的空壳。

二、肾脏结节病

肾脏结节病（sarcoidosis of the kidney）是一种原因不明的肉芽肿性疾病。

光镜下可见肾间质内多数上皮样细胞性结节，上皮样细胞排列紊乱，不见干酪样坏死，可混有少数多核巨细胞，胞浆内可见 Schaumann 小体、星芒状小体、草酸盐结晶等，有散在的淋巴细胞和单核细胞，上述特点与结核结节截然不同。

三、过敏性间质性肾炎

很多种药物（包括 β 内酰胺类抗生素、非类固醇抗炎药物、利尿药物等）、病原体感染（流行性出血热等）、免疫复合物沉积（狼疮性肾炎、干燥综合征、抗基底膜抗体等）均可通过过敏反应的途径导致过敏性间质性肾炎。以细胞性免疫为主。

（1）大体：双侧肾脏弥漫肿胀充血。

（2）光镜：肾间质水肿，淋巴细胞和单核细胞浸润，并混有多少不等嗜酸性粒细胞。病变分布弥漫。肾小管上皮细胞变性、灶状坏死，管腔扩张，并有白细胞管型及蛋白管型等（图 2-1）。发展为慢性过敏性肾小管间质肾炎时，则间质纤维化明显，肾小管萎缩更为严重，称为慢性肾小管间质肾病。此外，甲氧西林和噻嗪类利尿剂尚可引起间质肉芽肿性病变。

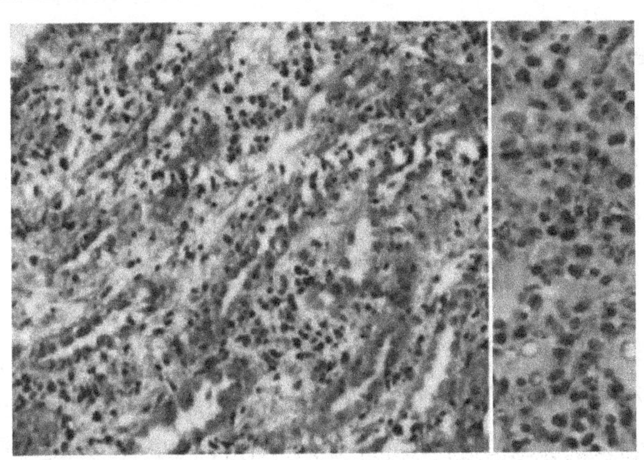

图 2-1 急性过敏性间质性肾炎，肾间质水肿，淋巴、单核和嗜酸性粒细胞浸润（HE. 左×200，右×400）

（3）免疫荧光：有时可见 IgG 及 C3，沿肾小管基底膜沉积。

长期服用非那西汀、阿司匹林、咖啡因、可待因以及它们的衍生物和混合剂可以引起慢性肾小管间质肾病和肾乳头坏死，称为镇痛剂肾病（analgesic abuse nephropathy）。发病机制尚有争论，可能是这些镇痛药或其代谢产物从肾排出时，引起肾内小血管、肾小管及肾间质的慢性损伤所致。

四、马兜铃酸肾病

服用含马兜铃酸的药物导致的急性或慢性严重的肾损伤称马兜铃酸肾病（aristolochic acid nephropathy）。我国的一些中草药（如关木通、汉防己、广防己、青木香、天仙藤、寻骨风、朱砂莲等）和中成药（如龙胆泻肝丸、冠心苏合丸、耳聋丸、明目丸、清淋丸、排石冲剂等）含有较多的马兜铃酸。急性马兜铃酸肾病主要表现为肾小管坏死，较少见，显然与中药服用特点有关。慢性马兜铃酸肾病较常见，表现为肾小管弥漫萎缩和消失，肾间质弥漫的无细胞性纤维化，间质小动脉管壁增厚，肾小球缺血，形成典型的慢性肾小管间质肾病（图 2-2）。

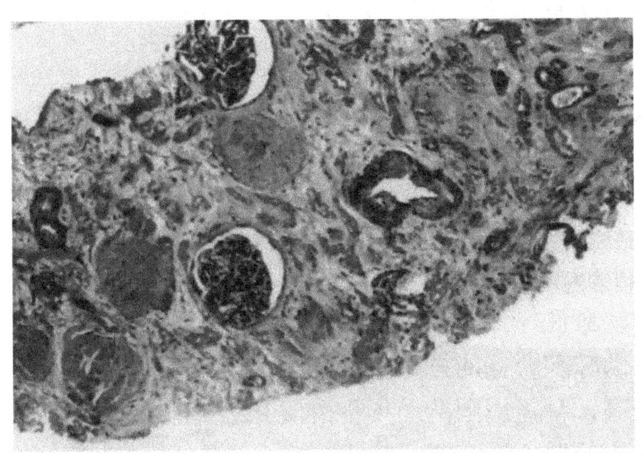

图 2-2 马兜铃酸性慢性肾小管间质肾病（Masson×100）

五、巴尔干肾病

巴尔干肾病（Balkan nephropathy）是发生于前南斯拉夫、保加利亚和罗马尼亚等地区的地方性肾病。病变与慢性马兜铃酸肾病相同，肾呈现肾间质的弥漫性淋巴细胞和单核细胞浸润，伴纤维化，肾小管萎缩及消失。由当地的含马兜铃酸的植物、水和土壤污染导致。

六、其他

有时光镜下可见灶状或多灶状肾小管萎缩和扩张，充以浓稠的蛋白性液体，间质内可见由组织细胞、多核巨细胞、淋巴细胞、浆细胞及纤维母细胞组成的肉芽肿性病变，无干酪样坏死，也无结核杆菌感染的证据，称非特异性肉芽肿性肾小管间质性肾炎。可能由于局部肾小管破裂，尿液外溢，导致异物性反应而形成。

七、肾小管间质肾病

由于肾小管和肾间质关系密切，肾间质病变必然波及肾小管，肾小管疾病也可继发肾间质病变。当病因和病变明确地显示肾小管损伤为主，是首发的，称肾小管疾病。若肾间质病变是首发的，称肾间质疾病。当两者的因果关系不明确，特别是疾病后期，则笼统地称肾小管间质肾病（tubulointerstitial nephropathy）。

肾小管间质肾病应与肾小球疾病继发的肾小管和肾间质病变相区别。前者肾间质和肾小管病变严重，而肾小球则无病变或仅有轻微病变，慢性阶段常出现肾小球缺血性改变和球周纤维化。后者则见肾小球弥漫的或局灶的严重病变乃至球性硬化，而肾小管和肾间质的病变相对较轻。

八、代谢异常引起的肾小管间质肾病

由于先天的或后天性代谢障碍，导致体内某些物质增多，并在肾内浓缩、沉积进而导致肾小管和肾间质的病变。尿酸肾病（痛风肾）、胱氨酸肾病、草酸盐肾病及高钙血症性肾病等均可见在肾小管内有相应的结晶物质沉积，甚至有微小结石形成，肾小管上皮细胞变性，肾间质水肿，逐渐出现肾小管萎缩。相似的结晶物质沉积于肾间质，导致化学性炎症反应，异物巨细胞形成及纤维化。

九、肾乳头坏死

肾乳头坏死（renal papillary necrosis）是一个特殊的临床病理综合征。见于镇痛剂肾病、伴有下尿路梗阻的肾盂肾炎、糖尿病肾病、酒精中毒患者、肾血管血栓形成、镰状细胞病以及血压过低和休克状态下的新生儿。

肾乳头坏死是一种缺血性坏死，与肾乳头的血液循环特点有关。肾乳头的血液供应主要来自肾髓质深部的直小动脉和肾盏的螺旋小动脉，上述各种肾病变均使肾髓质水肿、炎细胞浸润，肾间质的压力增高，肾盂周围的环形平滑肌和结缔组织相对的缩窄压迫，加以小动脉的损伤，最终导致肾乳头的缺血和坏死。

肾乳头坏死的早期阶段，大体无特殊异常，仅见肾乳头部较坚硬，呈灰白条纹状。光镜见肾间质水肿，髓袢和肾小管周围毛细血管的基底膜增厚，并见肾乳头管上皮细胞、血管内皮细胞和肾间质细胞的局灶状坏死及微小的钙质沉积病灶。肾皮质无明显异常。病变中期的大体表现可见肾乳头皱缩并呈深褐色。光镜见肾乳头部和肾髓质深层的坏死性病灶扩大并相互融合，肾皮质出现灶状肾小管萎缩、间质纤维化及多灶状慢性炎细胞浸润。病变晚期的大体表现为肾体积缩小，重量减轻，肾乳头脱落和皱缩变平。光镜见大部分或部分肾乳头部凝固性坏死，常见钙化性病灶乃至骨化，肾皮质可见局灶状间质纤维化，肾小管萎缩及肾小球硬化。

（任广伟）

第四节 肾血管疾病

肾脏是一多血管的器官，很多血管性疾病均可累及肾脏。除常见的老年性动脉粥样硬化症和高血压小动脉病外，各种血管炎也是肾脏常见的疾病。

一、血管炎

目前有关血管炎的分类均采用1994年Chapel Hill会议的分类方案，以受累血管的直径作为分类依据，包括：大动脉炎（高安动脉炎、巨细胞动脉炎）、中动脉炎（结节性多动脉炎、川崎病）、小动脉炎（ANCA相关性系统性血管炎：显微镜下型多血管炎、Wegener肉芽肿、Churg－Strauss综合征）。以及过敏性紫癜、冷球蛋白血症性血管炎、白细胞碎裂性血管炎等（图2－3）。

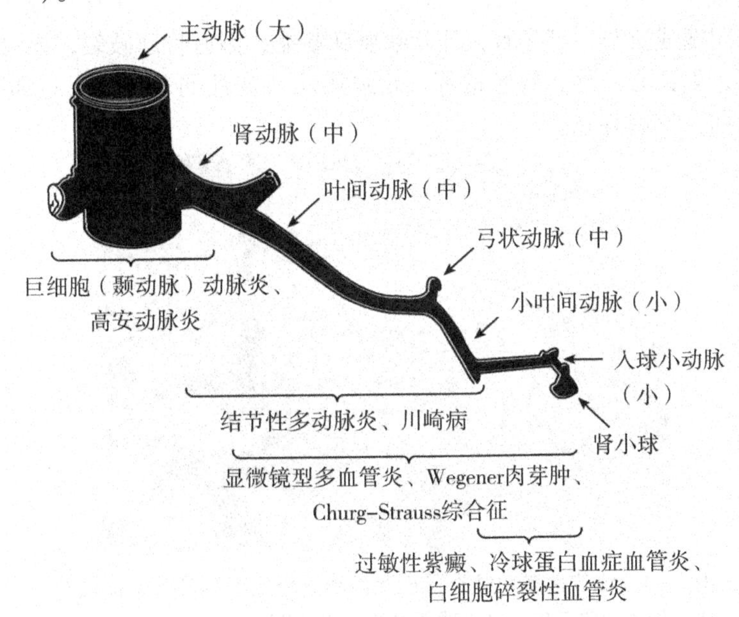

图2－3 动脉模式图

（一）肾大动脉炎

肾大动脉炎是指主动脉开口到髂动脉起始部的主动脉及其重要分支的起始部的炎性病变。大动脉管壁富于弹力纤维和平滑肌。大动脉炎症性疾病可由病原体感染（梅毒、结核以及其他细菌、真菌等)、原因不明或变态反应(大动脉炎、巨细胞动脉炎、风湿性动脉炎、强直性脊柱炎等)引起。其中大动脉炎(arteritis)较多见，主要累及主动脉，又称缩窄性大动脉炎、高安病(Takayasu 病)、无脉病、主动脉弓综合征，急性期病变是大动脉壁中层弹力纤维断裂、平滑肌纤维素样坏死、白细胞和淋巴细胞浸润，慢性期病变是纤维组织增生、僵硬、弹性降低，出现狭窄或瘤样扩张。巨细胞动脉炎除累及主动脉外，常波及颞动脉，病变中除纤维素样坏死和纤维组织增生外，常出现多核巨细胞。波及肾动脉时，导致肾动脉狭窄，相应的肾脏呈现慢性缺血，即缺血性肾病。缺血性肾病主要表现为大面积的肾实质缺血性萎缩，早期为肾小管萎缩，进而肾小球缺血性皱缩乃至缺血性硬化，肾间质纤维化，肾体积缩小，功能减退，出现肾性高血压。

(二) 肾中动脉炎

肾脏的叶间动脉、弓状动脉及其分支属于中动脉，与大动脉相比，管壁的平滑肌增多而弹力纤维减少。波及肾脏中动脉的血管炎主要为结节性多动脉炎(polyarteritis nodosa，PAN)和川崎病(Kawasaki disease)。

1. PAN 的病因不明，可能与变态反应有关，病变可分为四期：①变性期：动脉壁水肿、黏液变性、少量中性粒细胞和多少不等的嗜酸性粒细胞浸润，内皮细胞肿胀；②炎症期：管壁中层纤维素样坏死、中性粒细胞和多少不等的嗜酸性粒细胞浸润，内皮细胞肿胀，可有血栓形成(图 2-4)；③肉芽肿期：纤维样坏死病变被增生的肉芽组织和肉芽肿取代，血栓开始机化，伴有淋巴细胞、浆细胞和单核巨噬细胞浸润；③纤维化期：病变被纤维组织取代，机化的血栓可出现再沟通，常有血管瘤形成。PAN 对肾脏因突然血栓形成可导致肾梗死，因慢性的中动脉闭塞或狭窄，可导致大片状缺血和萎缩，因血管瘤破裂，导致肾出血。PAN 常累及多个器官，如：心、脑、胃肠道等。新鲜病灶(变性期、炎症期)和陈旧病灶(肉芽肿期、纤维化期)同时存在。

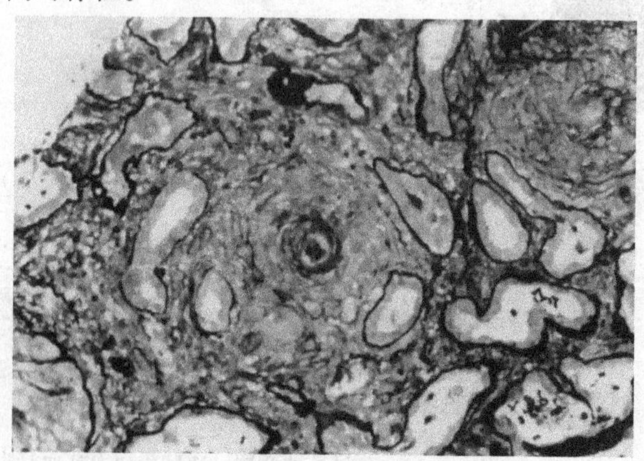

图 2-4 结节性多动脉炎肾小叶间动脉纤维素样坏死，血栓形成，周围细胞反应，肾小球新月体形成(PASM + Masson ×200)

2. 川崎病的血管病变与 PAN 相似，多数累及心的冠状动脉，部分波及肾的中等动脉。与 PAN 相比，临床具有突出的特点：儿童和青少年易发，突然发热，四肢末梢充血、红斑，眼结膜、口咽黏膜充血、糜烂，颈部淋巴结肿大和非化脓性炎等，所以又称黏膜皮肤淋巴结综合征。

（三）肾小血管炎

主要为ANCA相关性多血管炎（ANCA associated poly－angitis），包括显微镜下型多血管炎、Wegener肉芽肿和Churg－Strauss综合征。

ANCA是指患者血浆中的抗中性粒细胞胞浆的自身抗体（antineutrophil cytoplasmic autoantibody，ANCA），通过免疫学检查看分为两种类型：一种靶抗原为中性粒细胞胞浆的髓过氧化物酶（MPO），其抗体分布于细胞浆，称p－ANCA，另一种靶抗原为细胞胞浆中的3型蛋白（PR3），其抗体分布于细胞核周围，称c－ANCA。小血管内皮细胞表面有ANCA的受体，导致小血管内皮细胞严重损伤，出现血管炎。

1. 显微镜下型多血管炎（microscopic polyangiitis，MPA）　除肾脏出现寡免疫复合物性（免疫学检查阴性）或Ⅲ型坏死性或新月体性肾小球肾炎外，尚可出现肺、眼、皮肤、关节、肌肉、消化道和神经等多系统和多部位的血管炎。多数患者血内p－ANCA/抗MPO抗体阳性。

肾小球出现节段性纤维素样坏死、大小不等（大新月体和小新月体）和新旧不一（细胞性新月体、细胞纤维性新月体和纤维性新月体）的新月体，肾小囊破坏时，可形成以肾小球为中心的单个核细胞灶状浸润，乃至肉芽肿形成（图2－5）。肾小管多灶状乃至弥漫性萎缩。肾间质多灶状或弥漫性淋巴和单核细胞浸润和纤维化。小动脉壁增厚，有时可见纤维素样坏死。

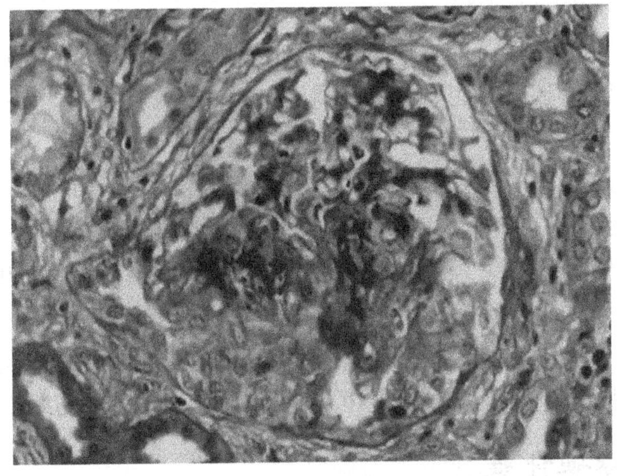

图2－5　肾小球节段性纤维素样坏死

小细胞性新月体形成（PASM＋Masson×400）

2. Wegener肉芽肿（Wegener granulomatosis，WC）　常有上呼吸道和肺以及其他部位的坏死性小血管炎，同时或相继出现肾脏的小血管炎病变，肾间质的单核巨噬细胞浸润较明显，并可形成肉芽肿。波及肾小球时，也可出现新月体病变。多数患者血内可见c－ANCA/抗PR3抗体阳性，偶见p－ANCA/抗MPO抗体阳性。

3. Churg－Strauss综合征或过敏性肉芽肿性血管炎（Churg－Strauss syndrome，CSS，allergic granulomatosis angiitis）　过敏性肉芽肿性血管炎虽然在1939年见于文献，直到1951年由Churg和Strauss作了系统的总结，并得以CSS的命名。CSS必须符合三项标准：①哮喘；②外周血嗜酸性粒细胞增多；③除肺脏以外，尚有两个或多个器官出现血管炎。多数为p－

ANCA 阳性。肾脏病变与 WG、MPA 相似，但多数病例的肾小球病变较轻，可以有节段性纤维素样坏死、部分小新月体或新月体形成，甚至仅有系膜不同程度的增生，肾间质有较多的嗜酸性粒细胞浸润，小叶间动脉或弓状动脉分支纤维素样坏死，周围有肉芽肿形成。

4. 其他疾病伴发的 ANCA 相关性多血管炎　系统性红斑狼疮等结缔组织病、过敏性紫癜、药物等也可导致患者 ANCA 阳性，并出现小血管炎病变。一些药物也可导致与 MPA 类似的小血管炎，如丙硫氧嘧啶（PTU）、肼屈嗪、普鲁卡因酰胺、青霉胺等，这些药物的代谢产物作为半抗原与中性粒细胞的各种细胞浆抗原和核抗原结合，导致 ANCA 的形成，多数为 p－ANCA。

二、肾动脉狭窄

各种原因导致肾动脉及其主要分支的狭窄，常引起肾性高血压和肾的弥漫性或灶状缺血性萎缩及缺血性肾病。肾小管是出球小动脉供应的组织，所以肾缺血时，首先引起肾小管变性和萎缩，进而出现肾小球缺血皱缩和缺血性硬化。

动脉粥样硬化症的粥肿斑块及粥样硬化性斑块可在肾动脉、肾叶间动脉及弓状动脉内膜形成，导致动脉狭窄。肾动脉主干慢性渐进性狭窄导致缺血性肾病，即肾小管弥漫性或大片状萎缩，肾小球缺血性皱缩和缺血性硬化。肾动脉主要分支伴发血栓形成，则可出现肾梗死。动脉粥样硬化斑块崩解破裂时，可形成肾内胆固醇栓塞，导致急性肾功能衰竭，是近年来开展的各种动脉插管术的并发症。

大动脉炎，如高安病（Takayasu 动脉炎）、巨细胞性动脉炎等，虽然主要侵犯主动脉及其主要分支，当波及肾动脉时，可造成肾动脉狭窄，导致高血压、缺血性肾萎缩或缺血性肾病。

各种先天性和后天性肾动脉发育不良可导致肾动脉狭窄，如肾动脉纤维肌性结构不良（包括肾动脉内膜纤维组织增生、肾动脉中层纤维组织增生、肾动脉中层肥厚、肾动脉中层分离和肾动脉周围纤维组织增生等）。其中肾动脉中层纤维组织增生和肾动脉中层分离等，因动脉中层严重破坏，常伴有动脉瘤形成和节段性扩张。

放射性肾损伤见于肾及其邻近器官的恶性肿瘤进行放射治疗的并发症，急性期可见肾动脉及其分支的内膜水肿乃至纤维素样坏死，慢性期则为动脉全层的纤维化。

三、肾细动脉硬化症

肾细动脉硬化症（arteriolosclerosis）是原发性高血压和症状性高血压的主要病变。严重的肾细动脉硬化症可导致肾体积缩小，表面呈细颗粒状。

（1）光镜：入球小动脉管壁有血浆浸渍，呈均质粉染的半透明状，即玻璃样变性。相应的肾小球出现缺血性皱缩乃至硬化，下属肾小管萎缩和消失，肾间质单个核细胞浸润和纤维化。后期萎缩和代偿肥大的肾单位相间出现，形成大体所见的颗粒性萎缩肾。

（2）免疫病理：玻璃样变的细动脉壁有 IgM 沉积。

（3）电镜：可见玻璃样蛋白为含有脂类物质的颗粒状电子致密物。肾小球基底膜皱缩，系膜基质增多。

细动脉玻璃样变性时，弓状动脉和小叶间动脉可出现肌层肥厚、内弹力膜断裂以及内膜纤维组织增生的病变。

四、血栓性微血管病

以内皮细胞损伤为主，进而出现肾小球毛细血管、细动脉、小叶间动脉乃至弓状动脉血栓形成、管壁增厚、管腔狭窄的特殊病理形态，称血栓性微血管病（thrombotic mcroangiopathy，TMA）。病因不同，可分属不同的临床肾脏疾病（溶血性尿毒症综合征、血栓性血小板减少性紫癜、恶性高血压、系统性硬化症等），常导致肾性高血压和急性或慢性肾功能障碍。

（1）大体：急性期肾脏肿胀充血，可见点片状出血，有时可见大小不等的梗死病灶。慢性期肾脏体积缩小，呈颗粒状或瘢痕状萎缩，有时可见血肿。

（2）光镜：肾皮质坏死和肾梗死：由于肾小动脉病变、血栓形成，导致肾实质急性缺血，出现灶状或大片状缺血性梗死或肾皮质坏死，尤以溶血性尿毒症综合征多见。

肾小球：肾小球病变特点因疾病严重程度和病程不同，表现也不一样。急性期可见肾小球毛细血管淤血。基底膜增厚（内疏松层增厚导致），有时基底膜出现双轨征，内皮细胞增生肿胀，毛细血管腔闭塞，称内皮细胞病（endotheliosis）（图2－6）。并导致肾小球缺血，称缺血性肾小球（bloodless glomerulus），这种病变以先兆子痫和子痫最明显。并可见节段性纤维素样坏死和毛细血管内微血栓形成，常与肾皮质坏死并存。系膜区水肿、纤维素和红细胞碎片沉积，并可出现系膜溶解，系膜溶解时，病变区着色极差，周围毛细血管腔呈血管瘤样扩张，该病变易见于骨髓移植患者。有时可见小型新月体形成。肾小球旁器肥大多见于系统性硬化症和恶性高血压。

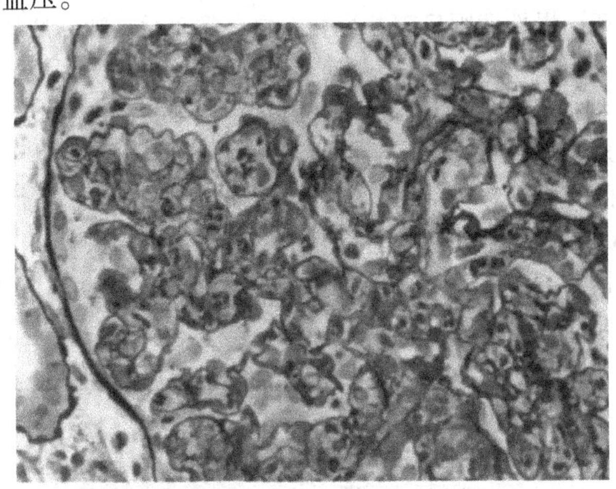

图2－6 血栓性微血管病，毛细血管内皮细胞病（PASM ×400）

肾小球缺血性皱缩和缺血性硬化见于血栓性微血管病的急性期和慢性期，尤以慢性期最多见。

肾血管：肾血管的病变对血栓性微血管病有特殊的病理诊断价值。小叶间动脉、细动脉或入球小动脉内皮细胞增生和肿胀，基底膜内疏松层增宽，管腔狭窄，是血栓性微血管病常见的较轻的血管病变。细动脉的纤维素性血栓形成是血栓性微血管病的进一步发展和较特异的病变，常见于溶血性尿毒症综合征和血栓性血小板减少性紫癜。有时可见动脉壁的纤维素样坏死，以恶性高血压和系统性硬化症多见。小叶间动脉和弓状动脉分支的病变主要为动脉内皮细胞肿胀、内膜水肿、黏液变性及纤维素和红细胞碎片沉积，也可见血栓形成，后期动脉内膜平滑肌细胞（称内膜平滑肌细胞，myointimal cells）增生，进而结缔组织和胶原纤维增生，形成同心圆状排列，导致管腔狭窄，出现很有特征的葱皮状改变（onionskin - type arterial change）（图 2 - 7）。病变进一步发展，内膜的胶原纤维和弹力纤维同心圆状增生，形成动脉内膜纤维化（endarteritis fibrosa）。血栓被机化，并可出现再沟通现象，有如肾小球，称肾小球样结构（glomeruloid structure）。

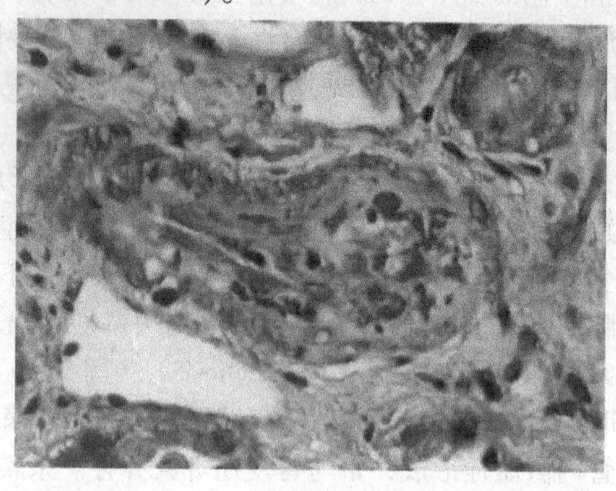

图 2 - 7　小叶间动脉内膜水肿，黏液变性，血栓形成（Masson ×400）

肾小管和肾间质：由于肾血管和肾小球的病变，肾小管上皮细胞继发性轻重不等的颗粒和空泡状变性乃至坏死。慢性期则呈现萎缩和消失。肾间质水肿、灶状单个核细胞浸润。慢性期则呈现纤维化。

（1）免疫病理：根据导致血栓性微血管病的病因不同，有时出现各种免疫球蛋白和补体阳性，如系统性红斑狼疮。有时则呈阴性或 IgM 弱阳性，如溶血性尿毒症综合征、恶性高血压等。但损伤严重的肾血管和肾小球，纤维蛋白强阳性。

（2）电镜：肾小球内皮细胞增生肿胀，内质网增多、扩张，内皮下间隙增宽，内疏松层增宽，管腔狭窄（图 2 - 8）。小动脉和细动脉的病变与光镜检查相对应：内皮细胞肿胀、内膜平滑肌细胞和胶原纤维增生等。

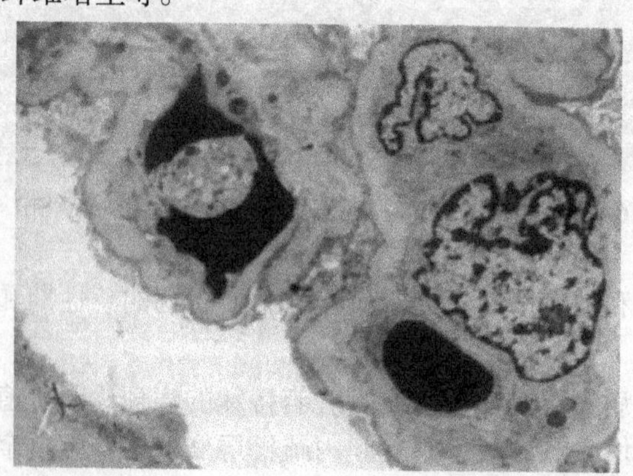

图 2 - 8　血栓性微血管病，肾小球基底膜内皮下间隙增宽（电镜 ×8000）

血栓性微血管病是一种病理形态的综合，可出现于不同病因和不同疾病的实体（表2－1）：

表2－1 血栓性微血管病

溶血性尿毒症综合征（HUS）
血栓性血小板减少性紫癜（TTP）
恶性高血压
系统性硬化症或硬皮病
妊娠相关性血栓性微血管病：
　先兆子痫/子痫性肾病
　HELLP综合征（syndrome of hemolysis，elevated liver enzymes，and low platelet count）
　产后急性肾衰竭
　口服避孕药相关性血栓性微血管病
　毛细血管内皮病
抗磷脂抗体相关性血栓性微血管病：
　系统性红斑狼疮
　系统性红斑狼疮样综合征
　原发性抗磷脂综合征
抗磷脂抗体阴性的系统性红斑狼疮相关性血栓性微血管病
恶性肿瘤和化疗导致的血栓性微血管病
移植相关性血栓性微血管病：
　肾移植
　　复发性溶血性尿毒症综合征
　　供体肾的溶血性尿毒症综合征
　骨髓移植
艾滋病相关性血栓性微血管病

五、常见的以血栓性微血管病为病理特点的肾脏疾病：

（一）溶血性尿毒症综合征

溶血性尿毒症综合征（hemolytic uremic syndrome，HUS）由微血管溶血性贫血伴破碎的红细胞、血小板减少和急性肾衰竭组成。以儿童多见。90%的HUS有腹泻的前驱症状，大肠杆菌0157和志贺痢疾杆菌Ⅰ型为主要致病菌。另有10%的HUS无腹泻。

肾小球、肾细动脉和小动脉以及肾小管和肾间质均有上述的病变。Habib等将其分为三型：①肾皮质坏死型：可呈灶状、多灶状或弥漫分布，其预后与坏死的范围有关；②肾小球病变为主型：肾小球内皮细胞弥漫性增生和肿胀，微血栓形成，该型多见于有腹泻的儿童，临床上常可自愈，但病理上可遗留肾小球硬化，少数迁延为终末固缩肾；③动脉病变为主型：小动脉血栓形成、内膜葱皮状增厚、管腔狭窄，肾小球病变轻微或伴缺血性病变，多见于年长的儿童和成年人，预后很差。

（二）血栓性血小板减少性紫癜

微血管溶血性贫血、精神神经症状、血小板减少、发热和肾功能损伤是血栓性血小板减少性紫癜（thrombotic thrombocytopenic purpura，TTP）的五个主要症状。以成年人多发，女性多见。无腹泻的前驱症状。

病变与HUS相似，只是病变分布广泛，脑、肾、心、肺、胰、脾、肾上腺等均可见

TMA 病变，并出现相应的症状。

尽管 TTP 和 HUS 在发病年龄、病变范围和临床表现方面有所不同，但并非绝对，常有交叉现象，而且两者病变相似，所以有人认为两者是同一疾病的两种亚型，称 TTP/HUS。近年的研究认为，TTP 可能与 vWF 剪切酶活性降低相关，而后者与基因突变和自身免疫相关。

（三）恶性高血压

恶性高血压（malignant hypertension and malignant nephrosclerosis）临床表现为：①严重的高血压，舒张压大于 130mmHg；②视网膜出血、絮状渗出物和视乳头水肿；③心功能不全；④高血压脑病乃至脑卒中；⑤肾功能减退，常有蛋白尿和血尿。临床上具备前两条即可诊断。

病变以小叶间动脉内膜增厚、黏液变性、葱皮状纤维化、肾小球缺血最常见，也可出现入球小动脉血栓形成和肾小球节段性纤维素样坏死。

（四）系统性硬化症

系统性硬化症（systemic sclerosis），又称硬皮病（scleroderma）：本病属于结缔组织病，多见于 40 ~ 50 岁的女性，病变很弥漫，临床表现也波及多系统和多器官，包括皮肤僵硬、内脏纤维化（食管僵直吞咽困难、消化吸收不良、肺间质纤维化、心脏肥大和心律失常、关节强直和肌肉纤维化、肾功能损伤等）、严重持续的高血压等。

肾脏病变主要累及肾弓状动脉的主要分支和小叶间动脉，急性期动脉内皮细胞肿胀、内膜水肿黏液变性和纤维素样坏死，偶见血栓形成，慢性期动脉内膜呈同心圆状纤维性增厚，管腔狭窄，肾小球弥漫性缺血。

（五）妊娠相关性血栓性微血管病

妊娠期间出现以肾外损伤为主的 TMA 可见于任何时期，但多见于 6 ~ 9 个月。主要有先兆子痫/子痫性肾病（preeclampsia/eclampsia nephropathy）、肾皮质坏死（corticalnecrosis）和产后急性肾衰竭（postpartum acute renal failure）。

先兆子痫/子痫性肾病主要表现为肾小球毛细血管内皮细胞弥漫性增生和肿胀，毛细血管腔狭窄，有内皮细胞病之称（endotheliosis）。C4d 和 C4bp 沿肾小球基底膜沉积，C4d 是一种激活的补体片段，借共价键与内皮细胞结合，导致内皮细胞的增生与损伤。电镜下可见肾小球内皮下间隙增宽，小动脉病变不明显，分娩后可恢复。

肾皮质坏死多见于先兆子痫/子痫的并发症，主要由于肾小动脉痉挛收缩、内皮细胞肿胀、内膜水肿增厚乃至血栓形成，常导致急性肾衰竭，预后与坏死的范围大小有关。

先兆子痫、子痫和妊娠相关性血栓性微血管病伴有肝功能障碍称 HELLP 综合征，即肝功能下降、肝酶升高，血管内溶血，血小板减少和急性肾衰竭的简称，患者表现为肝大，肝细胞脂肪变性，肾脏则呈现血栓性微血管病的表现。

产后急性肾衰竭常发生于分娩后至产后 3 个月，病变与溶血性尿毒症综合征相似，是成人 HUS 的常见类型，与病原体感染有关。

（六）毛细血管内皮病

肾小球毛细血管内皮细胞弥漫增生和肿胀，而病因不明确，称毛细血管内皮病（capillary endotheliosis）。各年龄组均可发病，无性别差异，临床以急性肾功能损伤多见，可有少量蛋白尿和血尿或大量蛋白尿乃至肾病综合征。常呈现多器官的损伤，尤以肝和消化道损伤多见，在肾脏损伤的同时，可出现肝脾肿胀，消化功能异常，乃至腹水形成。多数预后较好，有自限性。可见肾小球毛细血管内皮细胞弥漫增生和肿胀，系膜增生不明显，呈贫血状。部分患者入球小动脉和小叶间动脉也可见内皮细胞增生和肿胀。肾小管和肾间质无特异性变化。

其他器官小血管内皮细胞也常受累，如肝脏汇管区小血管的内皮细胞和肝窦库普弗细胞也可出现增生和肿胀，管腔狭窄乃至闭塞，导致肝功能受损乃至门脉高压和大量腹水。电镜检查可见肾小球毛细血管内皮细胞弥漫增生，线粒体和内质网肿胀。增生肿胀的内皮细胞充塞于毛细血管腔，少见或不见红细胞。基底膜内疏松层增厚，有如妊娠相关的肾小球病。上皮细胞足突节段性融合。肾小球内无电子致密物，有时在内皮细胞内发现管网状病毒样结构。

六、弥散性血管内凝血

弥散性血管内凝血（disseminated intravascular coagulation）是多种原因导致的全身性微血管内弥漫性血栓形成的疾病。肾是主要的受累器官。肾小球、肾间质的毛细血管及细动脉和小动脉内可见玻璃样微血栓和小血栓形成，同时出现相应的肾小管变性和坏死。在疾病的纤溶期，小血栓可能消失。肾小球系膜细胞因对凝血块和碎片的吞噬和吸收而出现增生变化。

七、肾皮质坏死

肾皮质坏死（cortical necrosis）是由于多种原因导致的肾皮质凝固性坏死。常见于子痫、产科大出血、重症感染、溶血性尿毒症综合征、血栓性血小板减少性紫癜以及弥散性血管内凝血。发病机制主要为肾小动脉痉挛或血栓形成，继而导致肾皮质缺血性坏死。大体表现肾皮质苍白，肾髓质淤血。光镜下可见皮质全层的肾小球和肾小管呈弥漫性或局灶性缺血性坏死。

八、肾静脉血栓形成

肾静脉血栓形成（renal vein thrombosis）多见于肾病综合征，也见于严重脱水的婴幼儿、下腔静脉回流障碍及静脉炎患者。上述疾病使血液浓缩，肾静脉血流缓慢及血液凝固性增高，最终使肾静脉主干及其分支形成血栓。肾静脉血栓可呈单侧或双侧，可完全阻塞或不全阻塞。受累肾脏体积肿胀，肾间质高度水肿，晚期导致间质纤维化。肾小球毛细血管高度扩张，并可出现微血栓及中性粒细胞浸润。

（马英桓）

第三章　肾脏疾病的实验室检查

第一节　尿液检查

一、尿标本的采集

1. 尿标本的留取　尿沉渣检查原则上留取晨起第一次尿液的中段尿，24h 尿标本用于尿液中各种成分的定量检查。留尿前避免剧烈运动，女性避开月经期留取尿液标本。

2. 尿标本的保存　尿液排出后应在 30 ~ 60min 送检，如不能及时送检，可以放置于 4℃ 冰箱保存 6 ~ 8h。

二、尿液一般性状检查

1. 外观

（1）颜色：尿液一般呈淡黄色至深褐色，受饮食、运动等影响。在某些病理情况下或者服用某种药物，尿液呈现特殊的颜色，如血红蛋白尿呈酱油色，尿中胆红素增高表现为深黄色尿。

（2）浊度：正常尿液澄清、透明，沉淀后浑浊。在某些病理情况下尿液可浑浊。

2. 比重及渗透压　比重和渗透压可以评估肾脏浓缩和稀释功能。尿比重指单位容积尿中溶质的质量，测量方法简单，而渗透压指单位容积尿中溶质分子和离子的颗粒数，需要特殊仪器测量，所以更能准确反映肾脏的浓缩和稀释功能。正常人尿比重 1.015 ~ 1.025，禁水 8h 尿渗透压 600 ~ 1000mOsm/kg · H_2O，平均 800mOsm/kg · H_2O。

三、尿液化学分析

1. 酸碱度　正常人尿液 pH 在 5.0 ~ 8.0，尿液的 pH 受食物成分的影响。酸性尿多见于进食肉食过多和某些病理情况下，代谢性酸中毒，呼吸性碱中毒；碱性尿多见于进食素食和柑橘类水果，代谢性碱中毒，呼吸性碱中毒和肾小管酸中毒。

2. 蛋白质　正常情况下，少量蛋白尿从肾小球滤过，几乎在近端小管完全重吸收，因此出现蛋白尿往往提示肾小球滤过膜受损或者肾小管重吸收能力降低。正常人尿液中蛋白质一般低于 150mg/24h，尿蛋白定性为阴性。但在剧烈运动、发热等生理情况下可以出现蛋白尿。肾小球性蛋白尿常伴有大分子量蛋白质的丢失，一般 > 1.5g/24h，肾小管性蛋白尿为少量小分子蛋白尿，一般 < 1.0g/24h。

3. 尿糖　正常人尿糖呈阴性，在某些生理情况下，如餐后 2h 内、妊娠、应激等，可以出现尿糖阳性；病理性尿糖阳性多见于血糖升高，近端肾小管功能受损等。

4. 酮体　正常人尿酮体为阴性，尿酮体阳性见于糖尿病酮症酸中毒，长期饥饿，急性发热等。

5. 尿隐血　正常人尿隐血呈阴性，当尿液中有红细胞、血红蛋白或肌红蛋白时，呈现阳性反应。因此，尿隐血阳性见于血尿、血红蛋白尿、肌红蛋白尿。当发现尿隐血阳性时，应行显微镜检查确认有无红细胞。

6. 胆红素　正常尿胆红素为阴性，在病毒性肝炎，肝内胆管堵塞等情况下，可以出现阳性。

尿胆原：正常人尿中尿胆原含量少，定性为阴性。直接胆红素分泌入小肠腔后，分解为尿胆原等一系列的产物，2% ~5% 的尿胆原进入血液经过肾小球滤过，结合胆红素检查结果，可以鉴别黄疸。

7. 亚硝酸盐　正常人为阴性。阳性见于尿路感染，常用于尿路感染的快速筛选试验。

四、尿沉渣显微镜检查

尿沉渣的显微镜检查是尿液分析的重要内容，包括细胞、管型等成分。

1. 红细胞　尿红细胞分为镜下血尿与肉眼血尿，尿 RBC >3/HP，称为镜下血尿；一般每升尿液中含血 1ml 即可出现肉眼血尿。尿红细胞分为均一型、多形型以及混合型，尿红细胞形态有助于鉴别肾小球性血尿和非肾小球性血尿，判断血尿的来源。尿中红细胞增多见于①内科性血尿：各种原发性肾小球肾炎，狼疮性肾炎等；②外科性血尿：尿路感染、结石、泌尿系统的畸形、肿瘤；③生理情况：剧烈运动、发热等。

2. 白细胞　正常人离心尿沉渣中白细胞 0 ~5/HP，多数为中性粒细胞，在泌尿生殖系感染、急性感染后肾小球肾炎、狼疮性肾炎、急性间质性肾炎等情况下，可出现白细胞增多。

3. 上皮细胞　尿沉渣中可检出肾小管上皮细胞、移行上皮细胞和扁平上皮细胞，其中扁平上皮细胞最多见。少量的上皮细胞是细胞新老更替的生理现象，如果上皮细胞明显增多或者形态出现异常，提示上皮细胞来源的部位发生病变或肿瘤。

4. 管型　管型是由塔－霍蛋白、细胞等成分组成，根据其成分不同管型分为：①透明管型，正常尿中偶见；②白细胞管型见于急性肾盂肾炎、急性间质性肾炎；③红细胞管型见于急性肾小球肾炎；④上皮细胞管型见于急性肾小管坏死；⑤蜡样管型见于肾衰竭。

五、尿液细菌学检查

尿液细菌学检查是尿路感染确诊的重要手段。

1. 尿细菌学检查标本的采集　尿标本取自清洁中段尿，导尿和膀胱穿刺尿，其中清洁中段尿最为常用。在收集标本时应注意，避免假阳性和假阴性，收集的尿液被大便、白带污染；尿标本留置时间 >1h；收集清洁中段尿时，消毒剂不慎混入尿标本中等。

2. 尿细菌学检查方法

（1）尿沉渣涂片检查：根据染色和细菌的形态特点明确革兰阳性/阴性、球菌/杆菌，指导临床治疗。

（2）尿细菌培养：当尿标本中革兰染色阴性杆菌菌落计数 $>10^5$CFU/ml，革兰染色阳性球菌计数 $>10^4$CFU/ml，具有诊断意义。

（丁红娜）

第二节 肾小球功能检验

一、肌酐

（一）去蛋白终点法测定血清（浆）肌酐

1. 原理 血清（浆）中的肌酐（creatlnlne，Cr）与碱性苦味酸盐反应，生成橘红色的苦味酸肌酐复合物（Jaffe 反应），在 510nm 波长处比色测定。

2. 主要试剂

（1）40mmol/L 苦味酸溶液：苦味酸 9.3g，溶于 500ml80℃蒸馏水中，冷却至室温，加蒸馏水定容至 1L。以酚酞作指示剂，用 0.1mmol/L 氢氧化钠滴定至溶液变红（>pH78.4）时，用蒸馏水稀释至 0.04mmol/L，贮存于棕色瓶中。

（2）35mmol/L 钨酸溶液：

1）100ml 蒸馏水中，加入 1g 聚乙烯醇，加热助溶（勿煮沸），冷却。

2）300ml 蒸馏水中，加入 11.1g 钨酸钠，使完全溶解。

3）300ml 蒸馏水中，缓慢加入 2.1ml 浓硫酸，冷却。

将 1）液加入 2）液中，再与 3）液混匀，蒸馏水定容至 1L，室温至少可稳定 1 年。

（3）肌酐标准应用液：肌酐 113mg 用 0.1mol/L 盐酸溶解并定容至 100ml，冰箱内保存可稳定 1 年。以 0.1mol/L 盐酸稀释 1000 倍得肌酐标准应用液，置冰箱内保存。

3. 操作步骤

（1）于一试管中加入血清（或血浆）0.5ml，35mmol/L 钨酸溶液 4.5ml，充分混匀沉淀蛋白，3000r/min 离心 10 分钟，取上清液备用。

（2）取试管 3 支，标明测定、标准和空白，分别加血清无蛋白滤液、肌酐标准应用液、蒸馏水 3.0ml。

（3）每管分别加入 40mol/L 苦味酸溶液 1.0ml，混匀。

（4）每管分别加入 0.75mol/L 氢氧化钠溶液 1.0ml，混匀。

（5）室温放置 15 分钟，以空白管调零，510nm 波长分光光度计比色，读取各管吸光度。

4. 计算

血清（浆）肌酐（μmol/L）=（测定管吸光度/标准管吸光度）×标准液浓度

5. 参考范围 ①成年男性：44～133μmol/L（0.5～1.5mg/dl）；②成年女性：70～106μmol/L（0.8～1.2mg/dl）；③儿童：35～106μmol/L（0.4～1.2mg/dl）。

6. 评价

（1）血清（浆）标本若当时不测定，可于冰箱保存 3 天，若要保持较长时间，宜 -20℃保存。轻微溶血标本对测定肌酐无影响。

（2）去蛋白终点法温度升高时，可使碱性苦味酸溶液显色增深，但标准与测定的增深程度不成比例，因此，测定时各管温度均需平衡至室温。

（二）速率法测定血肌酐

1. 原理 标本中肌酐与碱性苦味酸盐反应生成橘红色苦味酸肌酐复合物（Jaffe 反应），

在500nm比色测定。由于标本中肌酐与苦味酸形成复合物的速度与干扰物假肌酐不同，以及肌酐的反应速度与浓度成正比的原理，选择适宜的速率监测时间，可以提高肌酐测定的特异性，称为速率法或动力学法测定血肌酐。

2. 主要试剂　同内生肌酐清除率试剂。

3. 操作步骤

（1）标准管和测定管分别加入肌酐标准应用液或血清100μl。

（2）各加入碱性苦味酸溶液1.0ml

（3）以空白管调零，510nm波长分光光度计比色，在试剂与样品（或标准液）混合后，25℃（或30℃、37℃）反应20秒，测定吸光度A1测或A1标，准确反应至60秒时，读取吸光度A2测或A2标。

4. 计算

肌酐（μmol/L）＝（A2测－A1测）/（A2标－A1标）×标准液浓度

5. 参考范围　①成年男性：62～115μmol/L（0.7～1.3mg/dl）；②成年女性：53～97μmol/L（0.6～1.1mg/dl）。

6. 评价

（1）维生素C、丙酮酸、丙酮、乙酰乙酸、甲基多巴以及高浓度葡萄糖、蛋白质和一些抗生素（如青霉素G、头孢噻吩、头孢西丁、头孢唑啉）等也能与苦味酸反应生成红色，这些不是肌酐的物质称为假肌酐。

（2）干扰Jaffe反应的非肌酐色原性物质有二类：一类为快速反应假肌酐物质，在20秒内即完成反应；另一类为慢反应假肌酐物质，混合后80～100秒才开始反应。利用肌酐与假肌酐反应时间的差异，设置20秒延迟期，并选择速率测定时间在20～60秒，可有效排除这两类假肌酐物质干扰，提高本法的特异性。

（3）胆红素和半胱氨酸等可抑制Jaffe反应，使测定结果偏低。

（4）该法成本低廉，操作简便，可去除假肌酐的影响，不需去蛋白与处理，已成为肌酐测定的常规分析法。

二、内生肌酐清除率

1. 原理　内生肌酐由肌酸代谢产生，其生成量较稳定。受试前让患者无肌酐饮食2～3天，以避免外源性肌酐影响。通常肌酐绝大部分经肾小球滤过，仅5%左右从肾小管排泌，而肾小管对其不吸收。单位时间内肾脏把多少体积血浆中的内生肌酐全部清除，称为内生肌酐清除率（endogenous creatinine clearance，Ccr）。

2. 主要试剂

（1）碱性苦味酸溶液：将40mmol/L苦味酸溶液和0.32mmol/L氢氧化钠溶液等体积混合，加适量表面活性剂（如TritonX－100），放置20分钟后即可使用。

（2）100μmol/L肌酐标准应用液。

3. 操作步骤

（1）受检者试验前无肌酐饮食2～3天，避免剧烈运动，受试日饮足量的水，使尿量不可少于1ml/min。准确收集24小时尿液，于收集尿样的同时，采集静脉血3ml，分别测定尿、血清肌酐含量。

（2）按下式计算 Ccr：Ccr（L/24h）=［尿肌酐浓度（μmol/L）/血清肌酐浓度（μmol/L）］×24h 尿量（L）

校正的 Ccr（L/24h）=Ccr×［1.73/受试者体表面积（m^2）］，以正常人 24 小时内生肌酐清除值 128L 为 100%，则 Ccr=校正的 Ccr×［100/128（或 0.78）］。

目前临床上主张用每分钟清除率报告，计算方法如下：

Ccr（mL/min）=［尿肌酐浓度(μmol/L)/血清肌酐浓度(μmol/L)］×每分钟尿量(ml)

4. 参考范围　①成年男性：（105±20）ml/min；②成年女性：（90±20）ml/min。

5. 评价

（1）检查前 3 天禁食肉类，蛋白摄入少于 40g/d，不饮咖啡和茶，停用利尿剂。

（2）体表面积是根据患者的身高（cm）和体重（kg）计算而来，一个标准身高体重人的体表面积为 1.73m^2。

（3）由于肌酐除从肾小球滤过外，尚有少量从近端小管分泌，故 Ccr 常超过实际的肾小球滤过率。

（4）本实验由于一次性采血及留尿标本，不需静脉注射，也没有菊粉引起的发热反应，故被临床广泛应用。

三、尿素

（一）脲酶－波氏比色法测定血清（浆）尿素

1. 原理　首先用尿素酶水解尿素（urea），产生二分子氨和一分子二氧化碳。氨在碱性介质中与苯酚及次氯酸反应，生成蓝色吲哚酚（此过程需用硝普钠催化）。吲哚酚生成量与尿素含量成正比，在 630nm 测定吸光度。

2. 主要试剂

（1）酚显色剂：苯酚 10g，硝普钠（含 2 分子水）0.05g 溶于 1000ml 去氨蒸馏水中，冰箱中可保存 60 天。

（2）碱性次氯酸钠溶液：氢氧化钠 5g 溶于去氨蒸馏水中，加“安替福民”8ml，再加蒸馏水至 1000ml，置棕色瓶内，冰箱保存可稳定 2 个月。

（3）尿素酶标准应用液：尿素酶（比活性 3000～4000U/g）0.2g 悬浮于 20ml 50%（V/V）甘油中，置冰箱内可保存 6 个月。以 10g/L EDTA·Na_2 溶液（pH 6.5）稀释 100 倍可得尿素酶标准应用液。

（4）尿素标准应用液：干燥纯尿素 0.6g 溶解于去氨蒸馏水中并稀释至 100ml，加 0.1g 叠氮钠防腐，置冰箱内可稳定 6 个月。以去氨蒸馏水稀释 20 倍得到 5mmol/L 标准应用液。

3. 操作步骤

（1）取试管 3 支，分别标明测定管、标准管和空白管，各加尿素酶应用液 1.0ml。

（2）每管分别加入血清、尿素标准应用液、蒸馏水 10μl，混匀。

（3）37℃水浴 15 分钟，向每管迅速加入酚显色剂 5ml，混匀。

（4）置 37℃水浴 20 分钟，使呈色反应完全。空白管调零，波长 560nm 读取各管吸光度。

4. 计算　尿素（mmol/L）=（测定管吸光度/标准管吸光度）×标准液浓度

5. 参考范围　成年人：2.9～8.2mmol/L。

6. 评价

(1) 空气中氨对试剂或玻璃器皿的污染或使用铵盐抗凝剂可使结果偏高。

(2) 高浓度氟化物可抑制尿素酶，引起结果假性偏低。

(3) 尿素酶水解尿素产生氨的速率，也可用电导的方法进行测定，适用于自动分析仪。

(二) 二乙酰一肟显色法测定血尿素

1. 原理 在酸性反应环境中加热，二乙酰一肟产生二乙酰，二乙酰和尿素缩合，生成红色的色素原二嗪（diazine），称为 Fearon 反应。540nm 波长测定吸光度。

2. 主要试剂

(1) 酸性试剂：在三角烧瓶中加蒸馏水约 100ml，然后加入浓硫酸 44ml 及 85% 磷酸 66ml，冷至室温；加入硫氨脲 50mg 及硫酸镉（$CdSO_4 \cdot 8H_2O$）2g，溶解后以蒸馏水定容至 1L，置棕色瓶放冰箱保存，可稳定半年。

(2) 二乙酰一肟溶液：二乙酰一肟 20g 加蒸馏水约 900ml，溶解后再用蒸馏水定容至 1L，置棕色瓶中，冰箱内可保存半年。

(3) 尿素标准应用液：同脲酶－波氏比色法测定血清（浆）尿素。

3. 操作步骤

(1) 取试管 3 支，标明测定管、标准管和空白管，分别加血清、尿素标准应用液、蒸馏水 20μl。

(2) 各管依次加入二乙酰一肟溶液 0.5ml、酸性试剂 5ml，混匀。

(3) 置沸水浴中加热 12 分钟，取出，置冷水中冷却 5 分钟，以空白管调零，540nm 波长读取标准管及测定管吸光度。

4. 计算 血清尿素（mmol/L）＝（测定管吸光度/标准管吸光度）×标准液浓度

5. 参考范围 成年人：2.9～8.2mmol/L。

6. 评价

(1) 本法易受煮沸时间和煮沸时液体蒸发量的影响，因此，测定用试管规格和煮沸时间应与制作标准曲线时完全一致，以减少误差。

(2) 二乙酰一肟法试剂中加入硫胺脲和镉离子，目的是增进显色强度和色泽稳定性，但仍有轻度褪色现象（每小时小于 5%），故显色冷却后应及时比色。

(3) 血清（浆）中尿酸、肌酐、氨基酸（瓜氨酸除外）等诸多含氮物质对本试验无干扰。

(三) 酶耦联速率法测定血尿素

1. 原理 尿素在尿素酶催化下，水解生成氨和二氧化碳，氨在 α－酮戊二酸和还原型辅酶Ⅰ存在下，经谷氨酸脱氢酶（GLDH）催化生成谷氨酸，同时还原型辅酶Ⅰ被氧化成氧化型辅酶Ⅰ。还原型辅酶Ⅰ在 340nm 波长处有吸收峰，其吸光度下降速率与待测样品中尿素的含量成正比。

2. 主要试剂 不同试剂盒有差异，但主要为 Tris－琥珀酸缓冲液，尿素酶，谷氨酸脱氢酶（GLDH），还原型辅酶Ⅰ（NADH），α－酮戊二酸和 ADP 等。

3. 操作步骤

(1) 取试管 3 支，标明测定管、标准管和空白管，分别加血清、尿素标准液、去氨蒸馏水 15μl。

（2）以上各管依次逐管加入已预温的酶试剂 1.5ml，混匀后立即在分光光度计上监测吸光度的变化，自动计算 ΔA/min。

4. 计算　尿素（mmol/L）＝［（测定 ΔA/min－空白 ΔA/min）/（标准 ΔA/min－空白 ΔA/min）］×标准液浓度

5. 参考范围　成年人：2.9～8.2mmol/L。

6. 评价

（1）耦联速率法必须具备自动生化分析仪，或有连续监测吸光度变化功能和恒温装置的分光光度计。自动生化分析仪预置下列测定参数：二点法，温度 37℃，波长 340nm，延迟时间 30 秒，读数时间 30 秒。

（2）氨可干扰该法测定，标本严重溶血及血氨升高可产生正干扰。但上机测定因标本被大量稀释，溶血、脂血、黄疸及其他含氮化合物对结果影响不大。

（3）本法是目前自动生化分析仪上常用的测定方法，适用于各种类型的生化分析仪，其测定程序及其参数可参照仪器及所用试剂设置。

四、尿酸

（一）磷钨酸还原法测定血清尿酸

1. 原理　去蛋白血滤液中的尿酸（uric acid，UA）在碱性溶液中被磷钨酸氧化生成尿囊素及二氧化碳，磷钨酸在此反应中则被还原成钨蓝。钨蓝生成量与标本中尿酸含量呈正比，可进行比色测定。

2. 主要试剂

（1）磷钨酸应用液：钨酸钠 50g 溶于约 400ml 蒸馏水中，加浓磷酸 40ml 及玻璃珠数粒，煮沸回流 2 小时，冷却至室温，用蒸馏水定容至 1L，贮存在棕色瓶中。取 10ml 磷钨酸贮存液，以蒸馏水稀释至 100ml 得磷钨酸应用液。

（2）0.3mol/L 钨酸钠溶液：钨酸钠 100g 用蒸馏水溶解后并定容到 1L。

（3）钨酸试剂：在 800ml 蒸馏水中，加入 0.3mol/L 钨酸钠溶液 50ml，0.05ml 浓磷酸和 0.33mol/L 硫酸 50ml，混匀，室温中可稳定数月。

（4）300μmol/L 尿酸标准应用液：60mg 碳酸锂溶解在 40ml 蒸馏水中，加热至 60℃，使其完全溶解。精确称取尿酸 100.9mg，溶解于热碳酸锂溶液中，冷却至室温，定容至 100ml，棕色瓶中贮存。在 100ml 容量瓶中，加尿酸标准贮存液 5ml，乙二醇 33ml，然后以蒸馏水定容到刻度得 300μmol/L 尿酸标准应用液。

3. 操作步骤

（1）取试管 3 支，各加 4.5ml 钨酸试剂，分别加入 0.5ml 血清、0.5ml 标准应用液和 0.5ml 蒸馏水，混匀后静止数分钟，离心沉淀。

（2）另取试管 3 支，标明测定管、标准管和空白管，依次加离心上清液 2.5ml，分别加碳酸钠溶液 0.5ml，混匀后放置 10 分钟。

（3）分别加磷钨酸应用液 0.5ml，混匀，室温放置 20 分钟后，以空白管调零，660nm 波长分光光度计比色。

4. 计算　血清尿酸（μmol/L）＝（测定管吸光度/标准管吸光度）×标准液浓度

5. 参考范围　①成年男性：262～452μmol/L（4.4～7.6mg/dl）；②成年女性：137～

393μmol/L（2.3～6.6mg/dl）。

6. 评价

（1）血清与尿液标本中的尿酸在室温可稳定3天。尿液标本冷藏后，可引起尿酸盐沉淀，此时可调节pH至7.5～8.0，并将标本加热到50℃，待沉淀溶解后再进行测定。

（2）高浓度维生素C的标本，可使测定结果偏低，故不少试剂盒中加入抗坏血酸氧化酶，以防止维生素C的干扰。

（3）不能用草酸钾作抗凝剂，因草酸钾与磷钨酸容易形成不溶性的磷钨酸钾，造成显色液混浊。

（4）尿酸在水中溶解度很低，但是易溶于碱性溶液中，故配制标准液时，加碳酸锂并加热助溶。如无碳酸锂，可用碳酸钾或碳酸钠代替。

（5）用钨酸沉淀蛋白时会引起尿酸的部分沉淀，而且随滤液pH不同而变化。用1/2浓度的沉淀剂，滤液pH在3.0～4.3之间，回收率为93%～103%。此外，为防止锌与尿酸形成不溶性的尿酸锌，不能用氢氧化锌作蛋白沉淀剂。

（6）本法不足之处是特异性不高，显色褪色速率变化不定，灵敏度较低。

（二）尿酸氧化酶－过氧化物酶耦联法测定血清尿酸

1. 原理　尿酸在尿酸氧化酶催化下，氧化生成尿囊素和过氧化氢；过氧化氢与4－氨基安替比林（4－AAP）和3，5二氯2－羟苯磺酸（DHBS）在过氧化物酶的作用下，生成有色物质（醌亚胺化合物），颜色深浅与样品中尿酸浓度成正比。

2. 主要试剂

（1）酶混合试剂：实验前半小时将干粉试剂尿酸氧化酶（160u/L）、过氧化物酶（1500U/L）、4－AAP（0.4mmol/L）和蒸馏水复溶的DHBS（2mmol/L）。

（2）300μmol/L尿酸标准应用液。

3. 操作步骤

（1）取试管3支，标明测定管、标准管和空白管，然后分别加入血清0.1ml，尿酸标准液0.1ml，蒸馏水0.1ml。

（2）各管分别加入酶试剂1.5ml，混合。

（3）室温放置10分钟，以空白管调零，520nm波长分光光度计比色，读取各管吸光度。

4. 计算　血清尿酸（μmol/L）＝（测定管吸光度/标准管吸光度）×标准液浓度

5. 参考范围　①成年男性：208～428μmol/L；②成年女性：155～357μmol/L。

6. 评价

（1）干粉试剂保存在2～6℃，复溶后的试剂室温可稳定6～8小时，2～6℃可稳定2周。

（2）以甲醛为防腐剂的商品尿酸标准液，不能用于尿酸氧化酶法，但可用于磷钨酸还原法。

（3）本法敏感性高，比用酚作色素原高4倍。本法特异性亦高。可分为紫外分光光度法和酶耦联法，适用于各种类型生化分析仪。

五、中分子物质

1. 原理　待测血浆经三氯醋酸沉淀法获得无蛋白血滤液，上清液中主要含中分子物质

（middle molecular sub-stances，MMS），稀释后于254nm波长下测其吸光度，由此得出MMS总量。

2. 主要试剂　中分子沉淀剂：主要成分为三氯醋酸。

3. 操作步骤

（1）取血浆0.1ml、中分子沉淀剂0.2ml于小玻璃试管内，立即在旋涡振荡器上混匀，根据室温放置一定时间。

（2）加入重蒸馏水1.1ml，轻柔混匀后，4000r/min离心10分钟。

（3）取上清液1.0ml，加入重蒸馏水2.0ml，混匀，254nm波长光电比色。吸光度值乘以100即为MMS含量。

4. 参考范围　成年尿：（224±27）U/dl。

5. 评价

（1）本法操作较简单，无须特殊仪器，适于临床检查。但特异性不高。

（2）用高效液相层析测定血清中MMS总量优于本法，但临床未普及。微型柱高速凝胶过滤技术适用于科学研究，MMS用254nm和206nm处吸光度表示。

（丁红娜）

第三节　肾小管功能检验

一、尿 α_1 微球蛋白

（一）放射免疫法检测尿 α_1-微球蛋白

1. 原理　^{125}I标记 α_1-微球蛋白（α_1-microglobulin，α_1-MG）与样品或 α_1-MG标准品同时竞争特异抗体，孵育一定时间后，加入第二抗体（含PEG）形成抗原抗体复合物。离心沉淀复合物，用 γ 计数器测量沉淀放射性，其强度与 α_1-MG浓度呈反比。

2. 主要试剂

（1）α_1-MG标准品：浓度调整为0、10、25、50、100、200和400ng/ml。

（2）抗 α_1-MG血清（第二抗体）：用蒸馏水溶解。

（3）^{125}I标记抗体（每1ml标记物所含放射性 <10.0kBq）：用蒸馏水溶解。

（4）沉淀剂（PR）：苯乙二醇（PEG）4.1g、NaF 1.0g，溶解于100ml硼酸缓冲液中。

（5）PBS缓冲液：用生理盐水稀释。

3. 操作步骤　用PBS缓冲液将尿液做适当稀释后按表3-1操作。

混匀，室温放置15分钟，以3500r/min离心20分钟，弃去上清液后测量沉淀物 γ 射线计数（cpm），结果乘以稀释倍数。

表3-1　尿 α_1-MG测定操作步骤［单位（μl）］

	T管	非特异性结合管（NSB）	空白管	标准管	测定管
缓冲液		50	50		
标准				50	
样品					50

续　表

	T管	非特异性结合管（NSB）	空白管	标准管	测定管
$^{125}I-\alpha_1-MG$	100	100	100	100	100
NSB		200			
α_1-MG 抗体			200	200	200

4. 计算

（1）计算每双管 cpm 的平均值（预扣除本底）。

（2）标准和被测样品的 $B/B_0\%$ 按下式计算：$B/B_0\% = (B-NSB)/(B_0-NSB)$

式中：B = 每双管 cpm 的平均值，B_0 = 零标准品双管 cpm 的平均值，NSB = 非特异结合双管 cpm 的平均值。

（3）以各标准管 B/B_0 为纵坐标，标准浓度为横坐标，在对数坐标纸上绘制标准曲线。待测样品浓度可从标准曲线上查得，也可经仪器配备的程序自动得出。

5. 参考范围　成年尿：（2.74±1.9）μg/ml。

6. 评价

（1）标本用量少，试剂可制成配套试剂盒，一次能分析大量标本。

（2）本法检测尿 α_1-MG 的灵敏度高，特异性强。

（3）RIA 法由于使用了生物试剂，稳定性受多种因素影响，需要一整套质量控制措施来确保结果的可靠性。此外，存在放射性危害和污染的问题。

（二）酶联免疫法检测尿 α_1 - 微球蛋白

1. 原理　将纯化的 α_1-MG 抗体包被在固相酶标板上，加入待测血浆及标准品，抗原抗体结合，再加入酶标抗体，形成 $\alpha_1-MG-\alpha_1-MG$ 抗体 - 酶标抗体复合物，加入底物显色，492nm 测得的吸光度与待测标本 α_1-MG 含量呈正相关。

2. 主要试剂　α_1-MG 抗体包被的酶标反应板、酶标抗体、α_1-MG 标准品、底物、洗涤液、终止液和 H_2O_2。

3. 操作步骤

（1）在 α_1-MG 抗体包被的酶标反应板上，每孔加不同浓度的待测血浆及标准品（加样前用稀释液对标准品进行 7 次倍比稀释得：400、200、100、50、25、12.5、6.25 及 3.2ng/ml 不同浓度标准品各 100μl），37℃孵育 90 分钟。

（2）弃去反应孔内的液体，注满洗涤液，静置 3 秒，甩干，反复 3 次，扣干。

（3）加入酶标抗体 100μl，37℃孵育 60 分钟。

（4）同步骤（2）。

（5）加入应用底物液 100μl，37℃孵育 20 分钟显色后，加入终止液 50μl。

（6）492nm 波长比色，空白管调零，测定各孔吸光度。

（7）绘制标准曲线：以标准品浓度为横坐标，吸光度为纵坐标，绘制标准曲线，从标准曲线上查出 α_1-MG 的含量。

4. 计算　待测样品的含量（mg/L）= 标准曲线上查出值（ng/ml）× 稀释倍数 ÷ 1000。

5. 参考范围　成年尿：（3.0±1.8）μg/ml。

6. 评价

（1）冷冻标本复溶后应注意充分混匀。

（2）待测标本 α_1 - MG 的含量很高时，应进行适当稀释。

（3）由于酶的催化效率很强，故本法具有很高的敏感度。

（4）不同批次试剂不能混用，封板膜为一次性用品，不能重复使用。

（三）免疫散射比浊法检测尿 α_1 - 微球蛋白

1. 原理　特种蛋白分析仪一般采用颗粒增强免疫散射比浊法测定尿 α_1 - MG 浓度。测定时尿中的 α_1 - MG 与包被了 α_1 - MG 特异性抗体的乳胶微粒形成免疫复合物，当入射光穿过时，这些复合物颗粒会使光束发生散射，散射光的强度与标本中 α_1 - MG 的浓度成正比，与标准浓度对比即可得到标本中 α_1 - MG 的浓度。

2. 主要试剂　不同的设备和方法试剂略有不同，但都包括抗血清、α_1 - MG 标准品（人源性）和质控品（人源性）、缓冲液、稀释液以及辅助试剂等。

3. 操作步骤

（1）试剂准备：因设备和方法不同，试剂可能需要恢复至室温（15～25℃）。

（2）建立参考曲线：

1）有的仪器能自动对标准品做系列稀释，通过对系列标准品浓度的测定建立多点参考曲线。

2）只要质控品在其可信区间内，可一直使用该参考曲线；如果使用另一批号的抗血清，则必须建立新的参考曲线。

（3）标本检测：标本上清可在未稀释的情况下检测，如果测得的浓度超出测量范围，可以利用仪器的稀释功能测定更大倍数的稀释的标本液。

（4）内部质量控制：质控项目与患者标本平行检测和评估，每次建立参考曲线后、某批号抗血清初次使用前或每测定一轮标本后，都要检测相应的质控品。

（5）结果：检测结果由仪器的 logit - log 函数自动计算得出相应标本的 α_1 - MG 浓度值。

4. 参考范围　不同设备和试剂略有不同，参照试剂盒说明书规定的参考范围，建立自己实验室的参考值。

5. 评价

（1）标本尽可能新鲜，一般采用随机或定时采集的尿液。

（2）标本中的浑浊和颗粒可能干扰测定结果，每个尿液标本在测试前必须经过离心沉淀，分离上清。上清尽可能新鲜测定，若在 2～8℃下储存不可超过 8 天。标本不能冷冻。储存的样本可能会发生 α_1 - MG 浓度显著下降的现象。

（3）健康人及肾脏疾病时，尿中 α_1 - MG 在弱酸性尿液标本中的稳定性较好，很少受尿液 pH 及温度变化的影响，其稳定性优于 β_2 - MG 和 RBP，这使 α_1 - MG 浓度测定的准确性和重复性提高，减少了临床应用的实验误差。

二、尿 β_2 - 微球蛋白

（一）酶联免疫法检测尿 β_2 - 微球蛋白

1. 原理　常用双抗体夹心法，原理同酶联免疫法检测尿 α_1 - 微球蛋白，因 β_2 - 微球蛋

白（β_2-microglobulin，β_2-MG）为免疫球蛋白轻链的组分，故以辣根过氧化物酶标记抗人IgD/IgE为第二抗体进行测定。

2. 主要试剂　β_2-MG抗体包被的酶标反应板、酶标抗体、β_2-MG标准品、底物、洗涤液以及终止液等。

3. 操作步骤　同酶联免疫法检测α_1-MG的操作步骤。

4. 参考范围　随机尿：16～518μg/L。

5. 评价

（1）操作简单，无须昂贵的仪器，适合于各级医院开展。

（2）本法受酶活性和温度的影响，避免标本的反复冻融以及复溶后混匀。

（二）免疫散射比浊法检测尿β_2-微球蛋白

1. 原理　同免疫散射比浊法测定尿α_1-MG。

2. 主要试剂　与免疫散射比浊法检测α_1-MG的试剂相似。

3. 操作步骤　参见免疫散射比浊法检测尿α_1-MG的操作步骤。全自动特种蛋白分析仪测定，按说明书要求设置参数。

4. 参考范围　不同设备和试剂略有不同，参照试剂盒说明书规定的参考范围，建立自己实验室的参考值。

5. 评价

（1）酸性尿液或标本留置时间过长，对β_2-MG有一定程度的破坏作用，故不宜收集第一次晨尿标本。必要时可于测定前一天给受试者口服碳酸氢钠等碱性药物，使尿液pH＞6.0。

（2）取得标本后应及时测定或调节pH为7.0～9.0，处理好的尿样在2～8℃下储存不宜超过8天，－18℃下冷冻可保存2个月，但最好及时测定。

（3）尿液中的混浊和颗粒可通过离心沉淀分离上清，然后加入1滴尿稳定剂并彻底混匀。

三、尿渗量测定

（一）冰点下降法测定尿渗量

1. 原理　冰点下降法测定尿渗量（urine osmolarity，UOsm）的原理是：1Osm溶质可使1kg纯水的冰点下降1.858℃，以尿冰点与纯水相比下降温度（℃），得到尿渗量［Osm/（kg·H_2O）］。

尿渗量［Osm/（kg·H_2O）］＝尿冰点下降度数（℃）÷1.858。

2. 主要试剂　标化液的配制：NaCl 3.094g/L、NaCl 15.93g/L、NaCl 32.12g/L或NaCl 44.98g/L。

3. 操作步骤

（1）冷却池应充满不冻液。

（2）接通冰点渗透压计的电源，预热45分钟。

（3）冷却池的温度在－8～－7℃时进行测定。

（4）标化液冰点下降值与渗量的关系：NaCl 3.094g/L冰点下降0.186℃，渗量为100mOsm/（kg·H_2O）；NaCl 15.93g/L冰点下降0.929℃，渗量为500mOsm/（kg·H_2O）；

NaCl 32.12g/L 冰点下降 1.858℃，渗量为 1000mOsm/（kg·H_2O）；NaCl 44.98g/L 冰点下降 2.601℃，渗量为 1400mOsm/（kg·H_2O）。

4. 参考范围　600～1000mOsm/（kg·H_2O）；24 小时最大变化 40～1400mOsm/（kg·H_2O）。

5. 评价

（1）冰点下降法受环境温度等干扰较多。

（2）对仪器的状态进行严格检查，样品加量要准确，特别是冷却池不冻液的水平状态。

（3）测试探针应位于测试样品的中央，避免震动引起的探针搅动幅度太大。

（二）折射法测定尿渗量及比密

1. 原理　用已知比密的系列标准液，在折射计上测出折射率，绘制折射率－比密关系曲线，建立折射率、比密的经验关系式，计算出对应值，刻制在目镜适当位置上。测量时，只需在折射计测量玻板上加一滴尿标本，目镜中观察明暗交界处，即可读出尿比密（urine specific gravity，USG）值。

2. 主要试剂　已知比密的系列标准液。

3. 操作步骤

（1）取蒸馏水 1～2 滴于棱镜的表面上，调控目镜和分光镜，直到刻度和测定界线清晰地出现在视野中。

（2）用吸水纸将蒸馏水擦干，取离心尿液上清液 1～2 滴，重复以上操作。

（3）测尿比密时，将刻度线对准 1.000，测渗量时对准 1.333，明暗交界处的刻度数值即为所测值。

（4）尿比密可直接读取数值，尿渗量可查阅折射仪标准刻度表。

4. 参考范围　尿渗量：600～1000mOsm/（kg·H_2O）。尿比密：晨尿为 1.020～1.030；随机尿为 1.003～1.030；新生儿尿在 1.002～1.004。正常尿渗量和尿比密关系：尿渗量［mOsm/（kg·H_2O）］＝（尿比密－1.000 0）×40 000。

5. 评价

（1）此法操作简单，成本低，重复性好，准确性高，为尿比密测定推荐法。

（2）虽然本法可测定比密值和折射率，并折算出渗量和总固体量。但尿渗量与折射率仅在正常或基本正常尿有较好的相关系数（0.97）；而尿含较多蛋白、糖等大分子时，相关性较差，故不宜用于临床尿渗量测定。

四、自由水清除率

1. 原理　可将尿液视为两部分：等渗尿和纯水。纯水清除率也称自由水清除率（free water clearance，CH_2O），是指在单位时间内所排出的尿量与渗透性溶质清除率之差。由于原尿与血浆的渗透浓度相等，故 CH_2O 代表肾小管中产生或重吸收的水量。

2. 主要试剂　同尿渗量测定试剂。

3. 操作步骤

（1）晚餐后不再进食或饮水，至次日晨排尿弃去。

（2）准确收集 1 小时的尿液并采静脉血 1.0ml，计算出每分钟的尿量 V。

（3）测定尿渗量（UOsm）、血浆渗量（POsm），按下式计算：$CH_2O = V - (UOsm \times V / POsm)$

4. 参考范围　限水12小时以上：（－25～－100）ml/h。

5. 评价　急症、重症患者可随时测定，测定前不必限水，但应在输液前进行，根据病情对测定结果作出判断。

（丁红娜）

第四节　早期肾脏损伤检验

一、尿微量清蛋白

（一）透射比浊法测定尿微量清蛋白

1. 原理　尿液中的微量清蛋白（microalbumin，Malb）与抗人清蛋白特异抗体在缓冲液中反应生成抗原抗体复合物，产生的浊度与尿中清蛋白浓度呈正比，用透射比浊法测定吸光度，与同样处理的标准品比较，求得尿液中清蛋白的浓度。

2. 主要试剂

（1）缓冲液（聚乙二醇60g/L，pH 7.4 Tris/HCL缓冲液20mmol/L，NaCl 150mmol/L）。

（2）抗人血清蛋白抗体配制溶液（pH 7.4 Tris/HCL缓冲液20mmol/L，NaCl 150mmol/L）。

（3）人血清蛋白标准液（9.9、19.8、49.5、99.0、198mg/L）。

3. 操作步骤

（1）尿液微量清蛋白测定按表3－2操作。

表3－2　尿液微量清蛋白测定操作步骤

加入物	测定管	标准管
缓冲液（ml）	1.0	1.0
待检尿液（μl）	100	
标准液（μl）		100
充分混匀，波长340nm，比色杯光径1cm，蒸馏水调零，读取起始吸光度A。		
抗人清蛋白抗体（μl）	100	100

充分混匀，盖上塑料膜，37℃温育20分钟，再次混匀，同样方法再读取各管最终吸光度为A2。

（2）标准曲线的绘制：应用9.9、19.8、49.5、99.0、198mg/L的5种浓度标准液，分别制作5个标准管，同上操作测定吸光度。

ΔA标准＝A2标准－A1标准

ΔA标准和对应的清蛋白浓度在半对数坐标纸上作图，绘制标准曲线。

4. 计算　ΔA样本＝A2样本－A1样本

以ΔA样本查标准曲线，即可求得尿中清蛋白浓度。

5. 参考范围　成人：①24小时尿：＜30mg/24h；②定时尿：＜20μg/min；③随机尿：＜30μg/mg肌酐。推荐每个实验室应建立自己的参考值，以反映人群年龄、性别、饮食和地理环境的影响。

6. 评价

（1）本法线性范围为4~200mg/L，尿液清蛋白浓度超过500mg/L，受前带现象的影响，结果可呈假性降低，因此分析前应以0.9% NaCl稀释使其浓度处于线性范围内。

（2）可用随意尿标本进行测定，留尿前患者应避免锻炼或运动，尿液若混浊，应于分析前离心或过滤。

（3）若不能及时测定，可向尿液中加入0.02% NaN_3 或乙基汞硫代水杨酸钠，储存于2~8℃。

（4）高浓度水平的水杨酸盐（5g/L），能引起尿蛋白沉淀，使结果偏低。

（5）抗人清蛋白抗体是用人来源的材料制备的，所有试剂与患者标本均应当作可传播感染性疾病的标本处理，以防止实验室内感染。

（二）酶联免疫吸附法检测尿微量清蛋白

1. 原理　包被抗人清蛋白抗体与待测标本中的清蛋白结合，加入酶标二抗体后形成复合物，后者与底物作用呈现颜色变化。492nm处测得的吸光度值与待测标本清蛋白含量成正比。

2. 主要试剂　商品试剂盒包括包被反应板、酶标抗体、标准品、底物（临用前每瓶底物用5ml蒸馏水溶解，然后加入35μl H_2O_2 混匀）、稀释液、洗涤液、H_2O_2、终止液。

3. 操作步骤

（1）稀释：标准品用1.0ml重蒸馏水复溶，取250μl用稀释液作8次倍比稀释，得浓度分别为640、320、160、80、40、20、10、5、2.5mg/ml的系列标准液。

（2）加样：每孔加不同浓度标准品和待测标本各100μl，空白对照孔中加入稀释液100μl，37℃温育90分钟。

（3）洗涤：弃去反应孔内液体，用洗涤液注满各孔，静置3秒，甩干，反复3次后拍干。

（4）加酶标抗体：每孔加酶标抗体100μl，37℃温育60分钟后重复步骤（3）。

（5）显色：每孔加底物液100μl，37℃温育20分钟。

（6）终止：每孔加终止液50μl。

（7）比色：在酶标仪上492nm处，以空白对照管调零，测定各孔吸光度。

（8）数据处理：以A492对Malb标准品浓度在半对数坐标纸上作标准曲线，待测样品Malb可从标准曲线上查出。

4. 参考范围　成人：0.3~26mg/L。

5. 评价

（1）本法具有高度的灵敏度和特异性，标记试剂比较稳定，无放射性危害。

（2）样品留取及报告方式有三种：①定时留尿法：计算出单位时间内的排出率（μg/min）；②随机留尿法：用肌酐比值报告排出率；③晨尿法：报告单位体积的排出量，结果波动大。

（三）染料结合法检测尿微量清蛋白

1. 原理　将尿标本事先用Sephadex G-50凝胶过滤，除去尿中色素及其他干扰成分。将流出物加BPB染料，使之与清蛋白结合显色，经与同样显色的清蛋白标准液比较，可求得尿中清蛋白含量。

2. 主要试剂

（1）洗脱液：154mmol/L NaCl溶液。

（2）Sephadex G－50，50～150μm。

（3）1mol/L甘氨酸缓冲液（pH 3.0）：甘氨酸7.507g，Brij－35 1.65g，NaN_3 66mg，加蒸馏水约90ml使溶解，以浓盐酸调节至pH3.0，再加蒸馏水至100ml，混匀。

（4）1.1mmol/L溴酚蓝显色液：溴酚蓝75mg，溶于2ml0.1mmol/L NaOH溶液，溶解后加入100ml甘氨酸缓冲液，混匀，置4℃冰箱保存。

（5）60mg/L清蛋白标准液：取注射用人血清蛋白（电泳纯）、经凯氏定氮以后根据其浓度用生理盐水稀释至60mg/L。

3. 操作步骤

（1）装柱：层析柱内径1.2cm，高15cm，柱床体积约10.5ml。称取Sephadex G－50 5g，加154mmol NaCl溶液100ml左右，置室温浸泡6小时，可装5支柱。柱床应均匀，无断裂或气泡。

（2）标本准备：将待检尿样先离心沉淀或过滤，再作蛋白定性。阴性者可直接上柱；若蛋白为+，则先用洗脱液稀释5倍，2+稀释10倍，3+稀释15倍，4+稀释20倍。

（3）凝胶过滤：将尿液（或稀释尿）3ml加于柱床上部的凝胶上，待样品完全进入凝胶后，弃去流出物，加入洗脱液洗脱，流速5ml/min. 收集洗脱液6ml，混匀，供测定用。

（4）测定：取试管3支，分别标明空白管、标准管及测定管，按表3－3进行。

表3－3 尿液微量清蛋白测定操作步骤

加入物（ml）	空白管	测定管	标准管
154mmol NaCl	4.0		
尿样洗脱液		4.0	
清蛋白标准液			4.0
显色液	0.4	0.4	0.4

混匀后，以154mmol NaCl溶液调节吸光度至零点，30秒内分光光度计比色，波长600nm，读取各管吸光度。

4. 计算　尿液清蛋白（mg/L）＝［（测定管吸光度－空白管吸光度）／（标准管吸光度－空白管吸光度）］×标准液浓度（60）×6/3

5. 参考范围　成人：（39.9±20.3）mg/L尿液；（22.4±9.9）mg/g尿液肌酐。

6. 评价

（1）本法灵敏度高，检出限为5mg/L。若检测浓度超过150mg/L时，若尿中清蛋白含量超过此值，应将标本稀释后再做凝胶过滤。

（2）清蛋白与溴酚蓝混合后30秒显色达顶点，球蛋白显色在30秒后逐渐加深，为避免对清蛋白测定的干扰，显色后应在30秒内读取吸光度。

（3）混浊尿液上柱前必须离心或过滤，否则可使结果偏高。尿中血红蛋白浓度达37.2mg/L时对本法有干扰。

二、尿转铁蛋白

1. 原理　尿转铁蛋白（transferrin，TRF）免疫散射比浊法的检测原理同尿α_1－MG的免疫散射比浊法检测。

2. 主要试剂　主要包括抗血清、TRF标准品、蛋白质控品、缓冲液、稀释液等。

3. 操作步骤　按说明书要求设置参数，上全自动特种蛋白分析仪测定，具体参见尿 α_1 - MG检验的操作。

4. 参考范围　小于2.0mg/L。

5. 评价

（1）尽可能及时测定，尿若在2~8℃下储存不可超过8天。

（2）抗血清每次使用后立即盖紧，并且避免污染，2~8℃保存期间可能会出现混浊或沉淀，不影响活性，可用孔径为0.45μm的滤器过滤后再用。

三、尿液Ⅳ型胶原

1. 原理　尿液中的Ⅳ型胶原（collagen typeⅣ，Ⅳ-C）先后与小珠上包被的单克隆抗体及过氧化物酶标记的第二抗体结合，形成Ⅳ型胶原抗体-Ⅳ型胶原-酶标抗体复合物，加入酶基质反应显色，测定吸光度，通过标准曲线查出Ⅳ型胶原的浓度。

2. 主要试剂

（1）酶标抗体液：过氧化物酶标记鼠抗人Ⅳ型胶原蛋白单克隆抗体。

（2）显色剂：3，3'，5，5'-四甲基联苯胺，以显色剂溶解液与显色剂溶液按1：100的比例配制。

（3）底物液：含有0.015%过氧化氢10mmol/L醋酸缓冲液。

（4）终止液：0.665mol/L（1.33N）硫酸。

（5）Ⅳ-C标准品：人Ⅳ型胶原蛋白。

3. 操作步骤

（1）准备好标准曲线用的5支试管，取各浓度的Ⅳ-C标准液50μl，样品管中加入样品50μl。各管分别加酶标抗体液300μl。

（2）用小钳子取出抗体包被珠，用滤纸吸去黏附的液体，逐个放入试管立即混匀，10~30℃下准确静置1小时，按一定间隔时间加洗液1.0ml，终止反应。

（3）洗涤：用吸管吸去反应液，加洗液3.5ml进行吸除，反复此操作3次。

（4）加显色液300μl，按一定间隔加底物液100μl，混匀后，在10~30℃情况下，准确静置30分钟。

（5）加终止液1.0ml终止酶反应。用水作对照，450nm波长测定吸光度。

4. 参考范围成人　（4.31±1.98）mg/L。

5. 评价

（1）标本冷藏1周，冷冻保存6个月稳定，冻存标本复融时应充分混匀，避免反复冻融。

（2）洗涤液和抗体稀释液应随用随配，用前应充分混匀。

（3）显色剂使用四甲基联苯胺（TMB），灵敏度及显色后的稳定性良好，无致癌性。

四、胱抑素-C

1. 原理　血清中胱抑素-C（cystatin，Cys-C）与包被有抗体的乳胶粒子反应，使反应溶液浊度增加。其浊度的增加值与血清中Cys-C的浓度呈正比，在570nm波长处监测溶液吸光度的增加速率，并与标准品比较，计算出 Cys – C 的浓度。

2. 主要试剂

（1）试剂Ⅰ：Tris 缓冲液。

（2）试剂Ⅱ：抗人 Cys – C 多克隆抗体乳胶颗粒悬浊液。

（3）Cys – C 标准品。

3. 操作步骤

（1）血清 3μl，加试剂Ⅰ125μl，混匀后孵育 5 分钟，再加试剂Ⅱ125μl，混匀。延时 60 秒，监测时间 90 秒，记录吸光度增加的速率（ΔA/min）。

（2）将标准品稀释成系列浓度，依据以上操作，读取各浓度标准管的 ΔA/min，与相应的 Cys – C 浓度绘制标准曲线。

4. 计算　根据血清样品的 ΔA/min，从标准曲线上查得 Cys – C 的浓度。

5. 参考范围　成人：0.59 ~ 1.03mg/L。建议各实验室建立自己的参考值。

6. 评价

（1）本法检测灵敏度为 0.05mg/L，线性范围可达 8mg/L，若样品浓度超过此范围，需用生理盐水稀释后测定。

（2）本法不仅完全符合评估清除率的标记物特点，而且克服了目前常用标记物的多种缺点，可上机自动化检测。

（3）颗粒增强免疫散射比浊法（PENIA）和颗粒增强免疫透射比浊法（PETIA）适于自动化仪器检测，与单纯免疫扩散法、酶免疫法或放射免疫测定法比较，简单易行，检测周期短。

（4）不同来源的 Cys – C 标准品，参考区间可有一定差异。

五、尿视黄醇结合蛋白

1. 原理　免疫散射比浊法检测尿视黄醇结合蛋白（retinol binding protein，RBP）的原理同尿 α_1 – MG 免疫散射比浊法检测。

2. 主要试剂　主要包括 RBP 抗体包被的乳胶微粒、相应蛋白标准品、蛋白质控品、缓冲液、稀释液等。

3. 操作步骤　按试剂盒说明书要求设置参数，上全自动特种蛋白分析仪测定，具体见尿 α_1 – MG 检验的操作。

4. 参考范围　成人：<12.0μg/mmol 肌酐。

5. 评价

（1）尿 RBP 在酸性环境中稳定性好，不易被破坏。

（2）尿 RBP 的检测操作方便，适合常规检测。

（3）正常人尿中 RBP 含量极少，主要为 apo – RBP，其排出量取决于肾小管的重吸收功能。

六、循环免疫复合物

（一）聚乙二醇比浊法测定循环免疫复合物

1. 原理　在被检血清中加入低浓度聚乙二醇（PEG），可将血清中循环免疫复合物

(circulating immune complex, CIC) 沉淀下来，利用透射比浊或散射比浊法可测出 CIC 的存在与含量，用吸光度（A）值表示其相对量。

2. 主要试剂

（1）0.1mol/L pH8.4 硼酸盐缓冲液（BB）：硼砂（$Na_2B_4O_7 \cdot 10H_2O$）4.29g，硼酸 3.40g，蒸馏水加至 1000ml，完全溶解后用 G3 或 G4 号玻璃滤器过滤。

（2）PEG－NaF 稀释液：PEG 40.0g，NaF 10.0g，BB 加至 1000ml，溶解后用 G3 或 G4 号玻璃滤器过滤。

3. 操作步骤　取试管两支标明测试管和对照管。分别加 BB、PEG－NaF 稀释液 2.0ml，各管加稀释样品（用 BB 作 1∶3 稀释）0.2ml。37C 水浴 60 分钟，495nm 波长测定吸光度。以大于正常人浊度值均值加 2 个标准差为 CIC 阳性。

4. 计算　待检血清浊度值 =（测定管吸光度 - 对照管吸光度）×100

5. 参考范围　各家阳性标准不同，以高于正常人均值 ±2s 为阳性，或者 $<10U/ml$，或者 A 值 >0.12 为阳性，A 值 $\leqslant 0.12$ 为阴性。最好应参照试剂盒的参考值，建立自己实验室的参考范围。

6. 评价

（1）本法简单快速，但易受多种大分子蛋白和温度的干扰，灵敏度较低；乳糜微粒、低密度脂蛋白、高 γ 球蛋白血症以及标本反复冻融均易造成假阳性，特异性不高。

（2）PEG 法特别适用于沉淀获得 CIC，再进行解离分析其中的抗原与抗体。

（二）酶联免疫法测定循环免疫复合物

1. 原理　在已包被 C1q 的聚苯乙烯反应板微孔中加入待测血清，血清中若有 CIC 时，CIC 中的 IgG 以其 Fc 段与 C1q 结合，洗涤后加入酶标抗人 IgG 抗体，反应生成 C1q－CIC－酶标记抗人 IgG 复合物。洗去未反应物，再加酶底物/色原溶液呈色，颜色强度即可反映待测血清中 CIC 的水平。

2. 主要试剂　已包被 C1q 的微孔条板，人 CIC 标准品（2、20、200RU/ml），阳性与阴性对照血清，酶标兔（山羊）抗人 IgG，酶底物/色原（H_2O_2/TMB）溶液等。

3. 操作步骤

（1）将待测血清、CIC 标准品、阳性与阴性对照分别加至相应微孔中，每孔 100μl，室温温育 30 分钟。

（2）甩尽孔内液体，用洗涤液洗孔 3 次，在吸水纸上拍干。

（3）各孔加入工作浓度的酶标抗人 IgG 100μl，室温温育 30 分钟，重复步骤（2）。

（4）各孔加入酶底物/色原溶液 100μl，室温避光反应 15 分钟呈色，每孔加终止液 100μl，终止反应后 30 分钟内于酶标仪 450nm 波长读取吸光度。

4. 参考范围　各实验室可参照试剂盒参考值建立自己的不同性别和年龄的正常参考值。例如，第 90 百分位数参考值为 15RU/ml，第 95 百分位数参考值为 31RU/ml。

5. 评价

（1）试剂应保存于 2～8℃，不可冰冻。复融后的标准和对照血清应分装保存于 -20℃。

（2）待测血清在 2～8℃ 可保存 3 天，长期保存需置 -20℃，取出时应室温自然融化，且避免反复冻融。

（3）待测血清、试剂、废弃物均应视为“生物危险品”，按规定防护和处理。

（4）酶联免疫法测定 CIC 阳性率在系统性红斑狼疮患者为 75% ~80%，类风湿关节炎为 80% ~85%，血管炎为 73% ~78%。

七、β－N－乙酰氨基葡萄糖苷酶

（一）对硝基酚比色法测定尿液 β－N－乙酰氨基葡萄糖苷酶

1. 原理　β－N－乙酰氨基葡萄糖苷酶（Nacetyl－β－D－glu－cosaminidase，NAG）测定是以对硝基酚 N 乙酰 β－D－氨基葡萄糖为底物，加入一定量尿液，尿中 NAG 作用于底物，产生 N－乙酰 β－D－氨基糖和对硝基酚。再加入一定量碱溶液，终止反应，并使对硝基酚显黄色。常同时测尿肌酐，以 NAG U/g 尿肌酐表示。

2. 主要试剂

（1）pH4. 6 50mmol/L 枸橼酸盐缓冲液：枸橼酸（$C_6H_8O_7 \cdot H_2O$）5. 4g，枸橼酸三钠（$Na_3C_6H_5O_7 \cdot 2H_2O$）10g，用蒸馏水溶解并定容到 1L。

（2）10mmol/L 底物溶液：称取对硝基酚－N－乙酰－β－D 氨基葡萄糖苷 342. 3mg，用上述缓冲液稀释到 100ml，混匀，于 4℃冰箱可保存 10 天。

（3）pH9. 8 50mmol/L 碱性缓冲液（BAS）：硼砂（$Na_2B_4O_7 \cdot H_2O$）4. 77g，用适量蒸馏水溶解后，加 0. 2mol/L 氢氧化钠 170ml，再用蒸馏水定容到 1L。

（4）3mmol/L 对硝基酚标准液：取合乎要求的对硝基酚 41. 7mg，用蒸馏水溶解并定容到 100ml，混匀后置冰箱保存。

3. 操作步骤

（1）取两支试管，标明测定管和对照管，分别加入尿液 0. 2ml，标准液 0. 2ml，37℃水浴平衡 3 分钟。

（2）测定管再加入 37℃预温的底物溶液 1. 0ml，37℃水浴 15 分钟。

（3）各管加入 pH 9. 8 缓冲液 4. 0ml，底物溶液 1. 0ml，混匀。

（4）以蒸馏水调零，405nm 波长读取各管吸光度，用测定管和对照管吸光度之差值（Au－Ac）查标准曲线。

4. 参考范围　尿液：NAG 活性小于 16U/L。

5. 评价

（1）尿液标本中 NAG 于 4℃冰箱可稳定 1 周。

（2）配制试剂应用重蒸馏水，底物中应无游离 4－甲基伞形酮（4－MU），如有可用丙酮提去。BAS 中如有应 50℃加热 2 小时灭活。

（3）以“NAG U/g 肌酐”比值计算酶排出率，既不受尿浓缩或稀释的影响而变动，又可不留 24 小时尿。

（4）本法的反应底物溶解度小，配制底物溶液时，应先用适量 pH 4. 6 缓冲液将底物调成糊状，再逐渐加缓冲液到所需量。

（二）荧光光度法测定尿液 β－N－乙酰氨基葡萄糖苷酶

1. 原理　荧光底物 4－甲基伞形酮 N－乙酰 β－D 氨基葡萄糖苷，在 NAG 作用下水解，释放出游离的 4－甲基伞形酮（4－MU）。后者在碱性条件下变构，受激发产生荧光。根据荧光强度在标准曲线上查得 4－MU 含量，计算出酶活力单位。

2. 主要试剂

（1）枸橼酸磷酸盐缓冲液：

1）60mmol/L 枸橼酸钠溶液：称取 12.6g 枸橼酸钠，蒸馏水溶解并定容至 1L。

2）95mmol/L 磷酸氢二钠溶液：称取无水 Na_2HPO_4 13.5g，以蒸馏水溶解并定容至 1L。

3）取 1）液 50ml 及 2）液 50ml 混合，测 pH 应为 4.5。

4）取 3）液 50ml，加入叠氮钠 10mg 及牛血清蛋白（BSA）50mg，溶解。4℃保存可稳定数周，如长菌应弃去。此为含牛血清蛋白缓冲液。

（2）2mmol/L 底物缓冲液：称取 4 – 甲基伞形酮 N 乙酰 – β – D 氨基葡萄糖苷 7.6mg，溶入 10ml 含牛血清蛋白缓冲液中。小量分装于具塞试管中，置 –20℃保存可用数月，但不得反复冻融。

（3）pH10.4 酶反应中止液：称取甘氨酸 37.5g，溶于 1L 蒸馏水中，加入 0.5mol/L 氢氧化钠 920ml，用 0.5mol/L 氢氧化钠调校 pH 至 10.4。

（4）300μmol/L 4 – MU 标准液：称取 4 – MU 11mg，用中止液溶解并定容至 250ml。此为贮存液，置棕色瓶 –4℃保存至多稳定 10 天。

3. 操作步骤

（1）取两支试管，标明测定管和对照管，分别加尿样（一般作 20 倍稀释）和不含 BSA 缓冲液 0.1ml。

（2）各管加底物缓冲液 0.2ml，混匀，37℃水浴 15 分钟。

（3）各管加中止缓冲液 3.0ml，混匀。

（4）激发波长 364nm，发射波长 448nm，以中止液调零，6μmol/L 4 – MU 管调荧光强度至 100 后，分别测定测定管及对照管的荧光强度（根据需要，也可用 4 – MU 3μmol/L 管调荧光强度至 100）。

4. 参考范围　国外报道健康成人血清 NAG 为 7 ~ 20U/L；国内报道为（9.94 ± 2.07）U/L。因测定条件不完全相同，建议各实验室建立自己的参考值。

5. 评价

（1）用窄带宽分光光度计，吸光度至 1.0 或酶活力达 90U/L 仍呈线性；用非窄带宽分光光度计，吸光度至 0.6 或酶活力至 60U/L 呈线性。超出此范围应将标本用生理盐水稀释后重测，结果乘以稀释倍数。

（2）荧光法测 NAG 灵敏度高，不受尿色干扰，但服用能产生荧光的药物时需作标本空白对照校正。

（丁红娜）

第五节　肾上腺功能紊乱的生物化学检验

肾上腺是由中心部的髓质和周边部的皮质 2 个独立的内分泌器官组成。下面分别讨论肾上腺髓质和皮质激素及其功能紊乱的临床生物化学相关内容。

一、肾上腺皮质激素的生理、生化及分泌调节

肾上腺皮质由外向内可分为 3 带：球状带、束状带及网状带。球状带分泌的盐皮质激素

(mineralocorticoid)，主要是醛固酮（aldosterone）和脱氧皮质醇（deoxycorticosterone）；束状带分泌的糖皮质激素（glcocorti - coids，GC），主要是皮质醇（cortisol）及少量的皮质酮（coicosterone）；网状带分泌性激素，如脱氢异雄酮（dehydroepiandrosterone）雄烯二酮（adrostenedione）及少量雌激素。从化学结构看，这 3 类激素均是胆固醇的衍生物，故统称类固醇激素。类固醇激素在人体内均以胆固醇为原料，经过一系列酶促反应合成。

1. 糖皮质激素的代谢　血液中约 75% 的糖皮质激素与血浆中的皮质类固醇结合球蛋白（CBG）可逆结合，只有游离的糖皮质激素才能进入靶细胞发挥生理生化作用。

GC 的代谢主要在肝细胞中进行。主要反应方式为 C - 3 酮基及甾核环中双键被加氢还原，生成多种氢化代谢物。另一重要途径是皮质醇的 C11 位脱氢生成无活性的可的松（cortisone），该反应为可逆的。上述代谢物及少量原型 GC，主要通过与葡萄糖醛酸或硫酸根结合的方式从尿中排泄，少量随胆汁从粪中排出。

2. 糖皮质激素的生理生化功能　GC 可影响多种酶及细胞因子的表达，产生广泛作用，其主要生理功能如下。

（1）调节三大营养物质的代谢：对糖代谢，GC 促进糖原异生，增加肝糖原和肌糖原含量，另一方面又抑制除脑和心肌外的其他组织对葡萄糖的利用，从而使血糖升高。对蛋白质代谢，可促进除肝以外多种器官组织蛋白质的分解，升高血氨基酸及尿素。在脂肪代谢上，GC 可诱导四肢皮下组织脂肪酶表达，促进这些部位的脂肪分解，并使脂肪向心性重新分布。

（2）影响水、电解质代谢：有弱的保钠排钾作用及促尿钙排泄作用。

（3）其他：体内其他一些激素（如肾上腺素、胰高血糖素）需同时存在一定浓度的 GC 才能正常表达，这种协同作用称 GC 的“允许作用”（permisslveaction）。此外，GC 尚可拮抗胰岛素、生长激素的作用。GC 为体内主要的应激激素之一，任何应激状态都可使 GC 大量释放。

3. 糖皮质激素分泌的调节　GC 的合成分泌主要受下丘脑 - 垂体 - 肾上腺皮质调节轴控制。血中游离 GC 水平的变化，负反馈影响下丘脑促肾上腺皮质激素释放激素（CRH）和垂体促肾上腺皮质激素（ACTH）的释放。CRH 和 ACTH 亦负反馈地调节下丘脑 CRH 的释放。此外，由于 GC 为一主要应激激素，故任何应激状态都可通过高级神经中枢 - 下丘脑 - 垂体 - 肾上腺皮质轴，促进 GC 大量分泌。

二、肾上腺髓质激素的生理、生化及分泌调节

1. 肾上腺髓质激素的合成及代谢　肾上腺髓质主要合成释放肾上腺素（epinephrine，E）、去甲肾上腺素（norepinephrine，NE）、多巴胺（dopamine，DA），三者均为儿茶酚胺类激素。NE 和 DA 亦是神经递质，但作为递质释放的 NE 和 DA，绝大部分又被神经末梢及其囊泡主动重摄取、储存。肾上腺髓质激素的大部分代谢终产物与葡萄糖醛酸或硫酸结合后，随尿排出体外。

2. 肾上腺髓质激素的生物学作用及其分泌的调节　肾上腺髓质的分泌受交感神经节前纤维支配，交感神经兴奋时，促进髓质激素的分泌。髓质激素与交感神经的这种密切联系，构成了交感 - 肾上腺髓质系统。肾上腺髓质合成的 E 和 NE 储存于嗜铬细胞囊泡中。

肾上腺素作用广泛，主要用于循环系统，使血压升高，增加心排血量；也作用于肝和肌组织，促进分泌；还作用于脂肪组织，促进脂肪分解。

三、肾上腺功能紊乱的生物化学检验

1. 嗜铬细胞瘤及其生物化学诊断　嗜铬细胞瘤（pheochromocytoma）是发生于嗜铬细胞组织的肿瘤，绝大多数为良性，其中约90%发生于肾上腺髓质。由于有过多的肾上腺素、去甲肾上腺素释放入血液，作用于肾上腺受体，产生阵发性或持续性高血压病伴有高血糖、高血脂及基础代谢升高等紊乱。本病的生物化学检查主要有以下2类。

（1）血浆和尿中儿茶酚胺类及其代谢物测定：血液及尿中的E几乎全部来自肾上腺髓质，NE、DA则还可来自其他组织中的嗜铬细胞和未被摄取的少量神经递质，因此E是肾上腺髓质功能的标志物。血浆和尿中儿茶酚胺类显著升高，无疑有助于嗜铬细胞瘤诊断。代谢物测定因干扰因素多，已不主张采用。

1）荧光测定法：测定血液及尿中的E和NE。但荧光法检测E和NE的灵敏度低，且易受多种药物干扰，故并不理想。

2）HPLC检测法：测定血浆中的E和NE。多采用HPLG－电化学检测法，亦有使用离子对反相HPLG或普通反相HPLG－电化学检测法。HPLG法灵敏度、特异性均优于上述荧光法，还可同时检测DA。

参考值：成年人卧位血浆E为109～437pmol/L（20～80pg/ml），NE为0.616～3.240nmol/L（104～548pg/ml）；尿儿茶酚胺<591nmol/24h（100μg/24h）。

检测前因素对血浆和尿儿茶酚胺的准确测定影响更突出。E和NE都极易被氧化破坏，采血后若不立即分离红细胞，室温下5min内，E和NE浓度将迅速下降。因此取样后应尽快测定，如不能及时检测则离心分离血浆冷冻保存。多数降压药都可能影响儿茶酚胺释放，故在采血前3～7d应停用降压药。

（2）动态功能试验：如果血浆儿茶酚胺的测定及影像学检查不能明确诊断，则功能性试验可能对嗜铬细胞瘤的诊断有帮助。

1）兴奋试验：常用高血糖素激发试验。对疑为本病的非发作期患者，可考虑做高血糖素激发试验。由于胰高血糖素可迅速刺激肾上腺髓质释放E和NE，急剧升高血压，故本法禁用于基础血压超过170/100mmHg和伴有糖尿病者。

2）抑制试验：常用可乐定抑制试验，其适用于有持续高血压，其他检查结果无明显异常者。由于除可乐定外，多种降压药、抗抑郁药亦可干扰本试验，故需停用上述药物12h以上再进行本试验。

2. 肾上腺皮质功能紊乱的临床生物化学检验

（1）肾上腺皮质功能紊乱

1）肾上腺皮质功能亢进症：肾上腺皮质功能亢进症（hyperadrenocorticism）是各种原因造成GC分泌异常增多所致症状的统称，又名库欣综合征（Cushing's syndrome）。按病因可分作如下2种。

a. 依赖ACTH的库欣综合征：即库欣病，指下丘脑－垂体功能紊乱，过量释放ACTH引起的继发性肾上腺皮质功能亢症，该病约占70%；异源性ACTH或CRH综合征，系垂体以外肿瘤分泌大量ACTH或CRH所致。前者多见于肺燕麦细胞癌。其次为胰岛细胞癌、胸腺癌等；后者可见于肺癌、类癌等。

b. 不依赖ACTH的库欣综合征：肾上腺皮质肿瘤所致的原发性者。占20%～25%，其中皮质腺瘤较腺癌多见。

肾上腺皮质功能亢进者，具有一些共同的临床表现：向心性肥胖，高血压，骨质疏松，皮肤及肌肉因蛋白质大量分解而萎缩，并因此致皮下微血管显露呈对称性紫纹。因同时伴性激素（主要是雄激素）分泌增多，女性可见多毛、痤疮、月经失调，甚至男性化。高浓度的 GC 还可影响造血功能，抑制免疫反应和炎症反应而易感染。

2）慢性肾上腺皮质功能减退症：慢性肾上腺皮质功能减退症（chronic adrenocortical insufficiency）是指各种原因致肾上腺皮质分泌 GC 持续不足产生的综合征。按病因可分为：①原发性肾上腺皮质功能减退症，又称艾迪生病（Addison's dis－ease），是由于自身免疫反应、结核或真菌感染、转移性癌肿、手术切除、白血病等破坏肾上腺皮质，导致肾上腺皮质激素分泌不足所致。②继发性肾上腺皮质功能减退症。原发性者由于低 GC 水平可负反馈地促进 ACTH 和等分子 γ－MSH 释放，故出现特征性皮肤黏膜色素沉着，可借此与继发性者鉴别。

3）先天性肾上腺皮质质增生症：先天性肾上腺皮增生症（congenital adrenal cortical hyperplasia，CAH）为常染色体隐性遗传病。系由于肾上腺皮质激素合成中某些酶先天性缺陷，肾上腺皮质激素合成受阻，反馈性促进 CRH 及 ACTH 释放，刺激肾上腺皮质弥漫性增生。CAH 多伴有肾上腺性激素分泌增加，故常表现为肾上腺性变态综合征。由于任何酶缺陷都会导致其催化的底物堆积，大量释放入血液，直接或代谢后从尿中排泄。因此，血和尿中此类物质可作为该酶缺陷的生物化学标志物。CAH 常见的酶缺陷种类、主要临床表现、血及尿中的主要生物化学标志物小结于表 3－4 中。

表 3－4 CAH 常见的酶缺陷种类、主要临床表现及血和尿中生物化学标志物

酶缺陷种类	主要临床表现	血生物化学标志物	尿生物化学标志物
胆固醇裂解酶	肾上腺皮质功能衰竭，夭折	无皮质激素	无皮质激素及代谢物
21－羟化酶	轻型：女性假两性畸形，男性假性早熟 重型：同上并出现艾迪生病	17－羟孕酮	17－羟孕酮硫酸酯或葡萄糖醛酸酯，孕三醇
3β－羟类固醇脱氢酶	男女均呈假两性畸形	脱氢异雄酮 雄烯二酮	16－羟脱氢异雄酮、孕烯三醇、17－酮类固醇
17－α 羟化酶	高血钠、低血钾、低血糖、高血压、性幼稚症	黄体酮、11－去氧皮质酮、皮质酮	同血生化标志物及孕二醇
11－β 羟化酶	高血压、女性假两性畸形、男性假性早熟	11－脱氧皮质醇 11－去氧皮质酮	四氢脱氧皮质醇、17－酮类固醇

（2）肾上腺皮质功能紊乱的临床生物化学检验：肾上腺皮质功能紊乱的临床表现往往非特异，下面将介绍诊断肾上腺皮质功能紊乱的主要特殊检测项目。

1）血、尿、唾液中糖皮质激素及代谢物测定

a. 血清（浆）皮质醇测定：现在临床实验室多用免疫法检测皮质醇，检测的是血清（浆）中包括与蛋白结合和游离 2 部分的总皮质醇浓度。

放射免疫法具有快速、灵敏的特点，是目前最常用的方法。免疫法测定血清（浆）成年人皮质醇参考区间是晨 8 时为 165.5～441.6nmol/L（60～160μg/L），午夜为 50.2～160.6nmol/L（20～60μg/L），峰值与谷值之比 >2。

由于 GC 分泌存在显著昼夜节律，所以正确的样本采集对皮质醇测定结果能否真实反映肾上腺皮质功能状态具有重要意义。

b. 尿、唾液游离皮质醇测定：只有游离皮质醇才能扩散入唾液和经肾小球滤过，因此，用免疫法测得的唾液和尿中皮质醇量与血浆游离皮质醇浓度相关。唾液游离皮质醇（saliva free cortisol，SFC）浓度可代表血浆游离皮质醇浓度；而测定 24h 尿游离皮质醇（24h urine free cortisol，24h UFC）排泄量，可间接反映全天血浆游离皮质醇浓度的状态。为排除 24h 尿收集不完全及肾小球滤过功能的影响，可同时检测尿肌酐，以 UFC/g 肌酐作为单位校正。唾液收集后宜迅速冷冻，测定时解融离心，除去被冷冻沉淀的黏蛋白，降低唾液黏度以便准确取样测定。

成年人 SFC 参考值是晨 8 时为 4～28nmol/L（1.4～10.1μg/L），午夜 2～6nmol/L（0.7～2.2μg/L）。成年人 24h UFC 参考值为 55～248nmol/24h（20～90μg/L/24h）或 33～99μg/g 肌酐，儿童年龄越小越低。

值得注意的是，一些非肾上腺皮质功能紊乱的情况，亦可影响皮质醇水平的改变。妊娠、肥胖、酗酒等各种原因所致的应激状态，可出现血、唾液及尿皮质醇水平升高。而抑郁症、原发性甲状腺功能减退症等情况可使皮质醇水平降低。

c. 尿 17－羟皮质类固醇、17－酮皮质类固醇测定：17－羟皮质类固醇（17－hydroxy-corticosteroid，17－OHCS）是 C－17 上有羟基的所有类固醇物质；17－酮类固醇（17－keto-steroids，17－KS）则是 C－17 为酮基的所有类固醇物质。二者均包括内源性及外源性 2 部分。尿 17－OHCS 和 17－KS 的测定一般均采用分光光度法检测各自 24h 尿排泄量。

在肾上腺皮质功能紊乱诊断上，尿 17－OKCS 和 17－KS 测定的灵敏度、特异性均不如直接检测皮质醇，且假阳性及假阴性率均较高，因此现已不主张用该指标来诊断肾上腺皮质功能紊乱。

2）血浆 ACTH 及 N－POMC 测定：周围血中 ACTH 仅以 pg/ml 水平微量存在，临床检验中多采用免疫法测定。根据标记物种类及检测原理，有不同的免疫法试剂盒。其中以针对 ACTH 肽链 C 端和 N 端肽段单克隆抗体的双抗夹心法灵敏度和特异性高。因 ACTH 分泌存在昼夜节律性，故最好能按规定采集、处理血样，并尽快测定。

成年人血浆 ACTH 参考区间为：晨 8 时 2.2～12pmol/L（10～55ng/L），午夜 12 时 $<$ 2.2pmol/L（$<$10ng/L）；二者的比值 $>$2。

血浆 ACTH 升高或降低，昼夜节律消失，提示存在肾上腺皮质功能紊乱。ACTH 及皮质醇均升高，提示为下丘脑、垂体病变（库欣病）或异源性 ACTH 综合征所致的肾上腺皮质功能亢进。若需鉴别二者，可通过静脉插管，同时采集岩下窦及周围静脉血，测定 ACTH。皮质醇升高而 ACTH 降低，应考虑为原发性肾上腺皮质功能亢进。二者均降低提示为下丘脑、垂体病变所致的继发性肾上腺皮质功能减退。

阿片可的松原（POMC）为 ACTH 的前体物，其半衰期长，血中浓度高，易于检验。特别是当异源性 ACTH 综合征生成大量有 ACTH 活性的前体物时，以单克隆抗体检验 ACTH 则可能产生假阴性，测定血浆 N－POMC 则可避免。主要以免疫法检测 POMC，但目前该项检测尚未推广普及。

3）动态功能试验：肾上腺皮质功能紊乱的确诊及对病变部位、性质的判定，往往需要进行动态功能试验。下面各介绍常用的兴奋试验和抑制试验。

a. ACTH 兴奋试验：该试验根据 ACTH 可迅速刺激肾上腺皮质合成释放皮质醇的原理，分别检测使用 ACTH 前后血浆中皮质醇的变化，反映下丘脑 – 垂体 – 肾上腺皮质调节轴功能状态。用于诊断原发或继发性皮质功能减退。

短期 ACTH 试验：分别检测静脉注射 25IU（0.25mg）ACTH – 24 前及注射后 30min、60min 血浆中皮质醇水平。

延长期 ACTH 试验：50IU（0.50mg）ACTH – 24 溶于 500ml 9g/L 氯化钠溶液静脉滴注 8h。分别检测滴注前及滴注后 4h、6h、8h 血浆皮质醇水平。

正常人注射 ACTH 后，30min 将出现血浆皮质醇浓度 >550mmol/L（200ng/L）的峰值。若注射 ACTH 后，60min 血浆皮质醇浓度 >550mmol/L（200ng/L）可肯定排除肾上腺皮质功能减退。继发性肾上腺皮质功能减退者，皮质醇储备少，亦可能发生一定程度的萎缩，但在大剂量 ACTH 作用下可出现延迟反应（在 60min 出现常人样升高）。为鉴别原发性和继发性肾上腺皮质功能减退，须增加基础 ACTH 的检测。肾上腺皮质功能减退的诊断方法见图 3 – 1。

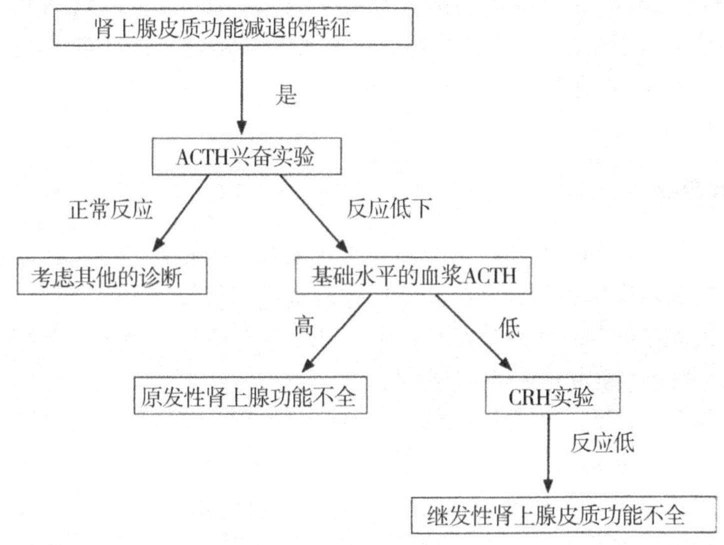

图 3 – 1　肾上腺皮质功能减退的诊断方法

b. 地塞米松抑制试验：地塞米松（dexamethasone，DMT）可对 CRH、ACTH 分泌产生强大的皮质醇样负反馈抑制作用，进而影响肾上腺皮质分泌 GC 的功能。分别检测使用 DMT 前、后血或尿中皮质醇或 17 – OHCS 量改变，有助于诊断和鉴别诊断库欣综合征。

如口服小剂量地塞米松后，血浆皮质醇或尿 17 – OHCS 与对照值相比下降不明显，提示肾上腺皮质功能亢进。进而可做大剂量地塞米松抑制试验。以区别其为皮质增生还是肿瘤。如果服药第 2 天 17 – OHCS 降低为对照值的 50% 以下，则为皮质增生。如无明显改变则为肿瘤。异位 ACTH 综合征也不受抑制。

对于下丘脑 – 垂体 – 肾上腺系统疾病，应首先确定病理性皮质醇分泌过多或不足，进而再鉴别诊断病变发生的部位。由于皮质醇分泌的昼夜节律性，单次测定皮质醇水平的临床诊断价值不高，应结合相应功能试验进行全面评价。

（丁红娜）

第四章 肾脏影像学检查

第一节 X线检查

肾脏在普通X线检查时缺乏自然对比，因此常规X线检查—腹部平片难以显示其结构及病理改变。腹部平片主要用于泌尿系结石、钙化的诊断及肾脏大小、位置、轮廓改变的观察。肾具有排泄含碘对比剂的能力，尿道又与外界相通，因而适于排泄性和逆行性等泌尿系统碘剂造影检查。造影前必须根据临床提出的要求，熟悉患者的临床资料，特别注意有无造影禁忌证，出、凝血时间是否正常，严格进行造影剂及麻醉剂过敏试验，并注意局部血管、皮肤等情况。造影前3～4d禁用金属药物、钡剂等，造影前6～8h禁食。并取得患者配合。

一、腹部平片

腹部平片（Kidney Ureter Bladder，KUB）是泌尿系统结石常用的初查方法，目前其在诊断泌尿系统复杂疾病时作用有限，已被其他影像检查技术替代。

检查方法：常规摄取仰卧前后位片，照片应包括上至双肾上腺区下至膀胱和前列腺。摄片前一天晚上服缓泻剂番泻叶9g清洁肠道。

正常表现：前后位片上，于脊柱两侧可见双侧肾轮廓。正常肾边缘光滑，密度均匀。肾影长12～13cm，宽5～6cm，位于第12胸椎至第3腰椎之间，一般右肾略低于左肾。

KUB在发现泌尿系结石方面有帮助，而且是一经济的随访方法。假阴性结果是有可能的，特别是结石与骶骨和髂骨翼重叠，或者结石是透X线的。存在血管钙化和静脉石时可能出现假阳性结果。体外震波碎石前KUB检查尤为重要，如果看不到结石，则不应选择用X线定位的碎石机行体外震波碎石。KUB对碎石前后结石粉碎情况亦可对比观察。腹部平片在判断肾引流管、输尿管支架、导管方面也有一定价值。

异常表现：包括肾区内高密度结石、钙化影及肾轮廓的改变。前者主要为肾盂结石，后者见于肾结核、肾癌或肾囊肿。肾轮廓改变包括：肾影增大或部分增大并局部外突，主要见于肾盂积水、肾肿瘤或肾囊肿；肾轮廓局部凹陷，常为瘢痕所致；肾影消失，见于肾周病变，例如肾周脓肿或血肿。

二、静脉尿路造影

静脉性肾盂造影（Intravenous Urography，IVU）又称排泄性尿路造影（Excretory Urography），其应用依据是有机碘化物的水溶液（如非离子型造影剂）注入于静脉后，几乎全部由肾小球滤过而排入肾盏和肾盂内，如此不但能显示肾盏、肾盂、输尿管及膀胱内腔，且可大致了解两肾的排泄功能。

IVU 检查前首先应行碘过敏试验，过敏试验阴性者方可考虑该项检查，并对检查过程中及检查完毕后注意过敏反应的表现并做出处理。对造影剂存在风险的患者应该很好地水化，可以使用低渗非离子型造影剂（LOCM），并避免大剂量应用造影剂。与高渗造影剂（HOCM）相比，LOCM 发生心血管毒性、肾毒性反应的风险低。

1. 造影剂反应及处理

（1）造影剂反应发生的高危因素：①甲状腺功能亢进患者。②心肺功能不全的患者。③有过敏倾向者，如哮喘、荨麻疹、枯草热患者和有药物及食物过敏史者。④肝肾功能损害，尤其是中度损害以上者。⑤急性尿路感染。⑥有造影剂过敏史者。⑦妊娠、骨髓瘤、糖尿病患者。⑧各种因素导致的体质严重虚弱、脱水者。

（2）造影剂反应的临床表现：较轻的有全身或局部发热、局部疼痛、喷嚏、恶心、呕吐、头痛、腹痛、荨麻疹、流泪、结膜充血等。严重的有喉头水肿、支气管痉挛、肺水肿、抽搐、血压下降、休克、昏迷甚至呼吸心跳停止。

（3）造影剂反应的预防：①检查室必须装备必要的各种抢救用药品，同时配备氧气瓶（或管道）、吸痰器随时备用。如遇严重反应，在自己抢救的同时要尽快通知有关科室医师前来协助抢救。②造影前准备工作要做好，首先详细了解有关病史、药物过敏史，及早发现造影剂反应的高危因素，采取对应措施。③应用造影剂前一定要做碘过敏试验，以静脉法为宜。需要注意的是部分患者在做过敏试验时即可发生严重不良反应，要有充分准备。

（4）造影剂反应的处理：发生造影剂反应后的处理原则：①轻度反应不必采取措施，但要留患者观察 10min 余，以免反应加重便于及时处理。②中度反应及重度反应要立即停止对比剂的注射，保持静脉通道，并首先静脉注射地塞米松 10～30mg，同时根据不同形式的反应立即采取必要的抢救措施，抢救措施的原则基本是对症治疗。

2. 检查方法　①首先了解有无应用造影剂的禁忌证，检查前还需行碘过敏试验并备好急救药物。②清除肠管内气体和粪便，并限制饮水。③取仰卧位，先摄取腹部平片。④下腹部应用压迫带，暂时阻断输尿管后，于静脉内注入 60% 泛影葡胺。对比剂 60% 泛影葡胺用量：成人 20ml，体重过重者可用 40ml，儿童剂量以 0.5～1ml/kg 体重计算。必要时可采用非离子型造影剂，如碘普胺等。⑤注入对比剂后 5～7min、15min、25～30min 分别摄取双肾至膀胱区影像（一般共 3 张）。

特殊情况下需要加拍更多的片子。侧位片能够帮助鉴别在常规前后位片上重叠的肾盏系统充盈缺损。俯卧位可以使输尿管位置相对固定，有助于使输尿管扩张后充分显示。立位片能够发现肾下垂，严重肾积水还能显示造影剂的分层。

如果常规法即静脉注入法显影不满意可采取静脉滴注法，其主要优点是尿路显影清楚，肾盂、肾盏显影时间长，方法是用 60% 泛影葡胺 2ml/kg 的剂量加等体积 5% 葡萄糖或生理盐水，5～10min 滴完。

3. 正常表现　注入对比剂后 1～2min，肾实质显影，密度均匀；3～5min 后肾盏和肾盂开始显影；15～30min 肾盏和肾盂显影最浓。静脉肾盂造影时肾实质首先显影，肾小盏、肾大盏、肾盂相继显影。一般每侧肾有 7～8 个肾小盏，2～3 个肾小盏合并形成 1 个肾大盏，2～3 个肾大盏合并形成肾盂。肾盂一般呈三角形或漏斗形，有时呈分支型，肾盂上缘外凸，下缘内凹，肾盂向内下方变细移行于输尿管上端，亦可见壶腹型肾盂，表现为肾盂呈壶腹形扩大，但肾盏形态正常，此点与肾积水鉴别。

4. 异常表现 ①肾盂和肾盏受压、变形、移位，凡肾实质内肿物如肾囊肿、肿瘤、血肿或脓肿等均可引起这种改变。②肾盂、肾盏破坏，表现为肾盂、肾盏边缘不规整乃至正常结构完全消去，主要见于肾结核、肾盂癌和侵犯肾盂肾盏的肾癌。③肾盂、肾盏或输尿管内充盈缺损，显示病变区内无对比剂充盈，为突入腔内病变或腔内病变所致，包括肾盂、肾盏或输尿管肿瘤、肾实质肿瘤、结石、血块和气泡等。④肾盂、肾盏和输尿管扩张积水，常为梗阻所致，原因多而复杂，包括肿瘤、结石、血块、先天性狭窄、外在性压迫等。

三、逆行性尿路造影

逆行性尿路造影，也称逆行肾盂造影（RP），是在行膀胱镜检查时，将导管插入输尿管并经导管注入造影剂使上尿路显影的侵袭性检查方法。插入导管一般用4F～5F导管。此法不受肾功能影响，用于不适合行IVP的患者，如心、肝、肾功能差或IVP显示肾盂、肾盏不满意者。在行膀胱镜检查时，有时会根据病情需要而行RP，而不是再单独采用IVU检查，这样经济、省时。逆行肾盂造影作为集合系统的解剖指引，也可与肾、输尿管腔镜操作联合进行。

但对下尿路感染者不宜此检查。

1. 禁忌证 尿道狭窄及其他不宜膀胱镜检查者；肾绞痛及严重血尿；泌尿系感染；一般情况差。

2. 造影剂 每侧肾盂常用10%～30%泛影葡胺5～10ml。

3. 造影前准备 摄尿路平片。不必做碘过敏试验。

正常肾盏、肾盂表现同排泄性尿路造影。肾实质不显影。逆行或排泄造影时由于肾盂、肾盏内压力过高可发生造影剂反流入管腔及肾组织，常见有肾盂肾窦反流、淋巴管反流、静脉周围反流、肾小管反流及肾反流。

四、顺行性上尿路造影

顺行性尿路造影包括经皮穿刺肾盂造影、经肾造瘘管造影等。经皮穿刺肾盂造影系指经皮直接穿刺至肾盂内注入造影剂显示肾集合系统的方法。主要适用于急性尿路梗阻和肾盂积水、IVP显影不良或因输尿管狭窄、膀胱镜检查失败等原因而不能进行逆行性尿路造影检查的患者。可选择在超声引导下或CT引导下进行经皮穿刺肾盂造影。常用造影剂为泛影葡胺，浓度常用10%～30%，剂量以满意显示肾盏肾盂而定。经皮肾镜取石术后可经肾造瘘管造影检查有无残留结石。经肾造瘘管造影还可帮助确认输尿管梗阻、输尿管瘘的情况，以决定是否可以拔除肾造瘘管。

五、血管造影

1. 腹主动脉造影与选择性肾动能脉造影 腹主动脉造影多数在选择性肾动脉造影前进行，有助于大动脉及肾血管病变的诊断。但由于CTA及MRA的应用，这两种检查在单纯肾脏实质及血管疾病诊断方面已很少采用，在行肾动脉栓塞或成形等介入性治疗时需行选择性肾动能脉造影。

腹主动脉造影一般采用Seldinger技术经皮股动脉穿刺插管的技术，将“猪尾”导管头置于腹腔动脉开口下方，用高压注射器快速注射 40～50ml 的 76% 泛影葡胺或其他非离子造影剂并连续摄片。选择性肾动脉造影时，将导管插入肾动脉后，快速注入 10～15ml 的 76% 泛影葡胺或其他非离子造影剂并连续摄片。

肾动脉造影正常表现：两侧肾动脉起自腹主动脉，一般左侧稍高，约平 L_1 下缘至 L_2 上缘，右肾动脉起点低约半个椎体。正常肾动脉平均直径约 6mm，范围为 4.6～9.7mm。肾动脉在肾门处或进入肾实质分为前后两支，后支较细供应肾的后段与部分下段，前段较粗，分为上段、上前段、下前段与下段动脉，供应相应区域，肾段动脉的分支穿行于肾柱内称叶间动脉，叶间动脉在皮髓交界再分为弓形动脉，向皮质发出放射状小叶间动脉，小叶间动脉发出输入动脉进入肾小球。

腹主动脉造影与选择性肾动脉造影主要用于检查肾血管病变，特别是各种原因造成的肾动脉狭窄与闭塞，确定其部位和范围并行介入性治疗。造影检查也可发现肾动脉瘤和肾动静脉畸形。此外，还用于观察肾肿瘤的血供情况及行化疗和（或）栓塞等介入性治疗。

2. 下腔静脉造影与肾静脉造影　由于 CT 及 MRI 的广泛应用，下腔静脉造影与肾静脉造影已很少应用。

（1）下腔静脉造影：用于肾癌向下腔静脉浸润，下腔静脉受到肿瘤外压、浸润及下腔静脉后输尿管的诊断。下腔静脉内肿瘤血栓时，显示下腔静脉充盈缺损像。如果完全闭塞，可看到奇静脉等侧支循环。诊断下腔静脉后输尿管时，需同时在右输尿管留置导管，可见导管前行横过下腔静脉左侧，再通向右肾。

（2）肾静脉造影：用于对肾细胞癌肾静脉浸润的判断，以及对肾静脉瘤、肾静脉血栓症、肾静脉畸形和 Nutcracker Syndrome 的诊断。肾细胞癌时，可见静脉阻断、挤压、充盈缺损像、侧支循环的增生。肾静脉血栓症时，可看到肾静脉的闭塞像和肾肿大。

肾静脉造影是为弥补肾动脉造影的不足所选择的造影方法。一般方法是经皮穿刺股静脉或大隐静脉将导管进入肾静脉后固定并连接高压注射器，快速注入 76% 泛影葡胺 30ml 并连续摄片。此外，经过大隐静脉将导管插入下腔静脉作腔静脉造影，对腹膜后肿瘤、腔静脉内癌栓等也有诊断价值。

（祁建军）

第二节　CT 检查

一、检查方法

（一）CT 平扫

注意平扫时不要做对比剂试验，以免把肾盂内的对比剂误认为是结石，扫描层厚不宜超过 5mm。非增强期扫描可用于评估尿石症、显示肾实质和血管钙化，能对肾轮廓进行总体观察。

（二）增强扫描

肾脏增强 CT 扫描对确定肾肿物的位置很有意义，因为肾脏病变不可能出现在某一特定时相，所以需要多时相扫描。增强扫描是指通过静脉血管内注射碘对比剂后进行的扫描，在肾动脉供血时相内的扫描称为肾动脉期扫描。在肾静脉供血时相内的扫描称为肾静脉期扫描。延迟扫描是指肾盏及肾盂内充盈对比剂后进行的 CT 扫描，常可检出肾盂内小的病灶，并可在此期进行三维重建。非增强期（造影前期）、皮髓质期、肾实质显像期和肾盂显像期的肾脏造影可以充分观察、发现肾脏病变。注射造影剂后约 30s 进入皮髓质期，可以区分肾脏皮质和髓质。大约 100s 后进入肾实质显像期，此期肾实质均匀增强，肾脏肿瘤在肾实质显像期更容易发现。当造影剂充盈集合系统时则进入肾盂显像期或称排泄期。

肾静脉容易显影，肾动脉位于肾静脉后方且较细，有时难以看到。CT 检查还可以显示肾毗邻的器官，了解肾与它们的关系。

（三）CT 尿路成像（CTU）

即 CT 泌尿系造影，是对 CT 强化后延迟扫描的轴位图像利用 CT 后处理软件进行三维重建的泌尿系检查方法。能立体直观地显示泌尿系腔道的整体，有利于诊查泌尿系积水的原因，常用于输尿管疾病的诊断。检查时要求在排泄晚期从螺旋扫描仪中截获传统的断层图像，将这些图像重建就可以得到 CT 尿路成像。CT 尿路成像可以通过造影剂增强重建输尿管图像。在评估血尿方面，CTU 可以取代 IVU 和超声。

（四）CT 血管造影（CTA）

是一种显示血管的微创方法，不需要采取直接穿刺大血管的方式，通过快速注入造影剂在动脉期行螺旋 CT 扫描成像。需避免口服造影剂。获得图像后用工作站将软组织和骨骼图像清除，然后进行三维重建。适用范围包括诊断肾动脉狭窄、准备供肾切除前评估肾血管及确定肾盂输尿管连接部狭窄患者有无迷走血管。

（五）三维重建

图像后处理技术包括再现技术获得的三维立体图像和仿真内镜显示技术。常用的三维重建方法包括表面遮蔽显示（Surface Shaded Display，SSD）、最大密度投影（Maximum Intensity Projection，MIP）和容积演示（Volume Rendering，VR）。

表面遮蔽显示（SSD）是将像素值大于某个确定域值的所有像素连接起来的一个三维的表面数学模型，然后用一个电子模拟光源在三维图像上发光，通过阴影体现深度关系。SSD 图像能较好地描绘出复杂的三维结构，尤其是在有重叠结构的区域。此重建方法是 CTU 常用的重建方法之一。

最大密度投影（MIP）是把扫描后的若干层图像迭加起来，把其中的高密度部分做一投影，低密度部分则删掉，形成这些高密度部分三维结构的二维投影，可从任意角度做投影，亦可做连续角度的多幅图像在监视器上连续放送，给视者以立体感。

容积重建（VR）亦是三维重建技术之一，首先确定扫描容积内的像素密度直方图，以直方图的不同峰值代表不同组织，然后计算每个像素中的不同组织百分比，继而换算成不同的灰阶，以不同的灰阶（或色彩）及不同的透明度三维显示扫描容积内的各种结构。现在已经设计出智能化的 VR 软件，操作者只需选择不同例图，就可以自动重建出需要显示的图像。此重建方法亦是 CTU 常用的重建方法之一。

二、肾结石

CT 平扫已经成为评估尿石症的主要影像学检查方法，于单侧或双侧肾盂肾盏内见单发或多发斑点状、类圆形、鹿角形、桑葚形或不规则形高密度影，CT 值在 100Hu 以上，病灶边界锐利清楚。CT 检查也可以用于判断结石伴发的肾积水、输尿管周围和肾周围炎症，当结石引发梗阻时，可见高密度结石影以上部位肾盂肾盏明显扩张，肾实质变薄。CT 增强和延迟扫描，可进一步确定病灶位于肾盂肾盏内，如发生肾积水时并出现肾功能异常时，肾脏强化弱，延迟扫描肾盂肾盏内对比剂浓度低或无对比剂出现。如果不存在结石 CT 可以帮助确定泌尿系统以外的病因。在诊断结石方面 CT 可以取代 IVU。

三、肾结核

当病灶位于肾皮质内表现为微小肉芽肿时，CT 难以发现。随病情发展肾实质内出现多发形态不规则、边缘模糊的低密度灶，病灶局部可见钙化影，低密度灶与肾盏相通，局部受累的肾盂肾盏不同程度变形，肾盂壁增厚，受累肾盏可见积水扩张。增强后病灶无明显强化。晚期肾体积缩小，形态不规则，肾盂肾盏壁明显增厚，腔狭窄或闭塞。发生钙化时，肾区见不规则斑点状、蛋壳状或弥漫性钙化（图 4－1，图 4－2）。

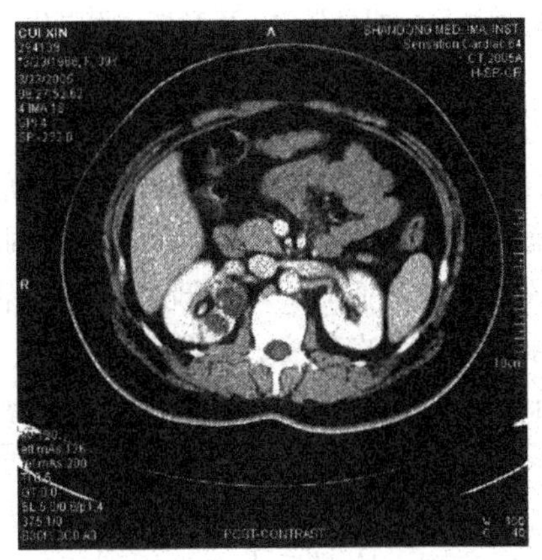

图 4－1　CT 强化静脉期轴位图像

患者，女，39 岁，结合病史半年余。可见右肾皮之内见多个大小不一的干酪样坏死灶

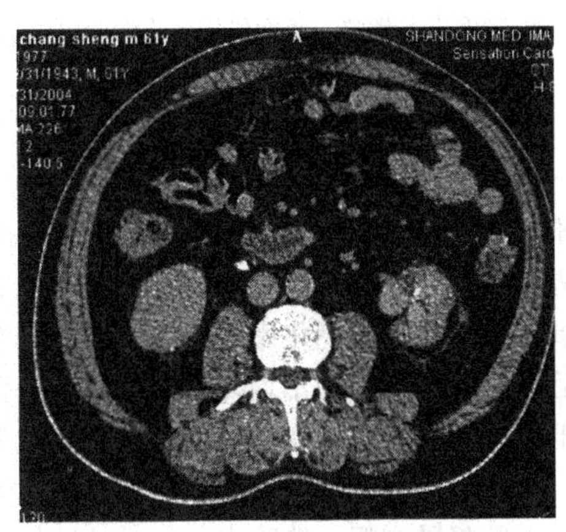

图 4－2　CT 强化扫描轴位图像

患者，男，61 岁，结合病史 1 年余。可见左肾体积缩小，其皮质内见点状钙化和小囊样干酪样坏死

四、肾损伤

肾挫伤平扫可见局部肾实质密度略降低，边界不清，增强扫描病灶区呈边缘模糊的无强化区，延迟扫描可见肾间质内对比剂少量集中现象。肾内血肿随时间不同其大小、形态、密度均有所不同，增强后血肿呈边界清楚或不清之低密度无强化区。肾破裂伤表现为局限性密度减低区，并伴有小灶性出血及肾周血肿表现，增强扫描病灶区呈低密度或无强化改变，可见含对比剂外渗尿液积聚现象。肾碎裂伤当保留完整血管时，增强扫描可见肾实质增强断端边缘不规则，呈斑片状强化，当血管断裂可出现不强化肾块。肾盂损伤时，增强扫描示含对比剂尿液外渗。当肾蒂损伤时整个肾脏或部分肾段不强化，肾盂内无对比剂聚积。肾包膜下血肿时，表现为新月形低密度区围绕肾实质，相应部位肾实质受压。肾周血肿时，可见肾脂肪囊内高密度影，随时间延长密度逐渐降低，肾筋膜增厚（图 4－3，图 4－4）。

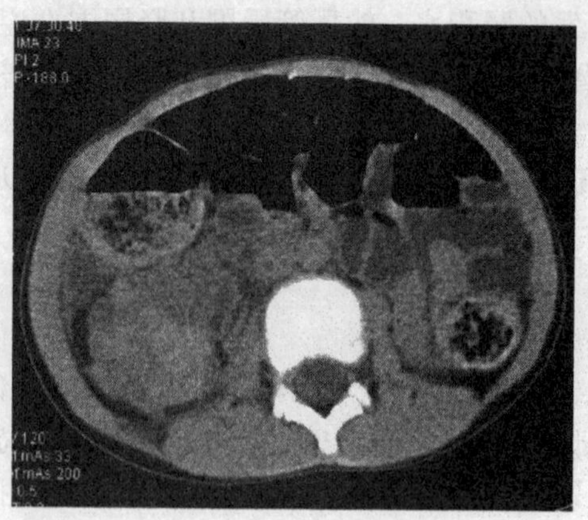

图 4 –3　CT 轴位图像

患者，男，10 岁，腰部外伤 1d。可见右肾形态欠规整、密度欠均（右肾挫裂伤）

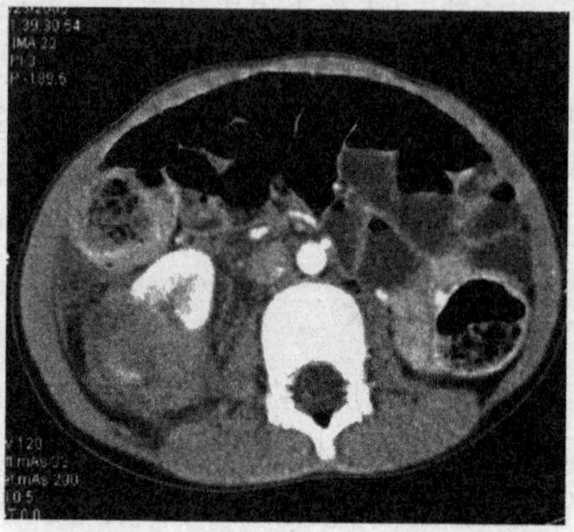

图 4 –4　CT 动脉期强化图像

同一患者，可清晰地显示右肾形态欠规整，前半部分明显强化，后半部分无强化

五、肾癌

CT 平扫较小肾癌多呈圆形或椭圆形，病灶区呈低密度或略低密度改变，较大肿瘤形态多不规则，边界模糊不清，内部呈高低混杂密度，密度不均。部分病灶可见假包膜影，此时边界清楚。当肿瘤液化坏死时，病灶内可见更低密度区，合并出血时，可出现高密度。病灶内偶尔可见高密度钙化影。肾癌压迫或侵及肾窦时可导致肾窦形态改变，并导致肾积水。增强后，早期病灶多呈不均匀明显强化，其强化密度高于或等于肾皮质密度。实质期病灶密度降低，而周围正常肾实质密度较高，因此此时肿瘤呈低密度改变，病灶边界和范围显示更清楚。少血供肾癌增强后密度升高幅度小，实质期病灶仍呈低密度改变。晚期患者可见肾静脉、下腔静脉增粗，管腔内可见充盈缺损等静脉癌栓形成表现。腹膜后大血管周围可见转移肿大淋巴结影（图 4 –5，图 4 –6，图 4 –7）。

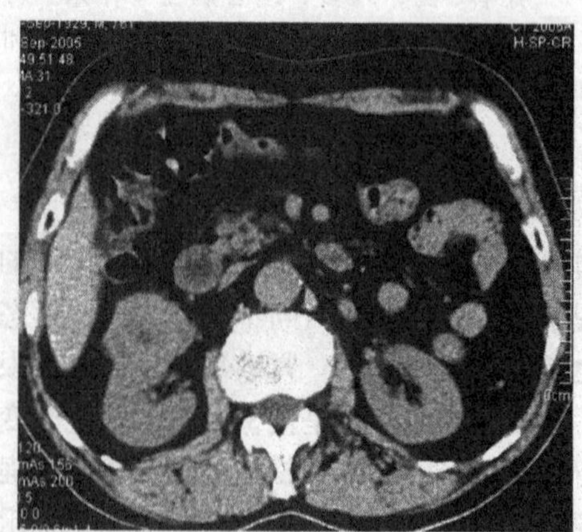

图 4 –5　CT 平扫轴位图像

患者，男，76 岁，无痛性血尿 3 个月余，可见右肾体积增大，肾皮质内上方可见一局限性突出的等密度肿块，边缘欠清

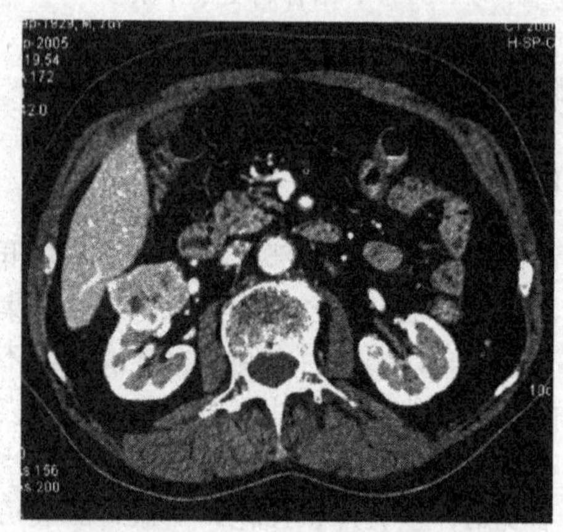

图 4 –6　CT 强化扫描轴位图像

同一患者，可见右肾肿块呈不均质强化，其内见不规则无强化坏死区

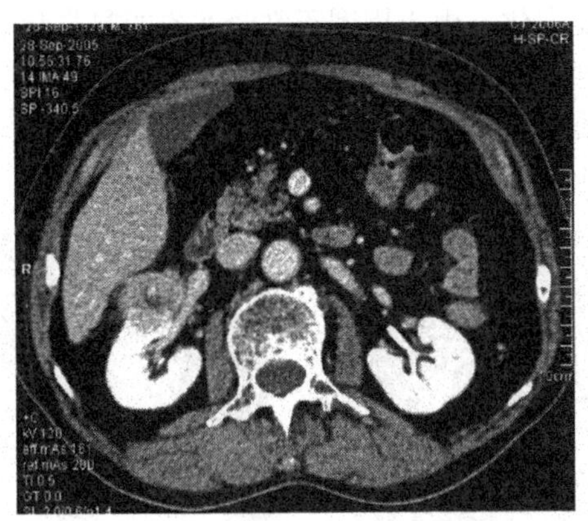

图 4－7　CT 静脉期强化轴位图像

同一患者，可见右肾肿块呈略低密度灶，边缘欠清

六、肾错构瘤

可分为单发和多发，CT 平扫表现为肾实质内见大小不等类圆形或不规则形混杂密度肿块影，以其内含脂肪的多少，分为多脂肪、少脂肪和无脂肪肾错构瘤，多脂肪和少脂肪错构瘤病灶内可见脂肪密度区，病灶边界清楚，增强扫描示肿瘤呈不均质强化，脂肪组织和坏死组织不强化。无脂肪错构瘤常呈不均质强化，常很难与肾癌相鉴别（图 4－8，图 4－9）。

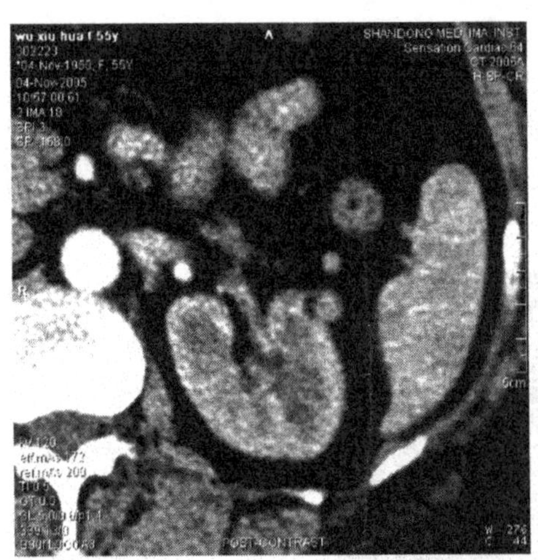

图 4－8　CT 动脉期强化扫描轴位图像

患者，女 55 岁，查体发现左肾肿块，可见左肾一类圆形肿块，肿块呈不均质强化，其内见点片状脂肪密度灶

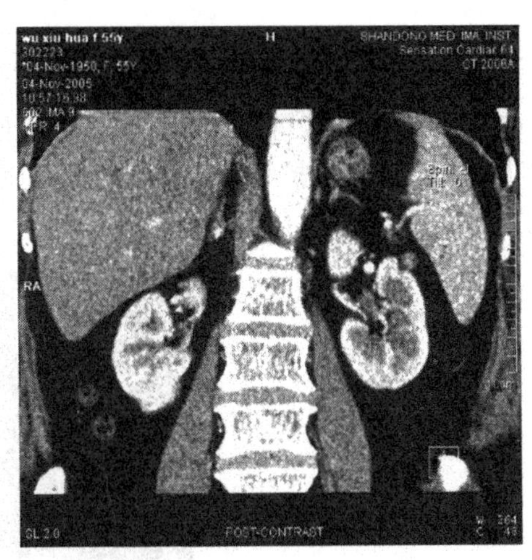

图 4－9　MPR 冠状重建图像

同一患者，亦可见左肾呈不均质强化的类圆形肿块，并可见其内点片状脂肪密度灶

七、肾盂癌

CT 平扫肿瘤较小时，肾大小形态无明显变化，于肾窦内可见分叶状或不规则形软组织密度肿块影，内部密度均匀或不均匀，CT 值 30～40Hu，病灶周围肾窦脂肪受压变薄或消

失。增强扫描示病灶呈轻度强化，由于周围正常肾实质明显强化，病灶显示更明显，边缘更清楚。延迟扫描时，对比剂进入肾集合系统，此时可见病灶区肾盂或肾盏出现充盈缺损改变。较大肿瘤可侵犯肾实质，此时表现与肾癌类似，肾体积明显增大。也可侵犯肾周围组织和邻近器官，此时可出现相应改变（图 4 -10，图 4 -11）。

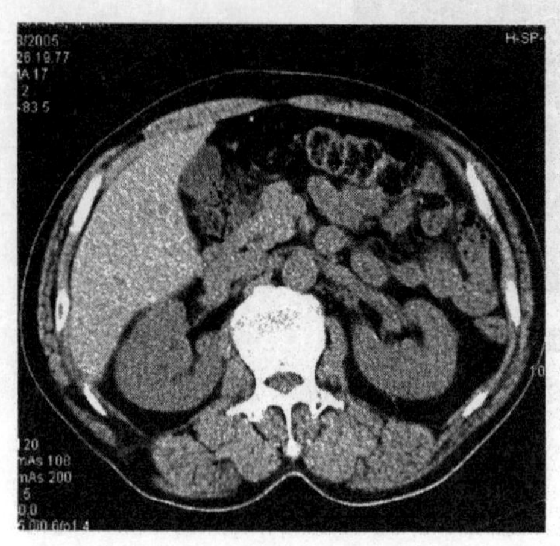

图 4 -10　CT 平扫轴位图像

患者，男，60 岁，无痛性肉眼血尿 3 个月。可见右肾盂内一不规则的软组织密度灶，边缘欠清，密度欠均（病理：肾盂癌）

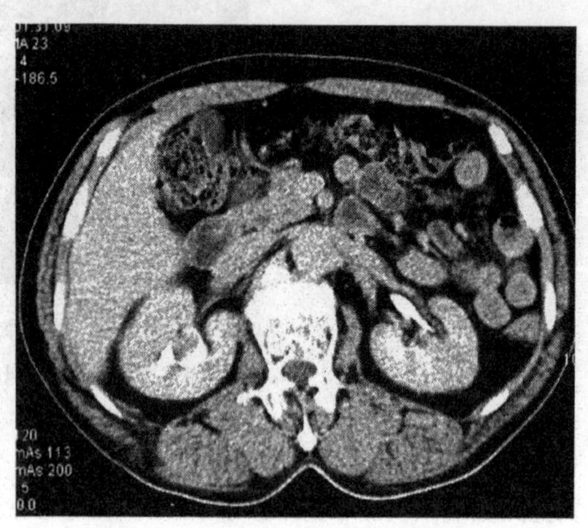

图 4 -11　CT 延迟扫描轴位图像

同一患者，可清晰地显示充满对比剂的肾盂内见不规则的充盈缺损

八、肾积水

CT 平扫轴位图像可见肾盂及肾盏不规则扩张，肾皮质变薄。动脉期强化扫描可见皮质明显强化，严重肾盂扩张的患者晚期可见皮质轻度强化，延迟扫描可见扩张的肾盂及肾盏内充满高密度的对比剂（图 4 -12）。

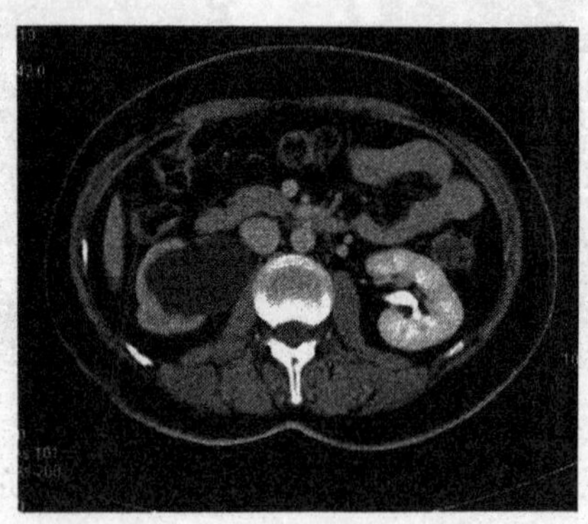

图 4 -12　CT 强化延迟扫描图像

患者，女，43 岁。右侧腰痛 3 个月余。可见右肾盂明显扩张，右肾皮质变薄（右肾积水）

九、肾囊性疾病

1. 单纯性肾囊肿　肾实质内见单发或多发圆形或类圆形大小不等均匀低密度区，呈水样密度，病灶边界清楚锐利，部分病灶可见囊壁弧状或环状高密度钙化影，较大病灶可突向

肾轮廓以外。增强扫描示病灶边界更加清楚，囊壁菲薄且光滑，病灶无强化，延迟扫描示邻近集合系统受压变形、移位等表现（图4－13）。

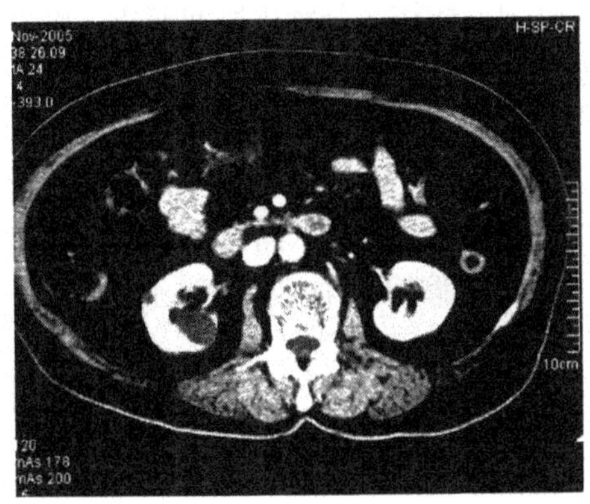

图4－13　CT静脉期强化轴位图像

可清晰地显示右肾大小不一边缘光滑的圆形水样密度灶

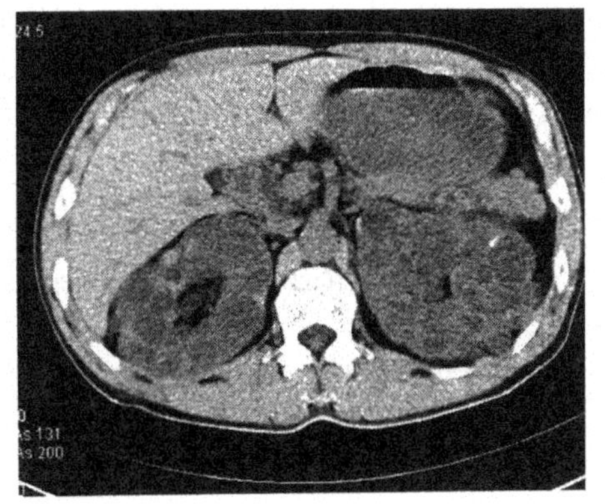

图4－14　CT平扫轴位图像

患者，女，38岁。可见双肾体积增大，其内见多个大小不一的边缘清楚圆形水样密度灶

2. 多囊肾　CT平扫示双肾增大并呈分叶状，肾实质内布满大小不等类圆形水样密度区，增强扫描示肾功能减退，肾窦受压变形。双侧肾脏体积增大，形态失常，肾实质内见大量大小不等类圆形水样密度灶，增强后病灶区无强化表现，可见肾盂肾盏被拉长、挤压变形，常同时合并肝脏、胰腺和脾脏多囊性病变（图4－14）。

3. 肾囊性癌　CT平扫常显示患侧肾脏体积增大，其内见囊性肿块，边缘清，形态欠规则，动脉期强化扫描囊壁可见呈不均质强化的壁结节。

十、脓肾及肾周围脓肿

早期脓肾CT平扫表现为肾体积局限性增大，局部可见类圆形低密度区，边界不清，增强后病灶呈轻度强化，明显低于正常肾实质，中央可见无强化区。慢性期时，平扫病灶呈低密度，周边呈略低或等密度改变，增强后病灶呈环状强化，病灶边界较强化前清楚。肾周脓肿CT表现为肾周脂肪消失，可见渗出和积液，局部密度增高，有时可见少量气体。肾脏受压，肾筋膜增厚，腰大肌边缘模糊。增强扫描表现为肾周可见液性或略高密度无强化病灶，周围可见明显强化的厚壁。

（任广伟）

第三节　MRI检查

MRI是一种依赖于成像范围内磁场特性变化的断层成像技术，与CT不同，它没有放射性损伤，还可以得到多平面的图像。此外，它不需要使用碘化造影剂，因此这项检查对肾功能不全患者更为安全，并且MRI的软组织分辨率也优于CT。MRI图像是通过人体内的氢质子在外加磁场的作用下重新排列，然后通过射频脉冲放射到组织上导致其能量产生差异，这种差异通过扫描器检测到，从而形成图像。T_1加权像产生于Z轴上磁化恢复至平衡矢量的时间；T_2 加权像产生于 XY 轴上磁化衰减至平衡矢量所需时间。一般来说，T_1 加权像上液体显示黑色，脂肪显示白色，肾实质呈现低信号强度；而在 T_2 加权像上液体显示白色，脂肪也显示白色，肾实质呈现高信号强度。正常肾 MRI 解剖上能够区分肾皮质和髓质，皮质在 T_1 加权像上显示的信号稍高。注射造影剂后，根据成像时间，钆增强图像显示有时相特点。

肾 MRI 的适应证包括任何情况下需要行肾断层扫描检查，以及因肾功能不全而无法行增强 CT 检查时。当患者对碘对比剂过敏时也可以行 MRI 检查。因 MRI 对钙化不敏感，故对尿石症的诊断 MRI 不是一种好的检查方法，但 MRI 检查可发现尿路结石所致梗阻上方的肾盏、肾盂及输尿管扩张积水情况。MRI 在确定下腔静脉瘤栓大小、位置时十分准确。

一、检查方法

（一）优势

（1）MRI 能清楚地显示肾形态和结构，能够清楚区别肾皮质、肾髓质、肾窦结构以及肾血管。

（2）MRI 能查明肿块的位置、大小、形态、侵犯范围；在鉴别肿块为囊性、实质性、脂肪性等方面，比 CT 敏感，定性较准确，但对钙化性病变与结石不及 CT。

（3）对肾结核的诊断优于 CT，有助于定性诊断，可确定是炎症性病变还是肿瘤性病变；可确定病变的范围和有助于临床分期。

（4）能较好地鉴别肾周脓肿、含尿囊肿、淋巴囊肿等。

（5）可判定肾损伤的部位、范围、肾周血肿或尿液外渗以及术后并发症。

（6）无创性观察肾移植后有无排异反应，MRI 优于肾动脉造影和增强 CT 扫描。

（二）检查方法

1. 检查前准备

（1）患者带有心脏起搏器、体内动脉夹和其他金属置入物时均禁止行 MRI 检查，因为磁场可能导致这些置入物发生位置偏移。

（2）检查前应将各种金属物包括假牙（义齿）、磁卡、手表、发卡、首饰、手机等去除。

（3）检查前 20min 可口服 5% 甘露醇 800～1000ml，提高胃肠道和实质性脏器的对比。

2. 检查方法　肾磁共振成像选用体线圈，患者仰卧位，常规做横断 T_1 加权和 T_2 加权扫描，层厚为 8mm，层间距 1.6mm，视野 30～38cm，必要时可做冠状、矢状方位扫描，这样对确定病变的位置以及周围脏器、大血管等结构的关系有很大帮助。FISP 等快速成像序列可很好的区别皮质、髓质和肾盂。另外，必要时可加扫脂肪抑制序列，对某些疾病的显示及鉴别诊断有很大的帮助。

肾增强扫描磁共振对比剂选用 Gd－DTPA，经肘正中静脉团注，剂量为 0.1mmol/kg，团注对比剂后迅速用 10ml 生理盐水冲洗，随后行横轴位扫描，辅以冠状位和矢状位。另外还可进行动态增强扫描（CE－dMRI），即在团注开始时即开始扫描，连续扫描 20～30 次，每次成像为屏气扫描 6s，间隔 4s，故 10s 得到一组图像。动态扫描时间为 3～4min，以此观察肾和病灶在注入对比剂后的动态变化情况。根据对比剂在肾不同时间的强化表现不同，可分为 4 期：①皮质期，在对比剂注射后早期可见肾皮质信号强度快速升高，髓质未见明显增强；约在注射 Gd - DTPA 后 20 ~ 30s 内。②CMD 期，皮质明显增强，髓质信号开始缓慢升高，形成较平扫更明显的造影剂介导的皮髓质分界（CMD）；在注射 Gd - DTPA 后 30 ~ 70s。③髓质期，髓质明显增强，皮质信号强度有所下降，CMD 变模糊至分辨不清；在注射 Gd - DTPA 后 60 ~ 80s 以后。④肾盂期，肾盏及肾盂内可见明显信号升高；在注射 Gd - DTPA 后 110 ~ 150s 以后。

（三）磁共振尿路成像（MRU）

磁共振尿路成像（magnetic resonance urography，MRU）是一种显示集合系统和输尿管的技术，适用于肾功能不全、碘过敏患者以及孕妇。作为诊断泌尿系疾病的一种无放射性损害检查方法，尤其对尿路梗阻性病变如肾盂、输尿管积水、梗阻等疾病的检查，MRU 已广泛应用于临床。使用快速 T_2 加权序列成像，液体显示高信号而其他组织显示为低信号。尽管 MRU 可替代 IVU 或 CTU，但 MRU 在直接显示尿路结石方面仍有困难，很难将结石与肿瘤或血凝块区分开。

1. MRU 成像原理和成像序列　MRU 的基本原理是利用肾盂、输尿管及膀胱内所含液体具有长 T_2 值呈高信号，以及周围组织 T_2 值较短呈低信号的特性进行成像的。白色高信号的液体在黑色低信号背景的衬托下形成鲜明对比，原始图像采用最大信号强度投影（Maximum Intensity Projection，MIP）法重建，产生类似于静脉肾盂及逆行尿路造影一样的影像。因此 MRU 与磁共振胰胆管成像（MRCP）及磁共振脊髓造影（MR Myelography）统称为 MR 水成像技术。早期 MRU 采取快速采集弛豫增强序列（Rapid Acquired Of Relaxation Enhancement，RARE），由于该序列对物理性运动十分敏感，扫描过程中常因心跳、呼吸等运动造成信号丢失降低影像质量。随后用于 MRU 检查的快速自旋回波（Fast Spin Echo，FSE）序列克服了 RARE 序列的缺点，具有信噪比及对比噪声比较高、对运动敏感度低等特点，患者可在不屏气平静呼吸状态下采集信号。还有有学者采用半傅立叶采集单次激发涡流自旋回波序列进行 MRU 检查，HASTE 序列的特点是在一次激励中采用半数 K 空间填充，成像时间大为缩短，患者一次屏气（约 18s）完成全部扫描。另外，还有学者采用 TPSE 序列进行 MRU 检查，TPSE 是一种具有相位周期技术的涡流自旋回波重 T_2WI 序列。该序列除具有 FSE 序列的特点外，还可消除因梯度磁场缺陷而产生的伪影，原始图像经 MIP 重建，梗阻尿路显示清晰，图像显示满意。

2. MRU 与其他影像检查方法比较　目前，B 超、X 线平片、静脉肾盂造影、逆行尿路造影及 CT 等仍然是诊断泌尿系疾病的常用方法。B 超安全、简便、迅速，是尿路梗阻性疾病的首选检查方法，但它对病变的定位和定性诊断常因胃肠道气体重叠而受影响。X 线平片在诊断泌尿系结石中占主导地位，有资料认为，有 80% ~ 90% 的泌尿系结石可在 X 线平片上显示。但 X 线平片对肾功能情况、阴性结石、肿瘤及炎性狭窄等难于显示。静脉肾盂造影（IVP）能弥补 X 线平片的不足，但检查时需对患者行腹部加压，常因压力或压迫部位不当，患者难以忍受，甚至产生不良反应，不能完成检查。对肾功能差、输尿管狭窄或梗阻的患者，IVP 常因摄片时间难于掌握，出现肾、输尿管显影较差，不能显示输尿管全长及狭窄梗阻部位，有的甚至不显影。大剂量快注、无压迫电视透视下尿路造影，克服了加压法 IVP 的缺点。但该方法检查时间长，患者接受的射线量大，同时还有造影剂过敏的危险。CT 检查由于受扫描方式的限制，不能显示尿路全程，难于确定梗阻部位。与 X 线平片、IVP 及 CT 比较，MRU 无创伤、无电离辐射、无须注射造影剂，患者无须做特殊准备，在平静呼吸下即可完成检查，特别适合年龄大、身体条件差及对碘剂过敏的患者。

3. 检查方法　患者在检查前12h禁食，扫描前40min饮温开水200~300ml，扫描前20min口服呋塞米20mg，扫描过程中要求患者平静呼吸，腹部活动度尽可能小，必要时束腹带，以限制腹式呼吸产生的运动伪影。MRU采用TPSE等重度T_2WI序列扫描，体部线圈。扫描参数：TR/TE为8000/160ms，矩阵234×256，层厚3mm，层距0mm；观察野：350~450mm，信号采集次数2次。在矢状面定位像上，做连续冠状扫描20~24层，成像平面与输尿管走向一致，成像区域包括肾、输尿管及膀胱，在成像区域前加预饱和脉冲，以消除肠蠕动造成的伪影，扫描时间需10min左右。对所获得的原始图像用MIP行三维重建，每旋转10°得到一幅投影像，共18幅。MRU扫描后，在病变部位加做常规磁共振成像T_1WI轴位、冠状位，扫描参数TR/TE（500~700）/15ms，矩阵256×256，层厚5~8mm，层距2mm，观察野350~450mm，信号采集次数2次。T_2WI轴位，扫描参数TR/TE（3000~4500）/90ms，其他成像参数与T_2WI轴位相同。

二、正常肾MRI表现

MRI可清楚地显示肾脏，不用对比剂就能区别肾皮质与肾髓质，两侧肾在冠状位成像时，由于周围脂肪的衬托，肾轮廓、外形及肾实质、肾盂和肾门显示很清晰，外形状如“蚕豆”，两肾位于脊柱两侧呈“八”字形，上极向脊柱靠拢，两下极向外分开。肾长12~13cm，宽5~6cm，其上缘约在第12胸椎上缘，下缘在第3腰椎上缘水平。一般右肾略低于左肾。肾有一定的移动度，但不超过一个椎体的高度。肾轴自内上行向外下，与脊柱纵轴形成一定的角度，称为倾斜角或肾脊角，正常为15°~25°肾小盏分为体部及穹窿部。顶端由于乳头的突入而呈杯口状凹陷，边缘整齐，杯口的两缘为尖锐的小盏穹窿。肾大盏边缘光滑整齐，略成长管状，可分三部：①顶端或尖部，与数个肾小盏相连。②峡部或颈部，即为长管状部。③基底部，与肾盂相连。肾大小盏的形状和数目变异较多，有的粗短，有的细长，两侧肾盏的形状、数目亦常不同。但一般肾大盏常为3个。肾盂多位于第2腰椎水平，略呈三角形，上缘隆凸，下缘微凹，均光滑整齐。肾盂开头亦有较大变异，多呈喇叭状，少数可呈分支状，即肾盂几乎被两个长形肾大盏所代替。有的肾盂呈壶腹形，直接与肾小盏相连而没有肾大盏。这种肾盂勿误诊为肾盂扩大。肾血管有时亦在肾盏或肾盂边缘造成小的压迹，均属正常。

在T_1加权像上（反转恢复序列或短TR/TE的SE序列），肾皮质表现为中等信号强度，较肌肉信号强度高，但较脂肪信号强度低。肾髓质的信号低于肾皮质，它们之间信号强度的差异即形成皮髓质分界（CMD）。CMD的产生主要是由于髓质含有较多自由水的缘故。自由水增多则T_1加权像上信号强度较低。受检者体内的含水量影响CMD的显示，正常人较脱水患者的CMD更加明显。在T_2加权像上，肾的信号强度有较大变化，即CMD不清楚，整个肾实质呈高信号，比肝实质信号强度高，但低于脂肪信号（图4-15）。

由于肾窦内脂肪信号的衬托，肾盂肾盏结构容易显示，呈长T_1长T_2信号（与尿液相同），在冠状位上显示较好（图4-15）。

正常人肾包膜不易显示。肾周脂肪和肾皮质之间常有一些因化学位移伪影所致的条状低信号与高信号，它们分别居左右肾周围，不要误认为肾包膜。肾筋膜在肾脂肪囊和肾旁脂肪之间，表现为条状低信号，当有炎症或肿瘤侵犯时，该筋膜增厚并有信号改变。

肾血管在MRI上由于流空效应表现为无信号的管状结构，因此从形态和信号上不易区分肾动脉和肾静脉，需借助其各自的解剖关系来加以识别。

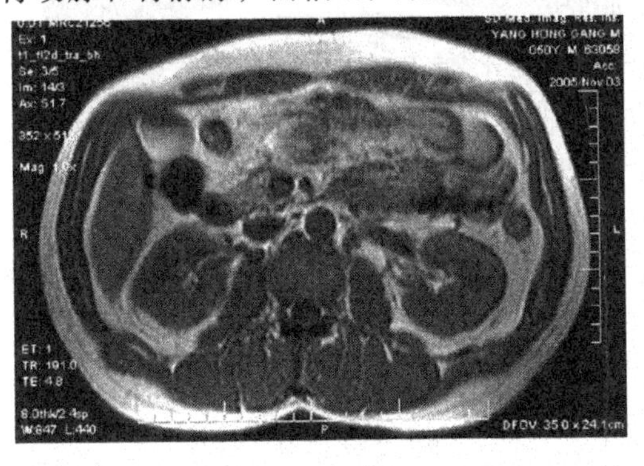

A.T_1WI

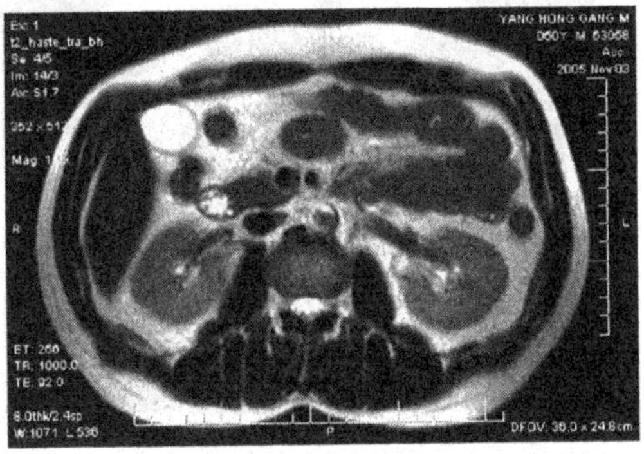

B.T_2WI(横轴位）

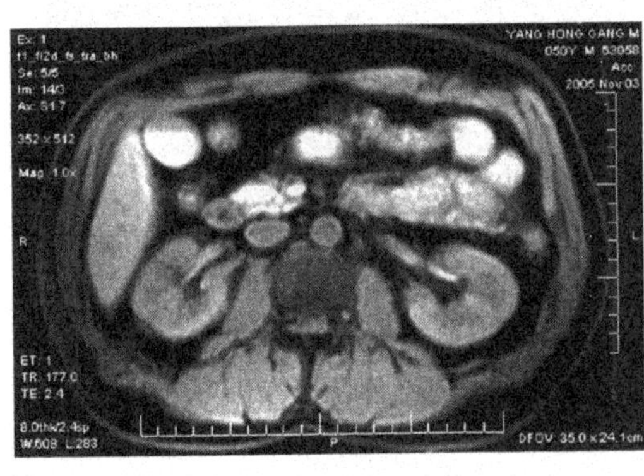

C.T_1压脂

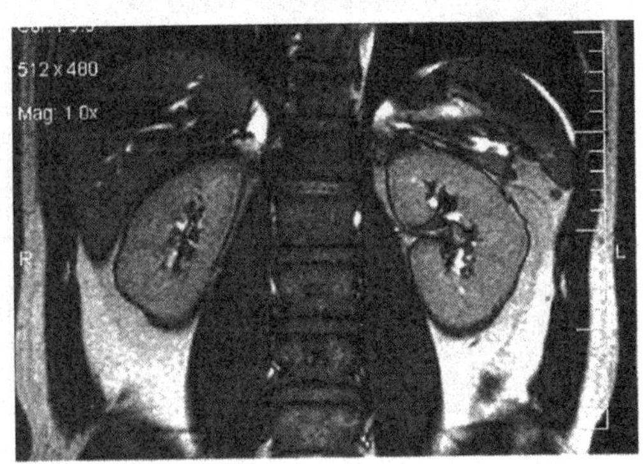

D.T_2WI(冠状位)

图 4－15　正常肾 MRI 表现

三、肾脏疾病 MRI 表现

（一）先天性畸形

肾的发育经过 3 个阶段，即原肾、中肾和后肾。原肾和中肾胎儿出生后退化，后肾成为永久的成熟器官。在肾胚胎发育的任何阶段，受到某些因素如有毒物质或物理损伤、遗传的影响，停止发育或不按正常发展，而形成各种发育异常。

1. 肾缺如　一侧肾区各加权像及多方位成像均无肾脏显示，代之以脂肪、胰腺或肠管等结构和信号。对侧肾代偿性增大，但形态正常，皮、髓质分界清晰。全腹、盆腔内未见异位和游走肾，以大视野冠状 T_1 加权像或屏息快速成像显示清晰。

鉴别诊断：肾缺如与异位肾、游走肾的区别在于后两者正常肾窝内虽无肾脏信号显示，但对侧肾无代偿性增大，亦无膀胱三角区的发育不全。扩大扫描范围有助于异位肾和游走肾的显示。

2. 肾发育不全　患侧肾体积明显变小，健侧肾代偿性增大。信号及结构显示正常，皮髓质分辨清晰，肾窦脂肪信号存在，肾实质与肾窦比例正常。由肾动脉狭窄引起者，MRA 可显示患侧肾动脉较对侧细（图 4－16）。

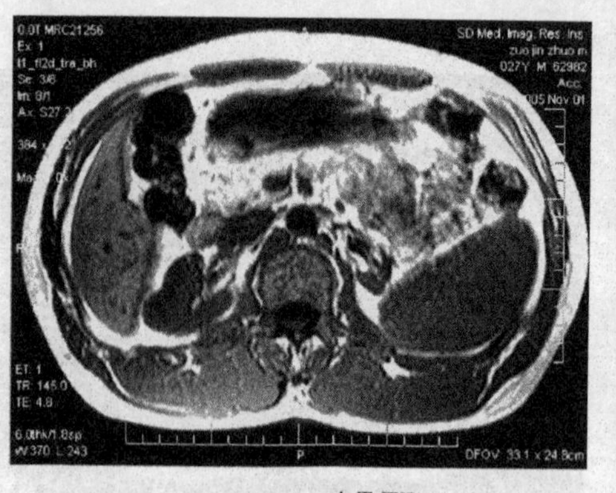

A.T_1WI

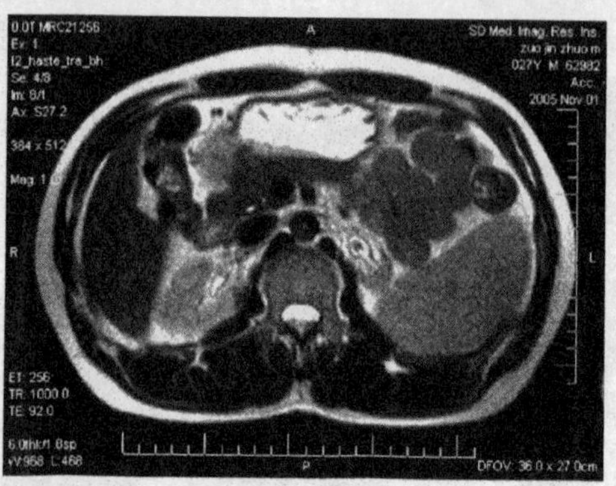

B.T_2WI（横轴位)

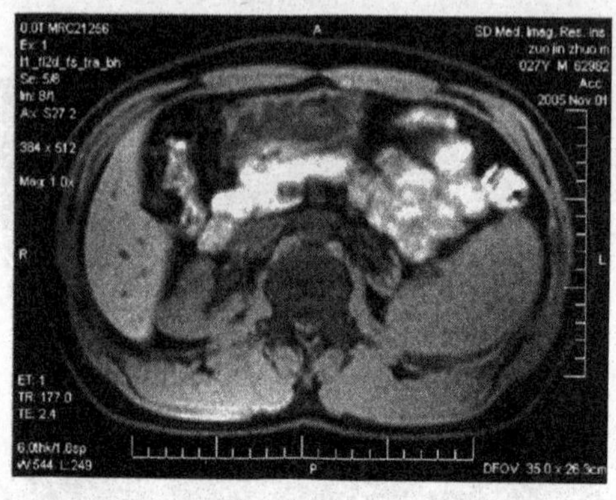

C.T_1压脂

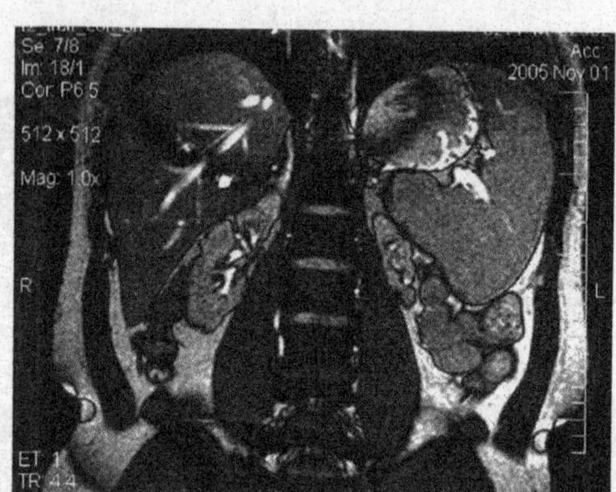

D.T_2WI(冠状位)

图4－16　肾发育不全

左肾体积明显小于对侧肾，肾形态和结构尚正常，右肾皮质明显变厚

肾发育不全与肾萎缩需进行鉴别，发育不全的小肾轮廓清晰，尽管实质变薄，但形态和内部信号的比例与正常肾类同。而肾萎缩除体积小以外，包膜毛糙不平，皮质变薄，信号异常，实质与集合系统分界不清。

3. 肾盂、输尿管重复畸形（双肾盂、双输尿管）　一个肾分为上、下两部，各有一个肾盂和输尿管，即为双肾盂双输尿管畸形（double pelvis，double ureter）。较常见，可单侧或双侧，易合并其他畸形。矢状位与冠状位 MRI 可较好的显示肾盂输尿管畸形的解剖关系。重复肾较对侧正常肾明显增大，有共同被膜，上段肾位于下段肾的内前上方，有时上段肾及输尿管可扩张，成为巨型囊肿，表现为长 T_1、长 T_2 信号，信号强度均匀，其囊壁厚度不均。下段肾受压移位，肾实质及肾窦无异常改变。肾脏于中上 1/3 处可见局限性凹陷带，向内至肾门处见一条索状与皮质等信号带将肾窦分成上下两部分，输尿管仍为一条，此为双肾盂畸形，如输尿管也重复，则部分重复的输尿管呈 Y 字形，出口位置正常。

鉴别诊断：①重复肾与双肾盂：后者仅是肾盂分出过早，输尿管不重复。MRI 虽然显示两个互不相连的集合系统，但无肾盂和输尿管扩张积水，肾的大小形态均显示正常。②重复肾与肾囊肿：位于肾上极较大的囊肿，易与重复肾、上肾积水混淆。肾囊肿呈类圆形与输尿管无关，较易做出鉴别。

4. 融合肾

（1）马蹄肾：两肾的一极（大多为下极）互相融合形如马蹄称为马蹄肾，MRI 表现为双肾位置低，下极互相融合且接近于髂嵴水平；肾盂、肾盏旋转不良，肾盂在前方，靠近中线，肾盏指向后方甚至内侧，各加权序列扫描其信号与正常肾盂肾盏一致；肾轴斜向内下方，与正常相反；融合处较狭窄即为峡部，两侧 CMD 显示清晰。

（2）同侧融合肾：肾上下径明显增大，肾窦分为上下两部分，皮髓质分界清楚，合并肾积水者与上部或下部肾窦之间出现长 T_1、长 T_2 信号区，局部肾实质受压变薄，冠状位大视野扫描对侧无肾影像。

（3）S 形肾：一侧肾的下极与另一侧肾的上极在中线处相连。冠状位显示一侧肾位置正常，对侧肾位置低，几乎位于盆腔，肾上极向中央靠拢并越过中线在腹部大血管前方与对侧肾的下极相互融合呈 S 形，两肾相连处较狭窄形成峡部，肾门位于前方。

5. 分叶肾　冠状位 T_1 加权像可见肾边缘有较深的切迹而呈分叶状，T_1 加权像或增强检查可见切迹处有向髓质深入的皮质（Bertin 柱），CMD 清晰。

鉴别诊断：分叶肾需与肾实质肿瘤鉴别，后者显示边界清晰的类圆形团块，占位效应明显，较大的团块压迫或侵及集合系统。肾分叶的隆起处与正常肾实质相等，局部的肾实质及集合系统无受压等征象。

6. 肾旋转不良　MRI 轴、冠、矢、斜位扫描可显示肾门位于肾的前面或前外方。由于肾门容易受到压迫，故常合并肾结石及肾积水。T_1 加权像可显示旋转反常的肾形态和结构，T_2 加权像及 MRU 可显示积水的大小和位置。

7. 异位肾　胎儿期肾的上升发生障碍形成异位肾。MRI 示异位肾大多位于盆腔内，但极少数可居膈下，甚至可异位于后纵隔内。正常肾床处无肾脏，而肾位于盆腔或胸腔内，形态及结构正常，CMD 清晰。

8. 大肾柱　肥大的肾柱以 T_1 加权像冠状位或斜冠状位显示清晰，T_2 加权像、质子密度像、脂肪抑制像均与正常皮质信号一致。

鉴别诊断：肥大肾柱主要应与肾盂肿瘤鉴别，后者多不与实质相连而孤立存在，增强扫描与肾皮质强化不一致。

（二）肾感染

1. 急性肾盂肾炎　肾体积明显增大，呈弥漫性肾肿胀表现，肾外形不整齐。肾盂内可见非梗阻性积水扩张。肾盂、输尿管出现黏膜下水肿征象。患侧肾实质在 T_1 加权像与正常肾相比呈长 T_1 信号改变，肾皮质与肾髓质分界不清，肾周筋膜因炎症而增厚，在高信号的脂肪中呈条带状低信号，肾周间隙可见炎性积液的低信号。增强后可见多处不规则或楔形长 T_1 长 T_2 信号病灶，代表化脓性破坏灶。

鉴别诊断：肾盂肾炎与急性肾小球肾炎的 MRI 表现无明显差别。后者 T_1 加权像可见双侧肾肿大，皮质与髓质界限消失，肾盂扩张。T_2 加权像皮质与髓质界限更趋模糊。

2. 慢性肾盂肾炎　单侧或双侧肾萎缩变形，皮质变薄，体积减小，或轮廓不规则，常可伴有肾积水等 MRI 表现。

3. 肾皮质脓肿　肾实质内脓肿边界清楚，呈囊样改变。脓肿腔呈长 T_1 长 T_2 信号。可伴肾周积液或积脓，呈长 T_1 长 T_2 信号改变。脓肿壁厚而不规则，肾周筋膜增厚，呈等 T_1

短 T_2 信号。增强后，脓腔与肾周积脓、积液不强化，肾实质明显强化，因此脓肿更清晰。

鉴别诊断：肾脓肿的 MRI 征象无特意性，须与中心坏死的肾细胞癌和肾囊肿合并感染加以鉴别。

4. 肾周脓肿　早期肾周间隙内可见液体聚集，为长 T_1 长 T_2 信号，可伴有气体。脓肿形成时在 T_1 加权像上呈较均匀的低信号，脓肿壁可厚薄不等，其信号较皮质信号高。肾包膜下的脓肿使肾皮质呈弧形受压。严重感染时可突破肾筋膜并侵及邻近间隙和器官，可累及同侧的膈肌脚和腰肌。

鉴别诊断：肾周脓肿应与含尿囊肿、淋巴囊肿等鉴别，后两者均有单纯的液体构成，在 T_1 加权像上为非常低的信号，类似于尿液信号。

5. 肾结核　早期肾结核肾脏体积稍增大，晚期则缩小，形态不规则，信号强度不均匀。T_1 加权像 CMD 消失，肾内可见单个或多个空洞，大小不等，呈低信号，空洞壁形态不规则，肾窦移位或消失，T_2 加权像为高信号，病变可穿破肾包膜向肾周间隙蔓延，肾周间隙可消失，肾筋膜增厚。由钙化形成的“自截肾”可呈花瓣状，T_1 加权像可呈低信号或等信号，质子密度像可为等信号，T_2 加权像可为混杂信号，可能与“自截肾”内的干酪样成分有关。

6. 黄色肉芽肿性肾盂肾炎　肾外形不规则，内部结构不清，肾实质内可见 T_1WI 为混杂的低信号，T_2WI 则为不规则高信号的病变，Gd－DTPA 增强可显示脓肿壁为不规则的强化，坏死区则不增强。肾盂可出现菱角状钙化，且在所有加权像上均呈低信号。髓质内积水区呈长 T_1 长 T_2 信号。肾实质内肿物可累及肾周间隙。少数肾盂菱角状结石病例可见周围的肾实质完全脂肪化，呈长 T_2 信号，CMD 消失。

7. 肾乳头坏死　多是一种缺血性坏死，其发病与肾乳头的血液循环障碍有关。急性期肾脏体积增大，CMD 消失，慢性期体积正常或缩小。肾乳头原位坏死，坏死区呈长 T_1 略短 T_2 信号，慢性期可呈长 T_1 短 T_2 信号，与坏死后纤维化、钙化有关。Gd－DTPA 增强时坏死的乳头不强化。

肾乳头坏死部分脱落，坏死脱落部分呈长 T_1 长 T_2 信号，未脱落部分呈长 T_1 短 T_2 信号，有时脱落形成的囊腔可见窦道通向肾盂。

全乳头脱落时，肾盂穹隆及肾窦局部脂肪信号带消失，肾盂与肾乳头坏死脱落后形成的空洞完全沟通，形成一个底边向着肾皮质的三角形长 T_1 长 T_2 信号区、边缘清晰不规则、坏死脱落的乳头在 T_1 加权像上呈等信号，T_2 加权像上可与积水的肾盂、肾盏及输尿管内形成低信号的充盈缺损，也是肾盂积水的原因之一。坏死钙化的肾乳头 T_1、T_2 加权像均呈低信号。

（三）肾囊性病变

1. 肾囊肿

（1）单纯性肾囊肿是一种薄壁充满液体的囊肿，多为单发。MRI 显示肾实质或肾窦附近单个或多个圆形或椭圆形肿物，边缘光整，与肾实质界面光滑锐利。单纯囊肿呈长 T_1 和长 T_2 信号，内部信号均匀一致。位于肾边缘处的囊肿与肾周脂肪在 T_2WI 上可能均呈等信号或高信号，之间可见低信号的化学位移伪影线。肾盂旁囊肿在 T_2 加权像与肾门脂肪等呈等或高信号，且无化学位移伪影存在。

（2）多房性肾囊肿呈蜂窝状，内见等 T_1 略短 T_2 信号间隔。

（3）感染性肾囊肿囊壁增厚，囊液 T_1 加权像信号增高。增强后囊壁明显强化。

（4）出血性囊肿呈短 T_1、长 T_2 信号，即 T_1、T_2 加权像均为高信号，有时可见上下信号不一的液－液平面。

（5）钙乳症囊肿：T_1 加权像囊液信号增高，平卧因钙盐沉积而囊液分层，不同序列可见信号不同变化的液－液平面。

（6）含胆固醇结晶囊肿：T_1 加权像信号增高，也可呈低、等信号，T_2 加权像可呈高或低信号，与胆固醇含量多少有关。

2. 多囊肾　多囊肾可分为婴儿型和成人型两种，前者来自输尿管芽的收集小管的间质部分增生，使收集小管扩张成囊状，肾发育成海绵状器官、成人型多囊肾比婴儿型者多见。在肾的部位都存在大小不等的多发性囊肿。MRI 表现为双肾常明显增大，外形呈分叶状，冠状位可显示整个肾布满数量众多的囊肿。多个大小不等相互靠拢的囊肿在 T_1 加权像上呈低信号，在 T_2 加权像上呈高信号。少数囊肿 T_1 加权和 T_2 加权均呈高信号，示囊肿有出血。婴儿型多囊肾肾脏虽然增大，但仍保持肾形，边缘光滑，有时仅表现为肾脏增大，实质内信号不均匀（图 4－17）。

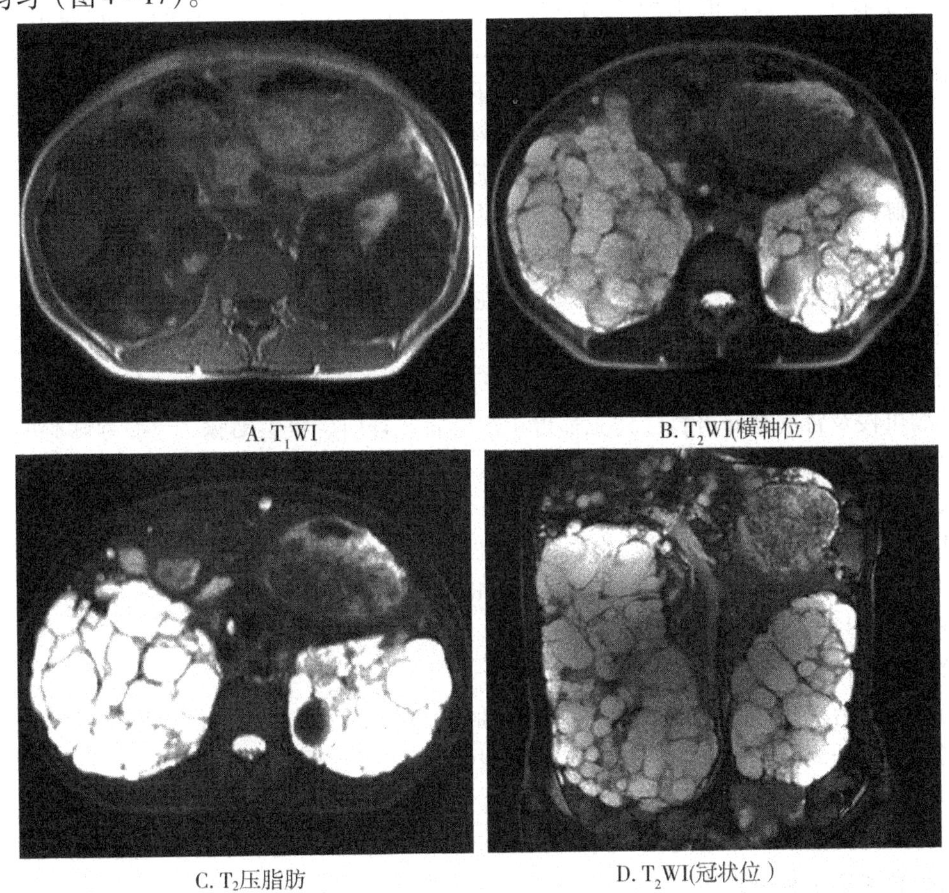

A. T_1WI　　B. T_2WI(横轴位)

C. T_2压脂肪　　D. T_2WI(冠状位)

图 4－17　成人型多囊肾

MRI 示双肾体积明显增大，肾实质内见大小不等囊状结构，并呈长 T_1（A）和长 T_2（B）异常信号改变，T_2 压脂序列（C）病灶呈明显高信号改变，T_2WI 冠状位扫描图像（D）见双肾上下径明显加大，肝与脾明显受压上移

3. 肾髓质囊肿　又称髓质海绵肾是由于肾集合管先天性扩大所致。病变常累及两侧肾的多数锥体和乳头，形成许多数毫米大小的囊腔，使肾髓质如海绵状。早期 MRI 可无异常。晚期可见肾锥体内细条状长 T_1 短 T_2 信号带。并发结石、感染和出血时有相应的 MRI 表现。

肾单位肾结核形成的海绵样改变与海绵肾需进行鉴别，前者 MRI 表现为正常或中度肾变小，内见髓质或皮质囊肿，呈长 T_1、长 T_2 信号或等短 T_1、等长 T_2 信号。视囊内成分的不同而信号不一。皮髓质分界消失。

四、肾恶性肿瘤

（一）肾细胞癌

肿瘤边缘光滑或不整，与肾实质分界不清，CMD 消失，可突出于肾外，邻近肾盂、肾盏受压推移或受侵。肿瘤周围可出现假包膜征象，其病理基础是由受压的肾实质和（或）血管、纤维等成分所构成，当假包膜厚度达 2mm 以上时形成 MRI 上的低信号环。假包膜在 T_2 加权像上较 T_1 加权像的出现率高且更为清楚。肿瘤信号不均，T_2WI 上肿瘤呈高信号，T_1WI 加权像上呈低信号，少数肾癌恰好相反。脂肪抑制像上，大多数肾癌都呈高信号。瘤内有钙化时 T_1 及 T_2 加权像均呈低信号。肿瘤有液化坏死时囊变区呈长 T_1、长 T_2 异常信号改变，周围瘤组织信号不均。瘤内出血中游离的高铁血红蛋白（MHB）在 T_1 及 T_2 加权像均呈高信号。肿瘤血管结构丰富，有时可见流空的瘤内黑色血管影，且迂曲扩张。肾静脉癌栓示肾静脉流空效应消失，增粗的肾静脉内见与肿瘤一致的等 T_1 长 T_2 信号软组织肿块，侵及下腔静脉时，冠、矢状位可充分显示瘤栓的范围。注射 Gd - DTPA 后：病灶有不同程度增强，但不如肾实质明显，肾癌的增强高峰在注药后 2min 左右，增强有三种基本类型：①不规则边缘增强，伴有轻度不均匀中心增强。②不均匀斑片状增强。③轻微均匀性增强。肾癌的同侧肾内可出现转移灶。瘤体较大时可穿破肾包膜进入肾周间隙，病灶常位于肾筋膜内，肿瘤可侵及肾筋膜并可直接侵犯邻近组织器官。肾门、腹主动脉、下腔静脉旁可出现肿大淋巴结，并可有远处转移。囊性肾癌表现为不规则增厚的囊壁及出现壁内结节，或囊内分隔粗大，亦可有囊内出血（图 4 - 18）。

MRI 对判定肾癌的细胞学类型有一定帮助。透明细胞癌的癌细胞内含有较多的脂类、糖原和中性脂肪，故 T_1 值较短 T_2 值较长，MRI 信号较高；颗粒细胞癌含脂类物质少，可呈等、低或高信号。

鉴别诊断：

1）肾囊肿出血、肾血肿：出血后的肾囊肿或血肿形态可不规则，信号强度不均，在各种序列上常为外周高中间低的信号，它们无假包膜，而肾癌常有假包膜。

2）血管平滑肌脂肪瘤：以肌肉成分为主的血管肌肉脂肪瘤，常把其中斑片状的脂肪组织误认为瘤内出血，T_2 加权像有利于出血和脂肪的鉴别，出血信号强度高于脂肪。血管平滑肌脂肪瘤通常无假包膜。

3）肾盂癌：很少引起肾轮廓的改变。肾盂癌的肾窦脂肪信号，肾盂、肾盏呈离心性受压移位改变。

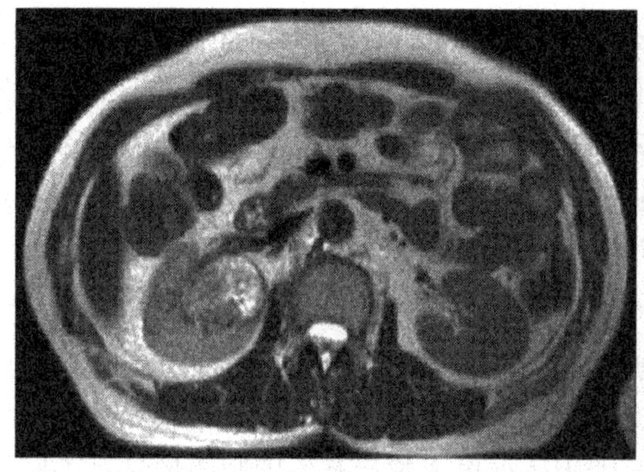
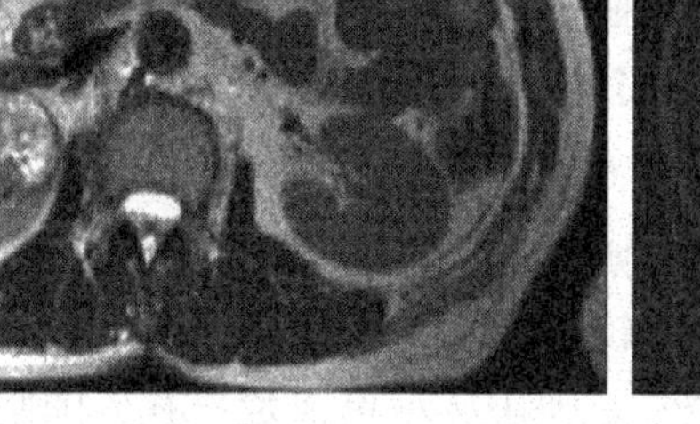

A. T_2WI(横轴位)　　B. T_1压脂

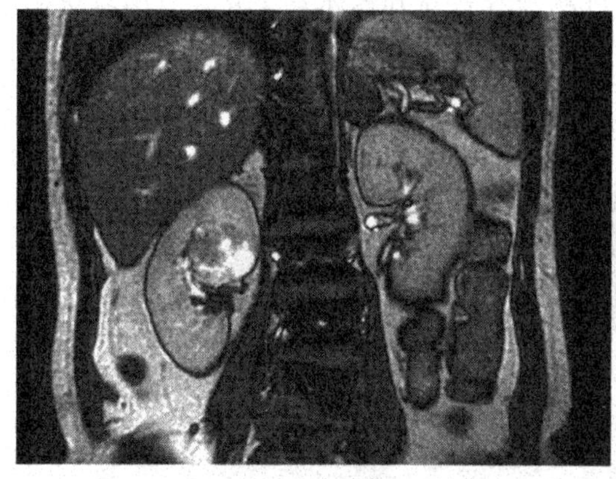

C. T_2WI(冠状位)

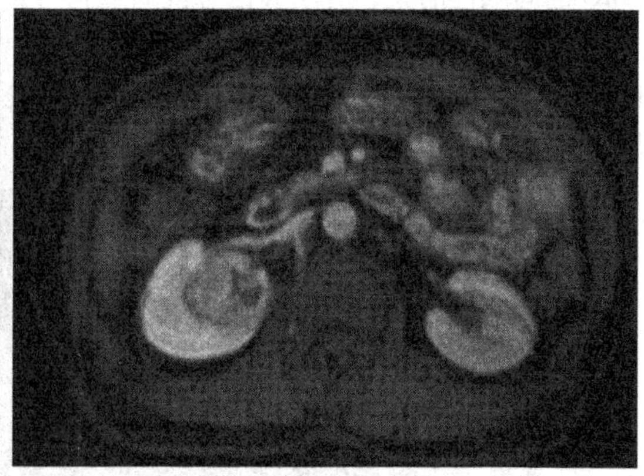

D. 增强扫描

图4－18　右肾肾癌

A. 横轴位 T_2WI 示右肾后部近肾门处见一类圆形长 T_2 异常信号灶，病灶边界欠清，内部不均，病灶向肾窦突出并压迫和推移肾窦及肾血管；B. 横轴位 T_1 压脂序列示病灶呈不均匀低信号改变；C. 冠状位 T_2WI 示病灶位于肾门上方，病灶内可见局部明显高信号区（坏死区）；D. 横轴位 T_1WI 压脂增强扫描序列示病灶呈轻度不均匀强化，病灶边界较平扫清楚

（二）肾母细胞瘤

儿童期单侧肾脏类圆形实质性肿瘤，边缘清晰、光滑。通常肿瘤信号均匀，T_1 加权像呈等或低信号，T_2 加权像呈高信号。少数信号不均，在 T_1WI 上呈不均匀低信号为主，部分见有囊变呈斑片状更低信号，部分见有出血呈斑片状高信号。在 T_2WI 上多呈不均匀等信号并间有斑片高信号为主，少数以囊性变坏死为主的呈极不均匀高信号并间有更高信号，部分可见低信号的分隔。瘤体的假包膜在 T_2WI 多呈边界清楚的完整环状低信号，少数假包膜被破坏呈不全的环状低信号。增强后瘤体边缘部与假包膜明显强化，实质部呈不均匀斑片状中度强化或不规则的网隔状强化。肾窦受累时可见肾盂肾盏变形、移位、扩张或消失。

鉴别诊断：本疾病应与神经母细胞瘤进行鉴别，后者多来源于肾上腺，钙化发生率较高，肾脏常受压变形、位置下移。

（三）肾脏肉瘤

瘤体边界大部分不清，在 T_2WI 小部分有假包膜呈线环状低信号。瘤内 T_1WI 呈不均匀等信号、略高信号为主，间有略低片状信号，T_2WI 呈不均匀略低或等信号为主，间有低信号与小斑片高信号。增强后瘤体轻度斑片状强化，程度低于肾组织，瘤内信号更显不均匀，与肾癌增强后改变相仿，说明血供丰富。肾窦受侵时，上部肾盂肾盏扩张、变形、移位。

（四）肾盂癌

可分为局限型和浸润型两种，局限型表现为肾盂或肾盏扩大，肾盂（盏）中出现与尿液不一致的无蒂肿块影，T_1WI 可见肿块信号较尿液稍高，T_2WI 可见与皮质信号相等或呈略高信号，在注射 Gd2DTPA 后，尿液呈高信号，肿块显示更清楚。其周围脂肪信号有不同程度移位。浸润型表现为肿瘤向肾实质内成偏心样浸润，侵及程度不一。T_1 加权像表现为 CMD 的局限性消失，可呈等信号或略低信号。肿块侵及肾盂和输尿管交界处可出现肾盂积水，但其信号较高，为等或短 T_1 信号，可能与局部蛋白增高或出血有关（图 4－19）。肾门、腔静脉周围可出现肿大淋巴结，血管受侵可形成瘤栓。MRU 可显示肾盂输尿管积水程度，并显示肿瘤位置、大小形态。

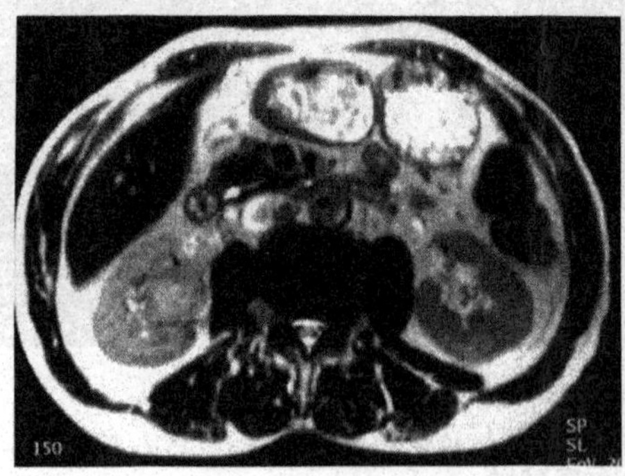

A. T_2WI

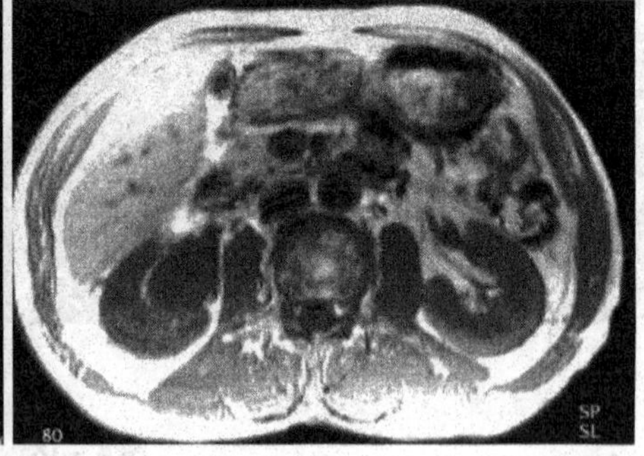

B. T_1WI

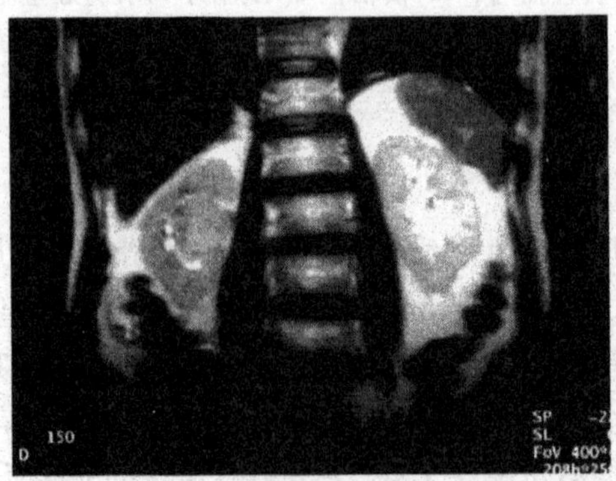

C. T_2WI

图 4－19　右肾肾盂癌

于右肾盂见一不规则形软组织肿块，局部肾窦内脂肪及其他结构明显受压并推至病灶周边，病灶内部呈不均匀略长 T_1（A）、略长 T_2（B）异常信号改变，冠状位 T_2WI（C）示病灶位于肾窦内，边界清楚

MRI 对肾盂肿瘤的主要诊断作用在于：MRI 可以判断常规的肾盂造影及增强 CT 出现的充盈缺损的性质，由于 MRI 的软组织分辨能力高于 CT，可发现 CT 上不易显示的等密度及低密度影；在肾癌分期方面 MRI 除可用于了解有无癌栓形成之外，由于其具有多平面直接成像的优点，对于了解肾癌与周围器官和结构的关系亦有较大帮助。

（五）肾转移瘤

肾转移瘤常为多发性和双侧性，病变多位于肾皮质，常在包膜下，单肾髓质也可发生转移。瘤体多呈球形、椭圆形或不规则形。肾外形增大，表面可呈分叶状，瘤体类圆形，体积大小不等，多表现为等或长 T_1，长 T_2 信号结节影，局部 CMD 消失。

五、肾良性肿瘤

（一）肾血管平滑肌脂肪瘤

肾血管平滑肌脂肪瘤（AML）主要由平滑肌、血管和成熟脂肪组织构成，MRI 对脂肪组织敏感，AML 中脂肪组织在 T_1WI 呈明显高信号，T_2WI 呈中等或较高信号。在脂肪抑制扫描中，脂肪信号明显衰减，易于与其他短 T_1 病变如出血、黑色素瘤以及小肾癌坏死区等鉴别。增强扫描肿瘤内血管平滑肌组织可明显强化，脂肪组织无强化。肾不典型血管平滑肌脂肪瘤的 MRI 表现具有多样性，无明显脂肪成分，病灶边界光整，T_2WI 病灶内可见与肌肉相似的稍低信号影，推测其病理基础可能是病灶内富含多核细胞或细胞分布密集。若 MR 梯度回波同反相位序列能检测到病灶内少量的脂质成分，可能有助于病变的定性诊断。肿块的囊变坏死区在 T_2WI 上为明显高信号，而在 T_1WI 上呈等、略低信号而非低信号，可能与肿块坏死后崩解的蛋白成分较多、水分较少有关。

（二）肾脏炎性假瘤

是一种肾实质非特异性增生性炎性病变，MRI 示肾实质内类圆形占位，边界清楚，突出肾轮廓外，T_1 加权像上呈混杂低信号，T_2 加权像上周围呈等信号，中央呈低信号，增强扫描不均匀强化，较正常肾组织信号稍低。

（三）肾脏血管瘤

肾血管瘤为先天性良性肿瘤。真性肾血管瘤多为海绵状，起源于血管内膜，呈芽状生长，将周围组织挤压成假性包膜，与外周血管没有支干相连。MRI 表现为长 T_1 等或略高质子密度、长 T_2 信号肿块，三者呈阶梯样改变，T_2 加权像常需调宽窗位观察。

（四）肾脏腺瘤

肾脏腺瘤可单发或多发，可发生在双侧，与肾细胞癌并存。一些腺瘤有中心瘢痕，组织学上为白色纤维组织。有人提出腺瘤诊断标准：有完整包膜；肿瘤直径 <3cm；无坏死、出血及细胞退变；肿瘤局限在肾皮质，无转移。MRI 表现为 T_1 加权像上为等信号，T_2 加权像为低信号。

（五）肾脏脂肪瘤

起源于肾内的脂肪细胞，常有完整包膜。MRI 表现与血管平滑肌脂肪瘤类似，多为单侧，边界清晰，呈与脂肪一致的短 T_1 略长 T_2 信号，信号强度均匀，脂肪压缩序列呈低信号。分化好的脂肪肉瘤直径常大于 5cm，分化差的脂肪瘤或肉瘤可表现为不规则的软组织肿块，无脂肪信号，脂肪抑制像为略高信号。

六、肾外伤

肾外伤分为开放性损伤和闭合性损伤。开放性损伤见于子弹、刺刀、匕首等损伤。闭合性损伤原因较多，如直接暴力撞击、跌落、交通事故、运动时被他人或球类撞击等。此外，肾病理条件下的自发性破裂、医源性肾损伤都属于闭合性损伤。根据肾损伤的程度将肾创伤分为4型：①肾挫伤，主要变化为肾实质内水肿和小灶性出血。②不完全性肾裂伤，肾实质及肾盂裂伤为部分性，可有肾内血肿或包膜下血肿。③完全性肾裂伤，即实质贯穿性裂伤，严重时肾破裂成数块组织，肾盂严重裂伤，肾内、外常有大量出血并尿液外渗。④肾蒂损伤，为肾蒂血管破裂或断裂。

（一）肾实质损伤

以暴力强度着力点或穿刺损伤的程度不同分为三类。①肾皮质小撕裂伤，肾皮质中断，如裂纹状可伴有包膜下或肾周血肿。②较大的撕裂伤，可伴有腹膜后血肿，但无尿外渗。③较大的撕裂伤合并尿外渗。MRI 可显示 CMD 的断裂部位及程度和血肿范围，并可显示肾血肿，可为临床提示手术止血部位。亚急性期血肿信号强度不均匀，T_1 加权像为外周高、中间等低信号，中间信号可混杂，T_2 加权像呈高信号。

（二）肾周围血肿

肾包膜下血肿最常见，MRI 表现为血肿在肾外周与肾周脂肪之间，成梭形，局部肾皮质呈弧形受压。肾周脂肪呈短 T_1 信号，肾呈低信号，血肿介于二者之间，血肿周围可见一圈化学位移黑线。肾周脂肪在 T_2 加权像上表现为中等高信号，血肿信号不衰减仍为高信号，二者之间的化学位移伪影为黑色环状。肾周血肿局限于肾周筋膜内，因肾裂伤慢性渗血及渗液，肾周血肿常为混杂信号。当大量血液积聚时可呈透镜状，向外突出，肾受压向前向上移位，血肿可向髂窝内和盆腔处扩散。

（三）肾盂损伤

全肾撕裂时，肾盂肾盏损伤引起尿液外渗到肾周间隙产生含尿囊肿，信号均匀，呈长 T_1 长 T_2 信号，合并出血时囊内也可呈多种多样的信号强度。若渗尿引起腹膜炎症，则肾周脂肪 T_1 加权像信号减低，脂肪抑制像信号强度增高。

（四）肾蒂损伤

输尿管在与肾盂交界处断裂，大量尿液积聚在肾门，呈长 T_1 长 T_2 信号，流空效应消失是动脉损伤的主要表现，MRA 和 MRU 对血管损伤和输尿管损伤的诊断有帮助。

七、移植肾

磁共振成像以其优良的软组织对比，快速成像的扫描技术，以及无肾毒性的造影剂的应用等诸多优点，为移植肾形态学及功能评估的一体化提供了可能。

移植肾的正常表现与正常人肾形态、信号相同。

MRI 异常表现包括：肾移植术后主要的异常表现有排异反应、急性肾小管坏死（ATN）、环孢素肾毒性（CN）、移植体血管并发症、吻合口狭窄或瘘、出血和淋巴异常增生（PTLD）等。

1. 排斥反应　移植肾排斥反应 MRI 改变的病理基础是肾皮质内肾小球及间质细胞浸润及水肿引起 T_1 延长，T_1WI 上皮质信号降低导致 CMD 模糊甚至消失。间质水肿、肾集合系统压力增高所形成的压迫及排异反应的直接破坏均可使肾内血管减少或消失。组织缺血可致肾窦脂肪减少或消失。通常在发生急性排异反应 72～96h 后才出现 MRI 异常，且随发病时间的延长 MRI 表现越趋明显。文献认为，CMD 消失、肾窦脂肪消失及 1 级肾血管可作为急性排异反应（AR）的可靠性诊断标准；CMD 模糊、肾窦脂肪减少及 2 级肾内血管，结合临床资料有肾功能改变者也可诊断急性排异反应。

（1）急性排异 MRI 影像分为三类：轻度，移植肾的大小正常，CMD 减弱但仍存在。中度，肾脏增大，前后径小于横轴径，CMD 消失。重度，肾脏显著增大呈球形，无 CMD 显示，肾实质内有低信号。肾窦脂肪信号显示不清，严重者可合并肾周感染。

（2）肾实质内的血管形成分类：3 级，血管显示直到皮质；2 级，血管显示在肾实质内未到达皮质；1 级，血管仅在肾窦内显示；0 级，在肾实质或肾窦均无血管显示。当 CMD 正常时，肾实质内血管性成为 1 级或 0 级，应怀疑移植肾排异。

2. 急性肾小管坏死　急性肾小管坏死（ATN）的 MRI 表现存在争议，其 CMD 有 2 种不同的表现，一种是 CMD 存在甚至更清晰，其原因可能是髓质水含量比皮质升高明显；另一种是 CMD 降低甚至不清晰，但其发生概率及降低幅度较急性排异反应低，其原因可能是髓质肿胀导致皮质血流灌注降低进而引起皮质水含量升高。ATN 同样可引起肾内血管及肾窦脂肪减少。

3. 环孢素肾毒性　发生环孢素肾毒性时 CMD 一般均存在，即使不清晰也比急性排异反应明显。有作者提出如果移植肾 MRI 表现正常，而临床有肾衰竭表现则提示 CN。

4. 移植体血管并发症　移植体血管并发症包括吻合口狭窄、血栓形成或闭塞及动脉瘤破裂等，常是移植失败的重要因素。MRA 可直观准确地显示血管及移植体血运情况，与 DSA 相比，其准确率可达到 90%，而且 MRA 无创，无碘对比剂的毒副作用。动态 Gd－DTPA 增强 3D MRA 所显示的血管及其分支的图像质量可与 DSA 媲美。对比增强 MRA（CEMRA）需根据患者的具体情况选择合适的对比剂剂量及团注流率。在患者一般情况较好时可用 30ml Gd－DTPA，流率为 3ml/s。最好应用智能化追踪技术，以便准确显示移植体的动脉相及静脉相。应用 Gd－DTPA 后的 3D MRA 能更好地显示动脉，尤其是末端分支。但静脉的信号强度也增强，可应用表面重建技术来区分动静脉。当有明显血管狭窄时，3D MRA 表现为信号丢失。若患者在检查时运动或团注对比剂后扫描时相选择不准确，3D CE MRA 可能对血管解剖显示欠佳，而 3D MRA 不会受此影响。3D CE MRA 与 3D MRA 结合可相互佐证，提高诊断的准确性。

5. 其他术后并发症　其他移植术后并发症包括含尿囊肿、淋巴囊肿、脓肿及血肿，均可在 SE T_1WI 及 T_2WI 上清楚显示，必要时可加 FLAIR 序列以判断其成分，增强扫描可帮助明确诊断。并发尿瘘时 MR 水成像可显示瘘口及瘘管。对于移植体的 MR 水成像方法与常规水成像方法有所不同，考虑到盆腔肠道及术后可能有渗液，故应准确选取水成像的范围，定位线尽可能和输尿管走行一致，以减少盆腔液体及肠道信号对输尿管显示的干扰。

6. 动态增强扫描（CE－dMRI）　对移植肾功能的评估动态 Gd－DTPA 增强 3D MRA 原始图像可作为移植体动态增强资料分析。存活的移植肾动态增强表现为开始皮质信号强度快速上升而后髓质信号强度上升。肾 AR 时皮质及髓质的时间 - 信号强度曲线峰值均降低，峰时延长。ATN 时皮质及髓质的时间 - 信号强度曲线峰值降低及峰时延长均较轻微或正常。CN 时曲线低，无峰值，皮质及内、外髓曲线以一定间距平行。故动态增强可鉴别 AR、ATN 和 CN。在梯度回波 CE - dMRI 影像上，Gd - DTPA 的肾灌注可分为 4 期，即皮质期、CMD 期、髓质期、肾盂期。移植肾功能不全的患者 CE - dMRI 及 MRI 图像上，内髓集合管、肾盏、肾盂的信号强度降低均不明显。正常移植肾内髓集合管、肾盏、肾盂区的信号改变呈双相表现，是肾小球滤过、水重吸收和 Gd - DTPA 浓度的综合反映。因此移植肾功能不全时所见单相表现，考虑与肾小球滤过减少，肾小管浓缩功能损伤有关。

（祁建军）

第四节　超声检查

超声是泌尿系统常用的一种影像学检查方法。优点是非侵袭性、花费低、分辨率高，并且不用注射有肾毒性的造影剂，不需要对患儿制动。目前灰阶超声能够提供很好的细节和分辨率，多普勒超声检查可用于评估血液供应情况。尽管超声本身具有一定局限性，且检查结果依赖于操作者的技术经验，但它仍然是肾脏疾病检查的最佳方法。

超声探头（换能器）内的晶体产生超声波发射到人体内，当超声波遇到不同组织或界面时被反射回探头，探头和超声装置将返回的信息转变为可视的组织图像。探头发射频率增加时，图像分辨率随之增加，但超声波穿透深度减少。多普勒超声依赖物体移动如血流变化时产生的超声波变化而产生图像，当超声波遇到流动的血液细胞时，它以不同的频率被反射回来，这样就能评估血流情况。超声检查除用于检查外，还有定位、引导等辅助介入性操作的应用，如术中肾结石定位、经皮肾穿刺引导、ESWL 超声定位等。

正常肾脏随扫查方式不同可呈圆形、卵圆形或豆形。由于肾被膜与肾周脂肪产生的回声不同，肾脏轮廓很容易显示，这样就可评估肾脏的大小。肾的被膜为强回声线影，清晰、光滑。外周的肾实质呈均匀弱回声，内部的肾锥体为三角形或圆形低回声，由于肾髓质锥体的回声通常比皮质低，并且肾髓质与肾窦脂肪毗邻，因此超声也能分辨肾皮质和髓质。中心的肾窦脂肪则呈不规则形强回声，这部分区域还包括肾盂、肾动静脉分支和淋巴系统。

肾脏超声对了解肾实质异常、区分囊实性结构及评估肾积水是一种极好的检查手段，也可检测肾血管内径及肾静脉瘤栓。单纯性肾囊肿是圆形、界限清楚的无回声区域，并且后壁有亮度增强的透射通过区域。超声联合 IVU 可用于血尿的检查。它对判断移植肾功能和先天性异常也有帮助。通过强回声伴声影的超声图像可以确定结石。多普勒超声可以用来评估肾血流的异常、肾血管定位，有助于确定肾动脉狭窄和肾血管性高血压。

一、重复肾

重复肾是胚胎期输尿管芽分支过早或过多所致。重复的上肾一般较小，两肾多融为一体，仅表面有浅沟，输尿管可部分重复或完全重复，连接上肾的输尿管往往异位开口，且常伴有狭窄。异位开口的狭窄引起输尿管扩张及肾积水。男性患者早期多不出现症状，直到积水巨大而触及包块时方才就诊。

（一）超声表现

（1）体积增大，表面可呈分叶状。

（2）集合系统改变，可显示上下排列的两个正常集合系统（图4－20）；部分上肾集合系统可有程度不同的分离，重者仅显示一无回声区。

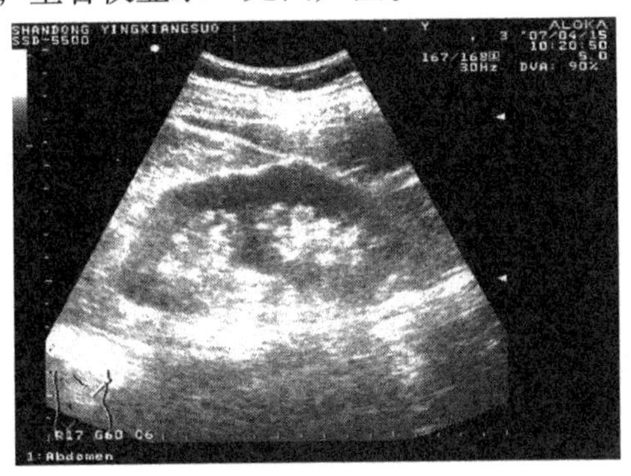

图4－20　左侧重复肾USG表现

（3）输尿管改变，重复肾的输尿管可显示正常，伴有下端狭窄者，可有与上肾积水续接扩张输尿管的管状无回声。

（二）鉴别诊断

1. 重复肾与双肾盂　后者肾的大小、形态正常，没有重复的输尿管显示，亦不出现上部肾集合系统分离征象。

2. 重复肾与肾囊肿　两者不同的是肾囊肿呈圆形或类圆形，其下方不显示肾盂与续接输尿管的“漏斗”样无回声。

二、融合肾

本先天异常系早期肾胚上升时发生融合，往往并发旋转异常或交叉异位。融合肾有对侧融合和同侧融合之分。对侧融合通常称为马蹄肾，为融合肾的常见类型，是指两侧肾的上极或下极融合，后者占90%以上，融合肾的融合部多位于腹主动脉和下腔静脉前方。同侧融合又有横过型融合肾之称，两肾位于同一侧，并融合成一个肾，颇似重复肾。另外还有少见的“S”形肾和团块肾。其超声表现如下。

（一）马蹄肾

1. 形态大小　肾的形态失常，呈蹄铁样，两肾下极相互向内侧伸延，多在中线处融为一体。体积可略增大。

2. 融合部回声　融合部在中线处腹主动脉和下腔静脉前方显示，横切时为一宽带状实性低回声连与两肾；纵切时呈一椭圆形低回声，后方与腹主动脉和下腔静脉紧依。

3. 肾轴向改变　正常肾位于脊柱两侧呈“八”字样排列，由于融合的双肾下极贴近脊柱，双肾的纵轴与脊柱平行或呈倒“八”字形。

4. 肾门的改变　马蹄样融合肾的肾门多朝向前方。

（二）横过异位融合肾

1. 形态大小　横过异位融合的肾脏上下径明显增大，左右径亦相对加大；形态饱满，表面可有分叶状切迹。

2. 集合系统回声　上下径拉长的肾切面内可见上下排列的两个集合系统，合并积水者可出现无回声。

3. 对侧与输尿管开口　对侧探测不到肾声像图；同侧融合肾的两输尿管开口位置正常。

（三）“S”形肾

1. 肾的位置　两肾位置高低相差悬殊，一侧肾的位置正常，另一侧低达盆腔。

2. 融合处回声　由于一侧肾的下极和对侧肾的上极融合，融合处的声像图表现与马蹄肾类同。

三、肾囊肿

肾囊肿多是由于实质内各段肾小管及集合管的发育异常，继而发生扩张所致。部分与后天因素有关。临床症状取决于囊肿的大小、位置及是否伴有出血、感染等因素。

（一）超声表现

肾囊肿可因其大小、数目及是否伴有分房、出血、感染、囊壁钙化和囊内含有物（钙乳、胶冻、胆固醇结晶）的不同而各异。

（1）肾的大小与形态，小的囊肿一般不引起大小和形态变化，大而多者可有局部的外凸、增大，形态不规则。

（2）囊肿的回声，多位于肾的实质部，囊肿呈圆形或类圆形，囊壁光滑、整齐而菲薄，囊壁如发生钙化时，回声可增强变厚。单纯囊肿的囊内为无回声，若合并出血、感染时内见有细点状或点条状回声；沉积于囊内后壁处的点状强回声伴有或不伴有彗星尾征者为含有钙乳的囊肿；而强回声贴浮于囊肿前壁者多是含胆固醇结晶囊肿；囊肿的后方回声增强。

（3）囊肿位于集合系统内或周缘区的称为肾盂旁囊肿，囊肿与肾盂盏相连通者又称为肾盂源性囊肿。

（4）囊肿较大或其位于肾门区时，可有相邻器官的推压移位、肾积水征象。

（二）鉴别诊断

1. 出血、感染囊肿与肾肿瘤　前者正常增益状态下隐约见有点状回声，有清晰光滑的囊壁，后方可有增强效应；肾肿瘤者正常增益时就呈明确的实性回声，可有或没有具体的强回声边缘，后方多无增强效应。难以区别者可行超声导向下穿刺活检。

2. 肾盂旁囊肿与肾积水　肾盂旁囊肿呈类圆形位于局部，不累及整个肾盂；后者形态不规则，可分布整个盂盏，部分病例可见续接扩张的输尿管。

3. 肾囊性、囊实性肿瘤与肾囊肿　囊性肾癌囊壁厚而不规则，囊内可有众多的纤细分隔，间隔厚薄不一，可有动脉血流信号；肿瘤液化所致的囊肿样回声，仍以实性成分为主，而且多有既厚又不规则的囊壁，鉴别并不困难。

四、多囊肾

多囊肾是一种较常见的先天性遗传性疾病。分成人型和婴儿型两类。多为双侧性，单侧少见。成人型肾体积显著增大，内布满大小不等的囊肿。婴儿型多囊肾囊肿甚小，呈海绵状，可有较多的纤维组织。成人型多在 40～60 岁出现腹块、腰痛、血尿及高血压等症状；

而婴儿型多在出现症状后3个月死亡。

(一) 超声表现

1. 肾形态大小 肾体积显著增大，边缘高低不平，形态不规则。

2. 肾实质回声 实质内布满散在的大小不等、圆形或类圆形无回声，大小相差悬殊，小者如针尖，大者如儿头，囊间组织光点粗大，回声增强，此为众多微小囊肿之回声。除位于最后方囊肿具有增强效应外，其前的囊肿后方无增强效应。婴儿型多囊肾，因囊肿太小，超声不能显示，仅能显示肾体积的增大，回声增强，光点粗大（图4－21）。

3. 肾集合系统回声 肾集合系统受压、拉长、变小甚者消失。

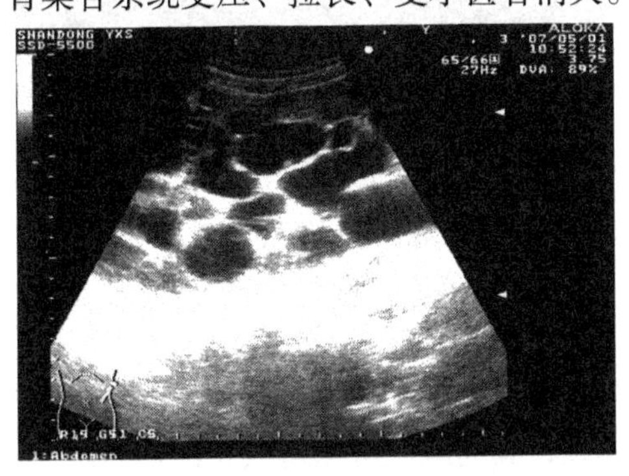

图4－21 左侧多囊肾USG表现

(二) 鉴别诊断

1. 多囊肾与肾多发囊肿 前者囊肿众多，囊间显示不出真正的肾实质结构，而后者囊肿仅数个或数十个，囊间可清晰见到肾实质结构，以资较易鉴别。

2. 多囊肾与肾积水 重度积水者肾体积增大，实质菲薄，内呈多房状，数目限于盂盏的多少，房腔相互通连，与前者鉴别并不困难。

五、肾结核

肾结核在泌尿生殖系结核中最为常见，也是最先发生的，然后蔓延到输尿管、膀胱、前列腺、附睾等处。病理上可分为：结节型、溃疡空洞型和纤维钙化型三类。临床主要表现为尿频、尿急、尿痛等膀胱刺激症状。

(一) 超声表现

1. 肾形态大小 轻型结核多无变化，重者体积增大，形态失常。肾被膜多不规则。

2. 不同时期的超声表现 早期局限于盂盏的结核，常表现为集合系统分离的无回声干酪空洞期显示为局部不均匀性强回声或内有光点的无回声，其边缘厚而不规则，后方可见增强效应；病情进展，异常回声范围增大，数目也增多，整个肾区见有团块状甚强回声，后方伴有声影（图4－22）。

3. 伴发征象 结核累及输尿管时，管腔不同程度地不规则扩张，管壁增厚，回声增强；累及膀胱时，轻者膀胱壁毛糙增厚，体积不同程度地缩小，重者明显变小而挛缩。若波及对侧输尿管时，可致其扩张积水。

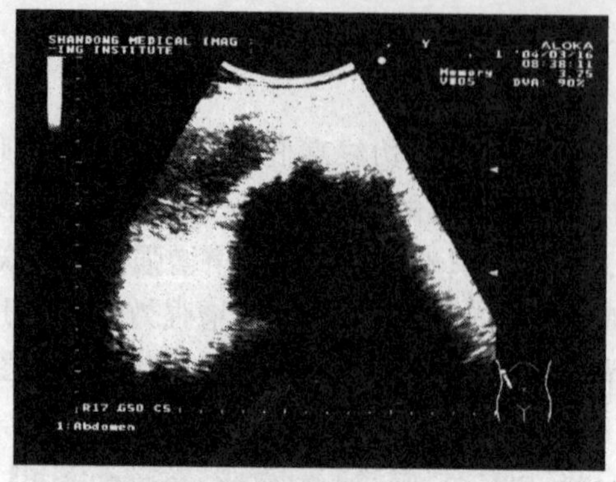

图 4－22　右肾结核 USG 表现

（二）鉴别诊断

1. 肾结核与肾囊肿　结核空洞与囊肿虽均示为无回声，但后者边缘不清或虫蚀状，囊内布有斑点状强回声，CT 值较高；而后者囊壁纤薄而光整，囊内多为无回声，CT 表现为水样密度。

2. 非结核性肾积水与结核性积水　前者积水的盂盏壁清晰光滑，积水内透声多良好，而后者盂盏壁不清或显示厚强，其周缘区可见斑点状甚强回声，可做出鉴别。

六、肾结石

肾结石是泌尿外科的常见病。多数结石的化学成分主要为草酸钙和磷酸钙。结石大小不等、数目不定，形如桑葚或鹿角状。腰痛和血尿是肾结石的常见症状。

（一）超声表现

（1）肾集合系统内可见有斑点状、团块状强回声，大的结石可呈新月形或弧带状。5mm以上的结石多伴有后方声影。

（2）肾盂内较大的结石或输尿管结石可引起输尿管的扩张和肾集合系统的分离而形成无回声（图 4－23）。

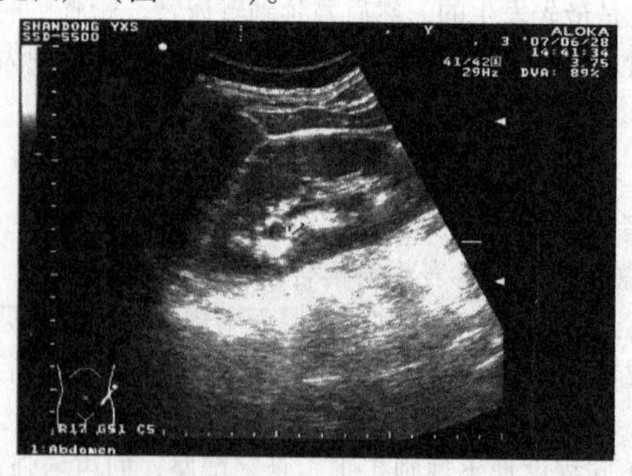

图 4－23　左肾结石并积水 USG 表现

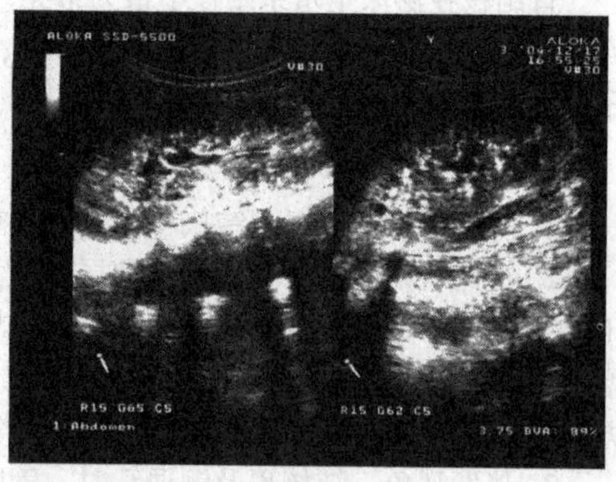

图 4－24　海绵肾结石 USG 表现

（3）海绵肾结石、肾钙质沉淀症及痛风结石细小，均在肾锥体内分布，后多不伴有声影（图 4－24）。

（二）鉴别诊断

1. 肾内钙化灶与肾结石　前者多位于肾实质内，更多见于被膜下，呈斑片状；而后者位于肾集合系统内或其边缘部，上方或一侧可见有无回声。两者鉴别并不困难。

2. 肾钙乳症囊肿与肾结石　肾钙乳存在于囊肿内或积水的盂盏内，实际上就是泥沙样结石，但位于囊肿内者与肾盂盏不通连，禁止碎石和排石治疗。因此须加以鉴别，钙乳症囊肿多位于肾实质内，钙乳存在于大小囊肿内的后壁处，呈甚强回声，伴有或不伴有彗星尾征，若能想到此病即能做出鉴别。

3. 肾窦灶性纤维化、正常集合系统结构与肾结石　直径小于3mm或5mm的小结石，假阳性率和假阴性率都很高，易与前者混淆。后者多位于下极，呈甚强回声，多切面探测均呈类圆形，部分可有浓淡不一的声影；而前者多呈短线状，多切面探测可拉长，回声也较结石低，可做出鉴别。

七、肾积水

肾积水为尿路发生梗阻后，尿液自肾脏排除受阻，造成肾盂内压力增高及肾盂肾盏扩张，最终导致肾实质萎缩及肾功能的损害。梗阻可发生在尿路的任何部位。上尿路的梗阻多为炎症、结石、损伤及肿瘤等，下尿路的梗阻常见的是前列腺增生、尿道狭窄、膀胱肿瘤及结石等。肾积水的主要临床表现为肾区胀痛，腹部可触及包块。

（一）超声表现

1. 肾形态大小　轻度积水肾形态及大小正常，中度以上肾积水，肾体积增大，形态饱满。

2. 集合系统回声　肾积水表现为集合系统的分离扩张，内为宽窄不一的无回声，后方见有声增强效应。集合系统分离无回声的大小及形态与积水的程度密切相关，从轻到重依次可呈菱角形、烟斗形、花朵形（图4－25）、调色碟形及巨大囊肿形。

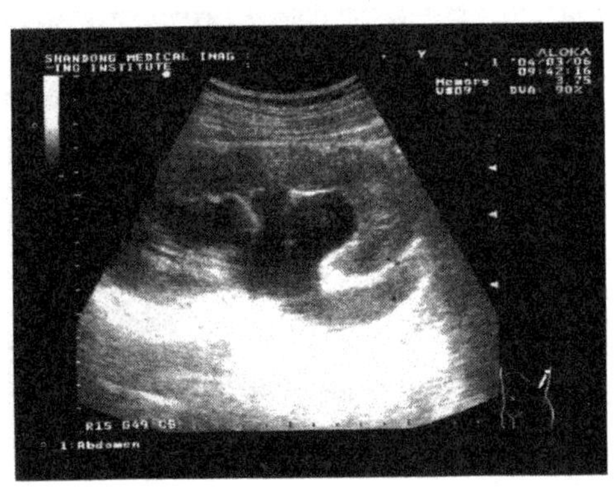

图4－25　左肾积水USG表现

3. 肾实质回声　轻度积水肾实质可无明显变化。中度以上的积水者，肾实质不同程度的变薄。

4. 输尿管回声　梗阻部位发生在输尿管时，近段的输尿管扩张而呈宽窄不一的管状无回声，上端与肾积水的无回声相连通。

5. 梗阻病变回声　除显示输尿管、肾积水声像外，亦可显示引起梗阻病变相应表现。

（二）鉴别诊断

1. 生理性分离与肾积水　前者常见于短时间大量饮水、膀胱过度充盈、妊娠期及解痉类药物所致的集合系统分离，此类分离程度一般较轻，前后径多在15mm以下，呈现无张力平行的带状无回声，多次排尿片刻后探测，积水暗区显著变小或消失。而后者分离较宽，形态饱满，排尿后无变化等是两者的主要鉴别点。

2. 肾盂旁囊肿与肾积水　两者主要鉴别点在于肾盂旁囊肿虽位于集合系统内或其边缘区，但呈孤立存在的类圆形，偶尔引起积水时，其程度轻且多为局限性，反复探测未发现有肾盂及输尿管的异常回声。

八、肾血管平滑肌脂肪瘤

肾血管平滑肌脂肪瘤，又称为良性间叶瘤、错构瘤，是肾脏常见的良性肿瘤。其构成为成熟的血管、平滑肌和脂肪组织，瘤体易出血，多位于被膜下。临床上分两种类型，一种为双肾多发伴结节硬化病，属常染色体显性遗传性疾病；另一种为单发，不遗传、无结节硬化病。多无明显的临床症状与体征。

（一）USG表现

1. 肾形态大小　较小的瘤体多无肾形态大小的异常改变，若瘤体大、数目多时，肾局部不规则增大，形态可不规则，甚者形态失常。

2. 瘤体的回声　肾实质内见有单个或多个类圆形大小不等、强回声结节，边界清晰，内分布均匀（图4-26），回声虽强，但后方却无声衰减，瘤体多位于肾的表面或近于表面。部分瘤体大，内呈强低不一的多层状洋葱样回声，低回声为肿瘤出血所致。

3. 集合系统改变　瘤体小而少的患者集合系统显示正常，大而多者，肾集合系统可见不同程度的受压推移征象。

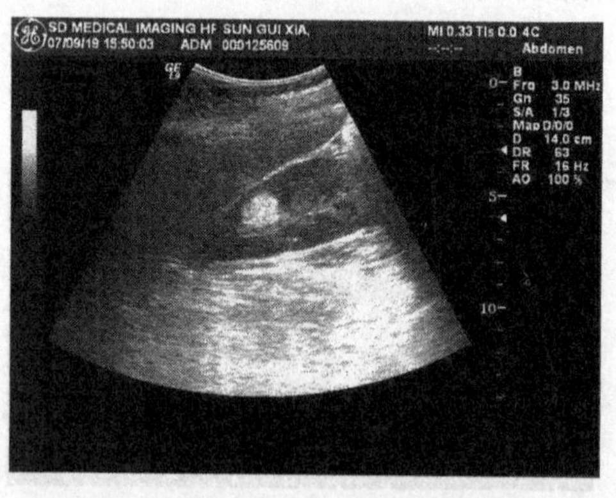

图4-26　右肾血管平滑肌脂肪瘤USG表现

（二）鉴别诊断

1. 肾癌与血管平滑肌脂肪瘤　小的肾癌回声虽也显示增强，但与后者相比要弱，边缘也不如血管平滑肌脂肪瘤清锐，CDFI可检出动脉血流，并有较高的最大峰值速度和阻力指数。CT则表现为动脉期均匀强化等，以资可做出两者间的鉴别。

2. 肾脂肪瘤与血管平滑肌脂肪瘤　肾脂肪瘤呈中等偏低回声，与肾周脂肪回声相近，常位于肾周或肾集合系统内；CT 表现为脂肪组织密度；MRI 脂肪抑制技术肿块呈低信号，以上征象较特异，因此鉴别诊断并不困难。

3. 肾腺瘤与肾血管平滑肌脂肪瘤　肾腺瘤多位于肾的表面，直径多在 10mm 以下，超声常不易发现；CT 与 MRI 因分辨力高常能检出，其瘤体内无脂肪密度、一致性均匀强化和脂肪抑制技术后呈现高信号为两者的主要鉴别点。

九、肾癌

肾癌即肾细胞癌，占肾肿瘤的 85% 以上。肾癌根据所含细胞成分的不同，又分为透明细胞型、颗粒细胞型和未分化型三类。依据癌细胞的排列构型又有肾腺癌和肾乳头状腺癌之分。

肾癌多见于 40 岁以上的成人，大多发生于一侧，偶见有双侧发病者。瘤体大小不等，直径多为 3 ~ 5cm，自断层影像应用于临床以来，直径 3cm 以下的肾癌时有发现。瘤体有假包膜，切面多为黄色，呈分叶状。较大的瘤体中央可有坏死囊变区，偶含有钙化物。囊性肾癌也有报道，占肾癌的 5% ~ 7%。癌肿侵入肾盂盏可出现血尿。肾癌的转移途径主要为血行转移。无痛性肉眼血尿是肾癌最早出现的症状。

肾癌的 Robson 分期为：Ⅰ期，肿瘤局限于肾包膜内；Ⅱ期，肿瘤穿破肾包膜侵犯肾周脂肪，但局限在肾周筋膜以内；Ⅲ期，肿瘤侵犯肾静脉或局部淋巴结，有（无）下腔静脉、肾周脂肪受累；Ⅳ期，有远处转移或侵犯邻近器官。

（一）超声表现

1. 肾形态大小　较大瘤体者，肾局部增大，轮廓外凸，边缘清晰或模糊不清，形态不规则。

2. 肾实质回声　肾实质内见有类圆形大小不等的团块回声，边界多清楚。内部回声不一，小者多呈略强回声，中等大小者多呈略低回声（图 4 - 27），较大的多呈不均质回声。囊性肾癌者，囊壁较厚，内多有众多密集的分隔。

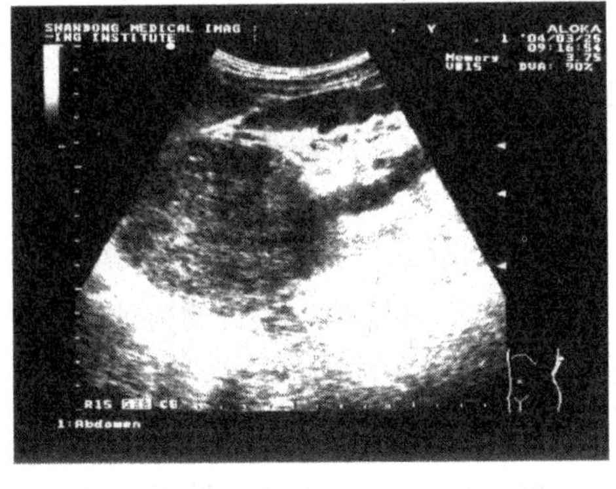

图 4 - 27　左肾癌 USG 表现

3. 肾集合系统回声　较大的瘤体可致集合系统的局部推压移位，边界清晰或模糊，少数可出现部分肾盏的扩张积水表现。

4. 其他征象　肾癌的晚期，局部与邻近组织器官界限不清，肾门区及腹膜后见有多个大小不等的类圆形肿大淋巴结回声；肾静脉或下腔静脉局限增宽，内可见实性结构的癌栓回声。

5. CDFI 表现　肾癌的血流图可有以下 4 种表现：抱球型、星点型、丰富型及少血流型，前三类常见于直径 3 ~ 4cm 的中等大小的肿瘤；少血流型常见于≤2cm 的小肿瘤和≥5cm 的大肿瘤。

（二）鉴别诊断

1. 肾脾侧隆起与肾肿瘤　肾的脾侧隆起有时易与肿瘤性病变相混，前者都是在冠状切面显示，位置恒定，都在肾中部的外侧，回声与周围的肾组织一样，肾集合系统不受压。CDFI 见于局部血管分布走行正常，易于肾肿瘤鉴别。

2. 肾血管平滑肌脂肪瘤与肾癌　两者瘤体较小时不易区别，但肾癌边界不如肾血管平滑肌脂肪瘤清晰锐利，瘤体的回声也略低，CDFI 显示的血流信号也多；CT 片显示的脂肪密度和 MRI 的压脂抑制技术具有特异性，多种影像检查的综合应用，鉴别诊断就不困难。

3. 肾囊肿合并感染、出血、胶冻样与肾癌　前三类囊肿囊壁多呈清晰、连续、光整，囊内尽管有回声，但低而不实，其后方总有程度不同的增强效应。既是囊性肾癌，也有其不同之处，主要鉴别点在于厚而不规则的囊壁，小而众多的间隔。

十、肾母细胞瘤

肾母细胞瘤又称为肾胚胎瘤或 Wilms 瘤。绝大多数发生于小儿，2 ~ 4 岁最多见。多是单侧发病，双侧发病率仅占 4.4%。瘤体一般较大，呈类圆形，有假包膜，与肾组织界限清楚。切面灰白色，可有变性、坏死和出血。亦有囊性肾母细胞瘤的报道，肾母细胞多位于囊间隔处。转移途径主要淋巴和血行，可在肾门淋巴结、肺及肝等处发生转移。瘤体一般不侵及肾盂，因而极少出现血尿。偶然发现腹部肿块为肾母细胞瘤的最早症状。

（一）超声表现

1. 肾形态大小　肾体积局限性显著增大，瘤体大者难以显示被推挤的肾组织。其边缘清楚，形态失常。

2. 瘤体的回声　增大肾轮廓内见一较大的类圆形团块，边界清楚。内回声不均，可有斑片状略强回声或类圆形低回声，少数瘤体整体可呈低回声。

3. 集合系统回声　集合系统受压变小甚者消失，部分患者可见受压盂盏积水分离的无回声区。

4. 转移征象　淋巴结转移者，肾门区可见数个大小不等类圆形低回声结节。

5. CDFI 显示　瘤体的周边及内部可见较为丰富的血流信号，呈抱球状或簇状，并引出动脉频谱，其收缩期峰值速度和阻力指数均较高。

（二）鉴别诊断

1. 肾上腺神经母细胞瘤与肾母细胞瘤　两者都见于小儿，影像表现也相差无几，因此须加以区别。前者仅是对肾脏的推压，病灶与受压的局部界限尚清楚，肾脏推向外前方，肾轴向多发生改变。而后者瘤体与肾界限不清，肾盂盏不仅是受压，而且变形或消失。CDFI 可见瘤供血管为肾血管的延续，以资可做出鉴别。

2. 肾脏其他肿瘤与肾母细胞瘤　前者在小儿期极少见，因此，在小儿期肾脏较大的肿瘤，一般来讲，不是肾母细胞瘤就是神经母细胞瘤。

十一、肾盂肿瘤

肾盂肿瘤的发生率较肾实质肿瘤为低，占肾脏肿瘤的5%～26%。肾盂肿瘤75%～85%为移行上皮细胞癌。由于移行上皮乳头状瘤术后极易复发和癌变，因此把该类肿瘤列入低度恶性或Ⅰ级乳头状癌。肾盂肿瘤多见于40岁以上的男性。肿瘤可广泛浸润性生长，也可发生输尿管和膀胱的种植转移，如累及肾盂盏或输尿管时，可引起积水。间歇性无痛性肉眼血尿和肾区的疼痛是肾盂癌的最常见和最早的症状。

（一）超声表现

1. 肾形态大小　小的肾盂肿瘤，肾形态大小正常；较大的肿瘤可致形态饱满。

2. 集合系统回声　集合系统某一区域分离，相应部位见一椭圆形实性低回声结节，边界不清，内回声多均质。合并积水时，结节可回声增强，其周围可见积水的无回声。

3. 输尿管与膀胱表现　若肿瘤转移至输尿管或膀胱时，可有输尿管的扩张积水和膀胱内实性结节回声。

（二）鉴别诊断

1. 肾盂肿瘤与肾柱肥大（肾实质连接反常）　后者为胚胎早期两个亚肾融合处的残存物，并非“肾柱肥大”，在声像图上表现为：①肾窦中部外侧见一锥状或乳头状与肾实质等回声区，集合系统侧方压迹。②局部肾表面无隆起。③低回声区与肾实质无分界，与推压的集合系统分界清楚。④低回声区的长径小于3cm。⑤CDFI见局部的血管走行分布正常。⑥临床上无镜下或无痛性肉眼血尿。上述征象与肾盂肿瘤不同。

2. 肾盂肿瘤与肾癌　后者多位于集合系统以外的肾实质，瘤体回声较前者为强，CDFI显示肾癌血流丰富，呈抱球征或火球征。而肾盂肿瘤者缺少此征，故鉴别困难不大。

3. 肾盂肿瘤与肾盂内血块　两者有相似之处，不易区别。肾盂内血块回声较肿瘤略强，四周推压的边界清晰，并有积水时可随体位的变化而位移。CDFI表现为无血流信号。CT强化扫描血块不强化。多数病例可做出鉴别。

十二、肾外伤

肾外伤由于各种致伤原因的不同，损伤的程度复杂多样。根据损伤的程度常分为：肾挫伤、肾部分裂伤、肾全层裂伤、肾破裂及肾蒂断裂五种类型。

肾外伤的症状与外伤的程度有关，主要的症状有休克、出血、血尿及疼痛与肿块。外伤可引起早期的出血，晚期的感染，尤其在有血肿与尿外渗时，感染可发展成周围脓肿或脓肾。其超声表现如下。

1. 肾挫伤　肾体积可正常或略有增大，包膜与肾周无异常。局部肾实质内见有小片状低回声或无回声，部分患者集合系统见有窄带状无回声，其内多有细点状回声。

2. 肾实质部分裂伤　肾脏局限性增大，包膜尚连续、光整。局部实质不连续，相应部位有裂隙状无回声，裂伤可达集合系统侧或包膜下方。

3. 肾全层裂伤　肾包膜及实质连续性中断，中断处见一带状或三角形无回声区。

4. 肾破裂　破裂的肾轮廓增大，形态失常，包膜不清，实质及集合系统回声杂乱，整个肾区似囊实性团块。

5. 肾蒂断裂　肾蒂损伤后，肾门结构显示不清或紊乱，其周围见大片状无回声区。CDFI 难以显现肾门及肾内的血流信号。

十三、肾动脉狭窄

肾动脉狭窄的常见原因多是动脉粥样硬化、纤维肌肉增生及多发性大动脉炎。前者一般见于老年人，男性多于女性；狭窄部位多在起始段。纤维肌肉增生青年人多见，女多于男；肾动脉病变主要发生于中 1/3 或远端 1/3 段，亦可延及分支，单侧者右侧多见。多发性大动脉炎，多见于青年女性，多是肾动脉起始段受累。临床主要表现有头晕、头痛、血压持续性升高等症状。其超声表现如下。

1. 二维图像　患肾体积缩小，长径 <9cm，或较健侧肾小 1.5 ~ 2cm。肾动脉局部管壁增厚、毛糙，管腔变窄。

2. CDFI 表现　肾动脉狭窄段血流束变细，狭窄远端呈现杂色血流信号。轻中度狭窄时，肾内血流信号可无异常，严重狭窄者，肾内血流信号明显减少。

3. 频谱多普勒表现　狭窄处血流加快，阻力加大，峰值速度≥180cm/s 作为诊断内径减小≥60% 肾动脉狭窄的标准。正常肾动脉与邻近腹主动脉峰值速度之比（RAR）约 1 : 1。若 RAR≥3.5，则提示肾动脉狭窄程度≥60%。

（崔国峰）

第五节　放射性核素检查

肾放射性核素检查在临床上很少用于肾脏疾病的影像学检查，这项检查主要用于提供有价值的肾功能信息。^{99m}Tc - MAG3（^{99m}锝 - 巯基乙酰三甘氨酸）是肾小管分泌型放射性药物，通过肾小管分泌来清除，不经过肾小球滤过，适用于评估肾功能和利尿闪烁显像。^{99m}Tc - DTPA（^{99m}锝 - 二乙三胺五醋酸）是肾小球滤过型药物，主要经肾小球滤过，适用于评估梗阻和肾功能。^{99m}Tc - DMSA（^{99m}锝 - 二巯基丁二酸）为肾皮质结合型药物，它通过肾小球滤过和肾小管分泌来清除，并且它能结合于肾实质，可用作肾皮质显像剂。

临床上最常用的是肾图（renogram）及肾动态显像（renal dynamic image）。静脉注射由肾小球滤过或肾小管上皮细胞分泌而不被再吸收的放射性示踪剂如^{99m}Tc - DTPA 或^{131}I - OIH（邻碘马尿酸钠），在体外以放射性探测器连续记录其滤过、分泌和排泄的过程，所记录的时间 - 放射性曲线称为肾图，以此可用于了解两侧肾功能状态和上尿路排泄情况。临床适应证包括分肾功能测定、尿路梗阻的诊断及移植肾脏功能的检测等。

肾动态显像原理是：静脉注入由肾小球滤过或肾小管上皮细胞分泌而不被回吸收的迅速经尿排出的快速通过型显像剂，用 γ 照相机或 SPECT 快速连续采集包括双肾和部分膀胱区域的放射性影像，可以动态地观察到腹主动脉、肾动脉和肾血管床的灌注像及示踪剂在肾实质浓聚、随后逐渐集中到肾盏、肾盂及输尿管而达膀胱的全过程，可以一次检查中获得肾动脉灌注、肾形态与功能多方面的资料。主要适应证包括了解肾血供情况、综合了解肾脏形态、功能和尿路通畅情况、鉴别肾实质功能受损和尿路不畅的异常肾图（如缺血型、梗阻型）以及移植肾的检测等。

临床一般申请的检查项目为肾动态显像 + GFR，使用的显像剂为^{99m}Tc－DTPA，经肘静脉以“弹丸”式推注显像剂，同步启动采集，探头配置低能通用准直器，^{99m}Tc 能峰选择 140 keV，窗宽 20%，采集矩阵 64×64。影像采集获得有关肾动脉灌注、肾功能动态（如 GFR、ERPF 等）及尿路排泄（如肾综合清除功能等）的图像与相关参数。

（祁建军）

第五章　肾脏病常见症状

第一节　尿量异常

正常人24h尿量为1000～2000ml，平均约为1500ml。如24h尿量少于400ml或每小时尿量少于17ml，称为少尿；24h尿量少于50～100ml或12h内完全无尿称为无尿或尿闭；24h尿量超过2500ml，称为多尿。

一、发病机制

尿液的生成包括肾小球的滤过、肾小管和集合管的重吸收及分泌3个基本过程。单位时间内经双肾生成的超滤液量，称为肾小球滤过率，其反映肾小球的滤过情况。肾小球滤过率取决于肾小球滤过膜的面积和通透状态以及有效滤过压［有效滤过压＝肾小球毛细血管内压－（血浆胶体渗透压＋肾小球囊内压）］。肾小管和集合管的重吸收及分泌均受复杂的神经体液调节。以上各方面出现异常均可导致尿量异常。

二、病因

（一）少尿和无尿

按病因可分为以下3类。

1. 肾前性　由全身或局部因素引起的肾脏血流减少、肾小球滤过率下降所致。全身因素包括休克、失血、失液、心功能不全、肾病综合征、肝肾综合征、烧伤等，其引起全身循环血量减少。局部因素包括肾动脉狭窄或血栓、肾动脉局部受压等，其导致肾脏局部血流量减少。

2. 肾性　由肾实质病变引起的肾小管和肾小球功能损害所致，如急性肾小球肾炎、急进性肾小球肾炎、急性间质性肾炎、急性肾小管坏死、各种原因引起的终末期肾脏病等。

3. 肾后性　由任何原因导致的尿路梗阻所致，如结石、肿瘤压迫、血凝块、前列腺肥大、瘢痕形成、肿大淋巴结压迫、神经源性膀胱等。

（二）多尿

1. 暂时性多尿　摄入过多、应用利尿剂为常见病因。

2. 长期性多尿　常见病因有以下3个方面。

（1）内分泌代谢障碍：如由于下丘脑－垂体受损，抗利尿激素分泌减少或缺乏，或由于肾小管上皮细胞对抗利尿激素的敏感性降低，使远端肾小管及集合管对水分的重吸收能力降低，影响尿液浓缩而导致的尿崩症。对于糖尿病患者，由于葡萄糖随水一起经尿排出，尿内过高浓度的葡萄糖起到了溶质性利尿的作用，因而其尿量增多。其他如甲状腺功能亢进及原发性醛固酮增多症等均可引起尿量增多。

（2）肾脏本身疾病：主要是各种原因导致的肾小管上皮细胞浓缩及重吸收功能受损引起，如高血压肾损害早期、慢性肾盂肾炎、肾小管性酸中毒、马兜铃酸肾病、急性肾功能不全多尿期及其他各种引起肾小管损伤的慢性肾脏病。

（3）精神因素：精神性多尿症。

三、临床表现和鉴别诊断

（一）少尿和无尿

（1）少尿伴低血压、血红细胞减少，多见于急性失血。

（2）少尿伴低血压、血液浓缩，多见于呕吐、摄入减少、引流过多、补液不足等引起的失液。

（3）少尿伴大量蛋白尿，见于肾病综合征。

（4）少尿伴血尿、蛋白尿、高血压、水肿，见于各种肾小球肾炎。

（5）少尿伴严重肝脏疾病，见于肝肾综合征。

（6）少尿伴腰痛、血尿、尿量波动，见于泌尿系统结石。

（7）少尿伴无痛性血尿，见于泌尿系统肿瘤。

（8）少尿伴排尿困难，见于前列腺肥大。

（9）有心功能不全病史、心力衰竭表现，见于肾前性少尿。

（10）少尿前有外伤、手术、体液丢失等病史，见于肾前性少尿。

（二）多尿

（1）伴有烦渴、多饮，见于尿崩症。

（2）伴多饮、多食、消瘦，见于糖尿病。

（3）伴高血压、周期性瘫痪，见于原发性醛固酮增多症。

（4）少尿之后出现的多尿，见于急性肾小管坏死恢复期。

（5）伴有夜尿增多、尿液比重下降、肾性糖尿、肾性氨基酸尿，见于高血压肾损害、慢性肾盂肾炎、药物性肾损害、间质性肾炎等各种原因导致的肾小管功能障碍。

（龚家川）

第二节　排尿异常

尿频、尿急、尿痛是最常见的排尿异常。

尿频即排尿次数增多。正常成人白天排尿4～6次，夜间0～2次，每次尿量200～400 ml。但排尿量也因饮水量、气候和习惯等因素存在个体差异。尿急是指患者一有尿意即要排尿，不能控制。尿痛是指患者排尿时膀胱区及尿道受刺激产生疼痛或烧灼感。

一、发病机制

正常排尿过程是受意识和神经控制的反射性活动，并通过排尿肌来完成。任何原因导致的排尿肌控制和神经调节障碍或膀胱、尿道受到炎症、结石、异物等的刺激均可影响正常的排尿过程，出现排尿异常。

二、病因

（一）尿频

1. 生理性尿频　见于饮水过多、精神紧张或气候变化。

2. 病理性尿频　又分以下2种情况。

（1）排尿次数增多，而每次尿量正常，24h总尿量增多。见于各种原因导致的多尿。

（2）排尿次数增多而每次尿量减少，或仅有尿意而无尿液排出，见于：①膀胱尿道受刺激，如炎症、肿瘤、结石或结核等。②膀胱容量减少，见于膀胱内占位病变、结核性膀胱挛缩或妊娠子宫、子宫肌瘤、子宫脱垂压迫膀胱等。③下尿路有梗阻，见于前列腺增生、尿道狭窄等。④神经源性膀胱，见于因神经系统疾病导致的膀胱功能失常。

（二）尿急

见于膀胱、尿道或前列腺受结石、炎症、肿瘤刺激或神经源性膀胱，少数与精神因素有关。

（三）尿痛

见于尿道炎、膀胱炎、前列腺炎、膀胱结核、膀胱结石、异物刺激、晚期膀胱癌等。

三、临床表现和鉴别诊断

（1）尿频、尿急、尿痛合称膀胱刺激征，见于急性膀胱炎或尿道炎。疼痛性质为烧灼痛或刺痛，往往同时伴有发热、脓尿，见于急性膀胱炎，尿检可发现白细胞增多。此外，排尿终末时疼痛加重多为膀胱炎，排尿开始时出现疼痛则多为尿道炎。

（2）伴有会阴部胀感，肛门下坠，耻骨上隐痛，腰背酸痛放射到腹股沟、睾丸及大腿部，见于急性前列腺炎。

（3）尿频、尿急表现为排尿开始迟缓、排尿费力、射程缩短、尿线中断或不成线呈滴沥状，常见于前列腺增生、尿道狭窄等原因所致的下尿路梗阻。

（4）尿频、尿急伴排尿终末疼痛，见于输尿管末段结石。

（5）排尿过程中尿流突然中断，并出现疼痛，最常见于膀胱结石、异物刺激等。

（6）尿痛明显、尿频持续时间长，并有低热、乏力、消瘦等全身中毒症状，常见于膀胱结核。

（7）尿急不伴有尿痛常与精神因素有关，伴尿痛则多为膀胱三角区、后尿道和前列腺急性炎症所致。

（8）50岁以上男性尿频伴进行性排尿困难，见于前列腺增生。

（9）40岁以上患者出现排尿异常伴血尿，应重点排查膀胱肿瘤。

（10）伴有神经系统受损病史和体征，见于神经源性膀胱，常同时伴有下肢感觉和运动功能障碍或伴有肛门括约肌松弛和反射消失。

（龚家川）

第三节　血尿

离心沉淀后的尿液，镜检每高倍视野有 3 个以上红细胞称为血尿。血尿较轻者尿色正常，镜检异常，称为镜下血尿。重症者可见尿液颜色为不同程度的红色，称为肉眼血尿。

一、发病机制

正常尿液中无红细胞或偶见个别红细胞。但因各种原因可导致红细胞经过肾小囊、肾小管、肾盂、输尿管、膀胱、尿道等泌尿系统解剖结构进入原尿或尿液，形成血尿。

二、病因

（一）全身性疾病

全身性的感染性疾病、无菌性炎症、出血倾向、凝血纤溶系统功能障碍等累及泌尿系统均可引起血尿。

1. 感染性疾病　包括感染性心内膜炎、败血症、流行性出血热、猩红热、钩端螺旋体病、丝虫病等。

2. 结缔组织病　包括系统性红斑狼疮、结节性多动脉炎等。

3. 心血管疾病　包括亚急性细菌性心内膜炎、恶性高血压病、慢性心力衰竭、系统性小血管炎、韦格纳肉芽肿病、川崎病等。

4. 血液病　包括白血病、血友病、血小板减少性紫癜、过敏性紫癜、再生障碍性贫血、骨髓增生异常综合征以及应用抗凝、溶栓药物治疗等。

（二）泌尿系统疾病

泌尿系统疾病是最常见的血尿病因。见于泌尿系结石、尿路感染、肾小球肾炎、肿瘤、多囊肾、结核、外伤、血管异常和畸形、药物与理化因素导致的泌尿系统损害等。

（三）尿路邻近器官疾病

如急性阑尾炎、急性盆腔炎、直肠癌、结肠癌、宫颈癌等。

（四）功能性血尿

见于健康人，如运动后血尿。

三、临床表现和鉴别诊断

（1）无痛性的肉眼血尿是泌尿系统肿瘤的特征，带血块者常为膀胱肿瘤。

（2）血尿伴尿频、尿急、尿痛等膀胱刺激症状多为下尿路的炎症。

（3）血尿伴高热、寒战、腰痛等常为肾盂肾炎。

（4）血尿伴肾绞痛是肾、输尿管结石的特征，如排尿时疼痛、尿流中断或排尿困难，是膀胱或尿道结石的症状。

（5）血尿伴高血压、水肿常见于肾小球肾炎，尿红细胞位相检查可见变形红细胞超过 70%。

（6）血尿伴有肾脏肿块可见于肿瘤、多囊肾。

（7）血尿伴皮肤黏膜出血，见于血液病、感染性疾病及其他全身性疾病。

（8）血尿合并乳糜尿，可见于丝虫病、慢性肾盂肾炎。

（龚家川）

第四节　泡沫尿

正常尿液无泡沫或有少量泡沫但静置后泡沫很快消失；如尿中泡沫较多且经久不散则称为泡沫尿。糖尿和蛋白尿是较常见的引起泡沫尿的原因。

一、糖尿

正常人尿中含糖量为0.56～5.0mmol/24h，定性试验呈现阴性。若根据定量方法测定尿糖为阳性，此时糖尿水平常达50mg/dl，称为糖尿，一般指葡萄糖尿。

（一）发病机制

正常情况下血液中的葡萄糖从肾小球滤过并在肾小管被重吸收，任何原因导致的血糖过高或肾小管重吸收葡萄糖的功能受损均会产生糖尿。

（二）病因

1. 血糖升高性糖尿　当血糖浓度超过8.88mmol/L时（临床上称此血糖水平为肾糖阈），原尿中的糖含量增高，超过了肾小管的重吸收能力，葡萄糖随尿排出，引起糖尿。见于糖尿病、甲状腺功能亢进、垂体前叶功能亢进如肢端肥大症、嗜铬细胞瘤、库欣综合征等。

2. 肾性糖尿　即血糖正常性糖尿。见于肾小管重吸收葡萄糖的功能受损，如家族性糖尿、慢性肾炎、肾病综合征、妊娠、Fanconi综合征等。

3. 其他病因　进食大量含糖食物或处于应激状态如大手术、颅脑外伤、急性心肌梗死等，也可以出现一过性糖尿。

二、蛋白尿

24h尿蛋白定量大于150mg或定性试验尿蛋白阳性称为蛋白尿。24h尿蛋白定量大于3500mg，称为大量蛋白尿。

（一）发病机制

正常情况下，由于肾小球毛细血管滤过膜的机械屏障和电荷屏障的作用，血浆中的中、大分子量的蛋白如白蛋白、球蛋白不能通过滤过膜；小分子量的蛋白如β_2－微球蛋白、α_2－微球蛋白、溶菌酶等可以通过滤过膜，并在肾小管经胞饮作用被重吸收。肾小管也可以分泌Tamm－Horsfall（T－H）蛋白等大分子蛋白进入尿液，但量很少。上述任何方面受累，如肾小球滤过膜损坏、肾小管重吸收功能损害、肾小管分泌蛋白过多或血浆中的中、小分子量蛋白或阳性电荷蛋白异常增多，均可以引起蛋白尿。

（二）病因和临床表现

1. 肾小球性蛋白尿　由于炎症、免疫、代谢等因素引起肾小球滤过膜损伤，使电荷屏障作用减弱或滤过膜孔径增大甚至断裂，血浆蛋白特别是白蛋白从肾小球大量滤过，从而引起肾小球性蛋白尿。见于各种原发和继发的肾小球疾病，如肾病综合征、急性肾小球肾炎、急进性肾小球肾炎、慢性肾小球肾炎、隐匿性肾炎、糖尿病肾病、狼疮性肾炎、紫癜性肾炎、乙肝病毒相关性肾小球肾炎。肾小球性蛋白尿，尿蛋白含量较多，24h 尿蛋白定量大于 2g，甚至表现为大量蛋白尿，往往合并水肿、高血压、血尿等临床表现。

2. 肾小管性蛋白尿　因感染、中毒所致肾小管损害或继发于肾小球疾病时，肾小球滤过膜可正常或不正常，肾小管重吸收蛋白的能力降低，从而引起肾小管性蛋白尿。常见于间质性肾炎、慢性肾盂肾炎、遗传性肾小管疾病、中毒性肾间质损坏、药物性肾损害等引起的肾小管间质病变。肾小管性蛋白尿，以小分子蛋白为主，尿白蛋白可正常，24h 尿蛋白定量一般小于 2g。

3. 溢出性蛋白尿　肾小球滤过功能和肾小管重吸收功能均正常，血中异常蛋白产生过多，经肾小球滤过，从而形成溢出性蛋白尿。见于多发性骨髓瘤、巨球蛋白血症、重链病、轻链病等浆细胞病时产生大量球蛋白，急性血管内溶血时产生大量血红蛋白，挤压综合征、横纹肌溶解综合征等急性肌肉损伤时产生大量肌红蛋白，急性白血病时血溶菌酶增多等，这些异常增多的蛋白随尿液排出，引起蛋白尿。

4. 组织性蛋白尿　由尿液形成过程中肾小管代谢产生的蛋白质、组织分解破坏的蛋白质以及因炎症或药物刺激泌尿系统分泌的蛋白质形成的蛋白尿称为组织性蛋白尿。组织性蛋白尿以 T－H 蛋白为主，24h 尿蛋白定量 0. 5 ~1g。

5. 生理性蛋白尿　剧烈运动、发热、受寒、精神紧张等因素也可以导致一过性蛋白尿，24h 尿蛋白定量往往小于 0. 5g。其中，体位性蛋白尿系指直立体位时出现蛋白尿而卧位消失，直立试验可以确诊，多见于健康青少年。

（龚家川）

第五节　尿色异常

一、发病机制

新鲜正常尿液为无色澄清至淡黄色或琥珀色。形成正常尿色的成分包括尿色素、尿胆素、尿胆原和尿卟啉。任何原因导致的尿液成分的异常，均可引起尿色异常。尿色改变也可受食物、药物和尿量影响。

二、病因

1. 血尿　尿液呈现淡红色、洗肉水色、鲜红色等程度不同的红色，见于泌尿系统炎症、肿瘤、创伤等。

2. 血红蛋白尿　因各种原因导致大量红细胞被破坏，血红蛋白量超过了结合珠蛋白所能结合的量，血浆中游离血红蛋白大量存在并从肾小球滤过，若超过了肾小管的重吸收能力，血红蛋白便随尿液排出，使尿液呈浓茶色或酱油色，但尿潜血试验阳性。见于阵发性睡眠性血红蛋白尿、蚕豆病、血型不合的输血反应等溶血性疾病。

3. 脓尿　若尿液中含有大量的脓细胞或细菌等炎性渗出物，排出的新鲜尿液即可混浊。菌尿呈云雾状，静置后不下沉；脓尿放置可有白色云絮状沉淀。此两种尿液无论加热或加酸，其混浊均不消失。见于泌尿系统感染，如肾盂肾炎、膀胱炎等。

4. 乳糜尿　因乳糜液逆流进入尿液所致。外观呈不同程度的乳白色，乳糜试验阳性。如含有较多的血液则成为乳糜血尿。常见于丝虫病等各种原因导致的淋巴管堵塞或受压、淋巴液回流受阻。

5. 胆红素尿　尿中含有大量结合胆红素，震荡后泡沫呈黄色。见于阻塞性黄疸及肝细胞性黄疸。

（龚家川）

第六节　腰痛

一、发病机制

腰部对全身负重起重要作用而且活动度大。全身性疾病局部受累或局部炎症、创伤、劳损均可刺激感觉神经末梢引起腰痛；腹腔或盆腔脏器病变可以引起牵涉痛，具体发生机制是内脏疼痛的冲动经传入神经，使相应脊髓节段的神经元兴奋，痛感降低。肿瘤转移或骨质增生等原因导致的脊神经根直接受刺激也可引起腰痛，常表现为放射痛，疼痛沿脊神经后根分布区域放射。

二、病因

根据解剖部位可将腰痛进行以下分类。

1. 腰部肌肉等软组织病变　如腰肌劳损、肌纤维组织炎、梨状肌损伤综合征、风湿性多肌炎等。

2. 脊柱病变　如强直性脊柱炎、增殖性脊柱炎、颈椎病、结核性或化脓性脊柱病、脊柱外伤、椎间盘脱出、脊椎肿瘤或转移瘤、脊椎先天畸形。

3. 脊神经根及皮神经病变　如脊髓压迫症、急性脊髓炎、腰骶神经根炎、颈椎病、蛛网膜下腔出血、带状疱疹。

4. 内脏疾病　腹腔、盆腔及腹膜后脏器疾病均可引起腰痛，如肾盂肾炎、胰腺炎、盆腔炎等。肾实质内无神经纤维分布，肾脏疾病引起的腰痛，主要是各种原因（如积水、急性肾盂肾炎、肾静脉栓塞）引起肾脏体积增大、牵拉肾脏被膜所致。

三、临床表现和鉴别诊断

（1）腰痛伴尿频、尿急、发热，见于泌尿系统感染。

（2）腰痛伴脊柱畸形，见于先天畸形、外伤、各种原因导致的脊柱病理性骨折。

（3）腰痛伴活动受限，见于强直性脊柱炎、椎间盘脱出等。

（4）腰痛伴发热，见于全身性疾病（如急性传染病、风湿病等）；伴长期低热、消瘦、乏力、虚汗等结核中毒症状者，见于椎体结核。

（5）年龄大者顽固性腰痛、放射性神经痛，见于脊椎原发肿瘤或转移瘤（前列腺癌、肺癌、乳腺癌、肾癌较常见）。

（6）腰痛伴月经异常、白带异常，见于附件炎、盆腔炎、宫外孕、卵巢或子宫肿瘤等妇产科疾病。

（7）腰痛伴条带状分布的鲜红色皮疹，见于疱疹病毒感染。

（龚家川）

第七节 水肿

人体组织间隙积聚过多的液体从而使组织肿胀称为水肿。水肿可分为以下几类：①全身性水肿，指液体在组织间隙弥漫性分布。②局部性水肿，指液体积聚在局部组织间隙。③积水，指液体积聚在体腔内，如胸腔积水、腹腔积水、心包积水。

一、发病机制

正常情况下血管内外液体交换处于平衡状态，保持这种平衡状态的因素包括毛细血管内静水压、血浆胶体渗透压、组织间隙机械压力（组织压）和组织液的胶体渗透压。任何原因导致的上述因素异常均可引起水肿。

二、病因及临床表现

（一）全身性水肿

1. 心源性水肿　主要是右心衰竭的表现。病理生理机制为有效循环血量减少、肾脏血流减少、继发醛固酮增多引起的水钠潴留以及静脉瘀血，导致毛细血管静水压增高而引起水肿。水肿首先出现于身体下垂部位，能起床活动者，最早出现于脚踝、下肢，活动后明显，休息后缓解；卧床者首先出现在腰骶部。水肿为对称性、凹陷性。通常有颈静脉怒张、肝大、静脉压升高，严重时还出现胸腹水等右心衰竭的症状。

2. 肾源性水肿　可见于各种肾脏病。发病机制主要是由于各种因素导致的肾脏排泄水、钠减少。水肿的特点是晨起眼睑、颜面部水肿，以后发展成全身性水肿。常伴有尿检异常、高血压、肾功能损害的表现。

3. 肝源性水肿　门脉高压、低蛋白血症、肝淋巴液回流障碍、继发醛固酮增多等因素是肝源性水肿发生的主要机制。失代偿期肝硬化表现为腹水，也可首先出现踝部水肿，逐渐向上蔓延，而头、面部及上肢常无水肿。

4. 营养不良性水肿　由于慢性消耗性疾病长期营养缺乏、蛋白丢失性胃肠病、重度烧伤等所致低蛋白血症或维生素 B_1 缺乏，可产生营养不良性水肿。其特点是水肿发生前常有消瘦、体重减轻等表现。由于皮下脂肪减少导致组织疏松，组织压降低，加重了水肿液的潴留。水肿常从足部开始，逐渐蔓延至全身。

5. 黏液性水肿　见于甲状腺功能减退，是由于组织液所含蛋白量较高所致。水肿为非凹陷性，以胫前、颜面部比较明显，严重者可出现心包积液。患者同时可有颜面萎黄、声音嘶哑、脾气性格改变等临床表现。

6. 经前期紧张综合征　特点为月经前 7～14d 出现眼睑、踝部及手部轻度水肿，可伴乳房胀痛及盆腔沉重感，月经后逐渐消退。患者往往伴有失眠、烦躁、思想不集中等精神紧张症状。

7. 药物性水肿　许多药物如糖皮质激素、雄激素、雌激素、胰岛素、萝芙木制剂、甘草制剂在使用过程中，患者可以出现不同程度的水肿，停药后可自行缓解。

8. 特发性水肿　几乎只发生于女性，与月经周期明显相关，主要表现在身体下垂部位。病因不明，目前认为可能与内分泌功能失调与直立位的反应异常有关，立卧位水试验有助于诊断。

9. 其他　引起全身性水肿的原因还有很多，如妊娠中毒症、硬皮病、血清病、间脑综合征、血管神经性水肿等。

（二）局部性水肿

多由局部静脉、淋巴回流受阻或毛细血管通透性增加所致，如血栓形成导致的静脉炎、肿瘤压迫局部血管或淋巴管、丝虫病所致象皮腿、局部炎症、创伤或过敏等。

（龚家川）

第六章 持续肾脏替代治疗与药物剂量调整

第一节 药物代谢的影响因素

随着现代ICU治疗和监测技术的不断发展，体外血液净化（ECBP）技术有巨大的进步，持续肾脏替代治疗（CRRT）已被广泛应用于合并或不合并急性肾衰竭（ARF）的ICU重症患者的治疗。

重症患者由于治疗需要往往使用多种药物，且种类复杂，研究表明严重感染、急性肾衰竭、严重低蛋白血症等都会明显影响药物的药代动力学和药效学。另外，CRRT的模式、剂量和滤过膜等也都可能对药物的药代动力学和药效学产生影响（表6－1），所以重症患者在接受CRRT时，应了解各种药物的药代动力学和药效学，关注药物是否需要调整剂量以及具体的调整方案，若条件允许，监测药物的血药浓度，甚至组织浓度，有助于正确调整药物的剂量及给药间隔，达到满意的治疗效果。

表6－1　影响患者药物药代－药效的因素

影响因素	重要参数
患者相关的因素	年龄、体重、残余肾功能、肝功能、疾病的严重状态
药物因素	时间依赖性、浓度依赖性
药代动力学	分布容积、蛋白结合率、血浆白蛋白、总清除率、CRRT清除率、非CRRT清除率
CRRT	滤过膜的材质和面积
	CVVH（前稀释）：筛过系数（Sc）、超滤率、血流速度、血细胞比容和前稀释置换液量
	CWH（后稀释）：Sc、超滤率
	CWHD：筛过饱和度（Sd）和透析液速度
	CVVHDF：Sc/Sd，超滤率和透析液速度

一、药物清除途径对药物清除的影响

药物清除途径是影响药物清除的关键。通常药物的清除指肾脏清除、肾外器官清除和体外清除的总和。体内清除主要包括肝、肾、呼吸道、胆道及其他代谢途径；体外清除主要为血液净化，包括血液透析、血液滤过、血液灌流、血液吸附和血浆置换等。用下列公式表示。

ClT = ClR + ClNR + ClE

公式中：ClT代表药物的总清除率；ClR代表肾脏途径对药物的清除率；ClNR代表肾外途径对药物的清除率；ClEC代表体外对药物的清除率。药物的清除受到肾脏、肾外器官和体外清除的共同影响。

（1）肾脏对药物的清除包括肾小球滤过、肾小管分泌和重吸收三个方面，若药物主要

通过肾小球滤过清除，则在 ARF 时 CRRT 可能是该药物的主要清除途径。而对于主要通过肾小管分泌清除的药物，就不能只根据体外测得的肌酐清除率来调整药物剂量，CRRT 对它的影响也是有限的。

（2）若药物的清除以肾外途径为主（如主要经肝脏代谢、清除），肾脏清除只占该药物总清除率的 25% 以下，则 ARF 时对药物的清除影响不大，不需调整剂量。进行 CRRT 的患者甚至可能需要增加给药剂量，才能达到理想的药物浓度。

（3）若药物的体外清除率（FrEc）占总清除率的 25% ~30% 时，说明体外清除对药物的清除影响较大，CRRT 时必须关注药物剂量的调整。体外清除分数超过 25% ~30%，具有重要的临床意义。FrEc = ClEC/（ClR + ClNR + NREC）

二、药物自身特性影响药物的清除

1. 分子量　药物分子量大小对药物清除的影响主要与药物的清除方式有关。分子量大小主要影响弥散对药物的清除，对流对药物的清除与超滤率成正相关。当溶质以弥散方式清除时，分子量小于 5000Da 的药物能透过滤过膜，分子量越小清除率越高。分子量小于 500Da 的药物很容易被清除。血液滤过时溶质清除以对流为主，药物的清除与超滤率成正相关，与分子量大小关系较小。由于临床使用的药物分子量大多在 500 ~1500Da，故血液滤过时药物分子量大小对药物清除的影响较小。

分子量大小对药物清除的影响还受到滤过膜孔径的大小的影响。目前临床使用较多的高通透性膜可以通过分子量较大的药物（如万古霉素分子量为 1448Da），只有铜玢膜和纤维素膜的膜孔径较小，不易通过大分子物质。

2. 表观分布容积　表观分布容积（volume of distribution，Vd）明显影响 CRRT 对药物的清除。Vd 是一数学概念，是假设药物以血浆浓度均匀分布于机体的水容积。

Vd（L/kg）＝药物剂量（mg/kg）/药物血浆浓度（mg/L）

若药物都分布在机体含水组织中，则 Vd 接近 0.7L/kg。与组织亲和力高的药物如地高辛、三环类抗抑郁药、甲氧氯普胺等，由于药物进入组织，血浆药物浓度低，因此 Vd 大。相反，一些药物如苯唑西林钠（苯甲异嗯唑青霉素钠）、苯妥英钠等，主要与循环中蛋白质结合，局限于血管间隙，血浆药物浓度高，Vd 小。Vd 越小，药物的组织亲和力差，血药浓度越高，CRRT 越容易清除，CRRT 时需要调整药物剂量；反之，Vd 越大，药物的组织亲和力越高，血药浓度相对越低，被 CRRT 清除的越有限（如地高辛）。另外，患者的疾病状态会影响药物的 Vd，如严重创伤患者头孢他啶、氨基糖苷类药物的 Vd 均明显增加。

急性肾衰竭常常影响抗生素的药代动力学，加之肾脏清除率明显降低，从而使 Vd 改变。比如急性肾衰竭患者头孢曲松、头孢他啶和奈替米星的 Vd 明显增加，而 Vd 的增加决定了药物的初始负荷量，总的清除率决定了后续的治疗剂量。

3. 蛋白结合率　蛋白结合率也可以影响 CRRT 对药物的清除。药物在体内的存在形式主要包括游离状态和与蛋白结合状态，通常只有游离状态药物有药学活性、参与药物代谢和分泌，并可能被 CRRT 清除。药物与蛋白结合后分子量明显变大，不易通过滤过膜，因此，药物的蛋白结合率越高，越不易被 CRRT 清除。大多数抗生素有比较高的蛋白结合率（蛋白结合率 >80%）。

尿毒症、肝硬化、癫痫、肾病综合征、肝炎和严重烧伤等疾病可以显著降低药物与白蛋白的结合。血 pH、高胆红素血症、高游离脂肪酸浓度等因素也会影响药物与白蛋白结合；再者，由于水杨酸、磺胺类药物等与蛋白质之间竞争性结合，会影响其他药物与蛋白质的结合。重症患者常伴有低白蛋白血症，导致药物游离百分率增高。此外，重症患者血浆酸性 α1 糖蛋白常常增加，酸性 α1 糖蛋白可以增加蛋白质与某些药物结合；同时重症患者游离脂肪酸增高很常见，一是由于脂肪乳剂的应用，二是由于抗凝剂肝素的应用，肝素可激活脂蛋白酶，从而使游离脂肪酸增加。重症患者尿毒症、肝硬化、癫痫、高胆红素血症的并发症均较高，以上因素均明显影响疾病状态下药物的蛋白结合率。

一般来说，对于大的分布容积（Vd > 1L/kg）和高蛋白结合率（蛋白结合率 > 80%）的药物，CRRT 的清除率很低。

4. 药物所带电荷　CRRT 对药物清除还与药物所带电荷有关。目前临床所用大多数的透析器或血液滤器可以在血液侧吸附白蛋白等带负电荷的物质，通过 Gibbs - Donnan 效应，明显延缓带正电荷药物（如氨基糖苷类和左氧氟沙星等）的清除。因此带负电荷的药物（如头孢他啶和头孢噻肟）容易被清除，而带正电荷的药物则较难被清除。如庆大霉素，蛋白结合率低，Vd 小，分子量小，CRRT 时似乎容易被清除，但结果恰恰相反，其主要原因可能与庆大霉素带电荷为正电荷有关，而携带阴离子的药物如头孢匹林钠，因其容易被滤膜吸附、清除，其筛过系数值可高达 1.48。

5. 筛过系数　筛过系数（sieving coefficients，Sc）是影响血液滤过对药物清除的重要参数。药物的分子量、蛋白结合率、电荷及滤过膜的特性均会影响 Sc。药物与蛋白质的结合率是影响 Sc 的主要因素。对 60 种药物的研究表明，药物与药物游离百分率呈正相关。Sc = 滤出液药物浓度/血浆药物浓度。理论上 Sc 的范围为 0 ~ 1.0。Sc 越接近 0 说明药物不能通过滤器；越接近 1，则药物越容易通过滤膜，而被清除。影响 Sc 的因素还有膜的使用时间、血流速和超滤率。

理论上同一种膜对不同药物的 Sc 不同，不同厂家生产的同一种膜对同一种药物的 Sc 也可能不同。但临床研究中发现，膜材对药物 Sc 影响并不十分大。Isla 等研究发现聚砜膜和 AN69 膜对头孢吡肟的筛过系数（0.76）和清除率无显著差异。Gary 等比较了 AN69 膜、聚甲基丙烯酸甲酯（PMMA）和聚砜膜清除头孢他啶的筛过系数分别为 0.8、0.85 和 0.83，三者之间差异无统计学意义（P = 0.279）。

三、疾病本身对药物清除的影响

患者体内含水量的变化、白蛋白和急性反应蛋白水平、肌肉含量、血 pH 值、胆红素水平以及肾脏、肝脏、心脏功能均会影响患者体内药物药理学特性，影响药物清除。

重症患者 MODS、全身性感染时，低血压、血管舒张、器官灌注明显减少，因此即使在没有肾脏或肝脏功能不全的情况下，药物的清除也可能会降低。药物的消除半衰期延长，Vd 增大将导致药物浓度增加和（或）药物代谢产物的蓄积。有研究发现全身性感染患者使用利奈唑胺，Vd 增大，半衰期延长，蛋白结合率降低。

肾功能损伤或衰竭将对经过肾脏清除药物的药代动力学和药效学产生重大影响。急性肾衰竭时，由于网状蛋白含量的减少以及多种尿毒症毒素的积聚，药物的血浆蛋白结合率、Vd 会发生明显的变化。

（陈　嘉）

第二节　持续肾脏替代治疗对药物清除的影响

一、膜的通透性

滤器膜的通透性影响药物清除。绝大多数高通透性滤过膜对溶质清除与其对水的通透性相平行，也就是说通过弥散与对流两种方式清除的药物分子截留量（cut－offs）随对水的通透性增加而增加。与高通量膜比较，药物不易透过纤维素膜和铜玢膜。

二、膜的表面积与吸附能力

膜的表面积与吸附能力影响药物清除。膜的表面积直接影响药物通过弥散、对流和吸附三种方式的清除。药物与滤器结合的多少取决于滤器表面积、膜材料类型及滤器使用时间。通过膜吸附清除的物质如β2 微球蛋白、肿瘤坏死因子和氨基糖苷类来说，膜表面积的影响尤为显著。

主要影响膜吸附能力的因素有：①膜面积：膜面积大小直接影响弥散和对流对药物的清除效率，膜面积越大，清除越多。②膜吸附能力：膜的吸附能力也会影响药物的清除，容易被膜吸附的物质（如微球蛋白、肿瘤坏死因子和氨基糖苷类抗生素），CRRT 时清除明显增多。③膜的材质：聚丙烯腈膜（PAN）的吸附能力较强，尤其是对于氨基糖苷类和左氧氟沙星有很强的吸附能力。Rumpf 等最早报道庆大霉素可与 RP－6PAN 膜结合，另外，妥布霉素可与 PAN 膜和 AN69 膜结合，相当一部分的妥布霉素经该途径被清除。每一滤器可结合 20～40mg 的庆大霉素或妥布霉素。④滤器使用时间：药物吸附清除为一饱和过程，与膜结合的药物达到饱和后可能重新进入血液循环，静脉端药物浓度增加。若每 18～24 小时交换一次滤器，药物吸附清除对药物总清除率影响较小。

三、持续肾脏替代治疗模式

1. 药物清除途径　CRRT 对药物的清除主要与转运方式与药物分子量的大小有关。

以弥散为主要方式清除：当药物以弥散方式转运时，理论上药物的清除取决于滤器膜的性质与药物的分子量，由于临床上大多数药物的分子量小于 500Da，即使大分子药物——万古霉素，分子量也仅为 1448Da，因此，药物弥散清除的多少主要取决于滤器膜的性质。不同滤器膜的弥散清除能力不同，聚丙烯腈膜（PAN、AN69）弥散清除能力高于聚酰胺膜。

以对流为主要方式清除：当药物以对流方式转运，并且药物的分子量小于膜的截流量，药物的清除与超滤率呈正相关，与药物分子量大小无关；单纯通过对流方式清除的药物，由于只有游离部分可以滤过，评估药物清除比较简单，血浆药物浓度有峰浓度与谷浓度，绝大多数药物以一级动力学模式从体内清除（清除率与当时体内的药量成正比），因此 Css（药物达到稳态时的血药浓度）可以用峰浓度与谷浓度的平均数表示，一般情况下，临床以药物的 3 个半衰期后第二次维持剂量给药中点的血药浓度为 Css。超滤液中的药物浓度等于 Css 乘以游离药物百分率。血液滤过通过对流清除的药物剂量可用公式计算。

清除药物剂量＝Css×游离药物百分率×超滤率

2. 持续肾脏替代治疗模式

（1）不同的持续肾脏替代治疗模式对药物的清除率不同。

（2）持续肾脏替代治疗模式（如 CVVH 和 CVVHDF 等）影响药物清除主要取决于该药物是否主要通过肾脏和肾外途径清除率。

肾脏清除的药物：主要通过肾脏清除的药物（如 β 内酰胺类抗生素），CVVHDF 的清除效率往往高于 CVVH。Rebecca 等研究发现，CVVH 和 CVVHDF 均明显增加头孢吡肟清除率，CVVHDF 的清除率为总清除率的 59%，明显高于 CVVH（40%）。在另一研究中发现，CVVH 和 CVVHDF 均可增加美罗培南的清除，但与 CVVHDF 相比，CVVH 明显延长美罗培南半衰期、清除率降低。Douglas 等研究亦发现 CVVH 和 CVVHDF 均显著增加亚胺培南的清除率，分别占机体总清除率的 25% 和 60%，CVVHDF 清除效率高于 CVVH。

非肾脏清除的药物：CVVH 和 CVVHDF 对非肾脏清除的药物（如喹诺酮类抗生素、部分抗真菌药物）影响都不大。研究发现 CRRT 清除左氧氟沙星和环丙沙星仅占总清除率的 25% ~30%，CVVH 和 CVVHDF 对此类药物的清除影响不大，两者间无显著差异，CRRT 时剂量不变。Fuhrmann 等发现主要通过肝脏代谢的新型抗真菌药伏立康唑，蛋白结合率高，Vd 大，CVVHDF 清除只占总清除率的 11% ±7%，所以 CRRT 对伏立康唑清除影响小，CRRT 时亦不需调整剂量。

（3）超滤率：CRRT 时超滤率是影响药物清除的主要因素。超滤率越大，药物清除越多。Gary 等研究发现超滤率是影响头孢他啶清除的关键因素，比较了超滤率（低超滤 500ml/h 和高超滤 1000ml/h）和置换液量（8ml/min 和 33ml/min）对头孢他啶清除的影响，发现超滤率越高、置换液量越大，头孢他啶的清除越多。

（4）前稀释和后稀释：前稀释和后稀释亦可影响药物清除。后稀释法超滤液中的药物浓度几乎与血浆中的游离药物浓度相等，因此，药物清除率可以通过下面公式计算。

后稀释时药物清除率（ml/min）=超滤率（ml/min）×（1－蛋白结合率）

前稀释时由于置换液在滤器前加入，因此通过滤器的血液已经被稀释，药物浓度也被稀释，因此，前稀释时药物清除率可以通过下面公式计算。

前稀释时药物清除率（ml/min）=超滤率（ml/min）×（1－蛋白结合率）×血流量/（血流量+置换液流量）

可见后稀释时药物清除效率高于前稀释。

（5）高流量血滤和脉冲高流量血滤：对于 ICU 全身性感染的重症患者，高流量血滤（HV－CRRT）和脉冲高流量血滤（pulse－HV－CRRT）的使用日益增多。临床所使用药物的药代动力学大多数为二室或三室模型，非高流量血滤时，影响药物清除的主要因素是置换液量和超滤量。由于置换液量和超滤量都较小，患者的血流量总是远远高于置换液量和超滤量，药物从外周池向中央池的清除转运速度一般不会小于 CRRT 清除血液中药物的速度，所以停止 CRRT 后血药浓度的变化不大；而高流量血滤时，置换液和超滤量明显增加，中央室的药物清除速度明显增加，CRRT 一开始中央室非蛋白结合药物的浓度迅速下降，此时影响 CRRT 对药物清除的速度主要取决于药物从外周室向中央室转运的速度。

（陈　嘉）

第三节　常见药物在持续肾脏替代治疗时的剂量调整

一、负荷剂量不需调整

无论是肾衰竭还是 CRRT 时均无需调整药物的负荷剂量，药物的负荷剂量主要取决于药物的 Vd，与肾脏清除能力 CRRT 模式等关系不大。维持量与总的清除率（CRRT 清除率和非 CRRT 清除率）有关。

负荷剂量 = 维持剂量/（1 - e - KT）

维持剂量 = Vd（1 - c - KT）×Cth /e - KT

Vd：分布容积；T：给药时间间隔（分钟）；Cth：药物目标浓度；k：k = Cl/Vd

二、结合药物代谢动力学/药效学调整药物剂量

CRRT 时药物剂量调整的最终目的是达到有效的血药和组织浓度，并尽可能地减少药物的毒副作用。因此，CRRT 时根据药物（尤其是抗生素）的药物代谢动力学/药效学来调整药物剂量是十分重要的。近年来随着细菌耐药性增加最低抑菌浓度水平不断提高，所以时间依赖性抗生素应增加给药剂量、缩短给药间隔或延长输注时间来保证 T > MIC 的时间在 40% ~ 60%，而浓度依赖性药物则应增加单次给药剂量，使得药物有较高的峰浓度或曲线下面积（AUC）。常用抗生素的药代药效学指标见表 6 - 2。

结合药代药效、关注 MIC 对药物剂量调整至关重要。Wallis 等研究发现，虽然 CVVHDF 对环丙沙星清除少，影响不大，但若感染细菌的耐药性增加，MIC 升高至 1 ~ 4μg/ml，为确保达到 AUC/MIC > 125，推荐 CRRT 时环丙沙星的剂量应从 400mg/d 增加至 300mg/12h 或 200mg/8h。有研究发现 CVVH 时哌拉西林/他唑巴坦剂量为 4. 5g/6 ~ 8h，当 MIC≤32μg/ml 时，无论患者基础肾功能如何，T > MIC 的时间均可达 100%；若 MIC 增加至 64μg/ml，内生肌酐清除率（Ccr）< 10ml/min 时，T > MIC 的时间仍可达到 100%；但 Ccr > 50ml/min 时，T > MIC 的时间却只有 16. 6%，所以 MIC 明显增加时哌拉西林/他唑巴坦的剂量也应增加（4. 5g/4h），以确保 T > MIC 的时间 > 40%。

表 6 - 2　常用抗生素的药代药效学指标

抗生素	杀菌特点	药代动力学目标
β 内酰胺	时间依赖性	40% ~ 100% 的给药时间内血药浓度 > MIC，或 40% ~ 100% 的给药时间内血药浓度 > 5 倍的 MC
氨基糖苷类	浓度依赖性	C_{max} 为 MC 的 8 ~ 10 倍
氟喹诺酮	浓度依赖性	C_{max} 为 MIC 的 6 ~ 8 倍，AUC_{24}：MIC = 100 ~ 125（革兰阴性杆菌）；
	时间依赖性	AUC_{24}：MIC = 34（肺炎链球菌）
万古霉素	浓度依赖性	AUC_{24}：MIC≥400（MRSA）
利奈唑胺	浓度依赖性	AUC_{24}：MIC = 50（肺炎链球菌），AUC_{24}：MIC - 82（金黄色葡萄球菌）
大环内酯类	浓度依赖性	不明确
甲硝唑	浓度依赖性	不明确

三、基础肾功能对药物清除的影响

（1）主要通过肾外器官清除的药物，基础肾功能不影响药物清除，不需调整剂量，如喹诺酮类抗生素。Fuhrmann 等的研究发现 CRRT 时，无论患者基础肾功能情况如何，莫西沙星给药剂量为 400mg/d，不需调整。

（2）主要通过肾脏代谢清除的药物，CRRT 时必须考虑残存肾功能对药物清除的影响。若患者存在部分肾功能，或者未出现肾功能不全时，CRRT 需根据肾功能来调整药物剂量，甚至增加给药剂量。研究发现 AKI 患者（Ccr < 10ml/min）CVVH 时哌拉西林/他唑巴坦不需减量 4. 5g/6 ~ 8h，但当 Ccr > 50ml/min 时，哌拉西林/他唑巴坦的剂量应增加至 4. 5g/4h 才能保证 T > MIC 的时间。在 Gary 的研究中发现，超滤率为 3L/min，患者 Ccr 0 ~ 5ml/min 时，要维持头孢他啶 T > MIC 超过 90%，给药剂量为 500mg/12h，而当 Ccr 增加至 10 ~ 20ml/min 时，头孢他啶的给药剂量则需增加至 750mg/12h，方可维持T > MIC 的时间。

四、监测药物浓度

通过监测血药浓度，最好是组织浓度，指导药物剂量调整，是最合理化的给药方案。DelDot 等研究 ARF 患者 CRRT 时使用万古霉素，发现 CVVHDF 时万古霉素半衰期明显延长，当使用剂量为 750mg/12h 时，CVVHDF 的清除率仅 76%，存在蓄积，故推荐 CVVHDF 时万古霉素的使用剂量为 450mg/12h。但有学者在临床工作中发现，患者之间存在明显的个体差异，部分患者使用 450mg/12h，即达到期望的峰、谷血药浓度，而部分患者的给药剂量可能要到 1000mg/12h，甚至更大剂量才可能达到期望的峰、谷浓度。再者，通常临床上通常仅能监测血药浓度，而药物的组织浓度往往更有临床意义。因此，血药浓度，尤其是药物组织浓度的监测是十分关键的，是调节药物剂量的“金标准”。但目前临床上可常规监测药物浓度的药物种类并不多，更鲜有组织浓度的监测，这是今后努力的方向。

五、抗生素使用剂量

根据药物的主要清除途径、CRRT 模式、患者的肾功能、有无尿量等预计患者抗生素使用剂量。

CRRT 时影响药物清除的因素是多方面的，此时药物剂量的调整应根据药物本身的药代药效特性，并结合患者的器官功能状态、疾病、CRRT 的影响因素等多方面因素综合判断。最合理的给药方案仍应建立在药物浓度的监测基础上。

综上所述，临床应用过程中药物剂量调整应遵循下列原则。

（1）负荷量主要取决于药物分布容积，CRRT 时无需调整药物剂量。

（2）以肾脏清除为主的药物，在肾功能不全时给予维持剂量必须按照肌酐清除率进行调整。

（3）若体外清除占整体清除的分数超过 0. 25 ~ 0. 3，CRRT 时必须调整剂量。

（4）调整剂量关注筛选系数，查询文献及药物说明。

（5）根据血药浓度，甚至组织浓度来调整药物剂量是“金标准”。

(6) 可依据现有临床资料的推荐剂量来给药，因为 CRRT 的剂量、膜材等存在差异，所以需密切监测。

(7) 仅考虑到肾小球滤过对药物清除的影响，并未考虑肾小管分泌和重吸收对药物清除的影响。

(陈　嘉)

第七章　血液净化的抗凝治疗

血液净化的抗凝治疗是指在评估患者凝血状态的基础上，个体化选择合适的抗凝剂和剂量，定期监测、评估和调整，以维持血液在透析管路和透析器中的流动状态，保证血液净化的顺利实施；避免体外循环凝血而引起的血液丢失；预防因体外循环引起血液凝血活化所诱发的血栓栓塞性疾病；防止体外循环过程中血液活化所诱发的炎症反应，提高血液净化的生物相容性，保障血液净化的有效性和安全性。

一、评估血液净化治疗前患者的凝血状态

（一）评估患者出血性疾病发生的风险

1. 有无血友病等遗传性出血性疾病。
2. 是否长期使用华法林等抗凝血药物或抗血小板药物。
3. 既往存在消化道溃疡、肝硬化、痔疮等潜在出血风险的疾病。
4. 严重创伤或外科手术后24h内。

（二）评估患者临床上血栓栓塞性疾病发生的风险

1. 患有糖尿病、系统性红斑狼疮、系统性血管炎等伴有血管内皮细胞损伤的基础疾病。
2. 既往存在静脉血栓、脑血栓、动脉栓塞、心肌梗死等血栓栓塞性疾病。
3. 有效循环血容量不足，低血压。
4. 长期卧床。
5. 先天性抗凝血酶Ⅲ缺乏或合并大量蛋白尿导致抗凝血酶Ⅲ从尿中丢失过多。
6. 合并严重的创伤、外科手术、急性感染。

（三）凝血指标的检测与评估

1. 外源性凝血系统状态的评估　选择性检测凝血酶原时间（PT）、凝血酶原活动度或国际标准化比值（INR）。PT、凝血酶原活动度和INR延长提示外源性凝血系统的凝血因子存在数量或质量的异常，或血中存在抗凝物质；PT、凝血酶原活动度和INR缩短提示外源性凝血系统活化，易于凝血、发生血栓栓塞性疾病。

2. 内源性凝血系统状态的评估　选择性检测部份凝血活酶时间（APTT）、凝血时间（CT）或活化凝血时间（ACT）。APTT、CT和ACT延长提示内源性凝血系统的凝血因子存在数量或质量的异常，或血中存在抗凝物质；APTT、CT和ACT缩短提示内源性凝血系统活化，血液呈高凝状态。

3. 凝血共同途径状态的评估　如果患者上述各项指标均延长，则提示患者的凝血共同途径异常或血中存在抗凝物质。此时应检测纤维蛋白原（FIB）和凝血酶时间（TT），如果FIB水平正常，则提示血中存在抗凝物质或FIB功能异常。

4. 血液高凝状态　外源性凝血系统、内源性凝血系统和共同途径的各项凝血指标均缩

短，则提示患者存在血液高凝状态，易于发生血栓栓塞性疾病。

5. 血小板活性状态的评估　检测全血血小板计数和出血时间（BT）初步评估血小板功能状态：如果血小板数量减少伴出血时间延长提示患者止血功能异常，易于出血；如果血小板数量增多伴出血时间缩短提示血小板易于发生黏附、集聚和释放反应，易于产生血小板性血栓。对于单位时间内血小板数量进行性降低的患者，推荐检测血浆血小板膜糖蛋白－140或血中 GMP－140 阳性血小板数量，以便明确是否存在血小板活化。不能检测上述 2 项指标时，如果患者伴有血浆 D－双聚体水平升高，也提示血小板活化。

二、抗凝剂的使用禁忌

（一）肝素或低分子肝素

1. 患者既往存在肝素或低分子肝素过敏史。
2. 患者既往曾诊断过肝素诱发的血小板减少症（HIT）。
3. 合并明显出血性疾病。
4. 有条件的单位推荐检测患者血浆抗凝血酶Ⅲ活性，对于血浆抗凝血酶Ⅲ活性＜50%的患者，不宜直接选择肝素或低分子肝素；应适当补充抗凝血酶Ⅲ制剂或新鲜血浆，使患者血浆抗凝血酶Ⅲ活性≥50%后，再使用肝素或低分子肝素。

（二）枸橼酸钠

1. 严重肝功能障碍。
2. 低氧血症（动脉氧分压＜60mmHg）和（或）组织灌注不足。
3. 代谢性碱中毒、高钠血症。

（三）阿加曲班

合并明显肝功能障碍不宜选择阿加曲班。

（四）抗血小板药物

存在血小板生成障碍或功能障碍的患者，不宜使用抗血小板药物；而血小板进行性减少、伴血小板活化或凝血功能亢进的患者，则应加强抗血小板治疗。

三、抗凝剂的合理选择

1. 对于临床上没有出血性疾病的发生和风险；没有显著的脂代谢和骨代谢的异常；血浆抗凝血酶Ⅲ活性在 50% 以上；血小板计数、血浆部分凝血活酶时间、凝血酶原时间、国际标准化比值、D－双聚体正常或升高的患者，推荐选择普通肝素作为抗凝药物。

2. 对于临床上没有活动性出血性疾病，血浆抗凝血酶Ⅲ活性在 50% 以上，血小板数量基本正常；但脂代谢和骨代谢的异常程度较重，或血浆部分凝血活酶时间、凝血酶原时间和国际标准化比值轻度延长具有潜在出血风险的患者，推荐选择低分子肝素作为抗凝药物。

3. 对于临床上存在明确的活动性出血性疾病或明显的出血倾向，或血浆部分凝血活酶时间、凝血酶原时间和国际标准化比值明显延长的患者，推荐选择阿加曲班、枸橼酸钠作为抗凝药物，或采用无抗凝剂的方式实施血液净化治疗。

4. 对于以糖尿病肾病、高血压性肾损害等疾病为原发疾病，临床上心血管事件发生风险较大，而血小板数量正常或升高、血小板功能正常或亢进的患者，推荐每天给予抗血小板药物作为基础抗凝治疗。

5. 对于长期卧床具有血栓栓塞性疾病发生的风险，国际标准化比值较低、血浆 D－双聚体水平升高，血浆抗凝血酶Ⅲ活性在 50% 以上的患者，推荐每天给予低分子肝素作为基础抗凝治疗。

6. 合并肝素诱发的血小板减少症，或先天性、后天性抗凝血酶Ⅲ活性在 50% 以下的患者，推荐选择阿加曲班或枸橼酸钠作为抗凝药物。此时不宜选择普通肝素或低分子肝素作为抗凝剂。

四、抗凝剂剂量的选择

（一）普通肝素

1. 血液透析、血液滤过或血液透析滤过　一般首剂量 0.3～0.5mg/kg，追加剂量 5～10mg/h，间歇性静脉注射或持续性静脉输注（常用）；血液透析结束前 30～60min 停止追加。应依据患者的凝血状态个体化调整剂量。

2. 血液灌流、血浆吸附或血浆置换　一般首剂量 0.5～1.0mg/kg，追加剂量 10～20mg/h，间歇性静脉注射或持续性静脉输注（常用）；预期结束前 30min 停止追加。实施前给予 4mg/dl 的肝素生理盐水预冲、保留 20min 后，再给予生理盐水 500ml 冲洗，有助于增强抗凝效果。肝素剂量应依据患者的凝血状态个体化调整。

3. 持续性肾脏替代治疗（CRRT）　采用前稀释的患者，一般首剂量 15～20mg，追加剂量 5～10mg/h，静脉注射或持续性静脉输注（常用）；采用后稀释的患者，一般首剂量 20～30mg，追加剂量 8～15mg/h，静脉注射或持续性静脉输注（常用）；治疗结束前 30～60min 停止追加。抗凝药物的剂量依据患者的凝血状态个体化调整；治疗时间越长，给予的追加剂量应逐渐减少。

（二）低分子肝素

一般给予 60～80U/kg 静脉注射。血液透析、血液灌流、血浆吸附或血浆置换的患者无需追加剂量；CRRT 患者可每 4～6h 给予 30～40U/kg 静脉注射，治疗时间越长，给予的追加剂量应逐渐减少。有条件的单位应监测血浆抗凝血因子 Xa 活性，根据测定结果调整剂量。

（三）枸橼酸钠

用于血液透析、血液滤过、血液透析滤过或 CRRT 患者。枸橼酸浓度为 4%～46.7%，以临床常用的一般给予 4% 枸橼酸钠为例，4% 枸橼酸钠 180ml/h 滤器前持续注入，控制滤器后的游离钙离子浓度 0.25～0.35mmol/L；在静脉端给予 0.056mmol/L 氯化钙生理盐水（10% 氯化钙 80ml 加入到 1000ml 生理盐水中）40ml/h，控制患者体内游离钙离子浓度 1.0～1.35mmol/L；直至血液净化治疗结束。也可采用枸橼酸置换液实施。重要的是，临床应用局部枸橼酸抗凝时，需要考虑患者实际血流量、并应依据游离钙离子的检测相应调整枸橼酸钠（或枸橼酸置换液）和氯化钙生理盐水的输入速度。

（四）阿加曲班

血液透析、血液滤过、血液透析滤过或 CRRT 患者，一般首剂量 250μg/kg、追加剂量 2μg/（kg·min），或 2μg/（kg·min）持续滤器前输注；CRRT 患者给予 1～2μg/（kg·

min）持续滤器前输注；血液净化治疗结束前 20～30min 停止追加。应依据患者血浆部分活化凝血酶原时间的监测来调整剂量。

（五）无抗凝剂

血液透析、血液滤过、血液透析滤过或 CRRT 患者，血液净化实施前给予 4mg/dl 的肝素生理盐水预冲、保留 20min 后，再给予生理盐水 500ml 冲洗；血液净化治疗过程每 30～60min，给予 100～200ml 生理盐水冲洗管路和滤器。

五、抗凝治疗的监测

由于血液净化患者的年龄、性别、生活方式、原发疾病以及并发症的不同，患者间血液凝血状态差异较大。因此，为确定个体化的抗凝治疗方案，应实施凝血状态监测。

（一）血液净化前和结束后凝血状态的监测

血液净化前凝血状态的监测主要是为了评估患者基础凝血状态，指导血液净化过程中抗凝剂的种类和剂量选择；血液净化结束后凝血状态的监测主要是了解患者血液净化结束后体内凝血状态是否恢复正常以及是否具有出血倾向。因此，血液净化前和结束后凝血状态的评估是全身凝血状态的监测。从血液净化管路动脉端采集的样本，由于血液刚刚从体内流出，因此各项凝血指标的检测可反映患者的全身凝血状态。

（二）血液净化过程中凝血状态的监测

血液净化过程中凝血状态的监测主要是为了评估患者血液净化过程中体外循环是否达到充分抗凝、患者体内凝血状态受到抗凝剂影响的程度以及是否易于出血，因此，不仅要监测体外循环管路中的凝血状态，而且还要监测患者全身的凝血状态。从血液净化管路静脉端采集的样本，由于血液刚刚流过体外循环管路，因此各项凝血指标的检测可反映体外循环的凝血状态。血液净化过程中凝血状态的监测，需要同时采集血液净化管路动、静脉端血样进行凝血指标的检测，两者结合才能全面地判断血液透析过程中的凝血状态。

（三）不同抗凝剂的检测指标

1. 以肝素作为抗凝剂时，推荐采用活化凝血时间（ACT）进行监测，也可采用部分凝血活酶时间（APTT）进行监测。理想的状态应为血液净化过程中，从血液净化管路静脉端采集的样本的 ACT/APTT 维持于治疗前的 1.5～2.5 倍，治疗结束后从血液净化管路动脉端采集的样本的 ACT/APTT 基本恢复治疗前水平。

2. 以低分子肝素作为抗凝剂时，可采用抗凝血因子 Xa 活性进行监测。建议无出血倾向的患者抗凝血因子 Xa 活性维持在 500～1000U/L，伴有出血倾向的血液透析患者维持在 200～400U/L。但抗凝血因子 Xa 活性不能即时检测，临床指导作用有限。

3. 以枸橼酸钠作为抗凝剂时，应监测滤器后和患者体内游离钙离子浓度，也可监测活化凝血时间（ACT）或部分凝血活酶时间（APTT），从血液净化管路静脉端采集的样本的 ACT 或 APTT 维持于治疗前的 1.5～2.5 倍，而治疗过程中和结束后从血液净化管路动脉端采集的样本的 ACT 或 APTT 应与治疗前无明显变化。

4. 以阿加曲班作为抗凝剂时，可采用部分凝血活酶时间（APTT）进行监测。从血液净化管路静脉端采集的样本的 APTT 维持于治疗前的 1.5～2.5 倍，而治疗过程中和结束后从血液净化管路动脉端采集的样本的 APTT 应与治疗前无明显变化。

（四）监测时机

1. 对于第一次进行血液净化的患者，推荐进行血液净化治疗前、治疗过程中和结束后的全面凝血状态监测，以确立合适的抗凝剂种类和剂量。

2. 对于某个患者来说，每次血液净化过程的凝血状态差别不大，因此，一旦确定患者的抗凝药物种类和剂量，则无需每次血液净化过程都监测凝血状态，仅需要定期（1~3个月）评估。

六、抗凝治疗的并发症与处理

（一）抗凝不足引起的并发症

主要包括：透析器和管路凝血；透析过程中或结束后发生血栓栓塞性疾病。

1. 常见原因

（1）因患者存在出血倾向而没有应用抗凝剂。

（2）透析过程中抗凝剂剂量不足。

（3）患者先天性或因大量蛋白尿引起的抗凝血酶Ⅲ不足或缺乏，而选择普通肝素或低分子肝素作为抗凝药物。

2. 预防与处理

（1）对于合并出血或出血高危风险的患者，有条件的单位应尽可能选择枸橼酸钠或阿加曲班作为抗凝药物；采用无抗凝剂时应加强滤器和管路的监测，加强生理盐水的冲洗。

（2）应在血液净化实施前对患者的凝血状态充分评估，并在监测血液净化治疗过程中凝血状态变化的基础上，确立个体化的抗凝治疗方案。

（3）有条件的单位应在血液净化治疗前检测患者血浆抗凝血酶Ⅲ的活性，已明确是否适用肝素或低分子肝素。

（4）发生滤器凝血后应及时更换滤器；出现血栓栓塞性并发症的患者应给予适当的抗凝、促纤溶治疗。

（二）出血

1. 常见原因

（1）抗凝剂剂量使用过大。

（2）合并出血性疾病。

2. 预防与处理

（1）血液净化实施前应评估患者的出血风险。

（2）在对患者血液透析前和过程中凝血状态检测和评估的基础上，确立个体化抗凝治疗方案。

（3）对于发生出血的患者，应重新评估患者的凝血状态，停止或减少抗凝药物剂量，重新选择抗凝药物及其剂量。

（4）针对不同出血的病因给予相应处理，并针对不同的抗凝剂给予相应的拮抗剂治疗。肝素或低分子肝素过量可给予适量的鱼精蛋白；枸橼酸钠过量补充钙制剂；阿加曲班过量可短暂观察，严重过量可给予凝血酶原制剂或血浆。

（三）抗凝剂本身的药物不良反应

1. 肝素诱发的血小板减少症（HIT）

（1）病因：机体产生抗肝素－血小板4因子复合物抗体所致。

（2）诊断：应用肝素类制剂治疗后5～10d内血小板下降50%以上或降至10万/μl以下，合并血栓、栓塞性疾病（深静脉最常见）以及HIT抗体阳性可以临床诊断HIT；停用肝素5～7d后，血小板数可恢复至正常则更支持诊断。

（3）治疗：停用肝素类制剂，并给予抗血小板、抗凝或促纤溶治疗，预防血栓形成；发生HIT后，一般禁止再使用肝素类制剂。在HIT发生后100d内，再次应用肝素或低分子肝素可诱发伴有全身过敏反应的急发性HIT。

2. 高脂血症、骨质脱钙

（1）病因：长期使用肝素或低分子肝素所致。与肝素相比，低分子肝素较少发生。

（2）预防与处理：在保障充分抗凝的基础上，尽可能减少肝素或低分子肝素剂量；对存在明显高脂血症和骨代谢异常的患者，优先选择低分子肝素；给予调脂药物、活性维生素D和钙剂治疗。

3. 低钙血症、高钠血症和代谢性碱中毒

（1）病因：枸橼酸钠使用剂量过大或使用时间过长，或患者存在电解质和酸碱失衡。

（2）预防与处理：采用无钙、无碱、无钠的置换液；治疗过程中密切监测游离钙离子浓度、调整枸橼酸钠输入速度和剂量；发生后应改变抗凝方式，并调整透析液和置换液的成分，给予积极纠正。

（张国欣）

第八章　血液滤过

一、定义及概述

血液滤过（HF）模仿正常人肾小球滤过和肾小管重吸收原理，以对流方式清除体内过多的水分和尿毒症毒素。与血液透析相比，血液滤过具有对血流动力学影响小、中分子物质清除率高等优点。

二、适应证和禁忌证

（一）适应证

HF 适于急、慢性肾衰竭患者，特别是伴以下情况者：

1. 常规透析易发生低血压。
2. 顽固性高血压。
3. 常规透析不能控制的体液过多和心力衰竭。
4. 严重继发性甲状旁腺功能亢进。
5. 尿毒症神经病变。
6. 心血管功能不稳定、多脏器衰竭及病情危重患者。

（二）禁忌证

HF 无绝对禁忌证，但出现如下情况时应慎用：

1. 药物难以纠正的严重休克或低血压。
2. 严重心肌病变导致的心力衰竭。
3. 严重心律失常。
4. 精神障碍不能配合血液净化治疗。

三、治疗方式和处方

（一）方式

前稀释置换法（置换液在血滤器之前输入）、后稀释置换法（置换液在血滤器之后输入）或混合稀释法（置换液在血滤器前及后输入）。

（二）处方

通常每次 HF 治疗 4h，建议血流量 >250ml/min。

1. 前稀释置换法　优点是血流阻力小，滤过率稳定，残余血量少和不易形成滤过膜上的蛋白覆盖层。缺点是清除率低，所需置换液量较大。建议前稀释法置换量不低于 40 ~ 50L。患者需做无肝素血滤时，建议选择本方式。

2. 后稀释置换法　置换液用量较前稀释法少，清除效率较前稀释置换法高；但高凝状态的患者容易导致滤器凝血。后稀释法置换量为20～30L。一般患者均可选择本置换法，但有高凝倾向的患者不宜选择本方式。

3. 混合稀释法　清除效率较高，滤器不易堵塞，对于血细胞比容高者较实用。置换量可参考前稀释法。

四、血管通路

1. 临时性血管通路　中心静脉导管。

2. 永久性血管通路　动－静脉内瘘、移植血管、中心静脉长期留置导管等。

五、抗凝

（一）抗凝方案

1. 普通肝素　一般首剂量0.3～0.5mg/kg，追加剂量5～10mg/h，间歇性静脉注射或持续性静脉输注（常用）；血液透析结束前30～60min停止追加。应依据患者的凝血状态个体化调整剂量。

2. 低分子肝素　一选择60～80U/kg，推荐在治疗前20～30min静脉注射，无需追加剂量。

3. 局部枸橼酸抗凝　枸橼酸浓度为4%～46.7%，以临床常用的一般给予4%枸橼酸钠为例，4%枸橼酸钠180ml/h滤器前持续注入，控制滤器后的游离钙离子浓度0.25～0.35mmol/L；在静脉端给予0.056mmol/L氯化钙生理盐水（10%氯化钙80ml加入到1000ml生理盐水中）40ml/h，控制患者体内游离钙离子浓度1.0～1.35mmol/L；直至血液净化治疗结束。也可采用枸橼酸置换液实施。重要的是，临床应用局部枸橼酸抗凝时，需要考虑患者实际血流量，并应依据游离钙离子的检测相应调整枸橼酸钠（或枸橼酸置换液）和氯化钙生理盐水的输入速度。

4. 阿加曲班　一般首剂量250μg/kg、追加剂量2μg/（kg·min），或2μg/（kg·min）持续滤器前给药，应依据患者血浆部分活化凝血酶原时间的监测，调整剂量。

5. 无抗凝剂　治疗前给予40mg/L的肝素生理盐水预冲、保留灌注20min后，再给予生理盐水500ml冲洗；血液净化治疗过程中每30～60min给予100～200ml生理盐水冲洗管路和滤器。

六、血滤器选择

要求使用高通量透析器或滤器。

1. 具有高水分通透性和高溶质滤过率，有足够的超滤系数［通常≥50ml/（h·mmHg）］，以保证中小分子毒素被有效清除。

2. 根据患者体表面积选择滤器的膜面积。

七、置换液

（一）置换液的组成

1. 无菌、无致热原　置换液内毒素<0.03EU/ml、细菌数<1×10^{-6}cfu/ml。

2. 置换液的成分 应与细胞外液一致。尽量做到个体化治疗，做到可调钠、钙。常用置换液配方 mmol/L：钠 135 ~ 145mmol/L、钾 2.0 ~ 3.0mmol/L、钙 1.25 ~ 1.75mmol/L、镁 0.5 ~ 0.75mmol/L、氯 103 ~ 110mmol/L、碳酸氢盐 30 ~ 34mmol/L。

（二）置换液的制备

血液滤过的置换液必须为无菌、无病毒和无致热源，制备方式有以下两种：

1. 联机法（on – line） 为目前主要方式，反渗水与浓缩液按比例稀释制备成置换液，再经过滤后输入体内。

2. 用静脉输液制剂制作 按前述置换液成分配制，并根据患者具体情况进行调整，价格昂贵，临床基本不使用。

八、操作程序及检测

（一）操作流程

物品准备→开机自检→安装管路及滤器→密闭式管路预冲→建立体外循环→血液透析→密闭式回血。

（二）操作步骤

1. 物品准备 血液滤过器、血液滤过管路、安全导管（补液装置）、穿刺针、无菌治疗巾、生理盐水、一次性冲洗管、消毒物品、止血带、一次性手套、透析液等。

2. 开机自检

（1）检查透析机电路连接是否正常。

（2）打开机器电源总开关。

（3）按照要求进行机器自检。

3. 血液滤过器和管路的安装

（1）检查血液滤过器及管路有无破损，外包装是否完好。

（2）查看有效日期、型号。

（3）按照无菌原则进行操作。

（4）安装管路顺序按照体外循环的血流方向依次安装。

（5）置换液连接管安装按照置换液流向顺序安装。

4. 密闭式预冲

（1）静脉端向上安装血液滤过器，滤出液口放置在滤器上方。

（2）启动透析机血泵 80 ~ 100ml/min，用生理盐水先排净管路和血液滤过器血室气体。生理盐水流向为动脉端→透析器→静脉端，不得逆向预冲。

（3）机器在线预冲通过置换液连接管使用机器在线产生的置换液按照体外循环血流方向密闭冲洗。

（4）生理盐水预冲量应严格按照血液滤过器说明书中的要求；若需要进行闭式循环或肝素生理盐水预冲，应在生理盐水预冲量达到后再进行。

（5）推荐预冲生理盐水直接流入废液收集袋中，并且废液收集袋放于机器液体架上，不得低于操作者腰部以下；不建议预冲生理盐水直接流入开放式废液桶中。

（6）冲洗完毕后根据医嘱设置治疗参数。

5. 建立体外循环（上机）

（1）血管通路准备

1）动静脉内瘘穿刺：①检查血管通路：有无红肿，渗血，硬结；并摸清血管走向和搏动。②选择穿刺点后，用碘伏消毒穿刺部位。③根据血管的粗细和血流量要求等选择穿刺针。④采用阶梯式、纽扣式等方法，以合适的角度穿刺血管。先穿刺静脉，再穿刺动脉，动脉端穿刺点距动静脉内瘘口 3cm 以上、动静脉穿刺点的距离 10cm 以上为宜，固定穿刺针。⑤根据医嘱推注首剂量肝素（使用低分子肝素作为抗凝剂，应根据医嘱上机前静脉一次性注射）。

2）中心静脉留置导管连接：①准备碘伏消毒棉签和医用垃圾袋。②打开静脉导管外层敷料。③患者头偏向对侧，将无菌治疗巾垫于静脉导管下。④取下静脉导管内层敷料，将导管放于无菌治疗巾上。⑤分别消毒导管和导管夹子，放于无菌治疗巾内。⑥先检查导管夹子处于夹闭状态，再取下导管肝素帽。⑦分别消毒导管接头。⑧用注射器回抽导管内封管肝素，推注在纱布上检查是否有凝血块，回抽量为动、静脉管各 2ml 左右。如果导管回血流不畅时，认真查找原因，严禁使用注射器用力推注导管腔。⑨根据医嘱从导管静脉端推注首剂量肝素（使用低分子肝素作为抗凝剂，应根据医嘱上机前静脉一次性注射），连接体外循环。⑩医疗污物放于医疗垃圾桶中。

（2）血液滤过中的监测

1）体外循环建立后，立即测量血压、脉搏，询问患者的自我感觉，详细记录在血液滤过记录单上。

2）自我查对：①按照体外循环管路走向的顺序，依次查对体外循环管路系统各连接处和管路开口处，未使用的管路开口应处于加帽密封和夹闭管夹的双保险状态。②根据医嘱查对机器治疗参数。

3）双人查对：自我查对后，与另一名护士同时再次查对上述内容，并在治疗记录单上签字。

4）血液滤过治疗过程中，每小时 1 次仔细询问患者自我感觉，测量血压、脉搏，观察穿刺部位有无渗血、穿刺针有无脱出移位，并准确记录。

5）如果患者血压、脉搏等生命体征出现明显变化，应随时监测，必要时给予心电监护。

6. 回血下机

（1）基本方法

1）消毒用于回血的生理盐水瓶塞和瓶口。

2）插入无菌大针头，放置在机器顶部。

3）调整血液流量至 50～100ml/min。

4）关闭血泵，夹闭动脉穿刺针夹子，拔出动脉针，按压穿刺部位。

5）拧下穿刺针，将动脉管路与生理盐水上的无菌大针头连接。

6）打开血泵，用生理盐水全程回血。回血过程中，可使用双手揉搓血液滤过器，但不得用手挤压静脉端管路；当生理盐水回输至静脉壶、安全夹自动关闭后，停止继续回血；不宜将管路从安全夹中强制取出，将管路液体完全回输至患者体内（否则易发生凝血块入血或空气栓塞）。

7）夹闭静脉管路夹子和静脉穿刺针处夹子，拔出静脉针，压迫穿刺部位 2～3min。用弹力绷带或胶布加压包扎动、静脉穿刺部位 10～20min 后，检查动、静脉穿刺针部位无出血或渗血后松开包扎带。

8）整理用物，测量生命体征，记录治疗单，签名。

9）治疗结束嘱患者平卧 10～20min，生命体征平稳，穿刺部位无出血，听诊内瘘杂音良好。

10）向患者交代注意事项，送患者离开血液净化中心。

（2）推荐密闭式回血下机

1）调整血液流量至 50～100ml/min。

2）打开动脉端预冲侧管，用生理盐水将残留在动脉侧管内的血液回输到动脉壶。

3）关闭血泵，靠重力将动脉侧管近心侧的血液回输入患者体内。

4）夹闭动脉管路夹子和动脉穿刺针处夹子。

5）打开血泵，用生理盐水全程回血。回血过程中，可使用双手揉搓滤器，但不得用手挤压静脉端管路。当生理盐水回输至静脉壶、安全夹自动关闭后，停止继续回血。不宜将管路从安全夹中强制取出，将管路液体完全回输至患者体内（否则易发生凝血块入血或空气栓塞）。

6）夹闭静脉管路夹子和静脉穿刺针处夹子。

7）先拔出动脉内瘘针，再拔出静脉内瘘针，压迫穿刺部位 2～3min。用弹力绷带或胶布加压包扎动、静脉穿刺部位 10～20min 后，检查动、静脉穿刺针部位无出血或渗血后松开包扎带。

8）整理用物，测量生命体征，记录治疗单，签名。

9）治疗结束嘱患者平卧 10～20min，生命体征平稳，穿刺点无出血，听诊内瘘杂音良好。

10）向患者交代注意事项，送患者离开血液净化中心。

九、并发症及处理

血液滤过可能出现与血液透析相同的并发症，除此之外还可出现以下并发症：

（一）致热原反应和败血症

1. 原因　HF 时需输入大量置换液，如置换液被污染可发生发热和败血症。

2. 防治措施

（1）定期检测反渗水、透析液及置换液的细菌和内毒素。

（2）定期更换内毒素过滤器。

（3）置换液配制过程无菌操作。

（4）使用前必须严格检查置换液、血滤器及管道的包装与有效使用日期，检查置换液的颜色与透明度。

（5）出现发热者，应同时做血液和置换液细菌培养及置换液内毒素检测。

（6）抗生素治疗。

（二）氨基酸与蛋白质丢失

1. 原因　随大量置换液滤出。

2. 治疗　建议增加饮食中的蛋白质摄入量。

（张国欣）

第九章　连续性肾脏替代治疗

一、定义及概述

连续性肾脏替代治疗（continuous renal replacement therapy，CRRT）是指一组体外血液净化的治疗技术，是所有连续、缓慢清除水分和溶质治疗方式的总称。传统 CRRT 技术每天持续治疗 24h，目前临床常根据患者病情治疗时间做适当调整。CRRT 的治疗目的已不仅仅局限于替代功能受损的肾脏，近来更扩展到常见危重疾病的急救，成为各种危重病救治中最重要的支持措施之一，与机械通气和全胃肠外营养地位同样重要。目前主要包括以下技术。

1. 缓慢连续超滤（slow continuous ultrafiltration，SCUF）
2. 连续性静－静脉血液滤过（continuous venovenous hemofiltration，CVVH）
3. 连续性静－静脉血液透析滤过（continuous venovenous hemodiafiltration，CVVHDF）
4. 连续性静－静脉血液透析（continuous venovenous hemodialysis，CVVHD）
5. 连续性高通量透析（continuous high flux dialysis，CHFD）
6. 连续性高容量血液滤过（high volume hemofiltratio：n，HVHF）
7. 连续性血浆滤过吸附（continuous plasmafiltration adsorption，CPFA）

二、适应证和禁忌证

（一）适应证

1. 肾脏疾病

（1）重症急性肾损伤（AKI）：伴血流动力学不稳定和需要持续清除过多水或毒性物质，如 AKI 合并严重电解质紊乱、酸碱代谢失衡、心力衰竭、肺水肿、脑水肿、急性呼吸窘迫综合征（ARDS）、外科术后、严重感染等。

（2）慢性肾衰竭（CRF）：合并急性肺水肿、尿毒症脑病、心力衰竭、血流动力学不稳定等。

2. 非肾脏疾病　包括多器官功能障碍综合征（MODS）、脓毒血症或败血症性休克、急性呼吸窘迫综合征（ARDS）、挤压综合征、乳酸酸中毒、急性重症胰腺炎、心肺体外循环手术、慢性心力衰竭、肝性脑病、药物或毒物中毒、严重液体潴留、需要大量补液、严重的电解质和酸碱代谢紊乱、肿瘤溶解综合征、过高热等。

（二）禁忌证

CRRT 无绝对禁忌证，但存在以下情况时应慎用：

1. 无法建立合适的血管通路。
2. 严重的凝血功能障碍。
3. 严重的活动性出血，特别是颅内出血。

三、治疗前患者评估

选择合适的治疗对象，以保证 CRRT 的有效性及安全性。患者是否需要 CRRT 治疗应由有资质的肾脏专科或 ICU 医师决定。肾脏专科或 ICU 医师负责患者的筛选、治疗方案的确定等。

四、治疗时机

急性单纯性肾损伤患者血清肌酐 > 354μmol/L，或尿量 < 0.3ml/（kg·h），持续 24h 以上，或无尿达 12h；急性重症肾损伤患者血清肌酐增至基线水平 2～3 倍，或尿量 < 0.5ml/（kg·h），时间达 12h，即可行 CRRT。对于脓毒血症、急性重症胰腺炎、MODS、ARDS 等危重病患者应及早开始 CRRT 治疗。当有下列情况时，立即给予治疗：严重并发症经药物治疗等不能有效控制者，如容量过多急性心力衰竭、严重电解质紊乱、代谢性酸中毒等。

五、治疗方式和处方

1. 治疗模式选择　临床上应根据病情严重程度以及不同病因采取相应的 CRRT 模式及设定参数。SCUF 和 CVVH 用于清除过多液体为主的治疗；CVVHD 用于高分解代谢需要清除大量小分子溶质的患者；CHFD 适用于 ARF 伴高分解代谢者；CVVHDFCWH 有利于清除炎症介质，适用于脓毒症患者；CPFA 主要用于去除内毒素及炎症介质。

2. 透析剂量　推荐采用体重标化的超滤率作为剂量单位［mL/（kg·h）］。CVVH 后置换模式超滤率至少达到 35～45ml/（h·kg）才能获得理想的疗效，尤其是在脓毒症、SIRS、MODS 等以清除炎症介质为主的情况下，更提倡采用高容量模式。

六、血管通路

1. 临时导管　常用的有颈内、锁骨下及股静脉双腔留置导管，右侧颈内静脉插管为首选，置管时应严格无菌操作。提倡在 B 超引导下置管，可提高成功率和安全性。

2. 带涤纶环长期导管　若预计治疗时间超过 3 周，使用带涤纶环的长期导管，首选右颈内静脉。

七、抗凝

（一）抗凝方案

1. 普通肝素　采用前稀释的患者，一般首剂量 15～20mg，追加剂量 5～10mg/h，静脉注射，采用后稀释的患者，一般首剂量 20～30mg，追加剂量 8～15mg/h，静脉注射．治疗结束前 30～60min 停止追加。抗凝药物的剂量依据患者的凝血状态个体化调整；治疗时间越长，给予的追加剂量应逐渐减少。

2. 低分子肝素　首剂量 60～80U/kg，推荐在治疗前 20～30min 静脉注射；追加剂量 30～40U/kg，每 4～6h 静脉注射，治疗时间越长，给予的追加剂量应逐渐减少。有条件的单位应监测血浆抗凝血因子 Xa 活性，根据测定结果调整剂量。

3. 局部枸橼酸抗凝　枸橼酸浓度为 4%～46.7%，以临床常用的一般给予 4% 枸橼酸钠为例，4%枸橼酸钠180ml/h滤器前持续注入，控制滤器后的游离钙离子浓度0.25～0.35mmol/L；在静脉端给予0.056mmol/L氯化钙生理盐水（10%氯化钙80ml加入到1000ml生理盐水中）40ml/h，控制患者体内游离钙离子浓度1.0～1.35mmol/L；直至血液净化治疗结束。也可采用枸橼酸置换液实施。重要的是，临床应用局部枸橼酸抗凝时，需要考虑患者实际血流量、并应依据游离钙离子的检测相应调整枸橼酸钠（或枸橼酸置换液）和氯化钙生理盐水的输入速度。

4. 阿加曲班　一般1～2μg/（kg·min）持续滤器前给药，也可给予一定的首剂量（250μg/kg左右），应依据患者凝血状态和血浆部分活化凝血酶原时间的监测，调整剂量。

5. 无抗凝剂　治疗前给予40mg/L的肝素生理盐水预冲、保留灌注20min后，再给予生理盐水500ml冲洗；血液净化治疗过程每30～60min，给予100～200ml生理盐水冲洗管路和滤器。

八、血滤器或血透器选择

根据治疗方式选择血滤器或透析器，通常采用高生物相容性透析器或滤器。

九、置换液

1. 电解质　原则上应接近人体细胞外液成分，根据需要调节钠、钾和碱基浓度，碱基常用碳酸氢盐或乳酸盐，但MODS及脓毒症伴乳酸酸中毒、合并肝功能障碍者不宜用乳酸盐。采用枸橼酸抗凝时，可配制低钠、无钙、无碱基置换液。

2. 糖　浓度通常为5.5～11.1mmol/L，无糖置换液可引起低血糖反应，高糖置换液可能引起高血糖症，不建议使用。

3. 温度　在温度较低的环境中补充大量未经加温的置换液可能导致不良反应。应注意患者的保暖和置换液/透析液加温。

4. 细菌学检查　必须使用无菌置换液。高通量透析可能存在反向滤过，更应使用无菌透析液。

5. 前稀释与后稀释模式　对于CVVH和CVVHDF模式，置换液既可以从血滤器前的动脉管路输入（前稀释法），也可从血滤器后的静脉管路输入（后稀释法）。

后稀释法节省置换液用量、清除效率高，但容易凝血，因此超滤速度不能超过血流速度的30%。前稀释法具有使用肝素量小、不易凝血、滤器使用时间长等优点；不足之处是进入血滤器的血液已被置换液稀释，清除效率降低，适用于高凝状态或血细胞比容>35%者。

十、操作程序及监测

操作规范以CVVHDF模式，肝素抗凝为例。

（一）治疗前准备

1. 准备置换液、生理盐水、肝素溶液、注射器、消毒液、无菌纱布及棉签等物品。

2. 操作者按卫生学要求着装，然后洗手、戴帽子、口罩、手套。

3. 检查并连接电源，打开机器电源开关。

4. 根据机器显示屏提示步骤，逐步安装CRRT血滤器及管路，安放置换液袋，连接置换液、生理盐水预冲液、抗凝用肝素溶液及废液袋，打开各管路夹。

5. 进行管路预冲及机器自检，如未通过自检，应通知技术人员对 CRRT 机进行检修。

6. CRRT 机自检通过后，检查显示是否正常，发现问题及时对其进行调整。关闭动脉夹和静脉夹。

（二）治疗开始

1. 设置血流量、置换液流速、透析液流速、超滤液流速及肝素输注速度等参数，此时血流量设置在 100ml/min 以下为宜。

2. 打开患者留置导管封帽，用消毒液消毒导管口，抽出导管内封管溶液并注入生理盐水冲洗管内血液，确认导管通畅后从静脉端给予负荷剂量肝素。

3. 将管路动脉端与导管动脉端连接，打开管路动脉夹及静脉夹，按治疗键，CRRT 机开始运转，放出适量管路预冲液后停止血泵，关闭管路静脉夹，将管路静脉端与导管静脉端连接后，打开夹子，开启血泵继续治疗。如无需放出管路预冲液，则在连接管路与导管时，将动脉端及静脉端一同接好，打开夹子进行治疗即可。用止血钳固定好管路，治疗巾遮盖好留置导管连接处。

4. 逐步调整血流量等参数至目标治疗量，查看机器各监测系统处于监测状态，整理用物。

（三）治疗过程中的监护

1. 检查管路是否紧密、牢固连接，管路上各夹子松开，回路各开口关/开到位。

2. 机器是否处于正常状态：绿灯亮，显示屏开始显示治疗量。

3. 核对患者治疗参数设定是否正确。准确执行医嘱。

4. 专人床旁监测，观察患者状态及管路凝血情况，记录各项生命征监测参数，每小时记录一次治疗参数及治疗量，核实是否与医嘱一致。

5. 根据机器提示，及时补充肝素溶液、倒空废液袋、更换管路及透析器。

6. 发生报警时，迅速根据机器提示进行操作，解除报警。如报警无法解除且血泵停止运转，则立即停止治疗，手动回血，并速请维修人员到场处理。

（四）治疗结束

1. 需要结束治疗时，准备生理盐水、消毒液、无菌纱布、棉签等物品。

2. 按结束治疗键，停血泵，关闭管路及留置导管动脉夹，分离管路动脉端与留置导管动脉端，将管路动脉端与生理盐水连接，将血流速减至 100ml/min 以下，开启血泵回血。

3. 回血完毕停止血泵，关闭管路及留置导管静脉夹，分离管路静脉端与留置导管静脉端。

4. 消毒留置导管管口，生理盐水冲洗留置导管管腔，根据管腔容量封管，包扎固定。

5. 根据机器提示步骤，卸下透析器、管路及各液体袋。关闭电源，擦净机器，推至保管室内待用。

十一、并发症及处理

CRRT 并发症种类同血液透析和血液滤过等技术，但由于 CRRT 治疗对象为危重患者，血流动力学常不稳定，且治疗时间长，故一些并发症的发病率较高，且程度较重，处理更为困难。如低血压、低血钾或高钾血症、低钙血症、酸碱失衡、感染以及机械因素相关并发症。另外，由于治疗时间长，肝素等抗凝剂应用总量较大，故容易发生出血或出血倾向；但如血流量较低、血细胞比容较高或抗凝剂剂量不足，则容易出现凝血。如治疗时间较长，则可导致维生素、微量元素和氨基酸等丢失，应适当补充。

（张国欣）

第十章　肾脏与水、电解质及酸碱平衡

第一节　肾脏与水、钠平衡

水、钠平衡紊乱是常见临床异常表现，可发生于多种临床疾病状态中，其主要临床表现为低血容量、高血容量、低钠血症、高钠血症、多尿症等。

水是人体重要组成部分。在健康成人，水占体重男60%，女50%。水在体内分布分为：细胞内液（intracelledar fluid，ICF），占体液的2/3或占体重40%；细胞外液（extracellular fluid，ECF），占体液的1/3或占体重20%。细胞外液中总循环血容量占细胞外液的1/3。

钠、钾是体液中主要阳离子，氯和碳酸氢盐是细胞外液中主要阴离子。体液中主要溶质含量见表10－1。

表10－1　体液中主要溶质含量

溶质	细胞内液	细胞外液
钠（mmol/L）	25	140
钾（mmol/L）	150	4.5
氯（mmol/L）	2	100
碳酸氢盐（mmol/L）	6	25
钙（mmol/L）	0.01	2.4
磷（mmol/L）	50	1.2
镁（mmol/L）	15	1.2

日常情况下，钠摄入主要受饮食习惯控制。临床情况下，给予患者的钠摄入量、含钠的药物或溶液等可引起患者钠摄入量的变化。尽管一些非肾性钠丢失影响钠平衡的调节（如粪和汗液钠浓度调节），但机体对钠平衡的精细调节是通过调整尿钠排泄以适应钠摄入量的变化。因此，在稳定状态下，尿钠排泄与饮食盐摄入相匹配。这种平衡取决于一系列传入机制，这些传入机制感应细胞外液容量变化，调整肾脏钠的排泄以维持细胞外液容量的稳定。

肾脏对钠平衡调节主要通过改变肾小球滤过、肾小管对钠重吸收等机制而实现。肾脏在调节钠平衡过程中，有许多神经体液因子参与。肾脏容量感受器主要调节肾素分泌影响钠平衡；肾外感受器主要是心肺容量感受器、颈动脉窦和主动脉弓压力感受器、中枢神经感受器等，通过干预ANP分泌和影响交感神经活性起作用，此外还有肝脏容量感受器。肾交感神经通过兴奋$Na^{+}-K^{+}$－ATP酶、兴奋肾素－血管紧张素系统促使钠重吸收。血管紧张素Ⅱ（AngⅡ）通过影响肾血流动力学，对肾小管的直接作用，增加醛固酮合成来调节钠平衡。另外，心钠素、利钠激素、前列腺素族、血管舒缓素等也参与机体钠平衡调节。

水平衡是指机体水摄入（经口、肠内或肠外摄入）和排泄（隐性排泄、胃肠道、出汗或肾脏排泄）量之间的差。机体水平衡调节包括通过饮水和排尿对水出入量进行调节，渴觉中枢是机体最强大的预防失水的机制。在渴觉保护下，正常人可通过增加饮水抵抗任何程度的失水。抗利尿激素（ADH）、心房肽、肾素－血管紧张素－醛固酮系统参与水平衡调节。水的血管内外转移主要通过胶体渗透压调节，血浆胶体渗透压对水自血管内移出起重要对抗作用，决定水自细胞内外转移，以保证细胞内外渗透压平衡的重要因素是晶体渗透压。细胞外液晶体渗透压增高时，水自细胞内移向细胞外。决定细胞外液晶体渗透压主要是细胞外液钠浓度，细胞外钠浓度对水自细胞内外的转移起决定性作用。肾脏通过改变尿液的浓缩或稀释程度对水进行调节，主要通过精氨酸血管加压素（AVP）的精密作用而完成。

一、高钠血症

高钠血症（hypernatremia）指血浆钠浓度＞145mmol/L，伴有血渗透压过高的状况。高钠血症发生时，体内钠总量或降低，或正常，或增多（较少见）。

因肾脏引起的高钠血症，如体内钠总量降低，此时患者失水、失钠且失水大于失钠，表现为低血容量性高钠血症。引起患者钠、水缺乏的原因包括：①肾外丢失。皮肤丢失（大汗、烧伤）；胃肠道丢失（腹泻、肠瘘等）。②肾脏丢失。使用渗透性和襻性利尿剂，如甘露醇、葡萄糖、甘油等引起低渗性体液丢失；下尿路梗阻早期排出大量低渗尿；肾脏原发病等。如体内钠总量正常，此时患者仅失水而不失钠，继发于失水的高钠血症患者常表现为血容量和体钠总量正常。引起患者失水的原因包括：①肾外丢失。经呼吸道和皮肤丢失，如高温环境、发热、机体高代谢状态等；机体隐性丢失。②肾脏丢失。主要是尿崩症，如肾性尿崩症、中枢性尿崩症、获得性尿崩症、渴觉减退等。如体内钠总量增加，是高钠血症中最少见的类型，表现为高血容量性高钠血症，常由于摄入外源性高钠溶液所致，其他如原发性醛固酮增多症、Cushing 综合征可发生轻微无临床意义的高钠血症。

对高钠血症患者首先应明确细胞外液的容量状况。对容量未扩张的患者可通过测体重了解有无失水，体重未减轻应考虑水分转移至第三间隙；体重减轻的失水患者应进一步测定尿量和尿渗透压，鉴别失水原因（如肾外因素、尿崩症、应用利尿剂等）。

高钠血症治疗主要目标是恢复血清渗透压。

体内钠总量降低，有低血容量体征时，给予等渗氯化钠，待血压稳定后可改用 0.45% 氯化钠液或 5% 葡萄糖液治疗。

体内钠总量正常的等血容量性高钠血症患者，需给予 5% 葡萄糖液补充水分。如 60kg 患者缺水量补充计算：

机体总水量＝36L

血清钠浓度＝155mmol/L

血清钠浓度降至 140mmol/L 时需水量为：

155/140×36＝39.9L

需补充水量为：39.9－36＝3.9L

体内钠总量增加的高血容量性高钠血症患者，可在输入 5% 葡萄糖液的同时应用利尿剂，以排出过多钠；肾衰竭患者可透析治疗。

二、低钠血症

低钠血症（hyponatremia）是指血浆钠浓度<136mmol/L。低钠血症是临床上最常见的电解质代谢紊乱。低钠血症发生时，体内钠总量可减少、增加或接近正常。

体内钠总量减少，表现为低血容量性低钠血症，体钠总量减少大于体水总量减少。引起患者钠、水缺乏的原因包括：①肾外丢失。胃肠道丢失（呕吐、腹泻）；第三间隙液丢失（腹膜炎、胰腺炎、肠梗阻时体液进入腹腔）；肌肉创伤。②肾脏丢失。过度利尿；盐皮质激素缺乏；失盐性肾炎；渗透性利尿（葡萄糖、甘露醇、尿素）；肾小管性酸中毒（近端或Ⅱ型肾小管性酸中毒）；脑源性盐丢失等。体内钠总量正常，表现为等容性低钠血症，体钠总量正常，体水容量增加。等容性低钠血症原因包括糖皮质激素缺乏、甲状腺功能减退、疼痛、精神病、手术后低钠血症、药物（如氯磺丙脲、抗精神病药/抗抑郁药、环磷酰胺、卡马西平、长春新碱等）、抗利尿激素不适当分泌综合征（SIADH）等。体内钠总量增加，表现为高血容量性低钠血症，患者体内钠、水总量均增多，但体内总水量增多更明显。引起患者高血容量性低钠血症主要原因包括充血性心力衰竭、肝硬化、肾病综合征、急性肾衰竭、慢性肾衰竭等。

临床上一旦发现血钠浓度过低，首先需明确患者是否为真性低渗性低钠血症。根据下列公式计算血浆渗透压（plasma osmolality）：

血浆渗透压（mmol/L）=2Na^+(mmol/L）+血尿素氮(mg/dl）/2.8+血糖(mg/dl）/18

血浆渗透压正常或升高者为假性低钠血症，常见于糖尿病、血糖过高、高脂蛋白血症、高球蛋白血症等患者，通过检测血糖、血脂、血球蛋白诊断。

血浆渗透压降低者为真性低渗性低钠血症，进一步根据患者细胞外容量状况，将患者分为低容量性低钠血症、等容性低钠血症和高容量性低钠血症（见上述病因）。

对急性症状性低钠血症患者（低钠血症时间<48h），及时给予高渗盐水（3%氯化钠液）1~2ml（kg/h）静注，同时联合应用呋塞米以防钠超负荷并增加水排泄。

对慢性症状性低钠血症患者（低钠血症时间>48h或不明确者），给予高渗盐水（3%氯化钠液）1~2ml（kg/h）静注，同时联合应用呋塞米。治疗过程中应注意低钠血症的纠正速度和纠正程度，纠正过快或幅度过大往往会伴有脑损害。纠正速度不宜超过每日12mmol/L，治疗过程中应加强血、尿电解质检测。

无症状性低钠血症患者往往伴有慢性疾病，除了原发疾病治疗外，主要限制水的摄入。地美环素300~600mg，每日2次，该治疗需2周后起效。对于SIADH患者，使用尿素16~60g，每日1次，能有效治疗该综合征。另外，V_2受体拮抗剂（如vaptins）将是替代限水疗法的一种很有前途的药物。

三、血容量不足

血容量不足（hypovolemia）是指细胞外液容量减少。当血容量绝对不足时，机体已经或正处于钠负平衡状态。当相对血容量不足时，并不是机体缺钠，而是机体容量有所增加。

血容量不足的病因包括经肾外丢失和经肾丢失两大类（表10-2）。

表 10－2　血容量不足病因

血容量	肾外丢失	肾脏丢失
绝对不足	出血、胃肠液丢失（腹泻、呕吐、回肠或结肠造口分泌液等）、皮肤丢失（烧伤、出汗）、呼吸道丢失	利尿剂（遗传性失钠性肾小管病、肾小管间质性肾病）尿路梗阻、内分泌紊乱（醛固酮减少症、肾上腺功能不全）
相对不足	“第三间隙”丢失、败血症、水肿（充血性心力衰竭、肝硬化）	肾病综合征

血容量不足的临床表现取决于容量丢失的速度和程度、净丢失液体的溶质成分、血管和肾脏反应。患者除了基础疾病的相关症状外，轻度血容量不足患者，其血管容量收缩 <5%，往往无临床症状而容易被忽略。血管容量收缩在 5% ～15% 的血容量不足患者出现靶器官灌注不足的临床症状和体征，包括疲乏、无力、肌肉痉挛、体位性头昏。口渴是早期表现，但更可能反映了患者伴随高渗状态。发现心动过速、体位性低血压、颈内静脉压降低等体征有助于诊断。颈内静脉压可以直接测定，并可粗略地估计中心静脉压（CVP）。低 CVP 能可靠地反映血管内容量收缩，但高 CVP 不一定能排除血容量不足，因为可能受多种混合性因素的影响，如心脏或肺部疾病等。重度血容量不足时（相应的血管内容量收缩超过10% ～20%）引起低血压（即使是仰卧位）、周围发绀、四肢厥冷，同时由于靶器官和大脑低灌注可导致意识减退。单纯肾外因素导致血容量不足者常伴少尿。

除了基础疾病和原发病因治疗外，对失水较少、胃肠道吸收正常患者，予口服氯化钠及饮水。对失水较明显或胃肠道吸收有障碍者，可静注生理盐水 500～1000ml 后，再根据血压情况调整补充剂量。对血容量严重不足，伴严重营养不良者，同时补充血浆白蛋白。对伴有其他酸碱及电解质紊乱患者，需同时予以纠正。

（张国欣）

第二节　肾脏与钾平衡

钾是体内含量最丰富的阳离子之一。细胞内钾的浓度对蛋白质合成和细胞生长至关重要，钾和钠电化学梯度参与并促进体内多种代谢过程、维持体液正常渗透压及酸碱平衡。

正常人体依靠钾的摄入、肾脏对钾的排泄、细胞内外钾的转移调节以维持血钾水平相对恒定。钾的排泄主要通过肾脏，正常人肾小球滤过的钾 98% 被重吸收，肾脏排出的钾 70% 由远端小管，尤其是集合管主细胞通过 K^+-Na^+ 交换而来。其中肾小球滤过情况和醛固酮水平决定了肾脏钾的排泄。

钾在细胞内外转移通过胰岛素、儿茶酚胺及酸碱平衡状况调节。胰岛素激活 Na^+-K^+-ATP 酶活性，通过泵或钾传导通道，促使 K^+ 从细胞外转移到细胞内。儿茶酚胺通过兴奋 β_2 肾上腺素能受体，升高 cAMP，刺激 Na^+-K^+-ATP 酶活性，使 K^+ 转移到细胞内。机体发生酸中毒时，H^+ 与 Na^+ 进入细胞内，而 K^+ 由细胞内转移到细胞外，血钾上升；机体发生碱中毒时则相反，K^+ 从细胞外向细胞内转移，血钾下降。因此，在酸中毒时，血钾浓度的增加并不能反映体内钾总量，而纠正酸中毒后可能出现低血钾现象。

一、低钾血症

血清钾浓度 <3.5mmol/L 时，称为低钾血症。低钾血症亦可分为肾性因素和非肾性因素所致（表 10－3）。

表 10－3　低钾血症和钾缺乏的原因

1. 非肾性原因
饮食摄入不足
胃肠道丢失
2. 肾性原因
渗透性利尿
利尿剂：乙酰唑胺、呋塞米、噻嗪类
肾小管疾病：Fanconi 综合征、Bartter 综合征、Gitelman 综合征
非重吸收阴离子
肾毒性药物：氨基糖苷类、卡铂、两性霉素
高血压伴碱中毒
Liddle 综合征：低肾素、低醛固酮
甘草摄入及盐皮质激素过度：低肾素、低醛固酮
肾动脉狭窄及肾素分泌性肿瘤：高肾素、高醛固酮
肾上腺功能亢进或肿瘤：低肾素、高醛固酮
异位 ACTH：低肾素、高皮质醇

低钾血症临床表现与血钾降低程度有关。轻度低钾血症（血钾浓度 3.0～3.5mmol/L）常无临床症状，偶尔可引起轻度血压升高和心律不齐。中度低钾血症（血钾浓度 2.5～3.0mmol/L）时，骨骼肌受累可引起肌肉无力、疲劳、肌肉疼痛、肌肉痉挛，平滑肌受累可引起便秘、麻痹性肠梗阻等。重度低钾血症（血钾浓度 <2.5mmol/L）时，可导致迟缓性瘫痪、反射减弱和抽搐。严重低钾血症还可引起横纹肌溶解。另外，临床上由于低钾严重损害骨骼肌功能导致呼吸抑制亦不少见。对心脏影响是低钾血症最严重的后果。长期缺钾将对肾脏的结构和功能产生影响，近端和远端肾小管细胞可出现空泡样变性、弥漫性间质性肾炎、肾脏浓缩功能严重受损，导致慢性肾衰竭。

通过检测尿钾排泄以帮助鉴别肾外或肾性原因所致低钾血症，有效的检测方法包括：①24 小时尿钾排泄率 <15mmol/d 提示肾外原因造成低钾血症。②尿钾/尿肌酐比例 >1 提示肾外原因引起低钾血症。该项检测可以用随机的尿标本进行检查。③跨管钾梯度（TTKG），是反映皮质集合管钾分泌动力的一项指标。计算公式如下：

$$TTKG=\frac{[K]_{尿}/[尿/血浆]_{渗透压}}{[K]_{血浆}}$$

TTKG <2 提示肾外原因引起低钾血症。

严重低钾血症或不能进食的患者，必须静脉补钾。静脉补钾以氯化钾最常用，必须稀释后使用，浓度不宜过高，一般控制在 3.0g/L 以下，滴速不超过 10mmol/h。大量补钾时，应持续心电图监测并经常测定血钾浓度。

二、高钾血症

血清钾浓度 >5.5mmol/L 时，称为高钾血症。高钾血症的主要原因为钾摄入过多、肾脏钾排泄障碍、钾在细胞内外重新分布。

正常人摄入大量钾盐，可引起暂时性血钾升高，肾脏能很快将其排出，不会产生高钾血症。肾脏钾排泄障碍主要继发于有效循环血容量减少、肾衰竭、醛固酮增多症的皮质集合管运送不足，导致尿钾排泄减少。细胞内外钾重新分布而使血钾升高主要病因为细胞损伤（如横纹肌溶解、肿瘤化疗后、大量溶血等）、高渗透压血症（如糖尿病酮症酸中毒、大量注射甘露醇）、代谢性酸中毒、毒物或药物中毒（如洋地黄类、河豚毒素、海葵毒素等）以及高钾性周期性瘫痪等。

实验室检查血钾 >5.5mmol/L 时，即可诊断为高钾血症。高钾血症的病因学诊断应通过下列步骤：①病史，包括使用药物、给药方法、饮食摄入、有无肾脏疾病或糖尿病等。②体检，包括血压、心率及其体位性变化、水肿状况。③血、尿电解质和渗透压检测。④动脉血气分析。⑤心电图。另外，可检测尿钾排泄（钾排泄分数、估算 GFR、检测 TTkg）。病因学诊断以明确高钾血症是否由于摄入增加、从细胞内释出或细胞摄钾异常、尿钾排泄减少引起。

（张国欣）

第三节　肾脏与酸碱平衡

人体内主要有 3 个系统调节酸碱平衡：细胞及细胞外的缓冲系统、肺脏及肾脏对酸碱平衡的调节。肾脏通过重吸收 HCO_3^- 和清除代谢产生的 H^+ 调节机体酸碱平衡，肾脏的调节作用主要通过下列方式：①近端小管分泌 H^+ 及重吸收 HCO_3^-，主要通过近端小管 Na^+-H^+ 逆向转运机制，将肾小球滤过的 HCO_3^- 全部重吸收，并排出 H^+。②排出铵盐，是肾脏排 H^+ 的一种重要方式，同时 NH_3 在集合管与分泌的 H^+ 相结合形成 NH_4^+ 过程中，可重吸收 HCO_3^-。③远端肾单位分泌 H^+，包括 2 种形式，一方面通过由肾小管液中清除 Na^+ 形成 H^+ 电梯度而促使 H^+ 分泌，另一方面通过 H^+ 泵直接将 H^+ 泵入肾小管腔中。

一、代谢性酸中毒

代谢性酸中毒是以 HCO_3^- 原发性降低为特征的全身性疾病。由于机体固定酸相对或绝对增加，使血 pH 降低，二氧化碳结合力（CO_2CP）减低。

临床上可将代谢性酸中毒分为阴离子间隙正常（高氯性）和阴离子间隙增大（有机酸性）两大类（表 10-4）。

诊断可根据患者临床症状和体征，结合血气分析和血电解质检测结果。血 pH <7.35，若除外呼吸因素影响，CO_2CP 下降可作为判断程度指标：轻度 15~22mmol/L，中度 8~15mmol/L，重度 <8mmol/L。血气分析显示：标准碳酸氢盐（SB）、实际碳酸氢盐（Ag）均降低，剩余碱（BE）负值增大，缓冲碱（BB）减少，$PaCO_2$ 低于正常。阴离子间隙（AG）升高。阴离子间隙可由下列公式计算：$AG = [Na^+] - ([Cl^-] + [HCO_3^-])$。

治疗应补充碱性药物：

1. 碳酸氢钠　补液量不宜太多，可用 4% 或 5% 碳酸氢钠液。补碱量由下列公式计算：

补碱量（mmol）=（目标 CO_2CP - 实测 CO_2CP）×0.3×体重（kg）

根据测得的 BE 值计算：

补碱量（mmol）＝（－2.3－实测 BE 值）（mmol/L）×0.3×体重（kg）

因 1.5% 碳酸氢钠含 HCO_3^- 178mmol/L，折算成 1.5% 碳酸氢钠量（ml）＝补碱量÷178×1000。

2. 乳酸钠　乳酸钠在有氧条件下经肝脏转化为 HCO_3^-，从而纠正代谢性酸中毒。主要用于伴高钾血症、心搏骤停及药物性心律失常患者。常用 11.2% 乳酸钠，其 1ml 相当于补碱量 1mmol。

3. 氨基丁三醇　可与 CO_2 结合或与 HCO_3^- 起反应生成碳酸氢盐。不含钠，适用于限钠患者，易渗入细胞内，经肾脏排泄快，其纠正细胞内酸中毒能力较碳酸氢钠强。使用时勿过量、过快，注意勿漏出血管外。

对轻度患者可口服碳酸氢钠 1～2g，每日 3 次。重度或难治性代谢性酸中毒患者可行透析治疗。

4. 治疗　分析、鉴别代谢性酸中毒的病因和性质，针对病因治疗。

表 10－4　代谢性酸中毒病因

阴离子间隙正常的代谢性酸中毒	阴离子间隙增大的代谢性酸中毒
胃肠道丢失 HCO_3^-	酸产生过多
腹泻	乳酸性酸中毒
胃肠道瘘或引流	糖尿病酮症酸中毒
阴离子交换树脂	饥饿
氯化钙或氯化镁摄入	酒精性酮症酸中毒
肾性 HCO_3^- 丢失	先天性代谢障碍
肾小管性酸中毒	酒精中毒
使用碳酸酐酶抑制剂	水杨酸盐中毒
醛固酮减少症	其他中毒
使用保钾利尿剂	酸排出障碍
混合性	急性肾衰竭
酮症酸中毒恢复期	慢性肾衰竭
稀释性酸中毒	
HCl 过多	
胃肠外营养	
摄入硫	

二、代谢性碱中毒

代谢性碱中毒是以血浆 HCO_3^- 浓度原发性升高所致的全身性疾病。由于机体体液中 H^+ 丢失或 HCO_3^- 增加，使血 pH 升高，CO_2CP 增加。

通常将代谢性碱中毒分为氯反应性（氯缺乏是维持代谢性碱中毒的因素）、氯抵抗性（氯缺乏不是维持代谢性碱中毒的因素）、未分类性（不常见）三大类（表 10－5）。

表 10－5　代谢性碱中毒病因

氯反应性代谢性碱中毒	氯抵抗性代谢性碱中毒	未分类性代谢性碱中毒
呕吐	原发性醛固酮增多症	碱摄入
胃肠引流	Cushing 综合征	乳－碱综合征
结肠绒毛状腺瘤	Bartter 综合征	输入血制品
失氯性腹泻	甘草	非甲状旁腺功能亢进性高钙血症
使用利尿剂	严重钾缺失	饥饿后再进食
高碳酸血症		大剂量青霉素类抗生素
囊性纤维化		

诊断可根据患者临床症状和体征，结合血气分析和血电解质检测结果。血 pH＞7.45，CO_2CP＞29mmol/L（除外呼吸因素影响）。血气分析显示：SB、AB 均升高，BE 正值增大，BB 增加，$PaCO_2$ 不依比例升高。血清氯、钾常降低，血清钠正常或升高。缺钾性代谢性碱中毒患者，尿呈酸性，尿氯＞20mmol/L。

积极治疗原发疾病。

对严重碱中毒者（CO_2CP＞40mmol/L）须静脉补给酸性药物，将 2% 氯化铵用 5% 葡萄糖液稀释成 0.9% 等渗溶液后静滴，先补给需要量的 1/3～1/2，3～4h 滴完，再根据复查的 CO_2CP 结果调整。补充氯化铵剂量按 CO_2CP 每降低 0.45mmol/L，每千克体重补给 2% 氯化铵 1ml 计算。难治性碱中毒可行透析治疗。不能使用氯化铵者，可使用盐酸精氨酸静滴，其对重症碱中毒有明显效果。

中度碱中毒可口服氯化铵 1～2g，每日 3 次。轻度碱中毒主要是原发病治疗和对症治疗。

（张国欣）

第二篇

各论

第十一章　微小病变肾病

一、概述

微小病变肾病（Minimal Change Disease，MCD）又名微小病变性肾小球病（Minimal Change Glomerulopathy）或微小病变性肾病综合征（Minimal Change Nephrotic Syndrome，MC-NS），是指临床表现为肾病综合征、光镜下无明显病理改变、电镜下以足细胞足突融合为特点的一类肾小球疾病。本病最早在1913年由Monk描述，因为在患者肾小管上皮细胞和尿中可见大量脂质颗粒，曾命名为类脂性肾病（lipoid nephrosis），随着对疾病认识的加深，此名已废弃不用。

微小病变肾病在肾小球疾病中占有较重要的地位，尤其在儿童患者。据肾活检病理报道，微小病变肾病约占儿童原发性肾小球疾病30%～50%，占成人原发性肾小球疾病5%～15%。在肾病综合征中，微小病变肾病所占比例更高，据统计微小病变肾病约占10岁以下儿童肾病综合征70%～90%，10岁以上未成年人肾病综合征50%，成人肾病综合征10%～20%。儿童微小病变肾病患者男女比例约为2～3：1，成年患者接近1：1。微小病变肾病在亚洲发病率较高，欧洲和北美相对较低，其中黑种人又较白种人发病率低，这可能和环境、人种、不同单位肾活检指征掌握的差异有关。近年国外报道局灶节段性肾小球肾炎发病率增加，而微小病变肾病发病率相对较稳定，或略有降低。

二、病因和发病机制

微小病变肾病是一个病理学诊断，根据其病因可分为原发性、家族性、继发性3大类，包含许多不同的疾病，Glassock总结继发性因素多达76种。其主要病因见表11－1，若非特别指出，本章仅指原发性微小病变肾病。

表11－1　微小病变的病因分类

原发性微小病变
家族性微小病变：仅有少数家族聚集的报道，致病基因尚未明确
继发性微小病变

续 表

感染相关性： 人类免疫缺陷病毒 梅毒 血吸虫、棘球绦虫 支原体 埃立克体 药物相关性： 非甾体抗炎药 抗生素（利福平、氨苄西林、头孢克肟） 干扰素 青霉胺 甲巯咪唑 依那普利 三苯氧胺 三甲双酮 硫普罗宁等 肿瘤相关性： 霍奇金病 非霍奇金淋巴瘤 白血病 实体瘤（肾细胞瘤、支气管肺癌、大肠癌、间皮瘤、尿路上皮癌、胰腺癌、肾嗜酸细胞瘤） 其他罕见肿瘤性疾病（血管滤泡状淋巴细胞增生、蕈样肉芽肿、神经鞘瘤、脊索瘤、瓦氏巨球蛋白血症、淋巴错构瘤、Kimura 病） 过敏性： 食物，如奶制品 花粉 灰尘 昆虫叮咬 毒藤/毒橡 并发于其他肾脏疾病： IgA 肾病 糖尿病肾病 系统性红斑狼疮 常染色体显性/隐性遗传型多囊肾病 HIV 相关性肾病 其他罕见继发因素： 硬化性胆管炎、硬化性肠系膜炎症、肉状瘤病、急性减压病、Graves 病、甲状腺炎、血管炎、局部脂肪代谢障碍、重症肌无力、肾动脉狭窄、吉兰－巴雷综合征、疱疹样皮炎、蜡泪样骨病、肠系膜纤维化、血管瘤

迄今为止微小病变肾病的发病机制尚未完全阐明，可能的机制如下。

（一）肾小球滤过屏障的电荷屏障受损

大部分作者认为本病与肾小球滤过屏障的电荷屏障功能紊乱、毛细血管壁净负电荷下降有关，因而形成高度选择性蛋白尿，主要是中分子量、带负电荷的白蛋白。Carrie 等最早研究了微小病变肾病患者尿白蛋白及中性右旋糖酐的滤过情况，发现患者尿白蛋白排泄明显增加，而中性右旋糖酐片段的排泄减少，提示微小病变肾病患者肾小球滤过屏障中孔径减小，蛋白尿的产生主要是电荷屏障受损。此电荷屏障主要由肾小球基底膜（GBM）内外疏松层的阴离子位点（主要是硫酸肝素蛋白多糖，HSPG）和脏层上皮细胞（足细胞，Podocyte）表面的涎糖蛋白构成。硫酸肝素是硫酸肝素蛋白聚糖的阴离子多糖侧链，应用乙酰肝素酶消化硫酸肝素后或应用硫酸肝素抗体结合后，肾小球基底膜对蛋白的通透性明显增加，说明硫酸肝素对肾小球基底膜选择性通透的重要性。

此外，微小病变肾病病理上主要表现为电镜下足细胞足突广泛融合，可见足细胞的损伤在本病蛋白尿形成中也有重要作用。随着对先天性肾病综合征机制研究的进展，Nephrin、Podocin 等分子的克隆，足细胞足突上的特异性蛋白在蛋白尿形成中的作用越来越受到重视。Regele 等报道足细胞足突上蛋白 Dystroglycan 在微小病变肾病中表达减少，在局灶节段性肾小球肾炎上则无变化，提示它可能参与微小病变肾病的足细胞病变。但是电荷屏障及足细胞如何损伤而导致蛋白尿的详细机制还有待进一步研究。

（二）T 细胞数量及功能紊乱

非微小病变型肾小球内常见各种免疫球蛋白和（或）补体成分沉积，提示有免疫复合物的参与，进而损伤正常的肾小球滤过屏障导致蛋白尿。而微小病变无免疫复合物沉积，其可能有不同的发病机制。早在 1974 年 Shalhoub 就提出 T 细胞功能紊乱可导致单纯性肾病综合征，他认为 T 细胞过度增生，产生的淋巴因子对肾小球基底膜的毒性，改变了基底膜通透性，导致蛋白尿。主要证据有：①多数患者对肾上腺糖皮质激素和细胞毒药物治疗反应良好；②感染或过敏后容易复发；③患者如合并麻疹（可影响细胞免疫）常可使病情缓解；④与 T 淋巴细胞功能异常相关的霍奇金病及胸腺瘤可并发肾病综合征。之后大量研究也证实在微小病变患者存在 T 细胞亚群数量和（或）功能异常。Fiser 等研究了激素敏感型微小病变肾病患者 T 细胞亚群的改变，发现 CD_4^+ T 细胞下降，CD_8^+ T 细胞增加。Daniel 等对 29 例 2～19 岁的激素敏感型肾病综合征患者的免疫状态进行了研究，发现存在 T 细胞功能缺陷，表现为 CD_4^+ T 下降，CD_8^+ T 升高，CD_4^+ T/CD_8^+ T 下降。Frank 等检测了微小病变肾病患者 T 细胞抗原受体上 CDR3 区域基因片段长度分布的偏差，发现基因片段长度多态性仅存在于 CD_8^+ T 细胞，且随微小病变肾病复发次数的增加而增加，提示患者体内存在 CD_8^+ T 细胞的持续扩增，说明 CD_8^+ T 细胞可能是微小病变肾病的致病因素。也有作者报道微小病变肾病患者中 T 细胞亚群无明显变化。Neuhaus 等检测到微小病变肾病复发早期患者体内同时表达 CD_{25} 和 CD_4 的 T 细胞，发现 $CD_{25}^+CD_4^+$ T 细胞较正常者高，CD_{25}是 IL－2 受体的 α 链，表达于活化的 T 细胞，提示其复发早期与 CD_4^+ T 细胞活化有关。Yan 等观察到在初发或复发且未经治疗的微小病变肾病患者，记忆性 T 细胞都较正常增高，活化的记忆 CD_4^+ T 细胞也增高。Danta 等用微小病变肾病患者 T 细胞构建的杂交瘤上清注入大鼠体内可以导致大量蛋白尿。最近 Sellier－Leclerc 等将微小病变肾病患者体内不成熟的 CD_{34}^+T 细胞转化到小鼠体内可导致大量蛋白尿及类似微小病变肾病的肾脏病理改变。

多年来研究结果证明，T 细胞的异常改变在微小病变肾病发病中具有重要作用，且并非是单一 T 细胞亚群异常的疾病，不同病程阶段可能存在不同 T 细胞亚群的变化，应用激素治疗、患者对激素的敏感程度及个体差异等都可能影响其变化。因此需要进一步的研究明确

T细胞数量及功能的改变。

（三）血管通透因子和肾小球通透因子

1. 血管通透因子　Shalhoub 最早提出了血管通透因子（Vascular Permeability Factor，VPF）的概念，认为在血液循环中存在此种因子，可能是微小病变肾病的致病因子。其理由包括：霍奇金淋巴瘤常并发微小病变肾病，可能是肿瘤产生某种致病因子；微小病变肾病患者肾移植后会复发，而患者肾移植给其他人后蛋白尿可以缓解。1975 年 Lagrue 等把刀豆蛋白 A 刺激后的微小病变肾病患者外周单核细胞培养上清做豚鼠皮下注射，发现动物皮肤毛细血管通透性明显增加，推测上清中存在某种因子，可能就是血管通透因子。

2. 肾小球通透因子　1989 年 Yoshizawa 等用刀豆蛋白 A 刺激微小病变肾病患者外周血单核细胞，其上清浓缩后注入大鼠尾静脉，可诱发大鼠产生大量蛋白尿，其肾脏病理表现类似于人类微小病变肾病，正常人外周血单核细胞上清无此作用，认为微小病变肾病患者外周血单核细胞可分泌某种致病因子改变肾小球基底膜通透性而导致大量蛋白尿的产生，并将其命名为肾小球通透因子（Glomerular Permeability Factor，GPF）。Koyama 等建立了微小病变肾病复发患者 T 细胞的杂交瘤细胞，其培养上清使大鼠产生大量蛋白尿，而正常人 T 细胞杂交瘤没有这种作用，证实肾小球通透因子为 T 细胞产物。曾认为它与血管通透因子为同一因子，但之后研究发现，微小病变肾病患者外周单核细胞培养上清中血管通透因子与肾小球通透因子并不是一直同时为阳性，而许多其他疾病中也可检测到肾小球通透因子存在，故认为肾小球通透因子是不同于血管通透因子的一种独立的细胞因子。也有人认为血清肾小球通透因子的存在与微小病变性肾病综合征的缓解和复发没有明确的联系。目前尚未分离出单一的血管通透因子，提示可能不是单一成分，血管上皮生长因子（VEGF）、乙酰肝素酶、血液结合素、某些细胞因子都有增加血管通透性的作用，可能是潜在的血管通透因子。对于血管通透因子和肾小球通透因子的结构、特性、关系以及引起蛋白尿的机制仍需进一步的研究。

（四）细胞因子表达异常

实验动物及人类研究都表明有多种细胞因子参与微小病变肾病的发生。Matsumoto 等进行了一系列研究，发现多种细胞因子可以影响血管通透因子的作用，IL－4、IL－10、IL－13 可以抑制血管通透因子的作用，而主要由单核－巨噬细胞分泌的促进 Th1 细胞功能的细胞因子 IL－12、IL－15、IL－18 则可单独或协同加强刺激血管通透因子的作用。以下是研究较多的细胞因子。

1. IL－8　是一种主要由单核/巨噬细胞分泌的细胞趋化因子，在炎症反应和免疫过程中具有重要作用。Garin 等的一系列研究发现，活动期微小病变肾病患者外周血单核细胞的 IL－8 mRNA 表达增加，血清 IL－8 水平升高。在不同细胞因子（IL－2、IL－4、IL－6、IL－8、GM－CSF、TNF－α）中，只有 IL－8 能使肾小球基底膜摄入 35S 明显增加，提示 IL－8 可以影响肾小球基底膜上硫酸肝素类复合物代谢，进而影响其通透性，而在加入抗 IL－8 抗体可以阻断这一作用。以上研究结果提示，IL－8 可能直接参与了微小病变肾病的发病。

2. IL－2　目前有关 IL－2 在微小病变肾病中的作用尚有争议。肿瘤治疗过程中发现大剂量 IL－2 可引起血管渗漏综合征，也可影响肾小球毛细血管通透性。但不同研究报道微小肾病患者淋巴细胞培养上清液中 IL－2 水平存在不同变化。Heslan 等发现血管通透因子与 IL－2 的理化性质存在明显差异。也未见 IL－2 与蛋白尿有直接关系的研究报道。因此，IL－2 的变化很有可能只是 T 细胞异常活化的表现或发病的中间环节，而并非是直接损伤肾小球的致病因子。

3. IL－4 和 IL－13　两者都是与过敏反应密切相关的细胞因子，而临床上也发现微小病变与过敏反应有一定关系。Cho 等发现活动期微小病变肾病患者外周血单核细胞中 IL－4 mRNA 水平升高，外周血 B 细胞高表达 IgE 的低亲和力受体 CD_{23}，激素治疗缓解后大部分患者 CD_{23} 表达下降，随访发现缓解后 CD_{23} 表达仍未下降的患者肾病很快又复发。将微小病变患者外周血单核细胞培养上清加入正常人扁桃体中分离的 B 细胞培养体系刺激 CD_{23}^{+} B 细胞明显增加，这一作用可被抗 IL－4 抗体阻断。以上研究结果提示，患者体内 IL－4 水平增高与微小病变肾病发病密切相关。Yap 等发现微小病变肾病患者外周血 T 细胞仅 IL－13 表达增高外，其他细胞因子 IL－2、IFN2γ 和 IL－4 均无变化。Lai 等发现过表达 IL－13 的 Wistar 大鼠出现大量蛋白尿和微小病变样病理改变，提示 IL－13 参与微小病变肾病发病。

4. TNF－α　Bustos 研究发现活动期微小病变肾病患儿血清 TNF－α 水平明显升高，同时其外周血单核细胞合成 TNF－α 蛋白增加，TNF－α mRNA 表达增加。但 Cho 等报道微小病变肾病患者血、尿中 TNF－α 及 IL－8 明显增加，但并不影响肾小球基底膜硫酸蛋白多糖合成。

由此可见微小病变肾病患者体内存在多种活性细胞因子发挥作用，构成了复杂的细胞因子调控网络，这些因子的来源、性质及引起蛋白尿的机制将随着研究的深入得到进一步阐明。

（五）遗传易患性

早在 1969 年就有单卵孪生双胞胎先后发生微小病变肾病的报道，提示本病可能有一定的遗传易患性。之后许多学者进行了相关研究，发现在微小病变患者有一些基因多态性的改变，例如 HLA2DR7、A1、B8、DR3、DRW52、B44、DRW53、FC31 等出现频率明显增多。这种基因多态性存在人种差异，Cheung 等报道在华人儿童的激素敏感型肾病中有 HLA－A 等位基因频率明显增高，而 HLA－DRB1 在阿拉伯人患者中频率较高，HLA－DQB1 ∗0302 在日本患者基因频率增高。但是也有报道在微小病变肾病家族里 HLA 表型完全相同的人不都会发病。目前这方面的研究还很不充分，随着分子遗传学的进步可能会有更多进展。

三、病理

（一）光镜

没有明显的肾小球病变，或者仅有轻微的局灶节段性系膜增生，肾小球基底膜可以变薄。小管损伤表现为肾小管上皮细胞内蛋白和脂质重吸收颗粒增加。肾间质一般无异常，即使在全身水肿明显时，肾间质水肿也很罕见。在并发急性肾衰竭的患者，可见近端肾小管上皮细胞扁平化（图 11－1）。

（二）免疫荧光

IgG、IgA、IgM、C3、C4 及 C1q 染色通常为阴性。偶可见系膜区 IgM 和 C3 弱阳性，如果电镜下没有看到系膜区电子致密物沉积，仍符合微小病变诊断。有学者认为 IgM 沉积预示着患者对激素反应差及预后较差，并将其定义为IgM肾病，但并未得到公认。如果出现IgG或IgA阳性，即使是弱阳性也应考虑其他诊断。当大量蛋白尿持续存在时肾小管上皮细胞胞浆中可见白蛋白或血浆免疫球蛋白等重吸收颗粒染色阳性。

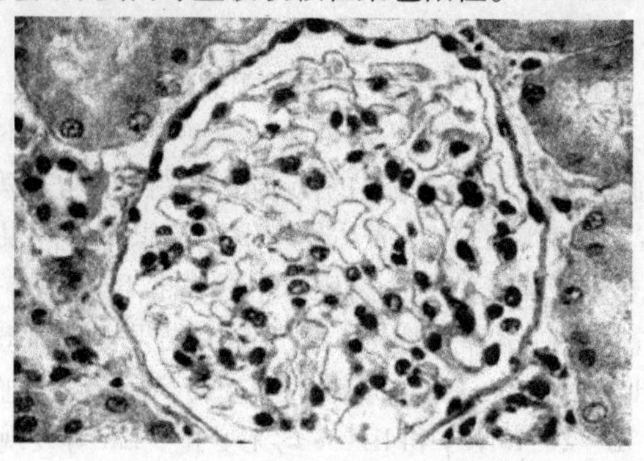

图11-1　微小病变光镜表现

（三）电镜

微小病变肾病在电镜下的特征表现为广泛的足细胞足突消失（图11-2），这是由于同一足细胞的足突消失导致胞质直接附着在肾小球基底膜上。但这种足突消失在其他导致大量蛋白尿的疾病中也可见到。当患者大量蛋白尿缓解时足突消失程度会减轻。同时可见足细胞表面大量微绒毛伸向尿腔，足细胞靠近基底膜一面的细胞骨架（包括肌动蛋白微丝）密度增加。这种胞质内密度增加应注意与上皮下免疫性电子致密物沉积相鉴别。肾小球和近端小管上皮细胞内可见增加的致密颗粒及空泡变性。肾小球及小管间质其他结构无明显异常。

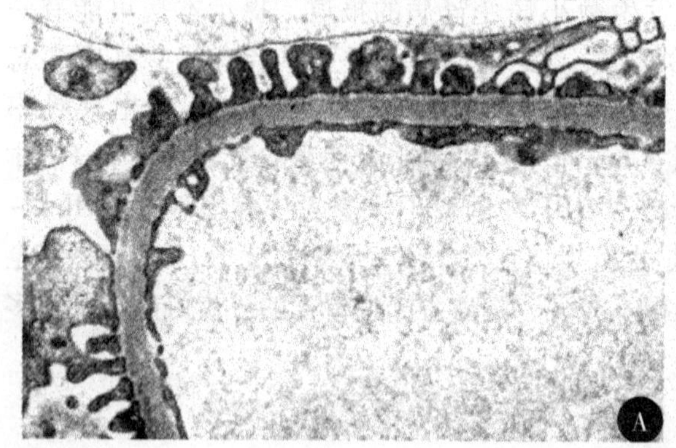

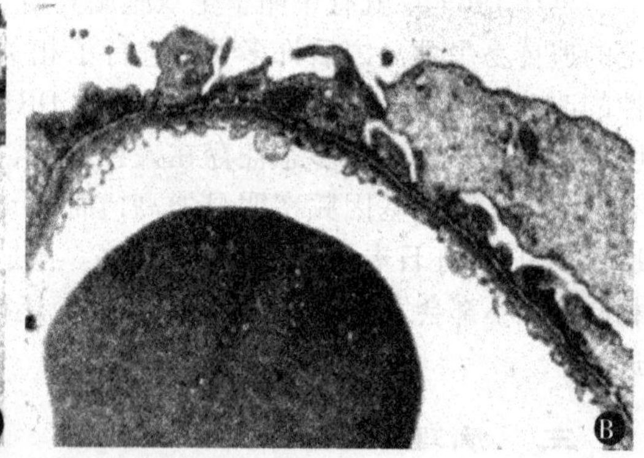

图11-2　电镜下的正常人及微小病变患者肾脏足细胞形态

A. 正常人足细胞足突；B. 微小病变患者足细胞，出现足突融合

四、临床表现及并发症

儿童微小病变肾病发病高峰年龄在2~6岁，成人以30~40岁多见，但60岁以上病人的肾病综合征中，微小病变肾病的发生率也很高。微小病变肾病常表现为突然发生的蛋白尿，并进展为典型的肾病综合征，伴有大量蛋白尿、低白蛋白血症、水肿及高脂血症。水肿常常是患者就诊的主要原因，严重者就诊时已经出现胸水和腹水。低白蛋白血症造成的血浆胶体压降

低、肾病导致的水钠潴留是水肿的主要机制。儿童患者血压大多正常，成年患者血压升高比例较高，据报道13%儿童患者出现舒张压升高；Waldman 等报道42.9%成人患者血压升高。

尿检可见大量蛋白尿，24h 尿蛋白定量 >3.5g，甚至达到 10g/24h 以上；少于 15% ~ 20%患者出现血尿，通常为轻微的镜下血尿，成人患者血尿发生率高于儿童。血白蛋白显著降低，通常 <20g/L，严重者甚至达 10g/L 以下，血总蛋白也随之降低。

因为血白蛋白降低导致继发性脂蛋白合成增加，血中总胆固醇、低密度脂蛋白、三酰甘油升高。因为大量蛋白尿导致一些金属结合蛋白丢失，可以出现血钙、铁、铜、锌等金属元素缺乏。

微小病变肾病患者自身免疫学指标和补体水平通常是正常的。IgM 水平在病情缓解时会升高，平均 IgA 水平较其他类型肾病患者高，尤其是在复发的儿童患者，提示呼吸道感染和微小病变肾病可能存在联系。超过 1/2 的成年患者 IgE 水平升高，2/3 患者有一些过敏的症状，这提示微小病变肾病可能与过敏有一定关系。

严重患者出现凝血功能异常，甚至血栓形成。主要机制有：①血液浓缩引起血小板计数增加及β－血小板球蛋白增加都导致血小板聚集增加；②血黏度增加、红细胞聚集增加；③尿蛋白丢失导致凝血因子Ⅴ及凝血因子Ⅷ合成增加；④血纤维蛋白溶酶原降低、抗凝血酶Ⅲ降低；⑤高三酰甘油血症促进高凝。一般静脉血栓多于动脉血栓，成人患者血栓发生率高于儿童。容量不足、感染、使用利尿药、静脉穿刺都会增加血栓发生风险。

微小病变肾病患者尿蛋白丢失是高度选择性的，白蛋白的丢失远大于免疫球蛋白。但是在严重患者免疫球蛋白也会大量丢失，这导致患者抵抗力降低，容易发生感染。其他导致感染的因素还有 T 细胞功能紊乱、水肿、免疫抑制药物的应用等。常见感染包括上呼吸道病毒感染、肺炎、蜂窝织炎等。细菌性腹膜炎属于严重的感染并发症，据报道在儿童患者发病率约2%。

部分患者可有轻微的肾小球滤过率下降和血肌酐升高，可能和有效血容量减少有关，随着病情缓解大都能恢复正常。严重急性肾衰竭少见，其危险因素包括血容量减少、使用了非甾体消炎药和造影剂、合并过敏性间质性肾炎等。研究发现微小病变肾病合并急性肾衰竭多见于年龄较大、收缩压较高、血管硬化明显的患者。推断肾小动脉硬化可能促进肾素释放，引起肾脏缺血和小管损伤。此外，严重间质水肿也导致小管坏死，使用利尿药可能有益处。如果没有明确原因，则称为微小病变合并特发性急性肾衰竭。Waldman 等报道在 88 例成人微小病变肾病患者中，24 例出现急性肾衰竭，统计表明年老、男性、尿蛋白量大、血白蛋白低是危险因素。4 例患者需要血液透析治疗，但最后所有患者肾功能都得到恢复。

五、诊断及鉴别诊断

根据患者临床表现及实验室检查结果，诊断肾病综合征并不困难。微小病变肾病的明确诊断有赖于肾组织活检。在成年人肾病综合征，微小病变并不是最主要的病理类型，为进行鉴别及指导治疗，肾活检是必要的。在儿童肾病综合者患者，常常不首先进行肾活检，即按照微小病变肾病进行激素正规治疗。但对于激素依赖、激素抵抗、频繁复发及需要应用免疫抑制剂的儿童患者，也应进行肾活检。

诊断原发性微小病变肾病之前应当排除继发性因素，常见的继发性因素包括病毒感染、药物、肿瘤及过敏反应。

引起微小病变肾病的常见药物包括非甾体类抗炎药、干扰素、青霉素、利福平等。在大量蛋白尿的同时也会出现药物性小管间质损害的表现，如白细胞尿、肾功能不全。通常在撤除致病药物后病情会迅速缓解，蛋白尿减少，但肾功能恢复可能需要较长时间。

与微小病变肾病关系较密切的是淋巴瘤，尤其是霍奇金淋巴瘤。有些实体瘤伴发微小病变，有时甚至出现在肿瘤发现前。因此不论是儿童还是成人患者，进行肿瘤方面的筛查是很有必要的。

部分微小病变肾病与过敏反应存在联系，常见的如花粉和食物。在这些患者，最重要的是去除过敏原，往往可以显著减轻蛋白尿。但寻找过敏原是困难的，尤其存在于食物中的过敏原，因此应详细询问患者过敏史，找出可能的过敏原。

在病理上，微小病变肾病的所有表现都不是特异的，因此其诊断应在认真阅片、排除其他肾小球疾病的基础上方能做出，光镜、免疫荧光、电镜均不应忽视。值得注意的是膜性肾病和局灶节段性肾小球硬化。膜性肾病早期光镜下往往没有明显病理改变，其鉴别主要依赖免疫荧光下有 IgG 和 C3 颗粒样沉积。因为局灶节段性肾小球硬化病变的特点，并不是所有小球都会出现病变，穿刺时所取的切片可能取不到病变所在，因此在阅读病理片时应仔细，一个肾小球一处的病理改变也可以排除微小病变。

六、治疗方案

（一）首次发病时治疗：糖皮质激素

因为儿童微小病变肾病对糖皮质激素非常敏感，首选治疗是正规激素口服治疗。在未行肾活检时，激素敏感甚至可以作为诊断微小病变肾病的证据。多年来对儿童微小病变肾病的激素治疗做了大量研究，常规治疗方案为泼尼松 60mg/（m^2·d）口服治疗 4 周，然后改为 40mg/m^2 隔日服用，继续治疗 4 周，之后缓慢减量，一般每个月减少原来剂量的 15% ~ 20%。激素治疗有效的标准是尿蛋白转阴超过 3d。正规激素治疗 2 周后约 75% 患者完全缓解，4 ~ 6 周后 90% 患者完全缓解。但是蛋白尿复发率较高，主要发生在缓解后 6 个月内，据统计约 25% 患者可以长期缓解，25% ~ 30% 患者复发但是次数不多（少于 1 次/年），剩下为频繁复发、激素依赖或激素抵抗。有研究将起始治疗时间由 8 周延长至 12 周［即 60mg/（m^2·d）口服 6 周，继以 40mg/m^2 隔日服用 6 周］，发现复发率从 62% 降低至 32%。一项 5 个随机对照试验的荟萃分析表明延长治疗时间可以降低 12 个月及 24 个月时的复发率，而副作用没有增加，因而建议初次发病患者激素治疗时间最少 3 个月。也有作者发现将初始治疗时间延长至 3 ~ 6 个月，可以显著减少复发率，但是可能带来更大副作用。目前多数专家推荐的起始治疗时间为 12 周（图 11 – 3）。

和儿童微小病变肾病患者相比，成人患者的治疗研究较少，缺乏随机对照试验，可以参考儿童治疗的经验。仍推荐使用糖皮质激素，一般泼尼松起始剂量为 1mg/（kg·d），总量不超过 80mg/d，治疗 8 周后开始缓慢减量。因为成年患者的缓解率较低，对激素反应慢，起始治疗常常需要延长至 16 周。据报道成人微小病变肾病患者在正规激素治疗后 8 周缓解率为 51% ~ 76%，16 周缓解率为 76% ~ 96%。和儿童类似，蛋白尿复发率很高，Nakayama 报道成人微小病变肾病患者单独应用激素治疗时，缓解后 75% 会出现复发，25% 会发展成激素依赖。在一个 82 例成人微小病变肾病患者的研究中，泼尼松 1mg/（kg·d）口服治疗 4 ~ 6 周，之后每 4 周减量 10mg，减至 10mg/d 时维持 1 年。总缓解率 100%，17 例没有复发，25 例复发 1 次，8 例复发 2 次，9 例复发 3 次，13 例复发 3 次以上。

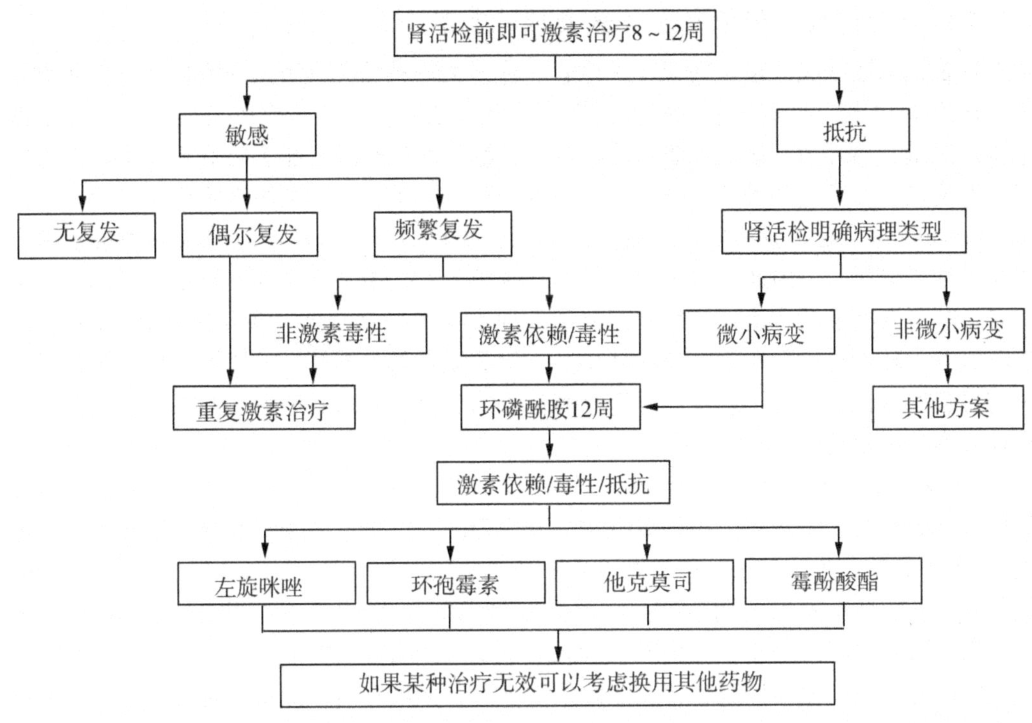

图 11－3　儿童微小病变肾病治疗方案示意图

通常激素治疗是指口服泼尼松，而静脉使用泼尼龙治疗与口服泼尼松相比没有明显益处。Yeung 等发现成人微小病变肾病患者中口服泼尼松组［1mg/（kg·d）×（4～6）周］缓解率明显高于单独使用泼尼龙静脉冲击治疗组［20mg/（kg·d）×3d］，而泼尼龙冲击治疗无效的患者改用口服泼尼松治疗部分可获缓解。Imbasciati 等将成人微小病变肾病患者分为 2 组．一组为泼尼龙冲击治疗［20mg/（kg·d）×3d］加泼尼松口服治疗［0.5mg/kg 隔天服用×4 周＋0.5mg/kg 隔天服用×4 个月］，一组为口服泼尼松治疗［1mg/（kg·d）×4 周＋1mg/kg 隔天服用×4 周＋0.5mg/kg 隔天服用×4 个月］，研究发现完全缓解率、复发率、全因死亡率、严重副作用发生率均无明显差异。

对激素治疗反应的一些概念见表 11－2。

表 11－2　微小病变对糖皮质激素治疗后的反应

完全缓解：尿蛋白定性转阴或定量＜0.3g/24h
部分缓解：尿蛋白下降至≤基线值 50%
激素敏感：足量激素治疗 8 周内缓解
激素依赖：足量激素治疗缓解，在激素减量时或停激素后 2 周内复发
激素抵抗：对足量激素治疗无反应（儿童 8 周，成人＞12 周）
非频繁复发：在激素治疗缓解后 6 个月内有 1 次复发
频繁复发：在激素治疗缓解后 6 个月内有 2 次及以上复发
首次发作时激素治疗可缓解，复发时对激素无反应

（二）激素依赖、频繁复发及激素抵抗的微小病变的治疗

不管是儿童还是成人微小病变肾病患者，尽管大都对糖皮质激素反应良好，但是复发率通常高达50%以上，约20%复发患者会发展成激素依赖。对于首次复发的患者，通常恢复起始激素剂量，再开始一轮正规激素治疗。延长激素治疗时间可能会降低复发率，但是很多患者仍然复发，尤其是并发感染时。而且激素使用时间延长会增加激素副作用发生率，严重感染、Cushing综合征、骨质疏松、股骨头坏死及生长发育延缓等严重的副作用常使患者不能耐受长期激素治疗。因此，对于激素依赖、频繁复发、激素抵抗及不能耐受长期激素治疗的患者，非激素类的药物治疗是很有必要的，通常是免疫抑制剂。在儿童患者，环磷酰胺、苯丁酸氮芥、环孢霉素、左旋咪唑能减少微小病变复发都有循证医学证据，哪一个效果更好则没有足够的依据。在成人患者，尽管没有足够的随机对照试验证据，但许多二线药物的应用也被证实是有效的。

1. 环磷酰胺　自20世纪50年代就开始应用环磷酰胺治疗肾脏疾病，目前是使用最广泛的免疫抑制剂。大量研究证实环磷酰胺具有明确的降低微小病变复发率的作用。据报道在一项2～5年的随访中，使用环磷酰胺［2～3mg/（kg·d）］可以使25%～60%激素依赖或频繁复发的儿童患者获得长期缓解。环磷酰胺常用剂量2～2.5mg/（kg·d），时间8～12周，在激素减量过程或停止14d内开始应用，累积量不超过200mg/kg。每月1次静脉注射环磷酰胺同样有效，但与口服相比在疗效及安全性上并没有明显优点。对于激素抵抗的微小病变肾病患者，合用环磷酰胺效果有限。环磷酰胺治疗的主要副作用有脱发、骨髓抑制、出血性膀胱炎，严重细菌感染发病率1.5%。性腺毒性也是重要的考虑因素，尤其是在青春期男性，一般认为累积量超过250mg/kg后性腺毒性显著增加。

2. 苯丁酸氮芥　和环磷酰胺相似，苯丁酸氮芥的疗效也是明确的。一项直接比较表明它和环磷酰胺在降低复发率方面具有类似的效果。一般用量0.2mg/（kg·d），时间8～12周。但是苯丁酸氮芥副作用较环磷酰胺更大，更易导致严重感染及恶性肿瘤，还可能诱发癫痫，因此目前不推荐使用。

3. 环孢素A　20余年前即开始使用环孢素治疗肾病综合征。在新发及激素敏感的微小病变肾病患者，环孢素单独应用及与激素合用都可诱导缓解；在激素依赖、频繁复发的患者，环孢素和激素合用具有减少复发率的作用；对激素抵抗患者，单用环孢素缓解率14%，合用激素可达到24%。但是使用环孢素停药后的复发率相当高，甚至产生了“环孢素依赖”的概念。Tejani等报道低剂量泼尼松加环孢素组与单用高剂量泼尼松组相比可获得更高的缓解率。德国一项随机对照研究表明单用泼尼松治疗组在治疗后12个月时复发率高于泼尼松加环孢素组，但在24个月时2组复发率相当。法国的一项研究比较环孢素和苯丁酸氮芥，在儿童微小病变肾病患者，激素分别联合两者使用都可以获得很好的缓解率，但是在减量和停药后环孢素组的复发率较苯丁酸氮芥组更高，随访2年时2组持续缓解率分别为5%和45%。Ponticelli等比较了环孢素和环磷酰胺的效果，得到类似结果，治疗9个月时2组缓解率相当，但随访2年时2组缓解率分别为25%和63%。在儿童激素依赖型患者的一项研究表明延长环孢素治疗时间可以减少复发率。

环孢素应用方法很多，以前通常剂量为5～6mg/（kg·d），时间6～12个月，可以单独使用，或与小剂量激素口服同时应用，或在激素减量时加用。有研究表明低剂量环孢素［2.4mg/（kg·d）］单独使用也有效。Matsumoto等使用泼尼松龙冲击治疗加低剂量环孢素

［2～3mg/（kg·d）］治疗日本成人微小病变肾病患者，认为其诱导及维持缓解的效果优于单独口服激素或环孢素，且副作用小。

环孢素长期治疗的顾虑是其肾毒性，可能导致肾小球滤过率下降、肾间质纤维化、甚至慢性肾衰竭。这个问题历来有争议，过去很多研究认为环孢素长期治疗肾毒性较大，但这些研究本身也存在很多问题，例如没有区分原发病、样本量小、随访时间短等。目前多数专家认为长期中低剂量环孢素治疗是安全的。法国肾脏病协会的研究表明在成人患者，仅有10%因为副作用停用，也没有增加细菌/病毒感染和肿瘤的发生。El Husseini 等报道使用环孢素的患者 10% 发生高血压，6% 血肌酐上升超过 30%，45 例患者进行治疗后肾活检，仅有 4.4% 患者发现轻微的肾间质纤维化及小管萎缩。最近 Birgitta 等报道在儿童患者环孢素治疗 5 年以上也没有损伤肾功能，肾小球滤过率治疗早期下降但后来保持稳定。

Cattran 等专家回顾大量文献，根据循证医学证据提出了环孢素治疗微小病变的建议可供参考。在儿童微小病变肾病患者，环孢素适用范围：在使用细胞毒药物后仍激素依赖；激素依赖且不适合细胞毒药物；出现严重激素副作用；激素抵抗。在服用泼尼松蛋白尿缓解后开始使用环孢素（激素抵抗除外），初始剂量 100～150mg/（m^2·d），分 2 次服用，维持血环孢素浓度 100～120ng/ml。蛋白尿缓解后维持治疗 1～2 年，再缓慢减量。治疗过程中应监测肾功能，每 2～3 年重复肾活检。环孢素治疗 6 个月无效，应该考虑换用其他药物。在成人微小病变肾病患者，应首先足量激素治疗 12～16 周，激素依赖或抵抗或特殊的患者仍首先推荐环磷酰胺，效果不佳时可考虑加用环孢素，应待白细胞计数恢复正常后使用。初始剂量推荐 2mg/（kg·d），每 2 周调整一次，直至完全缓解或达到 5mg/（kg·d）或出现副作用。缓解稳定 3 个月后缓慢减量至维持缓解的最小剂量［一般≤2mg/（kg·d）］，维持 1～2 年。部分患者可能需要小剂量泼尼松同时维持治疗。也应常规监测肾功能，如果血肌酐较基线值上升 >30%，应考虑减量或停止环孢素治疗。环孢素治疗 6 个月无效应该考虑重复肾活检并换用其他药物。

4. 左旋咪唑（Levamisole）　这是一个具有免疫刺激作用的抗寄生虫药物，也被用来治疗激素依赖的儿童微小病变肾病。英国一项研究发现，在频繁复发的儿童肾病综合征患者，加用左旋咪唑（2.5mg/kg 隔天服用，治疗 16 周）与单独激素治疗组相比可以降低复发次数，但是和环孢素一样，左旋咪唑停药后复发率很高，可能需要长期服用。Alsaran 等的一个回顾性分析认为，左旋咪唑在减少激素依赖儿童肾病综合征复发率上的效果和环磷酰胺类似。2006 年 Alsaran 等使用左旋咪唑（2.5mg/kg 隔天服用，治疗 1 年）维持治疗激素依赖/频繁复发的肾病综合征，其复发率较口服泼尼松组明显减低，在治疗后 1 年内 62.5% 患者持续缓解，而泼尼松组均有复发。左旋咪唑副作用包括粒细胞减少、肝功能损伤、粒性白细胞缺乏症、血管炎及脑病等，但并不多见。

5. 硫唑嘌呤　早年的研究显示硫唑嘌呤和对照组相比没有明显作用，但 Cade 等报道在部分激素抵抗的微小病变肾病患者硫唑嘌呤治疗可以获得缓解。在其他药物无效时可以试用。

6. 咪唑立宾（Mizoribine）　是日本发展来的一种具有免疫抑制作用的嘌呤合成抑制药。据报道在 <10 岁儿童可以减少总的复发次数，但不能降低整体复发率。

7. 霉酚酸酯　关于霉酚酸酯用于微小病变治疗的研究不多，大都是小样本、非随机对照的。Sepe 等总结了 2002 年以来的 4 个相关研究，发现在部分激素依赖或抵抗、细胞毒药物或环孢素无效的患者，试用霉酚酸酯可能会有较好的效果。但是其剂量和使用时间变化很大，文献中儿童剂量250～750mg/m²，每天2次，成人剂量每次0.5～1g，每天2次，血药浓度1.2～5.9μg/ml，治疗时间6～12个月。最近的1个多中心随机对照试验比较了霉酚酸酯和环孢素治疗频繁复发儿童肾病综合征的疗效，发现霉酚酸酯组1年内完全缓解率略低于环孢素组，但其副作用更轻微。其确切疗效及最佳治疗剂量、时间有待更多大样本随机对照研究。

8. 他克莫司（FK506） 早在1990年他克莫司就开始用于治疗儿童频繁复发型肾病综合征（包括微小病变和局灶节段性肾小球硬化），认为有减少复发的作用。2006年的一个回顾性研究中发现他克莫司在治疗儿童激素依赖型肾病综合征时具有和环孢素相似的效果。最近Gulati等报道他克莫司在治疗环磷酰胺及环孢素无效的激素抵抗型肾病综合征时有一定效果。儿童常用剂量0.1mg/（kg·d），分2次服用，维持血药浓度5～10μg/L，治疗时间变化很大，平均5年左右。目前认为他克莫司有较好的应用前景，但需要更多研究证实。

9. 雷帕霉素（Rapamycin） 没有雷帕霉素单独应用于微小病变肾病治疗的报道，Patel等报道在一个频繁复发的微小病变肾病患者，单用环孢素、雷帕霉素和他克莫司均有复发，合用雷帕霉素和他克莫司治疗获得3年以上的完全缓解。

10. 利妥昔单抗（Rituximab） 作为抗CD－20单抗，通常用于治疗B细胞淋巴瘤及B细胞依赖的自身免疫疾病，其用于治疗微小病变肾病仅限于个案报道。2006年Francois等首次报道，一例使用过激素及多种免疫抑制药仍频繁复发的青年微小病变患者，使用利妥昔单抗治疗（每周375mg/m²，连续4周）后获得完全缓解并持续2年以上。这提示B细胞免疫异常可能也参与微小病变肾病发病，尚需更多研究证实。

七、预后

和肾病综合征的其他类型相比，微小病变肾病预后较好。儿童患者70%以上进入成年后没有肾功能损伤及尿检异常。90%以上成人患者可以保持肾功能正常10年以上。和儿童相比，成人患者更易出现高血压、急性肾衰竭、慢性肾功能下降。尽管成人患者对激素或细胞毒药物反应较儿童差，但其复发率较低，治疗缓解后比较稳定。

八、病例介绍及点评

（一）主诉

双下肢水肿、尿中泡沫增多1个月，加重1周，尿少3天。

（二）病史

患者男性，67岁，1个月前无明显诱因出现双下肢水肿，下午较明显，晨起时减轻，伴腰酸、乏力、尿中泡沫增多，尿色清，尿量无明显改变，无尿频、尿急、尿痛等不适，当时未重视。1周前患者双下肢水肿加重，并出现颜面部水肿。患者至当地医院就诊，查尿蛋白4+，24h尿蛋白定量11.4g/1300ml，血白蛋白21g/L，诊断为“肾病综合征”，予泼尼松60mg口服，1/d，并予白蛋白10g+呋噻米40mg静脉滴注共2次，患者水肿稍减退。3d前患者开始出现尿量进行性减少，昨日至今24h尿量不足100ml。患者自发病来无发热、皮疹、畏光、关节疼痛、口腔溃疡等不适，食欲欠佳、进食少，大便成形，每日1～2次，小便如前述，睡眠不佳。

患者既往体健，无高血压、糖尿病、冠心病等病史，无肝炎、结核等感染病史，无外伤、手术、输血病史。无药物过敏史。久居当地，从事办公室文书工作，无疫区接触史。无吸烟、大量饮酒病史。无家族遗传病史。

（三）入院查体

体温 36.9℃，呼吸 18 次/min，脉搏 88 次/min，血压 160/100mmHg。患者神志清楚，自主体位，查体合作。全身皮肤未见皮疹、出血、黄染，浅表淋巴结未及肿大。颜面部轻度水肿。双肺叩诊清音，呼吸音正常，未闻及明显干、湿啰音。心浊音界无扩大，未及震颤，心率 88 次/min，律齐，各瓣膜区未闻病理性杂音。腹平软，未见腹壁静脉曲张、蜘蛛痣等，叩诊鼓音，肝肾区无叩痛，Murphy 征（－），移动性浊音（－），无压痛、反跳痛，肝、脾、肾肋下未及。双侧膝盖以下部位可凹性水肿。四肢、关节活动自如，肌力、肌张力未见异常。神经系统查体未见明显异常。

（四）辅助检查

血常规：白细胞 8.4×10^9/L，中性粒细胞 0.75，血红蛋白 112g/L，血小板 147×10^9/L。尿液检查：尿蛋白（+++），潜血（－），白细胞（－）。肝肾功能：总胆红素 11μmol/L，丙氨酸转氨酶 23U/L，血总蛋白 48g/L，血白蛋白 17g/L，总胆固醇 12.5mmol/L，三酰甘油 1.5mmol/L，尿酸 574μmol/L，尿素氮 25.3mmol/L，血肌酐 868.4μmol/L。血电解质：钠 147mmol/L，钾 5.8mmol/L，钙 2.45mmol/L，氯 105mmol/L，HCO_3^- 24mmol/L。凝血指标：PT 33.1s，APTT 12.4s。自身免疫抗体均（－），免疫球蛋白及补体未见明显异常，M 蛋白电泳无异常，乙肝五项（－），AFP、CEA、CA199、CA125 等肿瘤学标志物无异常。

双肾 B 超：左肾 10.1cm×5.5cm，右肾 10.8cm×5.7cm，皮髓质界限清晰，回声未见明显异常，集合系统未见分离，双肾区未见占位性病变。CDFI 显示血流良好。X 线胸片、心电图无明显异常。

（五）住院经过

患者入院后临床诊断为“肾病综合征伴急性肾衰竭”，未发现明确继发性因素，其急性肾衰竭无明确肾前性因素，考虑原发性肾病综合征基础上并发特发性急性肾衰竭可能性大，为尽快控制病情，当天决定予甲泼尼松龙 500mg/d×3d 静脉滴注冲击治疗。入院后 24h 内尿量仅 40ml。完善检查后第 2 天行肾穿刺活检，肾穿刺后行右颈内静脉临时插管，开始 CRRT 支持治疗（枸橼酸盐体外抗凝）。第 4 天改为泼尼松 60mg/d，口服治疗，同日因透析器凝血暂停 CRRT 治疗。第 6 天患者尿量增多至 600ml/24h，之后逐渐增加。同时血肌酐逐渐下降，至第 15 天时降至 10^9μmol/L。至 19 天 24h 尿蛋白定量 4.3g/1900ml，血白蛋白 22g/L。第 28 天时尿蛋白定量 0.6g/24h，血白蛋白 25g/L，随后患者出院。

第 4 天时病理结果回报：光镜下肾小球仅可见少量系膜基质增生，近端肾小管上皮细胞空泡及颗粒变性，细胞扁平，管腔略扩张，肾间质弥漫水肿。免疫荧光均阴性，电镜下可见足细胞足突融合、消失，未见电子致密物沉积。病理诊断“微小病变伴肾间质重度水肿”。

（六）点评

本病例根据患者血白蛋白 <30g/L，尿白蛋白 3.5g/24h，伴水肿和高脂血症，诊断为肾

病综合征无疑。老年患者出现肾病综合征，首先应排除继发因素，常见淀粉样变、肿瘤、乙肝、血管炎等。排除继发因素后考虑原发性肾病综合征，老年人常见病理类型为膜性肾病、局灶节段增生性肾小球肾炎、系膜增生性肾小球肾炎等，微小病变肾病少见。通常应尽快行肾穿刺活检明确病理类型，确定治疗方案（图 11－4）。

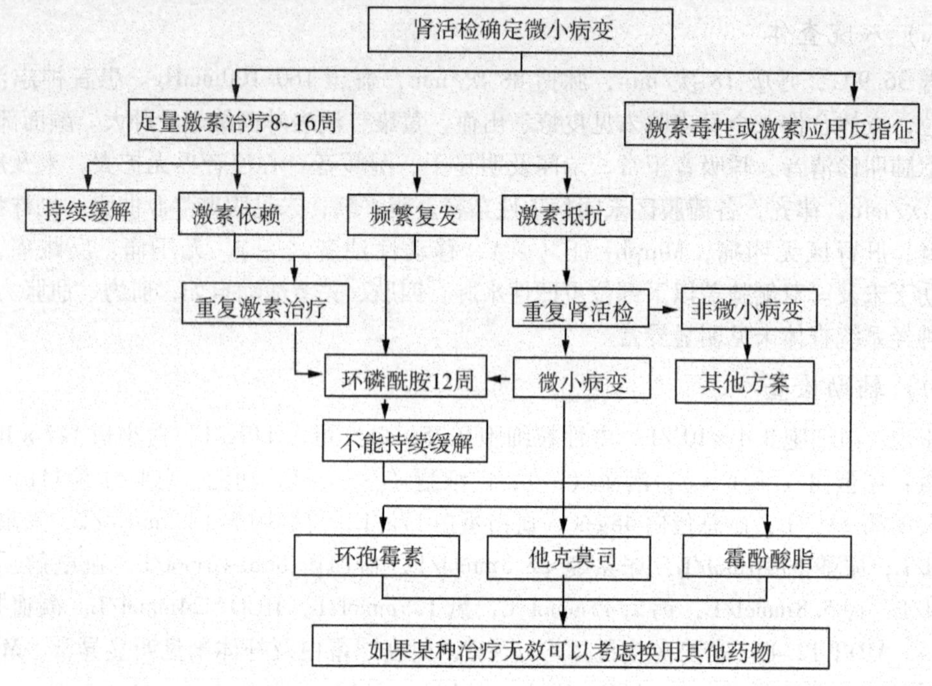

图 11－4　成人微小病变肾病治疗方案示意图

该患者就诊时除肾病综合征之外，还合并急性肾衰竭，此种情况下需分析其原因。首先应排除单纯肾前性氮质血症，本病例无大量丢失体液、休克史，血压偏高，补足白蛋白后仍出现少尿，氮质血症无改善，说明非肾前性氮质血症。一般认为，尿指标如尿钠、尿肌酐、肾衰指数有助于鉴别是否肾前性氮质血症，但该患者因起病时已应用呋噻米等药物，可影响这些检查结果。如测中心静脉压低于 6cmH_2O 意义较大，支持肾前性氮质血症，这是有创伤检查，临床上使用并不多。肾性因素包括缺血性肾小管坏死、药物诱发急性肾小管坏死、急性过敏性间质性肾炎、严重肾间质水肿等，要明确病因必须尽快行肾穿刺活检。

在这种情况下肾穿刺活检明确病因后再治疗是最安全的，但活检病理一般需 2～3d，不利于及时治疗。该患者最近无肾毒性药物使用，有大量蛋白尿、严重水肿，曾使用利尿药，可能有血容量不足、肾间质水肿因素，考虑特发性急性肾衰竭可能大。根据经验，肾病综合征合并急性肾衰竭以微小病变可能性大，属于激素敏感类型；即便是其他类型，如新月体肾炎等，激素冲击治疗也是有益的。为节省时间，尽快控制病情，可在肾穿前开始给予大剂量激素治疗，通常效果明显。该患者开始即果断使用大剂量甲泼尼龙冲击治疗，病情迅速缓解，尿量增加，肾功能逐渐恢复正常。

关于是否应透析，在血肌酐很高、严重水、电解质、酸碱平衡紊乱时，为了支持治疗，使患者安全度过少尿期，透析是有必要的。透析的好处是相对安全，但常规血液透析会影响残存肾功能，条件允许应行连续性血液净化治疗，更精确控制容量，保持血流动力学稳定状态。大多数患者不需血液透析。如前文中所述文献报道，88 例成人微小病变肾病患者中，24 例出现急性肾衰竭，仅 5 例患者需要血液透析治疗，但最后所有患者肾功能都得到恢复。

因此对于此类患者来说，关键在于早诊断、早治疗。早诊断就是要争分夺秒，尽快行肾脏穿刺活检，以明确病因，指导治疗；早治疗就是指根据临床经验，判断病情进展，及时、准确用药，挽救肾功能。

（龚家川）

第十二章　局灶节段性肾小球硬化

一、概述

早在1925年，Fahr研究脂性肾病时报道了局灶节段性肾小球病变的现象。1957年，Rich在对死于肾病综合征儿童的尸检后首先使用局灶节段性肾小球硬化对所见进行描述。1970年国际儿科肾脏疾病研究组（ISKDC）正式提出将FSGS作为一独立的临床病理实体。FSGS是一种肾脏病理形态学诊断，主要依据肾活检病理学检查。

二、FSGS的发病率

FSGS发病率的研究主要依据肾活检资料、肾衰竭或透析患者的登记和人口统计学资料。FSGS的发病率各国不尽相同，澳大利亚、加拿大、美国的资料显示FSGS的年发病率在不断上升，文献报道其发生率在20年间有明显提高，占成人总肾活检的比例由9%上升至25%，占成人原发性肾病综合征的比例由4%～10%增至12%～35%，是成人原发性肾病综合征的第2个常见病理类型；在黑种人中比例可高达36%～80%，成为黑种人原发性肾病综合征的最常见病理类型。研究发现，无论成人还是儿童，美国黑种人和西班牙人的发病率高于白种人，黑种人发病率增幅最快，不仅如此，黑种人和西班牙人患病的严重程度明显高于白种人，黑种人发病年龄比白种人低。另外，在东南亚的报道中，FSGS在肾脏病中所占的比例也相对较低且无明显上升趋势，可见FSGS的发病有明显的种族差异及存在明显遗传异质性。

三、病因及发病机制

FSGS根据病因分为原发性、家族/遗传性和继发性。遗传性FSGS常见的病因：如常染色体隐性FSGS（如NPHS1突变，编码Nephrin；NPHS2突变，编码Podocin），常染色体显性FSGS（如ACTN4突变），WT-1基因突变（Frasier综合征），线粒体DNA突变（MELAS综合征），编码肾小球基底膜（GBM）Ⅳ型胶原的Col4基因突变（Alport综合征），编码LMX1B蛋白的LMX1B基因突变（指甲-髌骨综合征），编码α2半乳糖苷酶的GLA基因突变（Fabry病）等。继发性FSGS常见的病因：病毒相关性（如人类免疫缺陷病毒，短小病毒B19等），药物相关性（帕米膦酸钠、干扰素、海洛因、锂等），细菌毒素，有机溶剂，肾组织减少（孤立肾、一侧肾发育不良、肾脏切除手术所致的肾实质减少、反流性肾病等），肾脏缺血缺氧（高血压肾损害、肾动脉狭窄、肾胆固醇栓塞、镰状细胞性贫血、先天性发绀性心脏病等），肥胖相关性等。

在发病机制方面，足细胞损伤被认为是肾小球硬化发生发展的中心始动因素，此观点已为大家所公认。肾小球滤过屏障的正常生理结构由内层毛细血管内皮细胞、基底膜、足突细胞构成。足突相互交错连接，足突之间形成滤过裂孔膜，可选择性容许小分子蛋白通过。各种致病因素可能通过改变裂孔膜成分、改变足突肌动蛋白正常功能、或干扰足细胞与基底膜的正常连接等作用，使足细胞损伤，足突融合，肾小球滤过膜通透性增高，导致大量蛋白尿。根据已有的研究，致病因子导致足细胞损伤、脱落，使得肾小球毛细血管襻裸露并与肾小囊壁粘连，滤过的血浆成分直接进入到壁层上皮细胞与肾小囊之间，继而从粘连部位开始出现硬化形成 FSGS，而尚存的足细胞则表现为增生、肥大或空泡变性，同时在病变局部，肾小球内固有细胞产生大量细胞因子介导细胞的活化，使细胞外基质产生增加，降解减少，肾小球内高灌注和高滤过激活肾素 - 血管紧张素 - 醛固酮（RAS）系统，促进系膜细胞增生和细胞外基质合成增加，从而导致肾小球硬化，这样就构成了原发性 FSGS 的典型病理改变。塌陷型 FSGS 表现为足细胞的增殖、肿胀，而不是缺失，肌动蛋白骨架结构不聚集；超微结构分析，足细胞呈立方体状并缺失初级化过程和足突，在肾小囊内高度增生的足细胞增殖形成了假新月体样结构，由于肾小囊内细胞来源有多种，且在疾病不同阶段参与疾病发生中心环节的细胞基因型是改变的，因此想要证实这种增殖细胞是何种来源的细胞非常困难。现有研究提示，不同 FSGS 病理类型有不同的临床表现和发病机制。各种内源性或外源性因素损伤足细胞时，其共同反应是肌动蛋白细胞骨架重排以及足突融合。这一细胞反应可能是由于任一特殊的细胞成分导致的信号转导异常。但是有研究对原发性 FSGS 患者肾小球内各种细胞的变化及其与临床的关系进行了分析，发现足细胞的改变很常见，占 58.5%，但是未发现与主要临床指标的相关性，可能是由于临床表现与病理改变的时相不一致所致。

近来有学者发现 FSGS 患者的血清可增加肾小球滤过膜的通透性。将患者血清注入实验动物，可诱发蛋白尿。FSGS 患者肾移植后又复发，提示 FSGS 患者体内有某种循环因子改变了肾小球毛细血管的通透性。这种因子被定义为通透性因子，用血浆置换方法清除这种循环因子可减轻蛋白尿。有人认为这种循环渗透因子是 FSGS 蛋白尿的始动因素，在肾小球硬化的早期阶段，与足突细胞凋亡增加、足突细胞进行性减少和系膜扩展有关，但是其在 FSGS 的发病机制中起什么样的作用尚无定论。

遗传背景在 FSGS 的发病机制中起重要作用。本病在不同人种间的发病率具有显著差异。美国黑种人发病率高、病情进展快、预后差提示遗传因素在其发病机制中起重要作用。对于幼儿期起病，表现为激素治疗抵抗的患者尤应注意先天性/遗传性 FSGS 的排查。一些家族性 FSGS 的致病基因目前已确定，较明确基因包括：NPHS1，NPHS2，ACTN4，CD2AP（鼠）；散发性 FSGS 致病基因有 mtDNA3243A→G 突变，NPHS2，PON1 等。目前确定的与家族性 FSGS 相关的致病分子都位于足细胞上，正常情况下它们之间相互作用，共同维持足细胞结构和功能的稳定；当基因突变后，其编码蛋白功能异常，可通过影响细胞骨架结构、信号传导、动态调整等多方面的机制导致足细胞损伤而引发 FSGS。NPHS1 编码 Nephrin 蛋白，Nephrin 是一种含 1241 个氨基酸的转膜蛋白，分子质量为 185kDa。当 Nephrin 基因突变，足突细胞足突溶解，足突平板化，便出现严重蛋白尿。在不能活化的 Nephrin 基因敲除鼠，足突不能发育，出现了肾病。静脉注射一种多克隆抗 Nephrin 抗体也致足细胞裂孔膜内部结构改变，出现蛋白尿。NPHS2 编码 Podocin 蛋白，Podocin 为一种支架蛋白，有助于离子通道与细胞骨架的连接，可调节裂孔膜的滤过功能，其基因 NPHS2 突变可导致激素耐药的肾病综合征。CD2AP 基因表达编码 CD2 相关蛋白，与 nephrin 相互作用，对足突细胞发育和功能有重要作用。但目前在家族性 FSGS 研究中仍有许多问题亟待解决：如许多家系的致病基因和遗传方式未能明确，同一家族中不同患者临床表现存在明显差异的原因仍不明确，这些致病基因的功能以及它们在散发性 FSGS 中的作用需要更深入的研究。线粒体 DNA（mtDNA）3243 位 A 对 G 的转换突变，影响亮氨酸 tRNA 的编码，其与大多数 MELAS 综合征（线粒体肌病，脑病、乳酸性酸中毒）及原发性心肌病、糖尿病和耳聋密切相关。mtDNA 突变 FSGS 病人足突细胞中异常线粒体的沉积明显，而系膜细胞和毛细血管内皮细胞则无受累。塌陷型 FSGS 在黑色人种中的高患病率提示其有遗传易患性口，在一个欧洲人家族中的编码 CoQ2 染色体基因和在 kd/kd 大鼠中异戊烯转移酶样线粒体蛋白的突变已经被确定与此病变相关。

四、病理

（一）FSGS 的基本病理特点

FSGS 病变存在不均一性，可分为多个亚型。取材十分重要，标本足量是正确诊断的基础，10 个肾小球有高达 35% 的漏诊率，20 个肾小球仍有 12% 的漏诊率。由于最早受累的肾小球在皮质髓质交界处，所以良好的取材应包括皮质髓质交界区。一旦发现 1 个节段硬化病变即可诊断。为避免漏诊，国际肾脏病理学会在 2003 年的建议中对病理标本制片做出了如下要求：肾活检标本不应 <10 个肾小球，光镜标本应为 3μm 的薄切片，应做 HE、PAS、Masson 三色及 PASM 全套染色；最好观察 15 张连续切片，免疫荧光和电镜检查也是必不可少的。

1. 光镜检查　光镜检查的病理表现是诊断 FSGS 的主要依据。特征为肾小球局灶（部分肾小球）、节段性（部分毛细血管襻）硬化。硬化是指肾小球毛细血管襻闭塞和细胞外基质增多。观察 FSGS 标本时，要注意节段性硬化和球型硬化的比例，肾小管间质病变的程度，小动脉有无硬化，因为这些病理改变与 FSGS 的预后相关。病变可逐步扩展，最终进展至终末期肾脏病。经典型 FSGS 常累及靠近肾脏髓质部位的肾小球。FSGS 病变发展过程中可不同程度的伴有球囊粘连，节段性系膜细胞增生和内皮细胞增生，足细胞增生、肥大、空泡变性及玻璃样变，肾小管上皮细胞损伤，灶状肾小管萎缩，肾间质淋巴细胞和单核细胞浸润、纤维化，泡沫细胞形成。出现下列病变时考虑可能为 FSGS：①肾小球病变轻微，有灶状肾小管萎缩和肾间质纤维化，临床表现和免疫荧光及电镜检查符合 FSGS 表现；②无局灶节段性硬化，但是有典型的足细胞肥大增生。

2. 免疫荧光检查　IgM 和（或）补体 C3 呈团块状或颗粒状在毛细血管襻和系膜区沉积，IgG 和 IgA 也可呈弱阳性。免疫球蛋白和补体也可全部阴性。

3. 电镜检查　病变肾小球基底膜皱缩，毛细血管腔闭塞，系膜细胞增生，有时可见因血浆沉积而形成的团块状电子致密物沉积。足细胞足突融合，足突与肾小球基底膜分裂，足细胞易自基底膜脱落，线粒体和内质网肿胀，内皮细胞和足突细胞胞浆内可见吞噬空泡、脂肪滴，内皮下可见血浆渗出。肾小管和间质无特殊病理表现，常见肾小动脉管壁增厚。由于电镜标本肾小球数目少，可能不能见到局灶节段硬化病变，因此电镜主要用于 FSGS 的鉴别诊断。

（二）FSGS 的病理分型

原发性 FSGS 病理改变多样，在同一患者中的肾小球病变也不一致，国内外对此没有完全一致的标准。目前在国际上影响最大的是 2004 年由国际肾脏病理学会总结和分析了以往的 FSGS 病理资料，公布的新的病理分型（表 12－1）。这一方案通过对大样本病例的分析，体现了病理与临床的密切结合。根据光镜表现原发性 FSGS 被分成如下 5 个亚型：非特殊型、门周型、细胞型、顶端型和塌陷型。这 5 种病理亚型在临床表现、治疗反应及远期预后等方面具有一定的临床病理联系，下面对各型病理表现及诊断标准作一介绍。

表 12－1　各型原发性 FSGS 的病理表现要点

类型	硬化部位	分布	玻璃样变	粘连	足细胞增生肥大	肾小球肥大	系膜增生	小动脉玻璃样变
非特殊型	任何部位	节段	+/－	++/－	－/+	+/－	－/+	+/－
门周型	门周	节段	++/－	+++/－	－/+	+++/－	－/+	++/－
细胞型	任何部位	节段	－/+	－/+	++/－	－/+	－/+	－/+
顶端型	尿极	节段	+/－	+++/－	++/－	－/+	－/+	－/+
塌陷型		节段或球性	－/+	－/+	+++/－*	－/+	－/+	－/+

1. 非特殊型　该类型最常见，且小儿多见。其他 4 型病程中均可有类似改变，此型为排除性诊断，需先排除其他 4 型病变，可进展为其他 4 种病理类型之一。肾小球毛细血管襻局灶节段性硬化，细胞外基质增多，毛细血管腔闭塞，可见节段肾小球毛细血管襻塌陷。硬化损害呈节段性，可见门周和其他周围毛细血管襻受累。一般足细胞增生不明显，但受累节段可出现增生足细胞形成的“帽”。透明样变和粘连常见，但不是必有特征。也可见系膜细胞增生，肾小球肥大和动脉的透明样变。节段硬化肾小球周围可有小管萎缩和间质纤维化，片状分布，病变程度与肾小球有时并不平行，未受累肾小球及未硬化节段襻正常，或轻度系膜基质增多，足细胞轻度肿胀。免疫荧光：IgM、C3 粗颗粒状或团块状沉积于节段硬化区。电镜：受累肾小球 GBM 扭曲、塌陷，内皮下增宽，存在低密度电子致密物。上皮细胞弥漫性足突融合，足细胞肥大，胞质节段微绒毛化。

2. 门周型 FSGS　该型 FSGS 通常见于原发性 FSGS，也见于肾单位丢失和肾小球内高压所致的继发性 FSGS（如肥胖、发绀型先天性心脏病、反流性肾病、肾单位发育不良等）。要求至少 1 个肾小球门周玻璃样变，伴或不伴硬化，小动脉透明样变与门周的透明样变常呈连续存在。节段病变的肾小球数目至少超过 50%。肾小球肥大和球囊粘连常见，一般不伴系膜细胞增生。该型少见足细胞增生肥大。硬化部位可见泡沫细胞。免疫荧光与电镜病变与非特殊型类似。该型需除外细胞型、顶端型和塌陷型才能诊断。

3. 细胞型 FSGS　至少 1 个肾小球毛细血管内增生，累及至少 25% 的血管襻，导致毛细血管腔闭塞。毛细血管内细胞主要为泡沫细胞、巨噬细胞和内皮细胞，有时也有中性粒细胞及淋巴细胞，且偶见细胞凋亡，形成核固缩和核碎裂。节段病变可发生于肾小球的任何部位。基底膜内可见玻璃样变，但玻璃样变和节段硬化都不是必须特征。损伤部位常见足细胞增生肥大，但不是必有特征，增生肥大的足细胞可聚集形成“假新月体”，但不与囊壁相连，受累节段可有纤维素样物质沉积，但无 GBM 断裂。肾小球肥大和系膜细胞增生一般不常见。免疫荧光：IgM、C3 节段分布于受累区域。电镜：广泛足突融合，毛细血管内可见单核细胞、泡沫样细胞，GBM 完整。该型需除外顶端型和塌陷型才能诊断。

4. 顶端型 FSGS　病变必须在尿极，包括靠近近端小管的 25% 毛细血管襻中至少 1 处节段损伤，伴毛细血管襻和包曼氏囊之间的粘连，足细胞与壁层上皮细胞或小管上皮细胞融合，有时病变血管襻会插入肾小管。受累节段有毛细血管内细胞增生或硬化，可有系膜增生、肾小球肥大与小动脉透明变性。节段病变表现为<50%毛细血管内细胞数增加或<25%毛细血管襻硬化。受累节段常见足细胞增生和肥大，常见泡沫细胞，可见小动脉玻璃样变。虽然病变开始在外周，但中心部位也会受累。免疫荧光：IgM、C3节段分布。电镜：广泛足突融合。该型诊断需排除塌陷型。该型由微小病变演变而来还是单独的类型存在争议。

5. 塌陷型 FSGS　塌陷性病变在 PAS 和 PASM 染色的切片上更易观察。此型病变性质特殊，其组织形态学表现为至少1个肾小球毛细血管襻出现节段或球性塌陷，球性塌陷较节段塌陷常见，且伴有塌陷血管襻周足细胞增生、肥大，甚至形成“假新月体”。增生肥大的足细胞充满肾小囊腔并可见胞浆蛋白滴及空泡样变。病变肾小球数目不定，血管极累及少见。球囊粘连、系膜细胞增生、肾小球肥大和小动脉玻璃样变不常见。其他肾小球可出现各型FSGS的节段性病变。小管间质病变显著，肾小管萎缩、间质纤维化，可有炎细胞浸润。免疫荧光：IgM、C3节段或球性分布于肾小球、脏层上皮细胞，肾小管上皮细胞内可有IgG、IgA沉积。电镜：肾小球GBM扭曲，足细胞增生、肥大，足突广泛融合。塌陷型临床表现重，对传统治疗反应不佳，较快地进展为终末期肾衰竭。继发于HIV的FSGS病理类型常为塌陷型。国外文献报道非特殊型和顶端型发病率较高，塌陷型发病率最低。国内目前尚缺乏2004年病理分型标准发表后的大样本分析资料。

五、临床表现

原发性FSGS以青中年发病多见，男性多于女性。国内外报道该病常见临床表现包括蛋白尿、肾病综合征、血尿、高血压、肾功能损害。临床以肾病综合征为主要表现。血尿常见，以镜下血尿为主，发生率为28.3%～72.3%，4.6%的患者可出现肉眼血尿。约1/3患者起病时肾功能受损，常有肾小管功能受损表现。超过1/3的患者起病时伴高血压。不同病理类型的FSGS临床表现特点不同。顶端型FSGS的患者更多的表现为大量蛋白尿和肾病综合征，塌陷型FSGS肾病综合征也很常见。Stokes等还报道细胞型FSGS肾病综合征常见。门周型FSGS肾病综合征相对少见。顶端型FSGS患者出现肾功能损害者较少，极少进入终末期肾脏病，但可出现急性肾衰竭。塌陷型患者肾功能异常最常见，病情进展快，预后差。

六、诊断及鉴别诊断

本病的诊断主要依靠病理。诊断原发性FSGS需要2个基本要素，即在病理形态学上确定局灶节段肾小球硬化，临床上排除家族遗传性和继发性因素。FSGS的鉴别诊断对其治疗方案的制定及远期预后的判断具有重要的临床意义。

遗传性和继发性FSGS的鉴别诊断以突变基因筛查和临床病史采集为主，病理和实验室检查为辅。明确的肾脏病家族史是诊断遗传性FSGS的主要依据，对于家族中具有相同或类似的患者，应首先考虑遗传性FSGS，进行突变基因筛查。目前对儿童“散发性”FSGS，尤其是糖皮质激素或其他免疫抑制药抵抗的患儿建议通过基因检测评估是否存在新发的基因突变。成人“散发性”FSGS的新发基因突变率较低，文献报道为1.5%～5%。由于较低的自发突变率及昂贵的基因检测费用，成人非家族性散发性FSGS患者通常不建议应用遗传检测技术来寻找潜在的基因突变。遗传性FSGS一般不主张采取较激进的免疫抑制治疗，通过基因检测发现新发的基因突变，可以避免因长期大剂量使用免疫抑制药所造成的不良反应。遗传性疾病导致的FSGS发展到终末期肾脏疾病并进行肾移植后的移植肾再发FSGS的比率

（约25%）远高于原发性 FSGS（约2% ~5%）。继发性 FSGS 应依据临床及病理表现综合分析，如临床呈肥胖、代谢紊乱及蛋白尿，病理表现为肾小球体积增大，或肾小球体积增大伴 FSGS 等，可能为糖尿病肾病或肥胖相关 FSGS。有研究显示在病态肥胖病人的 FSGS 的发病率在过去 15 年中增加了 10 倍。

还应注意除外其他肾小球疾病引起的类似病理改变，如 IgA 肾病、狼疮性肾炎Ⅲ型、轻链沉积病、Alport 综合征、膜性肾病和血栓性微血管病等疾病的进展过程中。这些 FSGS 样改变的鉴别诊断主要依据临床表现，实验室检查，免疫荧光病理和电子显微镜下超微结构检查。如果在非硬化区域存在大量免疫球蛋白并伴有补体沉积，通常认为是 FSGS 样改变而非原发性 FSGS，并认为是由免疫复合物沉积所致。电子显微镜下原发性 FSGS 的非硬化区域无免疫复合物型电子致密沉积物，但在硬化区域内可有电子致密沉积物。这种电子显微镜下电子致密沉积物等同于光学显微镜下硬化区域内血浆蛋白蓄积引起的透明样变，呈均质致密状，少颗粒感，多局限沉积于肾小球硬化病灶内，不同于免疫复合物的沉积。因此，仅存在于硬化区域的电子致密沉积物一般被认为是原发性 FSGS 的电镜特征；存在于非硬化区域的系膜或毛细血管的电子致密沉积物通常被认为是免疫复合物介导的其他肾小球病引起的 FSGS 样改变的电镜特征。

（一）IgM 肾病

IgM 肾病是指一组在肾小球系膜区以特异性 IgM 沉积为主的原发性肾小球病。临床上病情轻者仅表现为镜下血尿，病情较重者可表现为大量蛋白尿或肾病综合征。总体预后良好，部分患者对激素治疗不敏感，预后较差。在光学显微镜下病变的程度轻重不一，可表现为轻微病变、局灶节段性瘢痕样改变及弥漫性系膜细胞增殖，免疫荧光提示常伴有 C3 沉积，电子显微镜下可见电子致密物沉积。IgM 和 C3 等组成的免疫复合物型电子致密物在系膜区的沉积是其与 FSGS 鉴别诊断的主要依据。IgM 肾病是否为一独立疾病一直存在争论。

（二）C1q 肾病

C1q 肾病是一种引起蛋白尿甚至肾病综合征的少见疾病，临床表现和病理特征与 FSGS 十分相似，好发于儿童及青少年，文献报道的该病患病率的差异很大，占同期肾脏活组织检查病例的 0.2% ~16%。激素抵抗常见，单用激素治疗的效果较差，加用其他免疫抑制药后疗效较好，预后良好，免疫病理和电子显微镜特征是 C1q 肾病与 FSGS 鉴别诊断的主要依据。目前的观点多支持 C1q 肾病是一种补体介导的肾小球疾病，但是关于 C1q 肾病的病因、发病机制及其与 FSGS 和足细胞损伤之间的关系仍待进一步的研究。光学显微镜下表现为轻微病变、局灶节段性瘢痕样改变及局灶性系膜细胞增殖，诊断依据为系膜区或系膜旁区免疫复合物沉积，主要以 C1q 沉积为主，可伴 IgG、IgM 和（或）C3 沉积。

（三）免疫荧光阴性的系膜增生性肾小球肾炎

免疫荧光阴性的伴有电子显微镜下足突融合的弥漫性系膜增生性肾小球肾炎的光学显微镜病理变化与 FSGS 相似，只是系膜细胞增殖较明显。最近国内有学者认为该病与 FSGS 同属于一大类疾病，即“足细胞病（Podocytopathies）”的诊断范畴。目前关于该类疾病与 FSGS 的关系仍存在许多争议，尚待较大规模、较长时间随访进一步深入研究。

由于 FSGS 与微小病变肾病（MCN）的临床表现相似，非硬化肾小球的病理形态相似，所以很容易混淆。曾有学者认为 FSGS 与 MCN 是同一疾病的 2 个亚型。有关 MCN 和 FSGS

是一个疾病的不同阶段，还是2个不同的疾病一直存在争议。肾活检病理的一些特点也有助于MCN与FSGS的鉴别：在无病变的肾小球背景下，即使发现一个节段硬化的病变肾小球也应诊断FSGS；即使未发现节段硬化的肾小球，当MCN的肾活检标本光镜发现肾小球肥大、灶状的肾小管萎缩和肾间质纤维化，免疫病理出现系膜区的IgM、C3节段性非特异性沉积；电镜检查发现肾小球上皮细胞增生及细胞空泡变性，足细胞脱落，要注意FSGS之可能。下面几点临床特点有助于这两者的鉴别诊断：①起病时就伴高血压和肾功能损害者在FSGS较MCN多见，这一点在成年患者表现的更突出；②大部分FSGS患者有镜下血尿；③FSGS患者常伴有肾小管间质损伤；④FSGS患者对激素治疗的反应比MCN差。

2002年Pollak首次以“足细胞病（Podocytopathies）”的概念来命名共同特征为电镜下足突融合的一类疾病，免疫病理提示IgM、C3及C1q可少量沉积，而光镜下病变呈多样性。MCN和FSGS被认为是最具有特征性的足细胞病。2007年Barisoni等首次提出了足细胞病的分类方法，将近年来基因遗传学和分子生物学等方面的进展与传统的病理学分型标准结合。随着基础医学及循证医学的进展，对此类疾病的病因和发病机制、诊断、治疗和预后将会有更深入的认识。

七、治疗

目前认为原发FSGS治疗的目的是减少尿蛋白、延缓肾小球硬化和肾间质纤维化，保护肾功能。对于肾病综合征型的原发性FSGS一般应用激素或激素联合免疫抑制药。Chun等建议，只要无禁忌，原发FSGS肾病患者均应接受试验性激素治疗而不必考虑亚型如何。非肾病综合征型与继发性FSGS不主张应用激素与细胞毒药物，仅应用ACEI或ARB、降压及降脂治疗，继发FSGS治疗还要对原发病进行治疗。一般治疗包括应用ACEI/ARB，控制血压，抗凝、抗血小板聚集，纠正脂代谢紊乱等措施。关于ACEI在原发性FSGS治疗中的疗效还不清楚，虽然ACEI可以减少原发性FSGS患者的蛋白尿，但几乎没有研究表明ACEI可以诱导FSGS完全缓解和防止发展至终末期肾衰竭。然而，一些临床研究表明ACEI可以延缓ESRD的进展，而且，ACEI治疗也可以改善低蛋白血症和减轻高脂血症，因此ACEI被建议用于所有无高钾血症及血肌酐<265.2μmol/L的FSGS患者。考虑到其降尿蛋白的作用，ACEI/ARB建议最大限度应用。ACEI抗蛋白尿效果在低钠饮食（50～100mmol/d）或应用利尿药治疗的病人中最显著。低钠饮食基础上应用ACEI和利尿药后如果病人的血压仍然没有达标，应加用其他降压药物。有指南建议如果患者的血浆白蛋白<20g/L，应用华法林正规抗凝。肾病综合征常伴有脂代谢异常，最常见的是低密度脂蛋白（LDL）升高，高三酰甘油血症和Lp（a）升高，这些都导致动脉粥样硬化发生。HMGCoA还原酶抑制药可以降低总LDL胆固醇和降低三酰甘油和Lp（a），在肾病综合征病人中应用也非常有效。虽然在肾病综合征病人中应用的心血管保护作用还没有被证明，但有研究表明在血脂异常的一般人群中预防性应用他汀类降脂药可以显著降低心血管疾病的发病率。近年来也有研究表明在蛋白尿病人中应用他汀类药物缓解了肾功能的恶化。

免疫抑制治疗在原发性FSGS蛋白尿>3g/d的病人中应该考虑应用，不论其病理类型如何。目前激素是治疗原发性FSGS的主要药物。没有激素治疗FSGS的随机对照研究，只有4级和5级的证据。激素的剂量和用药时间都是达到疾病缓解的重要因素，中位数缓解时间在4个月左右，大部分病人在6个月内达到缓解。建议足量激素［强的松1mg/（kg·d）］应用4～6个月，超过4～6个月无效才被称为激素抵抗。如果起始治疗在应用激素的同时加用细胞毒药物，并不能提高其缓解率，有指南建议所有接受足量激素治疗的病人应该给予双磷酸盐和质子泵抑制药。J. K. J. Deegens 的经验是初始治疗的1个月蛋白尿减少的病人将最终获得缓解。近年有学者报道甲泼尼龙冲击治疗对口服激素抵抗者有效。非对照研究也表明 HIV 相关 FSGS 应用激素治疗后肾功能改善，尿蛋白含量下降。但因为增加了严重感染的风险和住院率仍存在争议。最近关于 HIV 感染患者 CKD 的治疗指南建议对于应用抗病毒治疗后肾功能不断恶化的 HIV 相关 FSGS 可以考虑泼尼松治疗 1mg/（kg·d）（最大剂量 80mg/d）治疗2个月，2～4个月减量期，在应用激素前应排除活动性感染。

对激素治疗有效的原发性 FSGS 患者复发后可再重复激素诱导治疗，而对反复复发或激素依赖或抵抗患者几乎没有研究提出最好的治疗方案。可选择环磷酰胺（CTX）和环孢素 A（Cyclosporine A，CsA），可诱导新的缓解率分别为78%和73%。尽管有相似的缓解率，在应用 CsA 后复发率也更高。对比而言，CTX 可诱导更稳定的缓解。目前认为 CTX 在维持缓解上效果肯定。虽然有学者主张 CTX 不作为 FSGS 的一线用药，但是国内仍然常用，剂量 100mg/d，1次口服，或200mg 静脉输注，隔日，累计量达6～8g 停服。主要副作用为骨髓抑制、肝功能损害、性腺抑制、脱发、出血性膀胱炎等。CTX 能诱导成人激素依赖性 FSGS 肾病综合征的缓解。有许多小样本研究建议在泼尼松治疗基础上加用细胞毒药物，可以增加10%的额外缓解率。有2个在儿童中进行的激素抵抗肾病综合征的临床研究，包含了不同数量的 FSGS 患者。Tarshish 等把60个肾活检证实为 FSGS 的肾病综合征儿童随机分成2组，一组服用泼尼松 40mg/m^2，隔日服用，疗程12个月，另一组为相同剂量用法的泼尼松加 CTX 2.5mg/kg，早上1次服用，CTX 疗程90天。结果2组治疗对蛋白尿影响相同，没有统计学差异。CTX 能诱导儿童激素依赖的 FSGS 肾病综合征缓解。许多非对照研究应用细胞毒药物治疗儿童 FSGS 报道的完全缓解率在32%～65%。CTX 联合泼尼松龙冲击与激素口服维持对儿童激素抵抗性 FSGS，可有较高缓解率。最近 Al Salloum 等回顾了15例激素抵抗性 FSGS 病例，CTX 0.5g/m^2，每月1次冲击4个月，泼尼松 60mg/（m^2·d）应用4周、40mg/m^2 隔日应用4周，随后减量，随访4年。结果5例初始激素抵抗者对 CTX 冲击无反应，仍激素抵抗；10例迟发激素抵抗者对上述方案有反应，其中5例得到7～24个月的缓解，但均出现激素依赖。Gulati 等的一项前瞻性研究：每月1次 CTX 冲击，剂量为500～750mg/m^2，同时给予泼尼龙，前4周剂量为 60mg/（m^2·d），然后隔日服用泼尼龙（40mg/m^2）4周，逐渐减量，4周内停用。20例激素耐药性 FSGS 患者中13例完全缓解（占65%），尿蛋白转阴时 CTX 治疗时间为（12.5±11.9）个月，随访时间在（21.2±13.4）个月时，尿蛋白仍然持续阴性。迄今为止，虽有一些资料显示了激素加 CTX 治疗 FSGS 的疗效，但仍然缺乏 RCT 研究。

有2个在成人中进行的前瞻性研究比较 CsA 与安慰剂治疗6～12个月，CsA 组的缓解率显著高于安慰剂组（分别为60%～69%和4%～33%）。然而在 CsA 中断治疗1年内，60%～80%的病人复发。有一个 level 1 级的证据研究在成人中治疗激素抵抗 FSGS，它比较了 CsA 治疗6个月（n=26）和安慰剂治疗6个月（n=23）的疗效，所有患者都同时接受小剂量泼尼松治疗［0.15mg/（kg·d）］。2组病人的 Ccr 都在 42ml/min 以上，血压控制在135/90mmHg 以下。6个月疗程结束后，CsA 组69%的病人缓解（12%完全缓解，57%部分缓解），安慰剂组仅有4%的缓解率。CsA 组缓解的平均时间为7周（1～15周）。停药后复发率也很高，在观察至第52周时，3例完全缓解的患者中2例复发，15例部分缓解的患者中6例复发。Ponticelli等进行的前瞻性研究把激素抵抗的FSGS病人随机分成CsA组和仅支持治疗组。研究包括了儿童和成人。CsA治疗6个月，在部分或完全缓解的病人中，CsA继续应用，剂量逐渐减少，6个月后停用。结果57%的患者部分或完全缓解，随访2年，这些人中的40%仍处于缓解期。Lee等最近的研究结果缓解率较高，达到80%，停药1年后复发率为50%，然而证据的等级只有level 4级。有研究回顾性分析了106例给予CsA治疗的原发性FSGS患者（45例激素耐药，61例激素依赖，其中54例曾接受CTX治疗），CsA起始剂量为6mg/（kg·d），逐渐调整剂量至CsA血药质量浓度维持在80~150μg/L，疗程为6~8个月。完全缓解率、部分缓解率、无效率分别为71.7%、7.5%和20.8%。但91例停用激素后31例复发，20例在蛋白尿消失后试停CsA，16例随即复发，且其中4例对重新给予CsA治疗耐药。结果提示CsA对原发性FSGS有明显疗效，但停药后复发率较高。在儿童中同样缺乏CsA治疗FSGS的证据水平level 1的研究。仅有Lieberman和Tejani的研究可作为level 1的证据。近年来有人提出是否CsA治疗有效的患者肾功能能得到保护？Cattran等进行的对照试验结果表明CsA保护了肾功能。在4年随访结束时，CsA治疗组仅25%肾功能下降1/2，安慰剂组>50%的患者肾功能下降1/2（$P<0.05$）。Ingulli等对21例儿童进行了回顾性分析（level 5），结果也支持了这一观点。Niaudet的研究报道也得出同样结论，但他的研究没有对照组。到目前为止临床研究中CsA的使用时间在4~91个月，平均时间6~12个月。在成人level 1证据等级的研究中，缓解时间从1~25周不等，儿童证据等级level 1研究中，缓解发生在治疗2~10周，这给我们提示CsA应用最短时间为6个月。当大剂量激素治疗的风险大于它的益处时，如在肥胖、高龄或糖尿病患者中，CsA甚至可以考虑作为一线用药。应用CsA是否合用小剂量激素还不确定。复发的患者如果达到肾病综合征水平的蛋白尿，应该立即再次应用CsA，不应把病人定义为CsA治疗失败。因为大部分研究表明，再次应用CsA能够控制蛋白尿。如果再次应用CsA，可以考虑延长疗程，低剂量维持［CsA 1~2mg/（kg·d）］。CsA的肾毒性要特别关注，持续应用12个月可使小管间质纤维化明显增加，尽管肾间质病变加重的大多数病人血肌酐并没有明显变化。CsA还可能加速FSGS的进展。应用CsA治疗后硬化的肾小球数目也会增加，即使在部分或完全缓解的病人中。CsA的肾毒性是和其应用剂量相关的［>5.5mg/（kg·d）］，还与治疗前高硬化比例的肾小球数目和治疗前就已经存在肾功能不全相关。因此，应用CsA的剂量不应超过5.5mg/（kg·d），而且在治疗时患者的肌酐清除率（Ccr）应>60ml/（min·1.73m^2）。近年来已有证据表明CsA可以减少激素抵抗的FSGS患者的尿蛋白，从而达到延缓肾功能进展的效果。Cattran等发表了关于CsA治疗原发性肾病综合征的工作组建议，提出了CsA治疗FSGS的推荐方案。方案建议：对所有表现为肾病综合征的FSGS患者均应予治疗，治疗初应该给降压药、利尿药及他汀类药等，以控制高血压及降低低密度脂蛋白。如果上述治疗无法将尿蛋白降至3g/d以下，即应予皮质类固醇1mg/（kg·d）治疗。若治疗8~16周效果不好，呈现激素依赖或抵抗时即应给予CsA。CsA始量应为2mg/（kg·d），蛋白尿量减少不明显时可逐渐加量至4mg/（kg·d），不超过5mg/（kg·d）。建议治疗6~12个月以上。CsA的血药浓度应控制于目标范围内（谷浓度为125~175ng/ml，服药后2h峰浓度<500ng/ml）。蛋白尿完全缓解后，CsA每月减少0.5mg/（kg·d），至最小有效剂量维持1~2年。如果使用CsA治疗6个月无效，应换用或加用其他药物（如吗替麦考酚酸）。在治疗过程中，如血肌酐上升达

30%以上，CsA 应减量或停药。目前认为，CsA 能有效减少尿蛋白和保护肾功能，单独使用尤其与激素合用，CsA 对激素敏感的 FSGS 显效，对激素耐药、激素依赖的儿童原发性 FSGS 均有一定疗效。因此，CsA 可作为激素依赖抑或激素耐药性 FSGS 优先考虑的治疗选择。但 CsA 治疗应强调个体差异，CsA 剂量不能一成不变，必须根据血药质量浓度进行调整剂量。应注意的是 CsA 停药后容易复发，疗程因此要足够，在监控药物不良反应的基础上（必要时重复肾活检了解肾脏小管间质损伤情况）。The Dutch Federation of Nephrology 最近发布了 FSGS 的诊断和治疗指南。免疫抑制治疗一般仅用于原发性 FSGS。在原发性 FSGS 中，肾功能正常和选择性蛋白尿病人有一部分可以自发缓解，对这一部分病人可以随访观察。如果病人为肾病综合征则应该足量激素应用 4～6 个月。在年龄超过 65 岁的老年人，可以 2mg/（kg · d），隔日服用，以减少并发症的发生。在激素依赖和经常复发的 FSGS 病人，CTX 2mg/（kg · d）治疗 2～3 个月联合泼尼松治疗可以获得更稳定的缓解。在激素抵抗的 FSGS，目前最有效的治疗包括 CsA 3～5mg/（kg · d），分 2 次服用，持续治疗 6 个月，仅在肾功能相对较好的病人中使用，以防止 CsA 的肾毒性。如果能够缓解，CsA 的治疗应该维持 1 年，然后逐渐减量到停药以预防复发。如果应用 CsA 6 个月后不缓解，则停用 CsA。

国外研究报道以苯丁酸氮芥 0.1～0.4mg/（kg · d）联合足量激素口服，疗效并不优于激素联合环孢素 A 方案。目前对此药的看法存在争议，许多学者认为不应将其作为治疗 FSGS 的一线药物。没有 CTX 和苯丁酸氮芥在成人 FSGS 中的 RCT 研究。Niaudet 比较了苯丁酸氮芥和 CsA 在维持 FSGS 缓解方面的疗效的 RCT 研究，选取了 40 例激素依赖的原发性 FSGS 儿童，苯丁酸氮芥剂量为 8mg/kg，CsA 为 6mg/kg，疗程 3 个月。20 例应用 CsA 治疗的病人中，只有 1 例在治疗结束后维持缓解了 16 个月；20 例接受苯丁酸氮芥治疗的病人中，有 6 例维持缓解了 27～49 个月。

吗替麦考酚酯（MMF）治疗 FSGS 的疗效近年也已获肯定。Nayagam LS 等报道 MMF 2g/d，6 个月，联合泼尼松龙 0.5mg/（kg · d），2～3 个月与传统原发 FSGS 治疗方案疗效相似。MMF 能更快地诱导临床缓解，减少 FSGS 患者使用激素时间，降低激素不良反应的影响。但是其对肾功能的影响还需要更多的试验观察。2004 年，黎磊石等发表了吗替麦考酚酯在肾内科应用的指导意见，指出激素联合 MMF 治疗对部分 FSGS 患者有效。推荐用法为成人 1.5g/d，体重超大或病情严重者可予 2.0g/d，分 2 次空腹服用，如无禁忌应与激素合用，3～6 个月减量，维持剂量不 <0.75g/d，需维持 6 个月以上。MMF 仅在激素依赖或激素抵抗的患者使用。用药过程中应注意感染、胃肠道症状、骨髓抑制及一过性肝功能异常等副作用。

他克莫司（Tacrolimus，FK506）是从链霉菌属中培养出的一种大环内酯类抗生素，是钙调神经磷酸酶抑制药，选择性抑制 T 细胞的活化增殖。近年来试验性的用于 FSGS 治疗。FK506 与 CsA 相比被认为有更强的免疫抑制作用。Duncan N 等报道 FK506 能快速有效地缓解 FSGS 的肾病综合征表现，并且肾毒性更小。Sagarra A 等报道传统 FSGS 激素治疗方案和 CsA 治疗方案疗效不佳时，FK506 联合激素治疗能有效缓解大多数患者的蛋白尿，儿童激素抵抗型 FSGS 用 FK506 治疗疗效安全、有效，对 CTX 和 CsA 治疗反应不佳者，用 FK506 治疗亦有效，但是同 CsA 治疗一样，一些儿童患者在停用后也有复发倾向。Duncan 等报道了对 6 例 CsA 抵抗患者给予他克莫司单药治疗，均获缓解，且未出现肾功能下降。提示他克莫司对难治性 FSGS 的治疗有一定效果，但由于目前有限研究的病例数都较少，仍难定论。

国内有报道，FK506［0.1～0.15mg/（kg·d）］治疗2个月，可以使FSGS达到部分缓解。

Callineurin Inhibitors（CNI）在激素抵抗的肾病综合征治疗方面有特殊价值，可以诱导30%的患者完全或部分缓解。CNI也有潜在的肾毒性。有证据表明停止CNI治疗后，FSGS会在近期复发。

血液净化术对特发性FSGS疗效并非十分理想，也缺乏大样本资料来证实。但是对于肾移植后复发的FSGS患者有效。对于移植后出现肾病综合征者，应及时进行肾脏活检，如为FSGS，可考虑给予血浆置换治疗。血浆置换用于移植肾复发的FSGS患者作用很有限。近期对14例移植肾FSGS患者采用血浆置换治疗，结果仅有1例完全缓解，1例部分缓解，3例需要持续血浆置换治疗来缓解大量蛋白尿，在FSGS复发超过30d后再开始采用血浆置换治疗几乎无效。近年有学者报道用低密度脂蛋白去除术（LDL－A）治疗原发性FSGS，能有效地诱导激素抵抗及环孢素抵抗的患儿病情缓解。确切效果还有待更多大规模研究进一步证实。

八、预后

（一）蛋白尿程度

影响FSGS预后的重要因素之一是尿蛋白的程度。非肾病综合征水平的蛋白尿10年的肾脏存活率约为90%，而肾病综合征水平的蛋白尿10年后约50%进入终末期肾病，这说明积极治疗肾病综合征是防止肾功能损害的关键。但另一观点认为，根据尿蛋白的程度很难估计FSGS的程度及预后。当肾小球广泛硬化时，尿蛋白开始减少，此时并不表示病情缓解，反而是病情的进一步恶化。因此，不能单纯依靠蛋白尿程度来推测FSGS的预后。

（二）起病时肾功能情况

起病时血肌酐水平是导致终末期肾病的独立危险因素。大多数资料显示起病时患者肾功能状况与FSGS预后密切相关。因此，对FSGS一定要早期发现、早期诊断，阻止或延缓肾功能进行性减退，提高患者的长期预后。

（三）治疗反应

治疗的反应影响预后。有人曾提出将患者对治疗的反应作为判断FSGS预后的最佳标准。Paik等回顾性分析92例儿童激素抵抗FSGS后发现，治疗后无缓解是FSGS出现慢性肾衰竭的独立危险因素。FSGS的自然缓解率很低，不足5%，传统口服泼尼松治疗的缓解率为15%～20%，国外口服泼尼松延长治疗可使缓解率增加，加用免疫抑制药也可使缓解率增加。对治疗不能缓解的FSGS患者将进展为终末期肾病（End Stage Renal Disease，ESRD），约超过50%的患者在5年内进展为ESRD。Chun等研究发现FSGS成人患者如持续缓解5年和10年肾存活率分别为100%和92%，不能持续缓解5年和10年肾存活率分别为76%和49%。FSGS的预后与其对激素治疗的反应相关，对激素治疗不敏感的患者较对激素敏感的患者预后差。

（四）肾间质病变程度

目前较公认的是肾小管间质与预后相关。Gipson等报道伴有严重肾小管间质改变的FSGS患者预后差。潘碧霞等也研究发现FSGS患者随着肾小管间质损害程度加重，肾功能逐渐下降，且与血肌酐水平呈正相关。近年来，研究发现了一些与肾小管间质纤维化有关的因素，如转化生长因子 - β_1、IgG 排泄分数等，有人提出可将其作为预测 FSGS 预后的指标，但这些因素与 FSGS 预后的关系值得进一步探讨。

（五）FSGS 病理亚型

多数报道显示，顶端型患者治疗缓解率高，预后较好，而塌陷型最难缓解，预后最差。其他类型 FSGS 的预后看法不统一。有学者认为细胞型 FSGS 缓解率也较高，预后与顶端型类似，但是也有学者认为该型疗效介于顶端型和塌陷型之间，预后欠佳。门周型预后较顶端型差，比塌陷型好。Chun 等通过 10 年随访，对比了顶端型、细胞/塌陷型和门周型 FSGS 的治疗效果及远期预后。激素治疗结束时上述 3 型的病情缓解率并无统计学差异。10 年随访结果显示，治疗后病情缓解者的肾脏存活率显著优于未缓解者，而在病情未缓解者中，门周型的肾脏存活率显著优于细胞/塌陷型及顶端型。因此作者认为 FSGS 的远期预后与病理类型、临床过程及治疗效果等多因素均相关。

（六）遗传因素

FSGS 预后受遗传因素的影响，多数学者认为家族性 FSGS 患者中大部分家族对免疫抑制治疗无效，患者最终进展为终末期肾病。已有许多研究表明，FSGS 是一种以足细胞损伤为特征的肾小球硬化疾病。病理改变包括足突的融合、裂孔膜的改变、足细胞从基底膜的分离；在疾病的活动阶段，尿中可发现足细胞，而当蛋白尿消失时它们也会减少。尿中脱落足细胞可作为判断 FSGS 进展的标志之一，动态观察尿中足细胞的变化，对判断病情的发展和疾病的预后有一定的帮助。近年来发现并分离鉴定了多种足细胞蛋白，如 Podocin（膜蛋白）、α - actinin - 4（α - 辅肌动蛋白 - 4）、MBHR（连接蛋白）、Nephrin（足细胞裂孔隔膜特异蛋白）等。最近发现了 MTHFR（亚甲基四氢叶酸还原酶）TT 基因型与 FSGS 的发病、进展和预后相关。

综上所述，对于各型 FSGS 来讲，许多因素影响预后，预后不良因素包括：黑人、发病时血肌酐水平升高、血压升高、肾病综合征持续不缓解、病理显示较重的慢性间质病变、球性硬化肾小球比例高、系膜细胞重度增生等。

九、病例介绍及点评

（一）主诉

尿中泡沫增多 3 个月，眼睑及双下肢水肿 20 天。

（二）现病史

患者男性，32 岁，3 个月前无明显诱因出现尿中泡沫增多，未行治疗。20 天前因劳累而出现眼睑及双下肢水肿，伴乏力；无尿量减少，无肉眼血尿，无发热及腹泻，无恶心呕吐，无尿急、尿频、尿痛，无皮疹及关节肿痛，无口腔溃疡。到山东大学齐鲁医院肾脏科门诊就诊，门诊查尿常规：尿蛋白 + + + 尿潜血 + + +；血常规各项正常；血浆白蛋白 18g/L；肝功能：谷草转氨酶及谷丙转氨酶正常，胆红素正常；血尿酸正常；空腹血糖 5. 2mmol/L；尿素氮 9. 3mmol/L，血肌酐 80μmol/L；乙肝五项均为阴性；血补体 C3、C4、血免疫球蛋白正常；风湿系列及肿瘤系列阴性；抗丙肝抗体阴性，抗 HIV 抗体阴性。门诊以肾病综合征收住院。患者自发病以来食欲差、进食少，大便成形，1 ~ 2 次/d，小便基本正常，睡眠好，体重增力加约 10kg。

（三）既往史

患者既往体健，否认高血压、冠心病、糖尿病史，无肝炎结核等传染病史，无外伤、手术及输血史。无药物、食物过敏史。无毒物接触史，无特殊药物使用史。

（四）个人史

生于本市，无外地久居史，吸烟史10年，每日20支，无大量饮酒史。从事司机职业10年，26岁结婚，婚后育1女，其女体健。

（五）家族史

父母均体健，无家族遗传病史。

（六）体格检查

体温36.4℃，脉搏72次/min，呼吸18次/min，血压155/110mmHg。患者神志清，精神可，自主体位，查体合作。全身皮肤黏膜未见皮疹、出血、黄染，浅表淋巴结未及肿大。颜面部轻度水肿。颈软，气管居中，甲状腺未触及肿大。双肺叩诊呈清音，双下肺呼吸音低，未闻及明显干、湿啰音。心浊音界无扩大，心率72次/min，律整，各瓣膜区未闻及病理性杂音。腹膨隆，未见腹壁静脉曲张、蜘蛛痣等，腹软，无压痛及反跳痛，肝、脾肋下未及，叩诊鼓音，肝肾区无叩痛，Murphy征（－），移动性浊音（＋）。双侧下肢呈可凹性水肿。四肢、关节活动自如，肌力、肌张力未见异常。神经系统查体未见异常。

（七）辅助检查

血常规：白细胞6.4×10^9/L，中性粒0.70，血红蛋白152g/L，血小板280×10^9/L。尿常规检查：尿蛋白（＋＋＋），潜血（＋＋＋），白细胞（－），尿比重1.015。尿肾小管功能示β_2微球蛋白增高，α_1微球蛋白增高。尿红细胞位相为多形红细胞。24h尿蛋白定量10.6g/1200ml，大便常规正常。肝肾功能：总胆红素11μmol/L，丙氨酸转氨酶23U/L，血总蛋白48g/L，血白蛋白18g/L，总胆固醇10.5mmol/L，三酰甘油2.5mmol/L，尿酸474μmol/L，尿素氮9.3mmol/L，血肌酐80μmol/L。血电解质：钠147mmol/L，钾4.0mmol/L，钙2.45mmol/L，氯115mmol/L，HCO_3^- 24mmol/L。凝血指标：PT 28.1s，APTT 12.4s。自身免疫抗体均（－），免疫球蛋白及补体未见明显异常，血清蛋白电泳无异常，乙肝五项（－），AFP、CEA、CA199、CA125等肿瘤学标志物无异常，FT3、FT4、TSH正常，抗丙肝抗体及抗HIV抗体均阴性。

双肾B超：左肾10.7cm×5.5cm，右肾10.8cm×5.7cm，皮髓质界限清晰，回声未见明显异常，集合系统未见分离，双肾区未见占位性病变。CDFI显示肾脏血流良好。胸片示少量胸腔积液。心电图正常。

（八）入院诊断

肾病综合征。

（九）诊疗经过

患者入院后临床诊断为“肾病综合征”，未发现明确的继发性因素，考虑为原发性肾病综合征。给予泼尼松70mg/d（患者发病前体重80kg，身高178cm）口服，一日1次；双嘧达莫50mg口服，每日3次；钙尔奇D 600mg口服，一日1次；洛汀新10mg口服，一日1

次；低分子肝素5000U，皮下注射，一日1次；低分子右旋糖酐300ml，呋塞米40mg，静脉滴注，一日1次。患者尿量增加至每日2800ml左右，3d后血压降至135/85mmHg，停用双嘧达莫及低分子肝素行肾穿刺活检术。肾穿后观察3d无并发症出现，再次加用双嘧达莫及低分子肝素治疗。1周后病理结果报告示：光镜下见22个肾小球，3个肾小球节段性硬化，系膜基质轻度增生，其中可见一处球囊粘连。肾间质大致正常，无小动脉玻璃样变，节段硬化肾小球周围有部分肾小管萎缩和间质纤维化，灶状分布。免疫荧光：IgM、C3节段分布。电镜：肾小球上皮细胞足突融合。诊断：局灶节段性肾小球硬化。住院12d后，患者水肿明显减轻，体重下降7kg，血压130/80mmHg，复查血生化、血糖正常，将静脉用利尿药改为口服氢氯噻嗪25mg，每日2次，安体舒通20mg，每日2次，停用低分子肝素。其余治疗药物方案不变，出院继续口服药物治疗，1个月后门诊复查。复查结果尿常规尿蛋白（++），潜血（+++）。24h尿蛋白定量2.8g/1800ml。血白蛋白28g/L，总胆固醇8.5mmol/L，三酰甘油1.5mmol/L，尿素氮6.3mmol/L，血肌酐67μmol/L。血电解质：钠147mmol/L，钾4.3mmol/L，钙2.25mmol/L，氯119mmol/L，HCO_3^- 24mmol/L，血糖5.0mmol/L。凝血指标：PT 30.1s，APTT 13.2s。血压125/75mmHg。继续上述方案治疗，停用利尿药。2个月后患者复查尿蛋白阴性，尿潜血（+），24h尿蛋白定量0.5g/1600ml，血白蛋白、血脂、血糖、血生化正常，血压121/77mmHg，停用双嘧达莫，将泼尼松减量至60mg/d，继续随访。

（十）点评

本病例根据患者血白蛋白<30g/L，24h尿蛋白定量>3.5g，伴水肿和高脂血症，诊断为肾病综合征。进一步排除继发性因素如乙肝相关肾炎、过敏性紫癜肾炎、狼疮肾炎、血管炎、骨髓瘤肾病、糖尿病肾病、肿瘤相关肾损害、肾淀粉样变等。通过询问该患者病史及入院的体格检查和实验室检查，排除了几种常见的继发性原因，诊断为原发性肾病综合征。青年男性最常见的原发性肾病综合征的几种病理类型为系膜增生性肾小球肾炎，IgA肾病，和局灶节段性肾小球硬化。入院后降压和改善一般症状后行肾穿刺活检明确病理类型，确定治疗方案。该患者诊断为局灶节段性肾小球硬化，因为无肾脏病家族史，故未行基因检测。因为患者是初始治疗，给予标准剂量的激素，并给予利尿、降压、抗凝等辅助治疗，应用贝那普利既可以降压，也可以减少尿蛋白，保护肾功能。患者服用标准剂量激素14周后，病情缓解。

（龚家川）

第十三章　膜性肾病

一、概述

膜性肾病（Membranous Nephropathy，MN）是导致成人肾病综合征最常见的原因之一。据国外文献报道，白种人中膜性肾病约占原发性肾病综合征的30%～40%，但近年来有下降趋势。儿童膜性肾病相对少见，乙肝病毒感染是导致儿童膜性肾病的最常见病因（68%）。膜性肾病的发病高峰年龄为40～50岁，男女比例约为2：1。据国内北京及南京的资料显示，国内膜性肾病发病率较低，约占原发性肾小球疾病的9.9%～13.5%，居IgA肾病、系膜增生性肾小球肾炎之后，列第3位。膜性肾病是肾小球基底膜（Glomerular Basement Membrane，GBM）上皮细胞下免疫复合物沉积伴GBM弥漫增厚为特征的一组疾病，一般不伴有肾小球固有细胞增殖及局部炎症反应（图13－1）。膜性肾病主要表现为蛋白尿，约60%～80%患者表现为肾病综合征。根据病因不同分为特发性、继发性及家族性。特发性膜性肾病临床进展缓慢，部分患者可以自发缓解，而约30%～40%患者最终发展至终末期肾脏疾病或死亡，将在本章重点进行讨论。

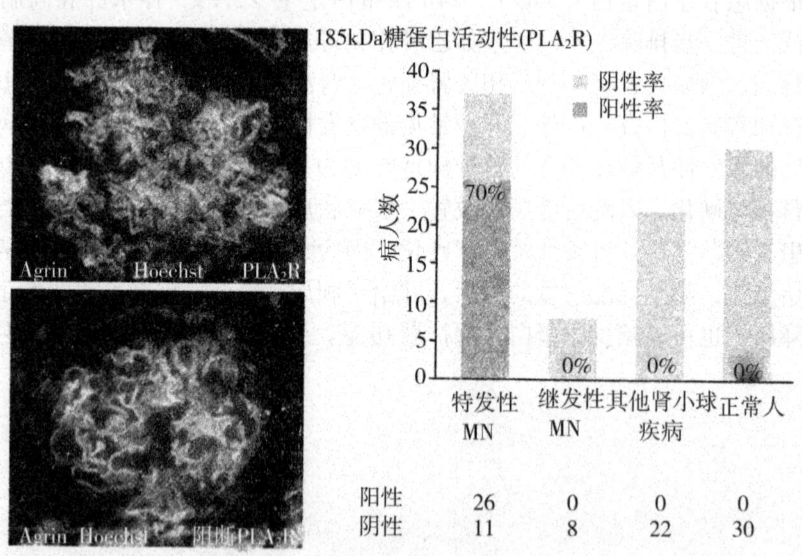

图13－1　膜性肾病的靶抗原：M型磷脂酶A_2受体（PLA_2R）

二、病因及发病机制

膜性肾病是一个病理学诊断，根据其病因可分为特发性、继发性及家族性3大类。根据国外的流行病学资料表明原因未明的特发性膜性肾病居多，约占2/3；继发性膜性肾病约占1/3，包括自身免疫性疾病、感染、肿瘤及药物等致病因素（表13－1）；而目前有较少的家族聚集的膜性肾病报道，尚未明确致病基因。但随着检查手段的日益丰富及完善，继发性膜性肾病的比例有逐渐增加的趋势。2008 年南京地区分析了 390 例膜性肾病的患者，发现继发性膜性肾病占 68%，其主要病因依次是系统性红斑狼疮（62%）、乙型病毒性肝炎（17%）及肿瘤（4.5%）。在本章中若非特别指出，仅指特发性膜性肾病。

早在 50 年前，Heymann 利用肾组织匀浆制作出膜性肾病动物模型开启了膜性肾病发病机制的研究。通过对 Heymann 肾病模型靶抗原成分（Megalin）的阐明，原位免疫复合物形成机制的提出及补体形成膜攻击复合物 C5b－9 在局部致组织损伤作用的研究，在动物模型上对膜性肾病的发病机制作了较为完成的阐述。近期通过在人体上发现中性内肽酶（NEP）抗体，首次在人类膜性肾病患者中证实构成膜性肾病的原位免疫复合物是足细胞足突膜的固有成分与相应抗体在原位结合。特别是 2009 年 Laurence 等在膜性肾病的发病机制研究中取得了突破性进展，首次发现存在于正常足细胞表面的膜性肾病的靶抗原－M 型磷脂酶 A_2 受体（PLA_2R），并在膜性肾病患者血循环中检测到抗 PLA_2R 自身抗体，其检出率高达 70%。毫无疑问，PLA_2R 自身抗体的发现及检测对膜性肾病的诊断、活动性的判断、治疗时机的把握、药物的选择及疗效判断提供了一个理想的标志物。

表 13－1 膜性肾病的病因分类

特发性膜性肾病：原因未明
家族性膜性肾病：仅有少数家族聚集的报道，致病基因尚未明确
继发性膜性肾病
自身免疫性疾病：
系统性红斑狼疮
银屑病
混合性结缔组织病
类风湿关节炎
干燥综合征
甲状腺疾病
感染：
乙型病毒性肝炎
丙型病毒性肝炎
梅毒
人类免疫缺陷病毒
血吸虫
肿瘤：
淋巴瘤
轻链沉积病
甲状腺癌
肠道肿瘤
药物：
金制剂
青霉胺
非甾体抗炎药
卡托普利

续表

硫普罗宁
汞
甲醛

(一) 上皮侧免疫复合物形成机制

1956 年 Mellors 和 Ortega 首次报道了，通过免疫荧光及电镜，在膜性肾病中发现免疫复合物出现在肾小球基底膜上皮细胞下。1959 年 Heymann 等用近端肾小管刷状缘的组织成分免疫大鼠建立了近似人类膜性肾病病理表现的 Heymann 肾病模型，通过诱发大鼠体内产生针对足细胞膜蛋白 Megalin 的自身抗体，复制出典型的肾小球膜性病变，被广泛用于关于膜性肾病发病机制的研究。但在其后的研究中，并未在人类肾小球足细胞中发现 megalin 的存在，因此在相当长的时间内，人类膜性肾病是否存在相同的机制一直没有定论。

2002 年 Ronco 等对新生儿膜性肾病的 3 个家系研究中发现，其致病抗原是位于足细胞足突膜和肾小管刷状缘上的中性内肽酶（NEP），新生儿膜性肾病的发生，是由于患儿体内存在抗 - NEP 自身抗体。其产生的根源是患儿母亲由于携带相关突变基因导致体内缺乏 NEP，如果该母亲孕育了一个健康正常的胎儿，在妊娠过程中，母亲将产生针对胎儿的抗 - NEP 抗体，并通过胎盘进入胎儿体内。抗 - NEP 抗体与胎儿足细胞上的 NEP 抗原发生反应，在上皮侧形成免疫复合物，从而导致新生儿膜性肾病。这是首次在人类膜性肾病患者中得到证实膜性肾病的原位免疫复合物是足细胞足突膜的固有成分与相应抗体在原位结合。

2009 年 Laurence 等对正常人肾小球的蛋白提取物，取自特发性或继发性膜性肾病患者、其他有蛋白尿的疾病或自身免疫病患者以及正常对照者的血清样本，进行了蛋白印迹分析。在有特发性膜性肾病的 37 例患者中，26 例（70%）的血清标本特异性地识别出存在于非还原性肾小球提取物中的一种 185kDa 糖蛋白。对该反应蛋白带的质谱分析，检出了 M 型磷脂酶 A_2 受体（PLA_2R）。有反应的血清标本可识别重组 PLA_2R，并与单一特异性抗 PLA_2R 抗体一样，结合相同的 185kDa 肾小球蛋白。膜性肾病患者血清标本中的抗 PLA_2R 自身抗体主要为 IgG_4，这是肾小球沉积物中的主要免疫球蛋白亚类。PLA_2R 在正常人肾小球的足细胞中表达，并与 IgG_4 共定位于膜性肾病患者肾小球的免疫沉积物中。在特发性膜性肾病患者中，从这种沉积物中洗脱出的 IgG 可识别 PLA_2R，但在狼疮性膜性肾病或 IgA 肾病患者中则无此现象。多数特发性膜性肾病患者有抗 PLA_2R 中构象依赖性表位的抗体。PLA_2R 存在于正常的足细胞中，以及特发性膜性肾病患者的免疫沉积物中，表明 PLA_2R 是这种病的一个主要抗原。

除此之外，在动物模型中还曾发现，有些带阳电荷的抗原可以从血液循环中通过肾小球内皮细胞及 GBM“种植”到上皮细胞下，可能多数继发性膜性肾病免疫复合物的形成是通过这一方式实现的。

(二) 肾小球损伤机制

1. 膜攻击复合物的形成　原位免疫复合物形成后，激活补体并形成膜攻击复合物 C5b - 9 是导致肾脏损伤及大量蛋白尿产生的重要机制。目前研究发现，无论在 Heymann

肾病模型或是人类膜性肾病的肾脏病例切片或者尿液中，均可以发现 C5b－9，且与病理活动程度及预后平行；并且在补体全部缺失或者先天性缺失补体 C6、C8 的大鼠中建立 Heymann 肾病模型，因 C5b－9 不能形成，即使免疫复合物在上皮细胞下形成，也不会出现蛋白尿。

在补体活化过程中，最终将形成 C5b－9 膜攻击复合物，并插入到细胞膜脂质双层结构中。红细胞等无核细胞在此情况下较易溶解，然而有核细胞如足细胞，可以通过胞饮作用摄取 C5b－9，细胞膜很快得以修复。C5b－9 可由此穿过足细胞的胞质到达肾小囊腔内随尿排出。足细胞在上述过程中被活化，释放出活性氧，随而启动脂质过氧化反应，降解 GBM 的结构蛋白，最终产生蛋白尿（图 13－2）。由足细胞释放的蛋白水解酶也参与了这个过程。足细胞被活化后，花生四烯酸产生增加，继而激活磷脂酶 A_2，加速细胞内的磷脂水解及内质网的应激反应，使内质网的完整性受到破坏。细胞因子如转化生长因子－β（TGF－β）、血小板源性生长因子（PDGF）也参与了细胞外基质的合成、基底膜增厚和“钉突”形成。上述损伤机制可导致 GBM 的完整性受到破坏，通透性增大，肾小球滤过屏障受损而引起蛋白尿。此外，尿液中的 C5b－9 还能插入近曲小管上皮细胞的刷状缘，导致局部炎症反应及细胞损伤，加重肾间质纤维化的进程。

2. 足细胞的损伤　足突裂孔膜是肾小球滤过膜的最后一道屏障，其正常功能的发挥有赖于足细胞相关蛋白和足细胞本身结构的完整性。无论是动物模型还是人类膜性肾病的肾脏病理切片上，均能观察到足细胞减少，这是由于足细胞凋亡和脱落的结果。有研究发现，TGF－β 和血管紧张素Ⅱ可以诱导细胞凋亡。C5b－9 插入足细胞膜后，增加细胞周期调节蛋白激酶抑制剂 p21 和 p27 的表达，抑制细胞分裂增殖。此外，C5b－9 还能导致足细胞 DNA 的损伤，肾小球局部血流动力学异常，使肾小球毛细血管襻机械应力增加，足细胞长期过度伸展，会影响细胞骨架蛋白结构及其稳定性，触发足细胞调亡和脱落。另外，足细胞被活化后，在足突裂孔膜与足细胞膜解体的同时，还伴随着足细胞借助整合素与 GBM 附着能力的减弱，继而导致足细胞脱落，裸露的 GBM 会进一步发生肾小球毛细血管襻粘连、坍塌及肾小球硬化（图 13－2 和图 13－3）。

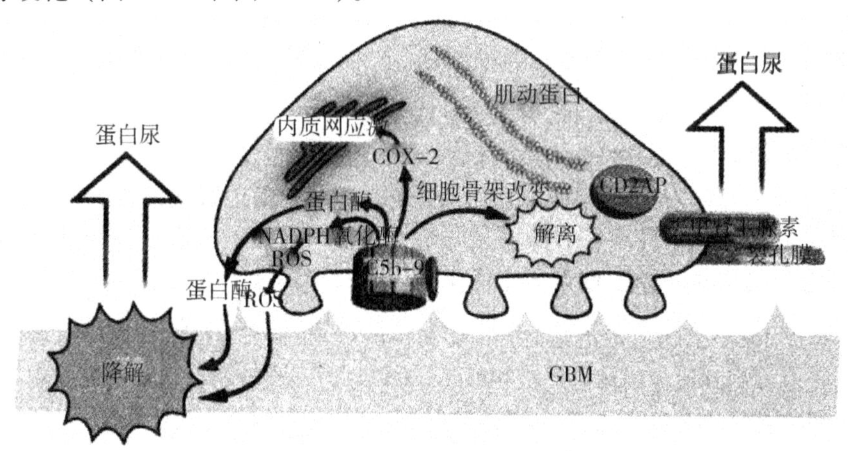

图 13－2　C5b－9 介导膜性肾病肾组织损伤的分子机制－1

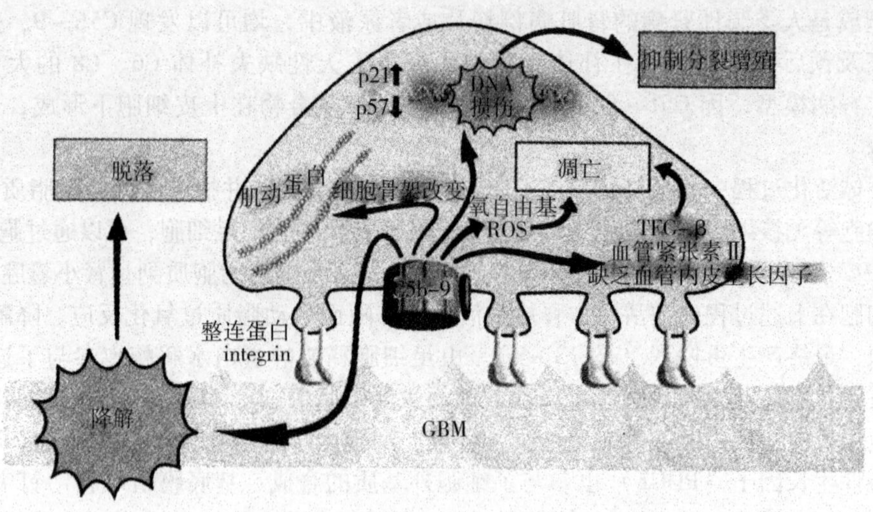

图 13-3 C5b-9 介导膜性肾病肾组织损伤的分子机制-2

三、病理

膜性肾病的肾脏病理改变，始于上皮侧免疫复合物沉积。首先发生功能改变的是肾小球足细胞，继而肾小球滤过屏障的通透性发生变化，因而出现蛋白尿。该状态的持续存在，又会累及肾小管间质。疾病继续发展，使得 GBM 改变不断加重，出现基底膜增厚、溶解稀疏、形态不规则、钉突形成和结构的破坏。

（一）光镜

早期光镜下肾小球大致正常，毛细血管襻可略显扩张、僵硬，可见 GBM 空泡样改变，上皮细胞下可见细小的嗜复红蛋白沉积。病变明显时可见 GBM 弥漫增厚，可呈链环状，毛细血管襻受到挤压而闭塞，系膜基质增多，肾小球硬化。伴发的不同程度的肾小球及肾间质病变，其中包括肾小管上皮细胞变性，肾小管灶状萎缩，肾间质灶状炎性细胞浸润及肾小管纤维化。尚有少许报道提示，膜性肾病可伴有新月体形成，部分患者可检出抗-GBM 抗体，机制尚不明确。

（二）免疫荧光

特点是以 IgG、C3 为主沿毛细血管壁颗粒样沉积，在膜性肾病的诊断中有着重要意义。其免疫荧光也可见其他免疫球蛋白沉积（IgM，IgA），但强度较弱。目前研究发现，特发性膜性肾病肾组织沉积的 IgG 以 IgG_4 亚型为主，而狼疮性肾炎Ⅴ型则以 IgG_1 亚型为主。特发性膜性肾病一般无肾小球外的免疫复合物沉积，若观察到肾小管基底膜上的 IgG 沉积，要注意排除自身免疫性疾病，如系统性红斑狼疮。

（三）电镜

电镜检查不仅能明确免疫复合物的部位，还能观察基底膜病变的范围和程度。目前采用公认的 Ehrenreich-Churg 的分期法，主要根据电镜表现进行分期，光镜有一定的辅助作用（图 13-4 和图 13-5）。

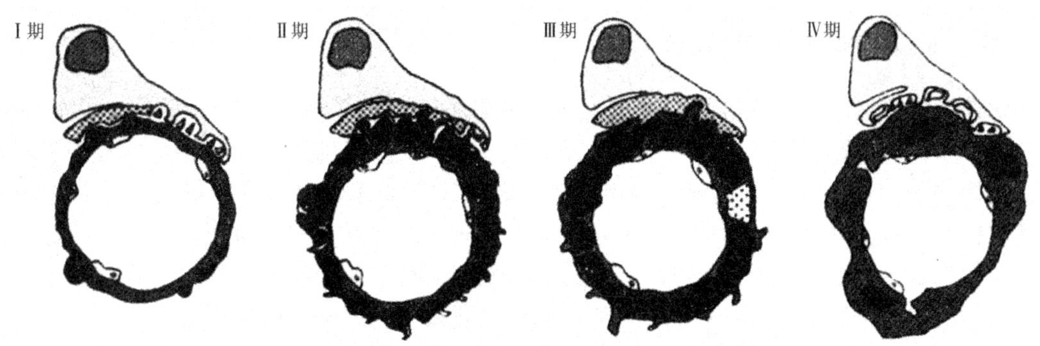

图 13－4　特发性膜性肾病分期－1

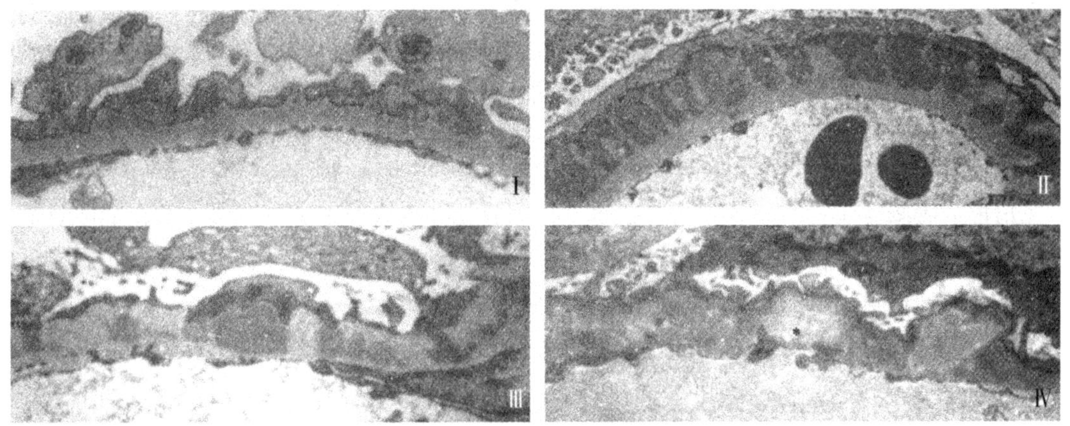

图 13－5　特发性膜性肾病分期－2

Ⅰ期：GBM 无明显增厚，足突广泛融合，GBM 外侧上皮下小块的电子致密物沉积。

Ⅱ期：GBM 弥漫增厚，上皮细胞下有较大块的电子致密物沉积，它们之间有 GBM 反应性增生形成“钉突”。

Ⅲ期：电子致密物被增生的 GBM 包绕，部分开始被吸收而呈现出大小不等、形状、密度各不一致的电子致密物和透亮区。

Ⅳ期：GBM 明显增厚，大部分电子致密物被吸收而表现为与 GBM 密度接近。

2006 年 Troyanov 等对 389 例成人膜性肾病患者肾活检结果进行半定量评估，评估的指标包括间质纤维化、小管萎缩、血管硬化、局灶节段肾小球硬化、补体沉积、电镜下致密物沉积的分期及新旧程度。评价这些指标与肾功能下降速度、肾脏存活、蛋白尿缓解情况及免疫抑制剂治疗效果之间的相关性，发现小管间质病变、血管硬化程度较重及有继发局灶节段肾小球硬化的患者年龄偏大，他们的平均动脉压较高而内生肌酐清除率较低。上述肾脏组织学特征与肾脏存活降低有关。除此之外，小管间质病变、血管硬化严重者并非导致免疫抑制治疗蛋白尿效果欠佳。电镜下致密物沉积的分期或新旧程度、补体沉积数量均无法预测肾脏存活，但补体沉积确定与病变进展速度相关。膜性肾病中某些组织学改变也与肾脏存活有关。

四、临床表现及并发症

膜性肾病起病隐匿，水肿逐渐加重，大多数患者以肾病综合征（NS）起病，约20%的患者表现为非NS性蛋白尿。膜性肾病患者每日蛋白尿定量波动较大，可能与患者的蛋白摄入、体位及活动量有关。约20%～55%的患者存在镜下血尿，肉眼血尿罕见（多存在于肾静脉血栓形成或合并新月体肾炎）；其中约20%～40%的患者合并高血压。患者往往起病隐匿，少数患者（4%～8%）起病时合并高血压及肾衰竭，预后通常较差。据研究报道，合并NS的膜性肾病患者5～15年后约40%～50%将进展至终末期肾脏疾病。

肾病综合征的各种并发症均可在本病中见到，但比较突出的是血栓及栓塞并发症，远高于其他肾小球疾病患者，常见于下肢静脉血栓、肾静脉血栓及肺栓塞，发生率高达30%～60%。当患者存在大量蛋白尿，严重低蛋白血症（<20g/L）时需警惕血栓性事件，特别当患者出现双下肢水肿不对称（下肢静脉血栓）、胸闷、咯血、气紧（肺栓塞）、腰痛、肉眼血尿、不明原因急性肾衰竭（肾静脉血栓）时，应考虑血栓性并发症并行积极检查及治疗。

五、诊断及鉴别诊断

根据患者临床表现及实验室检查结果，诊断肾病综合征并不困难。膜性肾病的明确诊断有赖于肾组织活检。诊断特发性膜性肾病之前，应当排除继发性膜性肾病，常见的继发性因素包括系统性红斑狼疮、乙型病毒性肝炎、肿瘤及药物等。

（一）狼疮性肾炎Ⅴ型

常见于青年女性，通常具有系统性红斑狼疮多器官损害的表现，部分患者早期可表现仅有肾脏受累。肾脏病理常表现为具有增殖性病变的非典型膜性肾病改变，除沿GBM分布的IgG和C3以外，常可有IgA、IgM和C1q呈颗粒样在系膜区和（或）沿GBM分布，呈现“满堂亮”现象；免疫荧光除IgG_4以外，还显示其他的IgG亚类如IgG_1、IgG_2、IgG_3也可沉积于肾小球，并且以IgG_1沉积为主。免疫复合物除GBM上皮细胞侧沉积外，还可发现内皮细胞侧、系膜区、有时在肾小管基膜沉积。此外，系膜细胞及系膜基质的增生性病变也有助于与原发性膜性肾病相鉴别。电镜下有时在肾小球内可发现管网状包涵物也可作为重要参考。

（二）乙型肝炎相关性肾炎

多见于儿童及青少年，常见病理类型为膜性肾病。该类患者可伴有乙型病毒性肝炎的临床表现及血清标志物异常。肾脏病理常表现为具有增殖性病变的非典型膜性肾病改变，免疫荧光多为“满堂亮”，除IgG外，还常可有IgA、IgM系膜区和（或）沿GBM呈颗粒样分布；HBeAg、HBcAg、HBsAg可同时或单独沉积于肾小球。光镜下除有膜性肾病的病理特征外，常可有系膜细胞及系膜基质增生。电镜下除GBM上皮细胞侧外，内皮细胞侧、系膜区常可见电子致密物，有时在肾小球内可发现管网状包涵物。上述病理改变的特征有助于乙肝病毒相关性膜性肾病的诊断。

（三）肿瘤相关性膜性肾病

见于各种恶性实体瘤及淋巴瘤，其病理表现与特发性膜性肾病无明显区别。该类患者多发生在高龄患者，有报道50岁以上膜性肾病患者中恶性肿瘤相关性膜性肾病可达20%，其中肺癌、乳腺癌、肾癌和胃肠道消化道恶性肿瘤更为常见，老龄和吸烟为重要的危险因素。有研究显示，每肾小球中超过 8 个白细胞浸润的膜性肾病，强烈提示恶性肿瘤相关性膜性肾病（特异性达 72%，敏感性达 92%）。在诊断恶性肿瘤相关性膜性肾病时，其临床表现与原发性 MN 并无明显不同，在诊断出该肿瘤之前常有 12～18 个月的尿蛋白病史。尿蛋白的减少、甚至膜性肾病的消失与恶性肿瘤的成功切除或相关治疗效果相关；相反，成功治疗后尿蛋白的复发也往往预示恶性肿瘤的复发。2004 年 Ohtani 等研究发现与特发性膜性肾病相比，恶性肿瘤相关性膜性肾病中免疫荧光 IgG_1 和 IgG_2 荧光强度显著性高于 IgG_4。

（四）药物及毒物致膜性肾病

应仔细询问病史有无相关药物及毒物接触史，如金制剂、青霉胺、非甾体抗炎药、汞、甲醛等。其病理表现与特发性膜性肾病相似，多数患者在停药后可自行缓解，预后良好。

六、治疗方案

（一）免疫抑制治疗

膜性肾病自然进程预后的好坏决定着我们是否需要进行更为积极的免疫抑制治疗。目前关于特发性膜性肾病自然进程的文献报道差异较大。Schiepptei 对 100 位特发性膜性肾病患者平均随访 52 个月发现，患者 5 年蛋白尿的缓解率（包括部分缓解）为 65%，5 年及 8 年肾脏存活率分别为 88%、73%。而 Ponticelli 对 39 位特发性膜性肾病合并肾病综合征的患者随访至少 10 年发现，患者 10 年蛋白尿缓解率仅为 38%，10 年后约 40% 发展至终末期肾脏疾病（ESRD）或死亡。2005 年 Du Buf－Vereijken 对此分析发现，Schiepptei 纳入的 100 位患者中，37% 未合并肾病综合征，而 Ponticelli 纳入的均为特发性膜性肾病合并肾病综合征患者。并对近 25 年关于特发性膜性肾病自然进程的文献进行总结得出，未合并肾病综合征的患者其 10 年肾脏存活率接近 100%，而合并肾病综合征的患者 5～10 年后约 50% 发展至肾衰竭。由此看来，特发性膜性肾病合并肾病综合征的患者预后欠佳，需要更为积极的免疫抑制治疗。

2004 年 Troyanov 对 348 位特发性膜性肾病患者平均随访 5 年发现，相对于蛋白尿未获缓解的患者，102 位蛋白尿完全缓解的患者发展至 ESRD 的风险度为 0，而 136 位获得部分缓解的患者其风险度为 0.08（95% CI 0.03～0.19，$P<0.001$）。而经治疗后缓解和自然缓解的患者的预后无显著差异。由此可见，蛋白尿是影响特发性膜性肾病患者预后的重要因素。该文将蛋白尿完全缓解定义为蛋白尿 <0.3g/24h；部分缓解为蛋白尿 <3.5g/24h 并且尿蛋白下降 50% 以上。该定义也在后续的研究中被广泛认可。

1. 特发性膜性肾病合并肾病综合征

（1）糖皮质激素：2004 年 Schieppati 等在一篇关于免疫抑制药治疗特发性膜性肾病合并肾病综合征的系统评价中共纳入 18 篇 RCT，包括 1025 位患者。其中在糖皮质激素与安慰剂的对照的亚组分析中得出单用糖皮质激素不能提高蛋白尿的完全缓解率（RR 0.96，95% CI 0.60～1.54，$P=0.9$）及部分缓解率（RR 2.98，95% CI 0.86～10.34，$P=0.09$），亦不能提高肾脏的长期存活率（RR 0.88，95% CI 0.39～1.97，$P=0.7$）。因此，不应单用糖皮质激素治疗特发性膜性肾病。

（2）烷化剂或联用糖皮质激素：1995 年 Imperiale 等在一篇关于烷化剂治疗特发性膜性

肾病显著蛋白尿的系统评价中，共纳入 4 篇 RCT 及 1 篇临床对照试验包括 228 位患者，试验组均使用烷化剂（或联用糖皮质激素），对照组仅给予对症支持治疗或糖皮质激素。发现烷化剂能明显提高特发性膜性肾病患者合并肾病综合征的蛋白尿缓解率。其中 4 篇 RCT 202 患者中，试验组的蛋白尿的总体缓解率优于对照组（RR 2.2；95% CI 1.6 ~ 3.2；NNT 3.0），蛋白尿的完全缓解率明显高于对照组（RR 3.4；95% CI 1.6 ~ 7.1；NNT 5.2）。

2004 年 Schieppati 等的系统评价的亚组分析中指出：烷化剂（或联用糖皮质激素）与安慰剂相对照，能明显提高特发性膜性肾病合并肾病综合征患者的蛋白尿的完全缓解率（RR 2.37，95% CI 1.32 ~ 4.25，P = 0.004），其终点蛋白尿水平明显低于对照组（ -2.36g/24h；95% CI -4.27 ~ -0.46，P = 0.02）。但在部分缓解率（RR 1.22，95% CI 0.63 ~ 2.35，P = 0.56）及总体缓解率（RR 1.55，95% CI 0.72 ~ 3.34，P = 0.27）上并无显著作用。在另一个亚组分析中指出常用的 2 种烷化剂苯丁酸氮芥（CH）与环磷酰胺（CTX）相对照，无论是在蛋白尿完全缓解率（RR 0.46，95% CI 0.14 ~ 1.49，P = 0.2）、部分缓解率（RR 0.98，95% CI 0.68 ~ 1.42，P = 0.9）及 ESRF 或死亡发生率（RR 0.91，95% CI 0.13 ~ 6.44，P = 0.9）均无显著差异。

除此之外，目前有 RCT 研究发现烷化剂联合糖皮质激素有助于提高特发性膜性肾病合并肾病综合征的长期生存率。1995 年 Ponticelli 等使用苯丁酸氮芥联合糖皮质激素（CH + MP）对 81 例患者进行随机对照随访 10 年发现，试验组未发展至终末期肾病或死亡的患者显著高于对照组，而且试验组蛋白尿缓解率明显高于对照组，其中完全缓解率也明显优于对照组。2007 年 Vivekanand 等前瞻性观察了 93 例患者，随机分为环磷酰胺联合糖皮质激素治疗组及对症治疗组，随访 10 年发现实验组患者的蛋白尿缓解率及肾脏生存率均明显好于对照组。

由此可见，烷化剂联合糖皮质激素能明显改善特发性膜性肾病合并肾病综合征患者的预后。其中在烷化剂之间的比较中，环磷酰胺的不良反应明显少于苯丁酸氮芥（RR 2.34，95% CI 1.25 ~ 4.39，P = 0.008），其中白细胞减少最为多见。因此，目前比较推崇的是 Ponticelli 提出的副作用较小的环磷酰胺联合糖皮质激素交替使用的方案（CTX + MP）：第 1、3、5 个月使用甲泼尼龙 1g 静脉滴注，1/d，3d 后改为泼尼松［0.5mg/（kg · d）］；第 2、4、6 个月使用环磷酰胺［2 ~ 2.5mg/（kg · d）］。CTX + MP 方案也是目前治疗特发性膜性肾病合并肾病综合征的经典方案。

（3）环孢素 A：2004 年 Schieppati 等的系统评价的亚组分析中得出：环孢素 A 与安慰药相比较，不能提高 IMN 合并 NS 患者蛋白尿的完全缓解率（RR 1.10，95% CI 0.41 ~ 2.96，P = 0.8）、部分缓解率（RR 1.08，95% CI 0.76 ~ 1.55，P = 0.7）及肾脏的长期存活率（RR0.93，95% CI 0.32 ~ 2.71，P = 0.9）。但与糖皮质激素（RR 3.70，95% CI 0.89 ~ 15.44，P = 0.07）或烷化剂（RR 1.68，95% CI 1.06 ~ 2.65，P = 0.03）相对照，有助于提高患者蛋白尿的部分缓解率。

2001 年 YAO 等使用环孢素 A 对 30 位特发性膜性肾病合并显著蛋白尿的患者进行前瞻性对照平均随访 44 个月发现，早期蛋白尿完全缓解率明显高于对照组（分别为 6/15 和 0/15，P < 0.05），但由于复发率高，随访终点 2 组蛋白尿完全缓解率及部分缓解率均无显著差异（分别为 4/15 和 3/15，P > 0.05；分别为 5/15 和 2/15，P > 0.05）。在近期 2007 年的一个病例对照研究中发现，与 CTX + MP 方案相比，环孢素 A 联合糖皮质激素在早期有助于提高特发性膜性肾病合并肾病综合征患者的总体缓解率（分别为 85% 和 55%），但复发率较高（37.5%），提示两组在肾功能保护方面作用相当。

（4）硫唑嘌呤：1976 年的一个对 9 位特发性膜性肾病合并肾病综合征患者的小型随机双盲对照试验中，使用硫唑嘌呤［2.5mg/（kg·d）］1 年，试验组（5 位）和对照组（4 位）蛋白尿缓解率无明显差异。1999 年 Ahuja 对 58 位特发性膜性肾病患者（尿蛋白含量大于 3.3g/24h）进行临床对照试验，试验组使用硫唑嘌呤 2mg/（kg·d），1 年后减为 1mg/（kg·d）；并同时使用泼尼松 1mg/（kg·d），6～12 个月后减至 5～10mg/（kg·d）。对照组给予支持治疗。随访至少 4 年发现，两组患者无论是蛋白尿缓解率或肾脏存活率均无显著差异。而在近期的一个随访 10 年的病例对照研究中，再次发现硫唑嘌呤并不能改善特发性膜性肾病合并肾病综合征患者的预后。由此可见，硫唑嘌呤不应作为诱导治疗的首选治疗药物，目前一般作为维持期的替代药物。

（5）新型免疫抑制药：目前已用于治疗特发性膜性肾病合并肾病综合征的免疫抑制药，包括霉酚酸酯、利妥昔单抗、Eculizumab、促肾上腺皮质激素、他克莫司等，因平均随访时间均≤2 年，并未对肾脏长期存活率进行评价。

霉酚酸酯　其活性代谢产物霉酚酸（MPA）能选择性抑制 T、B 细胞的增殖，防止淋巴细胞向炎症部位浸润，抑制单核－巨噬细胞和淋巴细胞的增生，阻断系膜细胞及平滑肌细胞的增殖，并可诱导活化的 T 细胞凋亡。在早期的小样本的系列病例研究中发现，霉酚酸酯（或联用糖皮质激素）能在短期内提高特发性膜性肾病合并肾病综合征的缓解率，对部分难治型肾病综合征（指激素、烷化剂或环孢素治疗无效）亦有一定疗效。在 4 个系列病例研究共 59 位特发性膜性肾病患者中（其中 21 位为难治型肾病综合征），24 位（40.7%）患者达部分缓解，5 位（8.5%）患者达完全缓解。但因随访时间均过短（≤1 年），无法对蛋白尿的长期缓解率进行评价。在近期的一个 64 例的病例对照研究中发现，与经典的 CTX + MP 方案相比，霉酚酸酯联合糖皮质激素在蛋白尿缓解率方面疗效相当，但复发率较高（38%）。2008 年 Bertrand 等进行的小样本 RCT 研究中发现，与对症治疗相比较，单用霉酚酸酯不能提高特发性膜性肾病合并肾病综合征的早期缓解率，降低蛋白尿效果也不明显。

利妥昔单抗：商品名即美罗华，是一种针对 B 细胞表面抗原 CD20 的人鼠嵌合型单克隆抗体。Ruggenenti 等对 8 位给予对症支持治疗至少 6 个月无好转的特发性膜性肾病合并肾病综合征患者静脉滴注美罗华 375mg/m^2，每 4 周一次。治疗 1 年发现其蛋白尿水平显著下降，由治疗前（8.6±4.2g）/24h 降至（3.0±2.5）g/24h（－66%，$P<0.005$），血清白蛋白上升 41%，2 位患者完全缓解，3 位患者部分缓解。而在近期 Ruggenenti 等应用美罗华治疗 14 例患者发现，能显著降低肾小管间质病变较轻患者的蛋白尿水平，但对于肾小管间质病变较重的患者疗效欠佳。2008 年 Fervenza 等再次观察了利妥昔单抗治疗 14 例特发性膜性肾病合并肾病综合征的患者，发现其能显著降低患者蛋白尿，可能有助于提高总体缓解率（57.1%），能否提高远期肾脏存活率尚有待证实。

Eculizumab：目前认为补体激活产生的 C5b－9 膜攻击复合体，是导致肾小球足细胞损伤及蛋白尿形成的原因之一。Eculizumab 是一种人源性 C5 单克隆抗体，可抑制 C5 转化酶，阻止膜攻击复合体的形成。但在最近报道（摘要）的一个 200 位特发性膜性肾病患者的随机对照试验中，和对照组相比，采用不同剂量 Eculizumab 的 2 个试验组，无论是在蛋白尿水平上，还是肾功能，均无显著差异。但 2 个试验组使用 Eculizumab 的剂量均较小，而且副作用少见，所以中大剂量的 Eculizumab 的疗效尚待进一步评价。

促肾上腺皮质激素：促肾上腺皮质激素（ACTH）对于特发性膜性肾病的治疗受到的关注较少。Berg 对 14 位难治型 IMN 合并 NS 患者给予 ACTH 1mg 肌内注射，2～3/周，使用 8 周后发现患者蛋白尿水平显著下降（－90%），而且血脂水平也有所降低。但 9 位患者均在停药后 2 月内复发，而持续治疗 1 年的 5 位患者随访 30 个月发现蛋白尿均达缓解，肾功能也明显改善。2006 年 Ponticelli 对 18 例患者使用 ACTH 1mg 肌内注射，2/周共治疗 1 年，平均随访 2 年发现 8 位患者蛋白尿完全缓解，6 位患者部分缓解，总缓解率达 78%。由于缺乏 ACTH 的后续研究报道，其有效性及安全性有待进一步观察。

他克莫司：他克莫司（FK506）与环孢素 A 同属神经钙蛋白抑制药，其免疫抑制作用是环孢素 A 的 10～100 倍。其作用机制是抑制 T 细胞活化和增殖并影响 B 细胞生长及抗体产生。早期个案报道提示，FK506 治疗特发性膜性肾病有较好疗效。2007 年的 RCT 试验及一个队列研究中均证实，FK506 能显著提高合并肾病综合征患者的早期缓解率（高达 94%），但同时指出停药后复发率高（50%～73.3%）。如何避免停药后的复发，是 FK506 治疗方案亟须解决的问题。

雷公藤总苷：目前在国内已广泛应用于各种肾小球肾炎的治疗，已有研究报道能减轻特发性膜性肾病患者的蛋白尿水平，但其作用机制、远期疗效及不良反应有待进一步探讨。

2. 合并肾衰竭的免疫抑制治疗　Hopper 等的报道中，糖皮质激素的疗效未被 Short 等的研究所印证，因此糖皮质激素对合并肾衰竭的疗效尚不确定，而且因使用剂量较大副作用明显。

目前使用烷化剂和糖皮质激素联合治疗的报道较多，在 1 个随机对照试验中指出，使用环磷酰胺短期冲击联合糖皮质激素并不能提高蛋白尿缓解率及保护肾功能。在 Branten 等的一个临床对照试验中发现，环磷酰胺联合糖皮质激素治疗特发性膜性肾病合并肾衰竭，无论在蛋白尿缓解率方面（分别为 15/17 和 5/15，$P<0.01$），还是在肌酐下降程度方面（分别为 121μmol/L 和 6.3μmol/L，$P<0.01$），均要优于苯丁酸氮芥联合糖皮质激素治疗。2001 年 Branten 再次对 39 位患者（血清肌酐 2.48±0.83mg/dl）交替使用糖皮质激素和环磷酰胺的方案治疗 1 年，平均随访 32 个月发现，血清肌酐水平平均下降 38%，11 位患者蛋白尿完全缓解，15 位患者部分缓解。在 2002 年 Torres 回顾性研究了 39 位合并肾衰竭的特发性膜性肾病患者（血清肌酐 2.30±0.94mg/dl），试验组 19 位患者采取苯丁酸氮芥联合激素治疗 6 个月，对照组 20 位患者给予对症支持治疗，4 年后试验组 58% 患者肾功能恢复至正常，36% 患者蛋白尿完全或部分缓解，其肾脏存活率明显高于对照组（分别为 90% 和 55%，$P<0.001$）。在 2004 年的一队列研究中，65 位特发性膜性肾病合并肾衰竭的患者（平均血清肌酐 1.93mg/dl）使用环磷酰胺和激素联合治疗。平均随访 51 个月发现，17 位（26%）患者蛋白尿完全缓解，39 位患者（60%）部分缓解；其中 11 位患者复发（5 年复发率为 28%），其中 8 位患者因肾功能恶化再次给予免疫抑制药治疗。随访终点 16 位（25%）患者完全缓解，31 位（48%）患者部分缓解。5 年及 7 年的肾脏存活率分别为 86% 和 74%。2005 年 Du Buf－Vereijken 对近 20 多年使用烷化剂治疗合并肾衰竭的报道进行总结得出：使用环磷酰胺（单独或与激素合用）组共 102 位患者，平均随访 34～83 个月，随访终点蛋白尿完全缓解率为 25%，部分缓解率为 43%；45% 的患者肾功能得到改善，38% 的患者保持稳定。使用苯丁酸氮芥（单独或与激素合用）组共 91 位患者，平均随访 17～51.8 个月，随访终点蛋白尿完全缓解率为 11%，部分缓解率为 18%；41% 的患者肾功能得到改善，16% 的患者保持稳定。由此可见，烷化剂能有效的保护伴有肾衰竭患者的肾功能，其中环磷酰胺的疗效应优

于苯丁酸氮芥。

Bone 及 Brown 等的 2 个研究中均提示硫唑嘌呤联合糖皮质激素治疗合并肾衰竭的患者疗效明显，近 30% 的患者蛋白尿达完全缓解，半数以上的患者肾功能得到改善。但在 2006 年 Goumenos 等的随访 10 年的研究中指出，和仅给予支持治疗的安慰剂组相比，硫唑嘌呤联合糖皮质激素未能明显改善患者的蛋白尿水平及肾功能。

1995 年 Cattran 等对 17 位患者进行随机对照试验中发现，环孢素 A 能使患者的蛋白尿（蛋白尿减少：分别为 -4.5g/d 和 +0.7g/d，P=0.02）及肾功能（CCr 改善：分别为 +2.1 和 +0.5；95% CI 0.3~3.0，P<0.02）有所改善，但未能显示能提高蛋白尿的缓解率及肾脏的存活率。

3. 免疫抑制药的不良反应　2004 年 Schieppati 等关于免疫抑制药治疗特发性膜性肾病合并肾病综合征的系统评价中指出，免疫抑制药治疗特发性膜性肾病合并肾病综合征总的不良反应为 5%（17/333），要明显高于安慰剂组（RR 6.28，95% CI 1.89~20.92，P=0.003），最常见的不良反应依次为白细胞减少、库欣样特征、胃肠功能紊乱。其中在不同免疫抑制药之间的比较中，烷化剂（或联用糖皮质激素）组（9/94）与糖皮质激素组（7/95）并无显著差异（RR 1.15，95% CI 0.43~3.10，P=0.8）。而在新型免疫抑制药中，因样本量小且均未设计对照，不能对其不良不应进行准确的评估，但国内外专家认为霉酚酸酯、美罗华、他克莫司的免疫抑制具有高选择性，其不良反应要低于传统免疫抑制药。

免疫抑制药治疗特发性膜性肾病合并肾衰竭的不良反应明显高于肾功能正常的患者。Du Buf - Vereijken 观察 65 位合并肾衰竭患者的研究中，发现其不良反应明显增多，约 66% 的患者发生毒副反应，其中骨髓抑制（42%）和感染（26%）最为常见。

4. 免疫抑制药治疗特发性膜性肾病的复发率及再次缓解率　2004 年一个对 348 位 IMN 患者平均随访 5 年的队列研究中指出，无论是经免疫抑制治疗缓解或是自然缓解均具有较高的复发率，两者并无显著差异。其中完全缓解后的复发率为 23%，部分缓解后的复发率为 47%，总复发率为 37%。有学者总结既往文献发现 CTX + MP 方案的复发率较低，约为 30%，其次分别为霉酚酸酯（40%）、环孢素 A（40%~50%）、他克莫司（50%~70%）。因此，经免疫抑制治疗后复发的特发性膜性肾病患者能否再次经治疗得到缓解值得关注。

目前对复发的特发性膜性肾病患者采用的治疗方案多为烷化剂或硫唑嘌呤联合糖皮质激素，其中以环磷酰胺联合糖皮质激素治疗的患者较多，霉酚酸酯、环孢素 A 及他克莫司仅有个案报道。笔者总结既往研究报道共 30 位复发的特发性膜性肾病患者中，有至少 2 位患者（7%）的患者达完全缓解，而总体缓解率为 80%。

（二）非免疫抑制治疗

对于蛋白尿<3.5g、血浆白蛋白正常或轻度降低、肾功能正常的非肾病综合征的患者往往预后良好，其 10 年肾脏存活率接近 100%，因此并不主张一开始就给予免疫抑制治疗。此时多采用控制血压、纠正脂代谢紊乱和预防静脉血栓形成，从而达到减少蛋白尿、延缓肾功能、降低心血管并发症及栓塞事件。

患者的血压应控制在 125/75mmHg 以下，药物首选血管紧张素转换酶抑制药（ACEI）或血管紧张素Ⅱ受体拮抗药（ARB）。目前与其他降压药相比，ACEI/ARB 降低蛋白尿的优势已得到国内外学者的公认，但是否具有独立于降压以外的肾脏保护作用有待进一步证实。但目前的研究发现，单独使用 ACEI/ARB 并不能改善特发性膜性肾病患者合并肾病综合征的长期预后，降低蛋白尿作用并不显著，因此对于合并肾病综合征的患者，ACEI/ARB 仅能作为一种辅助治疗手段。对于存在高脂血症的患者，可以采用他汀类调脂药。血脂应控制在胆固醇＜2.6mmol/L（100mg/dl），三酰甘油＜2.3mmol/L（200mg/dl）。对于存在大量蛋白尿的患者，应采取优质蛋白饮食，并控制蛋白摄入量［0.8g/（kg·d）］，与此同时应给与充分的热量［35kcal/（kg·d）］以减少蛋白质的消耗。针对特发性膜性肾病血栓事件的高发生率，特别是大量蛋白尿、严重低蛋白血症及长期卧床的高危患者，建议给予常规抗凝治疗，临床上常用的有双嘧达莫、低分子肝素、氯吡格雷及中成药等。

降压、调脂、抗凝、控制饮食是特发性膜性肾病的常规治疗手段，但对于合并肾病综合征的患者，目前并无证据显示单独使用上述治疗能提高患者的蛋白尿缓解率及远期生存率，仅作为必要的辅助治疗手段。但患者出现肾衰竭或蛋白尿进行性加重超过 6 个月时，应考虑免疫抑制药治疗（治疗策略见表 13－2，表 13－3）。

表 13－2　免疫抑制剂治疗特发性膜性肾病疗效评价

药物	缓解率	复发率	远期预后	证据级别
Pred	无效	－	无效	Grade A
CTX + MP	有效	30%	有效	Grade A
CsA + Pred	有效	40% ~50%	－	Grade A
MMF	无效	－	－	Grade A
MMF + Pred	有效	40%	－	Grade B
AZP	无效	－	无效	Grade B
ACTH	有效	－	－	Grade A
Rituximab	有效	－	－	Grade C
Tacrolimus	有效	50% ~70%	－	Grade A

表 13－3　特发性膜性肾病预后的危险因素

性别	女性	男性
年龄	年轻患者	老年患者
肾功能	正常	已损害
尿蛋白含量	<4g/d 持续 6 个月	>8g/d 持续 6 个月
尿 IgG 排泄率 <0.25g/d	>0.25g/d	
尿 β_2 微球蛋白排泄率	<0.5μg/min	>0.5μg/min
肾病综合征缓解情况	已获缓解（完全或部分）	未获缓解
肾脏病理	无肾小管间质损害	严重肾小管间质损害

七、预后

特发性膜性肾病的自然进程差异较大，约 20% ~30% 的患者蛋白尿可自发缓解，但同时有约 30% ~40% 的患者将在 10 ~15 年后发展为终末期肾脏疾病（ESRD）。因此，对于具有发展至 ESRD 高危人群应给与积极的免疫抑制治疗。而我们如何得知哪些患者将发展至

ESRD? Du Buf - Vereijken 等对特发性膜性肾病发展至 ESRD 的危险因素的相关文献进行总结发现，尿 β_2 微球蛋白（85%，82%）、尿 IgG（89%，85%）及尿 α_1 微球蛋白（84%，94%）的敏感性及特异性较高；而临床常用的尿蛋白（>8g/24h 持续 6 个月）及血肌酐水平（>1.5mg/dl，133μmol/L）的特异性较高，分别为 88% 及 90%，但敏感性较低分别为 66% 及 52%。目前国内外学者根据目前研究情况及临床的易操作性，多推荐根据蛋白尿及血肌酐水平进行风险分层，对高风险患者给予积极的免疫抑制治疗（图 13 - 6）。2007 年 Ponticelli 分析既往文献总结得出性别、年龄、肾功能、蛋白尿、尿 IgG 排泄率、尿 β_2 微球蛋白排泄率、肾病综合征是否缓解及肾脏病理有密切关系，具体如表 13 - 3 所示。

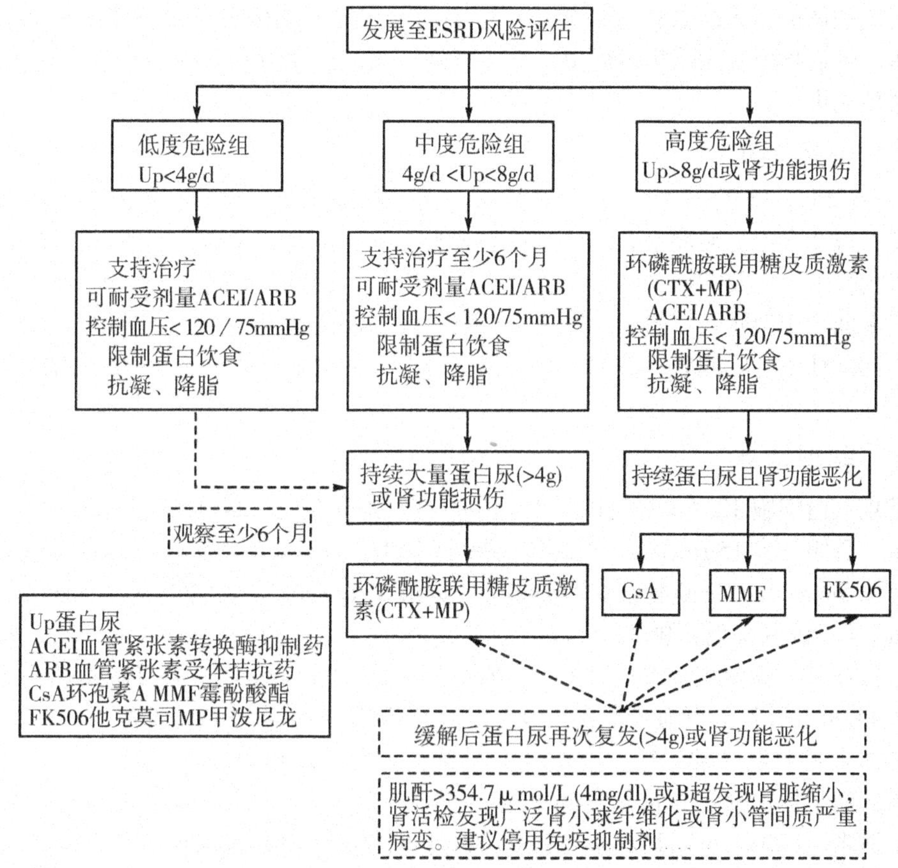

图 13 - 6 免疫抑制剂治疗特发性膜性肾病流程

八、病例介绍及点评

（一）主诉

双下肢水肿 1 年。

（二）病史

患者，女，46 岁，入院前 1 年患者无明显诱因出现双下肢凹陷性水肿伴颜面水肿，晨轻暮重；伴腰酸、乏力、尿中泡沫增多；不伴皮肤瘀点、瘀斑、牙龈出血；无畏光、面部红斑、口腔溃疡；无肉眼血尿及尿量减少。患者开始未予重视，9 个月前患者双下肢水肿逐渐加重，遂于我院查尿常规：尿蛋白（4+），24h尿蛋白定量9.0g/24h，血清白蛋白19.5g/L。体液免疫查ANA、ENA抗体谱未见异常，肝炎标志物未见异常，并行肾活检示膜性肾病（Ⅲ期）。给予CTX+MP方案治疗第1、3、5个月使用甲泼尼龙1g静脉滴注，每日1次，3d后改为泼尼松［0.5mg/（kg·d）］；第2、4、6个月使用环磷酰胺［2~2.5mg/（kg·d）］，同时给予ARB（安博维300mg/d）及活血化淤治疗。患者症状有所反复，多次于我院门诊复查24h尿蛋白定量波动于5.2~7.2g。3d前复查24h尿蛋白定量8.5g/24h。患者为求进一步诊治住院。患者起病以来，食欲欠佳，小便约1200~1500ml/d，大便成形，1~2/日，小便如前述，睡眠不佳，体重较前增加约5kg。

患者既往体健，无高血压、糖尿病、冠心病等病史，无肝炎，结核等感染病史，无外伤、手术、输血病史。无药物过敏史。久居当地，无疫区接触史。无吸烟、大量饮酒病史。无家族遗传病史。

（三）体格检查

体温36.2℃，呼吸22次/min，脉搏96次/min，血压150/100mmHg。患者神志清楚，自主体位，查体合作。颜面水肿，全身皮肤未见皮疹、出血、黄染，浅表淋巴结未及肿大。心浊音界无扩大，未及震颤，心率96次/min，律齐，各瓣膜区未闻及病理性杂音。双肺呼吸音清，未闻及干湿啰音，腹软，肝脾未扪及，移动性浊音（-）。双肾无叩击痛，双下肢膝关节下凹陷性水肿。四肢、关节活动自如，肌力、肌张力未见异常。神经系统查体未见明显异常。

（四）辅助检查

血常规：白细胞$12.4\times10^9/L$，中性粒0.85，血红蛋白124g/L，血小板$172\times10^9/L$。血生化示：总胆红素15μmol/L，谷丙转氨酶45IU/L，血总蛋白42g/L，血白蛋白18.4g/L，总胆固醇8.5mmol/L，三酰甘油2.5mmol/L，尿酸474μmol/L，尿素氮8.3mmol/L，血肌酐104.4μmol/L。血电解质：钠147mmol/L，钾3.6mmol/L，钙2.45mmol/L，氯105mmol/L，HCO_3^- 22mmol/L。尿常规：Pro（4+），RBC（=），WBC（=）。3次24h尿蛋白定量分别为8.2g、11.9g、7.2g。凝血指标：PT 14.1s，APTT 22.2s。自身免疫抗体均（-），免疫球蛋白及补体未见明显异常，M蛋白电泳无异常，肝炎标志物无异常，AFP、CEA、CA199、CA125等肿瘤学标志物无异常。腹部B超：左肾9.8cm×5.8cm，右肾9.4cm×5.5cm，皮髓质界限清晰，回声未见明显异常，集合系统未见分离，双肾区未见占位性病变。CDFI显示血流良好。胸片提示双侧胸腔积液（少量），心电图未见明显异常。

（五）住院经过

入院诊断考虑为“原发性肾病综合征（膜性肾病Ⅲ期）”，通过经典治疗方案（CTX+MP）治疗6个月后未获缓解，仍存在大量蛋白尿及严重低蛋白血症。根据目前国内外研究证据，对CTX+MP方案耐药的患者可选用环孢素A、霉酚酸酯及他克莫司治疗仍然有效。结合我院对使用霉酚酸酯有较为丰富的经验，建议患者使用霉酚酸酯联合泼尼松方案（MMF+Pred）再次进行免疫抑制治疗，并充分向患者及家属告知目前的有关治疗效果及可能出现的不良反应。患者及家属反复询问及充分考虑后同意该方案治疗。入院第5天给予霉酚酸酯（骁悉）1.0g，每日2次；泼尼松30mg，每日1次口服进行治疗，并同时给予安博维150mg每日2次，口服、强化抗凝、利尿及对症支持治疗。2周后患者未出现感染、胃肠道反应、骨髓抑制及肝功能损伤等不良反应，双下肢水肿有所消退，尿量正常，血压波动于（120～130）/（60～65）mmHg，复查24h尿蛋白定量6.2g/24h，血白蛋白20.2gL。患者出院后于门诊随访，目前随访患者已经以起始剂量的霉酚酸酯（骁悉）及泼尼松治疗3个月，已获部分缓解。治疗过程中未出现上述不良反应，复查尿蛋白（++），24h尿蛋白定量2.25g/24h，血生化示白蛋白定量36.2g/L，尿素氮7.8mmol/L，肌酐92μmol/L，三酰甘油2.25mmol/L，胆固醇5.45mol/L。现霉酚酸酯（骁悉）剂量改为1.5gd，泼尼松20mg/d，患者仍在门诊定期随访中。

（六）点评

本例患者起病时已发现大量蛋白尿、低蛋白血症、高脂血症及水肿，诊断肾病综合征明确。患者为中年女性，起病以大量蛋白尿为主，未见肉眼血尿，并根据临床表现及体液免疫、蛋白电泳、肝炎标志物及肿瘤标志物等检查排除继发性因素如系统性红斑狼疮、乙肝相关性肾炎、血管炎及肿瘤等继发性因素。因此应考虑原发性肾病综合征。患者起病时已出现大量蛋白尿及严重低蛋白血症，需考虑膜性肾病、局灶节段增生性肾小球肾炎、系膜增生性肾小球肾炎及微小病变肾病可能。因治疗策略不同，应尽快行肾穿刺活检明确病理类型，确定最佳治疗方案。

肾活检提示膜性肾病Ⅲ期。目前国内外学者建议将特发性膜性肾病患者分为①低度危险组：定义为尿蛋白定量<4g/24h且肾功能正常的患者，该类患者往往预后良好，10年内极少进展至终末期肾病。主张给予ACEI/ARB控制血压<125/75mmHg、限制蛋白饮食、调脂及抗凝等对症治疗，如患者出现蛋白尿加重或肾功能恶化再考虑进行免疫抑制治疗。②中度危险组：定义为尿蛋白定量>4g/24h但<8g/24h且肾功能正常的患者，仍建议给予至少6个月上述对症治疗，观察患者能否自发缓解，若出现蛋白尿加重或肾功能恶化再考虑进行免疫抑制治疗。③高度危险组：定义为尿蛋白定量>8g/24h或肾功能恶化的患者，该类患者是进展至终末期肾病的高危人群，早期应给予积极的免疫抑制治疗。根据目前研究证据，Ponticelli提出了CTX+MP交替使用的方案具有缓解率高及复发率较低的优势，亦是目前关于长期生存率研究较多的治疗方案。

因此结合该位患者尿蛋白定量已>8g/24h，属于高危膜性肾病，除常规治疗外，需给予积极的免疫抑制治疗。通过6个月的CTX+MP方案并继续观察3个月患者蛋白尿仍较高，未达缓解，属难治性膜性肾病。根据目前的研究发现霉酚酸酯、环孢素A及他克莫司对难治性膜性肾病有一定疗效，超过50%的患者可达完全或部分缓解，但均非随机对照试验，因此证据强度较低。结合我院对霉酚酸酯治疗难治性膜性肾病有较为丰富的经验，并取得了一定疗效。因此建议患者再次进行霉酚酸酯（骁悉）联合泼尼松的免疫抑制治疗方案，并充分客观的向患者及家属告知相关疗效及可能出现的不良反应，待患者及家属同意再给予治疗。

除根据蛋白尿及血肌酐水平进行危险分层外，还可根据β_2微球蛋白、尿IgG及尿α_1微球蛋白进行危险分层，且敏感性及特异性均较高。但由于不是常规检查手段而限制了在临床中的应用。Du Buf-Vereijken等建议如果尿β_2微球蛋白（$U\beta_2m$）<0.5）μg/min或尿IgG（UIgG）<250mg/24h，主张观察及给予对症支持治疗；而当$U\beta_2m$>0.5μg/min或UIgG>250mg/24h时，给予积极的免疫抑制治疗。

特发性膜性肾病伴有肾衰竭的患者应给予积极的免疫抑制治疗，目前CTX联合糖皮质激素交替使用的方案较优。但我们同时发现此时患者对免疫抑制剂的耐受力明显降低，所以治疗中需严格监测药物毒副作用。但对于肌酐 >353.6μmol/L（4mg/dl），或 B 超发现肾脏缩小，肾活检发现广泛肾小球纤维化或肾小管间质严重病变的患者，免疫抑制治疗风险大、疗效不佳，因此不推荐使用。

（龚家川）

第十四章　新月体肾炎

一、概述

新月体肾炎是指一组以肾小囊内大量新月体形成（占肾小球数的50%以上）为病理学特征，临床表现为急性肾炎综合征（血尿、蛋白尿、水肿和高血压）伴快速进行性肾功能减退的肾小球疾病。我国目前采用的新月体性肾炎诊断标准为光镜下50%以上的肾小球的肾小囊中有大新月体形成（新月体占肾小囊面积50%以上）。该病病情危重、预后差，是肾小球肾炎中最严重的类型，如未及时治疗，90%以上患者于6个月内死亡或需依赖透析。近年来发现，本组疾病并不少见，其预后与诊断是否及时、治疗是否充分密切相关，如能早期明确诊断并根据不同病因及时采取正确的治疗，可显著改善患者预后。

新月体性肾炎最早由 Volhard 和 Fahr 在1914年首先描述，根据尸检资料，发现部分患者病理改变特征为肾小球严重破损，肾小囊内充满大量细胞，因而称为毛细血管外增生性肾炎，患者常于起病后数周至数月内死于尿毒症。1942年，Ellis 提出“急进性肾炎”（RPGN）为一组病情发展急剧，由蛋白尿、血尿迅速进展为无尿（或少尿）型急性肾衰竭、预后极差的肾小球肾炎。大部分 RPGN 病理表现为新月体性肾炎，并认为与严重的链球菌感染相关。

新月体性肾炎在不同时期还有其他各种不同的称谓，如根据临床病理特点而称为急骤性肾炎、亚急性肾炎及恶性肾炎等。

新月体性肾炎可见于任何人种及除婴儿以外的任何年龄，从2～87岁均可发病。起病的年龄与病因极为相关，链球菌感染后肾炎和过敏性紫癜常见于青少年，而抗 GBM 抗体介导的新月体肾炎有20～30岁和50～70岁两个发病高峰年龄段，系统性血管炎多见于老年人。在不加选择的肾活检中，其发病率在世界各地有显著差异。国内早期的文献报道其发病率为0.5%～0.71%，明显低于国外报道的2%～5%。

二、病因和分类

新月体肾炎本身并非是单一性疾病，而是由各种疾病造成的后果。一般将有肾外表现或明确原发病者称为继发性新月体肾炎，如继发于过敏性紫癜、系统性红斑狼疮、IgA 肾病等；病因不明者则称为原发性新月体肾炎。根据新月体性肾炎的各种临床表现、病理形态、免疫组化和血清学检查的差异，并参照 Couser 等提出的 RPGN 分类方法，将新月体性肾炎分为3类：Ⅰ型－抗肾小球基膜抗体型（伴或不伴肺出血），由抗 GBM 抗体介导，特征为循环抗 GBM 抗体阳性，抗体沿基底膜呈线性沉积；Ⅱ型－免疫复合物型，常合并有不同免疫球蛋白在肾小球内呈颗粒样沉积，往往伴有增殖性病变，在新月体形成的同时合并可鉴别的继发性肾炎，如 SLE、过敏性紫癜、急性链球菌感染后肾炎、感染性心内膜炎、冷球蛋白血症、恶性肿瘤等；Ⅲ型－寡免疫复合物型，特征为肾小球内无（或寡）免疫球蛋白沉积，多数患者血清抗中性粒细胞胞浆抗体（ANCA）常呈阳性，又称ANCA相关性血管炎或原发性小血管炎（表14－1）。

表14－1　新月体肾炎的分类及病因

Ⅰ型：抗肾小球基底膜抗体型（抗GBM抗体介导）
　Goodpasture综合征
　抗肾小球基底膜肾炎（不伴肺出血）
Ⅱ型：免疫复合物型（抗GBM抗体及ANCA均阴性）
　系统性疾病
　　系统性红斑狼疮
　　过敏性紫癜性肾炎
　　感染后肾炎（急性链球菌感染后肾炎、感染性心内膜炎、内脏或腹腔脓肿、乙肝和丙肝感染）
　　混合性冷球蛋白血症
　癌肿（肺、膀胱、前列腺、淋巴瘤）
　原发性肾小球肾炎
　　IgA肾炎
　　膜增殖性肾炎（特别是Ⅱ型）
　　特发性
　药物相关性（别嘌呤醇、利福平、D－青霉胺、肼屈嗪）
Ⅲ型：寡（无）免疫复合物型（ANCA相关性）
　系统性血管炎
　显微镜下多血管炎
　Wegener肉芽肿
　Churg－Strauss综合征

目前，国外报道Ⅲ型新月体肾炎最多（可达61%），Ⅱ型其次（29%），Ⅰ型最少（11%）。国内尚无大样本流行病学统计资料，一般为Ⅱ型最多，Ⅲ型居中，Ⅰ型最少。近年来随着血清ANCA检测技术的进展以及国内学者对肾组织血管病变的重视，Ⅲ型新月体肾炎的诊断率大幅提高。

近年来，随着ANCA研究的不断深入，根据患者血清ANCA的检测结果，将原发性新月体肾炎进一步分为5型。即将原来的Ⅰ型依据ANCA阳性或阴性，进而分成Ⅰ型（ANCA阴性）和Ⅳ型（ANCA阳性）；原Ⅲ型患者中，ANCA阳性者为Ⅲ型，ANCA阴性者为Ⅴ型。

三、发病机制

（一）新月体的形成机制及其转归

肾小球新月体的形成对肾小球结构与功能均产生重要影响，而新月体的组成成分及其形成途径则与不同的肾脏病理形态和临床表现有关。因此，新月体及其形成机制受到研究者的广泛关注。

1. 新月体的形成过程　新月体形成的触发机制是肾小球基底膜的断裂，或形成孔隙。目前尚未找到促使基底膜断裂的确切因素，但通过抗体的直接作用、补体系统C5b－9（膜攻击）成分的激活、活化的巨噬细胞蛋白水解酶活性以及系膜细胞增生挤压等均可使基膜薄弱断裂。目前已证实，肾小囊上相似的裂隙形成也参与了新月体的发生，其机制类似于基底膜。

基膜裂隙破坏了肾小球毛细血管的完整性，循环细胞、炎症介质及血浆蛋白通过毛细血管壁而进入肾小囊。同样，肾小囊的裂隙使得细胞和介质自间质中进入肾小囊中。此后，在凝血因子，尤其是纤维蛋白原的参与下，在多种增生细胞，包括巨噬细胞、肾小球壁层上皮细胞及间质成纤维细胞的作用下，逐渐形成新月体。

2. 新月体的组成和分类　新月体由细胞和细胞外成分组成，细胞成分包括上皮细胞和炎症细胞，其中炎症细胞有巨噬细胞、淋巴细胞、中性粒细胞和成纤维细胞等。细胞外成分有纤维素、胶原、基底膜成分等。按照组成新月体的成分，新月体可分为细胞性新月体、细胞纤维性新月体和纤维性新月体 3 种。新月体的细胞组成，在不同情况下有很大差异，甚至在同一个肾活检标本中也有很大差异。在肾小囊完整的肾小球，新月体内含有较多的壁层上皮细胞；而在肾小囊有破裂的新月体内，绝大多数为巨噬细胞。因而认为肾小囊的完整性可能决定了新月体细胞的组成成分，但其确切的原因尚不清楚。

细胞性新月体的定义为肾小囊内至少有两层细胞增生。在人类新月体和动物新月体型肾炎模型中，细胞性新月体由以单核细胞为主的细胞在肾小囊中聚集而成。电镜下表现为多型细胞的混合体，包括类上皮样细胞、巨噬细胞等，有时伴有淋巴细胞、多形核白细胞及少量中性粒细胞。新月体中相当比例的细胞来源于单核细胞，在新月体形成早期由循环中单核细胞从肾小球毛细血管移行入肾小囊腔内而来。而另一部分上皮细胞究竟是由脏层还是壁层上皮移行而来抑或两者共同来源，目前尚不清楚。新月体在早期阶段可见较多巨噬细胞、中性粒细胞，并有纤维素沉积，后期可见上皮细胞增生，基膜样物质形成，随着病程进展成纤维细胞增生，胶原纤维逐渐增多，细胞成分减少，形成细胞纤维性新月体。纤维性新月体常无细胞成分。

3. 参与新月体形成的细胞及其作用

（1）壁层上皮细胞（PECs）：研究认为 PECs 是细胞性新月体的主要细胞成分，应用免疫组化技术可在肾活检标本的新月体上检测到 PECs 的标志物，如角蛋白、钙黏蛋白复合物等，且随着新月体从细胞性进展为纤维性，两者表达均减少。Nitta 等研究发现，细胞性新月体中细胞周期负调控蛋白 p27 表达下调，推测 p27 表达减少使 PECs 增殖，形成细胞性新月体。

（2）巨噬细胞：肾小球毛细血管壁的断裂可使循环中巨噬细胞进入肾小囊。PECs 也可产生趋化因子和黏附分子，使巨噬细胞从肾小球毛细血管襻迁移到肾小囊。同时，在肾小囊局部的巨噬细胞也发生增殖，增殖的巨噬细胞主要位于新月体等有严重组织损害的区域，与肾损害程度密切相关。Isbel 等研究发现，Ⅳ型狼疮肾炎和新月体肾炎患者的巨噬细胞集落刺激因子（M－CSF）表达上调，同时肾脏内 M－CSF 表达上调与肾小球及间质小管区局部的巨噬细胞增殖呈正相关。

（3）T 细胞：在有新月体形成的 IgA 肾病肾小球内，免疫活化的 T 细胞（IL－2 受体阳性）和巨噬细胞显著增多，且与肾功能的恶化相关，证实了肾固有细胞迟发型超敏反应的存在，支持细胞免疫在新月体形成中的作用。应用淋巴细胞去除法加甲基泼尼松龙治疗新月体性 IgA 肾病或寡免疫新月体肾炎的临床试验也证实了 T 细胞的关键作用。CD_8^+ T 细胞的缺失可完全抑制大鼠抗 GBM 肾炎模型巨噬细胞聚集、新月体形成和蛋白尿的产生。

（4）成纤维细胞：肾小球间质中成纤维细胞从肾小囊的裂隙进入肾小囊，成为新月体中Ⅰ型胶原的主要来源，促使细胞性新月体向纤维性新月体发展。成纤维细胞的增生可能和局部产生的生长因子如酸性和碱性成纤维细胞生长因子1（FGF－1）和FGF－2有关。此外，新月体中的PECs和巨噬细胞也表达FGF－1、FGF－2的mRNA和蛋白。

（5）中性粒细胞：Miyazawa等认为中性粒细胞进入肾小球内是SCG/Kj小鼠新月体形成始动因素。肾小球内中性粒细胞的浸润和髓过氧物酶（MPO）－ANCA的产生导致肾脏损伤。伴随着TNF－α和MPO－ANCA的活化，中性粒细胞产生超氧化物，启动新月体的形成。中性粒细胞上存在Fcγ受体（FcγR）可能是新月体形成的必要条件。Xiao等发现，用单克隆抗体耗竭循环中中性粒细胞后，大鼠不会发生抗MPO IgG诱导的坏死性新月体肾炎。因此减少循环中中性粒细胞可能对治疗该类疾病有益。

（6）足细胞：Le等发现，在小鼠抗GBM肾炎早期，足细胞足突消失，或形成突起的微绒毛；后者还能和肾小囊基底膜相连，在毛细血管襻和肾小囊之间形成"足细胞桥"。足细胞桥现象可能启动PECs的增殖，形成细胞性新月体。来源于足细胞的β－半乳糖苷酶阳性细胞在细胞性新月体形成的早期和肾小囊基底膜粘连，同时，β－半乳糖苷酶阳性和阴性细胞都表达核增殖标志Ki－67，表明这两类细胞都在新月体中发生原位增殖。但新月体中的细胞都不表达足细胞的特异性抗原，提示足细胞可能发生了表型改变。Bariety等也发现"足细胞桥"及足细胞在新月体中的表型发生了改变，证实足细胞参与新月体的形成。

4. 参与新月体形成的细胞因子及其作用　白介素4（IL－4）缺失小鼠肾炎模型形成的新月体较多，肾脏损害较重。Th－1细胞介导的小鼠新月体肾炎可以经IL－4和IL－10的干预而好转；IL－12缺失可阻止新月体肾炎进展。IFN－γ基因缺失小鼠建立的新月体肾炎模型的新月体数目比在正常小鼠建立的新月体肾炎模型的新月体数显著减少，肾小球病变也比后者轻。新月体中巨噬细胞和T细胞的数量和该部位巨噬细胞迁移抑制因子（MIF）表达量密切相关。Niemia等发现新月体肾炎患者肾组织TNF－α及IL－10表达异常增加。

趋化因子和黏附分子可促使巨噬细胞从肾小球毛细血管襻移行到新月体中，从而在新月体形成中发挥重要作用。研究认为，除纤维素可趋化大量巨噬细胞进入肾小球外，PECs也可产生或活化一系列趋化因子，并"趋化"巨噬细胞浸润。

巨噬细胞可表达不同的黏附分子，如整合素家族的VLA－4、Mac－1，两者可以和肾小囊内纤连蛋白和纤维蛋白原黏附。此外，VLA－4和淋巴细胞功能相关抗原（LFA－1）可分别介导和表达血管－细胞黏附分子－1（VCAM－1）和细胞间黏附因子－1（ICAM－1）细胞的黏附。在实验性新月体肾炎免发病早期，增殖的PECs高度表达CD44。CD44与肾小囊中沉积的透明质酸相互作用，促使CD_4^+巨噬细胞向肾小囊移行和聚集。新月体内PECs表达VCAM－1和ICAM－1的显著上调对巨噬细胞向肾小囊的聚集起重要作用。同时，ICAM－1参与了新月体早期肾小球内白细胞的聚集。在ICAM－1基因敲除小鼠抗GBM肾炎模型中，新月体形成和肾损害较少。Moon等发现，ICAM－1在细胞性新月体中表达最强，在细胞纤维性新月体中表达显著下降，两者差异有统计学意义。而VCAM－1在3种类型新月体中的表达差异无统计学意义，均为强表达。纤维性新月体只有VCAM－1表达。两者的mRNA和蛋白表达结果一致。

5. 新月体的转归　新月体的产生并不等同于不可逆性的肾小球损伤。在IgA肾病的肉眼血尿发作期，肾小球可表现为细胞性新月体的形成，然而很少形成瘢痕。此种可逆性变化一般发生在新月体主要为细胞成分而无明显成纤维细胞或胶原成分时。

新月体的转归主要取决于肾小囊的完整性及其组成成分。当肾小囊产生裂隙，通过趋化作用，纤维蛋白原进入肾小囊内转变为纤维蛋白并伴炎性细胞浸润，活化的巨噬细胞产生细胞因子和生长因子，尤其是 IL－1 和肿瘤坏死因子（TNF），一方面参与毛细血管的破坏，另一方面引起壁层上皮细胞的增殖和 T 淋巴细胞的激活，与纤维性新月体相比，细胞性新月体中表达 IL－2 受体的细胞数量较多。成纤维细胞和巨噬细胞作为囊内主要成分时，预示间质胶原产生增加，新月体向纤维化方向发展。虽然纤维性新月体的存在常同时伴有肾小球的硬化，然而尚无确切证据证明导致新月体产生的机制也能对肾小球毛细血管造成损伤。例如，去纤维蛋白作用能阻断新月体形成，但不能改善肾功能。目前亦无确切证据表明细胞免疫所致肾小球损害究竟是由毛细血管内抑或由球旁组织开始。

（二）各型新月体肾炎的发病机制

通过对肾小球内沉积的免疫复合物和新月体肾炎动物模型的长期研究，目前对各型新月体肾炎的发病机制有了较深了解。免疫组化分析和临床病程提示新月体肾炎有 3 种不同的免疫发病机制，但 3 种不同免疫发病机制可同时存在，沉积于肾小球的免疫复合物也可发生相互转换，或在疾病的不同时期起不同的作用。

1. Ⅰ型新月体肾炎－肾小球内抗 GBM 抗体的沉积　占新月体肾炎患者的 10%～20%，免疫病理或电镜检查可见肾小球内沿 GBM 呈线性免疫球蛋白（主要是 IgG）沉积。患者血清中可检测出抗 GBM 抗体，部分患者的这一抗体与肺泡毛细血管基膜起反应，导致肺－肾出血综合征。此外，抗 GBM 抗体还可与肾小管基膜起交叉反应，导致更为严重的小管间质损害。

由抗 GBM 抗体引起的新月体肾炎，可在动物模型中复制。大鼠体内重复注射异种或同种的 GBM，可产生 Stebly 肾炎。用兔 GBM 诱导的抗 GBM 肾炎血清注入兔体内，抗 GBM 抗体将与兔 GBM 结合，可产生蛋白尿（肾毒性肾炎异种期）。随着病情发展，5～6d 后兔抗体与抗兔 GBM 抗体起反应，迅速进展至新月体肾炎（肾毒性肾炎自身期）。2 种模型为研究抗 GBM 抗体介导的新月体肾炎发病机制和新月体形成机制提供了帮助。

抗 GBM 抗体产生的原因尚不明了，可能与肾小球基膜化学或生化性质改变而产生抗原性有关；如在病理状态下，免疫系统对自身肾小球基膜抗原发生排异反应；自身非肾性抗原，如肺泡膜与肾小球基膜产生交叉抗原性；某些外因与肾小球基膜含有共同的抗原决定基因等。

Goodpasture 综合征和抗 GBM 抗体性新月体肾炎均含有抗基膜抗体，但后者为何无肺出血的临床表现，其原因尚不清楚。可能两者具有同样的发病机制，只有当肺组织理化和生物学特性发生变化时，才具有明显的肺部受累表现。

2. Ⅱ型新月体肾炎－肾小球内免疫复合物沉积　40%～70%的新月体肾炎患者免疫病理或电镜检查可发现免疫球蛋白和补体呈颗粒样沉积于肾小球毛细血管襻及系膜区，有力提示免疫复合物在其发病机制中起重要作用。然而，患者血清中难以检出循环免疫复合物。实际上，导致新月体性肾炎的抗原本身的性质还难于确定。免疫复合物引起的新月体肾炎可在动物中复制。根据动物对牛血清白蛋白（BAS）的抗体反应，每天给兔注射不同剂量的 BSA（慢性血清病模型），将导致血循环中出现大量 BSA－抗 BSA 免疫复合物，并在肾小球毛细血管襻和系膜内沉积。

3. Ⅲ型新月体肾炎－肾小球内寡免疫复合物沉积　占新月体肾炎患者的 20%～40%，

免疫病理或电镜检查发现肾小球内无或仅有少量的免疫复合物沉积，因此，认为此类肾炎无体液免疫的参与，或体液免疫在此类肾炎的发生中不起重要作用，而细胞免疫在该类肾炎发病机制中的作用举足轻重。鉴于这部分患者中80%血循环中可检出ANCA，因而认为Ⅲ型新月体肾炎的实质是系统性血管炎，同时无系统性临床表现。在该类患者，细胞免疫可能起主要作用，可能是由于淋巴因子的释放，通过炎症细胞的参与或细胞毒T淋巴细胞作用造成组织损伤的结果。上述概念在20年前就已被证实。在体外实验中，新月体肾炎患者的淋巴细胞在GBM存在的情况下可引起迟发性变态反应。在新月体肾炎的肾小球和间质内可检出大量巨噬细胞，可能是由细胞介导的迟发性变态反应所致。当然，体液免疫造成的炎症反应也可导致巨噬细胞的浸润。

从理论上推测，新月体肾炎无免疫球蛋白沉积，可能是非体液免疫或非免疫机制造成的结果，如由恶性高血压造成新月体形成的肾小球毛细血管襻坏死。然而，在20世纪80年代初期，在新月体肾炎无（或寡）免疫球蛋白沉积的患者中，发现了特异性的血清标志物。1982年Davied首先描述了ANCA的作用，可见于“特发性”新月体肾炎不伴肾外表现和新月体肾炎合并系统性坏死性小动脉炎的患者，包括结节性多动脉炎（PAN）和Wegener肉芽肿。随后越来越多证据表明，ANCA在系统性血管炎发生中具有直接或间接的致病作用。

虽然ANCA存在各种不同的靶抗原，但C型ANCA（C－ANCA）常见于Wegener肉芽肿；P型ANCA（P－ANCA）（主要靶抗原为髓过氧化物酶）主要见于微型多动脉炎和无免疫沉积的新月体肾炎。ANCA不仅可作为诊断疾病的标记性抗体，而且在新月体肾炎的发病机制中也起重要作用。

四、病理改变

在新月体性肾炎急性期段，肾脏往往肿大，但也可正常，表面光滑，呈苍白或暗色。主要特征为肾脏表面伴有点状或片状出血，故称“蚤咬肾”和“大彩肾”。切面可见肾皮质增厚，髓质淤血。

（一）光学显微镜检查

肾小囊壁层上皮增生，单核、巨噬细胞浸润形成新月体或环状体为本型肾炎的特征性病理改变。受累肾小球达50%以上，甚至可达100%。病变范围占肾小囊面积的50%以上，严重者可充填整个肾小囊。低于此标准者称“少量小新月体形成”，不归属于本病之诊断。

发病初期在新月体细胞间仅有少许纤维素、红细胞及白细胞渗出者称为细胞新月体。当纤维组织逐渐增多则构成细胞纤维新月体，病程后期纤维组织持续增多，于数日至数周形成纤维新月体。3类新月体可在同一肾穿刺标本中出现。新月体一方面和肾小球囊腔粘连，造成囊腔闭塞；另一方面压迫毛细血管丛，同时内皮、系膜及基质轻度增生，造成毛细血管襻萎缩、坏死、出血，结构严重破坏，整个肾小球纤维化、玻璃样变，功能丧失。

肾小管的急性病变与肾小球及间质病变的严重程度相关，肾小管上皮细胞可出现颗粒变性、滴状变性、脂肪变性或空泡变性等变化。有学者认为这类肾炎常有抗肾小管基底膜抗体存在，所以常出现肾小管的急性病变，甚至部分肾小管呈坏死性病变。但纠正上述病变，并不能改善肾功能。

本病常伴广泛肾间质病变，间质单核细胞浸润的多少与肾功能减退程度高度相关。疾病初期肾间质可见多少不等的中性粒细胞和嗜酸粒细胞浸润，疾病进展期则有弥漫性或灶性聚集的单核细胞、淋巴细胞及浆细胞浸润，其中 CD_4^+ T 细胞数明显增多，CD_4^+/CD_8^+ T 细胞数比值常大于 1。文献报道肾组织中 CD_4^+ 细胞浸润的程度是肾脏病变活动性指标之一，CD_4^+ 细胞浸润明显者常为积极治疗的指征。然而肾小球浸润细胞数与肾功能仅轻微相关。目前已有更多证据表明间质细胞浸润的程度和病变性质比肾小球病变程度具有更重要的临床意义。

除以上新月体肾炎共同病理表现外，各型新月体肾炎另有其光镜检查特点：Ⅰ型新月体肾炎主要是 GBM 断裂、突出，但毛细血管内增生不明显；Ⅱ型新月体肾炎多表现为毛细血管内增生性病变，毛细血管襻细胞及系膜细胞增殖明显。Ⅲ型新月体肾炎可见毛细血管襻节段性纤维素样缺血、坏死，甚至节段性硬化，系膜细胞增殖不明显，多表现为毛细血管外增生性病变。约 10% ~20% Ⅲ型新月体肾炎在肾间质可见肾小球外的血管炎，如微小动脉、小动脉甚至弓状动脉分支均可受累。少数还可见肉芽肿形成。

（二）免疫组织化学改变

免疫组化可提供新月体肾炎的不同分类，更准确地确定其发病机制。

1. Ⅰ型新月体肾炎 - 抗 GBM 抗体介导　可见 IgG、C3（极少数为 IgA）沿肾小球毛细血管基膜呈连续线条状沉积。在肾小球严重受损时往往难以辨认，IgG 和 C3 以线样不规则或颗粒状沉积，有时易与其他类型新月体肾炎相混淆。此时应采用多切面标本，才能发现个别短的节段性基膜受损表现。

2. Ⅱ型新月体肾炎 - 免疫复合物型　通常伴有颗粒样免疫球蛋白和补体沉积。链球菌感染后新月体肾炎常有 IgG 和 C3 在毛细血管襻的沉积。如果系膜区内以 IgA 沉积为主，则更可能是 IgA 或过敏性紫癜。C3 沉积明显伴少量或无免疫球蛋白沉积时，可见于Ⅱ型膜增殖性肾炎。3 种免疫球蛋白伴全部补体同时沉积时，常为系统性红斑狼疮（SLE）或细菌性心内膜炎，后者 IgM 沉积尤为突出。在细胞性新月体内均可发现纤维蛋白沉积，有时在毛细血管襻和小血管内也可发现，在坏死区域内还可发现较弱的 C3 和 IgM 沉积。

3. Ⅲ型新月体肾炎 - 非免疫复合物型　在大多数伴有小血管炎的患者，免疫荧光检查除纤维蛋白外，通常无其他免疫球蛋白沉积。常预示患者伴有系统性血管炎，尤其当 ANCA 阳性时，可能性更大。

（三）电镜检查

可见肾小囊内纤维素沉积、细胞增殖和浸润，进而基质增多、胶原纤维形成。GBM 呈卷曲压缩状，可见断裂，在 GBM 上皮侧、内皮侧、GBM 内及系膜区可有电子致密物。

Ⅰ型新月体肾炎因抗体直接与基底膜结合，故可见基底膜密度不均，而没有沉积物。毛细血管塌陷、基底膜处裂缝或局灶断裂，以致单核细胞、间质纤维细胞由这些裂隙移行入肾小囊壁，但少有电子致密物的沉积。

Ⅱ型新月体肾炎电镜检查的主要特征为系膜区散在的、内皮下不规则的电子致密物沉积。沉积物的位置、范围和程度有助于不同病因导致的Ⅱ型新月体肾炎的鉴别。一般来说，原发性肾小球疾病中沉积物相对较少。若沉积物主要位于上皮下并呈驼峰样外形，应寻找感染病因。上皮下沉积伴基底膜“钉突样”改变则为膜性肾小球肾炎。内皮下大量沉积物的存在（指纹样改变）则多提示原发性混合性 IgG 或 IgA 型冷球蛋白血症或 SLE。肾小球基底膜电子致密物样改变提示系膜毛细血管肾小球肾炎，而上皮下电子致密物沉积少并不能完全排除抗 GBM 抗体介导型疾病。

Ⅲ型新月体肾炎电镜检查显示系膜及毛细血管壁均未见电子致密物沉积，但肾小球基底膜破坏明显。

五、临床表现

新月体肾炎患者可见于任何年龄，但有青年和中、老年两个发病高峰，发病率约占肾穿刺病人的2%，男女比例为2∶1。该病可急性起病，也可隐匿起病，前驱期可有链球菌感染症状。发病时患者全身症状明显，如疲乏、无力、精神萎靡，体重下降，可伴发热、腹痛，病情进展急骤，出现严重的少尿、无尿、高血压、贫血和肾功能减退，呈现急进性肾炎综合征。

通常来说，临床表现为RPGN患者，多为新月体肾炎；新月体肾炎患者，临床多表现为急进性肾炎综合征。值得注意的是，也有约20%的新月体肾炎患者表现为慢性肾炎综合征和/或慢性肾功能减退。急性起病与缓慢进展者新月体病变无不同，但前者系膜细胞增殖轻，间质病变弥漫，预后更差。因此，临床上对双肾仍未缩小的慢性肾炎综合征和（或）慢性肾功能减退患者，应强调肾活检，必要时通过电镜检查明确诊断。

新月体肾炎的临床特点部分取决于原发疾病，Ⅰ型新月体肾炎中单纯抗GBM抗体阳性者多见于青年男性，全身多系统受累不多见，如出现肺出血则诊断为Goodpasture综合征。Ⅰ型新月体肾炎同时合并ANCA阳性者（即新五型分类中的新月体肾炎Ⅳ型）则多见于中老年女性，可有多系统受累表现。Ⅲ型新月体肾炎好发于中老年男性，多数患者有上感样前驱症状，常有发热、疲乏、体重下降等非特异性症状。虽然严格来说原发性新月体肾炎Ⅲ型一般以肾损害为主，但原发性小血管炎引起的Ⅲ型新月体肾炎在疾病不同时期可有肾外脏器受累表现，较为常见的肾外受累脏器为肺、关节、肌肉、皮肤和眼耳鼻等。肺受累可表现为咳嗽、痰中带血、咯血，严重者危及生命。胸片或CT检查多为单侧或双侧中下肺阴影、结节、严重者可有空洞，常被误诊为肺部感染、肺结核和恶性肿瘤，应引起高度重视。Ⅱ型新月体肾炎多发于中年，临床表现取决于引起该病的原发病。如链球菌感染后肾炎常伴有水肿、高血压及上呼吸道感染病史。新月体肾炎合并SLE、心内膜炎或过敏性紫癜等疾病时，可出现这些疾病相应症状。

实验室检查78%～100%的患者有重度贫血。镜下血尿甚至肉眼血尿持续存在，红细胞为多形型，为肾小球病变特征。红细胞、颗粒和白细胞管型常见，但尿检异常与病变严重性并不密切相关。所有患者均伴有蛋白尿，表现为肾病综合征者约占10%～30%，高于国外报道。病变极严重者较少合并大量蛋白尿，其与肾小球滤过率下降有关。血清和尿中纤维蛋白降解产物增加。血肌酐可反映近期肾功能状态，大部分患者血清肌酐和BUN短期内迅速升高，并伴有明显的尿毒症症状，肌酐清除率可降至10ml/min以下，肾衰竭程度与肾脏损伤的慢性化和病变严重程度有关，大部分患者在数周内或数月内进展为终末期肾衰竭。

Ⅰ型新月体肾炎血清中抗GBM抗体阳性，目前国际通行的检测方法是酶联免疫吸附法，使用可溶性人肾小球基底膜抗原，该法敏感度和特异度均较高。Ⅱ型新月体肾炎可有血清循环免疫复合物及冷球蛋白阳性及血清C3水平的下降。Ⅲ型新月体肾炎除50%～80%为ANCA阳性外，常伴有血沉增快（超过100mm/h）、C反应蛋白阳性和类风湿因子阳性。

B型超声检查常显示肾脏通常肿胀，皮髓界限消失。静脉肾盂造影（IVP）显示功能不良，但肾动脉造影常显示肾脏血管内径正常，肾血流量不减少，甚至在系统性血管炎也如此。这是由于新月体肾炎受累的通常是更远端的小血管。核素肾图显示肾脏灌注和滤过减少，数字减影血管造影（DSA）可发现无功能的皮质区域。

六、诊断

新月体肾炎患者临床常呈急性肾炎综合征表现（急性起病、少尿、水肿、高血压、蛋白尿、血尿），若有进行性少尿及肾衰竭者，应考虑本病。然而，新月体肾炎属于病理学诊断范畴，故无论临床表现和实验室检查多么“典型”，均不能诊断新月体性肾炎，确诊依赖于肾活检。新月体肾炎的病理诊断标准必须强调两点：①新出现的新月体为闭塞肾小囊腔50%以上的大新月体，不包括小型或部分型新月体；②伴有大新月体的肾小球数必须不小于全部肾小球数的50%。值得关注的是，近年来发现新月体肾炎（尤其是Ⅱ、Ⅲ型）临床上并不总是表现为急进性肾炎综合征，有的仅表现为“缓慢”肾功能减退，少尿、水肿、高血压、蛋白尿、血尿均不严重。Nizze 等报道了 16 例新月体肾炎，其中 2 例临床表现为非RPGN，均未出现肾衰竭。因此，必须高度重视相关症状、体征和实验室检查，及时肾活检是早期诊断和积极治疗的关键。

新月体肾炎分型主要依靠免疫荧光检查，如发现抗 GBM 抗体沿肾小球毛细血管、肾小囊和肾小管基膜呈线性沉积，结合血清抗 GBM 抗体阳性，可诊断为新月体肾炎Ⅰ型。新月体肾炎患者如免疫荧光提示除纤维蛋白外，少或无其他免疫球蛋白沉积，可诊断为新月体肾Ⅲ型，如 ANCA 阳性，可能性更大。伴有颗粒样免疫球蛋白和补体沉积者，常提示新月体肾炎Ⅱ型。

RPGN 并不是一个独立的疾病，而是一组临床表现和病理改变相似但病因各异的临床综合征，因此诊断新月体肾炎时还应做病因诊断，详细询问病史，积极寻找多系统疾病的肾外表现、体征，并进行相关检查，如抗 ds－DNA 抗体、抗核抗体、ANCA、抗 GBM 抗体、抗链球菌酶抗体等。

七、鉴别诊断

1. 重症急性肾小球肾炎　本病临床呈急性肾炎综合征表现，病理改变为毛细血管内增生性肾炎（肾小球内皮细胞及系膜细胞弥漫增殖）。急性肾小球肾炎初期由于水钠潴留、尿量减少，病人可出现一过性轻度肾损害（仅肾小球滤过率下降，或血清肌酐轻度升高），但患者自发利尿后，肾功能即迅速恢复正常。少数重症患者，由于肾小球内皮细胞及系膜细胞高度弥漫增殖，致肾小球毛细血管腔闭塞，个别情况下还可出现少量新月体，可出现少/无尿及急性肾损伤，临床表现酷似急进性肾炎。此时，肾活检可做出明确诊断，但基层地区往往由于条件所限或随访不密切而忽视肾活检。重症急性肾小球肾炎为自限性疾病，只需对症处理（包括需要短时透析者），疾病即可逐渐恢复，预后佳。

2. 急性肾小管坏死（ATN）　临床排除肾前或肾后性病因，而确定为急性肾实质性肾损伤患者，若以蛋白尿为主（即24h 尿蛋白定量≥1.5g），有镜下或肉眼血尿伴或不伴高血压，并有少尿或无尿，应考虑肾小球病变所致的急性肾损伤，其与急性肾小管坏死的临床表现和演变截然不同，后者尿蛋白大多少于1g/24h，常有明确的发病诱因如外科手术、休克、中毒（药物、鱼胆中毒等）、挤压伤、异型输血等，尿钠排泄增多超过或等于20～30mmol/L，且尿中肾小球源性变形红细胞，无肾性蛋白尿，血清抗 GBM 抗体及 ANCA 阴性。

3. 急性间质性肾炎（AIN） 24h 尿蛋白定量通常少于或等于 1g。少数情况下如严重感染、中毒、药物引起的 AIN，造成肾小球基膜通透性增加，产生大量蛋白尿甚至肾病综合征表现，临床表现类似肾小球病变，须依靠肾脏病理加以鉴别。

4. 其他原发性肾小球疾病合并新月体肾炎 新月体肾炎可合并其他类型肾小球疾病如膜性肾炎、膜增生性肾炎、IgA 肾炎等，亦需依赖肾脏病理鉴别。

5. 全身系统性疾病合并新月体肾炎 如 SLE、Goodpasture 综合征、ANCA 相关性血管炎、过敏性紫癜，一般均伴有特征性的相关临床表现，实验室检查示自身抗体（ANA、ds－DNA、抗 GBM 抗体、ANCA 等）阳性。Ⅰ型新月体肾炎，如伴有肺出血需考虑 Goodpasture 综合征。Ⅱ型新月体肾炎临床则要除外 SLE、感染性心内膜炎、过敏性紫癜等全身系统性疾病。Ⅲ型新月体肾炎患者如有肺出血、鼻出血、发热、关节痛、皮疹等症状，则需考虑系统性小血管炎可能。

八、治疗

虽然新月体肾炎是病理改变发展迅速、预后极差的一组疾病，但近年来该病的治疗取得了较大进展，疗效明显较以往提高。Couser 综合分析了以往文献报道中的急进性肾炎 339 例，发现应用糖皮质激素和免疫抑制剂之前患者死亡或肾脏死亡率（依赖透析存活）高达 73%，而目前新月体肾炎经治疗后 5 年存活率（不依赖透析）可达 60%～80%。近年来，体外循环技术（血浆置换和免疫吸附）日趋成熟，新型免疫抑制剂（MMF、来氟米特等）的广泛应用，均为新月体肾炎的治疗提供新的有力武器。抗淋巴细胞疗法和特异性免疫调节因子疗法尚有待进一步临床验证，但已展现广阔的前景。本病治疗的关键取决于早期诊断，及时使用糖皮质激素冲击治疗，同时合并使用免疫抑制药、抗凝、抗血小板黏附和血浆置换等其他治疗，可显著改善患者预后。

新月体肾炎的免疫抑制治疗包括急性期（诱导）治疗和慢性期（维持）治疗两个阶段。

1. 一般治疗 包括卧床休息、无盐或低盐饮食、维持水与电解质平衡、纠正代谢性酸中毒、严格控制高血压等。病情需要时应用利尿剂和血管扩张剂。

2. 诱导期治 疗糖皮质激素联合环磷酰胺（CTX）静脉输注的“双冲击”疗法是经典的治疗方案。

在新月体肾炎急性期，对无禁忌证者采用甲基泼尼松龙 500～1000mg（或 15mk/kg）静脉滴注，每日或隔日 1 次，3～4 次为 1 疗程，间歇 1～2 周后可重复 1～2 个疗程，注意甲基泼尼松龙冲击治疗时静脉滴注时间应 >60min。冲击间歇期和冲击后改为泼尼松或甲泼尼松口服，每日 1mg/kg，每日或隔日口服。糖皮质激素的维持时间根据原发病不同而异。如抗 GBM 抗体病和多系统疾病维持时间要长，减药要慢，一般足量激素治疗 4～8 周后，每 1～2 周减去前一剂量的 10%，整个疗程不应少于 6 个月。对 ANCA 相关性血管炎，激素撤减可稍快，但由于其复发率较高，维持治疗需要 2 年甚至更长。甲基泼尼松龙冲击疗法对Ⅱ型和Ⅲ型的疗效较Ⅰ型更好。

联合细胞毒制剂时首选 CTX，疗效肯定。口服法：CTX 2mg/（kg·d），根据年龄、肾功能、副作用、疗效调整剂量。冲击法：CTX 0.5～0.7g/m^2 静脉滴注（双冲击疗法之一），每月重复一次，连用 6 次。CTX 有较明显的毒副作用，包括胃肠道反应、出血性膀胱炎、膀胱纤维化、骨髓抑制、卵巢功能衰竭、膀胱癌和血液系统肿瘤等。此外，重症感染也是常见死因之一。CYCAZAREM 研究结果证实，CTX 的不良反应与累计剂量相关，由于冲击疗法总累积剂量小、毒副作用相对较小，故仍是目前较多采用的疗法。用药期间应定期复查血常规、肝功能，监测药物副反应。诱导期治疗也有报道采用糖皮质激素联合 MMF、环孢素或他克莫司，缓解率与糖皮质激素联合 CTX 相似。

诱导期治疗应注意个体化，宜早期治疗，治疗方案应根据患者一般情况、肾功能、出血倾向、对既往 CTX 治疗的反应等进行调整。对于临床及病理改变已呈慢性化（即出现大量纤维性新月体、肾小球硬化、间质纤维化），或老年、伴有感染和消化道溃疡的患者，治疗不宜太积极，采取积极控制高血压和肾衰的治疗措施更为妥当，而不是应用强化的免疫抑制疗法。

3. 维持期治疗　其他免疫抑制药

维持期治疗一般均采用糖皮质激素联合其他免疫抑制药口服，常用免疫抑制药包括：

（1）硫唑嘌呤：初期予 2 ~ 3mg/（kg · d）。维持期常用，有效且耐受性好，长期使用副作用较 CTX 少。CYCAZAREM 研究中，比较 CTX 治疗 18 个月与 CTX 治疗 6 个月 + 硫唑嘌呤治疗 12 个月，结果两种方案的疗效（存活率、肾预后）和复发率均相近。

（2）甲氨蝶呤（MTX）：MTX 可以作为硫唑嘌呤的替代品，通过抑制酵素、二氢叶酸还原酶（嘌呤与嘧啶合成必须）达到免疫抑制作用。0.3mg/kg，每周 1 次可用于维持期和复发患者。MTX 在肾功能不全时更易发生肝及骨髓毒性，故需密切监测肝功能和血常规。

（3）霉酚酸酯（MMF）：MMF 在器官移植抗排异疗法中的地位已获充分肯定，尤其是 MMF 能够逆转常规免疫抑制剂治疗无效的血管性排斥、预防和治疗慢性排斥反应的发生。MMF 具有独特的药理作用，不良反应小，因而现已将其应用扩展到其他免疫介导的疾病，如系统性红斑狼疮、系统性血管炎等。MMF 的作用具有以下特点：①高度选择性：主要作用于活化状态的淋巴细胞，而对体细胞如肝细胞及骨髓细胞的生长无明显影响；②抑制细胞毒性 T 细胞的产生；③能直接抑制 B 细胞产生抗体；④显著降低黏附分子的合成，减轻炎症部位白细胞的聚集；⑤抑制血管平滑肌细胞及血管内皮细胞、肾小球系膜细胞、成纤维细胞的生长；⑥对血管炎性病变疗效较好。值得关注的是，MMF 长期应用仍有骨髓抑制作用，尤其在肾功能不全并联合糖皮质激素治疗时，可能会导致威胁生命的重症肺炎，需高度警惕。MMF 的活性代谢产物通过肾脏排泄，药物的血浆浓度在不同个体有很大差异，为观察疗效及不同肾功能水平患者对 MMF 的耐受程度，应考虑监测 MMF 的血浆浓度。

（4）来氟米特：来氟米特作为一种新型免疫抑制药，对治疗类风湿关节炎及器官移植后防治移植物排斥已显良好疗效。近年来有学者将其用于血管炎维持期治疗，亦取得理想效果。Metzler 等选择经糖皮质激素及 CTX 联合治疗后处于完全或部分缓解的 20 例韦格纳肉芽肿（WG）患者，给予来氟米特 20mg/d 联合小剂量糖皮质激素（≤10mg/d）治疗 12 周，随后来氟米特增加至 30mg/d。观察 1 ~ 2.5 年，发现 20 例患者中 11 例病情无活动或复发；8 例患者出现一过性病情活动，但来氟米特剂量增至 40mg/d 后，病情均再次趋于稳定；仅有 1 例出现复发。本研究证实来氟米特可以有效维持 WG 的病情缓解，提示来氟米特可用于该病缓解期长期维持用药的替代方案。

4. 四联疗法（又称鸡尾酒疗法）　糖皮质激素、细胞毒药、抗凝与抑制血小板聚集药物联合应用被称为四联疗法。由于在本病发病过程中，裂解的纤维蛋白原转换为纤维蛋白多肽，作为单核细胞的化学趋化物在新月体形成过程中起着重要作用，因此抗凝与抗血小板聚集药物应用具有一定的理论依据。在试验性新月体性肾炎中，已证实了凝血过程的作用。在出现肾小球损伤之前予以抗凝治疗，可减少新月体的形成，并减轻肾衰的程度。华法林也可减少新月体形成或使其缩小。然而，在肾毒性肾炎，静脉应用肝素可减少肾小球内纤维蛋白的沉积、新月体形成和肾衰，但所需剂量极大。而且，尽管使用大剂量肝素，某些肾小球仍可发生纤维蛋白沉积。故部分作者认为，凝血的发生机制，是在肾小球内局部起作用，故全身抗凝治疗难以奏效。

具体方法为：肝素剂量 50～200mg/d，2～4 周后改为口服抗凝药（华法林），1.25～5mg/d，调整剂量使 PT 延长，维持在正常 1 倍左右。亦可使用小剂量尿激酶（10 万～30 万 U/d），监测血纤维蛋白原，使其低于 2g/L。双嘧达莫每日剂量 300～600mg，噻氯正定 0.25～0.5g 每日 1 次口服，抗血小板黏附药可长期使用。CTX 或硫唑嘌呤、泼尼松用法同前述。近年又有报道应用组织纤维溶酶原激活药（tPA）治疗实验动物有一定疗效，有待进一步临床验证。值得注意的是，急性肾损伤时凝血机制往往紊乱，Ⅰ型新月体肾炎尤其严重，故使用强化的抗凝疗法时需严格掌握适应证。

在采用上述治疗的同时常合用下列药物：①短期广谱抗生素；② H_2 受体阻滞剂（尤其甲泼尼龙冲击时）；③以往有结核病史者使用抗结核药；④高血压患者可用抗高血压药物；⑤少尿、水肿、严重低蛋白血症者应用利尿药，短期应用白蛋白；⑥肾功能不全时的治疗同常规疗法，包括避免使用肾毒性药物，避免感染等。

5. 血浆置换　1976 年 Lockwood 等首先将血浆置换用于各型新月体性肾炎的治疗。血浆置换在 Goodpasture 综合征患者具有良好疗效。该法是用膜式血浆分离器或离心式血浆细胞分离器分离病人的血浆和血细胞，然后用正常人血浆或血浆成分（如白蛋白）进行置换，每天或隔天置换 1 次，每次置换 2～4L，总共 4～6 次，从临床和实验室检查两方面评价疗效。血浆置换有效的患者一般在治疗后约 10d 肾功能开始改善。血浆置换可去除血浆中的抗体、免疫复合物、纤维蛋白原及补体等。血液中免疫复合物浓度下降，可使单核巨噬细胞系统原先已经饱和的 Fc 受体去饱和，从而清除新形成的免疫复合物。新月体肾炎Ⅰ型患者可首选血浆置换，治疗至血循环中抗 GBM 抗体水平转阴。重症狼疮性肾炎和Ⅲ型新月体肾炎，如伴有肺出血、需要透析或对常规治疗无效时亦可考虑血浆置换。采用血浆置换疗法的同时，必须给予糖皮质激素冲击和 CTX 治疗，以防机体在丢失大量免疫球蛋白后，继发大量合成免疫球蛋白而造成“反跳”。

血浆置换虽然清除效果确切，但也有一定局限性。由于治疗时要求丢弃大量包括各种凝血因子在内的自体血浆，故需输注新鲜冰冻血浆等血液制品，易诱发过敏反应及感染等血源性传染病，并可能对机体凝血功能产生影响（如因凝血因子被清除而导致出血、因抗凝血酶Ⅲ减少而引起血栓形成等）。因此必须严格掌握适应证，并积极防治感染、防止出血等严重不良反应的发生。

6. 双重滤过血浆置换　是在强化血浆置换基础上发展起来的治疗方法。即从第 1 个膜式血浆分离器分离出的血浆不弃去，让其通过第 2 个膜式血浆分离器，此滤膜孔径较小，能阻挡免疫球蛋白等中、大分子蛋白通过，最后将滤过的不含上述成分的血浆输回体内。既能清除血中致病抗体及免疫复合物，又避免了输入大量异体血浆的弊端，安全经济。但迄今有关临床应用双重滤过血浆置换治疗 RPGN 的报道不多，疗效是否与强化血浆置换相同，尚有待验证。

7. 免疫吸附治疗　免疫吸附（Immunoadsorption，IA）是近十几年来在血浆置换基础上新发展起来的一种血液净化方法，临床上主要用于治疗自身免疫性疾病以及一些传统药物和手术难以奏效的免疫介导性疾病。该法是将抗原、抗体或某些具有特定物理化学亲和力的物质作为配基与载体结合，制成吸附柱（如能特异吸附抗 GBM 抗体的吸附柱，或能广泛吸附 IgG 及免疫复合物的蛋白 A 吸附柱），利用其特异性吸附性能，选择性或特异性地清除患者血液中内源性致病因子，达到净化血液、缓解病情的目的。IA 最早于 1979 年由 Terman 等用于治疗系统性红斑狼疮。目前，已应用于风湿病、肾脏病、血液病和心血管疾病等的治疗。新月体肾炎主要是由免疫复合物致肾脏病变的急进性肾小球肾炎，病程进展迅速，早期 IA 治疗可改善预后。

血浆置换相比，IA 治疗时患者自身血浆回输，无须替代液，杜绝了输血反应及各种血源性传染病发生的可能。吸附具有选择性和特异性，对凝血因子等正常血浆成分影响较小，不必补充大量平衡液，对血糖、电解质及酸碱平衡的影响较小。因此，免疫吸附是相对高效而安全的血液净化方法。

8. 大剂量免疫球蛋白　静脉滴注免疫球蛋白疗法［0.4g/（kg·d），5d 为一疗程］单独治疗难治性原发性小血管炎对部分患者有一定疗效。主要治疗机制可能是健康人 γ 球蛋白含有抗 MPO 和 PR3 - ANCA 独特型抗体，这一独特型抗体封闭并抑制了 ANCA 的结合力。其他可能的机制还包括抑制 T 细胞功能、干扰细胞因子反应和阻断 Fc 受体等。免疫球蛋白疗法尚需积累更多经验。在合并感染等无法使用糖皮质激素和细胞毒药物的情况下，可试用此疗法。Jayne 报道 12 例原发性小血管炎静脉滴注免疫球蛋白，随访 12 个月，11 例得到缓解，并可减少免疫抑制剂用量，ANCA 水平也下降 50%。

9. 生物学靶向干预药物　有关生物学靶向干预药物研究进展非常迅速，其可能靶向包括肿瘤坏死因子（TNF）、γ - 干扰素、基质金属蛋白酶和氧自由基、血小板衍生生长因子和血管内皮生长因子（VEGF）、IL - 6、IL - 10/IL - 12 的相互平衡、IL - 1/IL - 1 受体拮抗药和其他共刺激因子等。目前已经有抗 TNF 受体拮抗药（Etanercept）试用于 WG 的报道，短期效果肯定，长期不良反应有待观察。联合应用抗 CD_4^+ 和抗 CD_{52}^+ 的单克隆抗体治疗部分难治性 WG，诱导缓解，起效迅速，并有利于糖皮质激素和细胞毒药物的减量，感染不良反应甚少。主要治疗机制与消除循环中淋巴细胞、调整机体免疫平衡相关。该疗法为今后尝试治疗系统性血管炎甚至其他自身免疫性疾病，提供了一种新的特异性途径。

10. 透析　一般选择血液透析。如患者出现少尿、肌酐清除率 $<10ml/min$ 应尽早开始血液透析治疗，为上述免疫抑制治疗“保驾护航”。如肾小球滤过功能不能恢复者则需维持性透析。

11. 肾移植　移植后再次复发是本病（特别是Ⅰ型）治疗中应重视的问题，Ⅰ型新月体肾炎移植后复发率可达 10% ~30%，但循环抗 GBM 抗体转为阴性后再继续用药数月，则移植后复发并不常见。同样Ⅲ型亦应监测血清 ANCA 水平，以决定停药及移植时机。

综上所述，除非肾活检病理显示为不可逆性肾脏病变，任何新月体肾炎均应积极治疗，治疗方法的选择取决于新月体肾炎的类型和病因。免疫抑制药可采用糖皮质激素和 CTX（双冲击疗法），肝素等抗凝制剂及抗血小板制药并不常规应用。此外，应积极行重复肾活检，这对确定疗效及判断预后具有重要意义，并可根据常规病理检查、组织化学及血清学检查结果确定进一步治疗方案。如经积极治疗而病情明显好转，则不应持续大剂量应用免疫抑制药，以避免发生严重并发症。病情严重者，必要时在积极治疗同时，可进行透析治疗。

九、预后

若能得到及时诊断和早期强化治疗，可显著改善预后。早期强化治疗可使部分患者得到缓期，避免或脱离透析，甚至少数患者肾功能完全恢复。若诊断不及时，早期未接受强化治疗，患者多于数周至半年内进展至不可逆性肾衰竭。

影响患者预后的主要因素包括：

（1）临床表现：一般认为临床上出现少尿、血肌酐≥600μmol/L、肌酐清除率＜5ml/min 预示预后不良。但亦有报道治疗后肾功能仍可逆转，特别是Ⅲ型新月体肾炎。

（2）免疫病理类型：Ⅲ型较好，Ⅱ型居中，Ⅰ型最差，且与抗 GBM 抗体滴度无关。

（3）强化治疗是否及时：临床无少尿、血肌酐＜530μmol/L、病理尚未显示广泛不可逆病变（纤维性新月体、肾小球硬化或间质纤维化）时，即开始强化治疗者预后较好，否则预后差。

（4）新月体性质与数量多少：细胞新月体为主者预后较好，如果肾小囊壁破坏严重、新月体内有巨噬细胞聚集，新月体易向纤维化方向发展，则预后不佳。有研究显示，新月体数量占肾小球数的百分比与起病初期的临床症状和肾衰严重程度成正比。但近年来随着应用早期强化治疗，屡有细胞新月体程度不影响预后的报道。

（5）小球毛细血管襻和小管间质的病变性质：伴有肾小球毛细血管内皮细胞增殖的患者，预后优于无增殖者。肾小球毛细血管襻坏死、球性肾小球硬化和肾小球囊破裂、小管萎缩、间质纤维化及小动脉硬化者预后不良。

（6）老年患者预后相对较差。

本病缓解后的长期转归，以逐渐转为慢性病变，并发展为慢性肾衰竭较为常见，故应特别注意采取措施保护残存肾功能，延缓疾病进展和慢性肾衰竭的发生。部分患者可长期维持缓解。少数患者（以Ⅲ型多见）可复发，必要时需重复肾活检，部分患者强化治疗仍可有效。

十、病例介绍及点评

（一）主诉

持续性肉眼血尿、水肿伴进行性肾功能减退 2 周。

（二）病史

患者男性，27 岁，2 周前无明显诱因出现浓茶样尿，伴眼睑、下肢水肿，休息平卧无缓解，无发热、腹痛及尿频、尿急、尿痛等症状。发病前 1 周患者曾有咽痛、咳嗽，自服“头孢拉定和泰诺感冒片”后好转。患者至当地医院就诊，查“尿蛋白（＋＋），尿红细胞（＋＋＋），血肌酐 120μmol/L”，诊断为“急性肾小球肾炎”，给予“青霉素 640 万 U/d 静脉滴注治疗”，但肉眼血尿仍持续存在。一周后患者尿量逐渐减少至 600～800ml/d，水肿加重，并出现恶心、呕吐，血肌酐升至 288μmol/L。此后，尿量进行性减少至 300～400ml/d，伴血肌酐进行性上升，遂来我院就诊，门诊查血肌酐 456μmol/L 而入院。病程中无咯血、无皮疹及关节肿痛，食欲欠佳、进食少，大便成形，1～2 次/d，小便如前述，睡眠欠佳。

患者既往体健，无高血压、糖尿病等病史，无肝炎、结核等感染病史，无外伤、手术、输血病史，无药物过敏史，无关节痛及紫癜史，无疫区接触史，无吸烟、大量饮酒病史，无家族遗传病史。

（三）入院查体

体温 36.9℃，呼吸 18 次/min，脉搏 88 次/min，血压 160/100mmHg。患者神志清楚，自主体位，查体合作。全身皮肤未见皮疹、出血、黄染，浅表淋巴结未及肿大。轻度贫血貌，颜面部轻度水肿。双肺叩诊呈清音，呼吸音正常，未闻及明显干、湿啰音。叩诊心浊音界无扩大，未及震颤，心率 88 次/min，律齐，各瓣膜区未闻及病理性杂音。腹平软，未见腹壁静脉曲张、蜘蛛痣等，叩诊呈鼓音，肝肾区无叩痛，Murphy 征（-），移动性浊音（-），无压痛、反跳痛，肝、脾、肾肋下未及。双侧膝以下部位凹陷性水肿。四肢、关节活动自如，肌力、肌张力未见异常。神经系统查体未见明显异常，病理反射未引出。

（四）辅助检查

血常规：白细胞 9.4×10^9/L，中性粒 0.75，血红蛋白 10^3g/L，血小板 93×10^9/L。

尿液检查：尿蛋白（+++），红细胞（+++），白细胞（-）。24h 尿蛋白定量 5.75g，尿红细胞相差显微镜检查：异形红细胞 >75%。

血生化：总胆红素 11μmol/L，丙氨酸转氨酶 23U/L，血总蛋白 48g/L，血白蛋白 25g/L，尿素氮 15.2mmol/L，血肌酐 480μmol/L，尿酸 562μmol/L，总胆固醇 9.6mmol/L，三酰甘油 3.5mmol/L。钠 147mmol/L，钾 5.8mmol/L，氯 105mmol/L，二氧化碳结合力 24mmol/L，钙 2.25mmol/L，磷 1.37mmol/L。

自身免疫抗体：ANA、ds-DNA、风湿全套、抗心磷脂抗体阴性。C3.61g/L，C4.14g/L，CH50 39IU/mL。IgA8.7g/L，其余免疫球蛋白正常。免疫固定电泳阴性。

乙型肝炎病毒标志物五项（-），HCV-Ab（-），AFP、CEA、CA199、CA125 等肿瘤学标志物均无异常。

双肾 B 超：左肾 11.8cm×5.6cm，右肾 10.8cm×4.7cm，皮髓质界限清晰，回声未见明显异常，集合系统未见分离，双肾区未见占位性病变。CDFI 显示血流良好，膀胱输尿管未见异常。胸片、心电图无明显异常。

（五）住院经过

患者入院后临床诊断为“急性肾损伤，链球菌感染后急进性肾炎可能”，当天给予白蛋白 10g+呋塞米 40mg 静脉滴注，同时迅速完善各项检查，并进行血液透析治疗准备（签署知情同意书、临时颈内静脉置管等）。次日晨行肾穿刺活检，术后给予常规补液、预防性抗生素应用，当天行每日床旁无肝素血液透析治疗。当天下午化验结果回报示 ANCA（-）、抗 GBM 抗体（-）。临床高度怀疑新月体肾炎Ⅱ型可能。为尽快控制病情，当天开始予甲泼尼龙 500mg，1 次/d×3d 静脉滴注冲击治疗。入院后第 4 天病理结果回报：光镜下 23 个肾小球，均为大细胞性新月体，毛细血管襻受压开放不佳，肾小囊尚完整，小管间质病变轻~中度，小片状小管萎缩，部分小管刷状缘脱落，上皮细胞扁平，管腔扩张，间质纤维化不明显，少~中等量炎症细胞浸润，见炎症细胞管型。血管（-）。免疫荧光：IgG（-），IgA（++~+++），IgM（-），C3（±），CA（-），C1q（-），FIB（-）。病理诊断为“新月体型 IgA 肾炎”（图 14-1，图 14-2）。结合 ANCA（-）、抗 GBM 抗体（-）检查结果，确诊为新月体肾炎Ⅱ型。

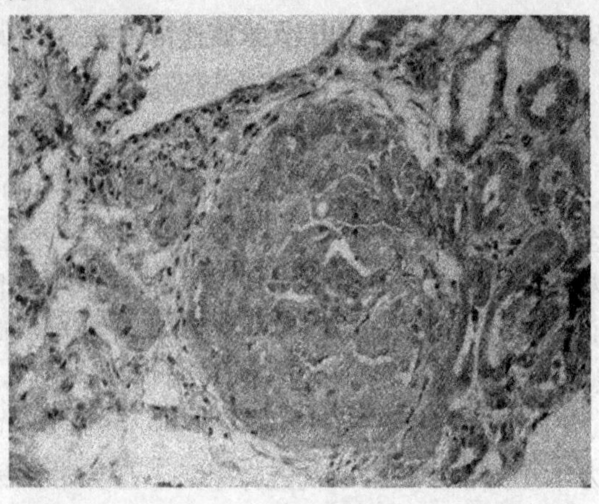

图 14－1　细胞性大新月体，毛细血管襻受压开放不佳（HE，×400）

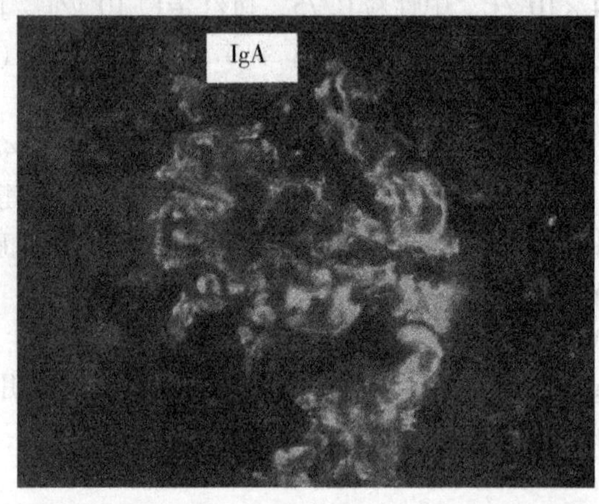

图 14－2　肾小球毛细血管及系膜区团块状 IgA 沉积（IF，×400）

入院第 5 天甲泼尼龙改为 120mg/d 静脉滴注，CTX 0.4g 静脉滴注。第 6 天患者尿量增至 800ml/24h，再次予 CTX 0.6g 静脉滴注，并停止血液透析治疗。第 8 天复查血肌酐为 256μmol/L，WBC 12.4×10^9/L，肝功能正常，患者除稍有中上腹不适外，无恶心呕吐，再次予甲泼尼龙 500mg1 次/d×3d 静脉滴注冲击治疗，随后泼尼松改为 60mg/d 口服，患者肉眼血尿逐渐消失，尿量进一步增至 1500ml/24h，水肿完全消退。适当增加补液及补钾，并鼓励患者多饮水和高蛋白饮食。至第 15 天患者血肌酐降至 139μmol/L，尿量增至 2000ml/24h，继续泼尼松 60mg/d 口服，拔除临时颈内静脉置管，准予出院。门诊随访，定期 CTX 冲击治疗。

（六）点评

本病例根据患者血白蛋白低于 30g/L、24h 尿白蛋白 >3.5g、伴水肿和高脂血症，肾病综合征临床诊断明确。患者同时伴肉眼血尿、进行性肾功能减退，病理诊断要考虑新月体肾炎、膜增生性肾炎或重度系膜增生肾炎（包括 IgA 肾炎）可能。无论何种病理类型，临床首先应排除继发病因，如 SLE、系统性小血管炎、Goodpasture 综合征、过敏性紫癜等。因此，除详细询问病史和体格检查外，免疫学检查十分重要，包括 ANA、ds－DNA、补体、风湿全套、CIC、免疫球蛋白、ANCA、抗 GBM 抗体等。上述指标对与明确诊断、制定治疗方案、判定疗效和预后极为重要。

该患者就诊时已出现少尿型急性肾损伤。分析病因，首先应排除肾前性氮质血症，患者近期无大量丢失体液史、无休克史，血压偏高，提示肾前性氮质血症可能性小。此外，患者无排尿困难史，B 超未见尿潴留、肾盂分离、输尿管扩张等表现，故肾后性因素亦可除外。结合临床主要表现为肾病综合征伴肉眼血尿，肾小球源性异形红细胞，考虑患者存在小球增殖性病变，但患者发病前 1 周曾口服感冒药和头孢拉定，故还需除外药物诱发的 ATN、AIN 可能，但患者无皮疹、嗜酸粒细胞计数升高等其他过敏临床表现，不支持 AIN。必须尽快行肾穿刺活检，才可明确诊断。因为患者入院第 2 天恰巧是常规的肾活检工作日，再下一次的肾活检工作日则在 1 周以后。因此，在准备充分、确保安全的前提下，入院翌日安排患者行肾脏穿刺活检。

虽然肾活检明确病因后再行治疗最为安全，考虑到活检病理一般需 2～3 天才能得到结果，但该患者临床考虑为新月体肾炎急性期，患者肾功能损害明显，需要加紧时机治疗，以减少细胞性新月体向细胞纤维性新月体转化的可能，且患者临床表现为大量蛋白尿、肉眼血尿、严重水肿，有肾毒性药物应用史，急性肾损伤病因可能包括小球和小管间质病变，但均非糖皮质激素治疗的禁忌证。综合权衡利弊，为尽快控制病情，决定在肾活检报告未出前，就及时给予大剂量糖皮质激素冲击治疗。从实际疗效来看，该患者治疗后病情迅速缓解，尿量逐步增加，肾功能逐渐恢复正常，而肾活检结果回报亦显示所有 23 个新月体皆为细胞性大新月体，一方面明确诊断，另一方面也支持及时给予糖皮质激素冲击治疗的正确性。

关于透析治疗指征，考虑到患者入院时血肌酐已达 480μmol/L 伴少尿，按照 AKIN 分期标准已达 AKI 3 期，同时患者肾穿刺后又需要常规水化处理，为使患者安全度过少尿期，可以及时给予透析治疗。条件允许时可行连续性血液净化治疗，通过缓慢连续的清除水分、溶质和炎症介质，维持血流动力学的稳定和足够的营养支持，尽可能避免引起肾脏低灌注，对肾脏造成“二次打击”。此外，还应注意评估患者的出血风险，该患者伴有凝血功能障碍，同时短时间内有肾穿刺史，故应选择无肝素透析或体外抗凝。

关于血浆置换或免疫吸附，一般来说，血浆置换或免疫吸附对自身抗体滴度高、活动性病理改变明显的Ⅰ、Ⅲ型新月体肾炎和Ⅱ型新月体肾炎的狼疮性肾炎疗效较好。但本病例抗 GBM 抗体、ANCA、ds－DNA、ANA 均为阴性，故尽管肾活检提示所有新月体均为细胞性大新月体，仍无须进行血浆置换或免疫吸附治疗。

此外，新月体肾炎患者的长期规律随访至关重要。通过定期随访一方面可指导患者规范用药，预防各种药物不良反应，密切监测肾功能改变；另一方面，还有助于患者按时定期进行 CTX 冲击治疗。必要时还可重复肾活检，为疗效检验和预后判断提供最直接的客观依据。

（龚家川）

第十五章　肾小球疾病

第一节　IgA 肾病与过敏性紫癜

一、IgA 肾病

（一）概述

IgA 肾病是世界范围内最常见的原发性肾小球疾病。其患病率具有地域差异性。在亚洲，有 30% ~40% 的肾活检病人为 IgA 肾病，欧洲为 15% ~20%，北美为 5% ~10%。这可能与遗传易感性、尿检方法的差异、肾活检指征不同或其他原因相关。IgA 肾病多见于白种人、亚洲人和美洲印第安人、美国和非洲的黑种人均少见。此外，IgA 肾病多见于 20 ~40 岁的青年男性。

尽管人们推测一些特殊的环境因素或传染性病原体可能诱发 IgA 肾病，但这些因素并没有在大多数患者获得确凿性证据。家族聚集性和同卵双生双胞胎具有较高的患病风险，提示 IgA 肾病具有一定的遗传易感性。目前有不少基因多态性与 IgA 肾病易感性和（或）进展性相关的报道，结果尚有争议。尽管 IgA 肾病是最常见的原发性（或特发性）肾病，但具有个体差异性（表 15 -1）。许多情况下，肾小球 IgA 沉积与炎症和疾病进展无关，与临床症状也无明显相关性，提示特发性 IgA 肾病患者除 IgA 或含 IgA 的免疫复合物沉积外，尚有其他进展机制。

（二）发病机制

目前 IgA 肾病的确切病因尚不清楚，但大量证据显示，IgA 分子本身的异常在其发病机制中具有重要作用。人类产生两种 IgA 亚型：IgA1 和 IgA2。骨髓、淋巴结和脾的浆细胞主要产生 IgA1（主要为单体），呼吸系统和胃肠道的浆细胞产生 IgA1 和 IgA2（主要为多聚体）。对 IgA 肾病患者肾洗出液的分析显示，肾小球沉积物几乎全部为多聚体 IgA1。另外，患者 IgA1 分子的绞链区通常有半乳糖减少和（或）唾液酸异常。低糖基化的机制尚不清楚，可能与糖基化酶功能下降有关。无论如何，糖基化改变可能促进了 IgA1 分子聚集、含 IgA 的循环免疫复合物形成、循环中的异常 IgA1 清除异常及 IgA1 与肾细胞外基质结合增强。一旦沉积于肾，含 IgA1 免疫复合物触发细胞增殖，促进促炎因子、化学因子和生长因子的产生。其中，白介素 -6（IL -6）起着重要作用，但其他因子包括 IL -1、血小板源性生长因子、肿瘤坏死因子、氧自由基和血管细胞黏附分子 -1 也参与调控疾病的活动性。此外，补体激活可能通过替代途径或凝集素途径，因为多聚体 IgA1 和异常糖基化 IgA1 已足以启动。

表 15-1 与 IgA 肾病有关的疾病

胃肠道	慢性肝病、乳糜泻、炎症性肠病
感染	人类免疫缺陷病毒、弓形虫病、麻风病、耶尔森菌性肠炎
风湿病	强直性脊柱炎、类风湿关节炎、Reiter 综合征、前葡萄膜炎
肺部疾病	肺含铁血黄素沉着症、间质性肺炎
恶性肿瘤	肺腺癌、单克隆 IgA 免疫球蛋白病、蕈样肉芽肿病
皮肤病	疱疹样皮炎、银屑病

（三）临床表现

1. 症状和体征　IgA 肾病患者有多种表现类型。反复发作性肉眼血尿（褐色或茶色尿）多见于年轻患者。经常在上呼吸道感染同时或 1～2d 后出现肉眼血尿，即“伴咽炎性血尿”。短暂性肉眼血尿也可与其他急性感染有关（胃肠道或泌尿道感染），偶发于剧烈运动后。血尿可伴有腰部隐痛，可能是因为肾包膜肿胀。

30%～40% 的 IgA 肾病患者表现为隐匿性镜下血尿和蛋白尿，通过尿常规检查偶然发现，无症状的成年患者多在保险体检、孕前筛查和每年的常规体检时发现。其他较少见表现包括肾病综合征、急性肾衰竭（新月体性肾小球肾炎，红细胞阻塞造成肾小管梗阻或急性肾小管坏死所致）或疾病长期隐匿性进展导致的慢性肾衰竭。

2. 实验室检查　没有特异性实验室检查将 IgA 肾病与其他肾小球疾病相鉴别。起病时血肌酐可正常或升高。尿常规以血尿为主，可有蛋白尿，但肾病综合征少见（有 10%～15%）。尿镜检可见多形红细胞和红细胞管型，提示为肾小球源性。补体正常，部分病人血清 IgA 升高（IgA1）。然而，测定 IgA 水平并无诊断和预后价值。通过对其他引起血清 IgA 升高的疾病（如 HIV，肝胆疾病和 IgA 型骨髓瘤）进行观察，表明单纯性 IgA 升高并不足以导致 IgA 肾病。

肾活检有助于 IgA 肾病的确诊。免疫荧光表现为肾小球系膜区散在的“颗粒状”IgA 沉积或以 IgA 为主的沉积，且常向邻近旁系膜区和内皮下扩展。其他免疫球蛋白和补体包括 IgG、IgM、C3、γ 和 K 轻链也可沉积（密度较低）。电镜下可见肾小球系膜区电子致密物沉积。光镜表现多种多样，可见系膜细胞增殖、系膜区基质增加、局部或弥漫增生性肾小球肾炎、新月体肾小球肾炎、慢性硬化性肾小球肾炎和Ⅰ型膜增殖性肾小球肾炎。其中某一肾病综合征亚型的患者，光镜下肾小球正常，仅电镜下脏层上皮细胞足突融合，与微小病变难以鉴别。

（四）鉴别诊断

中老年 IgA 肾病患者肉眼血尿少见，若出现应高度怀疑非肾小球性疾病，如泌尿道恶性肿瘤或尿路结石，影像学检查可排除上述疾病。尿沉渣检查有助于区分肾小球性和非肾小球性血尿。儿童中，感染后（链球菌）肾小球肾炎可表现为黑色或烟色尿，可与 IgA 肾病混淆。然而血尿相对于咽炎出现的时间提供线索。与 IgA 肾病的经典的伴咽炎性血尿不同，感染后肾小球肾炎的血尿一般出现于链球菌感染后 7～14d。与上呼吸道感染有关的阵发性肉眼血尿，也可能见于家族性肾小球疾病如薄基底膜肾病或 Alport's 综合征。

狼疮性肾炎是另一种系膜区 IgA 沉积的肾小球疾病。与 IgA 肾病相比，狼疮性肾炎的

IgG 沉积强度超过 IgA。除此之外，通常还有 C1q 沉积，IgA、IgG、IgM、C1q 和 C3 免疫荧光染色全阳性的“满堂亮”表现以及狼疮的血清学检查和临床表现，狼疮性肾炎可与 IgA 肾病相鉴别。

（五）治疗

通常情况下，IgA 肾病不必应用免疫抑制药治疗，因为很多未经治疗患者的预后都很好。治疗的选择取决于患者是否具有导致疾病进展的预后不良特征，比如：轻度尿蛋白（<500mg/d），肾功能和血压正常的患者可采取保守治疗，并密切监测病情变化（每 6 个月 1 次）；而肾功能正常（肌酐<1.5mg/dl），尿蛋白较多的（500~1000mg/d）患者对治疗的反应不一。所有患者都应将血压控制在理想范围（<130/80mmHg）。大多数专家认为 IgA 肾病患者应单一或联合应用血管紧张素转化酶抑制药（ACEI）和血管紧张素受体阻滞药（ARBs）以控制血压和减少蛋白尿。

由于 IgA 肾病患者存在上呼吸道感染和肉眼血尿的相关性，有人建议切除扁桃体以防止疾病进展。由于缺乏有力的证据证明其可长期保护肾功能，该方法尚存在较大的争议。然而对于反复发作严重的扁桃体炎与大量血尿相关的患者，建议行扁桃体切除术。

大剂量使用富含 ω-3 脂肪酸、二十碳五烯酸（EPA）和二十二碳六烯酸（DHA）的鱼油（12g/d）有助于 IgA 肾病病人的治疗。它可通过降低血小板聚集、与花生四烯酸竞争以减少炎性前列腺素和白细胞三烯的生物合成，达到抗炎和延缓肾损伤的作用。鱼油治疗 IgA 肾病的临床试验结果尚具有争议性。一些随机对照试验显示，鱼油较安慰剂可长期保护肾功能，而其他试验显示该治疗无效。考虑到鱼油潜在的治疗效果和无肾毒性作用，通常联合使用大剂量鱼油和 ACEI/ARB 治疗尿蛋白（>1g/d）和（或）轻度肾功能受损的患者。在某些国家，联合使用双嘧达莫和华法林（伴或不伴随使用免疫抑制药）以发挥它们的抗增殖及抗血栓形成作用。双嘧达莫可在体外抑制系膜增生。

大量蛋白尿（尽管已应用血管紧张素抑制药治疗）和肾功能正常的 IgA 患者可尝试使用皮质类固醇治疗（6 个月）。在一项随机对照研究中，给予患者皮质类固醇治疗 6 个月（1、3、5 个月初用 1.0g 甲泼尼龙冲击治疗，以后隔日口服泼尼松 0.5mg/kg 治疗），长期随访结果显示与对照组相比，激素组的肾存活率提高，尿蛋白减少。然而，肾功能受损和肾活检提示较严重病变的患者，单用激素疗效较差。尽管如此，有两种类型的 IgA 肾病明确将泼尼松作为首选治疗药物。以肾病综合征为临床表现和以微小病变为特征性病理学改变（光镜下肾小球微小病变，电镜下弥漫性足突融合）的患者，皮质类固醇治疗后通常可缓解。另外，具有急进性肾小球肾炎（RPGN）临床或病理特征的患者，激素联合其他药物治疗有效。

细胞毒药物［短期应用环磷酰胺，以后使用泼尼松加硫唑嘌呤或吗替麦考酚酯（MMF）维持治疗］用于治疗进展性疾病且肌酐<265.2μmol/L 患者。当血肌酐>221~265.2μmol/L 时，这种治疗方案较难改善病情，过去人们认为该血肌酐值超过了治疗“回归点”。

至少已有 5 项 MMF 的临床试验报道，其中一些为双盲和随机试验。结果存在争议，一些预后好，一些无效。这可能取决于研究人群。

进展至 ESKD 的病人需要进行肾移植治疗。报道肾移植 10 年后 30%~60% 的异体移植肾有 IgA 沉积的组织学证据，且 5%~10% 的受累移植肾功能受损，表现为进展性肾病。同时使用免疫抑制药，包括环孢素、他克莫司和 MMF 等并不能改变 IgA 肾病的复发率。

（六）预后

IgA 肾病的病程不一。预后不良的指标有：男性、无肉眼血尿、肾活检时血肌酐高、重度高血压和蛋白尿（除外微小病变样改变伴有的蛋白尿）。同样，肾活检 1 年后血肌酐和尿蛋白水平升高也提示预后不良。

据估计，15% 的患者在 10 年内和 20% ~40% 的患者在 20 年内进展到 ESKD，虽然可能存在重症患者随访较好的选择性偏倚有关。多数患者的肾功能在 10 ~ 20 年间出现极其缓慢的下降。

二、过敏性紫癜

（一）概述

系统性血管病命名国际共识会议将过敏性紫癜定义为“一种以 IgA 为主的免疫物沉积性血管炎，通常累及皮肤、消化道和肾小球并伴有关节痛或关节炎”。许多证据表明，HSP 和 IgA 肾病一类具有相似临床表现的疾病谱，HSP 是 IgA 肾病的系统性表现。HSP 和 IgA 肾病可相继发生于同一患者或同卵双生双胞胎各发生一种。两种疾病具有相似的免疫异常和肾组织学改变。因此，HSP 和 IgA 肾病患儿常有近期或同时出现的感染史（上呼吸道、胃肠道和泌尿道）。

HSP 可发生于任何年龄，但主要为 5 - 15 岁儿童。它是儿童急性系统性血管炎最常见的原因。据估计，其发病率为每年 10 ~ 20/100 000 名儿童。成人 HSP 的年发生率要低得多（1. 3 ~ 1. 4/100 000），平均发病年龄约 50 岁。

肾受累的表现多样，取决于诊断标准和检测方法。20% ~40% 的 HSP 患儿出现过敏性紫癜性肾炎（HSPN），而成年人的发生率更高（50% ~85%）。

（二）发病机制

尽管 IgA 异常在 HSP 发病中起着关键作用，人们对 HSP 发病机制的了解存在巨大的差距。血清多聚体 IgA1 和 IgA1 为主的免疫复合物均增加。IgA1 为主的免疫复合物沉积与系统性小血管炎和毛细血管损伤相关。补体和血小板的活化、细胞因子和生长因子的释放可能都与发病机制有关。目前，尚不清楚为何 HSP 患者会导致系统性血管炎和肾外表现，而单纯性 IgA 肾病患者则不会。IgA1 的半乳糖基化减少似乎与 HSP 患者出现肾炎有关，而不伴有肾炎的患者 IgA1 糖基化正常。

许多传染性病原体（如水痘、HIV、细小病毒 B19、甲型和乙型肝炎病毒、支原体、A 群链球菌、EB 病毒和弯曲菌肠炎）和其他因素（药物、疫苗接种和虫咬）与 HSP 的发展有关，但尚未证实上述病原体就是其发病原因。某些 HSP 患者发现 ANCA 阳性，但其在发病机制中的作用和临床意义尚不清楚。

（三）临床表现

1. 症状和体征　经典的临床表现为：高出皮面的紫癜（绝大多数患者）、关节痛（75% ~80%）和腹痛（50% ~70%）。几天至数周之内，不同的症状和体征以不同的顺序、在不同的时间出现，提示系统性白细胞碎裂性血管炎。皮肤病变通常表现为下肢和臀部成批出现的高出皮面的紫癜。胃肠道特征性症状为疝气样腹痛，有时伴有消化道出血（黑便、便血或隐血）。关节病变包括关节痛或关节炎，通常病变局限于膝关节和踝关节，并不导致永久性畸形。肺、神经系统、泌尿生殖系统和心脏也可累及。

肾脏表现常在 HSP 临床表现后几天至数周内出现，很少出现于其他主要病变之前。肾表现包括血尿（镜下或肉眼血尿）、蛋白尿和肾功能异常。

2. 实验室检查　检查结果无特异性。尽管存在大量的紫癜性病变，但凝血试验和血小板计数正常；血肌酐正常或升高；血清补体水平正常；无冷球蛋白血症。血清 IgA 水平可能升高，但 IgA 水平无诊断价值，且与疾病的严重程度无关。患者的尿常规检测可见轻度的血尿和蛋白尿（ <500mg/d），也可见肾病综合征范围的蛋白尿。尿沉渣检查通常有红细胞及提示肾炎的细胞管型。

本病的确诊需要明确皮肤或肾脏组织的 IgA 沉积。肾活检是两个器官活检中创伤性较大的检查，通常限于诊断不明或存在较严重的肾脏损害证据的患者。皮肤活检可见白细胞碎裂性血管炎，表现为血管壁坏死和血管周围炎细胞浸润，大多为中性粒细胞和单核细胞，围绕在真皮层的毛细血管和毛细血管后微静脉周围。免疫荧光显示 IgA 沉积。某些患者中，上述表现可见于外观正常的皮肤。

肾活检的组织学表现类似于 IgA 肾病。通常表现为系膜增生性肾小球肾炎，部分可表现为膜增生性肾小球肾炎。坏死性肾小球病变、弥漫性毛细血管内皮增生、新月体和纤维蛋白沉积更多见于 HSP。免疫荧光显示系膜区特征性颗粒状 IgA 沉积，不能与 IgA 肾病鉴别。电镜下可见系膜区散在的电子致密物沉积。某些患者可见以毛细血管壁为主的 IgA 沉积，偶有上皮下沉积。

（四）鉴别诊断

在儿童患者中，由皮疹、关节、胃肠道和肾组成的特征性四联症可以很容易诊断为 HSP。凝血功能紊乱、脓毒性栓子和感染（如脑膜炎球菌血症、淋球菌血症和立克次体）的临床表现与 HSP 类似。4 个主要症状和体征中任何一个均可最先出现，可能导致误诊（如单纯性腹痛可误诊为胆囊炎、阑尾炎和肠梗阻）。

成年人鉴别诊断较广泛，必须与其他血管炎相鉴别，如寡免疫复合物性小血管炎、结节性多动脉炎、系统性红斑狼疮（SLE）、冷球蛋白血症和过敏性血管炎等。临床和组织学特征联合血清学检查，包括：ANCA、抗 GBM 抗体、冷球蛋白、乙型和丙型肝炎病毒、抗核抗体（ANA）和补体水平等，可明确诊断。

（五）治疗

肾功能正常的患者一般采用支持治疗。有限的数据显示，治疗方案的选择取决于肾受累情况。因为常见自发性缓解，大多数病人无须特异性治疗。然而，由于新月体性肾炎引起急进性肾衰竭的患者，需要联合应用大剂量甲强龙和环磷酰胺冲击治疗，之后口服泼尼松以抑制炎症进展，可能有效。最佳的维持治疗时间尚不确定。其他药物方案，包括硫唑嘌呤、双嘧达莫、尿激酶、免疫球蛋白和血浆置换的疗效不一。个别非对照研究报告显示，鱼油联合使用 ACEI 以及环孢素 A/类固醇可缓解持续性 HSP（紫癜性皮疹、血尿和蛋白尿）。但需进行前瞻性随机临床试验评估这些药物的真实疗效。

（六）预后

就大多数病人而言，HSP 为自限性疾病，可以自发缓解，预后良好。1/3 ~ 1/2 的病人出现 1 次或多次复发，通常发生于 6 周内，也可能 3 ~ 7 年以后才复发。

一过性血尿和蛋白尿通常在数月内消失。发生急性肾衰竭和大量蛋白尿的严重肾损害患者也可自发痊愈。文献报道的长期肾损伤的发生率各异。儿童 15 年肾脏存活率一般为 > 95%。成年人 HSPN 预后较儿童差，30% 患者肾小球滤过率缓慢下降，最终进展至 ESKD。肾病综合征、持续性蛋白尿、起病时血肌酐升高、广泛新月体形成（>50%）和肾活检早期出现晚期肾小管间质病变与肾脏预后不良有关。

肾移植患者可复发 HSPN，50% 的肾移植患者可出现 HSPN 的病理学复发证据，其中 20% 伴有临床表现，9% 移植肾功能下降。移植肾失功多见于起病急并快速进展至 ESKD 的患者，或移植肾来源于亲属或疾病仍具有临床活动性的患者。

（祁建军）

第二节　膜增生性肾小球肾炎

一、概述

膜增生性肾小球肾炎（MPGN）是一种典型的难治性肾脏疾病，对于医院医师和诊所医师而言都十分棘手。这一疾病由 Rene Habib 在 1961 年首次描述，并于 1965 年将其与血清补体水平下降相关联起来。自那时起，这一疾病就被认为是全世界范围内儿童和成年人一种严重的肾小球疾病，并且是导致终末期肾病的重要病因。典型的组织病理学变化包括肾小球的分叶状改变，肾小球细胞数增多，毛细血管壁增厚，以及肾小球基底膜分层（“双轨征”）。肾组织的超微结构检查可见毛细血管壁的电子致密物沉积，根据沉积部位的不同，将 IPGN 分为如下三型：Ⅰ型为内皮下沉积；Ⅱ型为膜内致密物沉积；Ⅲ型为内皮下、系膜以及上皮下均有沉积。

二、发病机制

IVIPGN 发生发展的基本机制是补体蛋白活性的失调。在正常的体内状态下，补体活性包括各种不同的趋化因子以及膜攻击复合物，通过经典途径或替代途径被激发。这一级联反应的第 3 个补体成分，C3，在这两种途径中均占据了上游的位置，是引起全身的效应因子功能变化的必要成分。因此，许多调控蛋白的作用是调节 C3 转化酶（C3bBb）的活性，并阻止这种不间断的补体活性导致的有害结果。这些调控蛋白包括因子 H 和因子 I，膜辅助因子蛋白（MCP）以及衰老加速因子。

MPGN 可分为原发和继发性两大类。其发病机制与一系列肾小球疾病的潜在病因相关联。原发性 MPGN 的机制均与补体级联反应的异常活化有关。对补体级联反应中所有补体成分的深入研究提示在 3 种不同病理类型的 MPGN 中有 3 种不同的补体活性异常形式。Ⅰ型 MPGN，疾病的过程是由免疫复合物沉积于肾小球中，并激活经典途径启动。特发性疾病的免疫复合物来源并不清楚。这些患者的 C3、C4、C6、C7 和（或）C9 水平降低。Ⅰ型 MPGN 有时会在循环系统中出现免疫球蛋白（Ig）G 或 IgM 的自身抗体，这将促使 C3 转化酶（如 C3 肾炎因子）稳定化，从而导致了低补体水平的发生。同时，还有人发现了 C4 肾炎因子。在Ⅱ型 MPGN，补体级联系统的持续过度活化过程会出现替代途径中的信号放大循环，其特征主要是 C3 水平的显著下降。MPGN 补体活性的异常还会是基因突变的结果，导致这一过程内源性抑制因子水平的下降，如因子H水平下降，或者出现了C3肾炎因子，后者在Ⅱ型MPGN的绝大多数患者均会出现（又名致密物沉积病）。在小鼠和猪的动物模型中，已经证实了因子H在调控补体活性中的重要性，当血液中这一因子缺乏时MPGN的发生率会升高。需注意的是，溶血性尿毒症综合征的患者可能会合并有因子H的杂合性遗传缺陷，而在MPGN仅在因子H的纯合性突变人群中发生，这一点两者是不同的。其他的MPGN遗传病因还包括单纯性C4缺乏。最后，Ⅲ型MPGN的致病机制与Ⅰ型MPGN的一些特征比较类似，其致病机制是终末补体途径活化，出现C3、C5和Properdin水平下降。成人Ⅲ型MPGN患者一般出现在系统性感染、炎症或肿瘤的情况之下。成人Ⅲ型MPGN的内在病理生理过程仍需要我们进行更为深入的探索。

继发性MPGN会继发于各种感染，包括乙型肝炎、丙型肝炎、细菌性心内膜炎、混合性冷球蛋白血症、恶性肿瘤、胶原血管病以及慢性肝病（包括α_1-抗胰蛋白酶缺乏症在内的特殊病例）。事实上，大部分MPGN，尤其是成年人病例，是继发于丙型肝炎。成年人罕见遗传性MPGN。还有一毡罕见的MPGN病例与Lyme病或自身免疫性甲状腺炎相关。此外，一些新药的应用与Ⅰ型MPGN有关，如集落刺激因子。人们推测在这些情况下出现了免疫复合物介导的补体级联反应活化。在冷球蛋白血症动物模型中，过度表达膜补体抑制物——补体受体1相关基因/蛋白y（Crry），并不能阻止MPGN的发生。

三、发病机制

MPGN要么是原发的，要么是继发于某种潜在疾病。原发性MPGN显然是不可预防的。继发性MPGN则可通过尽可能减少潜在病因的作用或预防潜在病因发生来进行预防。

1. 症状和体征　MPGN的发病率并不高，仅占新发肾病综合征病例的5%～30%。成年人发病率低于儿童。有报道认为在最近10～20年，MPGN的发病率在逐渐下降，但是需要更深入的流行病学研究来进一步明确。此病多为散发，很少有家族性聚集病例报道。总的来说，男性和女性的发病率基本相当；但在种族方面，白种人发病率似乎要高于黑种人。

MPGN的临床表现多样，既可表现为无症状性血尿，也会表现为严重的急性肾小球肾炎。大部分MPGN患儿表现为单纯性肾病综合征或急性肾小球肾炎，后者与急性感染后肾炎的临床表现类似。MPGN可占到儿童新发肾病综合征病例的5%～10%。MPGN与微小病变及局灶节段肾小球硬化的发病谱有所不同，MPGN多见于8岁以上的女童，而微小病变及FSGS则多见于男童。患急性肾炎的患儿，如果在8～12周的标准观察期之后C3水平仍未恢复正常或者发病时出现C4下降（C4水平下降在急性感染后肾小球肾炎非常罕见），应该怀疑MPGN的可能。上述这些病例占到所有MPGN病例的将近30%，而且肾小球滤过率（GFR）会出现相应的下降。50%～80%的MPGN病例会出现高血压，而且通常比较严重。考虑到糖皮质激素治疗可能会升高血压，诱发恶性高血压，因此对于MPGN可能性较大的病例，如年龄较大的女童，由于其他原因需要给予激素治疗，应在开始每日服用激素治疗之前排除MPGN的诊断。

有文献报道少数情况下患者表现为长达6个月以上的持续性肾小球性血尿以及低补体血症，通过肾活检确诊为MPGN。日本的一些报道证实通过每年儿童进行尿常规筛查发现血尿和（或）蛋白尿的情况下，早期确诊MPGN。尽管这种检测手段能够在患者出现显著高血压、蛋白尿和（或）氮质血症之前就能够及早诊断，但是这种方案的成本效益需要在其他人群中加以证实。而事实上，还有部分典型 MPGN 患儿是在持续低补体血症，尿检完全正常的情况下确诊的，其中部分患儿甚至尿检完全正常。在无症状性尿检异常的 MPGN 患者中，Ⅲ型要多于Ⅰ型和Ⅱ型。

成年患者的临床表现可能仅仅累及肾，表现为水肿、高血压或肉眼血尿。然而，继发性发病的患者，其症状和体征往往与原发疾病有关。因此，冷球蛋白血症患者会表现为乏力、膝关节、髋关节及肩关节的疼痛，同时臀部及下肢的明显的血管炎损伤。这些症状经常复发。其皮肤出血点的分布使人联想起过敏性紫癜。继发于感染、恶性肿瘤或胶原血管疾病的病例也会出现与之相关的临床表现。有趣的是，MPGN 往往是丙型肝炎患者的最早的临床表现，因为肝炎本身往往没有任何临床症状。

2. 实验室检查　MPGN 的特征是低补体血症，即 C3 和 CH50 水平的下降，80% ~90% 的患者会出现。Ⅰ型 MPGN 患者中，约 40% 出现 C3 降低的患者还伴有血清 C4 水平降低，Ⅱ型或Ⅲ型 MPGN 患者中比较罕见。尽管在致病机制部分中所介绍的不同形式的血清补体成分水平下降有助于鉴别不同类型的 MPGN，但是这些检查通常并非临床生化检查项目，仅仅在某些研究机构才能完成。60% ~70% 的Ⅱ型 MPGN 患者中会出现 C3 肾炎因子的激活，而在Ⅰ型和Ⅲ型 MPGN 患者中，这一数字仅为 20% ~25%。有意思的是，50% 以上的继发性 MPGN 患者中也能够检测到这一自身抗体。尚不明确是否出现 C3 肾炎因子提示发展至终末期肾病的风险增加。C3 肾炎因子可通过溶血法或固相法检测。患冷球蛋白血症的成年患者需同时检测乙型肝炎和丙型肝炎病毒。而在 MPGN 患儿中，即使不伴有冷球蛋白血症，也应该同时检测肝炎病毒的血清学标记物。其他实验室项目则需根据患者的原发疾病进行检测。

3. 病理学　MPGN 的典型病理改变是弥漫性系膜细胞和内皮细胞增生，毛细血管壁增厚以及肾小球基底膜的分层（图 15 - 1）。根据疾病的严重程度不同，肾小球内会出现不同比例的新月体形成。当小球内出现中性粒细胞和单核细胞浸润时，细胞数增多更加显著。为了进一步明确病理改变情况，还需要一些病理特殊染色，如六胺银染色显示肾小球基底膜的分层以及增厚情况，而三色染色用于明确沉积部位（图 15 - 2）。这对于原发性 MPGN 的三种分型具有重要意义：Ⅰ型沉积于内皮下和系膜区；Ⅱ型沉积于膜内；Ⅲ型则沉积于内皮下、系膜区和上皮下。三色染色还有助于了解纤维化程度。其他的一些特殊染色，如硫黄素 T 染色可用于检测膜内致密物沉积，尤其沉积物仅呈现局灶性分布时。有人认为基底膜增厚程度是由于系膜插入所导致，因此，可作为疾病严重程度的一个标志：弥漫性增厚患者要比局灶性增厚患者的预后差。因此，在Ⅰ型 MPGN 中，局灶性病变可能提示疾病处在早期阶段，对治疗的反应较好。冷球蛋白血症伴发的 MPGN 是儿童中最常见的继发性疾病，其组织病理学表现与Ⅰ型疾病十分相似。

免疫荧光染色常表现为 C3、IgG 和 IgM 在毛细血管壁和系膜区的沉积。经典补体级联成分可见于Ⅰ型疾病，而在Ⅱ型和Ⅲ型 MPGN 中不会出现。电镜可证实沉积物的确切位置，即内皮下、系膜区、基底膜内或上皮下。沉积的数量可多可少，沉积密度特征相似，尚无明确的超微结构定义。

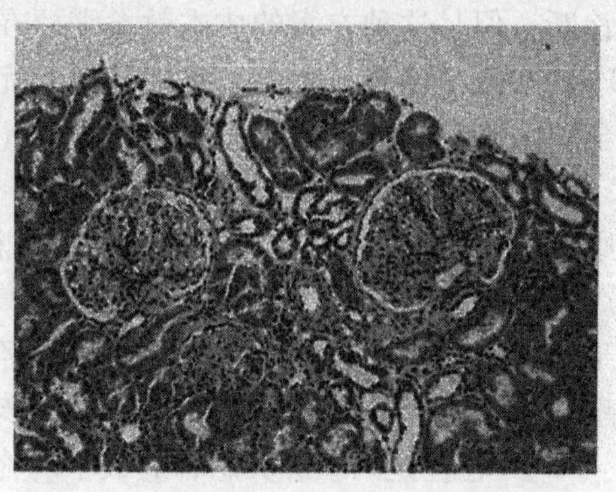

图 15－1　膜增生性肾小球肾炎的肾穿标本（光镜，苏木素－伊红染色）。显示肾小球结节样改变，弥漫性细胞数增多以及毛细血管壁增厚

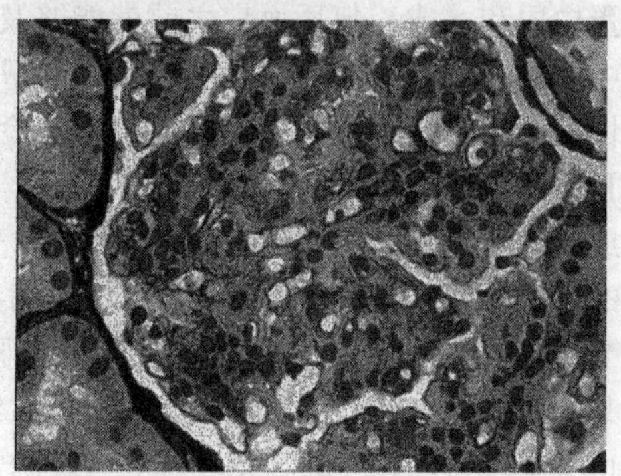

图 15－2　膜增生性肾小球肾炎肾穿标本（光镜，银染）。显示肾小球基底膜分层以及系膜细胞插入

四、鉴别诊断

拟诊为 MPGN 的患者还应该根据其特殊的临床表现与其他疾病进行鉴别。单纯性尿检异常的患者可能患有轻度的感染后肾炎、遗传性肾炎或 IgA 肾病。表现为明显的肾炎综合征的患者则须排除感染后肾炎、狼疮性肾炎、过敏性紫癜性肾炎以及血管炎。当合并有皮疹、关，节疼痛以及发热等症状时，诊断过敏性紫癜性肾炎以及血管炎的可能性更大。表现为肾病综合征的患者，可根据其年龄进行鉴别，须鉴别的疾病包括微小病变型肾病综合征，局灶节段性肾小球硬化症以及膜性肾病。副蛋白血症（轻链肾病）、血栓性微血管病以及纤维性肾小球疾病也会出现与 MPGN 类似的病理改变。除了系统性红斑狼疮（SLE）性肾炎以及粥样栓塞性肾病（atheroembolic 肾病），MPGN 与其他疾病可鉴别的临床表现为持续性低补体血症。

五、并发症

MPGN 患者会出现肾脏疾病或者原发疾病相关的一些并发症。因此，表现为急性肾炎的患者可能会出现恶性高血压或充血性心力衰竭。而表现为肾病综合征的患者则可能会出现局部感染、腹膜炎或者血栓形成事件。

Ⅱ型 MPGN 患者（儿童比成年人更常见）中，近 25% 的病例会出现局部脂肪代谢障碍。其特征是面部及上半身皮下脂肪组织的逐渐消耗。体外试验证实，将 C3 肾炎因子加入小鼠脂肪细胞，同时存在 D 因子和二价阳离子的情况下，出现细胞溶解。这些结果可能能够解释 MPGN 与脂肪代谢障碍之间的联系。给予 MPGN 患者 4 ~ 36 个月的瘦素治疗能够缓解高滤过以及降低蛋白尿。目前还没有针对此治疗方案对于肾脏疾病的长期预后影响的相关研究。最后，MPGN 患者还可能出现其他的一些临床表现，如视野和色觉的异常。视网膜血管造影能够证实脉络膜的新血管形成。

合并有冷球蛋白血症的 MPGN 患者还可能会出现溃疡性皮肤损害、雷诺现象、周围神经病变、肝大以及肝硬化的症状。

六、治疗

1. 儿童患者　原发性 MPGN 患儿中，若一般情况好，无明显临床症状，仅有轻微尿检异常，通常不需要积极治疗。这些患者可给予一些降压药物，尤其是血管紧张素转化酶抑制药和血管紧张素受体拮抗药类药物，目的是降低蛋白尿以及延缓肾脏病变进展。然而，自从 1965 年认识了此病，并证实大部分患者的预后不佳，这促使人们开始探索能够延缓 MPGN 进展的治疗方案。来自辛辛那提儿童医院的 Clark VVest 和他的同事们的初步研究发现，长期给予隔日 1 次口服激素治疗能够对病程的进展产生有利影响。1986 年，这个中心总结了 45 例接受治疗的 MPGN 患者。这些患者隔日服用泼尼松 $60mg/m^2$ 或者 2 ~ 2. 5mg/kg，平均治疗 6. 5 年，发现与历史对照或其他中心的患者对照，其预后有所改善。80% 的患者血尿有所缓解，73% 的患者肾功能保持正常或有所好转，62% 的肾病综合征患者血清清蛋白水平恢复正常。大部分患者在给予治疗 4 ~ 12 个月后，低补体血症缓解。然而，部分患者的低补体血症持续，并不一定提示肾脏病理恶化。治疗 2 年后进行的重复肾活检提示毛细血管襻开放增加，以及系膜基质增生程度减轻。然而，更重要的是，即使临床症状改善，肾小球硬化比例也会升高。这可能反映出在开始治疗之前的不可逆的肾单位损伤。起病 1 年内即接受治疗的患者疗效更好。日本的学校尿检筛查计划使得早期诊断 MPGN 更加容易，15 例患儿在接受了泼尼松龙冲击或环磷酰胺治疗以后，再继续长期服用隔日激素治疗（4 ~ 12 年），病情有所缓解，尿检恢复正常，GFR 稳定；其余 4 例患儿在接受上述治疗后，在 10 ~ 24 年的随访期仅表现为微量蛋白尿。

辛辛那提儿童医院的开放研究结果在一项由国际儿童肾脏疾病研究进行的随机临床试验中也得到了证实。80 例 MPGN 患儿（42 例 Ⅰ 型，14 例 Ⅱ 型，17 例 Ⅲ 型，7 例未分型），随机给予隔日 $40mg/m^2$ 的泼尼松或安慰剂治疗，平均治疗时间为 41 个月。所有患儿表现为大量蛋白尿，GFR > 70ml/（min · $1.73m^2$）。安慰剂组的治疗失败率（定义为血清肌酐水平较基线水平升高 30% 以上或 > 35μmol/L）为 55%，泼尼松组为 40%。生存分析提示 130 个月时泼尼松组的肾存活率为 61%，而安慰剂组仅为 12%（P = 0. 07）。Ⅰ 型和 Ⅲ 型 MPGN 患儿的治疗效果相当。尽管 Ⅱ 型患儿的预后情况不太清楚，但该研究建议给予此型患儿更长时间的隔日激素治疗。

基于上述研究结果，专家建议如果 GFR > 70ml/（min · $1.73m^2$），对所有患儿均应给予至少 2 年的隔日激素治疗。人们还不清楚这一治疗方案在更严重的病例中可能带来的益处。激素剂量大约为隔日 40 ~ $60mg/m^2$ 的泼尼松。部分研究人员报道在一些小型临床研究中，给予更小剂量的激素治疗可获得更好的预后，然而人们尚未系统地评估过最低有效剂量。是否给予长期激素治疗应根据患儿的临床反应（如血清补体水平、血尿程度、尿蛋白水平以及估算 GFR 水平）以及重复肾活检（给予激素治疗 2 年、疗程后期或有证据显示疾病复发的情况下进行）的结果来判断。

2. 成年患者

（1）激素治疗：人们对于成人患者长期服用激素治疗的风险普遍有所顾虑。因此，目前的循证医学建议是，只有表现为肾病综合征或肾功能受损的成年患者才建议给予激素治疗。治疗应持续 6 个月。使用可能的最小剂量激素治疗直至病情缓解。仅表现为无症状性尿检异常或对激素治疗无反应的患者则应采取保守治疗措施。血管紧张素转化酶抑制药已被证实可降低 MPGN 患者的蛋白尿水平。

(2) 抗血小板和抗凝治疗：有人提出，给予抗血小板药物双嘧达莫能够减缓 MPGN 患者肾功能恶化的速度。然而，一项随访研究并未证实联合使用双嘧达莫、环磷酰胺和华法林治疗的疗效。在一项对 5 个抗血小板治疗研究的荟萃分析中，当考虑开始治疗与疾病发作的相对时间的情况下，很难得出抗血小板药物有效的结论。因此，根据目前的证据，并不推荐这些治疗。

(3) 继发于丙型肝炎的冷球蛋白血症的治疗：对于同时合并有丙型肝炎和 MPGN 的患者，6~12 个月的干扰素-α 治疗可使 60% 的患者得到缓解。然而，其中绝大多数会在 3~6 个月出现复发。使用聚乙二醇干扰素以及在治疗方案中加入利巴韦林能够改善治疗反应。目前临床上是先给予 6 个月的抗病毒治疗，之后改为隔日小剂量激素治疗方案。使用冷沉淀滤过法清除冷球蛋白是一种实验室手段，其机制是将循环系统中的冷球蛋白清除至体外。对于肾功能下降患者，聚乙二醇干扰素和利巴韦林的剂量还有争议。肾功能受损患者接受这些治疗后曾经出现过严重不良反应。

(4) 其他治疗：有一些零星的病例报道提出，对于严重的原发性 MPGN 以及急性肾衰竭或快速进展性患者，血浆置换是一种有效的治疗手段。然而，治疗效果差异很大。此外，这种治疗手段是有创的，而且费用高。因此不能常规作为一线治疗手段。吗替麦考酚酯也已被用于治疗乙肝相关的冷球蛋白血症性 MPGN。尽管该药物能够降低蛋白尿，但也有可能导致病毒复制。因此，使用免疫抑制药治疗 MPGN 时要多加小心。在丙肝相关性冷球蛋白血症患者出现严重血管炎发作的急性期时可短期行血浆置换治疗，但应考虑到该治疗会导致激活肝炎。

七、预后

1. 儿童患者　总的说来，未经治疗的 MPGN 患者的长期预后并不乐观。尽管偶有报道称部分儿童或青少年 MPGN 患者能够自发缓解，但近 50% 的患者会在 10~15 年发展至终末期肾病。预后不佳的因素包括：确诊时血清肌酐水平升高、肾病综合征范围的蛋白尿、严重高血压、肾小球新月体比例超过 50%，弥漫性间质纤维化和小管萎缩，以及治疗后 1 年时 GFR 水平下降。原发性 MPGN 比继发性的预后更差。此外，Ⅱ型 MPGN 比Ⅰ型和Ⅲ型的预后更差。

最近的报道证实了儿童 MPGN 患者的预后不佳。例如，英国的两个治疗中心观察了 53 例患儿，年龄从 13 个月至 15 岁，观察时间从 1980 年 1 月-1999 年 12 月，共持续了 20 年，发现平均肾存活时间为 12.2 年。有意思的是，病理分型、非肾病综合征范围的蛋白尿水平以及一些特殊治疗对于长期预后并没有影响。然而，在日本的一项相似研究中，MPGN 是通过学校尿检筛查项目确诊的，他们得出的结论是早期诊断以及尽快开始激素治疗有可能改善患者预后。

2. 成年患者　尽管关于成年 MPGN 患者预后比儿童及青少年患者更差这一观点尚无定论，但总的来说，至少成年患者的预后不会比儿童患者更好。因而，50% 的患者会在肾活检确诊 5 年内发展至终末期肾病，随访 10 年时，这一数字上升至 64%。预后不佳相关因素与儿童病例类似，即以肾病综合征起病，更广泛的肾小管萎缩和间质纤维化，以及 GFR 下降。优化降压已经成为临床医师感兴趣的治疗手段，降压药则以血管紧张素转化酶抑制药或血管紧张素受体拮抗药类药物为首选。对于丙型肝炎患者，在尚未累及肾的情况下给予抗病毒治疗可能会降低继发性 MPGN 的发病率并改变其自然病程，因此目前的应用越来越普遍。

3. 肾移植术后的复发问题　原发性 MPGN 的一个令人沮丧的临床特点是即使在接受肾移植术后，20% ~30% 的患者复发。Ⅱ型患者中这一比例更是高达 90%。MPGN 复发的危险因素包括移植术后时间、HLA B8DR3 以及活体供肾。丙肝相关 MPGN 也会在移植后出现复发或者自发起病。复发性 MPGN 与同种异体移植物肾病的病理表现很相似，因此两者的鉴别十分重要。若存在免疫沉积物提示复发性 MPGN。近 40% 复发性 MPGN 患者会出现移植肾功能的不可逆性丧失。移植后的每一步治疗手段都使 MPGN 复发的可能性增加，因此使得这一问题变得不可预测。没有任何手段能够降低复发率，因此患者的治疗要做到个体化。

（祁建军）

第三节　Goodpasture 综合征/抗肾小球基底膜病

一、概述

抗肾小球基底膜病是一种罕见病，却是肾小球肾炎非常典型的病因，白种人群中发病率为每年 1 人/100 万人口。所有年龄段人群均可受累，但 30 多岁的青年男性和 60 多岁、70 多岁的男性和女性为发病高峰。年轻患者常出现肺出血，老年患者更常出现孤立性肾小球肾炎。抗肾小球基底膜病指的是出现针对Ⅳ型胶原 α_3 链的 NCl 区［α_3（Ⅳ）NCl］的抗 GBM 抗体，α_3（Ⅳ）NCl 主要存在于肾小球和肺泡的基底膜中。该抗原抗体反应可导致肾活检中的局灶坏死性肾小球肾炎及广泛新月体形成，临床上表现为快速进展性肾小球肾炎。当肾损伤与肺出血共同存在时称为 Goodpasture 综合征。

具有遗传易感性的个体，在环境因素触发作用下易患该病。HLA 型显著影响该病的易感性，其中 DR15 型和 DR4 型易患该病，而 DR7 型和 DR1 型为保护型。

环境因素不仅可引发该病，还影响其临床表现。多个报道描述了群发性病例，提示感染性或其他外源性因素参与发病，但目前尚无明确的特异性致病因素。吸烟可明显影响肺部损伤的程度，现时吸烟者几乎均出现肺出血，而且肺出血几乎局限于这一人群中。此外，某些遗传因素也影响该病的易感性。

二、临床表现

1. 症状和体征　患者常有乏力、关节痛及体重减轻等病史，但比其他原因导致的局灶性坏死性肾小球肾炎［如抗中性粒细胞胞质抗体（ANCA）相关性系统性血管炎］的表现轻。常见症状性的贫血，即使少量咯血的患者也可出现贫血。主要的临床症状多与肺出血或肾衰竭相关。肺出血的严重程度不同，从少量咯血至伴有呼吸系统衰竭的危及生命的大出血均可出现。典型的表现为间断咯血，可以是自发性，也可由并发的感染或液体超负荷引起。咯血严重程度和肺部血液丢失量之间的关系不大。其他临床体征也有很大差别，包括吸气性爆裂音、支气管呼吸音，患者往往存在呼吸急促、发绀。咯血史最常见，但随着吸烟率下降，咯血的发生率也有所下降，目前的发生率约为50%。即使患者出现危及生命的肺出血，从疾病急性期幸存的患者的肺可以完全恢复，不会残留肺部影像学异常。组织病理学上可残存少量肺部病变或纤维化。

肾损伤可单独发生或与肺出血同时发生。轻度肾损伤可自发缓解，但一旦发生显著的肾损伤，很少缓解，并且恶化速度可能非常快。有些患者在12h内由正常肾功能进展为明确的肾衰竭。镜下血尿是肾损伤的早期症状，疾病进展时尿液中可出现异型红细胞和红细胞管型。可出现蛋白尿，常为中度蛋白尿（<3g/L）。一些患者出现肉眼血尿和剧烈腰痛，通常是病情非常严重的标志。少尿常提示预后不良。

未经治疗的抗GBM病几乎全都进展为肾衰竭，但抗GBM抗体合成是短暂的，持续时间常常<2个月。采用细胞毒药物和血浆置换治疗患者。抗GBM病很少复发，但也有人报道感染或有毒物质暴露也可复发。这些复发病例的预后一般比原始发病好，因为往往能很快作出诊断。当循环中尚存在抗GBM抗体时，移植肾几乎无一例外会复发，但在抗体消失后进行肾移植则是安全的。但是特殊情况下，肾移植可诱发抗GBM抗体的产生，但这种情况的发生率可能<1%。因此，肾移植通常推迟至循环抗GBM抗体消失至少6个月后进行，移植患者应密切监测尿沉渣或抗体滴度的变化。

2. 实验室检查　Goodpasture病的诊断依赖于循环中或肾活检组织中检测到抗GBM抗体。多采用酶联免疫吸附法（ELISA）检测该抗体，可疑病例可经蛋白质印记法（VVestern blotting）进一步证实。抗GBM抗体滴度与肾损伤的严重程度密切相关，但肺损伤表现与抗体滴度无关。

其他实验室检查为非特异性。贫血常见，多为小细胞低色素性贫血。与其他类型的急进型肾小球肾炎相似，血涂片可见轻微的微血管病表现。尿沉渣异常是肾损伤的早期表现，随后常出现血清尿素氮、肌酐升高，直至发生肾衰竭。

3. 影像学检查　胸部X线检查可正常，肺出血患者可见肺泡阴影。其中上肺和肺的基底部表现较轻，但无法区分肺出血和感染及水肿。但肺出血无curly B线，病变不由叶间裂局限。肺出血的放射学改变的发生和缓解往往比感染更迅速（图15－3）。

肾的所有影像学检查均缺乏特异性形态学改变，无法与其他类型的急性肾衰竭进行区别。

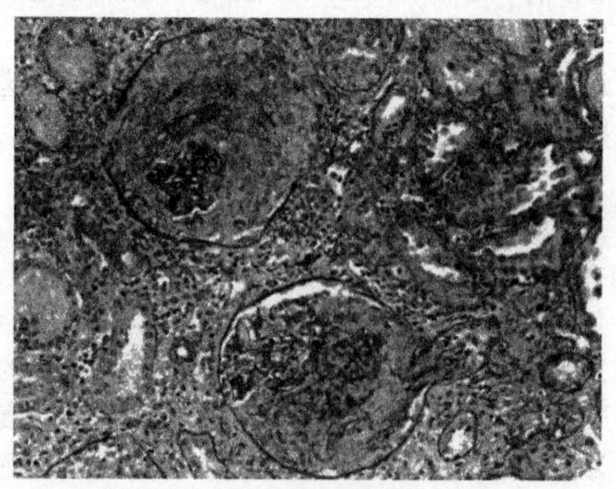

图15－3　一名Goodpasture综合征患者的肾活检

4. 特殊检查 肾活检对于可疑抗 GBM 病的诊断和治疗十分必要。早期病理学改变为轻度的系膜区扩张和系膜细胞增多，随后出现局灶节段性肾小球肾炎，常伴有显著的中性粒细胞浸润。病变随后可进展为局灶坏死性肾小球肾炎伴肾小球毛细血管破裂，血液漏入到包曼囊腔中。这会诱发由壁层上皮细胞和巨噬细胞组成的细胞性新月体形成。有实验证据表明新月体也可由脏层上皮细胞组成。GBM 病的特点是新月体病变程度都是一致的，表明该病为急性起病，这也是与其他类型的局灶坏死性肾小球肾炎和新月体性肾小球肾炎的区别点。无论肾损伤的严重程度如何，所有患者均可见呈线性沉积的抗 GBM 抗体。抗体绝大多数为 IgG，但 1/3 的患者也可检测到 IgA 或 IgM，极个别的情况下有报道仅有 IgA 或 IgM 沉积。60% ~70% 的患者可见线性 C3 沉积，但 C3 沉积不影响肾脏损伤的严重度。

三、鉴别诊断

Goodpasture 病需与同时引起急性肾衰竭和呼吸系统衰竭的其他病因相鉴别，表 15 -3 列举出一些比较重要的鉴别诊断。检测到抗 GBM 抗体时，Goodpasture 病的可能性较大，但越来越多的研究发现，一小部分 ANCA 相关性局灶坏死性肾小球肾炎的患者中也可出现该抗体。这些患者中大多数的 ANCA 为特异性针对髓过氧化物酶，他们的抗基底膜抗体滴度水平常比单纯抗基底膜病患者的低，且更易被抑制。即使这些患者出现严重的肾衰竭，肾功能也多可逆。

表 15 -3 急性肾衰竭和呼吸系统衰竭的鉴别诊断

抗肾小球基底膜病
任何病因引起的急性肾衰竭继发肺水肿
严重心力衰竭引起肾低灌注和肺水肿
伴有急性肾小管坏死的严重肺炎（尤其军团菌）
系统性血管炎——韦格纳肉芽肿、显微镜下多血管炎、系统性红斑狼疮、Churg - Strauss 综合征
其他血管炎——类风湿性血管炎，Behoet 病、冷球蛋白血症
肾静脉血栓形成合并肺栓塞
百草枯中毒
伴有急性肺综合征的血栓性微血管病（溶血性尿毒症综合征）

四、治疗

在产生现代治疗方法之前，Goodpasture 病的预后极差，几乎所有的患者都死于肾衰竭或肺出血。认识到抗基底膜抗体是致病性抗体产生了目前的治疗策略，即联合使用血浆置换及免疫抑制药。随着更为有效的治疗方法的产生，很明显的是发病时的疾病严重度成为影响最终预后的主要决定因素，尤其是肾功能的恢复。镜下血尿和血清肌酐正常的患者常可自发性缓解，但只要循环中存在抗 GBM 抗体，仍然存在发生不可逆性肾损伤的风险。相比之下，当患者出现少尿或依赖透析的肾衰竭时，肾功能多不可恢复。

目前大多数医疗中心均采用环磷酰胺、泼尼松龙和血浆置换的联合治疗方案。表 15 -4 列出了经典的治疗方案。但是由于临床表现多样，很难进行适当有效的随机对照临床试验。唯一的有关 Goodpasture 病治疗的对照临床试验表明血浆置换较单独使用免疫抑制药或类固醇激素有效。但该实验中血浆置换治疗的强度和环磷酰胺剂量比平常使用的低。Walter Reed完成的实验并没有证实血浆置换治疗的显著优越性。但是对一系列患者采用血浆置换联合烷化剂（如环磷酰胺）的治疗方法，均取得了一致性的较好疗效，从而为该治疗方案的有效性提供了强有力的证据。

表 15-4 急性 Goodpasture 综合征的治疗方案

·泼尼松龙 1mg/（kg·d）口服1周，然后每周逐渐减量至45mg、30mg、25mg、20mg、15mg、10mg、5mg
·环磷酰胺 3mg/（kg·d），可逐渐减量至50mg左右（55岁以上老年人2mg/kg）
·每天以5%人血清蛋白进行4L血浆置换，治疗14d或直至循环中抗体被抑制；当存在肺出血或有其他出血危险时，每次治疗末给予300~400ml的新鲜冰冻血浆

肺出血通常在24~48h得到控制。中等程度的肾功能不全大部分可恢复（80%的血清肌酐<600μmol/L的患者治疗有效）。相反，尽管控制了抗GBM抗体水平，目前的治疗通常不能逆转晚期肾功能不全。因此，治疗血清肌酐超过600μmol/L且无肺出血史的患者的风险超过效益，这样的患者通常不治疗。

然而有一些无对照的报告显示，尽管患者发病时表现为透析依赖的肾衰竭，但仍可恢复肾功能。这部分患者多在短时间内肾功能急剧下降，肾活检显示病变程度出乎意料的轻或新月体比预想少的非常新鲜的病变。因此这部分患者即使出现严重的肾衰竭也应考虑给予积极的治疗，因此肾活检在病情评估中起重要作用。常规透析难以实施的患者需要进行早期的肾移植，这也是尽管存在肾衰竭也需要采取积极治疗的原因。血浆置换可抑制抗GBM抗体的合成长达1年。

需要对接受免疫抑制药和血浆置换治疗的患者进行密切监测，尤其是存在严重肾衰竭的患者。DLco是评价肺脏弥散功能的指标，肺出血时显著升高，可用于诊断。疾病缓解后DLco轻度下降可存在很长时间。用于血浆置换置换液的清蛋白的钠浓度较高，因此血浆置换可使钠负荷过重，导致液体积聚和肺水肿，因此患者必须密切监测体液负荷情况。使用免疫抑制药治疗也需要密切监测。必须监测全血细胞计数，白细胞计数$<3.5\times10^9$/L时，应停用环磷酰胺。监测血清肌酐、血红蛋白、抗GBM抗体滴度以及胸片检查和DLco等也可用于评估病情进展。最近研究表明患者1年生存率为79%~93%。

五、预后

Alport综合征是一种遗传性肾小球疾病，由编码胶原α_3、α_4和α_5链的基因突变引起，而胶原a_3、α_4和α_5链共同形成肾小球毛细血管的胶原网。因此Alport综合征的肾小球基底膜缺乏这些胶原链。该疾病常进展为终末期肾衰竭，在接受肾移植后，Alport综合征患者存在产生针对移植肾中正常α链抗体的风险。出现一过性低滴度的抗GBM抗体很常见，小部分患者（3%~5%）的移植肾可发生伴有新月体的局灶坏死性肾小球肾炎。自体肾的临床表现和病理学改变与抗GBM病无明显区别。治疗上相同，但预后较差。移植肾复发很常见，最常见于数天之内。重要的是，抗GBM抗体是针对突变α链的抗体，最常见的为α_5链。因此大多数接受肾移植的Alport综合征患者为抗α_5链抗体，而不是α_3链抗体，标准抗GBM抗体ELISA法一般无法检测到。不过Alport综合征患者移植肾由于新发的Goodpasture综合征而失功的现象很罕见。如果无抗GBM抗体存在后进行肾移植，Goodpasture综合征复发很少见。

（祁建军）

第四节　感染后肾小球肾炎

一、链球菌感染后肾小球肾炎

（一）概述

急性链球菌感染后肾小球肾炎（acute poststreptococcal glomerulonephritis，APSGN）的发病率在大多数发达国家已经快速下降。在欧洲中部，成年人 APSGN 患者与酗酒的关系逐渐被关注。然而在其他一些国家，如新加坡、特立尼达和委内瑞拉，医院就诊的肾小球肾炎患儿中有超过 70% 是由于链球菌感染引起。这些不同地域有着不同流行病学原因，目前认为这些差异与是否早期接受治疗，以及抗生素的使用等有关。此外，发展中国家医疗卫生条件不足可能会引发 Th1 型反应（APSGN 的特征），相对而言，具有完善的医疗卫生系统的发达国家易引发导致微小病变的 Th2 型反应。APSGN 可表现为散发、群体发病、咽喉或皮肤链球菌感染引发的流行。原来几乎全部与 A 群链球菌感染有关，然而最近大的流行均与食用未彻底灭菌的牛奶和乳酪制品有关，提供这些生产原料的奶牛往往患有链球菌性乳腺炎。

47、49、55 和 57 型带有 M 蛋白抗原的链球菌通常是化脓性皮炎相关性肾炎的主要病原体，1、2、4 和 12 型链球菌为上呼吸道感染相关肾炎的病原体。感染了致肾炎链球菌后，肾炎的发病率差异大，但兄弟姐妹之间的发病率接近 40%，这表明该疾病有家庭聚集性；然而，APSGN 的易感基因还没有找到。

急性链球菌感染后肾小球肾炎是一种免疫复合物介导的疾病，涉及体液免疫和细胞免疫反应。循环免疫复合物和原位免疫复合物可激活局部的补体（主要是旁路途径）和凝血系统（血小板消耗和激活）和募集炎症细胞。辅助性 T 淋巴细胞浸润是早期特征，并会导致白介素（11）-6、肿瘤坏死因子（TNF）-α、血小板衍生生长因子（PDGF）水平的升高。除此之外，有证据表明神经氨酸酶介导的正常组分的脱盐反应导致的自身免疫反应也参与其中。其他还有抗中性粒细胞抗体（ANCA）、冷球蛋白（cryglobulins）、血清类风湿因子滴度、C3eNef、免疫球蛋白 IgG 在肾沉积。目前，除了在重症患者的 ANCA 检出率较高，其他的这些自身免疫反应表现的临床意义尚未确定。

致肾炎链球菌的抗原性质尚存在争论。目前，人们正在进行积极研究的是链球菌纤溶酶受体（nephritis - assoclated plasmin receptor，NAPlr）或者磷酸甘油醛脱氢酶（glycerol - dehyde - 3 - phosphate dehydrogenase，GAPDH）、链球菌致热外毒素 B（streptococcal cationlc exotoxin B and zymogen precursor，SPE B）。70% ~90% 的患者中发现这些抗原的血清抗体，另外，疾病早期患者的肾活检组织中发现了 GAPDH 和 SPEB。多中心实验表明抗酶原抗体滴度是致肾炎链球菌的最佳标记物。目前，已找到 NAP1r 和肾小球纤溶酶样活性物质共区域化的证据，表明与纤溶酶的结合能力在 APSGN 的发病机制中具有重要作用。

罕有 APSGN 患者在恢复后再次感染，表明它可以介导长期的保护性免疫力。

（二）临床表现

APSGN 是常见但不完全是儿童及青少年受累疾病，在 4 ~ 15 岁的人群中发病率最高。

低于5%的患儿<2岁，不同中心的患者中约10% >40岁。

1. 症状与体征　APSGN的诊断要求急性肾小球肾炎患者存在前驱的链球菌感染。肾炎通常在患链球菌性扁桃体炎后7~15d或者脓疱性皮炎4~6d后出现。发生APSGN时脓疱性皮炎才消退并不少见，但常可见到提示性的皮肤瘢痕和脱色。脓疱性皮炎往往复合疥疮，这一线索往往在检查患者的兄弟姐妹时可以获得。

APSGN通常表现为急性肾炎综合征，患者出现水肿、镜下或肉眼血尿、高血压，经常伴有少尿。肾组织学表现为急性血管内肾小球肾炎，伴系膜和毛细血管颗粒状免疫复合物沉积。肉眼或镜下血尿几乎普遍存在。80%~90%的患者出现水肿，通常为第一主诉。水肿表现多样，可以是眼睑水肿，也可以发生全身水肿，但与肾病综合征不同，APSGN患者腹水很罕见。80%的患者出现高血压，其严重程度与液体潴留相关，容量感受激素系统表现为钠潴留以及细胞外液容量扩张：肾素-血管紧张素-醛固酮（RAS）系统受到抑制，心房钠尿肽（ANP）分泌过多。这些急性肾炎综合征的临床表现的持续时间通常不足2周。

不足4%的APSGN患者出现大量蛋白尿，这些患者可有许多大块、花环样的免疫复合物沉积、电镜下出现“驼峰样”凸起。少数情况下，患者可以快速发展性氮质血症和新月体性肾小球肾炎。

无症状患者通常在近期链球菌感染后出现镜下血尿，补体水平降低。在前瞻性研究中，无症状患者新近链球菌感染后出现高血压的概率比有症状的患者高4~5倍。

APSGN患儿的临床表现与成年人不同，病程更为迁延、并发症发生率更高以及预后较差。

2. 实验室检查　APSGN患者的细菌培养阳性率差异较大：流行期波动于10%~70%，散发病例约为25%。最常见的诊断指标是抗链球菌素（ASO）滴度升高（33%~80%的咽喉炎症引起的APSGN患者），抗多样核糖核酸酶（DNase）-B（73%的脓疱性皮炎后患者），测定针对4种抗原的抗体的链球菌酶实验：DNase B、ASO、玻璃酸酶、链激酶（80%患者该项阳性）。抗-NAPlr，抗-SPE B，抗酶原（SPE-B前体）的抗体滴度更为敏感（APSGN患者阳性率近90%），但该项检查的应用并不广泛。

补体系统优先但并不完全由旁路途径激活。C4水平通常正常，90%以上的患者CH50和C3水平降低，通常在1个月之内恢复正常。急性期血清补体正常或者低补体血症持续超过1个月，应怀疑APSGN以外的诊断。血清IgG和IgM通常升高，而IgA正常。1/3患者出现冷球蛋白。

尿沉渣出现红细胞管型、变形红细胞，提示肾小球源性血尿。钠排泄分数一般<0.5，并随着利尿而升高。

（三）特殊检查

肾活检并不作为APSGN的常规检查，除非诊断有困难或者对指导预后和治疗极为重要。

（四）鉴别诊断

急性肾炎综合征的患者应首先考虑患者是否患有系统性疾病，或者患者的临床表现是否为原发性肾病。无发热、消化和呼吸系统症状、关节痛、血管炎性皮肤损伤提示原发性肾病。血清补体水平作为第一位的实验室检查有重要帮助，因为低于10%的APSGN患者补体水平正常，如果补体正常提示其他疾病的可能性大，如IgA肾病、血管炎、溶血尿毒综合征或抗肾小球基底膜病。另外，APSGN 血清补体水平在 1 个月内恢复正常，如果持续性低 C3 水平应考虑膜增生性肾小球肾炎（Ⅰ型或Ⅱ型）和系统性红斑狼疮。

（五）并发症

大部分的 APSGN 患儿临床过程并不复杂。如果出现严重少尿和不限制液体摄入有时会出现高钾和肺水肿。相对于低龄患者的良性过程，40% 的老年 APSGN 患者会出现充血性心力衰竭。在低龄患者中很少出现大量蛋白尿和氮质血症，在成年患者中的发病率分别可达 20% 和 80%。

少数情况下，APSGN 伴有高血压脑病或新月体肾炎导致的急进性肾炎。

（六）治疗

APSGN 治疗包括抗链球菌感染、治疗急性肾炎综合征和并发症。链球菌感染可以采用青霉素（苄星青霉素 120 万 Ul/d 或口服青霉素 20 万单位，每 6h1 次，持续 7 ~ 10d）。如果患者过敏，可口服红霉素（250mg，每 6h1 次，持续 7 ~ 10d）。小儿患者剂量减半。

成年人、老年患者和大部分儿童患者需要住院治疗急性肾炎综合征。一些没有严重水肿或者高血压，且血肌酐正常的患儿若有条件可在家中治疗，并保持密切联系，尤其是在病情可能加重的最初几天。

所有的患者都应限水限盐，在发病最初的 24 ~ 48h，给予襻利尿药有益。高血压在利尿后通常会消失。一般情况下口服硝苯地平足以控制血压，极少数高血压脑病患者需使用硝普钠降压。

肺水肿可给予襻利尿药和吸氧。洋地黄制剂在本病禁用，不仅无效，而且毒性反应较为常见。高钾血症和尿毒症患者需透析治疗。

（七）预后

儿童患者预后佳，但老年患者病死率可达 20%，主要死因为心血管系统并发症。急性发作之后轻微的血尿和蛋白尿可持续数月。

APSGN 的长期预后尚存在争议。急性发作后 15 年行肾活检，50% 患者发现不同程度的间质纤维化和肾小球硬化。不同研究中肾功能不全的发生率差异较大。例如，大部分研究表明 4% ~ 13% 的患者出现蛋白尿，但发生率 1.4% ~ 46%。同样的，高血压的发生率从与正常人群无异到 46%。这些差异至少部分可能是由于研究人群的种族、年龄不同，以及选择了散发或群集病例。但是经过 15 年随访之后，大部分研究结果显示终末期肾病的发生率 < 1%，而且大量蛋白尿患者和老年人的长期预后较差。另外，酒精成瘾的老年患者和肾病综合征范围蛋白尿患者的预后尤其差。最近有报道由于食用了污染兽疫链球菌的奶制品而引起 APSGN 疫情中，肾功能受损的发生率非常高，这个研究中大部分是成年患者，30% 的患者在 2 年之后存在肾功能受损。

二、感染性心内膜炎相关性肾小球肾炎

（一）概述

在美国，每年新诊断 10 000 ~ 15 000 例感染性心内膜炎，最近一项法国调查显示，感染性心内膜炎的发生率为每百万人中有 31 例。男女性别比范围从 2 ∶ 1 到 9 ∶ 1，老年患者和无潜在心脏病患者的发生率显著增高。静脉注射毒品、人工瓣膜和结构性心脏病是危险因

素。在某些地区，有创性操作或假体置入诱发的菌血症并发院内感染性心内膜炎几乎占感染性心内膜炎患者的10%。其他较少的诱因还有HIV感染、使用免疫抑制药患者、透析用动静脉瘘、中心静脉置管以及溃疡性结肠炎（牛链球菌性心内膜炎）。

感染性心内膜炎相关性肾炎的自然病程随着抗生素的使用和流行病学改变而发生了很大程度变化。患者的平均年龄已经提高到目前的中位54岁。这些改变归因于风湿性心脏病患病率的降低、退行性心脏病的患病率增加、使老年患者易患菌血症的操作有所增加。在没有抗生素的时代，草绿色链球菌是最常见的细菌，50%～80%患者发生肾小球肾炎。随着心瓣膜疾病患者预防性使用抗生素和大量滥用静脉内毒品，金黄色葡萄球菌已经取代草绿色链球菌成为感染性心内膜炎的主要致病菌。金黄色葡萄球菌性心内膜炎有关的肾小球肾炎的发生率为22%～78%，静脉注射毒品使用者的发生率较高。肾并发症包含了肾梗死、肾脓肿和肾小球肾炎（以上三者可同时存在）。最近一项从354位感染性心内膜炎患者中选择了64位进行肾脏组织学研究的调查显示，31%患者发生局限性肾梗死，半数为脓毒性；26%患者发生局灶性或者弥漫性肾小球肾炎，许多患者出现血管炎；10%患者发生间质性肾炎，主要归因于抗生素的使用；10%患者发生皮质坏死，全部通过尸检发现。

（二）发病机制

局灶节段增生性肾小球肾炎多伴新月体形成是本病光镜下的典型表现。部分患者可能会出现弥漫增殖性毛细血管内损伤，伴或不伴新月体形成。免疫荧光可以发现IgG、IgM和补体C3在毛细血管和系膜区颗粒状沉积。电子显微镜显示电子致密物沉积于系膜、内皮下，偶尔也会沉积在上皮下。亚急性心内膜炎可能会出现局灶节段增生性损害伴纤维素样坏死和毛细血管内血栓形成。可见小管炎间质细胞浸润和不同程度的萎缩和坏死。肾活检对于明确诊断或指导预后有重要意义。

弥漫性的免疫球蛋白沉积、低补体水平和电子致密物沉积都支持免疫复合物理论是这一类肾小球肾炎的发病机制。肾洗脱液中检测到特异性抗体和沉积物中检测到细菌抗原更充分地支持这一理论。目前证实金黄色葡萄球菌和溶血性链球菌抗原的存在。此外，金黄色链球菌表达“超级抗原”，也可以直接激活T淋巴细胞。

（三）临床表现

感染性心内膜炎临床表现多样，既可以表现为抗生素治疗十分敏感的、很少系统性症状的温和疾病，也可以表现为伴有危及生命的心脏瓣膜损伤和全身血栓形成的爆发性败血症。心内膜炎临床表现不同的原因在于病原体不同。草绿色链球菌作为口腔正常菌群，常感染异常的心脏瓣膜，使瓣膜损害进一步加重，但症状轻微。相比之下，金黄色葡萄球菌可以侵袭正常的心脏瓣膜，并且迅速毁坏瓣膜。

1. 症状和体征　诊断心内膜炎需要多方面的临床表现。2%～9%的患者既往曾患有，感染性内膜炎。出现程度不一的外周性血管表现和（或）免疫性改变：20%～40%患者出现瘀点，15%出现片状出血（甲床的线状、红褐色条纹），10%～25%出现Osler's结节（趾/指端掌面的痛性结节），<10%患者出现Janeway损伤（手掌或脚掌的无痛性黑色斑点），不足5%出现Roth斑（眼底镜检查发现苍白色区域伴周围出血）。

肾的临床表现为镜下血尿和微量蛋白尿，伴或不伴氮质血症。1/3的感染性心内膜炎患者会发生氮质血症，发生率与年龄、高血压病史、血小板减少症和人工瓣膜感染有关。病情进展迅速可能与新月体性肾小球肾炎有关。肾病综合征并不常见，除非患者有感染性房室分流。

2. 实验室检查 血培养阳性率与不同静脉部位的培养次数（3次培养达98%）、血量（大于5ml可达92%）和病原体有关。感染金黄色葡萄球菌患者的阳性率特别高，由肠球菌导致菌血症患者的阳性率较其他肠球菌高。心内膜炎患者的其他阳性实验室检查还有血沉（ESR）升高、正细胞正色素性贫血、白细胞计数升高（尤其是葡萄球菌性心内膜炎）。

60%～90%的肾小球肾炎患者中出现通过经典途径激活补体，导致补体C3、C4水平下降。补体激活水平与肾脏损害程度相关，成功控制感染后补体水平正常。50%亚急性感染性心内膜炎患者中出现高滴度的类风湿因子、循环免疫复合物和混合性冷球蛋白血症，特别是同时出现肾小球肾炎的患者。C－ANCA偶尔也会呈阳性。

（四）治疗

1. 抗生素的预防性使用 尽管目前尚无预防性使用抗生素有效的确切证据，美国心脏病学会仍认为应根据患者个体情况预防性使用抗生素。大部分学者认为人工心脏瓣膜、既往有感染性心内膜炎病史、先天性心脏病患者应预防性使用抗生素。以下情况中发生菌血症的风险显著增加，包括侵入性的牙齿、口腔和上呼吸道操作，其次是侵入性泌尿生殖道操作。对于口腔和上呼吸道操作，操作前1h给予阿莫西林（2g口服，或儿童50mg/kg），对青霉素过敏的患者可给予克林霉素（600mg）或头孢氨苄（2g）。高危患者计划接受泌尿生殖系统的操作前，可以联合使用庆大霉素（1.5mg/kg）和阿莫西林（1g）。

2. 抗生素的治疗使用 根据致病微生物不同，心内膜炎的治疗已经提出了多种抗生素治疗方案。这些方案的共同特征是需要给予适当的抗生素治疗4～6周，病原体才会被完全消灭，从而使血清学检测恢复正常。抗生素应根据病原体的耐药性选择，这是本书范围以外的话题。但总体来说，草绿色链球菌和其他的链球菌使用青霉素（每日12万～18万U）疗效较为可靠，过敏者可使用头孢曲松（每日29）。肠球菌联合使用青霉素或万古霉素（如果存在对青霉素耐药率高）及庆大霉素，疗效较佳。金黄色葡萄球菌引起的自体瓣膜心内膜炎可采用乙氧奈青霉素或苯唑西林（每4h2g静脉滴注），治疗早期的数天内也可加用庆大霉素。对于耐甲氧西林的葡萄球菌的标准治疗药物是万古霉素。

肾小球肾炎患者出现的异常临床表现，包括血尿、蛋白尿、血肌酐升高，在控制感染后仍可能持续数月。治疗期间补体C3恢复正常者通常预后良好。而对于严重的新月体性肾炎患者建议采用血浆置换或短期大剂量激素治疗。

（五）预后

感染性心内膜炎的预后与瓣膜损伤的范围、严重程度以及病原体有关。肾小球肾炎的短期预后总体来说较好，与迅速控制感染相关。表现为急进性病程和严重新月体肾炎的患者预后最差。目前还缺乏感染性心内膜炎相关性肾小球肾炎的长期预后资料。

三、分流性肾炎

（一）概述

分流性肾炎是一种免疫复合物介导的肾小球肾炎，是治疗脑积水植入的脑室－心房或脑室－颈静脉分流管慢性感染导致的并发症。若能够早期诊断和治疗，分流性肾炎的预后好。

30%患者的脑室血管（ventriculo vascular，VV）分流管可能出现感染。VV分流管感染患者中有0.7%~2%出现肾小球肾炎，植入术后2个月甚至数年之后。引起感染的病原体通常是表皮链球菌和金黄色葡萄球菌，其次是痤疮丙酸杆菌、假单胞菌和粘纸沙雷菌。与VV分流不同，脑室腹膜分流极少合并肾小球肾炎。由于临床疾病谱较为广泛，同时病程隐匿，诊断往往被延误。

（二）发病机制

肾小球通常表现为Ⅰ型膜增生性肾小球肾炎，但有时也会表现为系膜增殖性肾炎。免疫荧光表现为IgG、IgM和C3弥漫性、颗粒状沉积。电镜下可见电子致密物在系膜和内皮下沉积。病变机制涉及细菌性免疫复合物沉积、经典和替代补体途径的激活。

（三）临床表现

1. 症状和体征　首先，患者必须有感染的表现。临床可表现出回归热、消瘦、面色苍白、关节疼痛，经常伴有肝脾大以及颅内压增高。肾脏表现包括血尿（镜下或肉眼）、蛋白尿（30%患者呈肾病综合征）、肾功能不全和高血压。

2. 实验室检查　实验室检查异常指标包括贫血（除非同时存在铁缺乏，通常是正细胞正色素贫血）、血沉和C反应蛋白水平升高，类风湿因子滴度升高，冷球蛋白血症，低补体血症（C3，C4，和CH50）以及出现循环免疫复合物。最近有报道指出患者可出现针对蛋白水解酶-3的ANCA阳性。

（四）治疗

抗生素治疗、尽快取出感染导管可以减轻肾小球肾炎。但是也有病例出现进行性慢性肾功能衰竭。延迟诊断和未及时取出分流管使肾脏损伤的预后不良。

（祁建军）

第五节　狼疮性肾炎

一、总则

大多数系统性红斑狼疮（SLE）患者均有肾脏受累，有证据表明肾脏存在致病性自身免疫反应。这种异常的自身免疫反应引起的临床和病理表现差别很大，肾小球肾炎从轻微的、病情稳定型到严重的、病情进行性发展的病变。

SLE的自身免疫反应过程非常复杂，其致病机制尚未完全阐明。有证据表明，体液免疫和细胞免疫功能紊乱这两种途径都参与其中。针对多种细胞核抗原的自身抗体谱是确诊SLE的基本要素。其中，抗DNA抗体是最具致肾病性的，尽管多数情况下其他抗体也参与其中。

有几类免疫复合物参与疾病的发展。经典的类型是循环免疫复合物的局部沉积，开始沉积在系膜间隙，随后溢入内皮下，病理表现为进行性的系膜及毛细血管内增殖性疾病。另一类型是循环中大量的凋亡细胞分解形成的核残余物，与肾小球毛细血管结合，自身抗体随后与这种植入性抗原相结合，引起局部免疫复合物聚集。

对Heymann肾炎动物模型和罕见的先天性人膜性肾病的观察提示：自身抗体能够与肾小球足细胞上的固有抗原结合。这种在原位形成和聚集的免疫复合物，沿着毛细血管外侧

（上皮下）沉积，但在人膜型 LN 中尚未得以明确证实。

自身免疫被认为是由细胞介导的针对肾单位不同成分的直接损伤，主要依据是，在各种类型的 LN 中，经常可见单核细胞浸润。尽管淋巴细胞也常有浸润，但没有直接的证据证实，其在人类 LN 中发挥致病作用，而在细胞介导的同种异体移植物排斥反应中可以造成肾单位损伤。

对 SLE 自然病程的了解多来自于对小鼠狼疮模型的研究。在这些模型中，若无有效的免疫抑制药干预，多因进行性 LN 会导致死亡。未接受现代医学治疗的 LN 患者常发生严重肾损伤和肾衰竭，这说明人类 LN 的自然预后较差。令人欣慰的是，在过去几十年中，治疗方法的改进有效地改善了 LN 的预后。

二、临床表现

SLE 的临床表现极为多样。在临床实践过程中，当出现多系统病症并伴随有针对细胞核抗原的自身抗体阳性时，应考虑诊断 SLE。理想的 SLE 诊断应满足美国风湿病学会推荐的 SLE 诊断标准中的 4 项或 4 项以上指标。但需要强调的是，这些标准更多地用于 SLE 临床研究中的符合入组的纳入标准，而不是用于临床工作的诊断标准。

1. 症状和体征　肾小球肾炎通常不是 SLE 的首发表现。但是膜型 LN 例外，约 25% 的膜型 LN 无肾外表现，只在后期随访过程中才能确诊 SLE。

医师面临的关键挑战是如何在明显的症状出现之前就做出 LN 的临床诊断。对于可能患有或已被确诊的 SLE 患者，应当仔细询问是否出现尿颜色改变、夜尿或泡沫尿，这些原来被认为较轻微的改变，任一症状都可能标志着隐匿性 LN 的发生。

2. 实验室发现　在尿检筛查中，出现血尿、蛋白尿或病理性尿沉渣常提示存在 LN。然而，临床医师应当意识到，在高通量临床实验室的检验中，尿检结果常存在假阴性，特别是异常尿沉渣的检查。实验室人员应对来自 SLE 患者的尿液做标记，并仔细核查其尿检结果。

传统上用收集 24h 尿来定量检查蛋白尿。而随意时间的尿蛋白/肌酐比（这一结果接近蛋白尿 g/d 的数值）更加方便患者来定期监测蛋白尿变化，因而逐渐被广泛应用。

血清学测定包括抗核抗体、抗 DNA 抗体和抗磷脂抗体，这些抗体有助于诊断 SLE 及其并发症。因抗磷脂抗体综合征引起的凝集特异性可能进一步增加肾病综合征形成血栓栓塞的风险。抗 DNA 抗体滴度的升高和补体 C3、C4 水平的下降与活动增殖性 LN 密切相关。随访期间监测狼疮性肾炎的活动性时，这些血清学指标的动态改变比它们的绝对值更有价值。

3. 特殊检查　肾活检对 LN 的分型和判断疾病严重程度很有价值，病理分型最近已被更正并重新发布。长期以来普遍存在临床表现和病理改变的不一致性，并且常需重复肾活检来判断肾脏病的分期（或有可能重新分型）。

肾活检的病理学特点对 LN 的治疗有重要的指导意义，了解患者肾病理学特点后，可以更早进行强化治疗，特别是细胞毒类药物的应用。

三、鉴别诊断

有些系统性疾病，特别是系统性血管炎，其临床特征常与 SLE 和 LN 相同或相似。抗中性粒细胞胞质抗体（ANCA）通常可以用于区分 LN 和肾血管炎性疾病，但需注意，少部分已经确诊的 SLE 患者，其 ANCA 型自身抗体也可呈阳性。

风湿性关节炎患者可能出现血尿，其病理表现为系膜增生性肾小球肾炎；或出现蛋白尿，其病理表现为膜性肾病。混合性结缔组织病很少合并肾小球肾炎，但是某些可能与LN的各种类型难于区分。

某些SLE和LN患者可以叠加发生血栓性微血管病。抗心磷脂抗体或抗磷脂抗体对LN的潜在作用尚未得知，但可能引起某些SLE患者肾小球外的血管病变。

四、并发症

因为LN的病理生理学本质为肾小球疾病，其并发症包括高血压、肾炎、肾病综合征以及肾衰竭，也包括治疗的不良反应。治疗LN患者时，传统上关注的是治疗能否降低肾衰竭的发生风险，目前新的评价是能否减少因持续的肾病综合征所引起的心血管或血栓栓塞并发症。有证据表明蛋白尿的缓解（即使是部分缓解）对患者和肾存活有利。除标准的免疫抑制治疗之外，LN的治疗尚需采取综合性肾保护策略，特别是血管紧张素受体阻滞药和降血脂药物的应用。

五、治疗

LN患者最佳治疗方案的制定，通常需要结合肾病和风湿病医师的专业知识。多数SLE患者需要一定剂量的皮质类固醇、抗疟药物和非甾体类抗炎药物来控制肾外疾病，这些肾外疾病常见且可使体质虚弱，最好由风湿病学专家来评估和治疗。相反，分析表现更为复杂的肾脏疾病、并整合肾活检结果，这项工作最好由肾病学家来评估和处理。临床上的联合治疗团队能够营造有效交流的最佳环境，并为SLE和LN患者提供全面的治疗。

来自随机对照临床试验的有循证医学证据的推荐药物还相当有限，尚无达成一致意见的临床实践指南。正在进行的多中心临床试验有望在几年之内得出明确的结果，将有助于把目前治疗不同形式LN的治疗方法区分出优先顺序。

1. 皮质醇类激素　新发病的Ⅲ型、Ⅳ型或V型LN的患者应试用短时间大剂量皮质类固醇治疗。若激素治疗6~8周后肾炎未能全面缓解，应当联合使用细胞毒类药物（环磷酰胺或麦考酚酸酯）治疗。基于目前的证据，肾活检显示有明显纤维素样坏死或细胞型新月体的患者，应当起始即行甲泼尼松龙冲击和环磷酰胺冲击治疗，疗程≥6个月。

2. 环磷酰胺　来自狼疮小鼠早期治疗结果和人类临床试验的Meta分析结果表明，环磷酰胺是治疗LN最有效的免疫抑制药之一。由于每日应用环磷酰胺治疗的不良反应明显，特别是服药时间超过3个月时。因此，不再推广使用每日治疗方案，而环磷酰胺间断冲击疗法可以减少不良反应，已成为目前环磷酰胺治疗的标准方法。

环磷酰胺冲击疗法作为增殖性LN的标准治疗，主要源于美国国立卫生研究院报告的几个长期临床试验的观察结果。临床终点事件的证据表明，环磷酰胺冲击疗法使肾脏持续缓解时间最长，肾活检显示各种肾脏损伤率最低，因此，进展至终末期肾衰竭的比例最低。但是长疗程环磷酰胺冲击治疗可以引起明显的生殖系统毒性作用，所以一直在积极寻找可以替代环磷酰胺的LN治疗药物。

3. 霉酚酸酯　在20世纪60年代，霉酚酸酯最初用于尝试治疗风湿性疾病，后来被短时弃用。在同种异体肾移植病人中重新开始应用，用于替代硫唑嘌呤。霉酚酸酯在减少急性排斥反应发生方面优于硫唑嘌呤，因此被获准应用。由于费用较贵、在延长移植肾远期存活方面缺乏证据，因此有人对应用霉酚酸酯的效价比提出质疑。

几个非对照临床研究显示霉酚酸酯可用于对环磷酰胺治疗后未取得满意疗效的 LN 患者。2000 年以来，有 2 项临床对照研究比较霉酚酸酯和环磷酰胺的诱导治疗（Chan 的研究采用每日口服环磷酰胺；Ginzler 的研究采用每月冲击治疗），结果显示：用 1～3g/d 霉酚酸酯治疗，两组的肾病缓解率和肾脏短期存活率相似，但霉酚酸酯组的不良反应较少。Contreras 开展了一项关于 LN 维持治疗的临床对照研究，比较了环磷酰胺，硫唑嘌呤和霉酚酸酯的治疗效果，结果显示霉酚酸酯治疗组的患者和其肾预后最好。

因为历史研究已表明，包括硫唑嘌呤、环磷酰胺、硫唑嘌呤和环磷酰胺联合治疗，甚至单独用泼尼松等几种治疗，其短期和中期肾脏存活率彼此相当，很多人认为，对于选用较新的免疫抑制药的确切定位，必须等到 5 年或更长时间的长期肾脏预后观察的数据。

4. 硫唑嘌呤　对狼疮小鼠和人类 LN 的研究显示：硫唑嘌呤是一种相对较弱的免疫抑制药。在用环磷酰胺或霉酚酸酯诱导治疗后，硫唑嘌呤常被作为配合激素减量、价格便宜、和耐受性好的维持治疗用药物。

5. 实验性治疗　目前有几项正在进行的治疗 LN 的新型药物临床试验。表 15－5 总结了这些临床研究中所观察的试验药物。

6. 肾功能稳定的膜型狼疮性肾炎　肾功能稳定的膜型 LN 如临床表现为非肾病性蛋白尿，可不必行强化免疫抑制治疗，应用血管紧张素拮抗药即可，如有高脂血症，可同时应用他汀类药物。临床表现为肾病综合征范围的大量蛋白尿的患者，特别是血管紧张素拮抗药治疗效果不佳时，应当用较低强度的皮质类固醇加环磷酰胺或霉酚酸酯来治疗。如果肾功能保持稳定，环孢素 A 也是治疗膜型 LN 的一种有效治疗方法，目前理想的治疗周期尚未确定，但在环孢素 A 停药后，蛋白尿容易复发。因此在环孢素 A 停药前需要逐渐减量（除非临床怀疑或有病理证据存在明显的环孢素 A 肾毒性）。

表 15－5　系统性红斑狼疮和狼疮性肾炎的实验性治疗

化学药物
他克莫司，普乐可复
西罗莫司，Rapamune
单克隆抗体（靶向）
利妥昔单抗，Rituxan（CD20，B 细胞）
依帕珠单抗（CD22，B 细胞）
MEDI－545（仅一干扰素）
Belimumab，LymphoStat（BLyS cytokine）
Tocilizumab，Actemra（白介素－6 受体）
英夫利昔单抗，Remicade（肿瘤坏死因子）
共同刺激因子抑制药
CTLA4－Ig，阿巴西普，Belatacept（CD80/86）
耐受原
阿贝莫司，LJP－394（抗 DNA）
自体干细胞移植

六、预后

Ⅲ型和Ⅳ型增殖性 LN 的预后已经得到显著改善，从 1960 - 1980 年 5 年肾存活率仅不足 20%，改善至 1980 - 2000 年间已超过 80%。这一改善归功于环磷酰胺的普遍应用。初步研究结果证实，霉酚酸酯治疗能够使狼疮性肾炎达到相似的临床缓解率，霉酚酸酯是否能够取得与环磷酰胺相当的肾脏远期存活率尚需进一步研究。

LN 发展至终末期肾病后，维持性透析中有多少存在狼疮活动以及同种异体肾移植后 LN 的复发率如何尚存在较大争议。一般而言，患者临床表现和血清学检查无活动性狼疮证据至少 1 年后再行肾脏移植。最近的研究结果提示，尽管 LN 的轻度复发较为常见，但幸运的是，很少表现为明显的临床型肾炎和发生移植肾功能丧失。

（祁建军）

第十六章　继发性肾小球疾病

第一节　糖尿病肾病

一、概述

糖尿病是一组以慢性血葡萄糖水平增高为特征的代谢性疾病。久病可引起多系统损害，导致眼、肾、神经、心脏、血管等组织的慢性进行性病变，引起功能缺陷及衰竭。据世界卫生组织（WHO）估计，全球有超过1.5亿糖尿病患者，到2025年这个数字将增加一倍。估计我国现有糖尿病患者约3000万，到2025年将接近4000万。

糖尿病肾病（Diabetic Nephropathy，DN）是由于糖尿病所导致的肾脏损害，是糖尿病（DM）常见和严重的并发症之一，在1型糖尿病和2型糖尿病发病中分别为30%～40%和15%～20%。随着生活习惯改变，如营养过剩、高脂饮食、运动减少和生活节奏加快等因素，糖尿病发病率迅速上升。不积极治疗的DN最终进展为终末期肾病（ESRD）。在西方国家，DN属ESRD继发疾病之首，占25%～42%，中国台湾DN占ESRD的26%。在中国大陆，DN约占ESRD的6%～10%。可以预见：我国DN发病率也将迅速上升。所以及早发现并有效治疗糖尿病肾病，对于提高糖尿病患者的生活质量以及保证他们的健康和生命来说极为重要。

DN发病机制不完全清楚。参与DN发病主要机制包括遗传因素、血流动力学异常、高血糖相关生化代谢异常、生长激素/胰岛素样生长因子轴异常和细胞因子表达异常等，其中以糖尿病和高血压所致的肾小球高灌注与过度滤过以及高血糖所致的蛋白非酶糖化和糖化终末产物（AGES）生成尤其受到重视。这些方面的研究为DN现代治疗提出了新方向。

本章将着重介绍糖尿病肾病的诊治方案。

二、诊断

（一）病史采集要点

1. 起病情况　DN起病隐袭，进展缓慢，早期多无肾脏病有关症状。肾病初期肾脏增大，肾小球滤过功能亢进和微量白蛋白尿可持续多年，也容易被忽视。多数DN患者在有明显蛋白尿或显著水肿时方被觉察。从发病到终末期肾衰竭，可能经历25～30年。

2. 主要临床表现　糖尿病是涉及多个系统的全身性病变，当出现DN时，其他器官也同样受到严重的损害，如动脉硬化、心力衰竭、视网膜病变和神经病变等，或有高分解代谢的征象和营养不良。患者血糖控制不佳时可出现代谢紊乱症状，口干、多饮、多尿。可伴有皮肤瘙痒，尤其外阴瘙痒。高血糖可使眼房水、晶体渗透压改变而引起屈光改变致视力模糊。

糖尿病肾病在不同阶段临床表现不尽相同。Mogenson建议将DN的自然史分为以下

5 期：

Ⅰ期：肾小球滤过率（GFR）增高和肾脏体积增大，肾血浆流量（RPF）增加，内生肌酐清除率增加约40%。RPF 和肾小球毛细血管灌注及内压增高。此期无蛋白尿，肾脏无明显组织病理学损害。

Ⅱ期：约发生在 DM 起病后 2~3 年，病理学表现为肾小球系膜细胞增生，肾小球硬化和基底膜增厚，但无明显临床表现。此期超滤过状态依然存在，运动后可出现微量白蛋白尿是本期唯一的临床证据。

Ⅲ期：约发生在 DM 起病后 5~7 年，尿中白蛋白排泄增多，即尿白蛋白排泄率（UAER）持续高于正常人水平（≥20μg/min 或 30mg/24h），但又低于常规尿蛋白检测法所能检出水平（≤200μg/min 或 300mg/24h）。此期患者血压可轻度升高，GFR 大致正常，约 130ml/min，基底膜增厚和系膜基质增加更加明显。可出现肾小球结节性（K-W 结节）或弥漫性病变以及小动脉玻璃样变，开始出现肾小球荒废。若在此阶段前进行有利的干预治疗，可望能逆转白蛋白尿和阻止或延缓 DN 的进展。

Ⅳ期：为显性 DN，患病高峰在病程 15~20 年，有 20%~40%1 型 DM 进入此期，以蛋白尿为特征 UAER>200μg/min 或持续尿蛋白>0.5g/24h，为非选择性蛋白尿。GFR 开始进行性下降，GBM 明显增厚，系膜基质明显增多，荒废小球约占 1/3，但大多数患者肌酐尚正常，可伴高血压、水肿，甚至肾病综合征样表现。DN 水肿多较严重，对利尿剂反应差，其原因除低血浆白蛋白，血浆胶体渗透压下降外，其水钠潴留较其他原因的肾病综合征严重。这是由于 DN 肾小管功能障碍出现较早，且其程度与血糖水平直接相关，表现为近端小管对水钠以及糖重吸收增加。此外，2 型 DM 常存在胰岛素抵抗，机体本身的高胰岛素血症可直接增加远端小管对钠的重吸收，加重水肿，部分患者当 GFR 在 20~40ml/min 水平就会发生明显的高钾血症，高钾高氯性酸中毒（即Ⅳ型肾小管性酸中毒），大多伴低肾素和低醛固酮血症。该期患者常并发其他微血管并发症如视网膜病变和外周神经病变，如膀胱自主神经病变、尿潴留引起梗阻性肾病等。晚期 DN 常并发冠心病、脑血管病、外周血管病变及高脂血症等。这些肾外并发症的存在不仅导致此期患者死亡率高，而且也给 ESRD 患者替代治疗带来困难。

Ⅴ期：ESRD 期（尿毒症期）。1 型 DM 患者于患病后 20~30 年，30%~40% 发展至 ESRD。当 DN 患者出现氮质血症，如不能很好控制血压及血糖水平，则肾功能呈快速进行性下降至终末期。虽 GFR 持续下降，但蛋白尿往往持续存在，不断加重。部分患者亦可能因肾小球荒废而蛋白尿反而减少，GFR 进行性下降，出现高血压、低白蛋白血症和水肿。

上述 DN 分期中Ⅲ期以前，患者在临床上尚无明显肾脏损害的表现，肾脏病理改变尚可逆转，如若及时进行有效的治疗，可以延缓或阻止 DN 的进展。所以Ⅰ~Ⅲ期称 DN 早期或非临床期。而一经进入Ⅳ期以后，患者不仅出现肾脏损害的临床表现，肾脏病理改变已难以逆转，病情将进行性发展，终将进入 ESRD。肾病综合征是Ⅳ期以后 DN 患者常见的临床表现之一，患者平均每天丢失 4~8g 的尿蛋白，最高可达 20~30g，从而导致严重的蛋白质营养不良和免疫功能障碍（由于免疫球蛋白的丢失）。糖尿病肾病患者液体的潴留可多达 10~30kg，引起全身水肿（顽固而严重的下肢水肿，甚至出现腹腔和胸腔积液）。当患者血容量过多，可出现高血压或左心功能不全的表现。ESRD 患者可有恶心、呕吐、精神症状等尿毒症的表现。

2 型 DM 发生 DN 的自然史不如 1 型 DM 那样清楚，因起病隐匿，还有夹杂其他因素如高血压和动脉硬化等。肾小球高滤过期常不能确定，诊断为糖尿病的患者 1 或 2 型中20% ~ 37%已有尿微量白蛋白排泄率增加，若不予以干预，20% ~40%患者将进展至临床显性 DN。但出现显性 DN 20 年后只有 20%进展为 ESRD。年老的患者较年轻人进展迅速。由于 2 型 DM 伴微量白蛋白尿的早期 DN 患者，心血管疾病发病及死亡的危险性显著增加，患者往往尚未进展至 ESRD 则已因心血管疾病而死亡。随着心血管疾病诊治水平的提高，将有更多的早期 DN 患者进展至 ESRD。

3. 既往病史　报告显示，在糖尿病患者中，单纯只有微量蛋白尿而无其他改变者，经肾活检证明由非 DM 引起的占 41%，以肾病综合征表现活检证实非 DN 占 49%（注意：由于 DN 通常怀疑有合并其他肾脏病才进行肾活检，可能导致真实比例高估），因此详细询问患者既往有无其他肾病史（如原发性肾病综合征）以及一些可引起肾脏损害的系统疾病（如高血压、系统性红斑狼疮），对诊断有重要意义。另外，还需注意近期有无感染、中毒（有机金、汞）以及是否使用过有潜在肾毒性的药物，如非甾体类抗炎药、抗生素、止痛剂甚至 ACE 抑制剂。

4. 危险因素　了解和治疗 DN 危险因素对减少肾损害、保护肾功能十分重要。主要危险因素包括：遗传因素、肾小球过度滤过、高血糖、高血压、吸烟、老年、高血脂、微血管病变（微量蛋白尿和视网膜病变）和大血管病变（冠心病）等。高血压是 DN 进展最重要因素，也是心血管疾病危险因素。

（二）体格检查要点

1. 一般情况　糖尿病肾病患者早期可一般情况良好，当病情逐渐进展，蛋白尿加重时可出现精神萎靡，乏力。伴随感染时可出现发热。注意记录患者体重和血压，观察体型。

2. 皮肤、黏膜　可呈不同程度的贫血貌。注意观察皮肤色泽、有无水肿、色素沉着、瘙痒、出血点、发绀。

3. 头颈部　有无颜面水肿、眼睑水肿，视力、听力情况，呼出气味。

4. 腹部　注意有无腹水、血管性杂音的部位、性质和传导性。

5. 其他　有无尿酸结节、关节畸形、肿胀、压痛、积液，有无指甲畸形，骨骼压痛等。注意有无下肢溃疡等糖尿病足的表现。

（三）门诊资料分析

1. 血葡萄糖（血糖）测定　血糖升高是目前诊断糖尿病的主要依据。用于具体患者作诊断主张用静脉血浆测定，正常范围为 3.9 ~6.0mmol/L（70 ~108mg/dl）。血糖测定又是判断糖尿病病情和控制情况的主要指标，用于监测病情血糖多用便携式血糖计采毛细血管全血测定。

2. 葡萄糖耐量试验　血糖高于正常而又未达到诊断糖尿病标准者，须进行口服葡萄糖耐量试验（OGTT）。OGTT 应在清晨进行。WHO 推荐成人口服 75g 无水葡萄糖或 82.5g 含一分子水的葡萄糖，溶于 250 ~300ml 水中，5min 内饮完，2h 后测静脉血浆糖量。

3. 微量尿白蛋白测定　尿蛋白增加是 DN 的临床特征之一，也是 DN 的主要诊断依据。根据 Moganson 分类，DN 分为 5 期，其中第 1、第 2 期为临床前期，不属于临床诊断。传统概念认为，出现微量蛋白尿（MA）是诊断 DN 的标志。根据蛋白排出量可将 DN 分为早期肾病期和临床肾病期，早期肾病期又称微量白蛋白尿期，UAER 20～200μg/min（相当于30～300mg/24h）。如果6个月内连续查3次尿，其中2次UAER 20～200μg/min（30～300mg/24h），并排除其他可能引起UAER增加的原因，如严重高血糖、酮症酸中毒、泌尿系感染、血尿、运动、严重高血压、心衰及其他肾脏病等，即可诊断为早期DN。UAER在使用抗高血压药物特别是血管紧张素转换酶抑制剂（ACEI）或血管紧张素Ⅱ受体拮抗剂（ARB）时也可变化，因此必须多次测定。如常规方法测定尿蛋白持续阳性，尿蛋白定量>0.5g/24h，UAER>200μg/min（>300mg/24h），排除其他可能的肾脏疾病，可确定为临床显性DN。

临床常用测UAER方法有三种：①收集24h尿，测定白蛋白总量。②测定过夜或早上4h尿白蛋白，计算UAER。③随机任意时间尿，测定尿白蛋白和肌酐比值。检测方法以放免法较为敏感，标本4℃条件下保存为好。24h尿液检查较准确，但应注意准确收集尿液。

4. 其他用于早期诊断DN的生化指标

（1）转铁蛋白（Transferrin，Tr）：Tr比白蛋白少一个阴离子，等电点较白蛋白高，肾小球滤过膜表面负电荷对其排斥降低，因而理论上讲，当肾小球损害时，Tr要比白蛋白更早从尿中排出。用L－精氨酸抑制肾小管重吸收Tr，发现尿白蛋白排泄量不变而Tr排泄量增加，提示肾小管重吸收障碍是尿Tr升高的原因，Tr既反映肾小球滤过功能，亦反映肾小管吸收功能的损害，可能是较尿白蛋白排泄更早地反映肾损害的指标。

（2）免疫球蛋白：IgG为基本不带电荷的大分子蛋白，若尿中排泄增多，提示肾小球滤过屏障已受损。IgG有IgG_1、IgG_2、IgG_3、IgG_4四个亚型，IgG_4带负电荷，在肾小球电荷屏障损伤时，可见IgG_4与白蛋白排泄率呈正相关的排泄增多，特别是IgG_4/IgG比值意义更大。到临床蛋白尿期，滤过屏障受损，IgG排泄增多，IgG_4/IgG比值下降。因而IgG_4、IgG_4/IgG比值增加，可反映DN早期电荷屏障损伤阶段。Yashima比较分析了197例1型DM患者尿IgG排泄与临床分期和肾活检的关系，发现已出现肾小球弥漫性损害的DN患者，尿白蛋白仍正常，但尿中IgG已增多，IgG排泄与肾小球病变程度呈正相关，提示尿IgG测定可能比尿白蛋白测定更具早期诊断意义。

（3）尿其他小分子量蛋白测定：有学者报道，尿中一些小分子蛋白，如β－微球蛋白、视黄醇结石蛋白、L_1微球蛋白、尿蛋白－1、内皮素N－乙酰－D氨基葡萄糖苷酶（NAG）、Tamm－Horsfall蛋白等，有助于DN的早期诊断或预测预后，但这些均有待更大系列研究证实。

由于对尿白蛋白排泄的基础与临床研究进行最早、最多，从目前众多的DN早期诊断指标中，仍以尿白蛋白排泄预测DN最可信。其他的指标中以尿转铁蛋白、视黄醇结合蛋白、NAG的测定较为敏感可靠。多种指标的联合测定可能更准确、更敏感地早期诊断DN。

5. 其他常规检查　血、尿常规和其他常规化验，特别是肾功能检查。

6. 眼科检查　眼底镜检查，眼底荧光血管造影，视网膜电生理检查等。

7. 足部检查　足部感觉，溃疡和坏疽情况，皮肤温度，压力测定，触诊足背动脉的搏动。

8. 其他器官功能的评估　如心电图、超声心动图、肢体血管彩色多普勒超声显像、神经电生理检查等。

（四）继续检查项目

1. 肾功能和形态检查　DN 早期肾脏体积增大和功能亢进，早期可做 GFR、RPF、肾小球滤过分数（FF）测定。根据静脉肾盂造影、泌尿系 X 线平片、B 超等检查，按肾脏轮廓计算其面积，推算肾重量和肾脏指数。肾脏的长为肾脏上极至下极的最大距离，宽为肾脏正中由内侧至外侧正切的最大距离，用 Moell's 公式计算肾脏重量。

肾脏重量（g）$=1.206x-0.18$

$x=\text{Log}$ 肾脏总面积（cm^2）

$$\text{肾脏指数}=\frac{\text{长（cm）}\times\text{宽（cm）}}{\text{体表面积（}cm^2\text{）}}$$

DN 早期肾脏大小，重量和。肾脏指数均增加。但应注意，DN 患者做造影检查易致急性肾衰竭。Harkonen 等发现 29 例 DN 患者血肌酐 $>177\mu mol/L$ 做造影检查，有 22 例发生急性肾衰竭。因此，除非疑为尿路畸形或梗阻，临床上通常仅行肾脏 B 超检查已经足够。

2. 肾活检　有报告显示，单纯只有 MA 而无其他改变者，经肾活检证明由非 DM 引起的占 41%，以肾病综合征表现活检证实非 DN 占 49%，临床上常有怀疑合并其他肾脏病的患者才进行肾活检，因而可能高估了非 DN 所占的比例。如遇下列情况常提示可能有合并其他非 DN 病变，可能要进行肾活检以确诊：①肾炎性尿沉渣（畸形红细胞、多型性红细胞管型）。②既往曾有非 DM 的肾脏病史。③短期内蛋白尿明显增加。④24h 蛋白尿 >5g。⑤有明显蛋白尿但无视网膜病变。肾脏病理中对糖尿病肾病有诊断意义的改变是：①结节性肾小球硬化（K－W 结节）。②出球和入球小动脉透明样变性，尤其出球小动脉。③肾小球囊滴状改变。有 50% 左右 DN 患者可发现上述改变。多数表现为肾小球系膜区增宽伴基膜样物质明显增加常见，但缺乏特异性。肾小球基膜尚可见白蛋白及 IgG 沉积。肾活检属创伤性检查，难以广泛开展，出现以上典型病理改变时固然可确诊 DN，但此时临床表现常足以诊断 DN。

（五）诊断要点

（1）有确切的糖尿病病史，病程常在 6～10 年以上。糖尿病诊断是基于空腹血糖（FG）、任意时间或 OGTT 中 2h 血糖值（2hPG）。空腹指8～10h 内无任何热量摄入。任意时间指一日内任何时间，无论上一次进餐时间及食物摄入量。OGTT 采用 75g 无水葡萄糖负荷。糖尿病症状指多尿、烦渴多饮和难于解释的体重减轻。

临床医生在做出糖尿病诊断时，应充分确定其依据的准确性和可重复性。

（2）早期糖尿病肾病的诊断主要依据微量尿白蛋白测定：早期肾病期又称微量白蛋白尿期，尿白蛋白排泄率（Urinary Albumin Excretion Rate，UAER）为 20～200μg/min（30～300mg/24h）。如果 6 个月内连续查 3 次尿，其中 2 次 UAER 为 20～200μg/min（30～300mg/24h），并排除其他可能引起 UAER 增加的原因，如严重高血糖、酮症酸中毒、泌尿系统感染、血尿、运动、严重高血压、心力衰竭及其他肾脏病等，即可诊断为早期糖尿病肾病。若没有条件测定尿白蛋白排泄率，可用晨尿测定蛋白/肌酐比值代替，若 >30μg/mg 肌酐，可考虑诊断为早期糖尿病肾病。

（3）常规方法测定尿蛋白持续阳性，尿 UAER 超过 200μg/min（超过 300mg/24h），排除其他可能的肾脏疾病，可确定为临床显性糖尿病肾病。

(4) 伴发视网膜病变，此为一有力佐证。

(5) 肾活检证实，一般只有当诊断确有疑问时进行。

(六) 鉴别诊断要点

糖尿病肾病的鉴别诊断，主要是蛋白尿的鉴别诊断。首先应考虑排除引起尿蛋白排出增加的原因，如功能性蛋白尿（发热、运动），气候变化引起的寒冷和高温蛋白尿，心功能不全等。这些功能性蛋白尿多为一过性，且多为轻度蛋白尿，原因去除后，蛋白尿可以自行消失。

由其他非糖尿病性肾病引起的病理性蛋白尿逐渐受到重视。糖尿病合并其他肾病往往有如下特点：①病史比较短，蛋白量却比较多。②蛋白量比较多，血压却正常或仅轻度升高。③血尿比较明显。④肾脏病变与肾外病变不相平行（DN 时常有明显的肾外病变，如视网膜病变)。⑤肾病综合征使用激素治疗部分有效。以下列举了几种病理上相似而需鉴别的非糖尿病性肾脏疾病。

1. 肾淀粉样变性　无细胞性结节，大小不一，类似 DN 的 K－W 结节，但肾淀粉样变性的结节 PAS 染色后呈淡粉红色，偏振光显微镜下刚果红染色呈红绿色，电镜下见短的、随机排列、无分支的、直径 8～10nm 的淀粉丝，从系膜区向基底膜延伸。

2. 膜增生性肾炎　晚期病变可见大小相似的结节，分布于肾小球中，与 K－W 结节相反，结节首先出现在肾小球丛的周边部，常见较明显系膜细胞增生；由于系膜基质插入，肾小球周边袢呈双轨样改变，内皮下及系膜区可见免疫复合物沉着。

3. 轻链沉积病　呈结节性肾小球硬化及肾小管基膜增厚较常见，但临床上无糖尿病的体征，血清中存在异常单克隆免疫球蛋白，有时可见免疫球蛋白轻链在肾小球中沉积。

4. 肥胖相关性肾病　肾小球肥大，肾小管肥大，部分表现为局灶节段性肾小球硬化（FSGS）样病变，间质血管透明变性，但无 DN 结节性病变，基底膜增厚不显著。

(七) 临床类型

1. 1 型糖尿病患者合并糖尿病肾病　1 型糖尿病患者（DM）通常在诊断时尿白蛋白排泄率即有升高。经胰岛素治疗代谢控制良好时，大多数 DM 患者 UAER 可在 3～6 个月内减少。在常规治疗下，UAER 每年约增加 20%，约 80% 的持续微量白蛋白尿患者在随后的 10 年内将发展至明显肾病。大量白蛋白尿或持续白蛋白尿通常在诊断 DM 后的 15～25 年出现。

1 型 DM 在尿白蛋白排出正常时，高血压的发生率常高于普通人群；伴微量白蛋白尿者，血压通常开始升高但早期仍保持在正常血压范围；大量白蛋白尿时，高血压发生率达 60%～70%；而在肾衰时，所有患者均有高血压。

在 1 型 DM，甘油三酯（TG）和极低密度脂蛋白（VLDL）是升高的，HDL－C 降低，总胆固醇（TC）和 LDL－C 水平也有可能上升。在良好的代谢控制下，血脂和脂蛋白水平可接近同年龄的非糖尿病患者群。

2. 2 型糖尿病患者合并糖尿病肾病　2 型 DM 患者的 UAER 与 1 型 DM 基本相同，但也有一些不同的特点。在 DM 诊断时 30% 的患者已出现微量白蛋白尿，而 2%～8% 已出现大量白蛋白尿。这可能是长期未发现的高血糖对肾脏的长期损害引起的。大量白蛋白尿大约在诊断 DM 后的 16 年左右出现，与 1 型相比时间较短，这可能与 2 型 DM 患者诊断日期不能很准确界定有关。

2 型 DM 患者在诊断 DM 时有较高的高血压发生比例。在微量或大量白蛋白尿时，高血压发生率明显升高；在肾衰阶段几乎所有患者均有高血压。

2 型 DM 的血脂异常更为常见。血脂异常表现为 TG 升高，HDL－C 降低，TC 和 LDL－C 通常与非糖尿病患者群无明显不同，VLDL 残体即中间密度脂蛋白（IDL）常是增加的。血脂异常除浓度变化外，脂蛋白颗粒中的成分也可发生变化，表现为 IDL 和 VLDL 中的胆固醇与 TG 比例增加，小而密的 LDL 增加，这些成分变化对动脉粥样硬化的形成更为重要。

三、治疗

（一）治疗原则

（1）早期、长期、综合治疗，治疗措施个体化。

（2）积极控制血糖，若有可能将血糖控制至正常范围（空腹血糖＜5.6mmol/L，餐后 2h 血糖＜7.8mmol/L，糖化血红蛋白 alc＜6.0%），同时注意避免低血糖的发生，若经常发生低血糖，适当放松血糖控制目标。

（3）积极有效地控制血压。

（4）纠正脂代谢紊乱。

（5）预防和防止感染的发生。

（6）延缓肾损害的进展，如对氮质血症的 DN 患者给予优质低蛋白饮食，避免肾毒性药物等。

（7）糖尿病肾病肾衰竭。应尽早进行透析治疗。

（二）治疗计划

1. 实施糖尿病肾病教育计划　在慢性病的治疗中，患者自身起着重要作用，只有患者积极主动地和医师配合，才能改善疾病的预后和患者的生活质量。对于糖尿病肾病患者，应尽可能对患者进行与治疗相关的生活教育，比如血糖和血压的自我监测，结合个人的生活方式制订节食计划和特殊的营养治疗方案（能量、蛋白、水电解质的摄取），肾脏替代治疗的操作方法及注意事项。

2. 严格控制血糖　DN 的发生乃多种因素所致，其中高血糖是极其重要的因素。DCCT 及 UKPDS 的研究已证实，良好的血糖控制可显著降低 DN 发生发展的危险。应采取糖尿病教育、饮食疗法、适当运动、药物治疗和血糖监测等多种手段，尽可能地使血糖控制接近正常。争取使糖化血红蛋白 A1c（GHbA1c）＜6.5%，空腹血糖＜6.0mmol/L，餐后 2h 血糖＜7.8mmol/L。同时注意尽量避免低血糖的发生。这是治疗 DN 的基础。

（1）口服降糖药的应用：

1）磺脲类或非磺脲类胰岛素促泌剂：DN 可给予磺脲类（SUS）降糖药，但宜选用半衰期短的格列喹酮（Gliguidone）、格列吡嗪（Glipizide）等，长效 SUS 如格列本脲（Glibenclamide）及格列齐特（Gliclazide），虽其代谢产物部分经肾排泄，但因仍具较强降糖活性，肾功能不全时排出延迟，可引起严重持久的低血糖，DN 患者伴肾功能不全时禁用。当 GFR 低于 30ml/min 时，所有 SUS 中首选格列喹酮，其口服吸收快，主要在肝脏代谢形成羟基化和甲基化代谢产物，95% 通过胆汁由粪便排出，5% 由肾脏排泄。次选格列吡嗪（Glipizide），虽其代谢产物部分由肾脏排泄，但活性弱，不易引起低血糖。第三代 SUS 格列苯脲

(Glimepiride) 60%经肝、40%经肾排泄，轻中度肾功能不全时可小心应用。非 SUS 类胰岛素促泌剂如瑞格列萘（Repaglinide）或那格列萘（Nateglinide）主要经肝代谢成无降糖作用的代谢产物由胆汁排泄，仅有 <6% 经肾排泄，因而轻中度肾功能不全 DN 患者亦可小心应用，但宜从小剂量开始。

2）双胍类：目前唯一在市场上批准应用的只有二甲双胍一种双胍类药物。DN 患者若仅有蛋白尿而肾功能正常，并非应用二甲双胍的禁忌，但一旦出现轻度肾功能不全，即应严格禁止使用，因其原形由尿排出，可引起乳酸性酸中毒。

3）α－葡萄糖苷酶抑制剂：主要作用于小肠刷状缘膜的 α－葡萄糖苷酶，延缓糖类的吸收，降低餐后高血糖。常用有阿卡波糖（Acarbose）及伏格列波醇（Volglibose），其胃肠吸收约 2%，主要由胃肠道降解和排出，在 DN 肾功能正常和轻中度肾功能不全时可应用。明显肾功能不全时常伴有胃肠道症状，可加重腹胀、胃肠胀气、腹鸣、腹痛、腹泻等不良反应。

4）噻唑烷二酮类衍生物（胰岛素增敏剂）：主要有罗格列酮（Rosiglitazone）及吡格列酮（Pioglitazone）两种，通过与核过氧化物增殖活化受体（PPARr）直接结合并激活其活性，增加多种基因编码蛋白的表达，增加胰岛素在外周组织的作用，从而控制糖和脂肪代谢。两药主要经肝脏代谢及排泄，肝功能损害患者慎用，但对肾功能受损的 DN 患者无需调整剂量（罗格列酮 4～8mg/d，吡格列酮 15～45mg/d）。此类药物可单独或联合其他口服降糖药物治疗 2 型 DM 患者，尤其胰岛素抵抗明显者。

（2）胰岛素的应用：1 型 DM 患者均应使用胰岛素治疗。2 型 DM，对单纯饮食和口服降糖药血糖控制不好并有肾功能不全的 DN 患者，应尽早使用胰岛素。由于肾功能受损，胰岛素的降解和排泄均减少，易产生蓄积作用，加上肾功能不全时患者进食往往减少，易发生低血糖，因此胰岛素应从小剂量开始，最好选用半衰期短的制剂。

按起效作用快慢和维持作用时间，胰岛素制剂可分为速（短）效、中效和长（慢）效三类。随着科技的发展，又研制出一些胰岛素类似物。速效胰岛素类似物有门冬胰岛素（Aspart）和赖脯胰岛素（Lispro）。

1 型糖尿病患者合并糖尿病肾病的治疗采用胰岛素强化疗法。该法模拟替代正常人生理性胰岛素分泌，通过多次皮下注射不同剂型的胰岛素（如三餐前注射短效胰岛素，睡前注射中效胰岛素）；或使用胰岛素泵。需定期监测患者血糖，随时调整胰岛素用量，使血糖控制在正常范围。胰岛素强化治疗的不良反应有低血糖、高胰岛素血症、体重增加。近来临床上已有应用胰岛素泵，可使胰岛素治疗更符合人体自身胰岛素分泌规律，既能使血糖控制理想，又能减少上述不良反应的发生，且大大延缓了糖尿病并发症的发生发展。胰岛素泵有闭环式和开环式两种，前者可准确模拟正常人的胰岛素分泌规律，但价格昂贵，携带不便，不易推广普及。常用的开环式泵，有皮下连续输入型和腹腔内植入型两种。

2 型糖尿病与 1 型糖尿病病理生理不尽相同，且胰岛素强化治疗后又常常带来高胰岛素血症、胰岛素抵抗及低血糖反应、体重增加，由此可引起较多的心脑血管并发症。因此，有人主张 2 型糖尿病患者在饮食控制及运动治疗的基础上，联合口服降糖药物加胰岛素补充治疗。

对于腹膜透析的患者，可通过将胰岛素加入腹膜透析液袋中，然后用加入胰岛素的透析液进行换液。腹腔内胰岛素的给药方式对于血糖控制的效果至少不比皮下注射的方式差；另外，低血糖的发生率也较低。在腹透液中直接加入胰岛素可使胰岛素呈基础水平的持续性释放。随腹透液进入腹腔的胰岛素由脏腹膜吸收后进入门脉循环，随后进入体循环，更有利于血糖控制，提示胰岛素腹腔内给药更加接近胰岛素的生理性释放（胰腺分泌的胰岛素首先进入门脉循环）。腹腔内胰岛素的给药方式对腹膜透析效率没有影响；也并非腹膜炎的危险因素；还可能防止高胰岛素血症和抗胰岛素抗体的形成；并且有利于防止血糖的大幅度波动。原先肥胖的2型糖尿病患者在肾衰竭时常常伴随着明显的体重下降，此时空腹甚至餐后血糖可以正常。对于这些不需要胰岛素治疗的糖尿病患者，胰岛素的腹腔内给药可抑制肝脏葡萄糖输出过多，并且减轻高胰岛素血症，减少动脉粥样硬化的危险性。患者腹腔内胰岛素给药剂量的简便计算方法如下：

1）既往每日皮下注射普通胰岛素的总剂量×3，作为总的腹腔内普通胰岛素的给药起始剂量。

2）每日总剂量分为4～5次给药，隔夜留腹时胰岛素的剂量占每次日间换液时所用胰岛素剂量的1/2～2/3。

例如，每日总剂量为120U的普通胰岛素，

8：00，第一次换液时加入胰岛素40U。

13：00，第二次换液时加入胰岛素35U。

18：00，第三次换液时加入胰岛素30U。

23：00，第四次换液时加入胰岛素15U。

（3）换液在餐前半小时进行，并根据食物摄入量和活动水平调整胰岛素剂量。

（4）确定起始剂量后，还应根据血糖情况调整胰岛素剂量。

例如血糖上升0.2mmol/L，增加胰岛素2U。

血糖上升0.4mmol/L，增加胰岛素4U。

血糖上升0.6mmol/L，增加胰岛素6U。

血糖下降0.1mmol/L，减少胰岛素2U。

（5）如以2.5%的腹透液换液，增加胰岛素2U；如以4.25%的腹透液换液，增加胰岛素4U。

（6）如需禁食（如外科手术或诊断性试验等），则在禁食操作的前一次换液时，将所加胰岛素剂量减至平时剂量的一半，并在操作结束后立即检测血糖，以决定下一次换液时所需胰岛素的剂量。

3. 降压治疗　DM伴高血压患者，其心血管疾病的危险性是非DM高血压患者2倍，高血压可加重DN及视网膜病变的发生与发展。UKPDS的流行病学研究显示，平均动脉压每下降10mmHg，糖尿病相关的任何并发症危险下降12%，糖尿病相关死亡下降15%，心肌梗死下降11%，微血管并发病下降13%。而UKPDS及HOT研究显示，把DM患者血压控制在130/80mmHg以下，可以显著地降低高血压所带来的所有不良后果，特别是能延缓DN的发生与发展。若蛋白尿＞1g/24h，在患者能耐受的前提下，血压应更低（125/75mmHg）。

血管紧张素转换酶抑制剂（ACEI）治疗DN高血压有其特殊地位。大量研究表明，ACEI不仅可控制血压，还可延缓DN的进展。ACEI用于DN有以下特殊优势：①阻止肾内血管紧张素Ⅱ（AngⅡ）生成，使出球小动脉扩张。降低肾小球跨毛细血管压，从而纠正高滤过状态，减少蛋白尿；ACEI尚可直接改善肾小球毛细血管的选择性滤过作用。②降低系

膜细胞对大分子物质的吞噬作用，减少因蛋白尿所致的系膜细胞增生及肾小管间质的纤维化。③通过抑制 AngⅡ的生成，从而抑制肾组织局部多种细胞因子如 TGF-β、PDGF 等的生成，这些细胞因子均能刺激肾脏细胞增殖肥大和细胞外基质的产生。④促进基质金属蛋白酶降解，使已形成的细胞基质部分得以降解。ACEI 的上述作用大多认为不依赖其降压作用，因此即使血压正常的 DN 患者也宜应用。常用的药物为卡托普利（Captopril）、雷米普利（Ramipril）、赖诺普利（Lisinopril）、依那普利（Enalapril）、贝那普利（Benalapril）、福辛普利（Fosinopril）或培哚普利（Perindopril）等。对老年患者疑有单侧肾动脉狭窄，或存在低肾素、低醛固酮血症的患者，用药后 1~2 周内应复查肾功能，如出现肌酐明显升高和高钾血症，应减量或及时停药。另外，ACEI 勿和大剂量利尿剂合用。如患者出现脱水、血容量不足、肾血流降低时，如呕吐、腹泻、大汗、虚脱等，ACEI 应减量或暂停应用。

血管紧张素Ⅱ受体拮抗剂（ARB）对 DN 也有很好的疗效，目前常用的血管紧张素Ⅱ（1 型）受体（AT_1）阻断剂，因不影响激肽的降解，所以很少有咳嗽的不良反应。同时，AT_1 受体阻断后，较高的 AngⅡ可以刺激 AngⅡ$_2$ 型受体（AT_2），其结果是受 AT_2 调节的组织出现继发性血管扩张和抗增生作用，因而理论上 ARB 较 ACEI 为好，但也有一些研究证明，ACEI 的肾脏保护作用是通过缓激肽作用而致，因此尚不应下定论。RENNAL 及 PRIME 二项大型多中心临床研究显示，氯沙坦（Losartan）及依贝沙坦（Irbesartan）能延缓 2 型糖尿病肾病的进展，而且安全性及耐受性很好。尚有研究显示，ACEI 与 ARB 联用，在减少蛋白尿方面的疗效优于两者单用。

β-阻断剂能降低心肌梗死后患者的死亡率。最近 UKPDS 研究，对 ACEI（卡托普利）与 β-阻断剂（阿替洛尔，Atenolol）在治疗糖尿病高血压方面的疗效进行了比较，结果显示两类药物降压作用相似，在降低微量白蛋白尿或蛋白尿方面疗效也相当。然而应当指出的是，由于该研究人群人 DN 患病率较低，因而该研究是否有足够样本量来说明两类药肾保护作用的差异，尚难以定论。

钙通道拮抗剂可降低平均动脉压，缓解心绞痛，降低细胞内钙，有利于改善胰岛素抵抗，是另一类可用于治疗糖尿病高血压的药物。但近有研究显示，双氢吡啶类钙通道拮抗剂（DCCBs）与 ACEI 比较，会增加心血管事件的危险，目前仍在进行的比较各类降压药及降脂治疗对心脏病发作疗效的大型临床研究（ALLHAT 研究）可望最终能对此作出评价。然而在 HOT 及 Sys-Eur 研究中，DCCBs 与 ACEI，β-阻断剂及利尿剂联用，并无证据提示心血管事件危险性增加。因此认为，在 DM 伴高血压患者，DCCBs 是继 ACEI、ARB、β-阻断剂及利尿剂之后另一种可选择应用的降压药。非 DCCBs［如维拉帕米（Verapamil）和硫氮䓬酮（Diltiazem）］可降低冠心病事件，短期临床研究还提示非 DCCBs 可降低尿白蛋白的排泄，但是否能延缓 GFR 的下降，临床尚无可靠的证据。

因此，对于 DN 患者降压药的选用，美国糖尿病协会（ADA）提出如下建议：①1 型 DM 伴微量白蛋白尿或临床显性蛋白尿者，无论是否伴高血压，均应首选 ACEI。②2 型 DM 伴微量白蛋白尿或临床显性蛋白尿者，应首选 ARB。③ACEI 与 ARB 联用，可增强其单用时减少蛋白尿的疗效。④若患者不能耐受 ACEI 或 ARB，则可选用非 DCCBs。

4. 限制蛋白质的摄入　动物实验显示，限制饮食中蛋白质的摄入，可降低肾小球的高滤过及肾小球内压，延缓肾脏疾病的进展。在人 DN 几项小规模研究也提示，每天蛋白质摄入量在 0.6g/kg，可在一定程度上延缓 GFR 的下降。然而，这在大型的 MRDs（Modiedfied

Diet in Renal Disease Study）研究中却未能得到证实。应当指出，MRDS 研究中只有 3% 的 2 型DM 患者，且无 1 型 DM 患者。因此，目前建议，DN 患者每日蛋白质摄入量限制在 0.8g/kg，一旦出现 GFR 开始下降，则应进一步限制至 0.6g/（kg · d）。但应注意避免其他营养素的缺乏，限制蛋白的饮食方案最好能由注册糖尿病营养师制订。

5. 慢性肾功能不全的治疗　DN 发展为肾功能不全，最后导致终末期肾衰竭（ESRD）。尿毒症时，由于存在相对的高胰岛素血症和高胰高血糖素血症，或存有胰岛素对抗物质和胰岛素受体或受体后缺陷等，糖代谢紊乱往往会加重；而另一方面，ESRD 时肾脏清除胰岛素的能力减弱，使循环中胰岛素半衰期明显延长，作用增强，加上尿毒症时进食减少，患者注射胰岛素治疗时易出现低血糖。如透析治疗病情缓解后，组织对胰岛素敏感性逐渐恢复，糖代谢又会改善。因此，对 ESRD 患者，血糖控制必须个体化。糖尿病肾病 ESRD 提倡早期透析，当内生肌酐清除率 <15ml/min 或肾脏 KT/V 值 <2.0 时是替代治疗的适应证。若患者因血容量过多血压难以控制，或胃纳差致恶病质或因尿毒症及胃瘫而出现严重呕吐时，替代治疗的时机应提早。早期透析有利于改善患者的营养状况、减少并发症和减少死亡率。ESRD 替代治疗主要有血液透析（包括血液透析、血液滤过及血液滤过透析），腹膜透析［包括不卧床持续腹膜透析（CAPD），夜间间歇性腹膜透析（NIPD）及循环式持续腹膜透析（CCPD）］以及肾移植（包括同时进行胰腺或胰岛移植）。

（1）腹膜透析：以不卧床持续腹膜透析（CAPD）为主，其优越性在于减慢残存肾功能衰退速度，且不增加心脏负荷，血流动力学稳定，低血压和心律失常发生率低，能有效地清除中分子量毒素，有效地控制尿毒症症状，对贫血、神经病变、高血压和骨病改善优于血液透析；胰岛素的腹腔内注射控制血糖既符合生理要求，又避免皮下注射的痛苦；腹膜透析通道易建立，操作方便，不像血液透析那样需要复杂的机器，且相对较血液透析价格便宜，无透后乏力感，无需全身肝素化，无须太多顾虑会引起视网膜出血而影响视力。腹膜透析的主要缺点是腹膜炎，加上糖尿病患者免疫力低下易发生出口感染或隧道口感染；长期腹膜透析大量葡萄糖吸收容易导致高脂血症和肥胖；如腹膜透析液丢失蛋白质和氨基酸过多，又可导致营养不良和加重低蛋白血症；有糖尿病视网膜病变或白内障视力受影响时患者因操作不当容易发生腹膜炎或无法自行腹膜透析操作。

夜间间歇性腹膜透析（NIPD）或循环式持续腹膜透析（CCPD）主要推荐于白天需工作而不能进行透析的患者。近年腹膜透析技术有了较大的改进，使用“O”型管道或双联系统，腹膜炎的发生率大大降低。目前正试用以氨基酸或多糖类代替葡萄糖加入透析液作为渗透溶质，以避免加重高血糖或高脂血症，及改善水分的清除。

（2）血液透析：血液透析（HD）较腹膜透析效能高，充分性好；患者接受医疗监测的机会多；蛋白质丢失少；无需自己操作，适合有眼病变失明的患者。有报道 DM 患者由于严重供血不足，导致肢体坏疽而需要截肢者，HD 较 CAPD 少。血液透析有以下缺点：①由于全身血管病变，建立内瘘常有困难，动静脉瘘寿命短，并发症多。②DM 常并发冠心病以及心肌代谢紊乱病变，加上自主神经病变，患者心血管系统稳定性差，心律失常发生率高，血液透析中易发生低血压。③DN 致 ESRD 患者由于摄入少，肾衰竭时胰岛素半衰期长而作用增强，而透析液常不含葡萄糖，故血液透析后可发生低血糖。④DN 无尿或少尿者行血液透析高钾血症发生率较其他肾病患者为高，尤其是在正在使用 ACEI 的患者。有报道对于 DN 所致 ESRD ，血液透析和腹膜透析的存活率存在不同，但是不同地区的报道结果很不一致，可能反映了人为的选择和并发症的干扰，因此，DN 所致的 ESRD 需采用哪一种透析方式尚无定论。多数医生倾向于采用腹膜透析，对保护残存肾功能可能有好处，但是临床医生必需根据患者疾病情况、生活方式和当地医疗条件等的具体情况进行分析，选择适合患者的透析方式。

（3）肾移植：肾移植用于治疗 DN 致 ESRD 日渐增多。肾移植后可使视网膜病变稳定，神经传导速度增加，自主神经病变减轻和胃肠功能紊乱改善，生活质量显著优于 HD 及 CAPD。肾移植可能是 DN ESRD 患者治疗的未来趋势。虽然 DM 肾移植技术已成熟，经验也不少，但肾移植并发症和死亡率仍高于非 DM 患者，如血管病变导致吻合困难、伤口愈合困难、糖皮质激素耐受性差、易感染、易发生心肌梗死、下肢溃疡、坏疽和血管钙化、手术后急性肾小管坏死发生率较高、容易形成膀胱瘘等。为减少上述并发症，提高移植肾成活率，选择肾移植时机十分重要。移植时间宜早，血肌酐低于 442μmol/L（5mg/dl）和内生肌酐清除率高于 20ml/min 时疗效好。如患者一般情况很差，已合并心肌梗死、下肢坏死和神经源性膀胱等，或年龄超过 65 岁则疗效不佳。单纯肾移植并不能防止 DN 再发生，也不能使已发生的 DM 并发症改善，抗排斥治疗如糖皮质激素、环孢素或他克莫司（Tacrolimus）等可诱发或加重 DM。肾、胰腺联合移植较单纯肾移植效果好，可防止 DN 的再发生和改善其他 DM 并发症，但技术要求更高。文献报道，1 型 DM 并 ESRD 患者行肾、胰联合移植，患者 1 年存活率高达 94%，肾存活率为 71%，胰腺存活率为 67%，而 3 年的患者存活率、肾及胰腺存活率则分别为 89%、69% 和 64%。

胰岛移植应用于临床已有成功的报道，目前主要用于肾移植术后的 1 型 DM 患者。据 Gie Ben 国际胰岛移植登记中心资料显示，于 1997 年共有 372 例患者接受了门静脉注入同种胰岛的胰岛移植术。只有少部分患者能较长时间不依赖胰岛素治疗（自 1990—1996 年，29/203 例暂时不需用胰岛素，13/170 例不依赖胰岛素达 1 年以上）。但相信在不久的将来，胰岛移植可能有所突破，给 DN 致 ESRD 患者带来福音。

综上所述，DN 的治疗应是综合性的，但最根本的措施应是尽可能控制 DM，以防止 DN 的发生和发展。

（三）治疗方案的选择

对于糖尿病肾病患者，虽然积极控制血糖、血压、血脂等原则已达成共识，糖尿病和 DN 的治疗取得进展，但很多糖尿病患者最终将进展至 ESRD，这也给糖尿病引起的 ESRD 的替代治疗带来了新挑战。如何治疗伴有 ESRD 的糖尿病患者，进行肾脏替代治疗选择已不仅是肾脏病领域所关注的问题，也是流行病学所关注的公众健康危机。

糖尿病肾病 ESRD 患者的肾脏替代治疗的选择包括：①移植（肾移植、胰肾联合移植和肾移植之后的胰腺移植）。②不卧床持续性腹膜透析（CAPD）。③血液透析（HD）。目前已有共识，就医学康复和存活率而言，移植效果最佳，尤其是胰肾联合移植，后者可以同时治疗糖尿病和 DN。CAPD 和 HD 的效果要次于移植，CAPD 与 HD 之间各有长短。对于糖尿病尿毒症患者的治疗方式选择，常受多因素影响，如医生的偏好、伴发的肾外疾病、可用的治疗手段以及患者的选择等。在许多国家，包括澳大利亚、新西兰、英国、加拿大，CAPD 是 DN 肾衰竭患者透析治疗的首选方式，而在日本、美国等国家则以 HD 为主。帮助由糖尿病而引起的 ESRD 患者决定肾脏替代治疗方式，必须考虑到对患者生活方式的影响和现有的医疗条件。肾移植在现有的治疗方式中具有最佳的生活质量和生存率，但要求有严谨而良好的术前准备；与手术有关的麻醉、手术本身以及术后免疫抑制剂使用所带来的风险也必须考虑在内。进行 PD 治疗应该考虑的因素包括：患者的喜好和生活方式、腹膜溶质转运特性和残余肾功能。以 PD 为初始肾脏替代治疗方式的益处较多，伴有 ESRD 的糖尿病患者，CAPD 是理想的首选治疗模式，因这些患者往往已出现前臂血管的硬化，难以实施造瘘手术，即便造瘘成功，动静脉瘘也容易堵塞。虽然可以选择以中心静脉内导管来替代动静脉瘘或人造血管进行血液透析，但容易出现血流量不足和感染，不能长期维持，而且通过导管进行长期血液透析被认为是血透患者存活率不佳的主要预测指标。CAPD 是一个连续性过程，可避免 HD 过程中所发生的水和电解质的明显波动，透析过程中发生血容量相关的低血压较少；由于持续而缓慢的超滤作用，CAPD 治疗有利于控制与容量有关的高血压和预防心力衰竭。所以，伴发心衰和严重高血压的 ESRD 患者通常首选 CAPD 进行治疗。血液透析（HD）较腹膜透析效能高，患者接受医疗监测的机会多；蛋白质丢失少；无需自己操作，适合有眼病变失明的患者。而肾移植时间宜早，血肌酐低于 442μmol/L（5mg/dl）和内生肌酐清除率高于 20ml/min 时疗效好。如患者一般情况很差，已合并心肌梗死、下肢坏死和神经源性膀胱等，或年龄超过 65 岁则疗效不佳。

四、病程观察及处理

（一）病情观察要点

糖尿病肾病患者从出现显性蛋白尿到 ESRD 平均（5.9 ± 3.9）年（1 型）和（6.5 ± 5.1）年（2 型），GFR 平均下降速度为 10 ~ 15ml/（min · 年），与尿蛋白量、吸烟、血压、血糖、视网膜病变和初始肾功能等有关，因此病情的观察对调整治疗方案及延缓病变发展有积极意义。

1. 实验室指标的观察

（1）尿蛋白：从观察蛋白尿的情况可了解疾病的病程，如果在微量蛋白尿期给予有效的治疗和护理，可阻止病变发展。蛋白尿的减少常意味着病情好转，ACEI 或 ARB 治疗已证明能减少 DN 的蛋白尿，因而需定期监测尿蛋白排泄量，以便调整治疗方案。

（2）血糖和糖化血红蛋白：糖尿病肾病患者的糖代谢不稳定，易发生高血糖或低血糖，因此血糖的监测尤其重要。要教会患者自己利用便携式血糖计规律地进行血糖监测并进行详细的记录，以便医生能及时并准确地调整治疗方案。教育患者要提高低血糖识别能力，防止低血糖发生。糖化血红蛋白可反映近 2 ~ 3 个月血糖控制的水平，因而，每 3 个月需检测一次糖化血红蛋白。

（3）血生化指标：糖尿病肾病晚期可出现明显蛋白尿及氮质血症，血尿素氮、肌酐等水平明显升高。应定期监测血尿素氮和血肌酐，以了解肾功能情况。DN 伴肾功能不全者易出现高钾血症，特别是服用 ACEI 或 ARB 治疗者，应特别注意监测血钾。部分患者还可以出现酸中毒、低钙血症和高磷血症，需定期监测并给予相应的治疗。

（4）血脂：脂代谢紊乱在 DN 患者中发生率更高。尤其在 2 型糖尿病患者中，特点是甘油三酯（TG）和低密度脂蛋白（LDL）升高。高 TG 水平也是肾功能下降的独立危险因素。因而需定期监测血脂并调整降脂药的用量。

2. 症状观察　糖尿病肾病进展缓慢，早期症状难以察觉，但是对于糖尿病病程在 15 年以上患者，尤其老年患者，要密切观察神志、胃肠道反应等，如果出现肾功能不全，可有持续性恶心、呕吐、上腹部不适、皮肤瘙痒、精神萎靡等症状。同时还应注意有无低血糖发生。DN 患者接受胰岛素治疗需根据血糖和肾功能情况调整胰岛素剂量，反复的低血糖发作提示胰岛素剂量过大或肾功能下降。

3. 体征观察　重点观察血压、水肿情况、尿量。密切观察血压变化，防止高血压脑病发生。鼓励患者利用电子血压计对血压进行监测并行记录，以便医生根据血压变化及时调整降压治疗方案，使血压尽可能达标。

对于水肿比较明显的患者，注意观察水肿程度、分布部位及消肿情况，记录每日出入量情况，尿量以昼夜分别计量、计次。同时观察体重增减情况。除针对 DN，还应针对 DM 进行必要的体检，如神经系统体征、视力的检查。

（二）疗效判断与处理

DN 的疗效主要包括两个方面：DM 和 DN 的控制情况。DM 的控制主要包括血糖（空腹血糖、餐后 2h 血糖和糖化血红蛋白）、血压和血脂控制是否达标；而 DN 的疗效指标主要有尿蛋白排泄量、水肿的情况和肾功能的变化。尿蛋白减少、水肿减轻和肾功能改善（血尿素氮或肌酐下降）为治疗有效的指标。

无论是 1 型还是 2 型糖尿病患者并发的糖尿病肾病均预后不良，其高死亡率和高致残率主要由冠状动脉、脑血管及外周血管病变引起。良好的血糖和血压控制能延缓病情的发展。各种肾脏替代疗法均能改善晚期肾病患者的预后。糖尿病所致 ESRD 的 5 年生存率仅为 20%，10 年不足 5%。有蛋白尿的糖尿病患者的心血管死亡率是无蛋白尿者的 4 倍，是普通人群的 37 倍。

五、随访

（1）注意检查患者对治疗的依从性、患者对治疗的反应及存在的问题（如发生了什么副反应），是否对血糖和血压进行了自我监测，是否采取积极的生活方式（如适量运动）。

（2）定期检查空腹血糖、餐后 2h 血糖和糖化血红蛋白、血脂、血生化（血尿素氮、肌酐、血钾、血钙和血磷）；定期检测尿蛋白排泄情况。

（3）如果患者肾小球滤过率 GFR 接近 15ml/min，应为肾替代治疗做相应的准备工作，如进行腹膜透析置管或行前臂动静脉造瘘术。

（祁建军）

第二节　ANCA 相关性血管炎肾损害

一、概述

ANCA 相关性血管炎是成人原发性小血管血管炎的最常见类型，因与抗中性粒细胞胞浆抗体（Anti – Neutrophil Cytoplasmic Antibody，ANCA）有关而得名。它包括显微镜下多血管炎（Microscopic Polyangiitis，MPA）、韦格纳肉芽肿（Wegener's Granulomatosis，WG）、变应性肉芽肿血管炎（即 Churg – Strauss Syndrome），某些药物也可诱导 ANCA 相关性血管炎的发生。MPA、WG 和变应性肉芽肿血管炎肾脏受累分别占 90%、80% 和 45%。血管炎相关性肾损害是指小血管炎和毛细血管炎所致的肾损害，ANCA 相关性血管炎肾损害病理表现主要为局灶节段坏死性肾小球肾炎，临床可出现血尿、蛋白尿及急慢性肾功能不全等肾脏受累表现。其发病机制尚未完全阐明，现在认为 ANCA、T 细胞和其他免疫活性细胞以及它们所分泌的细胞因子共同参与了血管壁的损伤过程。血管炎临床表现变化多端，除肾脏以外，常累及多器官系统，加上其相对较低的发病率，易造成漏诊和误诊，及时的治疗对于避免肾脏等重要器官的进行性损伤及降低患者的死亡率有重要的意义，因此应该尽量做到早期诊断，合理治疗。

二、诊断

（一）病史采集要点

1. 起病情况　患者多为中老年，男性稍多于女性。多数起病隐匿，少数表现为疾病的快速进展。早期可出现一些全身非特异症状，如发热、关节痛、肌痛、乏力、皮疹、纳差、体重减轻等。患者可能因为血管炎肾外表现就诊于相关科室如因听力下降到耳鼻喉科就诊，检查中发现血尿、蛋白尿、肾功能不全。

2. 肾损害表现　ANCA 相关性血管炎肾损害主要症状表现为血尿、蛋白尿、管型尿，尤其是红细胞管型及急慢性肾功能不全，可以表现为急性肾炎甚至急进性肾炎或是慢性肾衰竭，但较少出现肾病综合征范围的蛋白尿。几乎所有患者都有血尿，甚至还有明显的肉眼血尿，后者多见于肾脏受损严重者，如新月体性肾炎。

3. 肾外表现　其他器官系统受累较常见，如皮肤紫癜、皮疹、溃疡；累及肺部可出现咳嗽、咳痰、咯血、胸痛、呼吸困难，过敏性哮喘则是变应性肉芽肿血管炎早期较为特征的表现；韦格纳肉芽肿常最先出现上呼吸道症状，表现为鼻塞、鼻窦部疼痛、鼻腔血性或脓性分泌物，甚至出现耳鸣、耳聋、耳膜穿孔；眼部受累可表现为结膜炎、角膜溃疡及巩膜炎等；神经系统受累常可出现肢体乏力、麻木、疼痛等周围神经炎或颅神经受损表现，甚至可以有中枢神经系统受累的表现，如昏迷、脑膜刺激征等；关节痛也较常见；累及消化道可出现恶心、呕吐、腹痛、腹泻、便血等症状。肝脏、心脏、胆囊、胰腺、甲状腺等可受累出现相应临床症状。

4. 既往病史　应注意近期有无感染史。有无可引起继发性血管炎的其他疾病，如系统性红斑狼疮、过敏性紫癜、类风湿性关节炎、冷球蛋白血症等。过敏性鼻炎及哮喘等变态反应病史对于提示变应性肉芽肿性血管炎有很大帮助。详细询问用药史也是必要的，例如抗甲状腺药物丙硫氧嘧啶可诱发 ANCA 相关性血管炎。因此，对于有甲亢等可能使用上述药物的患者，应详细询问有关病史。慢性丙型肝炎是继发性冷球蛋白血症的主要原因，故尚需询问是否有乙型、丙型肝炎等病史。

（二）体格检查要点

1. 一般情况　可有低热，血压升高，对于肺部受累及者，可能有气促、发绀、呼吸加快。

2. 皮肤、黏膜　最常见的为可触及的紫癜，也可有丘疹、水疱及溃疡形成，好发于下肢。可伴水肿。

3. 头部　一些患者可能最先表现为“红眼”（结膜炎）或“鼻炎”，因此体检时应注意有无结膜炎、角膜炎及视力减退。鼻窦区有无压痛，鼻腔有无脓血性分泌物，有无鼻中隔偏曲。有无听力障碍。

4. 肺部　叩诊注意有无胸腔积液、肺实变的改变，听诊肺部有无异常呼吸音及啰音。

5. 心脏　叩诊有无心界扩大，听诊有无心音改变、附加心音及杂音，注意有无心律失常。

6. 四肢、关节　继发于冷球蛋白血症者可有雷诺现象，注意有无关节肿胀畸形。

7. 神经系统　有无浅感觉异常、麻木、痛觉过敏，有无病理征。

（三）门诊资料分析

1. 尿液检查　血尿、蛋白尿、细胞管型，尿沉渣相差显微镜检查可见多数畸形红细胞，提示肾小球源性血尿。血尿的程度常常与肾脏炎症反应的程度呈正比，而尿蛋白的量通常达不到肾病综合征范围，以少到中等量为主。

2. 血常规检查　伴或不伴正常细胞性贫血，常有血白细胞数增多，中性粒细胞比例增高，易误诊为细菌感染。由于 ANCA 与中性粒细胞关系密切，有人认为中性粒细胞的激活与本病的发病有关，也可能是细菌感染激活中性粒细胞，触发了本病的发生或进展。变应性肉芽肿血管炎多有血嗜酸性粒细胞升高（>10%），有时伴血小板增多。

3. 血生化检查　常有血尿素氮、肌酐升高，还可有肾功能不全的其他生化改变，如高钾血症、高磷血症、低钙血症、酸中毒（阴离子间隙增大、CO_2 结合力下降、HCO_3^- 浓度降低等）。有呕吐、纳差者可有低钾血症和低钾低氯性碱中毒。

（四）继续检查项目

1. ANCA 检查　结合临床，ANCA 阳性有利于血管炎的诊断，常用间接免疫荧光和 ELISA 两种测定方法。间接荧光法将患者的血清与正常人的中性粒细胞共同孵育，若患者血清中有 ANCA，则血清可和中性粒细胞胞浆结合，利用荧光标记的抗体进行标记，可以检测到患者血清中是否有能与正常人中性粒细胞胞浆结合的抗体，因而称为抗中性粒细胞胞浆抗体。根据免疫荧光的显示模式，可将 ANCA 分为胞浆型 ANCA（cytoplasmic ANCA，cANCA）和核周型 ANCA（perinuclear ANCA，pANCA）。研究发现 pANCA 是在用固定剂固定中性粒细胞过程中人为因素造成的假象，其抗原仍在胞浆中。随后研究表明 cANCA 的主要的相对应的抗原为位于中性粒细胞的蛋白酶－3（Proteinase 3，PR－3），而 pANCA 针对的抗原主要为中性粒细胞的髓过氧化物酶（Myeloperoxidase，MPO）。利用 PR－3 或 MPO 作为抗原，通过酶联免疫吸附法（ELISA）可以准确地测定血中是否有 cANCA 或 pANCA。间接免疫荧光法测定 ANCA 法有较高的敏感性，但其特异性较差，有时易将抗核抗体（ANA）误测定为 ANCA，而出现假阳性，而 ELISA 法测定的 cANCA（也称 PR3－ANCA）或 pANCA（也称 MPO－ANCA）则具有较高的特异性，但敏感性较差。因此，间接荧光法有助于筛选，而 ELISA 法则有利于确证。通常临床上将两者同时测定，可大大增加测定的敏感性和特异性。韦格纳肉芽肿 80%～90% 为 cANCA 阳性，余 pANCA 阳性，敏感性与活动度/病变范围有关。MPA 约 70% pANCA 阳性，少数 cANCA 阳性。虽然 cANCA 倾向于韦格纳肉芽肿的诊断而 pANCA 倾向于 MPA 的诊断，但单凭 ANCA 鉴别 WG 和 MPA 有一定难度。变应性肉芽肿血管炎阳性率约 50%，以 pANCA 为主。值得注意的是部分病例（约 10%）可为 ANCA 阴性，应结合临床和病理做出诊断。另外 ANCA 也可在某些药物诱发的血管炎、抗 GBM 肾炎、风湿性疾病如系统性红斑狼疮及自身免疫性胃肠道疾病如溃疡性结肠炎中也可出现阳性，多为 pANCA，但滴度常不高。

2. 抗肾小球基底膜抗体　可用于急进性肾炎表现时排除抗 GBM 抗体引起的急进性肾炎（Ⅰ型急进性肾炎）。

3. 其他血液指标　可有血沉加快、CRP、RF 升高等非特异性改变，且常于疾病的活动程度相关，血清 C3 多正常。怀疑血管炎诊断的患者，常需检测乙型和丙型肝炎的血清学标记、血冷球蛋白测定以排除继发性血管炎。对年轻女性还需测定抗 dsDNA 抗体和 ANA 抗体以排除系统性红斑狼疮。

4. 胸部 X 线或 CT 检查　肺部受累可见肺有片状浸润影，也可有单发或多发结节，部分可伴空洞形成，有时不易与肺结核或肺癌鉴别。反复肺部受累者，可表现为弥漫性肺间质纤维化。如合并肺出血，X 线胸片可见大片肺实变阴影，发展迅速。

5. 肾脏 B 超　了解肾脏大小及结构变化。双肾大小有助于判断疾病的进程，在以急性病变为主时，双肾体积增大；到疾病后期，由于肾脏有较明显的纤维化，双肾体积正常或缩小，肾实质回声增高。

6. 组织学检查　宜尽快肾活检。典型的血管炎肾损害主要表现为局灶节段坏死性肾小球肾炎，肾小球毛细血管袢纤维素样坏死较常见，伴广泛新月体形成、肾小球囊基底膜断裂和严重肾小管间质炎症。肾小球和肾小管间质浸润的炎症细胞包括了各种细胞成分，有中性粒细胞、嗜酸性粒细胞、淋巴细胞、单核细胞和巨噬细胞，甚至可见到多核巨细胞，呈肉芽肿样改变，有时可见小动脉也受到累及，未受累及的肾小球可以比较正常。由于血管炎病程可呈发作 - 缓解交替的慢性过程，故肾活检时可见新鲜的活动性病变和慢性病变共存，常见的活动性病变有纤维素样坏死、细胞增生和细胞性新月体，而纤维性新月体、肾小球硬化和肾间质纤维化则为慢性病变。免疫荧光染色一般呈阴性或微弱阳性（寡免疫，Pauci - immune）。偶尔可见散在 IgM 和 C3 沉积。在新月体或血栓中可有纤维蛋白原染色阳性。电镜下没有电子致密物（抗原抗体复合物）沉积。

7. 有其他器官受累及的表现者（如眼、耳、鼻、口腔、肺或神经系统）　请相应专科会诊，考虑做相应部位的组织活检，比如鼻或喉部的活检。

（五）诊断要点

血管炎起病可以比较缓慢，表现为非特异症状，如乏力、纳差、消瘦等，易被忽略。加上本病可累及各器官，临床表现变化多端，也易被误诊，需要临床医生提高警惕性。对于年龄比较大，临床表现为肾炎综合征（血尿、蛋白尿）的患者，特别是有肾外病变和肾功能急剧恶化的患者，应注意本病的可能。临床上表现有系统性血管炎、呼吸道肉芽肿性炎症及肾小球肾炎三联征，实验室检查 cANCA 阳性，考虑诊断为韦格纳肉芽肿。根据美国风湿学会 1990 年韦格纳肉芽肿分类诊断标准：①鼻或口腔炎症：痛或无痛性口腔溃疡、脓性或血性鼻分泌物；②胸部 X 线异常：胸片示结节、固定浸润或空洞；③尿沉渣异常：镜下血尿（>5 个红细胞/HP），或红细胞管型；④病理：动脉壁、动脉周围或血管周围区域有肉芽肿炎症。上述四项有两项阳性可诊断韦格纳肉芽肿。本诊断标准是在对 ANCA 不了解的背景下制定出来的，有学者认为 ANCA 的检测和组织活检对韦格纳肉芽肿的诊断具有十分重要的意义。病变组织活检示小血管的坏死性血管炎或肾小球肾炎，不伴肉芽肿的形成，累及多个系统，实验室检查 pANCA 阳性，考虑诊断为 MPA。患者出现系统性血管炎表现的同时出现哮喘者应高度怀疑变应性肉芽肿血管炎，外周血嗜酸性粒细胞增多，病变组织活检示肉芽肿性血管炎伴嗜酸性粒细胞浸润则可以确诊。美国1990年变应性肉芽肿血管炎分类诊断标准为：①哮喘；②外周血嗜酸性粒细胞增多，>10%（白细胞分类）；③单发性或多发性单神经病变或多神经病变；④游走性或一过性肺浸润；⑤鼻窦病变；⑥血管外嗜酸性粒细胞浸润。具备上述四条或四条以上即可考虑本病诊断，同样本标准也是在对ANCA没有足够认识之前制定，因而没有考虑到ANCA在诊断中的作用，在应用时需注意。

（六）临床类型

ANCA相关性血管炎根据临床及病理表现，可以分为：①显微镜下多血管炎（MPA）；②韦格纳肉芽肿（WG）；③变应性肉芽肿血管炎（即Churg - Strauss Syndrome）。

（七）鉴别诊断要点

注意与一些临床表现或肾脏病理表现相似的疾病鉴别。

1. 急性肾小球肾炎　和血管炎肾损害表现相似，但急性肾小球肾炎表现为血尿、蛋白尿、水肿、高血压等急性肾炎综合征，多有前驱链球菌感染史，好发于儿童，血清抗链球菌溶血素O（ASO）滴度升高，伴有C3浓度下降，8周后C3恢复至正常。而血管炎肾损害多见于老年人，肾外表现比较明显，血补体C3不低，ANCA阳性等可资鉴别。若诊断有困难，可行肾活检确诊，肾脏病理急性肾小球肾炎为毛细血管内增生性肾小球肾炎，光镜下通常为弥漫性肾小球病变，以内皮细胞及系膜细胞增生为主要表现，急性期可伴有中性粒细胞和单核细胞浸润。病变严重时，增生和浸润的细胞可压迫毛细血管壁使管腔狭窄或闭塞。肾小管病变多不明显，但肾间质可有水肿及灶状炎症细胞浸润。免疫病理检查可见有IgG和C3呈粗颗粒状沿毛细血管壁和（或）系膜区沉积，而ANCA相关性血管炎少有免疫荧光阳性者。

2. 抗GBM抗体引起的急进性肾炎　多表现为前驱感染后出现血尿、蛋白尿、水肿、高血压，少尿和肾功能短期内迅速下降。血抗GBM抗体阳性，ANCA通常阴性，肾活检光镜表现与血管炎引起的相似，但病变步调较血管炎肾损害一致，即病变的新旧程度比较一致，且通常无小血管炎的表现。而ANCA相关性血管炎肾损害也可表现为急进性肾炎（新月体肾炎）。由于血管炎的病理可呈发作 - 缓解的慢性过程，所以肾活检可见到新鲜的活动病变，如纤维素样坏死和细胞性新月体，也可见到慢性病变，如纤维性新月体、肾小球硬化和肾间质纤维化。免疫荧光可见IgG和C3沿肾小球毛细血管壁呈线状沉积，可资鉴别。

3. 狼疮性肾炎　常见类似的全身症状，如发热、皮疹、关节痛及多器官系统受累表现，肾脏常累及，但其多见于20～40岁育龄女性，血清抗核抗体阳性如抗ANA、抗dsDNA阳性，补体C3多降低，肾活检可见从轻微病变至肾小球硬化的各种病理类型，根据2003年ISN/RPS标准将狼疮性肾炎分为Ⅰ～Ⅳ型，以Ⅳ型（弥漫增殖型）最多见，肾小球系膜和内皮细胞弥漫增生，同时可有膜增生性病变、新月体形成、“铁线圈”病损和苏木素小体，免疫荧光呈现“满堂亮”，可见肾小球（毛细血管壁和系膜区）、间质及血管广泛免疫球蛋白（主要为IgG，伴少数IgM、IgA）及补体沉积。而ANCA相关性肾损害主要表现为局灶节段性坏死性肾小球肾炎，很少有内皮细胞增生，免疫荧光呈无或很弱阳性。必须指出，ANA抗体能和中性粒细胞的细胞核结合，导致用免疫荧光检测ANCA时表现出类似pANCA的荧光模式，易误以为pANCA阳性。进一步进行MPO - ANCA检测有助于鉴别诊断，注意一些系统性红斑狼疮患者也可有MPO - ANCA阳性。

4. 过敏性紫癜肾炎　任何年龄都可发病，以青少年多见，男性发病略多于女性，春秋发病多见，通常与机体对某些致敏因素反应有关，如感染、食物或某些药物等，30% ~50%患者发病前有上呼吸道感染症状，可出现过敏性紫癜四联症即皮肤紫癜、消化道症状、关节痛和肾小球肾炎，且皮肤紫癜比较有特征性，易于鉴别。肾脏病理表现类似与 IgA 肾病，免疫荧光显示肾小球系膜区 IgA 和 C3 沉积，而 ANCA 相关性血管炎肾脏无或很少有免疫荧光沉积，此外过敏性紫癜一般 ANCA 阴性。

5. 药物诱发的血管炎　PTU、甲巯咪唑、肼苯达嗪、米诺环素，少见如青霉胺、别嘌醇、普鲁卡因胺、氯氮平、苯妥英、利福平、异烟肼等均可诱发血管炎的发生，可有 ANCA 阳性，多为 pANCA，根据相关服药史可资鉴别，且药物所致的血管炎一般病情较轻，ANCA 的滴度较低。

6. 另外类风湿性关节炎、Goodpasture 综合征，冷球蛋白血症等　均可出现类似的临床表现，可以根据类风湿因子、抗 GBM 抗体、血冷球蛋白等指标进行鉴别。

7. 肺部受累有时需要与结核、肺部肿瘤相鉴别　根据相关病史、实验室检查如痰找抗酸菌、PPD 皮试、痰找癌细胞和血癌胚抗原（CEA）及必要时的组织活检一般可明确诊断。

三、治疗

（一）治疗原则

1. 积极诱导缓解　ANCA 相关性血管炎累及多个器官，肾脏常表现为局灶节段性坏死性肾小球肾炎，进展较快，不及时治疗易导致肾功能不可逆损伤。因此，一旦确诊后，应尽快给予积极治疗，以期短期内使病情迅速缓解，控制炎症反应，使病情稳定。

2. 防治并发症　ANCA 相关性血管炎累及多个器官常可致严重的伴发症。例如肺部毛细血管炎导致的肺出血，病情凶险，患者肺弥散功能受损，表现为严重的低氧血症（Ⅰ型呼吸衰竭），是决定患者生存的重要因素，应注意防治。

3. 维持治疗、防止复发　ANCA 相关性血管炎的一个重要特点是非常容易复发。因此，在积极治疗达到缓解后不能松懈，需积极进行维持治疗和必要的监测以巩固疗效，防止复发。

4. 注意药物治疗的副反应　ANCA 相关性血管炎患者年龄往往较大，而治疗血管炎的治疗方案却是比较强烈的免疫抑制治疗，加上这些患者常有肾损害，对药物的排泄能力下降，患者易出现比较严重的毒副反应。因而强调个体化治疗，即根据患者的体质、疾病的活动程度、病变的范围、起病的急缓、肝功能、是否有其他慢性疾病如糖尿病、胃溃疡等以及患者的经济情况制定个体化的治疗方案，并进行积极的监测，以期达到将可能的副反应减少到最低。

（二）治疗计划

1. 一般治疗　急性期应适当卧床休息，待肉眼血尿消失、水肿消退及血压恢复正常后逐步增加活动量。有水肿、高血压者，予以无盐或低盐饮食。不建议患者进食袋盐，后者常为钾盐，可加重肾衰竭的高钾血症。氮质血症时应限制蛋白质摄入，并以优质动物蛋白为主，尽量减少植物蛋白。对于严格控制蛋白摄入者，可补充 α 酮酸以防止蛋白营养不良，另注意补充维生素。明显少尿的急性肾衰竭患者需限制液体入量，但若有透析支持，则对液体摄入的限制可以适当放宽。尿少时还应注意避免摄入过多含钾的食物，如橙、香蕉、冬菇、木耳等。避免进食杨桃，后者可使肾衰竭患者出现神经系统损害，甚至昏迷。

2. 对症治疗

（1）利尿消肿：钠水潴留可以引起水肿、高血压，甚至急性心力衰竭等。经限制钠、水入量后，仍有水肿、高血压，应加用利尿剂。常用的利尿剂有噻嗪类，但当肾小球滤过率<25ml/（min·1.73m²）时，需要使用强有力的袢利尿剂如呋塞米等。呋塞米可以口服或静脉注射，30min起效，作用仅4~6h，必要时可用20~40mg，每日2~3次，有时可能需要较大剂量，应注意大剂量呋塞米对听力的副作用。还可以加用血管解痉药，如小剂量多巴胺，加强利尿效果。一般不使用渗透性利尿剂、汞利尿剂和保钾利尿剂。

（2）降压：若经休息、限盐、利尿，血压仍不能恢复者，应进行降压治疗。患者往往体内肾素系统活性较高，可以使用ACEI和ARB类药物，并且有减少尿蛋白的作用。但此类药物可能减少肾小球滤过率，加重肾功能不全和高钾血症，对于没有透析支持患者需密切观察及监测血肌酐和血钾水平。必要时可用钙通道阻滞剂、α受体阻断剂控制血压。由于患者常有尿少，不推荐使用硫酸镁降压，以免引起高镁血症。有高血压脑病时，应紧急采用降压药静脉用药：如硝普钠成人剂量50mg加入5%葡萄糖液中滴注，按血压调整滴速。硝普钠降压迅速，用药后数十秒即起作用，维持时间短，停药3至5min作用即消失。副作用有低血压、恶心、呕吐、面红、肌肉颤动等。其代谢产生氰化物通过肾脏排泄，肾功能下降时易发生硫氰酸中毒，不宜长期、大剂量应用。在没有透析支持的情况下，一般使用不超过1~2d；如有透析支持则可以比较安全使用。目前多用硝酸甘油代替，以避免硫氰酸盐蓄积。高血压脑病有抽搐者，降压的同时药物止痉、供氧等对症处理。

（3）充血性心力衰竭的治疗：本病水钠潴留是由于循环血容量增多造成，并非真正的心肌收缩力下降，因此治疗上应限钠、利尿、降压以恢复血容量，纠正水钠潴留或减轻心脏负荷，一般不采用加强心肌收缩力的洋地黄类药物。必要时可采用血管活性药物如酚妥拉明、硝酸甘油或硝普钠以减轻心脏负荷，经保守治疗仍不能控制病情，可用血液滤过脱水治疗。

（4）透析治疗：伴有急性肾衰竭的患者何时开始透析替代治疗并无绝对的标准，一般推荐早期进行透析治疗，防止并发症的出现。较常用的透析指征为：①急性肺水肿；②高钾血症，K^+>6.5mmol/L；③BUN≥21.4mmol/L或血肌酐≥442μmol/L；④高分解状态，每天血尿素氮上升≥8.9mmol/L或血肌酐上升≥176.8μmol/L，血钾每日上升1mmol/L以上；⑤无尿2天或少尿4天以上；⑥严重酸中毒，二氧化碳结合力（CO_2CP）<13mmol/L，pH<7.25；⑦少尿2天以上伴下列情况之一者：体液潴留，如眼结膜水肿、心音呈奔马律、中心静脉压升高；尿毒症症状，如持续呕吐、烦躁、嗜睡；高血钾，血钾>6.0mmol/L、心电图有高钾表现。

3. 诱导缓解　ANCA相关性血管炎肾损害若不经治疗，常较快进展为不可逆肾衰。因此早期及时治疗尤为重要，多数患者可以得到缓解，避免或脱离透析。常用于诱导缓解药物包括以下几种：

（1）糖皮质激素：首选用药，常用泼尼松1mg/（kg·d），满8周后每周减5mg至0.5mg/（kg·d），然后减慢减量速度（如2~3周减5mg），直至减为维持量，维持量取决于病情缓解情况而定，如果可能以7.5mg/d为宜。对于肾脏有显著活动病变（毛细血管袢坏死、细胞性新月体形成和大量炎症细胞浸润）并伴有短期肾功能恶化者，给予甲泼尼龙

（Methylprednisolone，MP）0.5～1.0g，加入200ml生理盐水中缓慢滴注，连续3d。长期应用糖皮质激素的患者可出现感染、药物性糖尿病、骨质疏松等副作用，需加强监测，及时处理。

（2）环磷酰胺（Cyclophosphamide，CTX）：现在多认为联用环磷酰胺可获得更高的缓解率及较低的复发率，用法为0.5～1.0g/m^2，静脉注射，每月注射一次至基本缓解（一般3～6个月）；或CTX 1.5～2mg/（kg·d），口服至基本缓解（一般3个月）。年龄60岁以上者，CTX考虑减少剂量20%。因为CTX部分在肾脏排泄，肾功能不全者应减少剂量约20%。肾脏有较多慢性病变而血肌酐升高者，往往对CTX比较敏感，CTX剂量应酌减。其主要不良反应为骨髓抑制和中毒性肝损害，并可出现性腺抑制，脱发、胃肠道反应及出血性膀胱炎。应每2周检查一次血象，如血白细胞计数<3.0×10^9/L或中性粒细胞绝对计数<1.5×10^9/L，则应暂时停药观察。如出现白细胞减少者可使用粒细胞集落刺激因子（G－CSF），一般不加重血管炎病情。

（3）其他细胞毒药物：①甲氨蝶呤（Methotrexate，MTX）对肾损害的疗效多不如CTX，且血肌酐>180μmol/L者肝损害、骨髓抑制等副作用显著增强，不宜使用。但研究表明，对于肾损害较轻的血管炎患者，MTX也有较好的疗效，且副作用较CTX小。②硫唑嘌呤（Azathioprine，AZA）、吗替麦考酚酯（Mycophenolate Mofetil，MMF）诱导缓解疗效多较CTX差，多用于激素加CTX诱导缓解后的维持治疗。AZA用于血管炎缓解后的维持治疗，疗效和CTX相似，副作用比CTX小，但仍可致血白细胞减少、肝损害等副作用。MMF则不易引起血白细胞减少等副作用，适宜长期维持治疗，唯价格比较昂贵。

4. 肺出血处理　肺部受累表现为肺毛细血管炎时，患者可无明显临床症状或仅表现为痰中带血，但可快速进展为弥漫肺泡出血（Diffuse Alveolar Hemorrhage，DAH）引起危及生命的大咯血及呼吸衰竭，死亡率高达60%，是临床工作中患者最常见的死亡原因之一。据相关文献报道，韦格纳肉芽肿DAH的发生率为7%～45%，MPA为10%～30%，变应性肉芽肿血管炎则相对较少见。因此，临床上患者出现不明原因（注意排除肺部感染及肺水肿）的气促、呼吸困难、咯血（约1/3患者可无此表现）、胸痛及与疾病不相平行的贫血（血红细胞计数及血细胞比容下降），警惕肺出血的可能，肺部体检早期可无明显异常，此时应立即行胸部X线检查、血细胞计数、出凝血常规、心电图、血氧饱和度监测及动脉血气分析。X线胸片通常表现为类似于肺水肿的急性双侧肺部浸润影但无心脏增大，较少有胸腔积液。值得注意的是，肺出血早期可能X线片可以没有明显变化，而肺出血者病情进展极为迅速，因此本病强调早期发现，积极治疗。给予甲泼尼龙（Methylprednisolone，MP）0.5～1.0g，加入200ml生理盐水中缓慢滴注，连续3天冲击治疗，同时加用静脉注射CTX促进诱导缓解。对于血肌酐>500μmol/L尤其是伴有抗GBM抗体阳性的患者，在激素和细胞毒药物诱导治疗同时，早期进行血浆置换常可获得到满意的疗效。肺出血严重时，大量红细胞、血红蛋白充满肺泡腔，肺泡弥散功能减弱，引起低氧血症，甚至呼吸衰竭，应给予氧疗，低氧血症仍不能纠正时考虑机械通气。另外注意消除患者紧张情绪、镇静、患侧卧位、头低位防止窒息的发生。

5. 维持治疗

（1）硫唑嘌呤［1～1.5mg/（kg·d）］合用小剂量糖皮质激素（泼尼松：7.5～10mg/d）。

（2）吗替麦考酚酯（MMF）1.0～2.0g/d，分两次服用作为维持治疗，并合用小剂量糖皮质激素（泼尼松：7.5～10mg/d）。

（3）每月查血常规和肝功能一次，白细胞 $<3\times10^9/L$，中性粒细胞 $<1.5\times10^9/L$ 或出现肝损害时需停药观察。

（4）维持性免疫抑制治疗的时间长短尚无共识，建议总疗程1年以上。

（5）停用免疫抑制剂后需定期随访（每3～6个月一次），检测ANCA并结合其他临床或病理指标判断是否有复发，并及时防治复发。

6. 复发的治疗　ANCA相关性血管炎的一个重要特点是非常容易复发，约有50%韦格纳肉芽肿患者在5年内至少会有一次复发。MPA复发率稍低。复发时上述免疫抑制治疗仍然有效。此时免疫抑制剂的剂量取决于复发的程度。

7. 防治药物治疗的副反应　常见的副反应有感染、肝功能损害、骨髓抑制、药物性糖尿病、骨质疏松、出血性膀胱炎等，一旦出现给予相应的处理。

8. 其他治疗　①对于已有肾衰竭的患者应及时给予透析支持。急性肾衰竭达到透析指征者应尽早透析治疗，经血浆置换和/或免疫抑制剂治疗后患者可能可以脱离透析。慢性肾衰竭患者只能维持性透析治疗。经过治疗缓解或好转的患者，常遗留有不同程度的肾损害或肾功能不全。这时应注意保护残存的肾功能，如使用血管紧张素转化酶抑制剂（ACEI）或血管紧张素Ⅱ受体拮抗剂（ARB），防止肾小球过度滤过和减少尿蛋白，以保护肾功能，同时应注意控制血压和避免使用肾毒性的药物。慢性肾衰竭患者只能维持性透析治疗，终末期肾衰竭者可考虑肾移植，但移植一般应在病情控制半年到1年左右后进行，复发率为15%～20%。②复发往往和上呼吸道感染及慢性携带金黄色葡萄球菌相关，TMP/SMZ可用于维持缓解。③丙种球蛋白对血管炎疗效不肯定，主要用于预防感染。④人源化抗T细胞单克隆抗体有一定疗效，但尚未大量应用经验。

（三）治疗方案的选择

韦格纳肉芽肿和MPA的治疗相似，主要治疗药物为免疫抑制剂，药物毒性总体较大，且患者多为中老年，药物易致严重副作用，故必须准确判断病情，才能使疗效/副作用比达到最大化。活动病变可通过治疗逆转，而过度治疗慢性病变只增加副作用。肾小球纤维素样坏死、细胞性新月体、肾小球囊基底膜断裂、间质炎症浸润甚至肉芽肿形成、肾小管炎、小动脉炎均为显著活动指标需要积极治疗。纤维性新月体、肾小球硬化、肾小管萎缩及肾间质纤维化则是慢性化指标。肾间质纤维化常伴有淋巴细胞浸润，故在纤维化背景下的淋巴细胞浸润并非活动证据，慢性病变不适宜使用过度积极的免疫抑制治疗。中性粒细胞、嗜酸性粒细胞浸润甚至出现多核巨细胞则提示急性病变。无肾活检条件的单位，可参考肾功能变化、尿常规和ANCA滴度加以判断，血尿（特别是肉眼血尿）伴ANCA阳性常提示活动病变；血肌酐高低并不能代表活动病变的程度，但短期血肌酐升高则提示活动病变，特别是伴有血尿（畸形红细胞）时更支持。

通常肾脏急慢性病变共存，治疗方案（即免疫抑制疗法的强度）取决于两者比例。只要有较多的活动病变，仍可采用上述方案或酌情减量（如激素剂量减半）。对肾脏以慢性病变为主者，过分积极治疗无必要，但仍需控制肾外活动病变，特别是防止肺出血的发生，此时免疫抑制方案主要依肾外病变而定。

关于CTX静脉脉冲或连续口服的选择问题，根据国外一项对11个共200名ANCA相关性血管炎患者非随机研究的荟萃分析结果，静脉使用CTX似乎更易诱导缓解，并且减少感染的发生，复发率虽无统计学差异，但其绝对值高于口服 CTX 组。

以往的观点认为，在药物治疗的基础上应用血浆置换并不能改善患者的预后，并进行了一系列关于血浆置换的研究，Pusey CD 等人（1991 年）发现血浆置换在已经进入透析的肾脏病变较严重的患者可以改善预后，而对于肾脏较轻的患者与单纯药物治疗比较无明显差异。根据 Klemmer PJ 等人（2003 年）的研究，ANCA 相关性血管炎伴发弥漫肺出血（DAH）时，血浆置换可以获得良好的治疗效果。一项来自欧洲 9 个国家的前瞻随机对照研究（2007 年），将 137 名初次起病血肌酐 >500μmol/L 的 ANCA 相关性血管炎患者随机分为血浆置换组（70 人）给予隔日一次血浆置换共 7 次及甲泼尼松冲击组（67 人），血浆置换组给予隔日一次血浆置换共 7 次，甲泼尼龙冲击组给予大剂量甲泼尼龙冲击治疗，两组同时给予口服糖皮质激素和 CTX 治疗，6 个月后改为激素加 AZA 维持。3 个月后，血浆置换组和甲泼尼松冲击组分别有 69% 和 49% 患者肾功能得到恢复，脱离透析。12 个月后，两组分别有 19% 和 41% 的患者进展为 ESRD，而两组的死亡率则无明显统计学差异。因此，对于血肌酐 >500μmol/L、肾活检显示为寡免疫复合物的新月体（局灶节段性坏死性）性肾炎，在使用激素和细胞毒药物的基础上加用血浆置换有助于肾功能的恢复并脱离透析，尤其是伴有抗 GBM 抗体阳性、有肺出血倾向的患者。

四、病程观察和处理

（一）病情观察要点

（1）治疗期间定期监测尿量、尿常规、肾功能，观察其变化情况并判断药物治疗疗效。尿量增多、尿蛋白减少、血尿减轻、血肌酐下降是肾脏炎症得到控制，病情趋于缓解的指标。

（2）定期检测 ANCA：目前普遍认为 ANCA 在 ANCA 相关血管炎的发病中起着重要的作用，但对于 ANCA 在病情监测及复发预测方面的价值尚存在争议。少数经临床和病理获得诊断的患者可为 ANCA 阴性，同时 ANCA 也可出现在其他疾病过程中，而且血 ANCA 水平并不完全与患者的临床和病理改变相平行，这种情况可以通过改进测定方法如同时用间接荧光和 ELISA 方法测定 ANCA 并结合临床表现和其他辅助检查结果综合分析得到解决。Han 等通过对 48 个诱导缓解的患者长期随访（平均 42.6 个月）发现，共有 16 个患者在随访期间发生 23 次复发，其中有 12 次复发前都有 PR3 - ANCA 或是 MPO - ANCA 滴度 4 倍以上的升高，2 次复发前 PR3 - ANCA 和 MPO - ANCA 均升高 4 倍以上，有 3 次复发虽有 ANCA 的升高，但不到 4 倍，余下 6 次复发前及复发时 ANCA 不升高或是降低。另外，将伴有 ANCA 4 倍以上升高的情况分为 2 组，Ⅰ组维持原治疗不变，Ⅱ组加强免疫抑制剂的治疗，结果发现在随访期间Ⅰ组的复发率为 100%（10/10），发生在 ANCA 升高后的 2 ~ 12 个月内，平均为 5.8 个月。Ⅱ组 11 次升高有 2 次复发，分别发生在 ANCA 升高后的 3、6 个月。因此认为，血 ANCA 较基础水平明显升高对于预测复发，指导治疗具有重要的价值。

（3）观察患者肾外病变情况：肺毛细血管炎导致的肺出血往往可以危及患者生命，注意预防及早期识别，注意患者有无咳血丝痰、咯血、气促、发绀等表现。一旦出现上述表现，应尽快做胸片检查以了解是否有肺出血及其范围。对有肺出血者，还需积极监测血气分析以了解是否有低氧血症。

（4）密切监测药物副反应：继发感染时，给予及时有效的抗生素治疗，避免造成肾功能进一步恶化。由于肾小球滤过率下降，应尽量避免使用肾毒性的抗生素如氨基糖苷类抗生素，而且经肾脏排泄的抗生素如头孢类和喹诺酮类抗生素需根据 GFR 调整剂量。定期复查血常规和肝功能，当白细胞 $<3.0\times10^9$/L，中性粒细胞 $<1.5\times10^9$/L 或出现肝损害时需停药观察。如果患者出现免疫低下的表现，如常合并带状疱疹感染或巨细胞病毒感染，需适当减少免疫抑制剂的剂量，以免引起免疫抑制过度。

（二）疗效判断与处理

一般来说，如果经诱导治疗后症状和体征改善（如食欲改善、浮肿消失）、ANCA 阴转、尿量增多、血尿减轻、尿蛋白减少、肾功能与其病理改变相适应［例如肾活检显示 50% 肾小球硬化，该患者 GFR 不可能完全恢复至正常水平，最多只能恢复至 50ml/（min·1.73m^2），这时也可认为已经缓解］。重复肾活检显示肾脏活动性病变明显减少，则表示已达到临床缓解。

五、随访

（1）避免受凉感冒，注意休息，避免使用可致肾损害的药物。

（2）用药期间每月查血常规和肝功能，生育期女性患者随访过程中还需注意月经史。

（3）停用免疫抑制剂后需定期随访（每 3 ~ 6 个月一次），检测 ANCA 并结合其他临床或病理指标判断是否有复发，并及时防治复发。

六、预后

如果不经治疗，多数患者进展至不可逆肾衰竭，一年内死亡率可达 80%，常死于严重肾脏病变或是大量肺出血。激素加环磷酰胺治疗可使 90% 以上患者获得缓解。国外有研究表明 8 年生存率可达 80% 以上，预后和血肌酐水平呈负相关，主要死亡原因为肾衰竭、肺出血及严重感染。约有 50% WG 患者在 5 年内会有至少一次复发，MPA 复发率稍低，复发时重新使用免疫抑制治疗仍然有效。

（祁建军）

第三节 乙肝病毒相关性肾炎

一、概述

乙型肝炎病毒（HBV）感染可引起多种多样的肝外病变，肾小球肾炎是发生在 HBV 感染患者的一种疾病。

二、诊断

（一）病史采集要点

本病临床表现多种多样，可类似于各种临床类型的原发性肾小球肾炎样表现，轻者可表现为隐匿性肾炎、慢性肾炎综合征、急性肾小球肾炎甚至急进性肾炎样改变。

1. 起病情况　起病年龄多为儿童及青少年，据报道膜性肾病 80% ~100% 为男孩，膜增生性肾炎男女比为3.8∶1。儿童时母亲垂直传播或家庭中相互传播，年长及成人常无明显接触史，有的有接受血制品治疗史。

2. 主要临床表现　各种类型临床表现的乙肝病毒相关性肾炎可分述如下：

（1）肾病综合征：绝大多数病者属此类型。临床表现为大量蛋白尿（>3.5g/d）；低蛋白血症（血浆白蛋白<30g/L）；高脂血症；水肿。伴有肉眼或镜下血尿，可有高血压及肾功能不全，血清补体常降低，病理类型为膜性肾病和膜增生性肾炎。

（2）肾小球肾炎：本病可有表现为急性肾小球肾炎的临床症状如水肿、少尿、血尿、高血压等。也可表现为慢性肾炎综合征，起病缓慢，反复水肿长达数月至数年。尿蛋白持续（++）以上或伴有血胆固醇升高，总蛋白下降，白蛋白下降，病理类型多为弥漫增生型，其中多见于膜性肾炎及膜增生性肾炎。个别患者病程迁延，蛋白尿、血尿持续存在，并逐渐出现贫血、肾功能不全而发展至慢性肾炎，慢性肾衰竭阶段。最终可发展到终末期硬化性肾小球肾炎。少部分患者还可呈急进性肾炎综合征样表现。

（3）无症状性蛋白尿：临床主要表现为少量的蛋白尿，定量通常在1.0g/24h以下，以白蛋白为主，尿沉渣检查正常，无水肿、高血压及肾功能损害。病理有些可呈轻度系膜增生性肾炎，病程可迁延长达1年以上。

（4）单纯性血尿：主要表现为无症状性血尿，包括持续性镜下血尿或反复发作性肉眼血尿。病程也经常较长，血生化无肾炎或肾病改变。肾功能正常，同样无水肿、高血压表现，病理改变可为系膜增生性肾炎。

3. 既往病史　对本病的诊断和鉴别诊断有重要意义，通常有乙型肝炎病毒感染史，家中成员常有肝炎病史。

（二）体格检查要点

1. 一般情况　一般情况好，可有精神萎靡、疲劳、乏力、食欲差等慢性肝炎样表现。部分病者有高血压。

2. 皮肤黏膜　注意患者无有皮肤、黏膜黄染、苍白，水肿较常见。常累及眼睑及颜面，肢体水肿也常见呈凹陷性。

3. 浅表淋巴结　一般无明显异常，部分患者可有头颈部浅表淋巴结肿大。

4. 头颈部　一般无明显异常，应注意有无咽、扁桃体感染表现。注意眼部病变、听力改变。注意有无颅内高压及脑水肿的眼底改变。

5. 胸腔、心脏及肺部　部分患者可有双侧胸腔积液，合并心衰者可出现相应心脏及肺部表现。

6. 腹部　注意有无腹部静脉曲张、部分患者有腹水，肝、脾肿大。

（三）门诊资料分析

1. 尿液检查　尿常规检查可见有红细胞，相差显微镜红细胞形态检查为肾小球源性血尿。可有管型尿（透明管型、颗粒管型），尿蛋白定性可由微量至大量不等，可呈+～+++，多属非选择性。部分患者蛋白尿可达肾病综合征水平。病情迁延者可有肾小管间质损害表现，如糖尿、氨基酸尿及尿酸化功能障碍。

2. 血常规　红细胞计数及血红蛋白可正常到稍低或严重下降。白细胞计数多正常或稍高。有肝炎活动时血沉可增快。

3. 血液生化及肾功能检查　可有肝功能异常。可有低蛋白血症，高脂血症，一般血清电解质及酸碱平衡无明显异常。早期血清尿素氮及肌酐可在正常范围，随着病情发展，肾功能下降者血尿素氮及肌酐可有不同程度的增高，部分表现为急进性肾炎者还可出现。肾功能进行性下降，血清尿素氮及肌酐进行性上升。

（四）继续检查项目

1. 尿蛋白定量　24h 尿蛋白定量可从无到大量蛋白尿改变。部分患者尿蛋白定量初次检查就达到肾病综合征水平。

2. 其他血液学检查　乙肝病毒抗原及其标志物常常阳性，乙肝病毒 DNA 水平可明显升高，转氨酶异常。血沉增快，部分大量蛋白尿患者可有低白蛋白血症及高脂血症。部分患者可有免疫球蛋白水平异常，甚至白/球蛋白比例倒置，可有低补体血症。风湿及自身免疫性血清学检查、血清蛋白电泳或免疫固定电泳、肿瘤标志物血清学检查等有助于排除如系统性红斑狼疮性肾炎、血管炎肾损害、多发性骨髓瘤肾病及肿瘤相关性肾炎等疾病。

3. 肾功能检查　包括肾小球滤过功能和肾小管功能检查。部分患者可以肾功能正常。也可以有肾小球滤过率、内生肌酐清除率降低，酚红排泄试验、尿浓缩稀释功能及酸化功能减退。肾功能不全分期多属代偿期或失代偿期。

4. 影像学检查　超声影像学检查可见部分患者肾脏大小正常，部分患者可见双肾缩小，肾皮质变薄或肾皮质、髓质分界不清等结构紊乱改变。另外也可见肝、脾肿大的征象。

5. 肾活检病理　对于考虑乙肝病毒相关性肾炎患者应强调行肾活检以进一步明确诊断。如无肾穿刺活检禁忌证，此为诊断的必备检查。肾活检病理多表现为不典型膜性肾病及膜增殖样肾小球肾炎。光镜下可见基底膜不规则增厚，伴系膜增生。免疫荧光可见“满堂红”现象。HBV 抗原及其标志物一个或多个沉积于毛细血管壁及系膜区。除 IgG 外，还有 IgM、IgA、C3、C_{1q}等沉积。电镜可见上皮下及基底膜内、内皮下、系膜区有电子致密物，有时并可见病毒样颗粒。此外可见极少数的系膜增生性肾小球肾炎、轻微病变、局灶节段性肾小球硬化等，后三者目前尚有争议。

（五）诊断要点

目前国际上尚无 HBV 相关性肾炎的统一诊断标准。我国在 1989 年北京全国乙型肝炎病毒相关肾炎座谈会上讨论，参照国内外多数学者意见，建议国内试用下述三条为 HBV 相关性肾炎的诊断标准：①血清 HBV 抗原阳性。②患肾小球肾炎并可除外狼疮性肾炎等继发性肾小球疾病。③肾组织切片上找到 HBV 抗原标志物。此为最基本条件，缺此不能诊断。由于检验技术或抗体质量的差异，故应做多种抗原检测或肾组织洗脱液检查以及原位杂交等手段来提高检出率。另外由于小儿很少患有原发性膜性肾病，若小儿患者符合①②条，病理确诊为膜性肾病，尤其是电镜观察有此特点时，尽管肾组织未发现到 HBVAg，仍可考虑为 HBV 性相关肾炎的可能。

（六）鉴别诊断要点

由于本病临床表现与相同病理类型的原发肾小球肾炎相似。且诊断时必须在肾组织内找到乙肝病毒标志物。故鉴别诊断我们需要考虑以下情况：①血清 HBV 及其标志物阳性，而肾组织 HBV 及其标志物阴性，这最大可能肾损害与 HBV 感染无关，不能下 HBV 相关性肾炎诊断。但是当血清抗体过多，肾切片上 HBV 抗原位点被饱和时可能出现假阴性，这时需要酸洗脱肾切片上抗体再重新染色检查。②相反若肾组织中 HBV 及其标志物阳性而血清阴性，这是可能由于 HBV 抗原直接种植于肾小球内，或血清中 HBV 抗原消长并不与肾组织中消长同步，此时只要肾组织切片上确有 HBV 抗原，且上述诊断标准中的②仍然存在，HBV 相关肾炎诊断仍能成立。③儿科患者极少有原发性膜性。肾病，只要诊断标准中的①②成立，且病理类型表现为膜性肾病，即使肾组织未发现 HBV 及其标志物，仍能诊断 HBV 相关性肾炎。

三、治疗

（一）治疗原则

乙肝病毒相关性肾炎目前尚缺乏特效药物治疗，治疗原则主要是防治乙肝病毒感染，抗病毒治疗和适当的糖皮质激素治疗。血管紧张素酶抑制剂（ACEI）、血管紧张素Ⅱ受体阻滞剂（ARB）控制血压，减少尿蛋白。抗凝及抗血小板凝集等综合治疗来保护肾脏，延缓肾功能损害的进程。

（二）治疗计划

1. 一般治疗 休息、饮食治疗同各种相似类型的原发性肾小球肾炎。此外加强护肝、对症支持治疗。

2. 药物治疗

（1）免疫抑制剂：国内曾有人对初发表现为肾综，且无病毒复制，肝功能正常的患者给予糖皮质激素治疗，在减少蛋白尿方面可获得一定疗效。但多数患者认为激素可延迟乙肝中和抗体产生，并可能促进 HBV 复制而加重病情。故必需慎用激素。目前认为只有病情需要，如青少年初发表现为肾综的乙肝相关膜性肾病。且血清 HBV 复制指标（HBV - DNA、HBeAg）正常时才可以应用，同时需监测 HBV 复制指标及肝功能变化，而且不适宜大剂量、长疗程使用激素治疗。细胞毒药物多数学者认为慎用或不主张使用。

（2）抗病毒治疗：干扰素可以通过与细胞表面特异性受体结合，激活某些酶以后破坏多核糖体阻止病毒蛋白质合成，从而阻断乙肝病毒的繁殖和复制，但不能进入宿主细胞直接杀灭病毒。此外还能增强吞噬细胞及淋巴细胞活性，有免疫调节作用。故也有不少学者用于治疗 HBV 相关性肾炎，用药后常可以见到 HBV 复制阴转，蛋白尿缓解或转阴，但剂量和疗程和不良反应尚待进一步观察。拉米呋定（Lamivudine）通过竞争性抑制 HBV - DNA 多聚酶活性，从而抑制 HBV - DNA 合成。由于不影响人体线粒体中 DNA 合成，细胞毒性低，可口服，使用方便，在 HBV 相关性肾炎的应用已得到肯定，特别在病毒复制，乙肝活动时疗效显著。和治疗慢性乙型肝炎一样，对 HBV 相关肾炎拉米呋定 100mg/d 是较佳的临床治疗剂量。疗程至少 1 年。HBeAg 阴转或 HBV - DNA 10^5copy/mol，根据病情再巩固使用半年，对 HBeAg 阴性、HBeAb 阳性及 HBV - DNA 阳性的前 C 区变异株应用 2 年以上。其他目前新型的抗病毒治疗药物如阿德福韦（Adefovir）原用于 HIV 高效抗逆转病毒的治疗，小剂量（10mg）和拉米呋定一样，也有很好的抗 HBV 作用。目前主要用于治疗拉米呋定无效或 HBV - DNA 阳性的前 C 区变异株。

四、病情观察及处理

(一) 病情观察要点

(1) 临床症状的观察和记录需特别注意水肿、血压、尿量及乙肝病毒感染变化的情况。

(2) 治疗期间的观察同相似类型的原发性肾小球肾炎治疗。还需特别注意监测肝功能及 HBV 复制指标如 HBV - DNA、HBeAg。

(3) 注意药物及剂量应根据肝、肾功能进行相应调整，特别是病毒复制、肝功能异常的抗病毒治疗。注意药物的不良反应。

(二) 疗效评定标准

(1) 治愈：症状全部消失、乙型肝炎病毒抗原转阴、尿常规正常。

(2) 好转：症状减轻、乙型肝炎病毒抗原转阴或仍阳性，蛋白尿减少。

(3) 未愈：症状未减轻、乙型肝炎病毒抗原阳性，尿蛋白不减少或增多。肾功能继续损害。

(4) 未治：患者未接受治疗。

五、预后

和原发性肾小球肾炎一样，HBV 相关性肾炎的预后也和其病理类型相关，HBV 相关性肾炎膜性肾病预后较好，尤其是小儿初发表现为肾综者，部分还能自发缓解。而 HBV 相关性肾炎膜增殖肾炎预后较差，儿童也常逐渐进展至慢性肾衰竭。

六、随访

1. 出院带药及医嘱　患者需要注意休息。避免过度劳累。继续带药治疗及注意观察病毒复制、肝功能情况及药物不良反应。

2. 检查项目与周期　对于好转与未愈患者，应定期 1～2 周复查尿常规、尿蛋白定量、肾功能和电解质、酸碱平衡检查。至少 1 个月复查肝功能变化、乙肝病毒抗原及 HBV - DNA 等检查。

(祁建军)

第四节　高尿酸血症肾病

一、高尿酸血症的发病机制

(一) 尿酸的产生及代谢

尿酸是一种弱的有机酸，分子量 168Da。尿酸是一种三氧化嘌呤，含嘧啶和咪唑环亚结构，是嘌呤环的 2、6、8 位被氧化后的产物。尿酸的微酸性来自于第 9 位上氢离子（pKa, 5.75）和第 3 位上氢离子（pKa, 10.3）的电离。第 1 和第 7 位的氢离子不发生明显的电离。嘧啶环第 3 位上的氢不容易随细胞内外液 pH 变化而发生电离。电离的尿酸很容易形成尿酸盐，主要是一钠盐、二钠盐和钾盐。尿酸在 pH 7.4 时主要形成一钠盐，占 98%，主要分布在血浆、细胞外液和滑膜液，只有4% ~5%的尿酸是与血浆蛋白结合的。尿酸的溶解度很低，其分解产物尿囊素的溶解度是尿酸的5~10倍，然而人类缺乏能将尿酸分解为尿囊素的尿酸酶，因此尿酸就是嘌呤代谢的终产物。37℃时血浆中尿酸的饱和浓度是7.0mg/dl。虽然血浆尿酸水平经常超过此值，但尿酸可以超饱和存在于血浆而不致析出，其确切的机制目前尚不清楚。血液系统的恶性肿瘤患者在接受细胞毒药物治疗时血尿酸-钠盐可达到40~90mg/dl的超饱和浓度，这些患者的尿酸盐溶解度为什么能达这么大目前还不清楚，可能是由于形成了较稳定的尿酸盐溶液或血浆中促尿酸溶解的物质增加，或二者皆有。

尿酸是人体内嘌呤代谢的最终终产物。而嘌呤是两类生物大分子-脱氧核糖核酸（DNA）和核糖核酸（RNA）的组成碱基。人体尿酸80%来源于细胞核，摄入的动物性或其他富含嘌呤的食物分解代谢所产生的占20%。嘌呤合成及降解虽然在各组织中都存在，但尿酸只在含有黄嘌呤氧化酶的肝和小肠组织中产生，肾脏也可能有一些。食物中的核酸一般以核蛋白的形式存在，核蛋白在胃内经胃酸及酶的作用分解成核酸和蛋白质。核酸进入小肠后，在肠道各种水解酶的作用下，经过多步水解，最后形成嘌呤碱和嘧啶碱，嘌呤碱和嘧啶碱除少部分被吸收外，大部分被进一步分解而排出体外。因此，机体嘌呤碱的主要来源还是靠自身合成，来自食物的仅占一小部分。血尿酸生成方面的调控主要靠嘌呤的合成及分解代谢完成。其中嘌呤核苷酸的合成有两条途径，即从头合成途径和补救合成途径。嘌呤核苷酸的从头合成过程主要在细胞质中完成，首先合成次黄嘌呤核苷酸（Inosine Momophosphate，IMP），然后通过不同途径合成单磷酸腺苷（AMP）和单磷酸鸟苷（GMP），进一步合成二磷酸腺苷（ADP）和二磷酸鸟苷（GDP）以及三磷腺苷（ATP）和三磷酸鸟苷（GTP）；与从头合成不同，补救合成过程较简单，是细胞利用游离碱基或核苷重新合成相应核苷酸的过程。体内嘌呤核苷酸的分解代谢主要在肝、小肠及肾脏中进行。嘌呤核苷酸可以在核苷酸酶的催化下，脱去磷酸成为嘌呤核苷，嘌呤核苷在嘌呤核苷磷酸化酶（Purine Nucleoside Phosphorylase，PNP）的催化下转变为嘌呤。嘌呤核苷及嘌呤又可经水解，脱氨及氧化作用生成尿酸。

每日尿酸的2/3从尿中排泄，剩余的1/3通过消化道由胆道、胃及小肠排出体外。进入消化道的尿酸被大肠埃希菌酶解破坏，因此这一过程叫尿酸的酶解。尿酸盐与蛋白在体内的结合率非常低（4% ~5%），因此尿酸盐在肾小球几乎是完全自由滤过的。尿酸在肾脏排泄的经典模型是由4步组成的：①肾小球的滤过（100%）；②肾小管的重吸收（98% ~100%）；③肾小管的再分泌（50%）；④分泌后的再次重吸收（40%）。最后有8% ~12%由肾小球滤过的尿酸排出体外。负责尿酸重吸收的转运蛋白主要是位于肾小管刷状缘侧的人尿酸转运蛋白1（URAT1）和在肝细胞基底侧膜、肾小管基底侧膜和刷状缘侧膜的葡萄糖转运蛋白9（GLUT9）；而负责尿酸分泌的转运蛋白有多药耐药蛋白4（MRP4）及有机阴离子转运蛋白（OATs）的OAT1、OAT3及OAT4。因此，肾脏疾病时引起高尿酸血症的机制主要有两方面：①GFR下降导致尿酸的滤过下降，见于各种原因引起GFR下降者；②肾小管功能异常导致对尿酸的重吸收增加和（或）分泌下降时。

（二）高尿酸血症的发生机制

1. 尿酸生成过多　如前所述，尿酸的生成需要嘌呤的合成及分解代谢调控，而这一过程需要一系列酶的参与，每种酶的异常都会导致尿酸产生的异常。目前研究得比较清楚的由尿酸代谢相关酶异常导致的疾病有如下几种：

（1）莱施－奈恩综合征：是一种 X 连锁的嘌呤代谢异常性疾病，次黄嘌呤－鸟嘌呤磷酸核糖转移酶（HGPRT）活性几乎全部丧失。1964 年首先发现。HGPRT 缺陷使嘌呤核苷酸补救合成途径障碍，导致次黄嘌呤和鸟嘌呤堆积，从而转变为最终代谢产物－尿酸。在婴儿及儿童时期就易发生高尿酸血症，发病早者出生后 6～8 个月就可出现明显症状。首发症状通常为高尿酸血症所致，很大一部分婴儿尿中有橙色颗粒排出，但这一症状经常被忽略以致出现自毁行为等比较明显的晚期症状时才被发现。

（2）1－焦磷酸 5－磷酸核糖（PRPP）合成酶活性过高：PRPP 合成酶基因突变可导致该酶活性过高，出现高尿酸血症和高尿酸尿。PRPP 合成酶由 PRPS1 和 PRPS2 两个基因编码，分别位于 X 染色体 Xq22－24 和 Xp22.2－22.3。已经有报道 PRPS1 基因点突变导致 PRPP 合成酶变构而使其活性增加。患者可出现血尿、结晶尿、尿道结石、肾脏病及痛风性关节炎。家族性发病者可伴有感觉神经性耳聋。患者都有高尿酸血症和高尿酸尿，体液中由于尿酸过度堆积可以导致各种症状，有报道痛风性关节炎最早可在 21 岁就发病，也可以出现肾绞痛和尿路结石。家族性发病者临床症状出现早。

（3）糖原贮积病：Ⅰ型糖原贮积病（冯·吉尔克病，Von Gierke disease），患者由于葡萄糖－6－磷酸酶缺陷（G－6－PD），在少年或成年后可出现高尿酸血症和典型的痛风表现。其机制主要是尿酸合成过度，但也有肾脏排泄减少的因素，因为该病患者肾小管乳酸、羟丁酸和乙酰乙酸的排泄增加从而竞争性地抑制了尿酸的排泄。此外，Ⅲ型、Ⅴ型、Ⅶ型糖原贮积病也可以出现高尿酸血症，但一般不出现痛风。G－6－PD 基因已被克隆，业已证明该基因突变导致的氨基酸置换（R83C 和 Q347X）可以引起Ⅰ型糖原贮积病。

关于嘌呤代谢过程异常目前已知的除前文提到的几种先天性疾病外，知之甚少，这也从某些特发性高尿酸血症甚至痛风的发病机制不明确，也无特异性治疗的事实得到验证。

2. 尿酸排泄减少　高尿酸血症的发病还与尿酸的排泄有关。

尿酸的主要排泄器官是肾脏，在这一方面，除肾功能减退、GFR 下降导致尿酸滤过减少外，最有可能的机制是肾小管负责尿酸重吸收及分泌的转运蛋白表达或功能异常导致的高尿酸血症，某些 CKD 患者 GFR 已明显下降但血尿酸水平却正常，而另一些 CKD 患者 GFR 并未明显下降但血尿酸水平却明显升高的事实提示，这些 CKD 患者的肾小管尿酸转运蛋白在其中发挥着重要作用。事实上绝大部分高尿酸血症的发病是与这些转运蛋白的异常有关的。关于这些转运蛋白表达或功能异常导致高尿酸血症的研究目前已知的有如下几种：

（1）URAT1 基因（SLC22A12）突变：导致尿酸排泄异常的情况分为两类，一类是导致 URAT1 失功能的突变，这种突变导致 URAT1 重吸收尿酸的功能部分或彻底丧失，从而导致低尿酸血症；而另一类则是突变导致 URAT1 重吸收尿酸的功能增强，这类突变已报道的有内含子区 SNP、启动子区突变以及外显子区突变，这类突变会导致高尿酸血症。至于慢性肾脏病时高尿酸血症的机制目前知之甚少，我们通过对部分 IgA 肾病患者的分析证实了肾功能正常的 IgA 肾病患者也有很大一部分伴有高尿酸血症，而且发现伴有高尿酸血症的这部分 IgA 肾病患者肾脏血管病变和肾小管间质病变明显重于血尿酸正常的患者，这与 Myllymaki J 等报道的一致。我们进一步用免疫组化方法发现伴有高尿酸血症的 IgA 肾病患者肾脏 URAT1 表达明显高于血尿酸正常的 IgA 肾病患者。体外试验证明醛固酮可以刺激肾小管上皮细胞高表达 URAT1，提示肾脏疾病时局部醛固酮增加可能是刺激 URAT1 表达增加从而导致高尿酸血症的重要机制之一。

（2）GLUT9 基因（SLC2A9）突变：如前所述，GLUT9 在肝脏的尿酸转运和肾脏的尿酸排泄过程中发挥着重要作用，GLUT9 的系统性敲除可引起轻至中度高尿酸血症及严重高尿酸尿症，而肝脏特异性 GLUT9 敲除可引起严重高尿酸血症，说明 GLUT9 在肝脏的尿酸转运及肾脏的尿酸重吸收中发挥着重要作用。GLUT9 以肾脏表达为主，GLUT9 SLC2A9 的失功能突变可导致尿酸重吸收障碍而产生低尿酸血症，而 GLUT9 功能增强从而产生高尿酸血症甚至痛风的病例在白种人、中国人等多个人种已相继报道。

（3）ABCG2 基因突变：ABCG2 基因属于 ATP 结合盒家族成员，表达在近端肾小管的顶膜，负责依赖于 ATP 的许多化合物的出细胞转运，因此也负责尿酸的分泌。已知的 ABCG2 基因第 5 个外显子 SNP－rs2231142 与高尿酸血症及痛风相关。

二、高尿酸血症与肾脏病

（一）高尿酸血症是肾脏病进展的危险因素

以往的研究多认为高尿酸血症只是某些肾脏病的伴随现象，并没有重视尿酸本身对肾脏的致病作用。然而，最近的几项研究均证明高尿酸血症是肾脏病进展的独立危险因素。最近对 6400 名肾功能正常的患者调查发现，血尿酸 >8.0mg/dl 者 2 年内进展为肾衰竭的危险度分别是血尿酸 <5.0mg/dl 者的 2.9 倍（男性）和 10.0 倍（女性）。这种相对危险度的增加与年龄、体重指数、收缩压、总胆固醇、血清白蛋白水平、血糖、吸烟、喝酒、锻炼习惯、蛋白尿以及血尿等因素均无关。实际上，血尿酸水平的增加对肾功能不全进展的影响甚至大于蛋白尿。芬兰作者对 223 例 IgA 肾病患者的研究发现：伴有高尿酸血症的 IgA 肾病患者肾活检 10 年后的肾脏生存率明显低于血清尿酸水平正常的 IgA 肾病患者（68% vs 86%，$P<0.01$）。有医院对 648 例 IgA 肾病患者的调查发现，发生高尿酸血症者为 192 例，占 29.6%，而 192 例高尿酸血症患者中，肾内动脉病变的发生率为 81.8%（157/192），明显高于血尿酸水平正常组 32.5%（148/456）（$P<0.001$）。当 IgA 肾病患者血尿酸水平升高至 360μmol/L 以上水平时，肾内动脉病变的发生率明显升高，且随着患者血尿酸水平的升高，IgA 肾病患者动脉病变的发生率随之升高。反之，随着 IgA 肾病肾内动脉病变程度（积分）的增加，IgA 肾病患者高尿酸血症的发生率明显增加。一项对 49 000 名男性铁路工人的调查也发现，血尿酸水平的增加是肾衰竭发生的独立危险因素。这些研究结果均提示高尿酸可以直接引起肾脏损害。

（二）尿酸引起肾脏损害的动物实验研究

为了调查尿酸水平在肾脏疾病中的作用，Kang D. 等用尿酸酶抑制药 oxonic acid 制备了高尿酸血症大鼠模型。和以前的尿酸酶抑制药相比，用这种抑制药制备高尿酸大鼠模型时血尿酸水平的升高较温和，不会因为尿尿酸排泄大增而导致尿酸在肾内结晶沉积和导致梗阻性肾病。但是，小的肾脏损害仍会发生，这可能与肾素血管紧张素系统活化以及高血压有关。血管损伤部分是由于高尿酸刺激血管平滑肌细胞增生所致，也可以是 RAS 系统活化所致。另外，肾脏微穿刺研究发现，高尿酸血症大鼠存在肾小球内高压和肾血浆流量减少，二者都能导致肾脏损害。与以上研究一致，Nakagawa 等发现，高尿酸血症大鼠在第 7 周就出现肾小球肥大，随后出现白蛋白尿并加重，到第 6 个月出现肾小球硬化和肾小管间质纤维化。重要的是慢性高尿酸血症引起的肾脏损害与肾内尿酸结晶沉积无关，是一种独立于尿酸结晶机制之外的一种新的机制介导的。

Kang D. 等进一步用两种肾脏疾病动物模型来验证高尿酸血症对肾脏的损害。一组只给环孢霉素造成环孢霉素肾病，而另一组同时给予尿酸酶抑制药 oxonic acid 使其产生高尿酸血症，结果发现后者的动脉透明变性、巨噬细胞浸润和肾小管间质损害都明显重于前者。两组肾内均未发现尿酸结晶。两组肾内均有肾素合成增加、一氧化氮合成酶 - 1 和一氧化氮合成酶 - 3 表达下降，但这种变化在血尿酸升高的环孢素肾病组比单纯环孢素肾病组更明显。这一结果说明血尿酸水平的增加可以加重大鼠环孢霉素肾病。其机制不是通过肾内尿酸结晶沉积，而是通过 RAS 系统活化和一氧化氮合成抑制所致。与 Kang D 等的研究一致，Kobelt 等报道用别嘌呤醇可以降低环孢霉素肾病大鼠的血压，增加肾血流，Assis 也报道别嘌呤醇能增加环孢霉素肾病大鼠的肾小球滤过率（菊粉清除试验）。肝移植后使用环孢霉素可导致血尿酸升高和肾脏损害，Neal 等报道别嘌呤醇能显著改善这种由环孢霉素导致的高尿酸血症性肾脏损害。

尿酸在慢性肾衰竭模型 - 残余肾模型中也参与了对肾脏的损害。在这种残余肾大鼠模型中，伴有高尿酸血症者无论血压、蛋白尿还是血清肌酐均明显高于血尿酸正常者。而且前者比后者肾脏肥大和肾小球硬化更明显（24.2% ±2.5% vs. 17.5% ±3.4%，$P < 0.05$）、间质纤维化也更明显（1.89% ±0.45% vs. 1.52% ±0.47%，$P < 0.05$）。伴有高尿酸血症的大鼠模型还出现肾小球前动脉平滑肌细胞增生导致血管壁增厚、血管壁环氧化酶 - 2（COX - 2）合成增加。别嘌醇可以显著抑制血尿酸的升高，阻滞肾功能和肾脏病变的进展。苯碘达隆由于只能轻度降低血尿酸水平，只部分改善血压和肾功能，对血管改变的影响极小。

（三）尿酸引起和加重肾脏病进展的潜在机制

早期的动物实验已经有直接的证据证明尿酸可以导致肾病，但其作为致病因素导致肾脏病进展的机制不明。Kang D. 等的研究小组及其他研究小组的结果均提示尿酸致肾脏病的机制主要是导致肾小球前动脉病变、肾脏炎症以及使 RAS 和 COX - 2 活化而产生高血压。Kang D. 等也进一步解释了这些血管病变和炎症是如何导致肾脏损害的。

1. 刺激血管平滑肌细胞增殖　尿酸是血管平滑肌细胞的有丝分裂源。Kang D. 等和 Rao 等均报道，尿酸可以直接刺激血管平滑肌细胞增殖。最近发现与尿酸共同孵育后大鼠主动脉平滑肌细胞重新表达 COX - 2 mRNA。用 COX - 2 抑制药或血栓素 A_2 受体阻断药均能阻断尿酸的促血管平滑肌细胞增殖作用。COX - 2 在伴有高尿酸血症的残余肾大鼠肾前血管表达增加，而且其表达水平与尿酸水平及血管平滑肌增殖相关。这些发现提示，尿酸可以导致血管平滑肌细胞的增殖和肾脏病进展，这一作用的机制是通过 COX - 2 活化从而使血栓素表达增加来实现的。有趣的是最近的研究证实血管紧张素Ⅱ也可以通过 COX - 2 途径促使血管平滑肌细胞增殖。除了 COX - 2 途径，尿酸还可能通过血管紧张素Ⅱ导致血管病变。RAS 阻断药可以预防 Oxonic Acid 诱导的高尿酸大鼠的肾小球前血管病变，血管紧张素Ⅱ受体Ⅰ阻断药可以部分抑制尿酸介导的血管平滑肌细胞增殖。因此，血管紧张素Ⅱ和 COX - 2 都可能参与了尿酸介导的血管平滑肌增殖和炎症反应。

2. 肾小球前血管病变　尿酸可以使入球小动脉增厚，增加血管壁巨噬细胞的浸润，肾小球前血管病变导致肾小球及球后循环缺血从而引起肾脏损害。肾小管内流量的减少会刺激肾素分泌增加，也导致明显的高血压。动脉病变还会通过无效自身调节来提高肾小球内压，也会进一步加重肾脏损害。

3. 促炎症和过氧化反应 尿酸也可以促使单核细胞促化蛋白 - 1（MCP - 1）在血管平滑肌细胞的表达，这一作用可能是尿酸直接进入血管平滑肌细胞后使 MAPKinase 和 NK - κB 活化实现的。Kang D. 等最近观察到尿酸也可以促使体外培养的人血管细胞表达 C 反应蛋白。高尿酸还可以促进低密度脂蛋白胆固醇的氧化从而促进脂质过氧化。

（四）高尿酸血症通过高血压加重肾脏损害

1. 尿酸增加机体对盐的敏感性 给大鼠以低盐饮食的同时给予尿酸酶抑制药氧嗪酸后，可以制备高尿酸血症模型，这种模型大鼠即使血尿酸恢复正常，其肾脏损害仍持续存在，当再次给予高盐饮食后，模型大鼠比对照大鼠更容易发生高血压。

2. 尿酸与血管内皮功能 血管内皮功能的稳定在抗高血压的发生中起着很重要的作用。研究证明，尿酸可以破坏 NO 的生成，导致血小板聚集，增加细胞因子及炎症因子的释放，从而与高血压的发生密切相关。用别嘌醇抑制尿酸的生成后可以使受损的 NO 生成得到恢复，从而减轻高血压、心力衰竭以及 2 型糖尿病的进展。

3. 尿酸促进血管平滑肌细胞增殖 如前所述，尿酸通过 COX - 2、血栓素 A_2 及血管紧张素系统、炎症等促进血管平滑肌细胞增殖，进而促进高血压。

高尿酸血症通过以上多种机制导致或加重高血压，从而导致肾脏损害或加重原有的肾脏病。

三、痛风性肾病

（一）痛风性肾病的发病机制

1. 痛风 尿酸的一价钠盐在关节等部位形成结晶沉积以及进一步形成结石是痛风发作的物质基础。痛风结石可以直接破坏骨与关节，而尿酸结晶可以导致炎症，促发痛风的发作及进展。

尿酸结晶、结石及随后发生的炎症反应固然在痛风的发病及进展过程中发挥着重要作用，但随着近年来的不断深入研究发现，痛风的发病机制远非那么简单，事实上，许多组织、细胞、甚至生物分子均参与了该病的发生发展过程。

（1）慢性痛风的侵蚀性骨破坏：痛风结石或结节的逐渐扩大可机械性通过逐渐增加的压力破坏周围骨组织，但更为重要的是结节内部及周围的许多细胞及其分泌的细胞因子、化学驱化因子以及某些酶类，在侵蚀性骨破坏及关节损害中发挥着重要作用。实验研究证明一价尿酸盐结晶可促使巨噬细胞分泌环氧化酶 - 2（COX - 2）和前列腺素 E_2（PGE_2），二者均可促进破骨细胞的形成及增殖。

（2）破骨细胞的作用：破骨细胞是一种多核的吞噬细胞，通过吸收矿化的骨组织在骨的重塑中发挥着重要作用。骨髓造血细胞中含有破骨细胞的前体细胞，这类细胞的表面表达一种核因子 - κB 受体激活因子（RANK）的分子，当成骨细胞、骨髓间充质细胞等细胞分泌的 RANK 配体（RANKL）与破骨细胞前体细胞表面的 RANK 结合，并在单核细胞集落刺激因子（M - CSF）存在时就可促使破骨细胞的前体细胞分化成为成熟的破骨细胞。骨保护素（Osteoprotegerin，OPG）是一种由成骨细胞等分泌的、可溶性的、能与 RANKL 竞争性结合到 RANK 的诱骗受体，能抑制 RANKL 与破骨细胞前体细胞上 RANK 的结合，从而抑制破骨细胞的形成，因此通过 RANKL 和 OPG 水平及活性的变化来调控成骨与破骨的动态平衡，从而调控骨重塑。痛风患者外周血破骨细胞样多核细胞明显增加，在 M - CSF 及 RANKL 存在时，这些细胞很容易被诱导成 TRAP 染色阳性的破骨细胞。虽然用尿酸结晶直接刺激破骨细胞前体细胞并不能使其分化成成熟的破骨细胞，但尿酸结晶刺激过的成骨细胞条件培养液却可以诱导破骨细胞前体细胞分化为成熟的破骨细胞，证明尿酸结晶是通过体液调节来诱导破骨细胞形成的。后来的实验证实，事实上尿酸结晶及痛风结石均可以诱导 RANKL 和 MCSF 分泌增加、抑制 OPG 基因转录及蛋白表达，从而促进破骨细胞的分化成熟。

（3）成骨细胞的作用：成骨细胞负责新骨形成，它与破骨细胞一起是调控骨重塑的两种主要细胞。成骨细胞的前体细胞分化成为成熟成骨细胞的过程需要多种与成骨有关的因子，这些因子包括 RUNX2、SP7（Osterix）、IBSP（骨涎蛋白）、BGLAP（骨钙蛋白）等。尿酸结晶显著抑制这些因子的形成，从而抑制成骨细胞的形成及骨矿化，尿酸结晶周围很容易招募中性粒细胞从而进一步抑制成骨细胞的分化成熟。尿酸结晶直接促发了这些过程，与尿酸结晶的大小并无直接的关系。这些研究表明，尿酸结晶一方面可以直接抑制成骨细胞的形成及骨矿化从而使新骨形成减少，而另一方面又可以通过调控 RANKL：OPG 的比例间接地促进破骨细胞的分化成熟，从而使生理状态下的骨重塑平衡遭到破坏，抑制新骨形成及加快骨吸收从而形成侵蚀性骨破坏。

（4）软骨细胞的作用：软骨细胞代谢相对缓慢，在关节软骨中，软骨细胞对细胞外基质形成和维持发挥着重要作用，这些细胞外基质包括各种胶原纤维、蛋白多糖等。尿酸结晶很容易首先沉积在关节软骨的表面，导致骨关节炎的发生，这与痛风容易首先在跖趾关节发病密切相关。关于尿酸结晶导致软骨破坏的机制尚不十分清楚，但近期的研究表明，一氧化氮（NO）可能在其中发挥着重要作用，尿酸结晶导致的前炎症状态可以导致软骨细胞 NO 活化，NO 可显著抑制蛋白多糖及 MMPs 的合成，加快软骨细胞的变性，导致骨关节炎的发生，在这一过程中 Toll 样受体 2（TLR2）介导的 NF - κB 活化也发挥了重要作用。此外，COX - 2 和 PGE_2 也参与这一发病过程。

（5）炎症小体的作用业已证实，炎症小体在一价尿酸盐结晶导致的炎症反应中担负着重要角色。炎症小体 NALP3 介导尿酸盐结晶促发的 IL - 1β 和 IL - 18 改变，NALP3 基因敲除可以显著抑制 IL - 1β 和 IL - 18 水平及 IL - 1β 受体表达，从而减轻尿酸盐结晶导致的炎症反应。

2. 急性痛风性肾病　当高尿酸血症急性发作时，往往导致急性肾衰竭，这种情况通常叫作“急性痛风性肾病”，通常发生于大量过多的尿酸生成时。这种内源性的尿酸生成过多可以是某些酶的异常或代谢紊乱导致嘌呤及尿酸合成过量，也可以是大量组织破坏所致，如横纹肌溶解综合征以及某些恶性肿瘤化疗后导致的细胞大量破坏。

高尿酸血症患者若首次给予足量促进尿酸排泄的药物会导致肾绞痛和急性肾衰竭。这种情况下，由于药物抑制了尿酸在近段小管的重吸收导致大量尿酸突然在远端肾单位沉积而发病。

3. 慢性痛风性肾病　慢性高尿酸血症引起的慢性肾脏损害应称之为慢性尿酸性肾病，习惯上称为痛风性肾病。慢性尿酸性肾病是常见的肾脏损害，发生的机制主要有以下 3 个方面：

（1）高尿酸血症造成肾脏超负荷排泄尿酸：肾脏是排泄尿酸的主要器官，肾脏过度排泄尿酸很容易引起尿酸盐结晶沉积于肾脏组织，沉积的部位主要是肾间质组织，导致间质性肾炎，也可阻塞肾集合管。

（2）高尿酸尿症：肾小管管腔和尿液中尿酸浓度增高可对肾脏造成明显的损害，损害的程度甚至比血尿酸浓度增高造成的更为严重。

（3）并发症与并发症所致的肾损害：临床上所谓“痛风性肾病”多数非单纯的高尿酸血症所致，而系在此基础上合并肥胖、高血压病、高脂血症、糖尿病、动脉硬化、冠心病、脑血管疾病、肾结石和尿路感染等因素共同参与所致。这些合并的疾病或并发症会加重肾脏损害，使病情复杂化。例如痛风患者伴高血压者比对照组高2倍以上。

4. 尿酸结石　尿酸在尿路结晶可引起结晶尿、结石和梗阻。在美国尿酸结石占整个肾脏结石的5%～10%，但是这一比例在全球不同地区各不一样，英国接近这一比例，德国和法国稍高于这一比例，以色列报道的最高，占结石的75%。尿酸结石多见于痛风患者，结石多在关节症状出现之前就已形成。随着血尿酸水平升高和尿尿酸排泄率的增加，尿酸结石形成的概率增大。

（二）痛风性肾病的临床表现

1. 痛风的临床表现及检查　急性痛风性关节炎发病前没有任何先兆。轻度外伤、暴食、高嘌呤食物或过度饮酒、手术、疲劳、情绪紧张、内科急症（如感染、血管阻塞）均可诱发痛风急性发作。常在夜间发作的急性单关节或多关节疼痛通常是首发症状。疼痛进行性加重，呈剧痛。体征类似于急性感染，有肿胀、局部发热、红及明显触痛等。局部皮肤紧张、发热、发亮，外观呈暗红色或紫红色。大趾的跖趾关节累及最常见（足痛风），足弓、踝关节、膝关节、腕关节和肘关节等也是常见发病部位。全身表现包括发热、心悸、寒战、不适及白细胞增多等。开始几次发作通常只累及一个关节，一般只持续数日，但后来则可同时或相继侵犯多个关节，若未经治疗可持续数周。最后局部症状和体征消退，关节功能恢复。无症状间歇期长短差异很大，随着病情的进展愈来愈短。如果不进行预防，每年会发作数次，出现慢性关节症状，并发生永久性破坏性关节畸形。手足关节经常活动受限，在少数病例，骶髂、胸锁或颈椎等部位关节亦可受累。黏液囊壁与腱鞘内常见尿酸盐沉积。手、足可出现增大的痛风石并排出白垩样尿酸盐结晶碎块。环孢菌素引起的痛风多起病于中央大关节，如髋、骶髂关节，同样也可见于手。

痛风的影像学检查影像学检查在痛风的诊断中有十分重要的作用。

（1）X线：有快捷、方便、良好的天然对比度及空间分辨率等优势。但发现特征性改变时往往已到晚期，与CT、MRI、超声等相比，其诊断的敏感性仅为30%左右。

（2）CT：克服了X线的组织重叠、敏感性低等缺点，有成像速度快、密度分辨率高等优点，为痛风的早期诊断提供依据。CT的高分辨率、强大的图像后处理功能、特别是三维重建技术能较完整地显示并测量痛风石的体积，观察其随时间的变化，评估临床治疗效果。但由于CT昂贵的检查费用及电离辐射，可能会限制其作为评估痛风疗效的常规检查方法。

（3）MRI：具有较高的软组织分辨率，可以任意方位成像，无电离辐射等优点，在骨关节及软组织成像中具有独特的优势，能早期发现病变。

（4）超声：在评估尿酸结晶导致的关节病中，高频超声（High Resolution Ultrasonography，HRUS）是一种有前景的工具。在痛风骨关节改变方面，高频超声（频率约13MHz）的敏感性高于MRI，它能早期显示沉积在痛风患者关节内的单钠尿酸盐（MSU）晶体及软组织内的痛风石，无辐射、经济、方便、快捷，能动态监测痛风对治疗的反应，直接引导穿刺。缺点是对微小骨质破坏不敏感及复杂结构难以良好显示，而且目前尚没有在超声下诊断痛风的金标准。

2. 痛风性肾病的临床表现及检查　急性尿酸性肾病的发生是由于大量尿酸沉积肾小管的结果，患者往往有引起急性高尿酸血症和（或）急性高尿酸尿症的病史，如肿瘤化疗后、急性横纹肌溶解、痛风或高尿酸血症患者使用大剂量排尿酸药物而又没有相应碱化尿液时，容易导致急性肾衰竭。

慢性尿酸性肾病的临床特征：约85%患者在30岁以后才开始发现肾脏病变。早期有轻度单侧或双侧腰痛。有20%~40%的患者早期可间歇出现少量蛋白尿，一般不超过++。随着病情进展可出现持续性蛋白尿，还可有镜下血尿。尿呈酸性、可有轻度水肿、中度良性高血压。几乎均有肾小管浓缩功能下降，肾小管浓缩功能受损早于肾小球功能受损。可有夜尿增多、多尿、尿比重降低、等张尿。其后肾小球滤过率下降，尿素氮升高。病情常缓慢发展，晚期因间质性肾炎或肾结石导致肾功能不全而威胁生命，需要肾替代治疗。痛风性肾病导致的慢性肾衰竭约占尿毒症病因的1%。

单纯性尿酸性肾病，如果病因非常清楚，一般不需要肾脏活检。但如果考虑是伴随其他肾脏疾病出现的高尿酸血症，则需要进行肾活检以明确，肾脏病理改变如下：

（1）急性尿酸性肾病：由短时间内大量尿酸结晶堆积于肾脏集合管、肾盂和输尿管所导致。由于尿液中尿酸浓度骤然增高形成过饱和状态。显微镜下可见管腔内尿酸结晶的沉积，形成晶体或呈雪泥样沉积物。可阻塞肾小管，近端肾小管扩张，而肾小球结构是正常的。这种肾病通常是可逆的。这些沉积物导致梗阻及急性肾衰竭。间质纤维化及痛风石通常不会出现。如果得到恰当的治疗，肾功能可恢复正常。

（2）慢性尿酸性肾病：长期但不严重的高尿酸血症患者易出现肾脏的小管间质的慢性病变。有时也称痛风性肾病。其严重程度与血尿酸升高的持续时间和幅度有关。慢性高尿酸血症可导致尿酸晶体主要在远端集合管和肾间质沉积，尤其在肾髓质和乳头区。镜下可见尿酸和单钠尿酸盐在肾实质内沉积。间质尿酸结晶来源于集合管。这些结晶体形成核心，周围有白细胞、巨噬细胞浸润及纤维物质包裹。这种标志性组织学改变称为痛风石。经典的痛风性肾病，痛风石在皮髓交界处及髓质深部沉积。在有长期痛风病史的患者中，肾脏不仅表现为痛风石形成，而且还伴有纤维形成、肾小球硬化、动脉硬化及动脉壁增厚。

（3）肾结石：镜下可见尿酸结晶在肾乳头和集合管内沉积。

（三）痛风性肾病的治疗

1. 痛风急性发作期的治疗　治疗的目的：通过抗感染治疗缓解急性炎症及疼痛，治疗的目标是使疼痛缓解或彻底消失。急性期的主要治疗药物有以下3种。

（1）非甾体类抗炎药（NSAID）：对已确诊的痛风急性发作有效。痛风发作急性期可短时间使用大量的NSAID，但须注意胃黏膜损害、肾损害以及药物间的相互作用。NSAID通常与食物一起服用，连续服2~5d。NSAID可以引起许多并发症，包括胃肠道不适，高钾血症（出现于那些依赖前列腺素E_2维持肾血流量的患者）和体液潴留。用NSAID有特别危险的患者包括老年患者、脱水者，尤其有肾脏疾病史的患者。

（2）糖皮质激素：不能使用NSAID或NSAID无效甚至发生多发性关节炎时，可以使用糖皮质激素。泼尼松35mg，1/d共5d的疗效与萘普生500mg，2/d的疗效相当，而且并未表现较大的副作用，长效皮质激素也可以通过关节注射达到痛风的长期缓解。

(3) 秋水仙碱：疗效一般很显著，症状通常于治疗后12h开始缓解，36～48h完全消失。秋水仙碱易导致恶心、呕吐、腹泻等消化系统不良反应，严重腹泻可造成严重的电解质紊乱，尤其在老年人可导致严重后果，秋水仙碱也可以导致严重骨髓抑制甚至死亡。传统的秋水仙碱的用法及剂量是首次给予1.2mg，然后每小时追加0.6mg至6h，累计总剂量4.8mg，但最近的一项病例对照研究发现，首次给予1.2mg后，只在随后的1h追加0.6mg，累计总剂量只有1.8mg的小剂量治疗方法疗效与大剂量方法相当，但消化道反应等不良反应却明显减少，甚至与安慰药相当，因此FDA已批准使用小剂量方法来控制痛风的急性发作。

2. 慢性痛风的治疗 慢性痛风的治疗包括降尿酸治疗和抗炎两方面。

(1) 降尿酸治疗的主要药物

别嘌醇：抑制尿酸生成。应用于对饮食控制等常规治疗无效、结石复发或痛风患者。别嘌醇也可以使已形成的结石体积减小，但有些人会出现严重的过敏反应，皮肤坏死溶解、表皮脱落性皮炎、多型红斑（Stevens - Johnson综合征）、白细胞增多等。有肾功能减退的患者的风险更大，尤其是没有调整用药量的时候。如果肾功能是正常的，别嘌醇的初始剂量应该为每天100mg，逐渐加量至300～400mg，最大剂量每天800mg。如果有肾功能不全，应随时调整剂量。每天300mg的剂量对于85%的患者都是有效的。

促进尿酸排泄的药物：①丙磺舒（Probenecid，羧苯磺胺）。②苯溴马隆（Benzbromarone）是迄今为止最强效的降尿酸药物。对于严重的肾脏疾病患者也可服用。通常患者都能适应，可用于长期性治疗高尿酸血症及痛风病。毒性作用轻微，对肝肾功能无明显影响。③磺吡酮（Sulfinpyrazone硫氧唑酮）。④Benziodarone：对于别嘌呤醇过敏者可使用，有临床观察发现其大剂量应用时，在肾移植患者中降尿酸效果优于别嘌醇。⑤氯沙坦：该药物除可降低血压外，还有促尿酸排泄的功能。其机制可能是与尿酸竞争转运，并可以保护肾功能。

尿酸酶类药物：静脉注射尿酸酶药物可以将尿酸分解为尿囊素。目前商品化的尿酸酶主要有两类，一类是天然的尿酸酶，如从黄曲霉菌提取纯化的Uricozyme，另一类则是用基因重组技术制备的尿酸酶，如Rasburicase。

其他：促进肠道排泄尿酸药：如一些药用炭类的吸附剂，与别嘌醇合用效果好。血液透析对于因恶性肿瘤治疗而产生的急性高尿酸血症可以考虑使用。

(2) 抗感染治疗的主要药物

秋水仙碱：每次口服0.6mg，1～2/d，持续使用最多可达6个月，能降低痛风急性发作的次数。

非甾体类抗炎药：典型的药物有萘普生，250mg，2/d，可持续给药8周至6个月，给药期间为防止消化道不良反应应加用质子泵抑制药等抑制胃酸分泌的药物。

3. 痛风的一般治疗 除特殊疗法外，在急性发作期还需要注意休息，大量摄入液体，防止脱水和减少尿酸盐在肾脏内的沉积。患者宜进软食。为了控制疼痛，有时需要可待因30～60mg。夹板固定炎症部位也有帮助。降低血清尿酸盐浓度的药物，必须待急性症状完全控制之后应用（一般为1～2周）。

饮食治疗方面应限制高嘌呤饮食，限制饮酒及高热量食物的摄入。

防治肥胖及代谢综合征。

4. 痛风性肾病的治疗

（1）降尿酸治疗及一般治疗同痛风的治疗。

（2）透析治疗：对于因恶性肿瘤使用溶细胞药物治疗而产生的急性高尿酸血症或肾衰竭引起的高尿酸血症必要时可以考虑血液透析或腹膜透析治疗。

5. 痛风治疗新进展　除了抗炎及降尿酸治疗外，通过对痛风发病机制的深入研究，人们已尝试用新的途径或药物来治疗痛风。例如，抑制 IL－1β 通路的药物，抑制这条通路的药物目前已经在观察的有3 种：Anakinra，是IL－1β 受体的拮抗药，最初是用来治疗类风湿关节炎的；Rilonacept 或称 IL－1 诱骗药，是将两个分子的 1L－1β 受体用免疫球蛋白 Fc 段连接在一起的制剂；Canakinumab，是抗 IL－1β 的单克隆抗体，已用来治疗儿童周期性发热。其中后两种药物在治疗痛风方面的几项临床观察结果已经或将相继报道，Canakinumab 与氟羟泼尼松龙骨骼肌内给药的对照研究，以及 Canakinumab 与秋水仙碱或 NSAID 治疗痛风的对照研究结果均显示 Canakinumab 有显著的治疗作用。Rilonacept 与安慰药的一项对照研究也显示 Rilonacept 在控制痛风复发方面效果显著。关于这些新兴药物的疗效及安全性尚需进一步观察，但相信通过这些新的药物和治疗手段的不断出现，痛风的防治将会逐渐走向更加容易控制、更少药物的不良反应的未来。

（祁建军）

第五节　溶血尿毒综合征

一、概述

溶血尿毒综合征（Hemolytic Uremic Syndrome，HUS）表现为微血管病性溶血性贫血、血小板减少和急性肾衰竭（ARF）三联征，它与 Moschcowitz 报道的血栓性血小板减少性紫癜（Thrombotic Thrombocytopenic Purpura，TTP）的临床表现极为相似，后者还伴有神经系统症状和发热。尽管 TTP 和 HUS 发病机制不尽相同，但是二者的病理表现均为血栓性微血管病（Thrombotic Microangiopathy，TMA），所以若发生无其他原因可解释的微血管病性溶血性贫血、血小板减少、伴或不伴有轻重不一的神经系统症状和肾功能损害，都可统称为 TTP－HUS。唯一的例外是儿童肠出血性大肠埃希菌感染后出现的 HUS。

在美国，疑似 TTP－HUS 的年发病率每百万人 11 例，特发性 TTP－HUS 的年发病率每百万人 4.5 例。未治疗的 TTP－HUS 死亡率 90%～100%，血浆置换治疗后死亡率降至 10%。HUS 在成人和小儿均可发病，但多见于小儿，是小儿尤其是婴儿期急性肾衰竭的主要病因。

（一）病因

HUS 的发病原因主要有以下几种。

（1）感染性：细菌（最常见的有大肠埃希菌 0157 ：H7 菌株以及其他血清型、志贺痢疾杆菌 1 型、肺炎球菌），病毒（HIV）。

（2）遗传性：Von Willebrand 蛋白分解酶活性降低、补体因子 H 缺乏。

（3）药物性：奎宁、噻氯匹定、氯吡格雷、环孢素、FK506、OKT3、丝裂霉素、5－氟尿嘧啶、口服避孕药等。

(4) 自身免疫性疾病：系统性红斑狼疮、硬皮病、抗磷脂综合征。

(5) 造血干细胞移植

(6) 妊娠

(7) 特发性

(二) 发病机制

儿童 HUS 80% 是由产 vero 细胞毒素的大肠埃希菌（VTEC）感染引起的。这种毒素又称为志贺样毒素，由噬菌体 DNA 编码，存在于多种血清型的大肠埃希菌中。志贺样毒素由 1 个 A 和 5 个 B 亚单位构成。B 亚单位能够同细胞上的 CD77（又名 N - 脂酰鞘氨醇三己糖苷，Globotriaosylceramide，Gb3）末端的“半乳糖 α_1 - 4β 半乳糖”双糖结构结合。儿童肾小球毛细血管内皮细胞上 Gb3 表达较多，炎症因子可上调肾小球内皮细胞 Gb3 的表达。志贺样毒素通过 B 亚单位进入细胞内，而 A 亚单位可使一份腺苷从 28S 核糖体 RNA 上脱离出来，阻止宿主细胞蛋白合成，引起细胞坏死或凋亡。内皮细胞损伤、剥离，内皮下胶原暴露启动凝血过程，最终在微血管形成血栓。尽管志贺样毒素可以刺激内皮细胞分泌异常巨大的 Von Willebrand 因子多聚体，但由 VTEC 导致的 HUS 的血小板 - 纤维蛋白栓中通常不含 Von Willebrand 因子。

补体因子 H 的基因突变也是造成 HUS 的原因。因子 H 能将 C3bBb 复合物中的 Bb 置换出来，这导致两个后果：其一，游离的 C3b 很快被因子Ⅰ灭活；其二，作为补体旁路的 C3 转化酶 - C3bBb 复合物不能形成，C3 向 C3b 的转化也减少。C3b 产生减少，补体系统活化程度降低。因此，因子 H 有保护内皮细胞免遭补体旁路活化损伤的作用。但是单有因子 H 活性降低并不足以引起 HUS，除非有感染、自身免疫性疾病启动了补体的活化。

机体降解 Von Willebrand 因子能力下降是一些非腹泻相关性 TTP - HUS 的重要原因。Von Willebrand 因子贮存在内皮细胞的 Wiebel - Palade 小体中，内皮细胞受到刺激或损伤时释入血流。Von Willebrand 因子以二聚体形式合成，大约有 40 个二聚体相互聚合形成大分子进入血流，在血流高切应力的作用下伸展开，暴露出酪氨酸与蛋氨酸之间（Tyr - 842 - Met - 843）的蛋白酶水解位点，生成小多聚体。Von Willebrand 因子是凝血因子Ⅷ的载体，有血小板糖蛋白Ⅱb/Ⅲa 及胶原的结合位点，对血小板糖蛋白受体复合物Ⅰb - Ⅸ有高度亲和力，从而活化、凝聚血小板。Von Willebrand 因子多聚体分子量越大，在高切应力血流中展开时，其活化血小板能力越强。正常情况下 Von Willebrand 因子多聚体可以被蛋白酶分解，这种酶是“带血小板反应素基序的去整合素样金属蛋白酶”（ADAMTS）家族成员，由于带有血小板反应素 - 1 样区域被称为 ADAMTS13。突变的 ADAMTS13 基因通过常染色体隐性遗传，患者体内酶活性在纯合子中是消失的，在杂合子中活性不足正常人的 5%。酶活性的降低使得 Von Willebrand 因子多聚体不能降解，在局部聚合血小板，形成血栓。获得性 ADAMTS13 酶活性降低见于体内产生针对该酶的抑制性 IgG 型自身抗体。服用噻氯匹定后出现的 TTP 就有此类抗体。

总之，TTP - HUS 发病机制多种多样，但最终都是在微血管产生血小板血栓，其后果是血小板消耗性减少、机械性溶血和受累血管供血区的组织器官功能障碍。腹泻相关性 HUS 主要累及肾脏，各种致病因素损伤肾小球毛细血管内皮细胞，致血小板在肾小球毛细血管内皮细胞损伤处聚集，并使纤维蛋白在损伤部位沉积，形成了纤维蛋白丝网。血液中的红细胞和血小板在流经肾脏毛细血管时冲撞到纤维蛋白丝网处而破裂，从而引起了微血管性溶血性贫血和血小板减少。这种微血管病和内皮细胞的肿胀，引起肾内血循环障碍及广泛的肾内微血管的血栓栓塞，致使 GFR 急剧下降，严重的可引起肾皮质坏死，导致肾衰竭。

（三）病理

HUS 的特征性损伤为微血栓形成，分布于肾、脑、皮肤、胰腺、心脏、脾脏和肾上腺的小动脉和毛细血管内。HUS 肾脏病理改变主要有三种：肾小球、动脉、小球和动脉病变共存，小儿以肾小球病变为主。光镜下毛细血管壁增厚、内皮细胞肿胀、管腔变窄、内皮下间隙增宽、小球毛细血管壁出现双轨征，系膜区增宽。儿童动脉病变少见。成人和较大儿童以两种病变共存多见，小叶间动脉可见血栓，肾小球有缺血表现，小球毛细血管壁皱缩，Bowman 囊增厚。

免疫荧光：早期于毛细血管壁和系膜区可见纤维蛋白，其后偶见 IgM、C3、$C1_q$、备解素沉积等。

二、诊断

（一）临床表现

小儿及成人均可发病，白种人多见，主要发生在6个月至4岁的婴幼儿和儿童，性别分布无明显差异，成人以女性多见。90%的儿童表现为腹泻相关性，而成人与腹泻有关的不足半数。一年四季都可发病，国内以晚春及初夏为高峰。

HUS 大多有前驱症状。大肠埃希菌 0157 ： H7 释放 Verotoxin、产毒志贺杆菌释放志贺毒素（Shiga－Toxin，STX）导致血性腹泻是最常见的表现，个别呈急腹症，还可以出现类似溃疡性结肠炎、急性阑尾炎、肠套叠、直肠脱垂等表现。梭状芽胞杆菌、肺炎球菌和病毒感染亦见报道。

急性期表现：

1. 急性肾衰竭　HUS 的患者出现肾衰竭是很常见的，轻者呈非少尿型，重者呈少尿型，占一半以上的病例。尿常规检查通常接近正常，很少有细胞及管型成分。可有蛋白尿，多为 1～2g/d。约78%患者在少尿期需透析治疗，其中66%轻症患者2周内逐渐好转。约40%患者变成慢性肾功能不全需长期透析治疗。若患者以肾衰竭为主，而少有神经系统表现，通常诊断为 HUS；反之，通常诊断为 TTP；既有严重肾衰竭又有严重神经系统表现（如癫痫、昏迷），通常统称为 TTP－HUS。

2. 溶血性贫血　表现为短期内血红蛋白迅速下降，一般降至 70～90g/L，严重者降至 30g/L。网织红细胞升高。非结合胆红素升高，血浆结合珠蛋白降低，抗人球蛋白试验（Coombs test）阴性。血 LDH 升高，反映了溶血及组织缺血，但无特异性，可用于评估病情变化。外周血涂片破碎红细胞（裂红细胞，Schistocytosis）占所有红细胞比例大于1%，在放大100倍的显微镜下每视野见到2个或2个以上裂红细胞是微血管病性溶血的特征性表现，是诊断 TTP 或 HUS 所必需的。正常人58%会有裂红细胞，但是裂红细胞比例平均只有0.05%，很少超过0.5%。肾衰竭、心脏机械瓣膜植入、先兆子痫的患者80%会出现裂红细胞，但平均比例也只有0.2%～0.3%。

3. 血小板减少　90%患者血小板减少，最低可达 10×10^9/L，持续 7～14d 逐渐升高。出现肾衰竭的患者血小板减少的程度往往较轻。裂红细胞数目增加时会使血小板虚假性增高。血小板减少可出现紫癜，但不会有严重的出血。血小板减少并不伴有凝血功能障碍，此点有助于与弥漫性血管内凝血（Disseminated Intravascular Coagulation，DIC）鉴别。

4. 中枢神经系统　多数患者有神经系统症状，多数是严重的头痛、意识混乱。局灶的、客观的体征少有，但可发生昏迷、癫痫，重症可致死亡。神经系统的症状偶尔可以发生在康复期。MRI 可以早期发现结构上的损伤。

5. 发热　近来发热病例减少。若有寒战、高热、弛张热提示败血症而不是 TTP - HUS。

6. 心脏受累表现　心脏组织中微血管血栓形成可导致心律失常、猝死、心衰（发生率 9.5%）、心梗（发生率 18%）。LDH > 1000IU/L 同时肌钙蛋白 I > 0. 20ng/mL 预示急性心梗的敏感性和特异性分别达 86% 和 95%。

7. 低补体血症　近半数患者出现低补体血症，除了因子 H 先天性不足外，推测还与毒素、内皮损伤启动补体活化有关。

8. ADAMTS13 活性降低　柠檬酸化的血浆可用于测定 ADAMTS13 活性。成人 TTP - HUS 发作期 ADAMTS13 活性不足正常人的 5%。儿童腹泻相关的 HUS 的 ADAMTS13 活性正常。目前 ADAMTS13 活性测定尚未标化和普及。检测 ADAMTS13 活性并非诊断和启动治疗所必需。

（二）诊断和鉴别诊断

没有其他原因可解释的微血管病性溶血、血小板减少就可诊断为 TTP - HUS。在成人通常不去区分 TTP 与 HUS。儿童腹泻后出现的微血管病性溶血、血小板减少常诊断为 HUS。在血小板减少不明显的病例，诊断有困难时可行肾活检。系统性血管炎的表现类似 TTP - HUS，但系统性血管炎通常有特征性抗体、血小板计数正常，通常是外周神经受累而不是中枢神经受累，有关节痛、皮疹。重症 TTP - HUS 要同 DIC 鉴别。DIC 常见于败血症、休克，可有微血管病性溶血、血小板减少，甚至 ADAMTS13 活性降低。但 DIC 凝血酶原时间、部分凝血活酶时间延长、纤维蛋白原减少，凝血因子Ⅴ与Ⅷ减少，3P 试验阳性。

严重抗磷脂综合征患者有大血管与微血管血栓形成。鉴别点在于这些患者体内有狼疮样抗凝物，凝血酶原时间、部分凝血活酶时间延长。

三、治疗

对于没有其他原因可解释的微血管病性溶血、血小板减少，美国血库学会、美国血浆分离置换学会、英国血液学标准委员会建议将血浆置换作为标准治疗。每日血浆置换量应为患者预计血浆容积的 1. 0 ~ 1. 5 倍。血浆置换至少持续到血小板计数恢复正常后 2d。血浆置换的原理是清除异常巨大的 von Willebrand 因子多聚体和 ADAMTS13 的自身抗体，并补充 ADAMTS13。停止血浆置换后病情恶化或病情反复，有 ADAMTS13 自身抗体者要考虑激素治疗。家族性 TTP 的儿童每 3 周输入 1 次新鲜冻干血浆，这些血制品含有患者缺乏的 ADAMTS13。病儿通常无需血浆置换。

家族性 HUS 用血浆置换治疗或输入新鲜冻干血浆（含补体因子 H）都无确切的疗效。

腹泻相关性 HUS 无特殊治疗。抗生素、止泻药会加重病情，要避免使用。轻症患者只需维持水、电解质平衡。重症患者需透析支持，但部分患者要终生透析。对于所有发生急性肾衰竭的患者提倡尽早进行透析治疗。腹透并不比血透的效果好。要避免输注血小板，除非有活动性出血或需要手术。

四、预后

HUS 为急性肾衰竭中预后最差的。年龄大、肾损伤重、有中枢神经系统受累及反复发作者预后差。无尿持续的时间越长，肾功能恢复的机会越小。

（陈　嘉）

第六节　肾淀粉样变性病

一、概述

淀粉样变是一种全身性疾病，其临床和病理表现由细胞外淀粉样蛋白（不溶性的纤维结构蛋白）沉积于全身各脏器所致，沉积于肾脏沉积则引起肾脏病理改变，主要临床表现为肾病综合征。肾脏为淀粉样变最常见受累器官（50% ~80%），其以刚果红染色阳性的淀粉样纤维沉积为特征。本病多见于50 岁以上患者，常伴有多系统、多器官损害，男性多于女性，主要临床表现为蛋白尿或肾病综合征，最终可进展为终末期肾病。近年陆续有年轻患者临床表现不典型的病例报道随着诊断水平的进步和认识水平的提高，本病已不再被视为少见病，国外报道的患病率为 0. 08% ~0. 09%，近几年肾淀粉样变的发病率呈逐年上升的趋势，每年达 2. 1 ~3. 3/100 万，占成年肾活检患者的 2. 5%，可见肾淀粉样变并不少见。

根据淀粉样蛋白的生化特点及其疾病的临床表现，分为 AL 型（原发性淀粉样变，最为常见）、AA 型（继发性淀粉样变，与长期炎症相关）、AF 型（遗传性淀粉样变）、AB2M（透析相关性淀粉样变）等。

（一）病因和发病机制

淀粉样变属于蛋白质构象疾病，其致病的分子基础是蛋白质的构象异常，形成具有 β - 片层结构的纤维样蛋白并沉积，继而影响正常细胞和组织的功能并逐渐取代正常结构，最终导致组织器官的功能障碍甚至衰竭。

1. 促进淀粉样原纤维形成的机制　蛋白质的正确折叠是其行使生物学功能的分子基础，但氨基酸组成、环境因素或细胞内“纠错程序”发生异常时，蛋白质出现异常折叠并且积聚形成不溶性淀粉性纤维。包括基因突变导致氨基酸成分异常、淀粉样物前体蛋白浓度增加（如野生型的转甲状腺素蛋白）、蛋白质水解片段的增多。以上变化易导致蛋白质的异常折叠而最终致病。

至今已证明，至少 25 种蛋白可作为前体蛋白引起淀粉样变性病，虽然组成淀粉样物质的蛋白各异，但它们具有共同的 β 折叠结构。血清淀粉样物质 P（SAP）、葡胺聚糖（GAGs）、载脂蛋白 E 等可促进淀粉样物质聚集和沉积、抑制其解聚。

2. 淀粉样物质在肾内特异性沉积　淀粉样物的沉积是多步骤、多因素参与的过程，且具有一定器官或组织选择性，包括局部 pH、氧化、高温、蛋白水解多用、渗透压、金属离子、局部组织所含蛋白质成分及浓度、细胞表面受体等。这些因素可以打破蛋白部分折叠与完全折叠中间的平衡，促进蛋白沉积。

而沉积中的附加成分（GAGs，SAP 等）可以促进前体蛋白生成、起支架作用并引导沉积、抵抗蛋白水解作用等。淀粉样变性促进因子（AEF）为与中性粒细胞相关的糖蛋白，加速肾脏和其他组织淀粉样物质沉积。黏蛋白、硫酸肝素蛋白多糖、硫酸皮肤素蛋白多糖、基底膜蛋白多糖、层连蛋白和Ⅳ型胶原等细胞外基质，均可促进淀粉样物质的沉积，维持其稳定性，起支架作用。SAP为五聚蛋白家族的糖蛋白，与淀粉样纤维结合后保护淀粉样物质不被降解。

3. 淀粉样物质造成肾损伤的机制　其机制主要包括：①沉积破坏组织结构，影响功能；②与局部受体（如晚期糖基化的终末产物受体）作用影响生理功能；③可溶性淀粉蛋白纤维寡聚体可激活氧化应激、凋亡等引起细胞毒性。

在淀粉样变中，由于大量的淀粉样物积聚在细胞周围，阻碍营养素的流动而对细胞产生毒性作用。然而，淀粉样物沉积的含量与临床症状严重程度之间无太大关联。近年研究表明，在淀粉样原纤维形成早期阶段的中间体（如可溶的寡聚体），是造成淀粉样变的病理损伤的主要毒性物质。淀粉样寡聚体造成细胞膜通透性升高，其毒性作用与细胞膜稳定性的改变及细胞内离子浓度失调相关。目前已证实至少有12种以上淀粉样物的前体蛋白能够在双层脂质膜形成“孔道”。由于细胞膜通透性升高，造成细胞内钙离子浓度增加、线粒体功能异常、活性氧（ROS）产生增加，进而导致细胞凋亡。

（二）病理

典型的肾淀粉样变的病理诊断并不困难，光镜下可见肾小球系膜区无细胞性增宽，基膜节段性增厚伴睫毛样改变，肾小动脉管壁增厚。苏木素－伊红染色下淀粉样物质呈无结构、粉红色、无细胞成分。刚果红染色为淀粉样物质的一种特异性染色，在偏光显微镜下可见“苹果绿”双折光，这种改变见于肾小球血管极、系膜区或小管间质，有的患者则仅见于肾间质血管和（或）小管基膜或仅在间质中沉积，而无肾小球病变。绝大多数患者系膜区的沉积呈节段、不规则分布，最早出现在肾小球血管极处。淀粉样物质在电镜下表现为直径8～12nm的无分支状、紊乱排列的细纤维丝。

肾淀粉样变性早期，由于淀粉样蛋白的沉积量较少，常无上述典型的病理表现，刚果红染色甚至也可阴性。此时需依靠电镜诊断，当电镜下出现节段性系膜区和（或）基膜呈无细胞性增宽伴有淀粉样纤维丝（直径8～12nm，长度30～100nm）分布，有助于肾淀粉样变的早期诊断。

应用高锰酸钾预处理来鉴别原发性和继发性淀粉样变存在争议，但作为一种筛查手段，目前国内仍在使用。原发性淀粉样变（AL型）刚果红染色阳性，高锰酸钾预处理无褪色。另外，抗淀粉样蛋白A（AA）蛋白的抗体染色亦被用于鉴别原发性和继发性淀粉样变，继发性淀粉样变，抗AA蛋白抗体染色阳性。免疫荧光多克隆抗κ或λ链检测，具有鉴别其生化类型的意义。

二、诊断

（一）临床表现

1. 肾脏表现　超过3/4的淀粉样变患者有肾脏表现，肾脏受累的临床表现分为4期：①临床前期（Ⅰ期）：无任何自觉症状及体征，辅助检查亦无异常。此期可长达5～6年，常通过其他累及脏器的活检予以明确诊断。②蛋白尿期（Ⅱ期）：蛋白尿为最早表现，程度不等。蛋白尿的程度与淀粉样蛋白在肾小球的沉积部位及程度有关，可表现为无症状性蛋白尿。③肾病综合征期（Ⅲ期）：多表现为难治性肾病综合征，可并发肾静脉血栓，少数病例为急性起病，有腹痛、蛋白尿增多及肾功能急骤恶化，影像学检查可见肾脏增大。一旦出现肾病综合征期，病情进展迅速，预后差，存活 3 年者不超过 10%。④终末期肾脏病期（Ⅳ期）：继肾病综合征之后出现进行性肾功能减退，重症死于肾衰竭。由肾病综合征发展至终末期肾脏病一般需 1 ~ 3 年。淀粉样物质沉积于肾小球的程度亦与肾功能相关。肾小管及肾间质偶可受累，部分病例有肾性糖尿、肾小管酸中毒及低钾血症等表现。淀粉样变患者常出现低血压，即使在肾功能不全晚期，高血压的发生率也明显低于其他原因所致的肾功能不全，其主要原因是由心脏肾上腺及自主神经受累所致。

2. 肾外器官表现

（1）原发性淀粉样变：常见消瘦、疲乏等非特异性表现，伴多脏器受累。50% 以上患者有消化系统受累，常出现腹泻、便秘；75% 以上患者伴肝脏受累，主要表现为肝大；40% 累及心脏，引起心肌病变、心脏扩大、心律失常及传导阻滞，严重者可猝死，为最常见死因；舌受累表现为巨舌；自主神经受累可表现为直立性低血压、胃肠功能紊乱等；周围神经受累可表现为多发性周围神经炎、肢端感觉异常、肌张力低下和腱反射低下；骨髓受累可引起代偿性红细胞增多症；40% 的患者可有皮肤受累。

（2）继发性肾淀粉样变：多继发于类风湿关节炎、慢性感染性疾病（如结核、支气管扩张、慢性化脓性感染和肠道感染等）或肿瘤等，肝、脾大为常见表现，重症患者可有肝功能减退、门静脉压升高、腹水等表现，黄疸罕见。

（3）家族性淀粉样变：属于常染色体显性遗传。临床表现为反复发作的短暂的发热、腹痛、关节肿痛、皮肤红斑、荨麻疹等。可有多发性神经病，甲状腺转运蛋白引起者肾脏累及较少。

（4）血液透析相关性淀粉样变：长期血液透析患者血中 β_2 微球蛋白多聚体的淀粉样蛋白异常增高，与患者的骨、关节并发症密切相关，其临床表现为腕管综合征和淀粉样关节炎。

（二）诊断和鉴别诊断

肾脏是淀粉样变性病最常见和早期易受累的器官，病理学检查是诊断淀粉样变性病最可靠的手段之一。临床上患者如有以下特点，需考虑原发性肾淀粉样变可能：①中、老年患者；②大量蛋白尿；③不伴有镜下血尿；④多无高血压，且易出现低血压，尤其是直立性低血压；⑤肾衰竭时仍存在肾病综合征；⑥肾脏体积增大，即使 ESRD 期，肾脏体积也无缩小；⑦伴肾静脉血栓，淀粉样变累及肾脏时，多已有其他脏器受累，表现为巨舌、皮疹、肝脾肿大、胃肠道功能异常、心肌肥厚、低血压等。多发性骨髓瘤出现大量蛋白尿时，应考虑伴有肾淀粉样变。

原发性淀粉样变属于淋巴浆细胞增生性疾病，同属于此类疾病的还有非淀粉样的单克隆免疫球蛋白沉积病，包括轻链蛋白尿、重链沉积病和轻链 - 重链沉积病和华氏巨球蛋白血症。此类疾病的临床表现相似，易引起误诊。原发性淀粉样变和轻链蛋白尿发病率较其他几种疾病略高，两者肾脏体积多增大。肾淀粉样变患者肾病综合征的发生率高于轻链蛋白尿，而血尿和高血压发生率低。肾外表现以肝脾大、贫血为主。实验室检查示淀粉样变多表现为血免疫球蛋白 G 降低，部分患者血、尿免疫球蛋白电泳可见单株峰免疫球蛋白。血、尿轻链测定有助于确定轻链类型，骨髓穿刺则有助于确定是否合并多发性骨髓瘤，但确诊仍需依靠肾脏病理学检查。另外，原发性淀粉样变还应与纤维性肾小球病、免疫触须样肾病、冷球蛋白血症等进行鉴别，可根据刚果红染色及电镜下的纤维丝形态、直径加以区分。

肾淀粉样变诊断流程见图 16－1。

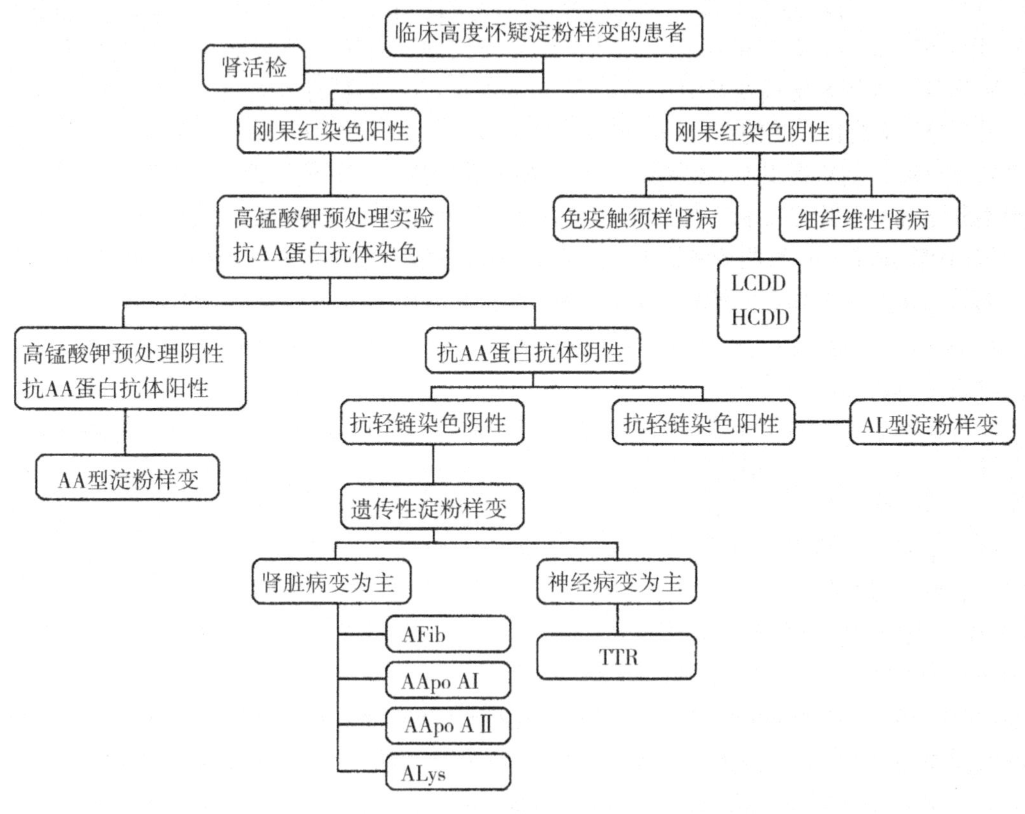

图 16－1 肾淀粉样变诊断流程

三、治疗

1. AL 型淀粉样变的治疗　总体疗效尚不理想，包括常规化疗（MP、VAD、HDD 方案等）、大剂量化疗和干细胞移植。

美法仑/泼尼松（MP 方案）是 20 世纪 80 年代和 90 年代 AL 型淀粉样变的主要治疗方案。其机制为抑制潜在的浆细胞功能紊乱，从而防止免疫球蛋白轻链形成。MP 方案为：美法仑 6～8（mg·m^2）/d，同时泼尼松 40～60mg/d 口服 4～7d，4～6 周 1 次，疗程为 1 年。肾小球滤过率＜30ml/min 的患者不宜使用。

VAD 方案由于反应率高，药物剂量不受肾功能限制，也可作为一线治疗。具体方案如下：长春新碱 0.4mg/d、多柔比星（阿霉素）10mg/d 静脉滴注各 4d，同时地塞米松 40mg/d 连续 4d，4 周内重复治疗。对大剂量地塞米松、细胞毒药物化疗禁忌或其他方案效果不佳者可应用地塞米松 40mg/d，每 2 周用药 4d，显效后减为每 4 周用药 4d。该方案无骨髓毒性，且适于肾功能不全者。

20 世纪 90 年代中期，大剂量静脉应用美法仑联合自体干细胞移植的方案（HDM/SCT）被认为最有可能清除单克隆浆细胞。HDM/SCT 疗法具体方案：粒细胞集落刺激因子 10～

16μg/kg 治疗 3～6d 后收集造血干细胞，美法仑 200mg/m^2 静脉注射 2d，行造血干细胞移植。3 个月后未缓解者加用沙利度胺、地塞米松。该疗法治疗相关死亡率为 4.5%，干细胞移植（SCT）后 3 个月血液缓解率 61%，12 个月缓解率 77%，完全缓解率 38%，20 个月生存率 76%。心、肾功能不全者，可用中等剂量静脉注射美法仑（100～140mg/m^2 静脉注射 2d）联合 SCT 治疗，25% 的患者获得血液学完全缓解。英国血液学标准委员会指南认为严重心脏病变、神经系统病变及消化道病变（有出血史）、维持性透析者、>70 岁、2 个以上器官受累 AL 型淀粉样变性者因治疗相关死亡率高而不宜行 SCT。SCT 相关死亡原因包括多器官功能衰竭、消化道出血、脓毒症、心脏相关并发症。尽管该治疗存在风险，但随着治疗经验不断增加、治疗方案和入选标准不断修订，不良反应的预防将更加及时准确。

如 HDM/SCT 治疗有明确禁忌时也可考虑联合应用美法仑和地塞米松的 MD 方案。以上治疗无效或不适用者可考虑沙利度胺 100mg/d 逐渐增量至 400mg/d，同时第 1～4 天给予地塞米松 20mg/d，每 3 周 1 次。有研究提出静脉大剂量地塞米松诱导治疗继以干扰素－α 维持治疗也可改善肾淀粉样变。

硼替佐米是细胞内 26S 蛋白酶体糜蛋白酶活性抑制药，最早用于治疗复发或难治性多发性骨髓瘤，新近用于 AL 型淀粉样变，其作用机制主要是抑制核因子－κB 的转录及内质网应激，而 AL 型淀粉样变患者因产生异常轻链导致内质网应激反应加重，这增强了产淀粉样物质的浆细胞对硼替佐米的敏感性，硼替佐米也可增强其他药物如地塞米松及美法仑的治疗作用。有研究硼替佐米＋地塞米松（BD 方案）治疗淀粉样变，血液学反应有效率为 94%，CR 44%；累及器官反应率为 28%。而全球最大治疗组的研究表明硼替佐米治疗后肾脏缓解率为 44% 和 27%，血液学有效率为 50%。

2. AA 型肾淀粉样变的治疗　该型的治疗原则是针对原发病，控制炎症或感染，减少血清淀粉样蛋白 AS 产生。积极治疗慢性炎性疾病如类风湿关节炎、强直性脊柱炎等。

3. 遗传性淀粉样变的治疗　对于遗传性淀粉样变性来说，化疗并无益处，有时更是有害的。大部分遗传性淀粉样变性患者的治疗原则是相同的。对于肾衰竭的患者，肾脏移植是有效的，在等待移植的过程中，可以考虑透析治疗。当患者的淀粉样蛋白是由肝合成时，肝移植是一种根治性的治疗。对于甲状腺激素结合蛋白型和纤维蛋白原 A－α 链型淀粉样变性的患者来说，肝移植是有较好的疗效。另一方面，因为溶菌酶并非肝合成，所以溶菌酶型淀粉样变性不是肝移植的适应证。载脂蛋白 A_1 是由肝及小肠合成的。有文献报道在 1 例肝肾衰竭的患者中实行肝肾联合移植治疗，这无疑证明了 50% 的载脂蛋白 A_1 由肝合成。虽然有些类型的遗传性淀粉样变性患者无法从移植治疗中获益，但患者病程发展却非常缓慢。药物治疗尚在研究中。

4. 其他药物　沙利度胺（反应停）治疗淀粉样变尚需更多循证医学依据，且现阶段未能证明秋水仙碱、单独使用类固醇激素、联合化疗方案、干扰素在 AL 治疗中有效。

5. 对症治疗　肾病综合征患者限盐、适当应用利尿药，补充能量和维生素。在治疗过程中慎用利尿药、造影剂、NSAIDs，上述药可诱发 ARF。脱水加重高凝促使肾静脉血栓形成，肾病综合征可加用抗凝血治疗；双香豆素类或低分子肝素。

6. 肾脏替代治疗　血液透析和腹膜透析是肾淀粉样变终末期肾衰竭患者维持生命和提高生活质量有效的措施，有报道淀粉样变相关维持性透析者中位生存时间约 8.5 个月，腹膜透析和血液透析在生存时间上无显著差异。

血液透析应注意心脏并发症（充血性心力衰竭、室性心律失常等）和低血压，前者可能与淀粉样变性病累及心脏有关，常为致死原因；后者除神经系统调节紊乱外，也可能与淀粉样变累及肾上腺相关，这部分患者应加用肾上腺皮质激素。肾淀粉样变患者肾移植后存活率低，主要原因是感染和心血管并发症，有 10% ~30% 的移植肾在移植后 1 年再发淀粉样变。

四、预后

本病的预后不佳，AL 型淀粉样变平均存活时间为 12 个月，3 年存活率为 25%。AA 型淀粉样变平均存活时间为 45 个月，3 年存活率为 40%。心力衰竭和肾衰竭为主要的死亡原因。

积极治疗诱发本病的其他疾病是预防的重要措施，如控制结核、脓胸等感染；积极治疗类风湿关节炎、多发性骨髓瘤等疾病；血液透析优先选用 β_2 微球蛋白清除较好的高分子膜透析器等，有助于减少本病的发生。

（陈　嘉）

第十七章　急性肾衰竭

第一节　急性肾损伤

急性肾损伤（AKI）是危及生命的一种疾病进程，5%的住院患者和30%进入重症监护室（ICU）的患者发生AKI。AKI相对于急性肾衰竭是一个更适用于患者肾脏发生损害的名词。伴有AKI的患者不考虑其他高危因素时死亡率即升高5倍。AKI的特征是肾小球滤过率下降导致氮源性废物的滞留（肌酐、尿素氮以及其他常规方法无法检测的物质）。AKI早期患者无临床症状，初步诊断依靠观察到的血尿素氮和肌酐水平的异常升高或者尿量减少。尽管没有明确的定义，人们往往认为血肌酐升高0.5mg/ml或者较基础值升高25%即可诊断为AKI。

少尿（尿量少于400ml/d或者15ml/h）在AKI时经常出现，并且它也可能是肾功能下降的重要指标。然而，尿量不能作为测定肾功能的唯一方法。非少尿性AKI患者具有较好的预后，基本上是由于肾损伤不严重和（或）非少尿性AKI组肾毒性诱导的AKI发生率较高。而血液透析对改善AKI患者的生存作用有限，在很多研究中AKI死亡率仍然>50%。

一、定义

RIFLE分层诊断标准包括不同的肾损伤分级标准，依据是血肌酐上升的百分比、尿量和治疗结果。

（一）肾损伤分期

（1）风险期（risk）：血肌酐上升1.5倍，或者GFRT降25%，或者尿量<0.5ml/(kg·h)持续6h。

（2）损伤期（injury）：血肌酐上升2倍，或者GFR下降50%，或者尿量<0.5ml/(kg·h)持续12h。

（3）衰竭期（failure）：血肌酐上升3倍，或者GFR下降75%，或者尿量<0.5ml/（kg·h）持续24h或者无尿持续12h。

（4）失功能期（loss）：肾功能完全丧失（例如需要肾脏替代治疗）持续超过4周。

（5）终末期肾病期（ESKD）：肾功能完全丧失（例如需要肾替代治疗）持续超过3个月。

（二）急性肾损伤网络（acute kidney injury network，AKIN）对RIFLE标准进行了修订，新标准包括诊断和分期系统。

（1）1期：血清肌酐值升高≥0.3mg/dl或较基础值升高1.5~2倍；尿量<0.5ml/（kg·h）超过6h。

（2）2 期：血清肌酐值较基础值升高 2 ~ 3 倍；尿量 <0.5ml/（kg·h）超过 12h。

（3）3 期：血清肌酐值较基础值升高 3 倍；血肌酐 >4mg/dl 并且快速上升至少 0.5mg/dl，尿量 <0.3ml/（kg·h）超过 24h 或者无尿 12h。

二、病因

AKI 的病因分为肾前性、肾性和肾后性三类。

1. 肾前性氮质血症　肾前性氮质血症是 AKI 的最常见病因，占 30% ~50%，以肾血流量减少为特征，最初是由于有效动脉血流量减少所致。如果早期发现并及时纠正导致肾血流量减少的因素，肾前性氮质血症可以很快逆转。当细胞外液量明显减少（低血容量）或者细胞外液量正常但有效循环血容量相对减少（充血性心力衰竭）时，肾有效动脉血流量下降，导致肾前性氮质血症的发生。有效动脉血流量是指动脉实际灌注到功能器官的血流量。决定有效动脉血流量的因素包括：动脉的实际容积、心排血量和血管阻力。尽管仔细的体格检查能够评估细胞外液总量和静脉血液量，但需要认识到细胞外液总量和静脉血液量与有效动脉血流量没有直接关系。因此在特定情况下临床医师必须依赖体格检查以外的手段来评估脏器的血流灌注。侵入性的心脏监测和肾钠排泄分数有助于评估动脉有效循环血容量。

钠排泄分数 <1% 同时伴有血尿素氮或肌酐的升高提示肾前性氮质血症，肾血流量减少导致钠潴留。肾前性氮质血症患者由于近端肾小管细胞未受损，发挥正常的功能重吸收钠和水。近端肾小管对钠的重吸收增加致使远端肾小管转运钠减少，引起肾素分泌增加，这介导了醛固酮合成增加导致远端肾小管重吸收钠增加。最终结果表现为低钠排泄分数（<1%）。肾前性氮质血症出现例外的高钠排泄分数的情况包括检查之前 24h 内利尿药的应用、糖尿、代谢性碱中毒伴有尿碳酸氢盐升高，钠丢失减少、慢性肾脏疾病伴有基础钠排泌增高。低钠排泌分数也可见于急性肾小球肾炎的早期、尿路梗阻、色素肾病、造影剂引起的 AKI。

动脉有效循环血容量降低同样刺激抗利尿激素的释放，致使远端肾小管重吸收水分和尿素增加，在应用高渗液体的烧伤或者创伤患者中当肾前性氮质血症发生时，尿素氮排泄分数降低（<35%）是特别有用的指标。由于肾前性氮质血症肾小球滤过的尿素被重吸收而肌酐被排泄。血尿素氮和血肌酐的比值也增加至 >20 ∶ 1（正常 10 ∶ 1）。引起肾前性氮质血症的主要药物有血管紧张素转化酶抑制药（ACEI）、血管紧张素受体拮抗药和非甾体类抗炎药（包括 COX－2 抑制药）。ACEI 可以扩张肾小球出球小动脉、减少肾小球滤过压。在某些特定的人群如双侧肾动脉狭窄的患者，肾小球滤过率主要依赖血管紧张素Ⅱ的作用，如果这些患者服用 ACEI 类药物，即使肾血流量没有变化，肾小球滤过率会迅速下降。非甾体类抗炎药通过阻断前列腺素对肾内血管的扩张效应引起肾前性氮质血症。对于有效动脉循环血容量减少的患者，例如充血性心力衰竭、肾病综合征、肝脏疾病和已有肾功能不全者应避免使用这些药物。

2. 肾实质性急性肾损伤　肾实质性急性肾损伤分为四类：肾小管疾病、肾小球疾病、间质性疾病和肾血管性疾病。

（1）急性肾小管坏死：急性肾小管细胞损伤是肾实质性 AKI 最常见的病因，占所有医院获得性 AKI 的 90%，急性肾小管坏死是这类肾实质性 AKI 的通称，一般由缺血、脓毒症或者毒素引起。急性肾小管细胞损伤导致的急性肾小管功能障碍比真正的细胞坏死更为常见。如果不是缺血严重到肾皮质坏死并伴有严重的少尿或无尿，急性肾小管坏死往往是可逆的。

缺血后肾小管细胞损伤或者死亡通过一系列机制对于 GFR 的改变发挥重要作用。在 AKI 的初始阶段，ATP 缺失导致近端小管细胞、内皮细胞和平滑肌细胞损伤和凋亡。AKI 的发展阶段是持续的缺血、血管内淤血和进行性低氧。内皮细胞的损伤和活化导致血管活性介质的失衡和持续性血管收缩，在外层髓质表现明显。这些血管活性物质和内皮损伤共同作用致使血管通透性增加，肾间质压力上升，毛细血管血流量随之减少，这样导致在再灌注过程中持续低氧，促进了这一区域细胞的损伤和凋亡。这一病理生理过程最终的结果是 GFR 的进一步下降。随后 AKI 进入持续阶段，血尿素氮和肌酐持续上升。如果没有进一步的损伤，在 1~2 周或以后进入恢复阶段。在所有阶段都存在细胞凋亡，有利于损伤细胞的重塑，恢复正常的结构和功能状态。大多数细胞通过细胞修复恢复正常，一部分上皮细胞再分化、复制、迁移至上皮缺损处，然后附着于基底膜，重建其极性结构。

（2）急性肾损伤与脓毒症：有 20%~25% 的脓毒症患者和 51% 的脓毒症休克患者发生 AKI，脓毒症和 AKI 同时存在时死亡率高达 70%，而单纯 AKI 患者死亡率为 45%。因此脓毒症相关的 AKI 是一个严重的临床问题。实验研究表明：AKI 合并脓毒症早期的主要致病因素是肾血管收缩而肾小管功能正常，肾小管重吸收水钠增多。因此早期干预可以阻止 AKI 的进展和细胞损伤。肾血管收缩至少部分是由于肿瘤坏死因子促进内皮素释放的作用。内皮细胞的损伤、氧自由基的产生、补体途径的激活和弥散性血管内凝血都在缺血性 AKI 的病理生理过程中发挥着作用。

既然脓毒症和 AKI 的早期阶段是潜在可逆的，这应该是干预治疗的最佳时机，然而对于进入 ICU 72h 内的 AKI 患者进行干预治疗的有关临床试验并没有得到阳性结果，脓毒症患者死亡率反而有所增加。而超过 200 例患者的随机研究发现：入院 6h 内的目标指导的治疗方法是有效的。用这种方法治疗的患者多器官功能障碍评分和院内死亡率明显低于标准治疗的患者。目标指导的治疗方法包括容量扩充和血管加压素应用，保持平均动脉压在 65mmHg 以上，如果中心静脉氧饱和度低于 70%，则输注红细胞使血红细胞比容维持在 30% 以上，如果这些措施无法使中心静脉氧饱和度 >70%，则应用多巴胺。

（3）肾毒性物质：肾毒性物质引起肾小管细胞损伤的机制包括直接细胞毒作用、血管收缩和肾小管堵塞。

（4）外源性肾毒性物质。

1）抗生素：肾毒性物质例如氨基糖苷类、重金属、膦甲酸、潘他米丁、两性霉素可以直接引起肾小管细胞损伤，氨基糖苷类物质的肾毒性最重要的表现是继发于急性肾小管坏死的 AKI，发生在 10%~20% 的应用氨基糖苷类药物患者中。维持血药浓度在治疗范围内能够减少但不能完全消除肾毒性风险。肾毒性肾病的危险因素包括：肾毒性药物大剂量或者重复使用、长时间治疗、高龄、容量减少、有效动脉血容量下降、共用其他引起肾脏缺血或具有肾脏毒性的药物。再次强调：患者动脉有效血容量减少是肾毒性物质引发 AKI 的高危因素。这种协同作用可以使肾毒素导致的 AKI 发病率增高 10 倍。

氨基糖苷类药物导致的 AKI 往往尿量正常，尽管同时伴有肾低灌注，患者血尿素氮和肌酐可能在药物应用后 48h 升高，但通常临床表现为药物应用后 1 周上述指标升高。患者可能伴有低镁血症或者尿量增多。每天 1 次给药能达到每天多次给药的疗效而肾毒性减轻。对于已有慢性肾脏疾病的患者应避免给药。

环孢素和他克莫司的肾毒性具有剂量依赖性，血药浓度的升高有助于预测肾衰竭。许多患者需要行肾活检来鉴别肾毒性和其他病因导致的 AKI。通常在药物减量或者停药后肾功能会有所改善。

2）造影剂：造影剂可以引起肾血管收缩和直接细胞损伤，典型的造影剂肾病表现为造影后 24～48h GFR 的急剧下降。基础肾功能减退、糖尿病肾病、严重的心力衰竭、容量减少、高龄、大剂量造影剂的应用以及同时暴露于其他肾毒性物质均更容易导致 AKI 的发生，因此在造影前需行扩容治疗。

3）肾小管内堵塞：AKI 可以发生在肿瘤细胞快速崩解的恶性肿瘤患者（肿瘤溶解综合征）。这种细胞的崩解是自发或者发生在化疗后，由于尿酸产生增多表现为高尿酸血症，引起尿酸性肾病，血尿酸水平峰值往往 >20mg/ml。预防 AKI 发生的措施包括尿量维持在 3～5L/d；在化疗前开始应用别嘌醇。别嘌醇可以抑制嘌呤氧化酶，碱化尿液同样可以促进嘌呤的溶解和排泄。静脉应用嘌呤氧化酶可以快速降低血尿酸水平，它能够将尿酸转化为更易溶解的 5－脲基乙内酰脲。一些治疗性药物例如阿昔洛韦、磺胺类药物、甲氨蝶呤、氨苯蝶啶，以及骨髓瘤轻链引起的 ATN（主要病理生理学改变是肾小管堵塞），为了尽量减少这些药物的肾毒性，需要进行水化疗法和增加尿量。

4）乙二醇：通常以防冻剂形式摄入的乙二醇，可以产生阴离子间隙增大的严重代谢性酸中毒，乙二醇被乙醇脱氢酶代谢为羟基乙酸和草酸，它们对于肾小管细胞具有毒性作用。多处组织的草酸钙沉积导致低钙血症，尿沉渣中往往可以找到草酸钙结晶。积极静脉滴注碳酸氢钠能够促进乙醇酸的排泄，同时静脉给予乙醇或者甲吡唑阻止乙二醇的代谢。许多患者需要急诊透析以清除乙二醇和乙醇酸，纠正代谢性酸中毒。

5）内源性毒素：横纹肌溶解导致的肌红蛋白尿是 AKI 的常见病因，在血容量减少同时坏死肌肉组织释放的大量肌红蛋白可以导致急性肾小管坏死。横纹肌溶解的患者往往有肌肉疼痛的症状，血肌酸磷酸激酶水平升高，同时可以出现电解质紊乱如高钾血症和低磷血症。滥用可卡因、精神抑制药恶性综合征、治疗高脂血症的 β－羟［基］－β－甲［基］戊二酸单酰辅酶 A（HMG－CoA）也可引起横纹肌溶解。患者尿色呈暗棕色，因为肌红蛋白的存在，即使没有红细胞尿潜血也呈阳性，其他表现有高钾血症、高磷血症、低钙血症以及随后的高钙血症。最重要的治疗措施是快速的血容量的补充，最近的救治经验提示早期快速的容量补充和碱化尿液能够预防 AKI 的发生。

严重的输血反应或者蛇咬伤会出现血管内大量溶血，导致血红蛋白尿和急性肾小管坏死。这种情况下肾脏损伤的原因是血红蛋白管型堵塞肾小管、血容量减少和肾缺血。与肾小管坏死的其他类型相比，患者钠排泄分数常常 <1%，提示患者存在肾小管堵塞而不是肾小管坏死。

（5）肾小球疾病：肾小球肾炎的特征是高血压、蛋白尿和血尿。引起 AKI 的肾小球肾炎往往是指急进性肾小球肾炎（RPGN）。RPGN 发生于系统性红斑狼疮、Wegener 肉芽肿、结节性多动脉炎、Goodpasture 综合征、Henoch－Schonlein 紫癜、感染导致的免疫性肾小球肾炎和溶血尿毒症综合征。这些病因占总体 AKI 的 5%。

（6）间质性肾炎：许多药物通过特殊的免疫介导机制引起间质性肾炎。临床相关表现有发热、荨麻疹和尿嗜酸粒细胞增多。许多药物能够引起急性间质性肾炎，最常见的是非甾体类抗炎药（NSAIDs）、青霉素、环孢素、磺胺类药物、利尿药和别嘌醇。医院内的 AKI 通常是多因素的，因此仔细分析每位患者的疾病进程和药物治疗史非常重要。

（7）血管性疾病：动脉栓塞性疾病是 AKI 另一重要的病因，尤其是在老年患者。在侵入性的血管检查、治疗或者严重创伤后 1d 到几周期间均可出现。典型表现是下肢皮疹、网状青斑和尿嗜酸粒细胞增多。此类情形没有特殊的治疗办法。应该控制患者的血压、限制过多的动脉内介入操作。

3. 肾后性急性肾损伤　肾后性 AKI 的主要病因包括良性前列腺肥大、前列腺癌、腹腔肿瘤、后腹膜纤维化、后腹膜淋巴瘤、转移性肿瘤和肾结石。凝血块堵塞尿路也可表现为梗阻。B 超检查显示肾积水是梗阻的主要征象，在梗阻早期或者后腹膜纤维化时，B 超检查可出现假阴性。

三、预防

AKI 最重要的是预防，确定高危人群，采取预防性措施和积极监测至关重要。AKI 危险因素包括血容量减少、低灌注、基础肾功能差和应用血管收缩性药物。

AKI 的预防主要是确定高危人群，纠正血容量不足，持续的血容量不足会延长进展期，导致 ATN 加重。积极恢复循环血容量能够大幅度减少大手术或创伤后的 ATN 的发生率。院内发生的 AKI 死亡率较高，因此预防 AKI 很迫切，尤其是行介入治疗或者应用肾毒性药物。在血管造影或手术前纠正低血容量（恢复动脉有效血容量）、患者肾功能减退时咨询肾科医师均能降低 AKI 的发生率。为了预防造影剂肾病，滴注生理盐水（造影前后分别给予 1ml/kg 持续 12h）比其他常用的药物例如甘露醇和呋塞米更有效。N－乙酰半胱氨酸和碳酸氢钠静脉滴注也可能有利于预防造影剂肾病。由于许多患者的缺血性或者肾毒性 AKI 源自脓毒症或肾毒性抗生素的使用，所以控制感染和密切监测感染是重要的措施。

四、临床表现

1. 症状和体征　患者往往症状局限，没有诊断价值。AKI 的症状包括氮质血症和基础疾病的相关症状。有提示作用的症状包括尿量减少和暗棕色尿，氮质血症患者主诉有厌食、恶心、口内金属感、瘙痒、意识模糊、液体潴留和高血压。体检可以发现体内容量超负荷、心包摩擦音、扑翼样震颤，因此对高危患者进行侵入性监测是必要的。

2. 实验室检查　AKI 的诊断有赖于血尿素氮和肌酐的升高。血清胱氨酸蛋白酶抑制剂 C（cystatin C）也是 AKI 的有用标记物，能比血肌酐早 1～2d 提示 AKI。Cystatin C 是有核细胞以恒定速率持续产生的一个 13kDa 内生半胱氨酸蛋白酶抑制剂。它经肾小球自由滤过、重吸收和代谢，但是肾小管不分泌。

肾实质性 AKI 的分类很大程度上依赖尿液检查分析，例如缺血或者肾毒性引起的 AKI 尿液分析显示轻微蛋白尿，经常可见颗粒管型。然而在急性肾小球肾炎常见明显蛋白尿、白细胞、红细胞和细胞管型。间质性肾炎的尿液分析显示微量到中等程度的蛋白尿、白细胞、红细胞以及嗜酸粒细胞。清洁的晨尿尿常规检查，隐血阳性而没有红细胞提示肌红蛋白或者游离血红蛋白的存在，预示横纹肌溶解或者溶血。尿中嗜酸粒细胞的存在提示急性间质性肾炎，也可能是肾动脉栓塞或者肾盂肾炎。特异性的尿结晶也能提示 AKI 的病因，例如草酸钙结晶见于乙二醇摄入病例，尿酸结晶见于肿瘤溶解综合征。在肾前性氮质血症患者的鉴别诊断中尿液分析是必需的。肾小球肾炎和急性间质性肾炎的诊断需要肾活检。表 17－1 列出了对于 AKI 分类具有提示作用的尿液结果。

表 17-1　AKI 的尿液检查结果

病因	尿沉渣	FE_{Na}	FE-urea* (%)	尿蛋白
肾前性氮质血症	偶见透明管型	<1	<35	没有或微量
缺血	上皮细胞，颗粒管型	>2	>50	微量至少量
急性间质性肾炎	白细胞、白细胞管型、嗜酸粒细胞、红细胞、上皮细胞	>1		少量至中等量
急性肾小球肾炎	变形红细胞、红细胞管型	早期<1		中等量至大量
肾后性	偶见透明管型、红细胞	早期<1，晚期>1		没有
肿瘤溶解	尿酸结晶	没有或微量		
动脉/静脉血栓	红细胞	少量至中等量		
乙二醇	草酸钙结晶			没有或微量

注：* FE_{Na}. 滤过钠排泄分数；FE-urea. 尿素排泄分数。

需要注意的是很高的血肌酐水平不能排除肾前性氮质血症。低的钠排泄分数（<1%）提示肾前性氮质血症是 AKI 的病因。如果患者原有慢性肾脏病，在发展成 AKI 之前较高的钠排泄分数并不能提示 ATN。因为 CKD 患者可能已有数天而不是数小时来适应容量减少，钠排泄分数可以假性升高。超声检查可以评估泌尿系统是否有梗阻。如果临床需要，可以行核素扫描和多普勒血流量检查或者血管造影。

五、并发症

1. 高钾血症　AKI 患者血钾迅速升高，尤其是肌肉损伤、溶血时的细胞溶解、胃肠缺血、肿瘤溶解综合征、高热或者输血。代谢性酸中毒时由于钾从细胞内移至细胞外，加重了高钾血症。应用高糖胰岛素或者碳酸氢钠、口服钾结合树脂均可以暂时降低血钾浓度。然而如果肾衰竭持续进展，高钾血症将再次出现，最终只能依靠肾替代治疗。由于 AKI 患者更易出现高钾血症的心脏毒性作用，血钾水平应尽可能控制在非毒性水平。钾是小分子物质易于透析清除，即使血流量 200ml/min，透析液钾浓度 1mmol/L，初始血钾浓度 6mmol/L，每小时也可以清除 60mmol 钾。

2. 代谢性酸中毒　用产生氢离子的正常速率 1mmol/（kg·d）很难解释代谢性酸中毒的严重程度。AKI 患者往往处于高代谢状态（高热、创伤、脓毒症），加上由于无氧代谢（低灌注）发生的乳酸中毒，以及继发于 CO_2 潴留的呼吸性酸中毒，从而导致严重的酸血症（pH<7.1）。这导致严重的负性肌力作用和代谢效应。由于患者存在容量超负荷和高钠血症，应用碳酸氢钠纠正酸中毒作用有限。而碳酸氢盐通常被用作透析液的缓冲成分，透析能够合理控制代谢性酸中毒，清除脏器中的酸性物质。已经证实连续性血液透析能有效纠正严重酸中毒。

3. 容量超负荷　在少尿型 AKI（尿量<400ml/d）容量超负荷是主要的问题。重症患者发生容量超负荷的风险较高。由于需要静脉给予药物、营养和血制品，另外患者要早期接受积极的液体复苏，液体限制往往不可行。而疾病后期液体再分布可能导致肺水肿和外周水肿。

最有用的治疗措施是襻利尿药，呋塞米或者其他襻利尿药可以静脉推注或者持续静脉滴注。在 AKI 的早期给予这种干预，同时限制液体输入能够预防或者减少容量负荷。因为 AKI 时肾自身调节功能缺失，更易受到低血压的影响，应用利尿药时注意避免容量减少。

血液滤过或者持续性肾替代治疗（CRRT）通过对流清除液体和小分子溶质，在血流动力学不稳定患者这是较好的治疗方式，容量过多的少尿患者当接受大量的治疗性液体输入时，应该尽早进行肾替代治疗来预防肺水肿。由于低血压后肾再灌注损伤将延迟肾功能恢复，应避免低血压的发生。

4. 低钠血症　低钠血症通常与容量过多有关，临床表现主要为神经系统症状。有症状的低钠血症应给予积极治疗，注意不要纠正过快。如果电解质紊乱持续超过 48h，血钠水平上升过快会导致脑桥中央髓鞘溶解。血钠变化目标范围是 1～2mmol/（L·h），直到症状缓解或者血钠水平提高到 120mmol/L。

5. 贫血　AKI 患者贫血很常见，许多机制与之有关。最常见原因是促红细胞生成素产生减少，同时机体对它的反应也降低。另外红细胞脆性增加导致红细胞破坏率增高。而且 AKI 患者的氮质血症继发的血小板功能不全增加多部位出血倾向。

6. 高磷血症　高磷血症在 AKI 也很常见，主要机制是肾排泄减少，组织破坏和细胞内磷转移至细胞外。如果患者能够进食，可以应用口服的磷结合剂如碳酸钙、醋酸钙、司维拉姆或者碳酸镧。如果钙磷乘积 >70 或者血磷浓度超过 5.5mmol/L，需使用非钙磷结合剂如司维拉姆或者碳酸镧。

7. 其他电解质紊乱　低钙血症虽然常见，但基本不需要治疗。造成低钙血症的因素有低镁血症和高磷血症、对甲状旁腺激素抵抗、活化维生素 D 的缺乏、组织中钙螯合、使用枸橼酸储存的血制品、碳酸氢钠的应用。个别患者会因为潜在的恶性肿瘤或者骨髓瘤而表现为高钙血症。横纹肌溶解时也可以出现高钙血症。

六、治疗

1. 肾前性氮质血症　肾灌注恢复后肾前性氮质血症能迅速逆转。如果血细胞比容特别低，给予浓缩红细胞能够理想纠正出血导致的低血容量，没有活动性出血时可给予等渗生理盐水。最近发现常规应用胶体溶液有副作用，目前对于它的应用存在疑问。所有患者应监测血钾和酸碱状态。心力衰竭需要应用儿茶酚胺和减轻心脏前后负荷的药物积极治疗。有时需行主动脉球囊反搏术。液体治疗对于肝硬化的患者特别有难度，需要密切监测以防止腹水增加。

2. 急性肾小管坏死　急性肾小管坏死的治疗通常是支持性治疗为主。可以尝试给予襻利尿药如呋塞米，将少尿型转化为非少尿型 AKI。然而需避免因为利尿药的使用导致的容量减少。如果患者尿量很少，不宜使用甘露醇，因为它使血管内容量扩张，能促进充血性心力衰竭的发生。少尿型 AKI 的治疗包括限制液体入量及钾和磷的摄入。

前瞻性的临床研究并没有证实小剂量多巴胺对于 AKI 或者 ATN 患者肾功能具有保护或者改善作用，同样也不能提高患者生存率或者降低透析的比例。

3. 肾脏替代治疗在 AKI 中的作用　透析是唯一的 FDA 批准的 AKI 治疗措施。对于血流动力学稳定的 AKI 患者血液透析是标准治疗方法，部分患者应用了 CRRT 和腹膜透析。选择哪种治疗方式取决于患者的代谢状态、血流动力学是否稳定，以及治疗的首要目标是清除溶质还是水分，亦或两者均有。

（1）透析指征：肾替代治疗的指征包括体内液体超负荷、高钾血症、严重的代谢性酸中毒、氮质血症、出现尿毒症症状例如心包炎、脑病或者其他难以解释的精神状态下降，以及体内存在过量的能被透析清除的药物/毒物。

为了降低死亡率，应该在肾衰竭并发症出现前行透析治疗。为了防止并发症的发生，肾科医师经常在血尿素氮上升至60～80mg/dl而没有出现上述指征之前开始肾替代治疗。目前在成年人AKI腹膜透析较少应用，这种方式可应用于血管通路建立有困难、存在抗凝禁忌、血流动力学不稳定的患者。

（2）血液透析：间断血液透析用来控制AKI患者的代谢紊乱和容量平衡，高代谢患者需要更积极的透析来维持机体最佳稳定状态或稳定的时间平均溶质浓度。相比常规透析，每日透析可能使尿毒症控制得更好，低血压事件发生少，AKI患者得到更好的治疗效果。

（3）连续性肾替代治疗：连续性肾替代治疗（CRRT）是指以连续的方式进行透析（弥散清除溶质）或滤过（对流清除溶质）治疗。治疗方式包括连续性静脉－静脉血液滤过（CVVH）、连续性静脉－静脉血液透析（CVVHD）、连续性动脉－静脉血液透析（CAVHD）、连续性静脉－静脉血液透析滤过（CVVHDF）、缓慢连续性超滤（SCUF）和持续低效血液透析（SLED）。

在伴有AKI的重症患者治疗中，理论上CRRT比间断血液透析更具有优势。这些优势包括精确的连续性容量控制、增加的透析剂量、血流动力学稳定、能够提供积极的营养支持、逐渐而连续的液体和溶质清除、可能具有的抗炎作用。多器官衰竭或者脓毒症患者需要大量的血液制品、血管收缩药物和营养物质，连续性治疗能够安全有效清除液体，获得最佳的容量平衡。可能清除炎症因子是CRRT的另一个优势，许多脓毒症的炎性介质分子量低于滤器的截留分子量，可以被滤器滤出。CRRT也适用于颅内压升高、合并暴发性肝衰竭的AKI患者。

多项研究试图评估CRRT治疗AKI的合适剂量。在一项研究中依据置换液量随机分为三组：20ml/（kg·h）、35ml/（kg·h）、45ml/（kg·h）。尽管非脓毒症患者中等剂量组［35ml/（kg·h）］的生存率明显高于低剂量组，但高剂量组［45ml/（kg·h）］和中等剂量组相比并不能进一步提高生存率。另外一项研究中比较超滤率25ml/（kg·h）的CVVH和42ml/（kg·h）［25ml/（kg·h）超滤率和18ml/（kg·h）透析液流速］的CVVHDF。结果发现较高剂量的CVVHDF能够提高生存率。这些结果提示通过增加对流或者弥散可以实现与增加溶质清除有关的益处。因此目前的数据支持CRRT治疗中至少给予35ml/（kg·h）剂量。但是更高剂量没有显示更高的生存率。

与间断血液透析和低剂量CRRT比较，伴有AKI的重症患者加强肾支持治疗并没有降低死亡率、提高肾功能恢复率或者减少非肾衰竭发生率。

CRRT也有一些不利方面，管路越来越复杂，许多时候需要更换管路，持续性应用抗凝药也增加了出血的风险。

（4）急性肾损伤的营养治疗：最近的证据提示对于慢性肾功能不全和AKI患者的营养方面应给予更多的重视。休克、脓毒症、烧伤或者横纹肌溶解导致的患者机体高代谢很常见。脓毒症患者产生的细胞因子包括白介素和肿瘤坏死因子能增加骨骼肌细胞断裂。大量的蛋白质代谢加速了血钾、血磷和氮质产物水平升高。AKI时糖内生增加，蛋白质降解增多而合成减少。胰岛素抵抗、继发性甲状旁腺功能亢进、胰高血糖素增加和代谢性酸中毒都促进了 AKI 患者营养不良的发生。

肾替代治疗本身能够通过一些机制增加代谢水平。在 RRT 治疗过程中不可避免丢失营养物质，这也会增加代谢。应用高通量透析膜比低通量透析膜丢失的氨基酸增加 30%，治疗期间每天氨基酸的丢失量在 7～50g，这种营养物质不可避免的丢失使 AKI 患者处于负氮平衡。除了代谢增加，AKI 患者也出现营养物质利用率下降情况，胰岛素样生长因子的异常阻碍了营养成分的利用。尽管在肾衰竭时生长激素水平升高，但在细胞水平存在生长激素抵抗，而且许多患者因为恶心呕吐不能进食，营养不良是 AKI 患者预后不良的因素。

AKI 患者蛋白质摄入量应在 1.2～1.4 g/kg，同时每天所需热量的 20%～25% 由脂类提供，糖通常提供 70% 热量。AKI 患者的估计热量需要为 30～40 kcal/（kg·d）。维生素和矿物质的需要量尚未确定。因为 CRRT 过程中丢失水溶性维生素，应该给予补充。因为血液透析和 CRRT 治疗对于营养需求是不同的，需要进行对照研究。

七、预后

尽管治疗技术有所提高，AKI 患者的生存率始终维持在 50% 左右。住院 AKI 患者的预后很大程度上依赖治疗的地点（ICU 或者病房）。肾小管坏死引起的 AKI 无尿期持续 1～2 周，也可能持续 4～6 周，随后是多尿期。尽管尿毒症和容量超载能够用透析控制，AKI 以及并发症加重了患者的不良预后。基础疾病的严重程度和器官衰竭的数量影响 AKI 患者的生存率。机械通气的 AKI 患者死亡率是 80%，随着非呼吸系统器官衰竭数目增多，死亡率明显上升。在手术后或者老年患者无尿型 AKI 死亡率高于其他形式的 AKI。值得注意的是出院后相当一部分患者需要长期的肾替代治疗。

总之，对于临床医师和研究人员来说，AKI 仍然是医学难题。识别高危患者、实施预防性措施和积极的监测、早期治疗将比肾脏替代治疗更有效。

（王念华）

第二节　肝肾综合征

肾功能不全在晚期肝病患者中是一常见而严重的问题。据估计，在所有伴肝硬化的住院患者肾功能不全的发生率为 10%。它是一种综合征，临床特点是：①少尿、严重肾性钠潴留及快速进展性氮质血症；②循环不稳定，伴随显著的体动脉舒张和血管活性系统的激活；③预后差。1 型肝肾综合征患者不治疗时的平均存活时间为 1～2 周，而 2 型肝肾综合征的 1 年存活率约 20%。然而，肝肾综合征被认为是一种功能性的肾衰竭，因为当肝肾综合征患者的肾被移植到另一肾衰竭患者后，移植肾能重新恢复正常的肾功能。同样的，终末期肝硬化患者进行肝移植后，尽管在术后相当长的时间内肾功能保持异常，但也会得到改善。

肝肾综合征定义为在没有任何确定的肾脏病理改变时，晚期肝衰竭（急性或慢性）患者发生肾衰竭。这是一种排除性诊断，即排除所有的其他引起肾衰竭的因素，包括功能性或器质性的因素。国际腹水协会（The International Ascites Club，IAC）进一步定义了肝肾综合征的诊断标准。需要强调的是，对于肝肾综合征的诊断，尿液检查结果有诊断意义，但不是必要的条件。例如肝肾综合征患者通常尿量 <500ml/d；但部分患者尿量并不减少。尿钠排

泄通常 <10mmol/d。然而，也有详细记录的肝肾综合征病例报道了尿钠排泄 >10mmol/d。最后，虽然大多数肝肾综合征患者的尿渗透压高于血浆渗透压，但是随着肾衰竭的进展，也会出现尿渗透压降低。

国际腹水协会将肝肾综合征分为 1 型和 2 型。1 型肝肾综合征的特点是肾功能快速减退，即 2 周内血清肌酐倍增至 220μmol/L 以上或者肌酐清除率倍减至 20ml/min 以下。临床表现为急性肾衰竭。患者一般病情严重，伴有明显的黄疸和严重的凝血障碍。2 型肝肾综合征肾功能恶化较为缓慢，即在数周至数月内血清肌酐增高至 133μmol/L 以上或肌酐清除率降低至 40ml/min 以下。临床表现为渐进性肾衰竭伴肝硬化和顽固性腹水。

一、发病机制

肝肾综合征的病理生理学机制十分复杂，主要特点是肾低灌注，这归因为肾灌注压下降和肾血管收缩，并导致肾血流量和肾小球滤过率下降。在终末期肝硬化患者中，肝肾综合征的发展涉及很多病理生理学因素。

1. 肝硬化的血流动力学改变　肝硬化和肝门静脉高压有以下特点：心排血量增高，体循环血管阻力下降，也就是所谓的高动力性循环。高动力性循环的基础是系统动脉舒张，后者主要发生在内脏循环中，它是由于以下 2 个原因产生：肝硬化和过量的血管舒张因子引起肝门静脉血流阻力增高，和（或）血管对内源性血管舒张因子反应性降低。临床上，系统动脉舒张表现为系统循环低血压、心动过速、脉压差增大和肢体末端皮温增高。为了维持内环境的稳定性各种血管收缩系统反应性激活，包括肾素－血管紧张素系统、交感神经系统和精氨酸加压素，将对抗血管舒张因子引起的血管舒张效应，进而使肾保留钠和水以达到维持血流动力学稳定。随肝硬化进展，体循环低血压随体动脉舒张的增加而加剧，在某一时候肾脏灌注压就会下降。一旦结合体循环血管收缩因子水平增高，总体肾血流量逐渐地减少。当内源性血管舒张因子的产生速度无法阻止肾血流量的下降时，肾衰竭必然发生。

2. 系膜细胞收缩　肾脏血流量下降幅度相似的肝硬化患者，并不一定都会发展成肝肾综合征。因此一定还有其他因素参与疾病的发生。除了降低的肾血流量，各种血管收缩因子，特别是内皮素和白三烯，也可以引起系膜细胞收缩，从而减少肾小球超滤系数，进一步降低了肾小球滤过率。

3. 肝门静脉高压的作用　肝门静脉高压与肾血流量的减少有关，在肝肾综合征的发病机制中具有一定的作用。交感神经系统可能是肝门静脉高压和肾血流动力学之间的纽带。

4. 肝功能异常的作用　肝硬化时，由于肾血管舒张因子减少引起的肾低灌注，也可能与肝功能异常有关。然而，肝功能异常能够直接介导肾血管舒张因子减少的机制尚不明确。有可能肝参与了肾血管舒张因子的合成或释放，例如一氧化氮（NO）。肝衰竭引起的重度黄疸增加了肾血管对去甲肾上腺素的缩血管作用的敏感性，导致去甲肾上腺素的肾血管收缩作用放大。在胆汁淤积时，高浓度的胆汁酸能引起动脉舒张，所以加剧了血流动力学的不稳定性。这就是所谓的肝功能异常“使局势更糟。”重度黄疸对患者（胆红素 > 510μmol/L）还有直接的胆红素肾毒性损害。

5. 诱因　至少有 50% 的肝肾综合征患者在刚入院时肾功能正常或接近正常。因此，内科医师对患者的医疗操作往往诱发了肝肾综合征。这些诱因进一步导致了有效循环血容量减少，扩大了血流动力学的不稳定性，导致肾灌注进一步降低和肾小球滤过率的减少。

（1）利尿药治疗：伴有顽固性腹水（表 17－2）的肝硬化患者由于存在有效循环血容量的减少，利尿药治疗效果不佳。利尿药治疗进一步加剧了有效循环血容量的减少，使患者倾向于发生肝肾综合征。当患者对利尿药反应不佳时，临床医师倾向加大利尿药的剂量，而不顾逐渐升高的血清肌酐水平。即使在“正常”血清肌酐水平时，肝硬化伴顽固性腹水的患者一般每天仅排出约 500ml 的尿液。所以，当逐渐加大利尿药剂量没有引起尿量增加或尿钠排泄增加时，再进一步增加利尿药剂量就会加大这些患者发生肝肾综合征的可能性。相反地，在顽固性腹水同时伴有血清肌酐水平增高的患者，减少利尿药剂量可能逆转肾功能不全。

表 17－2　顽固性腹水的定义

每周体重减少≤1.5kg，同时 用400mg螺内酯， 或 30mg阿米洛利， 加 160mg/d呋塞米	≥1周，同时饮食限钠≤50mmol/d

（2）大量腹水引流：大量腹水引流导致高动力循环的加剧。体循环约在大量腹水引流后的 24h 后更加舒张。随后出现的血管收缩系统的进一步激活使患者更易发生肝肾缩合征。降低引流的速度可能潜在地预防有害的血流动力学后果并且减少发生肝肾综合征的风险。

（3）自发性细菌性腹膜炎：据估计至少 30% 的自发性细菌性腹膜炎的患者，若没有进行足够的抗感染治疗，最终发展成肝肾综合征。目前存在这一假说：肝硬化形成的脓毒血症介导了各种细胞因子和内毒素的产生增加，它们反过来刺激一氧化氮和其他血管舒张因子的产生，从而导致了进一步的动脉血管舒张。所以，自发性细菌性腹膜炎加剧了有效循环血容量的减少并增加了体循环血流动力学进一步恶化的风险，导致肾功能减退。

（4）胃肠出血：急性失血伴急性血容量减少常导致肾小管坏死而不是肝肾综合征。然而，肝硬化失代偿期伴胃肠出血的患者可以发生全身炎症反应综合征，与多种细胞因子激活相关，临床表现为体温增高、心动过速、呼吸窘迫、白细胞增多伴或不伴感染。这些细胞因子可以刺激一氧化氮和其他血管舒张因子的产生。因而，伴胃肠出血的这些患者同样也有体循环动脉血管舒张的倾向，原因是伴随的炎症反应将产生更多的舒张因子，加重了有效动脉的充盈不足。胃肠出血也使肝硬化患者更易发生感染，而感染又预示了第一次出血事件控制后的再出血可能。肝硬化伴胃肠出血患者出现感染增加了炎症反应和细胞因子的产生，进一步扩大了血流动力学的不稳定性和增加发生肝肾综合征的可能性。在肝硬化伴胃肠出血的患者中，常规应用预防性抗生素，结果与出血事件相关的肝肾综合征发病率得到了显著的降低，从而支持这一假设。

（5）胆汁淤积：急性胆汁阻塞与肾损伤的发生有关。胆汁中的 F2－异前列烷的生成增加可以引起肾衰竭，因为 F2－异前列烷是潜在的肾血管收缩因子，而且应用减少 F2－异前列烷水平的抗氧化剂可以改善肾功能。胆汁淤积本身对循环系统有害，所以当胆汁淤积与肝硬化及肝门静脉高压同时发生时，患者的循环系统不稳定性增加，容易发展为肝肾综合征，这也就不足为奇了。

(6) 肾毒性药物：在肝硬化患者中应用非选择性非甾体类抗炎药（NSAID）后肾灌注及肾小球滤过率的减少，这继发于肾血管舒张性物质——前列腺素的产生受到 NSAID 的抑制。另外，NSAID 削弱了肾水钠的排泄，这些影响独立地造成肾血流动力学的恶化，特别是在肝硬化合并感染的患者中，因为这些患者依赖肾产生的前列腺素来抵抗各种血管收缩因子的作用。所以为了避免肝肾综合征的发生，腹水性肝硬化患者不应接受 NSAID。肝硬化患者依赖于激活的肾素 - 血管紧张素系统来维持体循环血压，所以，血管紧张素转化酶抑制药和血管紧张素Ⅱ拮抗药的应用能导致肝硬化患者动脉低压和加速肾衰竭的发生。

肝肾综合征的发病机制可以归纳为两点理论。肝硬化伴活动性肝病和大量腹水的循环状态十分脆弱。各种激活的补偿机制维持了循环稳定性（第一点）。若肝病进一步发展合并循环的恶化，将导致肝肾综合征的发生（非诱发性病例）。或者诱发因素的出现将导致体循环快速恶化，发生肝肾综合征（第二点）。

二、临床表现

1. 1 型肝肾综合征　1 型肝肾综合征的特点是肾功能快速地、进行性地恶化。患者通常伴有重度失代偿期肝硬化、黄疸和低钠血症。少尿和肌酐升高在几天之内发生。约半数患者没有明显诱发因素。另一半患者的肝肾综合征继发于某些清晰的诱发因素，如感染、胃肠大量出血或者在没有扩充血容量时过度利尿或腹水大量引流（ >5L）。体检发现：这些患者通常有肝衰竭的红润面容或蜘蛛痣，可能出现伴扑翼样震颤或亢进的脑病，但是不到最后阶段患者不会昏迷。

临床上，患者可能出现循环血容量减少伴颈静脉压降低。这是明显的高动力性血循环伴心动过缓、正常血压偏低或低血压、心前区收缩期杂音。常出现大量腹水并伴或不伴有下肢水肿。

多年来，已发现多个 1 型肝肾综合征的发生的高危因素（表 17 - 3）。这些因素均与严重的血流动力学不稳定性和明显的肾水钠潴留有关。

表 17 - 3　1 型肝肾综合征患者发病的高危因素

- 动脉血压低
- 肾小球滤过率 <50ml/min
- 血肌酐 >133μmol/L
- 血尿素氮 >21mmol/L
- 低钠血症
- 高钾血症
- 尿钠排泄减少
- 血浆渗透压低
- 尿渗透压增高
- 液体超负荷后自由水排泄减少
- 血浆肾素活性增加
- 血浆去甲肾上腺素增加

2. 型肝肾综合征　2 型肝肾综合征患者的血清肌酐水平相对稳定，在几个月中逐渐上升。他们大多在 Child - Pugh B 级伴有相对稳定的肝功能，但是同时有利尿药抵抗性腹水的病史，患者通常有中度黄疸的表现和不同程度的凝血功能障碍。一般不会出现肝性脑病。尿量维持正常超过几周至几个月，随着血清肌酐的增高仅有缓慢的减少。

三、鉴别诊断

临床医师需要认识到血清肌酐正常时，肝肾综合征也可能出现。这是由于以下两点因素：①肝硬化患者常有肌肉容量减少，因此正常的血清肌酐水平降低。②高胆红素水平可能干扰肌酐的测定。一旦肝硬化患者的肌酐水平 >88μmol/L 应该提醒临床医师可能发生肾功能异常了。

在失代偿性肝硬化伴腹水的患者中，肝肾综合征仅代表了各种原因导致肾衰竭的一小部分。这是个排除性的诊断。患者的循环血容量正常，并且没有其他实质性肾脏疾病的证据时，才能得到肝肾综合征的诊断。

1. 肾前性肾衰竭　失代偿期肝硬化腹水且血流动力学不稳定的患者，如果他们的循环血容量进一步减少，则处于发生肾损伤的危险中。所以，趋向于进一步减少血容量的事件，如胃肠出血、大量腹水引流或者过度使用利尿药都可能导致肾衰竭。由此可见，在临床上有明显动脉血管舒张迹象（如动脉血压偏低和心动过速）的患者都应在腹水引流前，接受血容量扩充的评估。同样的，胃肠失血后的复苏也应尽可能地充分。医师倾向于增加有大量腹水和尿量不足的患者的利尿药剂量。由于血容量的进一步减少，其最终结果可能是肾功能进一步降低。通常，通过减少利尿药剂量或者停止使用利尿药，伴随尿量的增加，血清肌酐水平可能降低。由于肝肾综合征患者的有效动脉血容量减少并尿钠排泄也降低，因此低尿钠排泄不能作为肾前性肾衰竭发生的指南。然而，伴失代偿肝硬化，腹水和肾衰竭的患者受到液体超负荷的挑战，他们的中心静脉压达到 $10cmH_2O$。补液最好是使用胶体溶液，因为晶体易直接分布到腹膜腔成为腹水，不易被维持在循环中。如果患者有肾前性肾衰竭，当循环逐渐地再灌注时，血清肌酐缓慢地降低。

2. 肾实质性疾病　失代偿期肝硬化患者也能发生肾实质性疾病。事实上，很多肾实质性疾病是因为肝病而发生的，或者多种系统性疾病能够同时影响肝和肾。肾实质性疾病能够通过尿沉渣检查正常、尿蛋白定量 <500mg/d 和双肾超声检查正常来排除。区分肝肾综合征和急性肾小管坏死通常有困难。考虑治疗和预后时区分两者是重要的。典型的肝肾综合征患者尿钠 <10mmol/L，而在急性肾小管坏死中，由于肾小管受到损伤，尿钠的重吸收也受到损害，所以尿钠 >20mmol/L 是急性肾小管坏死的特征。然而，这一特点并不总是可靠，特别是在肝肾综合征最后阶段时也可能发生。当肾衰竭突然发生于循环低血容量、感染性休克或者应用肾毒性药物时，应当考虑发生急性肾小管坏死的可能。

四、治疗

在肝硬化和急性或慢性肝脏衰竭合并血清肌酐 >133μmol/L 的患者中，应做全面的检验以排除其他原因引起的肾疾病。另外，在最开始时，患者接受液体补充治疗来评估反应和治疗亚临床循环低血容量。所有肝肾综合征的潜在危险因素都应被发现并纠正。详细询问病史，仔细评估前驱事件如胃肠出血、过度利尿或腹水引流。对于任一肝硬化伴肾功能恶化的患者，即使缺乏症状也应怀疑是否存在感染，患者可能出现发热和血白细胞增多，需行相关检查并行微生物培养，包括用以排除自发性腹膜炎的腹水检验。在血清肌酐升高之前，应排除近期应用肾毒性药物（如 NSAID 或者氨基糖苷类抗生素）的可能。与通常认识相反，肝硬化患者应用造影剂对肾功能没有损害。如果出现尿蛋白和（或）血尿，应当行额外的检查以排除肾实质性疾病。如果有较强的肾小球肾炎的依据，应考虑肾活检。最后，患者若有梗阻后肾衰竭，应当行腹部超声检查。肝肾综合征一旦确诊，应针对纠正肝肾综合征病理生理过程中的不同方面选择治疗方案。

1. 药物治疗　药物治疗的目的是改善全身血流动力学。这可通过增加体循环或内脏血管收缩获得。前者促进肾灌注压，而后者重新分配部分的内脏血容量至体循环，由此改善体循环动脉血容量，随后肾灌注和肾小球滤过功能也得以改善。

（1）多巴胺：小剂量多巴胺具有扩张肾脏血管作用。然而在肝硬化伴顽固性腹水但无肝肾综合征的患者中，或肝硬化合并肝肾综合征的患者中，均未显示多巴胺对改善肾小球滤过率有效。而且，肝硬化伴顽固性腹水但无肝肾综合征的患者中，多巴胺可降低动脉压、增加肝门静脉高压。所以它不适合应用于肝硬化伴顽固性腹水但无肝肾综合征的患者。

（2）去甲肾上腺素：虽然在一小部分研究中，静脉内去甲肾上腺素（0.5～3mg/h）的应用联合静脉清蛋白和呋塞米可逆转肝肾综合征，但是在随机对照研究结果获得之前，肝肾综合征患者不推荐常规应用去甲肾上腺素。

（3）血管加压素类似物：

1）鸟氨酸加压素：鸟氨酸加压素是一非选择性 V1 血管加压素受体激动药。它优先引起内脏血管收缩，然后增加体循环压力和肾灌注压。虽然鸟氨酸加压素和清蛋白的治疗改善了肝硬化伴肝肾综合征患者的肾功能，同时亦增加了药物应用后严重威胁生命的缺血并发症的风险。所以在肝肾综合征中应用这类药物有局限性，而且没有商品化制剂。

2）特立加压素：特立加压素是合成的血管加压素类似物，具有固有的血管收缩活性。它也是一种非选择性的 V1 血管加压素受体激动药，但是缺血并发症的发生率低于血管加压素和鸟氨酸加压素。特立加压素优于血管加压素还在于有较长的半衰期，可以每 4h 静脉注射给药。特立加压素以剂量为 0.5～2mg/（4～6）h 静脉给药 15d 后，患者肾功能改善，而且血浆肾素活性和肾上腺素水平得到抑制，心房利尿因子水平提高并部分改善了尿钠排泄，大多数患者没有严重的不良反应。目前还不清楚超过 15d 的治疗是否可以使肾功能进一步改善。特立加压素在北美尚未获得批准，但在欧洲它是治疗肝肾综合征的一线药物。

（4）米多君和奥曲肽：米多君是一种口服的 α 肾上腺素能激动药，可改善体循环血压从而改善肾灌注压。奥曲肽是一种长效生长激素抑制药类似物，可以拮抗不同的内脏血管舒张因子的作用，减少动脉血管舒张程度，使循环血容量合理分配。单独应用米多君或奥曲肽没有证实对肝肾综合征患者有效。然而，当米多君联合奥曲肽并予扩张血浆容量治疗时，患者肾功能得到部分改善，体循环血流动力学、肾血流动力学和尿钠排泄均有显著改善。由于无法使用特立加压素，以上联合治疗方法在北美十分流行。需要更大规模的随机对照研究来评估这种治疗方案在治疗肝肾综合征的地位。

（5）内皮素受体拮抗药：内皮素曾被假定为是肝肾综合征时的肾内血管收缩介质，而用内皮素受体拮抗药的治疗可以使肾小球滤过率和肾血浆流量呈现剂量相关性增高。然而依据个人经验，在肝硬化合并肝肾综合征患者中，应用非选择性内皮素受体拮抗药既导致肾功能减退又引起尿量减少（未发表数据）。所以，这一类药物只应应用在临床试验中。

（6）贝通（己酮可可碱）：贝通是具有抗肿瘤坏死因子活性的磷酸二酯酶抑制药。虽然在急性酒精性肝硬化患者中应用贝通可造成肝肾综合征发病率的显著降低，但还没有研究评估贝通对肝肾综合征的治疗效果。

2. 蛋白透析　清蛋白透析是应用无细胞、含有清蛋白的透析液，血液通过药用炭和阴离子交换柱多次循环和灌注的系统。分子吸附再循环系统（MARS）就是一种这样的体外清蛋白透析设备。在透析期间，透析液的封闭环路允许结合清蛋白的毒素从血浆转移到可渗透性聚砜膜上。附着在膜上的清蛋白通过连续洗脱再循环，水溶性毒素能够经炭柱和离子交换树脂被清除。这一系统在去除分子质量低于 50kDa 的分子时非常有效。应用 MARS 治疗肝肾综合征的基本原理是它可以清除多种细胞因子，如肿瘤坏死因子和白介素 -6，而这些细胞因子可产生各种血管舒张因子。所以，通过降低血管舒张因子水平，期望改善体循环血流动力学以及肾灌注压和肾功能。

MARS 系统降低血清胆红素和肌酐水平，使患者生存期稍延长。目前还不清楚的是：撤去 MARS 后，用 MARS 治疗产生的血清肌酐降低的疗效能否得到维持。在肾功能明确改善之前，MARS 治疗应当持续多长时间，这也还不清楚。所以，在没有临床研究的明确结论的情况下，MARS 不应用于肝肾综合征患者的治疗。

3. 经颈静脉肝内门体分流术（TIPS）　TIPS 是在肝门静脉的一个分支和肝静脉的一个分支之间搭桥，十分有效地降低肝门静脉压。既然窦状肝门静脉高压在调节肾血流动力学中起枢纽作用，那么 TIPS 的应用，特别是在肝硬化伴顽固性腹水和肾功能下降的患者中，可以改善肾小球滤过率和肾血流量。另外，TIPS 返回了一部分内脏循环血容量至体循环，从而抑制了各种血管活性神经激素的增加，引起肾灌注好转。在肝硬化伴顽固性腹水中，成功地治疗 2 型肝肾综合征也能消除腹水。还必须强调的是 TIPS 常改善肾功能，但不能使肾功能恢复到正常。

有的医疗单位已尝试联合不同治疗方法来纠正肝肾综合征病理生理学的几个方面。一种这样的尝试是在 1 型肝肾综合征患者中用 TIPS，继而用药物治疗。例如用 TIPS 介入治疗再应用米多君、奥曲肽和清蛋白治疗有效，且适合接受 TIPS 治疗的患者，可以维持患者正常肾功能，使腹水消失，从而提高患者生存率。目前面临的挑战是对每个患者如何选择最适合的联合治疗。

4. 肝移植　对于肝肾综合征，肝移植依旧是唯一有效的长期治疗方法，因为它可以纠正肝功能异常，解除肝门静脉高压。虽然肾小球滤过率一般无法保持正常，肝肾综合征患者接受肝移植后的肾功能得到了改善，血管活性因子的血浆水平降低。肝肾综合征患者与无肝肾综合征患者相比，在移植后移植肝和患者的生存概率都要降低。而且，肝肾综合征患者需要待在重症监护病房时间更长、同时住院时间延长，需要更多的肝脏移植后透析治疗。及早治疗肝肾综合征的患者移植后的临床预后得到显著的改善，生存率与无肝肾综合征的肝移植患者相似。所以，在终末期肝硬化期待肝移植的患者中，任何可以改善肾功能的治疗都需要尝试，以最大化改善肝移植的预后。

五、预防

治疗肝肾综合征最重要的措施是防止它的发生。这可以通过避免或减小肝脏和循环功能恶化、肾低灌注来获得。

1. 合理使用利尿药　利尿药诱发的肾脏损害占腹水患者的 20%。它发生在利尿的速度超过腹水重吸收的速度，从而导致有效动脉血容量减少的时候。随着利尿药的停用，肾衰竭一般是可逆的。有腹水而无水肿的患者每天最多重吸收700ml的腹水。任何超过700ml/d的利尿将会发生血浆容量减少和肾功能不全的风险。外周水肿的患者情况好一些，因为外周多余水分首先被重吸收，可以安全地耐受更快速的利尿（>2kg/d），直到水肿消失。

2. 避免肾毒性药物　NSAID不宜用于肝硬化伴腹水的患者，因为应用了NSAID的患者肾衰竭的发生率远高于一般人群。NSAID抑制了肾内前列腺素的形成。前列腺素是血管舒张性物质，在肾循环中可拮抗各种血管收缩因子的作用。肝硬化伴腹水的患者应用氨基糖苷类药物后，易发生急性肾小管坏死，所以应当避免。血管紧张素转化酶抑制药和血管紧张素Ⅱ受体拮抗药导致动脉低压，使肝硬化患者更易发生肾衰竭。所以也应避免使用这类药物。

3. 预防自发性细菌性腹膜炎　肝硬化伴胃肠出血的患者感染发生率高，特别是自发性细菌性腹膜炎。由于感染（不管是隐藏的或已被确认了的）在肝硬化中是肾衰竭发生的诱因，所以有胃肠出血的患者应当接受抗生素预防性治疗。短期抗生素预防性治疗已经显示了能提高肝硬化伴胃肠出血患者的生存率。然而，尚不清楚预防性抗生素治疗应维持多长时间。

4. 合并细菌感染病例的预防　感染一旦形成，与炎症反应相关的各种细胞因子和内毒素的释放将导致血管容量和血容量之间的不平衡，所以使患者倾向于发生肾衰竭。与在自发性细菌性腹膜炎患者中单独应用抗生素相比，清蛋白输入已显示出可减少肾衰竭发生和降低死亡率。世界上某些地区考虑到未知疾病的传播，对清蛋白的应用持消极态度。而且清蛋白较为昂贵。在没有接受清蛋白的患者中使用晶体溶液与胶体溶液的疗效是否一致，目前还不清楚。在得到进一步的临床研究结果之前，在感染时应用清蛋白来防止肾衰竭需要慎重。

5. 预防循环功能不全　大量腹水引流与体循环血流动力学的恶化有关，同时伴随体循环血管阻力的下降及继发的血管舒张，也称为引流后循环功能不全。经过大量腹水引流后的患者常发生循环改变，所以，应用血管收缩药物如特立加压素来限制血管舒张和阻止循环改变时需慎重。

研究显示贝通可降低肝肾综合征发病率，因此它被建议用于预防酒精性肝炎患者肝肾综合征的发生。既然这种药物是一种相对无害的药物，而且其费用也不是十分昂贵，在随机对照研究得出明确的结果之前，我们可以将它应用于酒精性肝炎的患者。

六、预后

肝肾综合征是肝硬化致死性的并发症，预后差。未经治疗的2型肝肾综合征患者比1型肝肾综合征预后稍好，平均生存时间是几个月而不是几周。然而，其生存期依然短于肝硬化腹水但无肾功能不全的患者。没有肝肾综合征诱发因素的患者生存时间稍长，然而那些因感染而发展为肝肾综合征的患者生存时间趋于更短。随着对肝肾综合征病理生理学机制的理解深化，治疗更加积极有效，这些患者的预后有了显著的改善。由于世界范围内缺乏可用于肝移植的捐赠器官，治疗策略主要为应用药物治疗、TIPS或联合两者来作为肝移植的桥梁。

肝肾综合征的治疗已有了显著的进步，而之前肝肾综合征的病死率几乎是100%。根据病理生理学原则，预防和治疗潜在的引起肾血管收缩的可逆因素，我们能够积极处理肝肾综合征。肝肾综合征的诊断不再等同于宣判死亡，对于监护室医师、肝病学专家、肾病学专家、放射介入学专家和移植外科医师的组成的团队来说，肝肾综合征的治疗是一个挑战，密切的合作能够改善这些患者的预后。我们的责任是作为内科医师识别肝肾综合征的早期阶段，在这些患者肝衰之前及时干预治疗。

（王念华）

第三节　横纹肌溶解症

横纹肌溶解症是一种由于骨骼肌细胞受损或代谢缺陷导致细胞膜（肌膜）溶解后胞质内容物（肌红蛋白、酶、磷、钾）释放入血后出现的障碍。肌红蛋白很容易通过肾小球滤过膜，当尿液中含有肌红蛋白时，将会出现所谓的“肌红蛋白尿”。尽管有部分患者几乎没有任何症状，大部分横纹肌溶解症患者会出现肌肉痛、触痛、肌肉僵硬以及乏力等症状。大部分患者会出现血清中肌酸激酶（CK）MM 亚型升高。在这一点上，较罕见的例外情况出现在糖尿病性肌肉坏死。在这种情况下，会出现骨骼肌的疼痛性血管栓塞，通常发生在股静脉，但通常不伴有血清 CK 水平的显著升高。表 17－4 列出了导致横纹肌溶解症的常见病因分类。

表 17－4　横纹肌溶解症的病因

劳累和物理性创伤	药物因素
直接损伤	可卡因
挤压综合征	麻黄碱
昏迷后肌肉长期受压	苯丙胺衍生物
触电	3－羟－3－甲基戊二酰辅酶还原酶抑制药
烧伤	（他汀类药物）
冻伤	减肥药
过度运动	感染性因素
运动伤	细菌感染
抽搐发作	梭状芽胞杆菌感染
被迫大量剧烈运动	军团菌属
	链球菌感染
遗传性肌病	葡萄球菌感染
肌磷酸化酶缺乏症	肺炎球菌性肺炎
（McArdle 病）	病毒
肉碱软酯酰转化酶缺乏症	流感病毒
获得性代谢障碍	柯萨奇病毒
甲状腺功能亢进症	艾滋病病毒
糖尿病酮症酸中毒	中毒性因素
钾缺乏	蛇毒
伴有急性低磷酸盐血症的磷缺乏	毒蘑菇中毒
酒精中毒	以甜香菜子喂养的鹌鹑
急性低钠血症	鱼肉中毒（Haff 病）

续 表

缺氧和缺血	混杂因素
一氧化碳中毒	恶性高热
血管栓塞	神经阻滞药恶性综合征
动脉粥样硬化性血栓形成	
间隔综合征	

一、发病机制

正常人在剧烈运动后会出现轻度的横纹肌溶解症。比较常见的例子见于剧烈重复性运动或者癫痫大发作之后。据推测，耗竭性运动不仅会直接损伤肌肉细胞的结构成分，还有可能降低能量储备，进而降低人体对损伤的正常阈值。其他能够降低损伤阈值的因素包括体质较弱或之前已经存在损伤，典型的例子是酒精性肌病。在现有文献中，所有所涉及的人群中，女性发生横纹肌溶解症的比例明显低于男性，这是让人费解的现象。血容量不足以及在高温环境下运动——可能会导致肌肉温度过高以及降低血液流量——是导致横纹肌溶解症的加重因素。肌肉的离心性收缩（如跑步下山）比向心性收缩（如跑步上山）更容易导致横纹肌溶解症。禁食会降低损伤的阈值，可能是通过降低肌肉收缩的酶底物发挥作用的。严重的外伤以及挤压伤通常会导致横纹肌溶解症，而且与之相关的急性肾衰竭通常会导致患者死亡。在外科手术中肌肉的直接损伤会导致肌酶的轻度升高。

1. 遗传性代谢性肌病　一些特异性酶的紊乱会通过损伤能量代谢导致劳累性横纹肌溶解症。经典的例子是肌磷酸化酶缺乏（McArdle 综合征）以及肉碱软酯酰转化酶缺乏症。

2. 获得性代谢性肌病　缺钾是典型的例子。钾缺乏会损伤肌肉的糖原合成。在缺氧运动的情况下，糖原是肌肉的主要能量来源，因此钾缺乏的人若从事重体力活动后会导致横纹肌溶解。钾缺乏还会干扰运动时肌肉血流量的正常升高。这将会导致局部缺血而加重损伤。磷缺乏也会导致横纹肌溶解症，这种情况通常见于重度酒精中毒和（或）严重体重下降的患者。

3. 缺氧/缺血　一氧化碳中毒会由于生成了碳氧血红蛋白而出现缺氧症状，这是公认的会导致急性横纹肌溶解症的一种病因。严重充血性心力衰竭也会导致轻度的横纹肌溶解。

4. 药物　很多药物可导致横纹肌溶解症。在缺乏对照的研究中显示有数百种药物会导致该病的发生，其中最主要的药物包括可卡因和苯丙胺的衍生物。最近的基础研究提示麻黄碱和摇头丸（3，4－亚甲基双氧甲基苯丙胺，MDMA）能够刺激骨骼肌中的肾上腺能受体，导致产生过多的热量以及肌细胞受损，因而解释了在这种病例中能够见到横纹肌溶解症往往合并有机体过热的现象。

3－羟－3－甲基戊二酰辅酶 A（HMG CoA）还原酶抑制药（他汀类药物）也是导致横纹肌溶解的常见药物因素。这类药物的这种不良反应有可能发生在单一服用该类药物时，但更多的发生在同时合并服用其他一些药物的情况下，如纤维酸衍生物类调脂药、环孢素、烟酸或乙琥红霉素。这些药物和他汀类药物是通过同一种酶系统在肌肉和肝内代谢的，因而很容易使他汀类药物浓度达到中毒水平。因此，对于服用他汀类药物的患者，在同时合并服用其他的能够导致肌细胞损伤风险的正规药物时，预防横纹肌溶解更为困难。一些患者在服用他汀类药物时会出现 CK 水平轻度升高，但没有任何不适主诉或临床不良反应。然而，仍然建议当出现不适症状或 CK 水平升高至正常值 10 倍（2500U/L）或以上时停用他汀类药物。

5. 感染　病毒感染，尤其是流感病毒、柯萨奇病毒以及艾滋病病毒会直接损伤肌细胞导致严重的横纹肌溶解症。一些特定的细菌感染，如肺炎球菌性肺炎、气性坏疽、全身性链球菌感染以及军团菌属感染也是已知的常见病因。

6. 特殊病因　很多物质是具有直接的肌肉毒性的。蛇咬伤后会由于蛇毒中的蛋白水解酶导致严重的横纹肌溶解。在食用了以甜香菜子为食的鹌鹑后，会由于骨骼肌中蓄积了大量的洋地黄而导致横纹肌溶解。甲状腺功能亢进症会使血清 CK 水平持续性升高，有时会直接诱发横纹肌溶解。急性皮肌炎偶可诱发横纹肌溶解。最后，肌型肌酸激酶（CKMM）会发生在一系列疾病过程中，包括缺氧、充血性心力衰竭以及脓毒症。

恶性高热是一种罕见的骨骼肌斯里兰卡肉桂碱受体遗传异常，其临床表现为急性发作性肌肉强直、缺氧、CO_2 产生增多、代谢性和呼吸性酸中毒、高热和横纹肌溶解。这种情况经常发生在常规麻醉过程中，可由使用琥珀酰胆碱以及挥发性麻醉剂诱发。恶性高热一旦发生往往是致死性的，除非敏锐地认识到该病的发生并加以预防，或给予肌松药硝苯呋海因（丹曲洛林）治疗。

神经阻滞药恶性综合征的临床特征仅包括肌肉强直和张力障碍，在部分病例中，临床症状更为少见。这种综合征是许多精神抑制类药物的不良反应。严重横纹肌溶解症是其并发症之

二、预防

大部分人曾经历过在运动后的最初几天出现肌肉酸痛和僵硬的症状。这种情况下，血清 CK 水平会有轻至中度的升高（最高可达 10 000U/L），因此，从这个意义上讲，我们大多数都曾经患过横纹肌溶解症。体育锻炼能够增加肌肉对损伤的阈值。有人认为在运动过程中由于运动导致的肌肉损伤是肌细胞重建和肥大的必要组成部分。因此横纹肌溶解的因素有可能是生理性的，客观上证明了体育锻炼者的理念："一分付出，一分收获"。进行极限的剧烈重复性运动，如进行深蹲俯撑或引体向上直至达到体能耗竭的程度可能会导致严重的后果。因此，对于缺乏锻炼的人而言，在进行这些锻炼的时候采取循序渐进的方式，逐渐增加锻炼强度和频率将保证锻炼的安全性。应避免在高热环境下及水电解质缺乏时工作，同时，通过服用一些药物，如苯丙胺的衍生物、麻黄碱以及可卡因来增强训练效果的办法也应该避免。

三、临床表现

横纹肌溶解症的临床症状和阳性体征通常足以明确诊断。常见症状包括肌肉痛、触痛、水肿、乏力和行动受限。将这些临床表现简单地诊断为"背痛"或"纤维肌痛"十分危险。在这种情况下，有必要考虑到横纹肌溶解症的可能，并通过检查 CK 水平的方法来进一步判断是否该病。

CKMM 是骨骼肌中肌酸激酶的最主要亚型，也是确诊该病最敏感的指标。除非仍然存在肌肉的坏死，CK 的峰值将出现在肌肉损伤后的 12～36h，其半衰期（$t_{1/2}$）大约为 48h。肌酸激酶的心肌同工酶（CKMB）通常用于检测心肌损伤，在一些经常锻炼的运动员的骨骼肌总 CK 中，可包含 5% 的 CKMB。在心肌梗死的患者，总 CK 水平很少超过 5000U/L。任何总

CK 水平超过该值的情况都应该怀疑是否出现了急性横纹肌溶解。在一些临床重症患者，总 CK 水平经常达到 100 000U/L 以上的水平。在一些极端的病例中，CK 有可能达到 3 000 000U/L 的水平。其他一些肌酶水平的升高，如醛缩酶、乳酸脱氢酶或转氨酶，对于确诊意义不大。γ-谷氨酰转移酶（GGT）水平升高不会发生在肌肉损伤的情况下，因此该酶的检测可用于排除肝损伤。

在早期的急性横纹肌溶解症，会出现血清肌酐水平一过性的升高，而且其升高与血清尿素氮（BUN）水平增高不成比例。据推测，这是由于肌肉中的肌酸释放入血，之后自发性水解为肌酐所致。通常情况下，血清尿素氮与肌酐的比值是 10 ∶ 1。在发病初期，若出现这个比例下降至 5 以下时，提示可能出现了急性横纹肌溶解。血清尿酸水平可能会超过 40mg/dl。从肌肉中释放出来的嘌呤类代谢产物在肝脏转化成为尿酸。如此高的尿酸水平在其他情况下非常罕见，即使在肿瘤化疗后导致的肿瘤溶解综合征也不会如此之高。任何病因导致的横纹肌溶解出现粒细胞增多都十分常见。出现低清蛋白血症是一个预后不佳的先兆，尤其在合并有血液浓缩的情况时，因为这提示大量毛细血管的破坏导致血浆成分从血管中丢失。在比较少见的情况下，毛细血管的破坏甚至会导致红细胞也逃逸到间质组织中。这将导致休克的发生，以及没有出血或溶血的情况下血细胞比容快速下降。在少尿的患者，尿钠浓度超过 20mEq/L 提示肾小管的损伤。然而，横纹肌溶解患者尿钠水平有可能非常低，因此，这一指标对于色素性肾病的诊断价值弱于其他少尿性疾病。高钾血症非常常见，这是由于受到破坏的肌细胞中的钾释放入血所致。严重的低钙血症，血清钙水平会低于 3.0mg/dl，可能是由于高磷酸盐血症以及受损肌肉对钙离子的俘获所导致。在疾病后期还有可能出现高钙血症，尤其在急性肾衰竭的多尿期。通常这种情况见于患病初期给予补充钙剂的患者。

四、鉴别诊断

血红蛋白和肌红蛋白释放入血浆之后的后果有着本质的区别。血浆中的游离血红蛋白能够与珠蛋白结合，其饱和浓度大约是 100mg/dl。因为血红蛋白-珠蛋白复合物的分子量非常大，不能够被肾小球滤过，所以，血红蛋白在正常情况下不会出现在尿中。但当血浆珠蛋白已经达到饱和而且总血红蛋白含量超过 100mg/dl 的情况下，将出现血红蛋白尿。血红蛋白和肌红蛋白在血清或尿中达到肉眼可见程度的浓度都是 100mg/dl。与血红蛋白不同，肌红蛋白在血浆中并没有同样数量级的结合蛋白。肌红蛋白的分子质量 16 000Da，其在肾的清除率分数（与菊粉相比）为 75%。因此，任何进入血浆的肌红蛋白将很容易通过肾小球滤过膜。进而可以得出结论，若血清染色，则提示溶血，而非横纹肌溶解；若尿中出现亚铁血红素成分，而血清未染色，则提示发生了横纹肌溶解以及肌红蛋白尿。血清和尿中均出现色素成分则提示血红蛋白尿。采用试纸方法检测尿中的亚铁血红素既简单又十分敏感，因此没有必要再采用其他更复杂和昂贵的试验来检测或鉴别血清或尿中到底是肌红蛋白或血红蛋白。在没有明显血尿的情况下，色素尿且试纸检测血清亚铁血红素阳性，对于确诊横纹肌溶解有帮助。然而这样的检验结果往往很难得到；除非在疾病的早期进行检测。因为肌红蛋白的排泄非常快，很容易丢失。在没有高血糖的情况下出现糖尿是另外一个肌红蛋白尿所导致的常见实验室检查特征。这或许反映了近端肾小管的损伤。

色素沉积相关性肾病的典型病理学表现包括近端肾小管坏死和远端肾小管色素管型梗

阻。发生急性肾衰竭的潜在病因已经研究得比较细致。亚铁血红素是强烈的血管收缩药，能导致肾缺血。一旦肌红蛋白或血红蛋白分子通过肾小球滤过膜进入近端肾小管，其中一部分能够进入近端肾小管细胞之中。在细胞内，这类分子能够释放出铁元素和铁的化合物，形成毒性产物，可使近端肾小管细胞受损或死亡。在近端肾小管未被吸收的色素可达到远端肾单位。若小管中的尿液 pH 呈酸性，色素将与 Tamm – Horsfall 蛋白发生反应，形成胶体，进而堵塞小管液的流动。一旦阻塞形成，小管中的色素浓度将进一步升高，进而增加近段小管细胞对色素的吸收并产生毒性作用。

五、治疗

第二次世界大战之后不久，有人报道在挤压伤之后会发生急性肾衰竭，之后人们开始认识到当出现低血压、肾灌注不足以及酸性尿等一系列症状时，若出现色素尿，提示可能出现了急性肾小管坏死。随后的实验研究显示，在动脉血容量、血压和肾灌注正常的情况下，若静脉给予肌肉原浆、肌红蛋白或血红蛋白，对肾功能是没有不利影响的。实验研究还显示，在色素尿还没有消退之前输入盐水、碳酸氢盐溶液或甘露醇，能够起到保护肾不发生急性肾衰竭的作用。

上述几条治疗原则是横纹肌溶解及肌红蛋白尿的早期治疗基础。对重症病例，应收入有专业人员和透析设备的重症监护室。对这种病例，应及早进行积极、大量的容量置换，以达到保证器官灌注的目的。建议给予碳酸氢盐溶液输入以达到碱化尿液，防止小管内色素管型的形成。然而对于重症患者，这一治疗并不能保证肯定有效。若血清碳酸盐水平已经过度矫正的情况下，尿液仍呈现酸性，那么可以考虑使用乙酰唑胺。必须注意防止出现容量超负荷及肺水肿的危险。由于肌红蛋白对肾有直接的毒性作用，因此可考虑使用甘露醇来增加肾对其的清除率。输入 25g 甘露醇即可增加尿量，从而增加对肌红蛋白的清除，因此至少从理论上能够降低肌红蛋白的毒性。

血清 CK 水平在升高数天之后应该开始下降。若 CK 水平出现了再次升高，应考虑是否合并间隔综合征。有一些证据显示早期给予静脉输入甘露醇可能会起到“抢先占领”的作用，因而能够阻止这类并发症。重症病例有可能由于膈肌乏力而出现呼吸衰竭。必须认真反复的检测血钾水平以防止高钾血症的发生。由于广泛的肌肉细胞受损，单纯输入葡萄糖和胰岛素可能并不能控制高钾血症。在一些伴有严重低钙血症的患者，即使血钾水平处在 6.5mmol/L 左右的情况下，也有可能出现钾对心脏的直接毒性作用。这意味着对高钾血症的毒性作用，不能单纯依赖血钾水平，还应该结合心电图检测的结果。若血清钾仅轻度升高，而心电图检测提示为高钾血症，可给予小剂量的钙剂，在这种情况下，可在不减少血清钾的总量的情况下，可一过性的纠正心电图的变化。对此类患者，有必要进行频繁的血液透析治疗，有部分患者甚至需要近乎常规的血液透析。低钙血症本身并不需要治疗，除非特别需要，因为钙盐有可能会在受损肌肉内形成沉淀。在疾病后期的多尿期，这些钙沉淀会被动员，导致高钙血症。尽管如此，对于准备接受透析治疗的患者，对于一过性的高钾血症，可临时给予钙盐输入以降低钾对心脏，的毒性作用以达到抢救生命的目的。感染和容量超负荷也是重要的并发症。对于重症患者，由于肝脏受损或弥散性血管内凝血导致的凝血功能受损也是常见的并发症。

六、预后

急性广泛性横纹肌溶解症患者后期可能会由于肌肉的纤维化导致终身性残疾。而还有一部分患者则能够完全康复，因此对于某个病例而言，很难判断其预后究竟如何。对于反复发作横纹肌溶解的患者应考虑进行一些特殊检测以排除是否 McArdle 病或其他代谢障碍。对由于使用他汀类药物或其他能够阻止代谢的药物（如贝特类药物）诱发横纹肌溶解的患者，经常需要考虑重新给予他汀类单一药物的治疗以提高安全性，对此类患者应严密监测。

（王念华）

第四节　造影剂肾病

造影剂肾病（contrast – induced nephropathy，CIN）是一种常见的医源性急性肾衰竭。尽管 CIN 的发病率比较低，但接受静脉内造影剂的患者人数众多，而且会随着人口老龄化更加增多，越来越多的患者需要通过静脉注射造影剂的方式进行诊断和治疗。

回顾性病例观察研究证实，注射造影剂后出现 CIN 的患者较未发生 CIN 的对照组患者院内死亡率明显增高，尤其是那些最终需要透析治疗的患者。而多因素回归分析在经过基线并发症因素校正后的结果高度提示，CIN 实际上是死亡率的一个独立预测因子。

有几种患者本身的因素以及治疗过程中的因素能够影响发生 CIN 的可能性。患者因素中，已经罹患慢性肾脏病（CKD）被认为是最有力的危险因素。发生 CIN 的患者中，接近 60% 在接受造影剂之前已经患有 CKD，而且发生 CIN 的风险与之前肾损害严重程度呈现平行关系。糖尿病也会增高发生 CIN 的风险，但仅限于同时合并有 CKD 的糖尿病患者。因此，发生 CIN 风险最高的是患有 CKD 和糖尿病的患者，而非糖尿病性 CKD 患者次之，风险最低的是未患有 CKD 的患者——无论其是否患有糖尿病。与之相似的是，患有 CKD 和糖尿病的患者发生少尿型急性肾衰竭以及需要透析治疗的风险最高。需接受透析治疗的 CIN 患者院内死亡率非常高。

血容量不足、充血性心力衰竭、老龄和低血压都已被证实是 CIN 的危险因素，然而这些因素可能只是肾小球滤过率（GFR）较低的原始标志，而 GFR 低本身可能才是真正的危险因素。同时使用肾毒性药物，如非甾体类消炎药也能够增加 CIN 发生的风险。

过去曾认为，多发性骨髓瘤是 CIN 的危险因素。然而，最近通过使用一些新型的造影剂研究显示，若在接受造影剂时，患者不存在血容量不足的情况，那么多发性骨髓瘤并非一种非常强的危险因素。

治疗过程相关性因素也能够影响发生 CIN 的可能性。大多数研究提示接受肠外造影剂的剂量越大，导致 CIN 的可能性越大。同时，造影剂的类型（尤其是造影剂的渗透压）也会影响发生 CIN 的概率。根据造影剂的组成成分不同，造影剂可分为 3 种类型：高渗型造影剂（又名离子型造影剂），渗透压高达大约 2000mOsm/L；低渗型造影剂（又名非离子型造影剂），渗透压 600 ~ 900mOsm/L；等渗型造影剂（是一种非离子型复合物），渗透压 300mOsm/L。大量针对伴有 CKD 的高危人群的研究证实，低渗型造影剂较高渗型造影剂发生 CIN 的风险明显降低；同时，有些证据提示等渗型造影剂的肾毒性要低于低渗型造影剂。

一、发病机制

有几种机制能够解释CIN的发病机制。为了阻止CIN发生所采取的措施是基于这些发病机制的。目前认为，肾缺血是CIN发病的基本病因。由于氧的逆流交换，以及在直小血管中氧的排出，同时升段亨利环有效的小管转运需要氧的缘故，因而外层肾髓质的氧张力极低（PO_2为10~20mmHg）。造影剂能够选择性地进一步降低外层肾髓质的氧张力，在此过程中，涉及两种不同的机制。其一，造影剂通过释放出能够促使血管收缩的化合物，如内皮素和腺苷；同时这种作用还由于阻断了能够促使血管舒张的化合物，如一氧化氮和前列腺素而进一步加强，因而降低了肾的血供。其二，造影剂本身能够造成肾小管的渗透性利尿，进而导致小管的有效转运增加，使其对氧的利用增加。

高渗透压本身可能就是导致CIN的病因。小管内高渗透压能够激活管-球反馈作用，或增加小管内的静水压，这两种作用都将导致肾小球滤过率的下降。高渗透压可能还会增加小管细胞的凋亡。

还有证据显示，氧自由基的产生也参与了CIN的致病机制。这一理论能够解释使用自由基的清除剂N-乙酰半胱氨酸（NAC）以及碳酸氢钠（能够阻断自由基生成所需要的酶的合成）对预防CIN可能具有一定作用的原因。

最后，有证据显示造影剂还可以导致直接的细胞毒性。在实验动物以及离体的肾单位实验中，均提示造影剂能够导致近端肾小管细胞空泡变性、间质炎症和细胞坏死。

二、预防

已经有许多针对CIN预防策略的研究。在一系列经过精巧设计的随机对照研究中已经证实其中的许多方案是无效的。其中包括利尿药、甘露醇、心房钠尿肽、内皮素受体阻滞药以及非诺多巴。还有一些治疗方案已经证实是更为有效的，将在下文中详述。

传统上认为，扩张细胞外液（ECF）容量是预防CIN的基本治疗干预原则。通过扩张ECF的方式来达到纠正容量降低的问题，其目的是为了减轻导致肾缺血的血管收缩反应，以及减少肾小管与造影剂的接触时间和浓度。早期的临床研究通过历史对照的方法提示扩张ECF对于预防CIN的发生有益处。按照这些研究得出的结论，扩张血容量很快成为治疗的标准，然而没有任何前瞻性、随机、安慰剂对照研究来评估这一措施的效果，这可能是出于伦理学角度的考虑。之后的一些研究曾经试图找到预防性扩张ECF的最佳流程，然而截至目前，仍未达成一致意见。这是由于这些研究的样本特征、样本量、入选标准以及研究终点的定义具有很大的差异性的缘故。为数不多的一些文献建议静脉补液优于口服补液，较长时间给予肠外补液优于快速补液，给予等渗型液体优于低渗性液体。

20世纪90年代后期，首先报道能有效预防CIN的治疗方案是NAC。NAC的最常用剂量是口服600mg，每日2次，在给予造影剂的前一天及当天给药。最开始时，这一发现广受欢迎，引起了医学界的广泛关注，使用NAC预防CIN很快在临床实践中广泛应用。后续针对其有效性所进行的研究多是混杂的，所以已经有针对这些研究的荟萃分析研究。截至目前，NAC到底对预防CIN的发生是否有效仍无定论，但毫无疑问的是，由于该药的安全性、使用方法简便、费用低廉，因此在临床上仍被广泛使用。

茶碱对于预防CIN可能也有效。有几项研究已经证实茶碱能够降低使用造影剂后GFR

下降程度，其作用机制可能是阻断了腺苷导致的肾血管收缩。然而，所有这些研究中，无论茶碱治疗组还是对照组中，均未包括高危患者或临床症状典型的 CIN 患者。因此对其疗效不能得出任何结论。值得注意的是，茶碱的应用可能会诱发室性心律失常、癫痫发作以及其他不良反应，因此在防止 CIN 时，使用茶碱作为预防性用药必须充分考虑到这些缺点。

对于具有高危因素的氮质血症患者，已经证实减少造影剂用量以及降低其渗透压能够最大限度的降低发生 CIN 的风险。关于造影剂的渗透压，临床试验已经证实，低渗型造影剂优于高渗型造影剂。早期的一些临床报道证实等渗型造影剂至少要比一种低渗型造影剂肾毒性更低，然而对于等渗型造影剂的相对肾毒性仍需要进一步深入研究。

人们普遍认为，血液透析对于预防 CIN 的发生是无效的，但认为血液滤过是有效的。然而，由于研究设计的局限性，对于血液滤过的剂量，并不允许进行更大规模的实验，因而其确切疗效很难确认。因为血液滤过的费用高昂，而且从逻辑上很难大规模地将该方法用于 CIN 的预防性治疗，因此这种预防模式不大可能得到广泛的临床应用，除非有后续的更为精巧设计的研究能够证实其有效性。

早期的一些研究结果提示使用碳酸氢钠预防 CIN 的效果优于输入盐水，然而近期的一些文献报道显示这两种液体输入对预防 CIN 具有等效的作用。现在正在进行一些更为深入的研究，有可能能够弄清碳酸氢钠是否比等渗盐水更有好处的问题。

三、临床表现

1. 症状和体征　大部分 CIN 患者并没有特征性的症状或体征可供证实此并发症的存在。在一小部分受累患者中，会出现少尿症状，伴或不伴容量过负荷的症状和体检特征。比较罕见的病例中，CIN 患者会出现尿毒症的症状和体征。

2. 实验室检查　大部分 CIN 患者的血清肌酐水平在给予造影剂注射后 24 ~ 48h 开始升高，在第 3 ~ 5 天达到峰值，并在第 7 ~ 10 天恢复到基线水平。大部分患者是非少尿型的，并且经常伴有尿钠浓度降低。

在一些更为严重的 CIN 病例中，血清肌酐水平在第 5 ~ 10 天才达到峰值，并有可能伴有少尿，需要进行透析治疗。这些重症 CIN 病例多见于进展期 CKD 患者（但并非全部如此），尤其是同时合并有糖尿病的患者。

CIN 患者尿检的特征性表现是尿检中发现粗颗粒管型、肾小管上皮细胞以及非结晶的碎片，均为急性小管坏死的特征性发现。

3. 影像学检查　肾影像学检查不能用于确诊 CIN，但是却可以用来排除其他可能导致急性肾衰竭的病因（如，肾超声检查可以排除梗阻性肾病）。

四、鉴别诊断

肾动脉粥样硬化栓塞也是接受造影剂之后导致急性肾衰竭的一个病因，因此需与 CIN 相鉴别。这一并发症可发生在任何通过动脉途径给予造影剂的患者，不管造影剂是用于诊断目的或者是介入治疗。若接受造影剂 48h 后出现血清肌酐升高，应考虑肾动脉粥样硬化栓塞的可能，但该并发症也有可能在接受造影剂后 48h 之内出现。在体格检查方面，医师应注意发现网状青斑、指端缺血（紫癜/蓝指综合征）、视网膜栓塞形成（Hollenhorst 斑），或者其他全身性栓塞形成的体征，这些体征会提示动脉粥样硬化栓塞的存在。患有动脉粥样硬化栓塞的患者在实验室检查方面可能出现尿中或外周血中嗜酸粒细胞增多和（或）低补体血症，这些异常不会出现在 CIN 患者之中。

由于接受造影剂的患者通常都是血流动力学不稳定的，因此必须考虑缺血性急性小管坏死的可能，这也是接受造影剂处理后出现急性肾衰竭的需鉴别的病因。然而，临床上由于缺血引起的急性肾衰竭与 CIN 很难甚至根本不可能鉴别开来。

其他需要鉴别的疾病之一是过敏性间质性肾炎（因为需要接受造影剂的患者大多是住院患者，在住院期间同时还服用了很多新的药物），通常，该病会表现出发热、皮疹、外周血嗜酸性粒细胞增多以及无菌性白细胞尿；另外一种疾病是梗阻性肾病，其鉴别点为尿量减少甚至无尿，影像学检查提示肾积水。

五、治疗

一旦 CIN 发生，在治疗上并无特殊办法。因此最佳方案还是重在预防。对一些具有高危因素的氮质血症患者，在给予造影剂之前请肾脏病科会诊，采取一些预防性治疗措施是有价值的。

一旦患者出现了 CIN，在治疗上就应该非常谨慎的关注患者的液体和电解质的平衡问题，同时应调整通过肾排泄的药物剂量或使用方法。建议进行常规的电解质、血尿素氮（BUN）和肌酐的检测，因为我们无法预测究竟哪一例患者会呈现短暂、一过性、无症状的急性肾衰竭，哪一例患者会发展为更为严重的急性肾衰竭。出现少尿、严重电解质紊乱或酸碱平衡紊乱以及容量负荷过重的患者应接受血液透析治疗。那些伴有进展期 CKD 的患者，尤其是还患有糖尿病的患者最有可能需要接受透析治疗的支持。

六、预后

CIN 患者通常肾功能最终会完全恢复正常。一小部分患者病情会持续进展最终需要慢性肾替代治疗的支持，还有一部分患者肾功能虽然受损，但仍保留有部分残余肾功能，可能不需要接受透析治疗。最终需肾替代治疗的患者往往在接受造影剂之前就已经患有严重的 CKD。现在还不清楚究竟有多大比例的患者最终会出现持续的、临床症状不明显的 GFR 下降。

最近几年，多项研究结果认为接受造影剂之后出现 CIN 的患者较未出现该并发症的患者院内死亡率明显增高。而需要接受透析治疗的 CIN 患者死亡率是最高的。由于这些研究在方法学上的局限性，使其不能对这部分患者的高死亡率到底是由于 CIN 本身引起，还是这些 CIN 患者其他的并发症更常见所导致的得出非常明确的结论。

（陈　嘉）

第五节　肿瘤溶解综合征

肿瘤溶解综合征（tumor lysis syndrome，TLS）首次报道见于 1929 年，其定义是对恶性肿瘤进行化疗之后出现的一系列可能致死性的代谢紊乱。这种综合征最多见于一些特定的血液系统恶性肿瘤，如急性淋巴细胞白血病或高度恶性非霍奇金淋巴瘤（NHL）。TLS 在其他一些血液系统恶性肿瘤的治疗中也是比较常见的并发症，如慢性淋巴细胞白血病、急性髓细胞样白血病、包括多发性骨髓瘤和孤立性浆细胞瘤在内的浆细胞障碍、霍奇金淋巴瘤以及低分化或中度分化 NHL。最后，有报道称在一些实体性肿瘤如睾丸癌、乳癌、肺癌的治疗中也会出现 TLS。该并发症最常见于可导致细胞减少的化学治疗之后，然而，也可以在治疗之前自发产生，还会发生在其他一些治疗手段之后，如放射治疗、皮质激素治疗、白介素 - α 治疗、美罗华以及他莫昔芬治疗之后。

这一肿瘤科急症的特点是急性起病的高尿酸血症、高钾血症、高磷酸盐血症和低钙血症，通常伴有急性肾衰竭（ARF）。TLS 是由于肿瘤细胞内容物（如尿酸、磷酸盐、钾）快速释放入体循环中所导致的，大量的上述物质入血后超出了维持内环境稳态的生理性代谢途径能够承受的能力。并非所有癌症患者都会出现 TLS，其发病率由于各项研究中涉及的患者群不同以及关于 TLS 的确切定义不同而各不相同。与发生 TLS 风险上升相关的因素包括：累及细胞数目众多的块状肿瘤和增殖能力快的肿瘤（如 Burkitt 淋巴瘤或急性淋巴细胞白血病）、骨髓受累广泛、乳酸脱氢酶（肿瘤累及细胞数的一个标志物）水平高于 1500U/ml，以及肿瘤对化疗或放疗的敏感性高。

TLS 的临床后果如何取决于由这些代谢紊乱导致的器官受损程度，最为典型的是急性肾脏、心血管系统和神经系统的并发症。ARF 的证据是持续加重的氮质血症（通常其定义为血清肌酐水平较基线水平升高 30% ~50%），是 TLS 常见的并发症，通常十分严重，但具有潜在的可恢复性。ARF 作为肿瘤溶解综合征的并发症，其病因是多因素的，但最基本的是由于肾小管内尿酸结晶沉淀导致尿流梗阻，以及急性肾间质钙盐沉积和钙磷复合物沉积对小管的损伤造成的。

与 TLS 伴发的 ARF 相关的危险因素包括之前患有慢性肾脏病、血容量不足伴尿液浓缩、同时使用肾毒性药物，以及容易促使尿酸结晶形成的酸性尿环境。ARF 不仅仅是 TLS 的一个结果，更会加重代谢紊乱而降低纠正 TLS 药物治疗的效果。若不经过治疗，TLS 相关的 ARF 将导致钾、磷、钙的严重失衡，可能会诱发严重的、危及生命的心律失常、癫痫发作、肌肉麻痹甚至死亡。

一、预防

尽管有一小部分 TLS 病例是自发产生的，对于这部分患者是不可能进行预防性治疗的，但大多数 TLS 病例是可以根据肿瘤和患者自身情况预测其危险因素，从而有针对性的采取措施的。因此，对于 TLS 的预防必须早期进行并采取积极有效的措施，这样既可以降低电解质紊乱的严重程度，又有可能在肿瘤细胞开始溶解时阻止肾脏损伤的发生。

二、临床表现

1. 症状、体征和实验室检查　TLS 患者的临床表现差异很大，并取决于代谢紊乱的程度以及由于细胞内容物释放入血导致受损的终末器官的种类。对于具有高危因素的恶性肿瘤患者，尤其是进行促使肿瘤细胞减少的治疗措施时，应提高对发生 TLS 的警惕。

（1）高钾血症：TLS 患者发生高钾血症（如，血钾水平 >5mmol/L）十分常见，最早可在化疗后 6h 就会出现。其主要发生机制是大量细胞内储存的钾在肿瘤细胞溶解时释放入细胞外液（ECF）中。此外，在疾病后期由于肾衰竭导致代谢性酸中毒可使存活的肿瘤细胞和宿主细胞中的钾释放入血。最后，若在 TLS 发生之前已经存在肾衰竭，和（或）TLS 发生后导致的 ARF 会损害肾脏对钾离子进入 ECF 的负荷的清除作用，因而会加重高钾血症的严重程度，并降低纠正高钾血症药物治疗的疗效。

由于细胞内外钾浓度比值对于维持正常的静息膜电位十分重要，因此与高钾血症相关的症状通常会表现为神经和肌肉兴奋性的变化。血清钾浓度轻度升高会表现为嗜睡、肌无力、肌肉痛性痉挛以及感觉异常。不巧的是，TLS 患者往往还会同时出现低钙血症，将进一步加重高钾血症导致的细胞膜兴奋性障碍以及神经肌肉症状。严重的高钾血症更为危险，这是由于其对心脏传导系统的作用所致，其表现为心电图（ECG）高尖 T 波、PR 和 QRS 间期延长、各种不同类型的房室传导阻滞，以及最终发生的心搏暂停和心脏停搏。

总之，与血清钾水平 >6.0mmol/L 相关的神经肌肉症状或 ECG 变化都需要立即纠正。然而，有一种假性高钾血症需要引起重视，这种情况通常会在伴有白细胞计数显著增多（如，>100 000/mm^3）的血液系统恶性肿瘤中发生。这种情况下发生的"高钾血症"实际上是由于采血时白细胞的机械性损伤所导致，或者是由于血液在试管内凝固后白细胞溶解所致。在这种情况下，实验室所测得的血钾水平有时会显著升高，然而并不能反映真实的体内血钾水平，而且不会伴有神经肌肉症状或 ECG 的改变。通过不使用止血带采血以及不测量血浆（用血清替代）水平的方法，能够得到真实反映体内情况的血钾水平。

（2）低钙血症和高磷酸盐血症：TLS 患者钙磷水平紊乱十分常见，典型改变通常发生在导致细胞减少的治疗措施后的 24～48h。当肿瘤细胞溶解时，大量磷酸盐释放入细胞外液将导致其浓度超过肾脏对磷酸盐清除的阈值，因而可使其浓度超过 4.5mg/dl，有时会非常危险。低钙血症是指经过清蛋白水平校正的总钙水平 <8.5mg/dl，或游离钙水平 <1.08mmol/L，可在高磷酸盐血症时发生，其原理是钙与磷酸盐结合形成了钙磷复合物沉积。这些钙磷复合物在生理条件下是不溶于水的，可在不同组织中沉积，导致 TLS 的终末器官损害（如，急性肾钙盐沉积症）。程度较轻的持续性低钙血症还可能是 1，25－二羟维生素 D_3（如，骨化三醇）合成减少的结果。

患有 TLS 和钙磷紊乱的患者的典型表现是与低钙血症相关的神经肌肉体征或症状。患者会表现为感觉异常、肌肉痛性痉挛、手足搐搦（如，Chvostek 征或手足痉挛）或癫痫发作。严重低钙血症还会伴有心脏的表现，大部分特征性表现是 ECG 提示为 Q－T 间期延长以及心肌收缩力下降，进而导致低血压。

（3）高尿酸血症：尿酸是在肝脏细胞产生的，是嘌呤核苷酸分解代谢的伴随产物，嘌呤核苷酸包括鸟嘌呤核苷酸（GMP），次黄嘌呤核苷酸（IMP）和腺嘌呤核苷酸（AMP）。分解代谢的最后一步反应中，包括由黄嘌呤氧化酶催化的黄嘌呤转换为尿酸的限速反应。在人类，尿酸的更进一步分解代谢不会发生，这是由于负责将尿酸转化为尿囊素的尿酸氧化酶在人类进化过程中由于基因的无意突变而丢失了。过量产生的尿酸的主要清除途径是通过肾排出体外。当发生 TLS 时，由于溶解的肿瘤细胞中大量嘌呤核苷酸快速释放入血，导致尿酸产生快速增加，超过了肾排泄尿酸的能力，从而导致血清尿酸水平达到 7～8mg/dl 或以上，甚至超过 15mg/dl 的重症病例也很常见。与 TLS 相关的高尿酸血症的临床症状和体征主要与其导致的少尿和 ARF 相关。

（4）氮质血症和急性肾衰竭：如前文所述，急性肾衰竭是 TLS 常见的和具有潜在危险的并发症。ARF 通常表现为少尿，伴有血清肌酐和尿素氮水平的持续升高，其病因是多因素的。一个主要病理机制是急性尿酸性肾病。在生理条件 pH 为 7 时，在血液中以离子形式存在。然而，在远端肾单位，肾小球流出液已被酸化，其 pH＜5.5，尿酸在适当条件下，尤其当尿液流速下降时可被质子化，并转化为尿酸盐沉积。当尿酸负荷足够高的情况下，这种沉淀将导致小管内结晶的形成并堵塞尿液流动。梗阻的结果是肾小球滤过率（GFR）下降，紧跟着，临床上表现为 ARF。更为罕见的情况下，小管内梗阻可以严重到导致集合系统扩张，肾超声检查可见双侧肾盂积水。另外一个可能导致 TLS 伴发 ARF 的病理机制是急性肾钙盐沉积症。如前文所述，血清磷酸盐水平的快速升高会导致钙磷复合物的形成，并沉积在组织中。在肾脏，这种沉积会导致小管的毒性和间质炎症，会进一步加剧 GFR 的下降。

患有 TLS 相关性 ARF 的患者临床表现各不相同，可从无症状性氮质血症到伴有尿毒症和容量过负荷的严重无尿症不等。应密切关注患者的容量状况（如，容量不足或容量过负荷）和电解质异常（尤其是钾和钙），因为这些紊乱有可能很快危及生命，并影响最初治疗方案的确定。

2. 其他检查　尽管通过上述实验室检查就能够对 TLS 的绝大部分临床情况进行确诊，其他的一些检查项目会帮助医师对 TLS 的诊断起到协助作用，并指导其制定出合理的治疗方案。

（1）心电图：如前文所提及的那样，TLS 的一个严重但可以治疗的并发症是高钾血症，可导致心脏传导系统异常和心律失常。所有化验检查提示高钾血症的 TLS 患者均应行 ECG 检查。应着重关注那些能够提示血清钾水平的反映心肌传导性的典型心电图变化：T 波高尖，PR 和 QRS 复合波间期延长，P 波低平或消失，以及房室传导阻滞和心律不齐。上述任何一条均提示需要立即给予干预措施以稳定心肌细胞，降低血钾水平。

（2）尿液分析：对于部分最初认为可能患有 TLS 导致的 ARF 患者，尿液分析（urinalysis，UA）对临床医师明确诊断是必不可少的。尽管发现尿酸盐结晶对于 TLS 并没有确诊价值，同时未发现尿酸盐结晶也不能排除 TLS 的诊断，但部分患者尿沉渣中确实可以通过显微镜观察到尿酸盐结晶。在光镜下，这些呈菱形或簇状的结晶可呈现黄色或棕色。尿液分析的其他方面可帮助医师在对 ARF 的评估，尽管对于确诊 TLS 并没有多少特异性，但却可以提供一些有用的信息。这其中包括尿比重增高提示尿液浓缩，可能反映了伴发的容量不足；以及不存在其他肾脏疾病情况下出现的镜下血尿及微量蛋白尿。

（3）肾脏超声：如前所述，导致 TLS 伴发的 ARF 的一个主要病理生理机制是肾小管的液体流动被尿酸结晶梗阻。尽管比较罕见，但仍有报道称可能会由于严重的小管梗阻导致双侧肾盂积水。此外，肾超声检查还可以用于鉴别 TLS 并发的 ARF 和其他一些已知恶性肿瘤所导致的 ARF，最典型的是由于实体肿瘤对输尿管的压迫导致梗阻性尿路疾病。

（4）尿液尿酸/肌酐比值：尽管血清尿酸升高在 TLS 患者伴发的 ARF 中十分敏感，然而其诊断特异性却不高。尽管极高的尿酸水平罕见，轻至中度血清尿酸水平升高却可以见于各种不同原因导致的 ARF 病例中，这是由于当 GFR 下降时，肾对尿酸的清除能力下降，即使代谢产生的尿酸量是正常的，也会导致血清尿酸水平的升高。在这种情况下，尿中发现的尿酸大部分是由肾小管分泌而来的。因此总的尿酸排泄量是低于正常值的。在这一点上，其他病因导致的血尿酸水平升高与 TLS 时血清尿酸水平升高是相反的，后者尿酸的产生和排泄都是明显升高的。除了 GFR 受损之外，在未出现无尿症状之前，尿酸的净排泄量是高于基线水平的。正因如此，通过测量尿液中的尿酸浓度并将其与尿肌酐浓度做一比值以控制尿液浓缩的程度，有可能帮助鉴别是 TLS 导致的 ARF 还是其他原因导致的 ARF。尽管有一项报道显示尿液尿酸/肌酐比值 >1 对于 TLS 相关的 ARF 病例是特异性的，而该比值 <0.6～0.75 则见于其他原因导致的 ARF，在其他的研究中，还没有把尿液尿酸/肌酐比值作为鉴别诊断的工具。

三、鉴别诊断

对于新近确诊的恶性肿瘤患者，评估其电解质紊乱和（或）ARF 会十分复杂，尤其对于最近接受化疗或放疗的患者。正因如此，临床医师必须特别留意可能误诊为 TLS 的各种复杂情况，因为随后的治疗方案可能完全不同。从统计学数据来看，住院患者发生 ARF 最常见的病因是由于容量不足导致的肾前性氮质血症和急性肾小管坏死（ATN）。患有恶性肿瘤的患者很容易发生脱水，这是由于患者进食较差，呕吐和腹泻导致大量胃肠道液体丢失，以及发热导致的不感蒸发量增加所致。然而，TLS 患者往往同时伴有容量的不足。因此，即使有足够证据证明有肾前性氮质血症，并不能排除 TLS 的诊断。不管怎样，正像我们即将深入探讨的，在上述任何一种情况下都有必要进行静脉补液治疗。

患有恶性肿瘤的住院患者经常会遭受感染的经历，因此经常需要接受可能导致肾毒性的药物如造影剂、氨基糖苷类抗生素和两性霉素 B 的评估和（或）治疗。不仅如此，在感染过程中还有可能伴发明显的低血压。因此，这些患者的 ARF 往往同时合并有肾毒性药物或缺血导致的 ATN。尽管尿沉渣显微镜检发现颗粒管型对诊断 ATN 并不具有普遍的敏感性，但仍可用来鉴别 ATN 和 TLS。尽管肿瘤本身造成的尿路梗阻相关的输尿管和（或）尿道的直接压迫并不常见，但仍需通过影像学检查是否合并有肾积水来排除该诊断。最后，其他一些较为少见的导致恶性肿瘤发生 ARF 的病因包括急性间质性肾炎、肾小球肾炎和微血管病性溶血性贫血。然而，由于这些疾病往往伴有尿检异常，而在 TLS 中很难见到（如，脓尿或大量蛋白尿），因而与 TLS 的鉴别并不难。

上述导致 ARF 的病因中任何一种均可出现由 GFR 下降而导致的电解质紊乱，包括高钾血症、高磷酸盐血症/低钙血症，以及高尿酸血症。然而，只有当上述这些电解质异常都同时具备，尤其是出现极高水平的磷酸盐和尿酸水平时，才能提示临床医师对 TLS 作出正确的诊断。

四、治疗

当不太可能进行预防性治疗和（或）已经发生了明显的 TLS 时，应予进一步的治疗。

1. 避免使用具有潜在肾毒性的药物或混杂因素　在可能发生 TLS 的情况下，应尽量避免或减少使用任何可能加重这一风险的因素。临床医师最应该注意的是要停用任何可能加重高钾血症的药物，如口服或静脉补钾、β 受体阻滞药、肾素－血管紧张素－醛固酮轴的抑制药［如，血管紧张素转化酶（ACE）抑制药、血管紧张素受体阻滞药、保钾利尿药、肝素］。与之相似，外源性的磷制剂也应该避免使用，如：口服补充磷制剂以及快速的磷脂酸盐灌肠。由于 TLS 患者具有潜在的肾损害危险，因此必要时其他一些肾毒性药物也应该避免使用，其中包括非甾体类消炎药、造影剂、两性霉素 B，以及氨基糖苷类抗生素。最后，对具有 TLS 患病风险的患者，在化疗前应停用所有可促进尿酸排泄的药物，否则将损害肾小管对尿酸的重吸收功能，并将进一步增加尿酸结晶的形成。这类药物包括丙磺舒、阿司匹林和噻嗪类利尿药。

2. 水化治疗　由于容量不足可通过许多不同的途径加重 TLS 的临床症状，因此在化疗前 48h 就应该开始给予静脉补液［如，3L/（m^2·d）］治疗，或在已经发生 TLS 后尽快补液。增加容量的目的是降低细胞外尿酸、磷酸盐和钾的浓度。血容量的增加还会增加肾脏血流和 GFR，因而产生利尿作用［>100~150ml/（m^2·h）］，这将会阻止小管内尿酸结晶的形成和梗阻的发生。若单纯水化治疗将容量不足问题纠正之后，仍不足以产生大量尿液，有必要给予强有力的襻利尿药加强利尿作用。对这些患者，尤其对于已经发生 ARF 或之前患有心肌疾病的患者，应监测是否出现容量过负荷的征象。对于采用何种晶体液进行补液一直存在争论。由于尿酸盐在生理 pH 环境中以离子形式存在，更易溶于水，因此静脉给予碳酸氢钠（如，在 1L 浓度为 0.45% 的生理盐水中溶解 50~100mEq 的碳酸氢钠）可保持尿液 pH >7.0~7.5，可能会阻止 ARF 的发生，除此之外，碳酸氢钠本身还具有扩张细胞外容量的作用。然而，TLS 患者出现 ARF 的致病因素中还包括急性肾脏钙盐沉积症，而钙磷复合物在 pH 较高的环境中更容易沉积。因此，给予碳酸氢钠治疗必须十分谨慎，相对于单纯补充盐水而言，除了容量扩张之外，可能并没有更多益处。

3. 高钾血症　作为 TLS 的部分症状，高钾血症有时会成为内科急症，需要紧急治疗。当出现伴有 ECG 特征性改变的心脏效应时，可通过静脉补钙（如，10% 葡萄糖酸钙）使膜电位水平得到暂时的稳定。若血钾水平在 15~30min 没有下降，可重复给药。与此同时，应开始进行细胞外液容量扩张的治疗以通过稀释作用降低血钾浓度。为了增加细胞内钾浓度，可使用静脉注射胰岛素和葡萄糖（或不用），静脉注射或吸入 β 受体激动药，以及静注碳酸氢钠。对于后者，正如上文所述，应注意避免出现容量负荷过重，加重低钙血症以及增加钙磷复合物沉积等不良反应。最后，全身总钾水平可通过盐水和利尿药诱导的尿钾增多、胃肠道交换树脂（如聚苯乙烯硫酸酯），以及必要时进行透析治疗来调整。

4. 高磷酸盐血症和低钙血症　除非认为患者出现的神经肌肉症状与钙浓度过低有关，否则应禁忌对低钙血症进行纠正。在血清磷酸盐水平较高的情况下静脉补钙有可能会导致钙磷的沉积。因此，主要治疗目标应该是纠正高磷酸盐血症，而通常情况下，这将使血钙水平同时得到纠正。除了扩张细胞外容量以增加肾对磷酸盐的排泄之外，可考虑开始短期使用不含钙的口服磷结合剂，如氢氧化铝或碳酸盐。若采取这些保守措施仍然无效和（或）已经出现了明显的 ARF 的情况下，可考虑进行透析治疗来纠正钙磷紊乱。

5. 高尿酸血症　在对 TLS 的治疗中，一个主要的目标是降低血清和尿中升高了的尿酸浓度。有几种不同的方法可达到这一目标。首先，容量不足会加重尿液浓缩，进而导致尿酸结晶形成。因此，扩容治疗本身就是一种缓解高尿酸血症的有效方法。碱化尿液使 pH >7 可使尿酸盐几乎完全以离子形式存在，从而进一步减少尿液中尿酸结晶的形成。尽管扩容治疗和碱化尿液治疗是必需的，但对于高尿酸血症的治疗而言并非足够。

我们无法控制由溶解的肿瘤细胞释放出来的嘌呤核苷酸前体的数量，但却有可能降低这些化合物转化为尿酸的转化率。可以使用黄嘌呤氧化酶作为治疗靶点达到这一目的。别嘌醇及其在体内具有生物活性的代谢产物别嘌呤二醇，可对黄嘌呤氧化酶形成竞争性抑制。研究显示，对于癌症患者，给予每日 800mg 的别嘌醇，静脉或口服分 2 次或 3 次给药，将使接近 70% 的患者尿酸水平降为正常，90% 的患者尿酸水平下降至少 1mg/dl。推荐使用静脉途径给药，尤其对于不能耐受口服药物的患者。此外，应在化疗前 24~48h 即开始给药，若有可能，可与静脉补液治疗同时进行。由于别嘌醇对已产生的尿酸不起作用，因此血清尿酸水平下降往往会由于肾对尿酸清除能力的不同而不同程度的延迟。给予别嘌醇治疗后最初起效可见于72h内，并在第7～10天药效达到最高峰。由于别嘌醇及其代谢产物别嘌呤二醇是通过肾清除的，因此对于肾衰竭患者，其剂量应降低50%。

最后，已有临床可用的新药能使尿酸转化为更易溶于水且更易排泄的尿囊素。这一新药就是尿酸氧化酶，该酶在包括人类在内的大多数高级灵长类动物中已经缺失。在欧洲，从1975年起就已经将该药作为具有发生TLS风险的肿瘤患者的预防性用药。最近，尿酸氧化酶的重组形式药物——拉布立酶（Elitek，Sanofi－Synthelabo，Inc.）在美国通过了审批。其推荐剂量是在开始化疗时通过静脉途径每天给予0.05～0.20mg/kg，最多使用5d。一般而言，给予该酶后可使已经形成的尿酸水平降低，而且不依赖于肾的清除率，因此，在给药后4h内尿酸水平就会快速下降，而且与别嘌醇相比，其尿酸水平下降程度更大。没有资料显示使用拉布立酶对预防TLS相关性ARF是否更为有效。拉布立酶的常见不良反应包括皮疹和溶血性贫血，后者是由于该酶在代谢过程中产生了过氧化氢所导致的。正因如此，该药禁用于葡萄糖－6－磷酸脱氢酶缺乏症的患者。拉布立酶较别嘌醇更大的潜在的益处在于其能够更快地降低尿酸水平，这将减少肾组织暴露于血浆和尿液的高尿酸水平的时间。然而，拉布立酶的一个主要缺点是其价格比别嘌醇昂贵得多。

6. 肾替代治疗的作用　在TLS患者的治疗过程中，当发生如下情况时，应考虑采用肾替代治疗措施：非手术治疗措施未能纠正代谢紊乱；容量过负荷使得非手术治疗措施应用受限和（或）患者出现了不良反应（如，肺水肿）；或患者已经出现了尿毒症的症状。透析治疗不仅能够恢复代谢平衡，还能够在物质清除方面（如，尿酸和磷的清除）使患者获益，后者若未能得到纠正，则会持续性地对肾脏造成损伤。一般而言，血液透析对尿酸和磷酸盐的清除要优于腹膜透析，因此，在可能的情况下，应首选血液透析作为肾替代治疗的模式。

然而，除了在每次血液透析治疗期间，溶质和溶液能够得到快速地清除之外，由于每次透析时间有限，而且当每次治疗结束后，上述物质的蓄积和容量超负荷会很快反弹，因此需要每12～24h重复进行透析治疗。与之相反，尽管连续性肾替代治疗手段在单位时间内的效率不如血液透析，但由于该治疗模式延长了治疗时间到数个小时乃至数天之久，因此也能够有效地稳定TLs患者的代谢以及控制其血容量，对于血流动力学不稳定和不能耐受血液透析间期过长的患者尤为适用。

五、预后

TLS的患者的临床预后各不相同，与以下因素有关：临床表现的严重程度；所采取的预防性治疗措施的力度；以及患者原发的恶性肿瘤的严重程度。通过使用前述的预防和治疗措施能够提高患者的短期预后，并能够预防致命并发症的发生。一般而言，TLS相关的ARF可以通过一些措施达到控制代谢紊乱和降低远期肾脏损害的目的，因而是可逆的，不过在治疗过程中，有可能短期内需要进行肾替代治疗。

（陈　嘉）

第六节　治疗因素导致的急性肾衰竭

尽管大多数治疗因素不常引起社区获得性肾衰竭，有些诊断和治疗因素可以引起住院病人肾功能受损和肾衰竭。在一些重症患者中，药物或药物的代谢产物可直接或间接引起肾损伤。最近的数据显示药物因素引起的肾脏不良反应可能是导致近30%住院患者急性肾衰竭（ARF）的原因。抗生素、镇痛药、非甾体类抗炎药（NSAID）、造影剂以及血管紧张素转化酶（ACE）抑制药是最常被报道的ARF诱因。

一些因素导致肾对药物毒性更为敏感。首先，相对于其重量，肾脏接受心排血量比例高（20%～25%），因此输送至肾脏的药物量很大。肾脏仅占体重的0.4%却接受静息心排血量的25%，因此肾暴露于高浓度的药物。其次，肾血流有较高的氧浓度，肾对血流灌注量下降及缺氧非常敏感。再次，肾对水的逆流浓缩机制使滤过的肾小管液中药物和化学试剂进一步浓缩。因此，与肾小管上皮细胞接触的药物局部浓度可能高于末梢血的浓度。最后，大部分药物导致的肾衰竭发生在预先存在亚临床型肾功能不全的患者。

药物相关的肾衰竭根据病理生理可分为6类。包括肾前性肾衰竭、急性肾小管坏死（ATN）、急性肾小管间质疾病（ATID）、肾小管梗阻（结晶导致肾衰竭）、超敏反应（肾小球肾炎）、血栓性微血管病。

从组织学来讲，急性间质性肾炎（AIN）大多被认为是肾小管间质疾病，在肾间质炎细胞浸润和增殖方面区别于其他损伤。AIN最常见的病因是药物引起的急性间质性肾炎、感染和自身免疫的超敏反应。由药物引起的AIN患者通常无特异性症状。突发的少尿、血肌酐升高和肾功能下降经常出现。恶心、呕吐、不适和（或）食欲减退通常出现在应用肾毒性药物5～10d之后。然而，由于NASID导致的AIN患者常常在用药8～12个月才出现肾功能不全。另外，可能出现轻度炎症和小管炎。

AIN的临床特征包括低热、皮疹和嗜酸性粒细胞增多。AIN患者出现肾功能下降是肾间质炎细胞浸润所致。蛋白质和纤维连接蛋白的蓄积被认为是肾功能下降的主要原因。尽管最初纤维化不是很常见，但是肾皮质及皮髓交界处最终会向局灶纤维化发展。药物导致的AIN最常见的原因包括NASID、青霉素类和头孢菌素类、利福平、磺胺类药物（包括那些含有半磺胺的药物：呋塞米、布美他尼、噻嗪类利尿药）、西咪替丁、别嘌醇、5－氨基水杨酸（例如美沙拉嗪），以及一些肾毒性稍弱的其他喹诺酮类抗生素。目前强有力的证据表明超敏反应和免疫机制在药物导致AIN的发病过程中起重要作用。杀伤性T细胞、T辅助细胞、T细胞介导的细胞损伤以及B细胞的参与表明肾在接触外来物质后激活了免疫瀑布反应。临床上，这些组织病理反应常常伴有发热、皮疹、嗜酸性粒细胞增多和关节痛。支持治疗，停用肾毒性药物及任何可疑的激发物是治疗AIN的第一步。药物导致的AIN一般是可逆性病变，患者常常会无任何长期预后不良而好转。在一些严重的病例，口服激素治疗会使疾病更快好转。

结晶阻塞性肾病定义为一种与肾结晶沉积和小管阻塞相关的肾脏损伤。可能引起结晶阻塞性肾病的药物包括：阿昔洛韦、磺胺类药物、甲氨蝶呤、茚地那韦。药物引起结晶阻塞性肾病的危险因素包括：年龄、肾功能受损、恶心呕吐导致的血容量不足、肝功能衰竭、有效循环血容量的下降。患者的危险因素影响肾血流并最终影响药物在小管中流通。很多药物导致结晶阻塞性肾病病例出现在应用致病药物时间过长或者是对于肾功能不全的患者未能调整给药剂量。某些药物（甲氨蝶呤、磺胺类药物、氨苯蝶啶）在碱性环境中更易被代谢，降低尿液的pH可能会使患者更易出现结晶阻塞性肾病。相反，茚地那韦导致的结晶阻塞性肾病的严重性受尿液碱性环境的影响。

药物导致肾小球肾炎的机制包括多种途径。在大部分病例其发病的确切机制还不清楚，但有些理论已被提出。根据药物是引起免疫反应致病还是作为半抗原引起抗原抗体复合物形成而致病可将引起肾小球疾病的药物进行分类。一些药物对于肾脏结构的作用呈剂量依赖性。尽管药物导致的肾小球疾病的临床表现和体征变化多样，大部分有肾小球疾病的患者常常出现 GFR 的突然下降和蛋白尿。

一、氨基糖苷类药物

（1）发病率和危险因素：氨基糖苷类药物在治疗临床上不稳定的患者革兰阴性菌感染具有重要的优势。这类药物对于大多数革兰阴性菌呈浓度依赖性的抗菌作用。与氨基糖苷类药物毒性相关的剂量和持续给药时间的主要限制因素是肾毒性和耳毒性。尽管单次大剂量应用氨基糖苷类药物可能引起可逆性肾功能下降，但大多数研究显示有氨基糖苷类药物毒性危险因素的患者长期用药与肾毒性有关。据一些报道，氨基糖苷类药物肾毒性的发生率为 5%～15%。70 岁以上高龄、有潜在肾损伤、有效循环血容量下降、肝肾综合征及败血症患者应用氨基糖苷类药物后更易出现肾毒性。对于高危人群，即使积极监控并且控制药物的峰谷浓度均在期望的治疗浓度范围内，仍可出现药物引起的肾脏功能下降。目前一些导致氨基糖苷类药物肾毒性的易感危险因素已被阐明。

氨基糖苷类药物肾毒性表现多种多样，可无自觉症状，也可表现为轻度的可逆性血尿素氮（BUN）和血肌酐升高，还可导致严重的终末期肾病（ESDR），需要长期透析治疗，尽管这并不常见。然而，也有单次应用氨基糖苷类药物后快速出现肾毒性的报道。大多数患者在停用药物 2～3 周或以后血肌酐和 BUN 回到正常水平。非少尿性肾功能不全是氨基糖苷类药物肾毒性的最常见表现。其他少见的临床表现包括多种单纯小管损伤的综合征，例如肾性尿崩症、Fanconi 综合征、肾性失钠及失镁。幸运的是，单用氨基糖苷类药物很少引起严重的需要透析治疗的少尿性肾衰竭。持续应用氨基糖苷类药物治疗 5d 或 7d 后，有 30% 的住院患者在出现可检测到的血肌酐和尿素氮升高前会因药物诱导的浓缩功能障碍而出现多尿和继发性烦渴。颗粒管型和轻度的蛋白尿经常出现，但对鉴别诊断没有太大帮助。另外，符合氨基糖苷类药物性肾损害诊断标准的患者电镜观察可发现细胞的自噬现象。

负荷剂量给药应当足以达到高血药浓度峰值进而实现最大化的杀菌作用。由于氨基糖苷类药物的半衰期在肾功能下降时明显延长，当患者已存在肾功能不全而需接受氨基糖苷类药物治疗时要谨慎调整药物维持剂量的给药间隔。对于肾功能不全的患者延长给药间隔比减少单次给药剂量更为安全。可避免的危险因素要尽量最少化。临床应用的氨基糖苷类药物中肾毒性的强弱顺序是：庆大霉素＞妥布霉素＞阿米卡星＞奈替米星。监控药物的血药浓度峰值可确保有效性，然而药物谷浓度的升高提示药物蓄积，常常会较早于血肌酐的升高出现。将每日总剂量一次给药可能肾毒性要小。

（2）发病机制：目前已提出一些氨基糖苷类药物出现肾毒性的发生机制。大部分动物和人体研究的数据显示氨基糖苷类药物在肾皮质蓄积。Megalin 是表达并定位于肾小管刷状缘的细胞吞噬作用受体蛋白。氨基糖苷类药物通过与这一受体结合而被吞噬进近端肾小管上皮细胞内。其在近端小管内的浓度为血浆浓度的 10～100 倍。在这样的高浓度下氨基糖苷类药物可影响小管上皮的蛋白合成并导致 ATN。

庆大霉素每天 1 次给药或者每 36h 给药的方式近年来较为普遍，特别是对于那些有肾毒性和耳毒性危险因素的患者。对于每日 1 次给药方式的临床随机对照试验和单中心报告的荟萃分析显示：每日 1 次给药的方式可减少氨基糖苷类药物肾毒性的发生率。与传统的每日 3 次给药方式相比，每日 1 次给药可使严重副作用的发生率降低 10% ~50%。氨基糖苷类药物在近端小管刷状缘转运的饱和性可以部分解释上述反常的结果。每日 1 次的给药方式仅有限量（15mg/dl）的氨基糖苷类药物可在初始高血药浓度时穿过小管上皮细胞。这种给药方式可使肾小管上皮细胞更长时间暴露于低于饱和度阈值的低血药浓度氨基糖苷类药物。

（3）预防和治疗：在应用氨基糖苷类药物治疗重症感染时，治疗药物监测有重要作用。有些研究已表明应用适当的应用药动学原则进行治疗药物监测可减少应用氨基糖苷类药物带来的肾毒性和其他药物不良反应。

尽管采用了药物监测、每日 1 次给药和（或）短期用药，仍可能出现氨基糖苷类药物的肾毒性。停药后仍可能出现氨基糖苷类药物进展性肾毒性。大多数患者会恢复，但完全恢复可能需要几个月的时间。肾功能损伤可能迁延并需要 1 年时间才能恢复正常，且可能出现永久性肾损害而需要透析治疗。

二、万古霉素

（1）发病率和危险因素：万古霉素是一种常用于治疗对青霉素和头孢菌素耐药的革兰阳性细菌感染的抗生素。根据肾毒性诊断的标准不同万古霉素肾毒性发生率的报道差别很大，整体的发病率范围在 0 ~35%。

万古霉素治疗剂量的血药浓度（谷浓度）和肾毒性之间的关系仍不明确。由于万古霉素主要在肾排泄，肾功能不全患者血药浓度会升高。目前万古霉素的高血清浓度与肾毒性是否相关仍不明确。茶碱对于预防 CIN 可能也有效。有几项研究已经证实茶碱能够降低使用造影剂后 GFR 下降程度，其作用机制可能是阻断了腺苷导致的肾血管收缩。然而，所有这些研究中，无论茶碱治疗组还是对照组中，均未包括高危患者或临床症状典型的 CIN 患者。因此对其疗效不能得出任何结论。值得注意的是，茶碱的应用可能会诱发室性心律失常、癫痫发作以及其他不良反应，因此在防止 CIN 时，使用茶碱作为预防性用药必须充分考虑到这些缺点。

（2）发病机制：大多数肾脏的组织学检查显示万古霉素可引起明显的近端肾小管破坏。万古霉素导致肾功能异常的标志性表现是肾小球的破坏和近端小管的坏死。有观点提出氧化应激反应是万古霉素肾毒性的潜在机制。

（3）预防和治疗：万古霉素导致肾毒性在大多数情况下是很难预测的。然而，如果患者存在肾功能不全的危险，可采取一些方法预防严重的肾功能不全。处理重症细菌感染时应当考虑所有可选择的治疗方法，万古霉素应当在治疗必需时才应用。需要接受万古霉素治疗的患者应当考虑其血容量情况、肾功能、长期治疗（超过 10d）、合用氨基糖苷类药物和（或）其他肾毒性药物，以及高龄因素。强烈建议经常监测肾功能，尤其对那些已存在肾功能不全的患者。如果出现肾毒性，应根据肾功能调整万古霉素的剂量。血肌酐升高至基础值 2 倍以上提示严重的中毒性肾损害。

三、阿昔洛韦

（1）发病率和危险因素：在过去的 10 年，应用抗病毒药物治疗免疫抑制患者局部或严重的全身病毒感染的病例增多。大多数抗病毒药物是安全的，并不引起肾毒性。急性肾衰竭是阿昔洛韦的一种重要的剂量限制性毒性反应。

阿昔洛韦主要在肾脏排泄，少量经肝脏代谢。很多阿昔洛韦肾毒性的报道来自过去15年的医学文献。这些报道提高了人们对于阿昔洛韦潜在肾毒性的认识和关注。阿昔洛韦肾毒性主要发生在首次静脉用药的最初几天内。接受大剂量快速注射、并且存在血容量不足或既存肾功能不全的患者出现肾损伤风险最大。有报道接受大剂量快速注射的患者约5%出现ARF，但是口服药物的患者很少出现ARF。最常见的症状包括恶心、呕吐、腹痛和（或）背痛。然而，患者也可无任何自觉症状。可出现中度血肌酐升高（1～3mg/dl）而少尿并不多见。尿液检查可出现微量蛋白尿、脓尿和镜下血尿。尿沉渣检查可发现单体双折射的针状结晶或结晶与白细胞共同出现。

（2）发病机制：阿昔洛韦导致ARF的机制还不明确，可能包括药物在小管内沉积引起阻塞性肾病和（或）超敏反应。阿昔洛韦在尿液中溶解度较低，最大溶解度是2.5mg/ml。尿量少、静脉快速输注大剂量阿昔洛韦（$500mg/mm^2$）可导致小管内沉积。

（3）预防和治疗：预防阿昔洛韦肾毒性最有效的方法是静脉注射足量的液体［平衡盐（NS）0.9%］以使尿量增至100～150ml/h。避免静脉大剂量给药可预防阿昔洛韦导致的肾毒性。阿昔洛韦应当以静脉注射每小时500mg的剂量给药。治疗阿昔洛韦肾毒性的方法和其他药物性肾损害类似。停用阿昔洛韦，增加水化，减少药物剂量/延长给药间期，以上措施使大多数患者在几天至2周内肾功能恢复正常。通常不需要短期透析治疗，但是对于存在严重肾衰竭并发症的患者，应给予血液透析治疗以清除血浆内40%～60%的阿昔洛韦。

四、甲酸

（1）发病率和危险因素：膦甲酸是一种抗病毒药物，用于HIV感染和其他免疫抑制的患者以预防或治疗严重的巨细胞病毒（CMV）感染或对阿昔洛韦耐药的皮肤黏膜单纯疱疹病毒感染。膦甲酸口服吸收差而使其必须应用静脉给药治疗。由于膦甲酸是磷酸盐的类似物，它可以和钙螯合而沉积于骨骼。膦甲酸在体内不进行生物转化，高达28%的药物以原型形式从尿中排泄。对于大部分患者，膦甲酸导致一种形式独特的肾衰竭，肾损伤的程度差别很大。目前还不清楚膦甲酸导致的肾脏疾病的确切发病率。根据患者情况不同，ARF的发生率为27%～66%。肾衰竭发生的危险因素还未完全阐明，但包括肾功能损伤、高龄和其他肾毒性药物合用以及脱水。

（2）发病机制：人们仍在推测膦甲酸导致肾衰竭的机制，并已提出一些假说。ARF可能是由于膦甲酸和游离钙复合物在肾小球沉积而导致结晶性肾小球肾炎。这些盐晶体也可沉积于肾小管而引起肾小管坏死。在膦甲酸治疗过程中曾有过水电解质失衡的报道。多尿症、肾性尿崩症、低血钾、低镁血症、低磷血症、高磷血症和低钙血症在膦甲酸治疗的患者中均可出现。低血钙是最常见以及最严重的电解质失衡。尽管总血钙水平不受影响，但实质上离子钙水平下降。离子钙水平低下的患者可能出现感觉异常、麻刺感、麻木感、癫痫发作甚至死亡。一些患者在恢复水电解质平衡后可以继续应用膦甲酸治疗。低钙血症可能是膦甲酸与离子钙结合形成复合物所致。然而，肾功能不全也可引起这些电解质失调。

（3）预防和治疗：应用膦甲酸治疗前同时给予强有力的水化可使膦甲酸的肾毒性最小化。应用膦甲酸的同时合用其他肾毒性药物可增加ARF的可能性。间断给药，而不是连续给药，可能减少膦甲酸导致的肾毒性。ARF 往往是可逆性的，然而，恢复可能是逐步的。氮质血症可能恶化并持续若干天。对于轻度尿素氮升高的患者减少药物剂量可以继续使用膦甲酸。既往肾功能不全的患者在停用膦甲酸后可能需要几个月的时间肾功能才能完全恢复。

五、西多福韦、阿德福韦和替诺福韦

（1）发病率和危险因素：西多福韦、阿德福韦和替诺福韦属于一类新型核苷磷酸盐结构的抗病毒药物。西多福韦是单磷酸胞嘧啶类似物，当被激活后药物干扰细胞膜磷脂的合成和（或）分解代谢。西多福韦可抑制多种肝炎病毒的复制，其主要用于其他药物治疗无效的巨细胞病毒的视网膜炎。阿德福韦是腺嘌呤类似物，它在细胞内磷酸化后可干扰许多 ATP 依赖的代谢进程。它用来治疗对其他抗病毒治疗耐受的活动性或慢性乙型肝炎病毒感染。替诺福韦是一新型核苷类似物，它是被认可用于治疗 HIV 感染的逆转录酶抑制物。肾毒性是西多福韦和阿德福韦主要的剂量依赖性和剂量限制性毒性。在临床试验中，接近 25% 或更多的接受静脉西多福韦 3mg/kg 以上治疗的患者出现肾脏近端小管损伤导致的 ARF。相关的异常表现包括蛋白尿、血肌酐升高、范科尼综合征（包括小管性蛋白尿和其他近端小管受损的表现：糖尿、低磷酸盐血症、尿碳酸盐丢失）以及少见的慢性间质性肾炎和肾性尿崩症。在停用西多福韦后，肾功能参数回到基线水平。据报道，持续 72 周，剂量超过 30mg/d 应用阿德福韦治疗乙型肝炎病毒阳性的 HIV 感染的患者中有 22% ~50% 出现近端肾小管损害。阿德福韦 10mg/d 的剂量治疗下很少出现任何肾或小管功能异常，目前的文献检索未发现病例报道。药物毒性轻微而好控制，可伴随血钾、碳酸氢盐、尿酸水平的变化，蛋白尿和葡萄糖尿。这些异常的出现是剂量依赖性的。

（2）发病机制：西多福韦和阿德福韦（ >30mg/d）具有明显肾毒性。这些毒性药物可引起近端小管上皮损伤。近端小管上皮表达有机阴离子转运体而活跃地摄取各种无环核苷酸类似物，包括西多福韦和阿德福韦。这些药物在小管上皮细胞内浓集，干扰各种细胞程序，然后活跃地分泌至小管腔内。这些药物在肾的清除超过血肌酐的清除表明活跃的小管分泌功能增加了肾的排泄。离子转运体拮抗药丙磺舒可通过减少细胞摄取而降低药物的肾毒性。观察到西多福韦和阿德福韦可引起不同程度的肾损伤包括孤立性近端小管损伤（范科尼样综合征）至需要肾替代治疗的严重的 ATN。替诺福韦同西多福韦和阿德福韦相近，可蓄积在肾小管近端小管上皮细胞内。然而，根据临床试验数据，替诺福韦的潜在肾毒性较低。目前仅有 4 例服用替诺福韦后出现肾功能不全的病例报道。

（3）预防和治疗：可应用下列指导方式减少或避免西多福韦和阿德福韦的肾损伤。对患者进行预处理，静脉补液使血管内容量增加；在治疗前根据肾功能的水平调整药物的合适剂量；在明显肾功能不全的患者避免应用此类药物；近期应用任何潜在肾毒性药物的患者避免应用此类药物；与丙磺舒合用。

近期应用过其他肾毒性药物、既存的肾功能损伤、治疗期间出现蛋白尿和其他近端小管异常表现可能导致严重的 ARF。停药后近端小管损伤和肾功能不全可部分恢复或不可恢复，患者可能需要进行透析治疗。

六、茚地那韦

（1）发病率和危险因素：一些蛋白酶抑制药已被美国食品与药品管理局（FDA）批准。蛋白酶抑制药有一些共同的药物不良反应，但每种药物、又有自己独特的毒性作用。与其他蛋白酶抑制药相比，报道应用茚地那韦引起的恶心、呕吐、腹部不适和味觉异常的发生率低。尽管在Ⅱ/Ⅲ期临床试验中，4%的患者出现胁腹部疼痛并伴/不伴有肾结石性血尿，茚地那韦仍被认为是安全的。然而，茚地那韦或其代谢产物与尿路结晶形成是否有关还不明确。肾结石或结晶沉淀未显示与其他蛋白酶抑制药有关。

据报道 HIV 感染患者有两种独特类型的结晶尿：有症状和无症状的结晶尿。无症状结晶尿比合并肾绞痛的肾结石更为常见。除了肾结石，一些患者出现结晶尿和排尿困难并在肾内出现泥沙样物质。

一些危险因素可影响茚地那韦引起的尿石病发生率。温度较高时可能增加首次或再次出现尿石病的概率。这一结论可能与高温环境下更易出现脱水和补液量不够有关。HIV 合并丙型肝炎病毒（HCV）患者、血友病患者及接受甲氧苄啶－磺胺甲基异噁唑（TMP/SMX）治疗的患者更易出现茚地那韦相关性尿石病。

（2）发病机制：茚地那韦引起的结石被认为是射线可透的。这些结石含草酸钙和磷酸钙，因此，它们可表现为射线部分不可穿透。茚地那韦导致的急性间质性肾炎和阻塞性 ARF 的肾脏活检资料可见于部分 HIV 感染的患者。肾活检显示肾间质肾炎/纤维化和小管萎缩。肾髓质集合管充满组织细胞和巨噬细胞相关的结晶。茚地那韦导致 ARF 的确切机制仍未被阐明。无症状结晶尿或尿石症的高发生率提示茚地那韦和（或）其代谢产物在肾尿路集合系统的阻塞可能是 ARF 发生的原因。

（3）预防和治疗：预防和治疗茚地那韦导致肾功能不全的方法包括停药、减少药物剂量和水化。大部分茚地那韦导致的肾结石患者可应用水化和止痛治疗。建议患者每日最少摄入 48 盎司的液体。尿量应保证在 1500ml/d 以控制茚地那韦尿液中的浓度 <0.2～0.3mg/ml。茚地那韦引起的肾结石可通过水化治疗，但同时存在完全阻塞和疼痛的患者可给予外科手术治疗。

七、静脉用免疫球蛋白和羟乙基淀粉

（1）发病率和危险因素：静脉用免疫球蛋白（IVIG）用于治疗各种自身免疫性疾病。由于 IVIG 制备于成千捐赠者的血浆，它包含多种抗体。最主要的抗体是不可变的免疫球蛋白 IgG（95%）。IVIG 的药理学作用包括阻断巨噬细胞 Fc 受体，通过抑制膜攻击复合物的形成而抑制炎症反应，中和自身抗体，抑制细胞增殖和调节凋亡。IVIG 的不良反应包括输液反应（发热、寒战、面部红疹），心动过速，心悸，过敏反应导致的 ARF，血栓形成，无菌性脑膜炎。FDA 已收到超过 100 例与 IVIG 应用有关的肾不良反应的病例报道。这些严重的不良反应大多数出现在既往存在肾功能受损的高龄糖尿病患者。通常，肾功能不全出现在静脉应用 IVIG 7d 之内，平均的血肌酐峰值为 6.2mg/dl。接近 40% 的患者需要透析治疗，有报道称尽管经过肾脏替代治疗，死亡率仍高达 15%。存活的患者肾功能恢复的平均时间是 10d。有报道，IVIG 导致的肾功能不全患者的肾组织学可出现近端小管上皮的广泛空泡变性。组织学改变与大剂量注射蔗糖导致的渗透性肾病的改变一致。由于 90% 的病例接受的是包含蔗糖的 IVIG 治疗，蔗糖被视为 IVIG 导致肾毒性的原因。有少数手术后应用羟乙基淀粉出现肾衰竭的病例报道。有报道称这些患者出现渗透性肾病，然而，另一些研究则持反对意见。

（2）发病机制：IVIG 的肾毒性大多与产品的制备过程有关。应当考虑产品的以下因素：容量负荷、糖分、钠含量和渗透压。糖分，比如蔗糖常被用作防止 IgG 聚合的稳定剂。蔗糖是葡萄糖和果糖的二糖。蔗糖经肾小球滤过后在近曲小管被重吸收。然而，人类肾脏缺乏水解蔗糖的酶。蔗糖在近曲小管的蓄积增加了细胞内渗透压使水分进入细胞。由于细胞膨胀、空泡形成、膨胀的细胞使小管腔阻塞而导致肾衰竭。

不同的制备方法包含不同剂量的蔗糖。ARF 的发生率似乎与蔗糖的剂量无关，因此有观点提出少量的蔗糖含量也能够引起肾功能损伤，或者 IVIG 自身可能促成或引起肾衰竭。

（3）预防和治疗：患者在 IVIG 治疗前应当给予适当的水化。因为 IVIG、NSAIDs、二甲双胍、造影剂对肾功能有协同作用，应避免 IVIG 与这些药物合用。由于 IVIG 含有蔗糖，注射速度不应超过 3mg/（kg・min）。在 IVIG 治疗期间应监测血肌酐、尿素氮水平及尿量。强烈建议在存在 ARF 高危因素的患者应用不含蔗糖的 IVIG。

八、两性霉素 B

（1）发病率和危险因素：两性霉素 B 是对广泛真菌有抗菌活性的多烯类抗生素。然而，应用两性霉素 B 治疗后接近 80% 的患者出现肾功能损伤。这种肾毒性是剂量依赖性的，并且可能在成年人累计剂量超过 3g 时是不可避免的。高危患者包括老年人，尤其是那些有废弃细胞外液的人。

（2）发病机制：通常两性霉素 B 的肾毒性临床表现特点是肾小管功能损伤，偶尔这种情况会进展至非少尿性肾衰竭。最初的检查发现是尿沉渣检查大致正常，中等程度的蛋白尿。低血钾、肾小管酸中毒和肾浓缩功能受损先于明显的氮质血症出现。另外，镁丢失综合征的出现是两性霉素 B 肾毒性的突出特点。重复应用两性霉素 B 会导致持久性的肾脏功能损害。

应用两性霉素 B 后的组织学改变却是很轻微的。这些改变可在肾小球和肾小管出现。两性霉素 B 可引起急性肾血管收缩和远端小管上皮损伤。尽管两性霉素 B 引起肾毒性的确切机制还不明确，但两性霉素 B 可能与肾血管上皮细胞和肾小管上皮细胞膜上的醇类物质结合，而影响细胞膜的通透性，这一改变引起其他一系列事件，可能包括第二信使活化、肾稳态的改变和（或）介质的释放，进而影响肾功能。建议经常监测血肌酐。如果出现毒性反应，两性霉素 B 的剂量可减少至原始水平，停药 2d，或隔天给予双倍剂量。血肌酐基线水平升高 2 倍提示严重的肾毒性。

（3）预防和治疗：静脉内补充钠盐是一种安全 、有效的减少两性霉素 B 肾毒性的方法，应用这种方法可使肾毒性下降接近 10% 。钠盐的补充（150mmol/d）可通过下列方式给予：在两性霉素 B 治疗前给予 500ml 生理盐水，治疗后 30min 第 2 次给予生理盐水 500ml。可根据更高的治疗需要增加两性霉素 B 脂质体的治疗剂量。最近市场上出现一些不同的两性霉素 B 脂质体，这种组成比标准成分的两性霉素导致肾毒性发生率要小。两性霉素 B 脂质体治疗相关的不良反应（发热、寒战）的发生率要低得多。在所有类脂两性霉素 B 中，两性霉素 B 脂质体（两性霉素 B 脂质体注射剂）的肾毒性明显小于其他种类。与其他类脂两性霉素 B（ABLC、Abelcet、和 ABCD、Amphotec）相比，在应用两性霉素 B 脂质体注射剂治疗侵袭性真菌病时，更少的患者出现因药物的不良反应而需减少药物剂量或停药。

在接受两性霉素治疗前，应给予患者静脉/口服 25mg 苯海拉明和 650mg 对乙酰氨基酚以使注射相关的不良反应降至最低。为了保护肾，应给予患者充分水化和补充钠盐。这可通过应用两性霉素治疗前后静脉快速注射 250～500ml 的 0.9% 生理盐水而完成。

伏立康唑在药动学和治疗效果等诸多方面均优于两性霉素 B，在治疗播散性念珠菌病和侵袭性曲霉菌感染时应替代两性霉素 B。伏立康唑是肝代谢细胞色素 P450－3A4 的强有力的抑制药，因此，应该严密监测血浆环孢素/他克莫司浓度以防止可能出现的毒性。

九、血管紧张素转化酶抑制药（ACEI）和血管紧张素受体拮抗药（ARB）

（1）发病率和危险因素：ACEI 和 ARB 类药物是治疗高血压的常用药。近期研究显示降低系统血压进而降低肾小球内压对糖尿病或非糖尿病肾病有保护作用。ACEI 可作为糖尿病患者出现微量蛋白尿时的降压药。

ACEI 和 ARB 类药物选择性扩张出球小动脉而改变肾小球内血流动力学。在肾功能正常的患者扩张出球小动脉很少引起肾小球滤过率下降，但是当出现肾动脉粥样硬化、双侧肾动脉重度狭窄或孤立肾肾动脉狭窄（肾移植患者），或任何情况或药物引起肾素血管紧张素控制的肾内血流动力学改变时，应用此类药物可引起急性肾功能不全。

（2）发病机制：数种情况是患者出现肾功能损伤的高危因素：利尿治疗使血容量不足、合用任何收缩血管的药物（NSAIDs、环孢素 A）、任何原因引起的慢性肾功能不全（例如，充血性心力衰竭）或者处于循环血容量减少的疾病阶段（呕吐、腹泻、心力衰竭加重）。这些患者依靠肾小球出球动脉来保持适当的肾小球滤过率。起始应用 ACEI 或 ARB 类药物会使肾小球滤过率快速下降，血肌酐升高。这一表现通常出现在应用药物 2 周之内，在有前面所述的危险因素的患者中这一不良反应更加明显。临床医师在用药时应当明确患者没有血容量减少的情况，并且应当使用较小起始剂量然后逐步加量。所有患者在首次药前和用药后5～7d 应当监测血生化指标，尤其是在高龄和那些有危险因素的患者。在谨慎监测的情况下，有 ARF 高危因素的患者在 ACEI 和 ARB 类药物治疗中可被早期发现（图 17－1，图 17－2）。

（3）预防和治疗：ACEI 导致的 ARF 通常情况下是可逆性的。如果出现肾功能不全，减少药物剂量或减少合用利尿药的剂量常会使肾血流动力学改善。恢复水、电解质平衡，停用任何相互作用的药物，必要的情况下可进行短期透析治疗。换用 ARB 类药物几乎出现同样的效果，应当避免。

ACEI 导致的 ARF 患者经常出现高血钾，尤其是有慢性肾脏病的高龄患者和接受选择性醛固酮受体拮抗药治疗的患者。血钾常为中等程度的升高。ACEI 经常纠正利尿药导致的低血钾。合用保钾利尿药和补钾药会增加出现高钾血症的风险。如果血钾水平高于 6mmol/L，恢复体液平衡后不下降，建议应用聚苯乙烯磺酸钠治疗。如果血钾低于 5.5mmol/L 换用 ARB 类药物可能使高血钾的发生率下降。

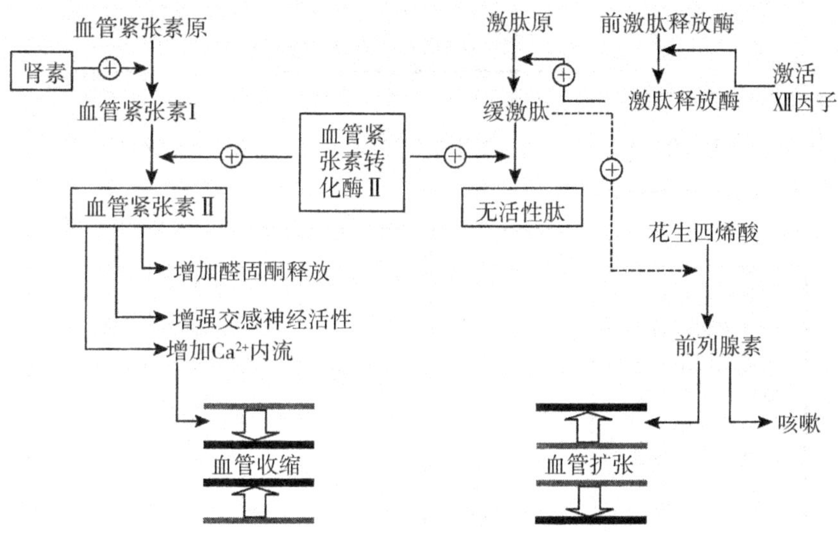

图 17－1　血管紧张素转化酶及其激酶Ⅱ的抑制

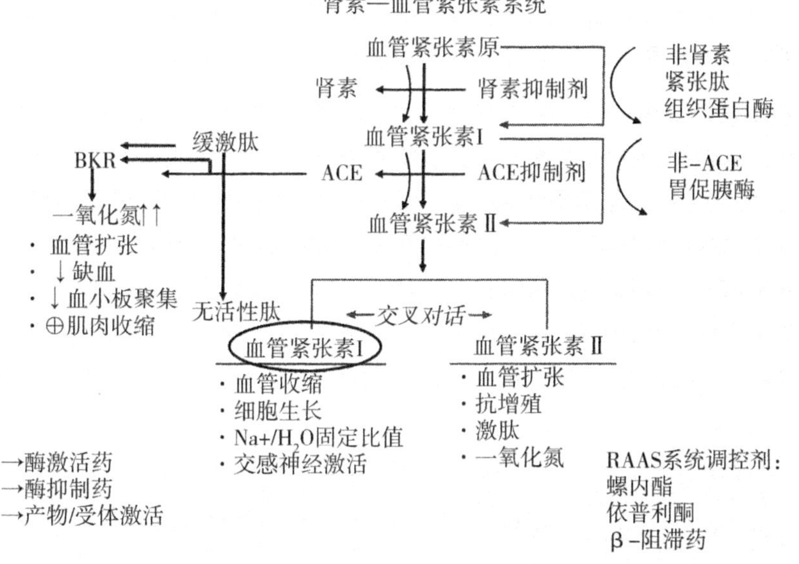

图 17－2　肾素－血管紧张素－醛固酮系统（ACE：血管紧张素转化酶；SNS：交感神经系统）

ACEI 或 ARB 类药物引起的死亡率很低。停用 ACEI 或 ARB 类药物后肾功能常在几天内可恢复表明肾未出现小管损伤。纠正 ACEI 和 ARB 类药物导致 ARF 的危险因素可使治疗延续，除非肾血管疾病或慢性肾功能不全是 ACEI 和 ARB 类药物导致 ARF 的诱因。存在慢性肾功能不全的患者预期可出现血肌酐升高 20%。这种升高提示药物发挥了预期效应，改变了肾小球内高滤过状态。如果血肌酐升高低于 20%，应继续 ACEI 和 ARB 治疗。由于残存肾功能的适应，血肌酐水平常会稳定下来。当血肌酐水平升高 30% 以上时可试着将药物剂量减少 50%。如果血肌酐水平在 4 周内持续升高，应停用 ACEI 或 ARB 类药物（图 17－3）。

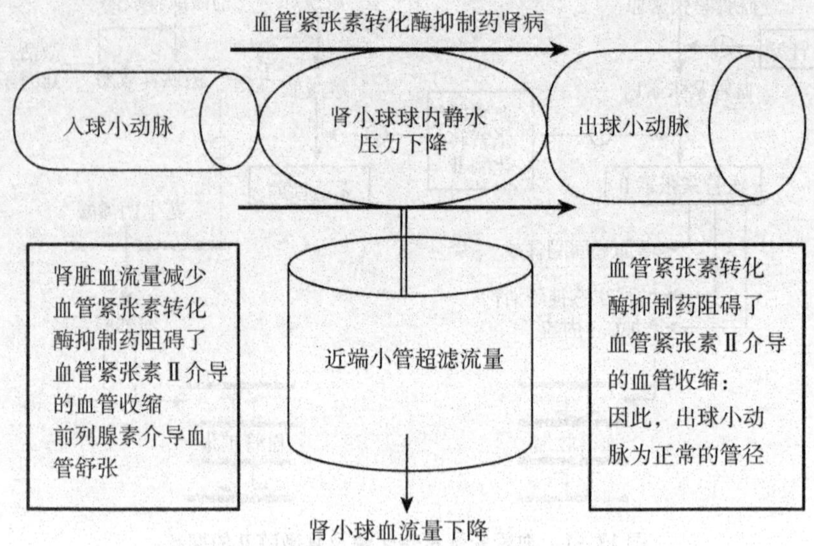

图 17-3 血管紧张素转化酶抑制药肾病

十、顺铂和卡铂

（1）发病率和危险因素：顺铂和卡铂是应用最为广泛的抗肿瘤药物，它们对各类实体肿瘤展现出剂量依赖性的抗瘤效果。卡铂不仅通过形成 DNA 链内交联、使双螺旋结构变性、与 DNA 碱基共价结合而抑制 DNA 的合成，而且破坏 DNA 功能。同时它还可与 RNA 以及蛋白结合。肾毒性是顺铂最主要的剂量依赖性毒性表现。继而人们研制卡铂以期获得与顺铂有同样抗肿瘤效果而避免肾毒性。但是卡铂具有类似顺铂的肾毒性。肾毒性的发生率在不同的肿瘤治疗方案中不同。肾小球滤过率（GRF）下降 30% ~50% 是铂类药物的常见不良反应。应用其他肾毒性药物、血容量减少、大剂量用药和（或）应用利尿药增加铂类药物肾毒性发生的危险。

（2）发病机制：顺铂主要以原型形式大部分从尿中排泄。铂类药物与血浆蛋白结合紧密，非结合的顺铂可以自由通过肾小球并可被排泄。排泄的铂类药物具有致癌性，并可能是应用顺铂治疗后双重恶性肿瘤出现的原因。顺铂通过转运或与有机碱运输系统结合而在肾小管细胞内蓄积。放射自显影研究显示放射标记的顺铂主要在近端肾小管 S_3 段积聚，同时这一区域是顺铂导致肾细胞毒性之处。对于顺铂肾毒性的发生机制已进行过一些研究，一些可疑的细胞内靶点已经明确，包括肾小管能量生成和 DNA 合成。进入肾脏细胞后顺铂经过生物转化，与肾细胞内大分子物质结合，然而大部分细胞内的铂类分子质量 <500Da 且与顺铂显示出不同的色谱。

多尿、肾小球滤过率下降和电解质失衡是顺铂治疗中常见的表现。多尿出现在两个阶段，第一阶段：用药后 24 ~48h 或以后，尿渗透压下降而 GFR 无变化，早期的多尿常会自发缓解；第二阶段：用药后 72 ~96h，这一阶段合并肾小球滤过率的下降。GRF 持久性下降 20% ~40% 是常见的。顺铂引起的细胞内呼吸改变导致不完全性远端小管酸中毒，继而引起镁、钾、氢和钙离子的失衡。低镁血症是顺铂治疗常见的一种并发症。保持血镁水平和补镁治疗可以降低出现低镁血症的风险。在顺铂治疗中有出现急性肾小管坏死（ATN）和急性间质性肾炎（AIN）的报道。

（3）预防和治疗：数种策略被用来减少顺铂肾毒性。应用高渗盐水进行用药前水化治疗可减少顺铂导致的ARF。盐平衡液水化后导致尿液中高氯浓度可减少顺铂向毒性代谢产物的转化。利尿药（呋塞米）同样被用于减少顺铂在肾小管的转化时间，并可在积极水化治疗时保证充足的尿量。尽管利尿药经常被应用，一些临床研究显示其并没有临床受益。持续缓慢静脉应用顺铂或将一日剂量分至3～5d注射的方式比一次快速注射有效。避免一次大剂量静脉用药可减少肾脏药物浓度，并可能减少肾毒性。静脉合用甘露醇被认为可通过增加尿量以稀释顺铂在肾小管中的浓度而对肾脏有保护作用。应避免和其他肾毒性药物合用，例如氨基糖苷类、NAISDs或碘化造影剂。对于有肾功能不全危险因素的患者应慎用顺铂和卡铂。

十一、锂

（1）发病率和危险因素：锂发现于1817年，并自1949年被应用于治疗双相性精神障碍。口服后，锂在消化道被完全吸收。锂不与蛋白结合，分布于所有组织。它大部分以原型形式从尿液排泄而不经任何代谢。锂在双向精神障碍的患者中半衰期高于其他人群。报道最常见的副作用是肾毒性、甲状腺毒性、体重增加、嗜睡和心血管异常。锂导致的肾脏损害发病缓慢而持续进展，以慢性肾间质性肾炎为特点，包括纤维化、小管萎缩、囊性小管损伤和肾小球硬化。

目前还不知晓锂导致的肾脏疾病的真实发病率。任何接受锂治疗的精神疾病患者出现锂导致的肾功能不全发生率高达20%，报道的发生率为1%～30%。未经锂治疗的精神病患者肾活检资料显示相似的肾损伤和组织学改变，这表明肾脏损伤可能存在除锂之外其他的发病机制。锂导致肾衰竭的患病率、发病率和肾衰竭严重程度取决于药物的血药浓度和患者的肾功能。

（2）发病机制：锂的毒性依赖于剂量和浓度。血药浓度在1～1.5mmol/L最易引起精神不集中、嗜睡、兴奋、肌无力、震颤、言语模糊和恶心。血浆浓度高于2.5mmol/L与肾功能不全有关。锂在治疗剂量的血浆浓度时主要损伤肾远端集合小管的酸化功能，这会导致肾小管酸中毒但不会引起全身代谢性酸中毒。在集合管，锂抑制cAMP的合成、下调水通道表达、降低抗利尿激素（ADH）受体的密度，导致ADH抵抗并损伤集合管的浓缩能力，进而引起多尿、烦渴、肾性尿崩症。由于双向精神障碍的患者需要长期应用锂治疗，表现为慢性肾小管间质性病变（CTIN）的慢性肾脏疾病很常见。肾活检可见肾小管萎缩和间质纤维化，伴或不伴有肾皮髓质小管囊肿和扩张。CTIN主要表现在远端和集合管。锂也可间接影响肾小球，也可出现局灶节段性肾小球硬化症和肾小球硬化，并与肾小管间质损伤的严重程度相平行。这一发现可解释长期应用锂治疗的患者GFR的下降和出现蛋白尿。尽管停用锂，很多血肌酐水平>2.5mg/dl的患者进展至终末期肾病。

（3）预防和治疗：双向精神障碍的患者常需要长期应用锂治疗。锂的治疗范围很窄（急性发作期1～1.5mmol/L，维持期0.6～1.2mmol/L）。急性和慢性毒性反应可出现在那些锂剂量增加或有效循环血容量下降的患者。因此，严密监测血肌酐水平对于预防急性或慢性肾衰竭很重要。在锂治疗期间应当建议患者每日饮用8～12杯水。由于低钠摄入可增加锂的吸收，患者应当保持规律的非低盐饮食。为避免脱水，不建议长时间暴露于阳光下，当出现发热、腹泻、呕吐时应当立即联系医师。利尿药，尤其是噻嗪类利尿药应当在锂治疗期间尽可能地避免。噻嗪类利尿药减少细胞内液，因此，锂在近曲小管的重吸收增加。另外，应避免应用可能增加血浆锂浓度的药物例如环孢素 A、NASID（低剂量阿司匹林除外）或有肾毒性的药物如氨基糖苷类（表 17－5）。

表 17－5　与锂相互作用的药物

药物	对血浆锂浓度的影响
噻嗪类利尿药	增高
乙酰唑胺和其他腺苷脱氨酶酶抑制药	下降(1)
渗透压性利尿药	下降
保钾利尿药	少量下降或无作用
甲基黄嘌呤抑制药	下降
髓襻利尿药	下降(1)
ACE 抑制药	增高
NASIDs	
吲哚美辛	增高
布洛芬	增高
甲芬那酸	增高
萘普生	增高
舒林酸	无作用
阿司匹林	无作用

注：（1）用于治疗锂急性中毒。ACE. 血管紧张素转化酶；NASIDs. 非甾体类抗炎药。

体液恢复对治疗锂导致的肾毒性很关键。急性肾功能不全出现经常与严重脱水有关。合适的液体置换治疗可快速恢复肾功能。襻利尿药可迅速终止锂在髓襻的重吸收并增加锂的排泄。因此，呋塞米（40mg/h）可用来治疗锂的毒性反应。然而，应用这一治疗时一定要补液而纠正呋塞米导致的钠盐和水分丢失。另外，由于呋塞米作用时间短，且细胞内外锂的重新平衡，停用呋塞米后可出现锂在体内滞留。由于乙酰唑胺抑制锂在近端肾小管的重吸收，合用乙酰唑胺和碳酸氢钠也可替代呋塞米。

补充电解质，尤其是补充钠盐和钾盐应当同时作为治疗锂导致肾毒性的方法。这是因为低钠血症和低钾血症常在这些患者中出现。当患者不能被医治或当肾功能严重受损时，由于锂是可完全被透析清除的，血液透析是降低血锂的最有效方法。锂在细胞内移出的速度很慢，因此血锂水平可能会在停止透析后不久反弹。因此，血液透析应当延长时间或者间隔进行（表 17－6）。

表 17－6　锂毒性的治疗方法

①如果意识状态受损，保护气道通畅
②容量复苏
③洗胃，应用聚乙二醇进行全消化道灌肠以防止锂的进一步吸收

续　表

④锂的清除
・血锂水平 >3.5～4mmol/L：大多数患者需要透析治疗
・血锂水平 2～4mmol/L：病情不稳定的患者和有严重肾病表现的肾功能不全患者需要透析治疗
・血液透析的指征：患者存在肾功能不全或患者血锂水平不能降至 1mmol/L
・液体治疗或强制利尿治疗建议给以下患者：早期锂中毒表现，肾功能正常，锂水平持续升高几天

十二、非甾体类抗炎药

（1）发病率和危险因素：NASID 经常用于治疗慢性炎症和改善急慢性疼痛。这类药物的广泛应用和非处方可获得性使这类药物经常给人安全和相对无毒性的印象。然而，NASID 类药物甚至阿司匹林的应用能够给许多患者带来实质性的风险，特别是长期应用的患者。

（陈　嘉）

第七节　非甾体抗炎药与肾脏：急性肾衰竭

NSAID 广泛用于治疗疼痛、发热和炎症。这类药物还具有其他潜在的用途，如治疗和预防结肠息肉、阿尔茨海默病（Alzheimer）等。在 1763 年发现了第一个 NSAID 即水杨酸钠。1959 年保泰松（苯丁唑酮）用于临床，该药疗效显著，但因骨髓毒性作用而使用减少。20 世纪 60 年代吲哚美辛投放市场。目前包括选择性环氧合酶－2 抑制药在内的几大类 20 余种 NSAID 在美国境内使用。除了遵医嘱使用 NSAID 外，还有大量人群使用非处方的 NSAID。每年有超过 5 千万患者间断服用 NSAID，而美国人群中有 150 万～250 万长期使用该类药物。更重要的是老年人群使用 NSAID 有患多种并发症的风险，该人群在使用 NSAID 人群中所占比例竟高达 15%。

NSAID 除其正常疗效外，还常出现许多异常情况，如胃肠道并发症及相对少见的肾脏损害等。估计因 NSAID 毒性入院的患者中有 5%～7% 出现重要脏器损害，包括胃肠道、肾和神经系统。NSAID 的肾毒性，尤其是血流动力学原因引起的 ARF 相对少见，但问题却较严重。估计使用 NSAID 的患者中有 1%～5% 出现肾损害，一些统计数据表明大约有 500 000 人出现 NSAID 相关的肾脏损害。据报道，使用 NSAID 可使慢性肾脏疾病（chronic kidney disease，CKD）患者因出现 ARF 而住院的危险性增加 1 倍。有心力衰竭、高血压病史及使用利尿药治疗的患者危险性最大。肾脏损害常发生在使用较大剂量 NSAID 的情况下，并且两者之间存在剂量依赖关系。住院患者的危险性尤其大，住院期间药物诱发的 ARF 病例中，约 16% 与 NSAID 有关。

与具有多种危险因素的患者相比，健康人群发生 NSAID 肾脏损害、并导致 ARF 的危险性较小。NSAID 的肾脏损害作用主要与其抑制肾前列腺素产生有关。选择性 COX－2 抑制药（塞来昔布、伐地考昔、罗非考昔）与其他 NSAID 相比具有相似的肾毒性。因此，这里所指的 NSAID 既包括非选择性 NSAID 也包括选择性 COX－2 抑制药。这类药物所引起的电解质酸碱平衡紊乱（高钾血症、低钠血症、代谢性酸中毒），并且诱发、加重高血压、钠平衡紊乱（水肿形成，心力衰竭加重）等情况也在 ARF 相关单元中进行描述。

一、发病机制

1. 前列腺素合成　复习前列腺素（prostaglandins，PGs）的合成途径有助于理解 NSAID 的药效和毒性。PGs 是 COX 代谢的主要产物。全身各组织器官均可产生 PGs，并以自分泌和旁分泌的方式作用于局部组织器官。PGs 合成的第一步是花生四烯酸从细胞膜磷脂中释放。磷脂酶 A_2 调控该反应过程，多种激素和机械性刺激可激活磷脂酶 A_2。花生四烯酸是 COX 的底物，随着合成进行，PGs 迅速离开细胞，并与自身细胞或邻近细胞的 PGs 受体结合，从而调节细胞功能。

COX 有两种异构体，即 COX－1、COX－2，催化合成 PGs。这两种异构体具有相似的氨基酸序列和催化功能。COX 异构体基因调节上的差异是命名“组成型”（COX－1）和“可诱导型”（COX－2）的分子学基础。这一命名可准确描述大多数组织的 COX 合成过程，即 COX－1 而非 COX－2 可在基线水平稳定表达，而 COX－2 则在巨噬细胞和其他细胞对炎症介质反应时大量表达。不过，目前认为 COX－2 也是组成型表达的，并在肾脏病理过程中上调表达，起到重要作用。选择性和非选择性 NSAID 引起的肾脏损害可能与抑制 COX－2 而非 COX－1 有关。

2. 前列腺素对肾的生理作用　健康个体在正常血容量状态下，PGs 合成所起的作用不大。因此，它不是肾功能的主要调节因素。而类花生酸类物质则可局部调节由全身及局部产生的血管收缩类激素。许多 PGs 的合成都可在肾中找到其解剖学定位，其中包括 PGI_2、PGE_2，血栓素 A_2（thromrboxane A_2，TXA_2）和 PGF_{2a}。在肾脏中 PGI_2 和 PGE_2 是主要的生理活性调节因素。PGI_2 和 PGE_2 具有引起小叶间动脉、入球/出球小动脉以及肾小球扩张的功能。

在亨氏襻和远端肾单位，PGE_2 可减少髓襻升支粗段和集合管上皮细胞对氯化钠的转运，并直接导致肾钠排泄增加和髓质张力下降。PGE_2 和 PGI_2 也可刺激肾小球旁器肾素的分泌，并引起血管紧张素Ⅱ水平升高和醛固酮合成增加，进而加强远端肾单位尿潴留及排钾作用。另外，PGE_2 和 PGI_2 尚可抑制环磷腺苷（ade：noslne cyclophosphate，cAMP）合成、对抗利尿激素（antidiuretic hormone，ADH）的作用，利于肾对水的排泄。

3. NSAID 相关性 ARF 的危险因素　健康人体中 PGs 的基础产量很低，因此 NSAID 相关性 ARF 的发生危险性很小。然而，表 17－7 列出的危险因素会使肾脏更依赖于 PGs，并在患者使用 NSAID 时发生 ARF 的危险性大大增加。在肾脏病理状态和调节肾脏生理活动中，PGs 对维护肾功能都起到了重要作用。如呕吐、腹泻和利尿治疗等情况下引起的“真性”血管内血容量不足时，PGs 合成会增加以保证肾正常的血流。当发生充血性心力衰竭（congestive heart failure，CHF）、肝硬化和肾病综合征时，肾有效血流减少，亦可引起 PGs 合成代偿性增加。循环系统中血管紧张素Ⅱ、内皮素、抗利尿激素和儿茶酚胺类常以牺牲肾循环为代价来维持全身正常的血压，而 PGE_2 和 PGI_2 则可在肾的局部起拮抗作用。确切地讲，这些类花生酸类物质可通过拮抗由上述内源性血管升压类物质所引起的肾小动脉血管收缩、削弱系膜细胞和足细胞收缩等过程来维持肾小球滤过率（glomerular filtration rate，GFR）。当患者出现任何一种上述疾病状态时，使用 NSAID 就有可能使 GFR 显著降低。

在 CKD 中 PGs 的合成也同样增多。CKD 中残存肾单位高灌注引起肾内 PGs 合成上调，但 NSAID 却能引起 PGs 合成紊乱，进而导致肾血流量（renal blood flow，RBF）和 GFR 急剧下降。一些特殊药物如肾素 - 血管紧张素 - 醛固酮系（renin - angiotensln - aaldosterone system，RAAS）拮抗药，即血管紧张素转化酶抑制药（angiotensln - convertlng enzyme inhibitors，ACEI）及血管紧张素受体拮抗药（angiotensin receptor blockers，ARBs）会增加使用 NSAID 时发生 ARF 的危险性。这在存在“真性”或“有效性”血管内血容量不足、CKD 情况的患者中非常有代表性。当没有潜在肾脏疾病的情况下，血容量不足的患者很少发生 ARF。相反，老年人存在 CKD 未及时诊断、血管内血容量不足、低白蛋白血症（可增加循环中游离 NSAID 水平）等情况，因此患 ARF 的危险性较高。

表 17－7　NSAID 相关性 ARF 的危险因素

·“真性”血管内血容量不足	·肾脏疾病
呕吐	急性肾衰竭
腹泻	慢性肾衰竭
利尿药	·用药
·“有效”血管内血容量不足	血管紧张素转化酶抑制药（ACEI）
充血性心力衰竭	血管紧张素受体拮抗药（ARB）
肝硬化	·老年人
肾病综合征	

二、临床表现

1. 症状和体征　非严重性 ARF 情况下，大多数 NSAID 相关性肾前性氮质血症患者没有明显的临床症状。ARF 的易患危险因素常决定临床表现，例如，当患者出现“真性”血管内血容量不足时可出现尿毒症症状，如食欲缺乏、恶心、呕吐、乏力、注意力不集中及可能的胃肠道消化不良（NSAID）的胃肠病变，但这时不会出现高血压或水肿。相反，当患者存在“有效”血管内血容量不足情况时，如 CHF、肝硬化和肾病综合征，可表现为容量过负荷的临床表现。CHF 患者可出现肺部湿啰音、颈静脉波动明显和由肺水肿引起的心脏 S3 奔马律，同时出现周围凹陷性水肿。肝硬化患者会出现周围性水肿加重，腹水导致腹围增加。肾病综合征患者可出现周围水肿加重，甚至全身性水肿。CHF 和肾病患者常出现高血压，而肝硬化患者血压则不出现升高。有高血压既往史的患者，尤其是在使用降压药物治疗的时候，常出现血压波动和高血压加重。CKD 患者有时会出现急性尿毒症表现，如严重高血压、周围性水肿和 CHF，同时可出现由高钾血症引起的肌无力和心律失常。另外，当患者服用影响体内钾平衡的药物（ACEI、ARB、螺内酯、伊普利酮、钙调神经磷酸酶抑制药、肝素等）时，可在服用 NSAID 后出现上述不良反应。上述临床症状和体征在老年患者中均可出现。

2. 实验室检查　NSAID 相关性 ARF 主要是影响血流动力学的，因此各项实验室检查参数均可反映出这种典型的“肾前性”状态。血清和尿的检查均支持上述改变特点。BUN 和血清 Cr 均升高，且 BUN 升高程度高于血清 Cr。一般来说，BUN/Cr 比值常 > 20（并非所有患者均会出现）。严重的电解质紊乱亦很常见，包括由于肾排水功能紊乱引起的低钠血症（$[Na^+]$ < 135mmol/L），高钾血症（$[K^+]$ > 5.5mmol/L），伴或不伴有非阴离子增高性代谢性酸中毒。NSAID 引起的低肾素性低醛固酮血症可导致高钾血症和非阴离子间隙增高性代谢性酸中毒。值得注意的是，上述电解质和酸碱平衡紊乱在轻微的 ARF 患者中即可出现，这与 NSAID 对各个不同肾单位肾小管节段的直接作用有关。

尿液检查也符合肾前性 ARF 的特点。尿比重（specific gravity，SG）>1.015，尿［Na^+］常<10~20mmol/L。排钠分数（$FENa^+$）（$FENa^+$ =［尿 Na^+ × 血清 Cr］÷［血清 Na^+ × 尿 Cr］）<1.0%（表 17－8）。这与急性肾小管坏死（acute tubular necrosis，ATN）不同，后者此值>3.0%。少数情况下，NSAID 相关性 ARF 尿 SG 和 $FENa^+$ 亦可出现 ATN 的特征，即（SG≤1.015，$FENa^+$ >3.0%），这说明严重的缺血引起了 ATN，可能与低血压和严重的肾低灌注有关。通过计算经肾小管钾梯度（TTKG）可评估高钾血症。TTKG =［尿 K^+ ÷（尿渗透压/血清渗透压）］÷血清 K^+。高钾血症时，TTKG<6，提示由于低醛固酮血症引起了肾脏的排钾功能障碍，这符合 NSAID 肾脏损害的特点。

NSAID 相关性 ARF 患者尿液在显微镜下可见少量的沉渣，无细胞成分，时有透明管型，这符合肾前性氮质血症的特点。少数情况下出现缺血性肾小管损伤，出现肾小管上皮细胞（renal tubular epithelial，RTE）、RTE 管型及颗粒管型。除非合并其他肾脏疾病，很少会出现红细胞、白细胞或这些细胞的管型。若出现上述异常，则提示 NSAID 肾损害出现了其他肾脏病变情况，如急性间质性肾炎（acute interstitial nephritls，AIN）等。除非合并有其他肾脏疾病，影像学检查多正常。肾脏超声检查提示肾脏大小、回声均正常，无肾积水表现。CT 扫描和磁共振成像（magnetlc resonancelm aging，MRI）中亦无明显异常表现。ACEI 肾灌注扫描提示双侧肾脏对示踪剂的摄取下降，这与肾前性氮质血症特征相符。

三、鉴别诊断

使用 NSAID 时出现 ARF 应与其他肾前性、各种肾性（如 ATN、AIN）病因相鉴别。另外，其他原因引起的 ARF，如梗阻性尿路病等亦需进行鉴别。“真性”和“有效”血管内血容量不足是引起肾前性 ARF 的病因，并且两者同时也是 NSAID 相关性 ARF 的危险因素，故很难将以上两种情况区分开来。这是因为 NSAID 可显著加重原先存在的 CHF 或肝硬化，出现失代偿性疾病状态。因此，必须在停用 NSAID 的同时治疗潜在的临床疾病。缺血性 ATN 可以是 NSAID 影响肾血流动力学的结果，也可由其他潜在疾病（如低血压、败血症）所造成，并进一步降低肾血流灌注和 GFR。尿液检查可用来区分 NSAID 相关 ARF 和 ATN，ATN 表现为 SG≤1.015，尿［Na^+］>20mmol/L，$FENa^+$ >3.0%，尿沉渣中存在 RTE 细胞、RTE 细胞管型和颗粒管型。

NSAID 可因 AIN 而导致 ARF。停用 NSAID 数天未见好转的患者应该考虑 AIN 的可能。AIN 临床表现变化较多，但通常会出现血嗜酸性粒细胞增多、肾小管性蛋白尿（<1g/d），脓尿（有或无嗜酸性粒细胞尿）和血尿（表 17－8）。NSAID 引起的 AIN 常缺乏典型的 AIN 表现，且尿沉渣检查改变不明显。另外，由部分尿路梗阻引起的 ARF 其尿沉渣改变亦不明显，有时会与 NSAID 相关性 ARF 相混淆。然而，若尿比重和电解质情况与 ATN 时的所见相似时，常提示为肾小管损伤。

表 17-8　NSAID 相关性 ARF 和 ATN 尿液检查情况

SG	尿［Na^+］	FE_{Na^+}	尿沉渣
NSAID > 1.020	< 10 ~ 20mmol/L	< 1.0%	轻微改变，无细胞的，透明管型
	> 20mmol/L	> 3.0%	RTE 细胞，RTE 细胞管型，颗粒管型
AIN ± 1.015	> 20mmol/L	> 3.0%	VVBC，RBC，WBC 管型，少见嗜酸性粒细胞

注：NSAID. 非甾体抗炎药；SG. 尿比重；AIN. 性间质性肾炎；RTE. 肾小管上皮细胞；WBC. 白细胞；RBC. 红细胞。

四、并发症

任何由药物引起的 ARF 均可出现尿毒症性、代谢性以及血管内容量相关的并发症。严重的 ARF 可出现与严重尿毒症相关的并发症，包括中枢神经系统异常（意识模糊、躁动、癫痫）、血小板功能异常引起出血、感染危险增加、分解代谢状态引起的营养不良和浆膜表面炎症（心包炎、胸膜炎）等。ARF 或 NSAID 的直接作用均可引起低钠血症、高钾血症和代谢性酸中毒。由于 NSAID 会引起低肾素性低醛固酮状态，高钾血症严重程度可与肾功能不全程度不相符。在心脏病患者中，NSAID 相关性肾脏损害可合并容量超负荷，引起肺水肿和周围性水肿。在肝硬化患者中，肝肾综合征是十分严重的并发症。CHF 和肾病综合征患者可出现利尿药抵抗现象。最近有报道，选择性和非选择性 NSAID 均可增加发生不良心血管事件的危险性。

五、治疗

首要的治疗是停用 NSAID。其他辅助治疗包括纠正潜在的肾脏损害易患因素和状态。一些血管内血容量不足患者，静脉输入生理盐水，快速恢复血容量有助于其肾脏恢复。当心脏病患者出现 ARF 并发 CHF，以及肾病综合征患者出现严重的水肿甚至全身性水肿时，可静脉应用较大剂量的利尿药，有时尚需联合使用不同类型的利尿药。危及生命的高钾血症需要采取下列措施治疗：静脉给予葡萄糖酸钙稳定心肌细胞，静脉使用胰岛素加葡萄糖、大剂量 β_2 受体激动药喷雾吸入使钾移入细胞内以及利尿治疗加强肾功能正常患者的尿钾排泄。一般情况下代谢性酸中毒多不严重，尚不需用碳酸氢钠纠正。严重的 ARF 合并进展性尿毒症或其他危及生命的并发症（肺水肿、代谢紊乱等），且停用 NSAID 数天无明显恢复的患者需进行肾替代治疗。

六、预后

值得庆幸的是，停用 NSAID 常有助于肾功能恢复。一般情况下，肾功能多在 2 ~ 5d 恢复正常。然而，当患者合并失代偿性心脏疾病、肝硬化和潜在 CKD 时，肾功能恢复将延缓。极个别情况下患者肾功能不能恢复，此时需要仔细评估其他可能引起 ARF 的原因。

（陈　嘉）

第八节　急性肾小管坏死

急性肾小管坏死（acute tubular necrosis，ATN）是急性肾损伤最常见类型，占全部 AKI

的75% ~80%，是由于各种病因引起肾缺血和（或）肾毒性损伤导致肾功能急骤、进行性减退而出现的临床综合征。

但ATN仅是一病理学名词，部分患者并没有明显的肾小管上皮细胞坏死，目前对缺血性和肾中毒性AKI虽仍沿用ATN名称，实际上ATN未能准确反映其形态学改变。

一、病因与发病机制

ATN通常由缺血或肾毒性因素所致，多数情况下两者兼而有之。

（一）急性肾缺血病因

急性肾缺血是ATN最常见原因，由肾脏血流灌注不足所致，约占AKI的55%。引起肾脏缺血低灌注的常见原因包括细胞外液容量减少，或虽然细胞外液容量正常但有效循环容量下降的某些疾病，或内源性/外源性因素引起的肾内血流动力学改变导致肾小球毛细血管灌注压降低。

肾前性可逆性氮质血症与缺血性AKI是肾脏低灌注不同阶段的表现，前者是肾脏对轻、中度低灌注的反应，而后者是长时间严重肾缺血的结果，且常合并其他肾损伤因素。从肾前性氮质血症进展到缺血性ATN一般经历四个阶段：起始期、进展期、持续期及恢复期。

在起始期（持续数小时至数周），由于肾血流量下降引起肾小球滤过压下降，上皮细胞坏死脱落形成管型导致小管内滤出液受阻，肾小球滤出液因上皮细胞损伤回漏进入间质等原因，GFR开始下降。缺血性损伤在近端肾小管的S3段和亨氏襻升支粗段髓质部分最为明显，因此，处溶质主动转运功能（ATP依赖）非常活跃，但在外髓部位局部氧分压较低，对缺血缺氧十分敏感。小管细胞缺血可导致ATP耗竭、溶质主动转运受抑制、细胞结构破坏。如果肾血流量不能及时恢复，则细胞损伤进一步加重引起细胞凋亡、坏死。

在进展期，肾内微血管充血明显伴持续组织缺氧及炎症反应，病变尤以皮髓交界处最为明显，此部位内皮细胞功能障碍及白细胞黏附明显，进而影响再灌注。

在持续期（常为1 ~2周），GFR仍保持在低水平（常为5 ~10ml/min），尿量也最少，各种尿毒症并发症开始出现。但小管细胞不断修复、迁移、增殖，以重建细胞、小管的完整性。此期全身血流动力学改善但GFR持续低下，上皮细胞损伤还可通过管-球反馈引起肾内血管持续收缩，远端肾小管致密斑感受到近端肾单位重吸收障碍引起的远端钠排泄增加，刺激邻近入球小动脉收缩，肾小球灌注和滤过下降，并形成恶性循环。

在恢复期，小管上皮细胞逐渐修复、再生，正常的细胞及器官功能逐步恢复，GRF开始改善。此期如果上皮细胞功能延迟恢复，则溶质和水的重吸收功能相对肾小球的滤过功能也延迟恢复，可伴随明显的多尿期。

（二）急性肾毒性损伤病因

肾毒性ATN由各种肾毒性物质引起，包括外源性及内源性毒素。肾脏由于血供丰富，且可通过逆流倍增机制及特殊转运，使肾髓质间质和小管腔内毒性物质浓度增高数十倍，小管上皮细胞的代谢作用还可使某些毒性物质转变为毒性更为强大的代谢物，同时合并基础肾功能减退、肾脏低灌注及其他损伤因素引起肾脏对毒素敏感性显著增加等原因，均易造成肾小管上皮细胞损伤。肾毒性 ATN 的发生机制，主要与直接小管损伤、肾内血管收缩、肾小管梗阻等有关。引起肾毒性损伤的外源性毒素以药物最为常见，近年来一些新型抗生素和抗肿瘤药物引起的肾毒性 ATN 逐渐增多，其次为重金属、化学毒物、生物毒素及微生物感染等。

其中许多抗生素可直接损伤肾小管上皮细胞，如氨基糖苷类、两性霉素 B、阿昔洛韦、阿德福韦酯、膦甲酸钠和顺铂、异环磷酰胺等化疗药物。部分药物及内源性毒素则可引起肾内血管收缩，如两性霉素 B、造影剂、钙调磷酸酯酶抑制药（环孢素、他克莫司）等，高钙血症导致的 ATN 也与肾内血管收缩有关，血红蛋白和肌红蛋白通过增加肾内一氧化氮清除，破坏血管扩张和血管收缩之间平衡，也能导致肾内血管收缩。此外，肌红蛋白、血红蛋白、尿酸、免疫球蛋白轻链等内源性物质和乙二醇、磺胺类抗生素、阿昔洛韦、甲氨蝶呤、茚地那韦、氨苯蝶啶等外源性物质还可引起肾小管梗阻。

不同病因、不同病理损害类型的 ATN 可以有不同的始动机制和持续发展因素，迄今尚难用一个学说来解释 ATN 全部现象，但均涉及肾小球滤过率下降及肾小管上皮细胞损伤两个方面，并影响细胞修复过程及预后。肾灌注减少引起血流动力学介导的 GRF 下降，若低灌注持续，可发生细胞明显损伤。导致 ATN，患者 GRF 显著降低的主要原因是肾小管损伤、血流动力学异常及肾实质内炎症。肾小管损伤引起小球滤过液反漏和小管内阻塞，肾脏灌注减少和炎症均加重肾小管损伤。肾内血管收缩降低肾小球内毛细血管静水压和血浆流量，从而直接导致 GFR 下降。缺氧是导致肾小管上皮细胞功能异常的根本原因，缺血首先引起细胞 ATP 储存减少，并由此引起一系列生化改变。中毒引起的 ATN，也大多发生在多种因素综合基础之上。如年龄、合并糖尿病等，由毒物所致肾损害，大多也有缺血因素参与。缺血性或中毒性 ATN 恢复期，随着坏死肾小管上皮细胞被清除、肾小管细胞再生及肾小管完整性的逐渐恢复，多数患者肾功能很大程度上得到恢复。

二、病理

由于病因及病变的严重程度不同，病理改变可有显著差异。肉眼见肾增大而质软，剖面可见髓质呈暗红色，皮质肿胀，因缺血而呈苍白色。典型的缺血性 ATN 光镜检查见肾小管上皮细胞片状和灶性坏死，从基膜上脱落，小管腔管型堵塞。管型由未受损或变性上皮细胞、细胞碎片、Tamm - Horsfall 黏蛋白和色素组成。近端小管的 S3 段坏死最为严重，其次为亨氏襻升支粗段髓质部分，基底膜常遭破坏。如基底膜完整性存在，则肾小管上皮细胞可迅速再生，否则上皮不能再生。肾毒性 AKI 形态学变化最明显部位在近端肾小管的曲部和直部。小管细胞坏死不如缺血性明显。

ATN 患者肾小管细胞坏死的严重度远低于肾功能损害程度，提示 AFN 时肾脏结构改变与功能改变关系不密切。来自 ATN 患者标本的研究显示，若同时考虑到小管细胞的亚致死性损伤、凋亡和坏死，则小管细胞损伤的形态学改变与肾衰竭程度有着良好相关性，鉴于此，用“急性肾损伤”代替“急性肾小管坏死”可能更为确切。

三、临床表现

ATN 的临床表现不一，多与其所处病程的不同阶段有关。早期常见尿量减少或尿色加深，病程后期肾功能严重受损时出现各种临床表现，如乏力、食欲缺乏、恶心、呕吐、瘙痒等，容量过负荷患者可出现气短、活动后呼吸困难。体检可见外周水肿、肺部湿啰音、颈静脉怒张等。ATN 首次诊断常常是基于实验室检查异常，特别是血清肌酐（serum creatinine，SCr）绝对或相对升高，而不是基于特征性的临床症状与体征。但仅有实验室检查异常，缺乏临床表现的 AKI 患者并不多见。

ATN 是肾性 AKI 最常见类型，其临床病程典型可分为三期：

（一）起始期

患者遭受缺血或中毒等已知 ATN 病因，但尚未发生明显肾实质损伤。在此阶段，如能及时采取有效措施，AKI 常常是可预防的，一般持续数小时到数天，患者常无明显临床症状。

（二）维持期

维持期又称少尿或无尿期。此阶段肾实质损伤已经形成，GFR 降至 5～10ml/min 或以下，一般持续 1～2 周，但也可长达 1～12 个月。

多数患者由于 GFR 降低引起进行性尿量减少伴氮质血症。尿量 <400ml/d 称为少尿，<100ml/d 称为无尿，但也有患者可无少尿症，氮质血症期内尿量在 500ml/d 以上。SCr 和 BUN 进行性升高，其升高速度与体内蛋白分解状态有关。不论尿量是否减少，随着肾功能减退，临床上出现一系列尿毒症表现。ATN 全身并发症包括消化系统症状，如食欲减退、恶心、呕吐、腹胀、腹泻等，严重者可发生消化道出血；呼吸系统除容量过多和感染症状外，尚可出现呼吸困难、咳嗽、憋气、胸痛等尿毒症肺炎症状；循环系统多因尿少及体液过荷、出现高血压及心力衰竭、肺水肿表现，因毒素滞留、电解质紊乱、贫血及酸中毒引起各种心律失常及心肌病变；神经系统受累出现意识障碍、躁动、谵妄、抽搐、昏迷等尿毒症脑病症状；血液系统受累可有出血倾向及轻度贫血现象。感染是急性肾衰竭另一常见而严重并发症，在疾病发展过程中还可合并多脏器衰竭，病死率高。

此外，水、电解质和酸碱平衡紊乱主要表现为水过多、代谢性酸中毒、高钾血症、低钠血症、低钙和高磷血症等。水过多常见于水分控制不严格、摄入量或补液量过多，出水量如呕吐、出汗、伤口渗透量等估计不准确以及液体补充时忽略计算内生水。ATN 少尿期因尿液排钾减少，若同时体内存在高分解状态，可使细胞内钾大量释放，加之酸中毒使细胞内钾转移至细胞外，可在几小时内发生严重高钾血症。高钾血症可无特征性临床表现，严重者出现神经系统症状，后期出现房室阻滞、窦性静止、室内传导阻滞甚至心室颤动。高钾血症的心电图改变可先于高钾临床表现出现，故心电图监护高钾血症对心肌的影响甚为重要。当同时存在低钠、低钙血症或酸中毒时，高钾血症心电图表现更为显著。ATN 时由于酸性代谢产物排出减少，肾小管泌酸能力和重吸收碳酸氢根能力下降等，致使患者阴离子间隙增高，每日血浆碳酸氢根浓度有不同程度下降，在高分解状态时降低更多更快。

（三）恢复期

此阶段小管细胞再生、修复，肾小管完整性恢复，肾小球滤过率逐渐恢复正常或接近正常范围。根据病因、病情轻重程度、多尿期持续时间、并发症和年龄等因素，ATN 患者在恢复早期症状可有较大差异。与 GFR 相比，肾小管上皮细胞功能（溶质和水重吸收）的恢复相对延迟，常需数月才能恢复。进行性尿量增多是肾功能开始恢复的一个标志，每日尿量可成倍增加，达 2.5L 或以上称多尿。血清肌酐逐渐下降，但肌酐下降比尿量增多滞后数天。

多尿期早期，肾脏仍不能充分排出血中氮质代谢产物、钾和磷，故此时仍可发生高钾血症，持续多尿则可发生低钾血症、失水和低钠血症。部分患者可遗留不同程度的肾脏结构和功能损害。

四、实验室检查

（一）尿液检查

尿常规检查尿蛋白多为 ± ~ +，常以小分子蛋白为主。尿沉渣检查可见肾小管上皮细胞、上皮细胞管型和颗粒管型及少许红、白细胞等，但在重金属中毒时常有大量蛋白尿和肉眼血尿。新鲜尿液镜检有助于发现一些具有重要诊断意义的细胞成分，如各种管型、嗜酸性细胞等。因肾小管重吸收功能损害，尿比重降低且较固定，多在 1.015 以下，尿渗透浓度 < 350mOsm/L；尿钠含量增高；滤过钠排泄分数（FENa）常 > 1%。应注意尿液诊断指标的检查须在输液、使用利尿药前进行，否则影响结果。

肾后性 AKI 尿检异常多不明显，可有轻度蛋白尿、血尿，合并感染时可出现白细胞尿，FENa < 1%。肾小球疾病引起者可出现大量蛋白尿或血尿，且以变形红细胞为主。

（二）血液检查

可有轻度贫血；血情肌酐（SCr）和尿素氮进行性升高，高分解代谢者升高速度较快，横纹肌溶解引起者 SCr 升高更快；血清钾浓度升高，常 > 5.5mmol/L；血 pH 常 < 7.35，碳酸氢根离子浓度多 < 20mmol/L；血清钠浓度正常或偏低；血钙降低，血磷升高；重危病例，应动态监测血气分析，了解代谢性酸中毒程度和性质及有无复杂性或混合性酸碱失衡。

（三）尿路影像学检查

有助于急、慢性肾功能减退鉴别和了解 AKI 病因，以超声显像为首选。超声显像或 X 线平片发现固缩肾或皮质变薄提示慢性肾功能减退，肾脏增大则提示急性炎症、浸润性病变和梗阻。双肾体积明显不对称应考虑肾血管疾病。静脉肾盂造影在 AKI 时易加重肾损害且显影效果差，应慎用。逆行性造影有助于进一步明确有无尿路梗阻，但并发症较多，应严格掌握适应证。疑有肾动脉栓塞、肾动脉或肾静脉血栓者，可做肾动静脉彩色超声显像、放射性核素检查、CT 或 MRI 肾血管成像，仍不能明确者可行肾血管造影。含碘造影剂可引起造影剂肾病，应慎用。此外，中、重度肾功能减退患者在接受磁共振血管成像（MRA）时，应禁用含钆磁共振成像造影剂，以避免肾源性系统性纤维化（nephrogenlc systernlc fibr osis）发生。血液透析患者接受钆增强 MRA 后，应尽快接受透析治疗。

（四）肾活检

肾活检是 AKI 鉴别诊断的重要手段。在排除肾前性及肾后性病因后，拟诊肾性 AKI 但不能明确病因时，若无禁忌证，应尽早进行肾活检，以便及早实施针对性治疗，但应注意 AKI 患者即使无全身出血倾向，肾穿刺后出血及动、静脉瘘等并发症也较高。

五、诊断和鉴别诊断

根据病因，肾功能急性进行性减退，结合相应临床表现，实验室与辅助检查，一般不难做出诊断，但目前有关 AKI 定义及其临床诊断、分期标准仍在不断修改完善中。

2002 年，急性透析质量倡议小组（ADQI）制定了 AKI 的“RIFLE”分层诊断标准，依据肾小球滤过功能（SCr、GFR、尿量）减退的程度，将 AKI 分为如下 5 级：危险期（risk of renal dysfunctlon，R）、损伤期（injury to the kidney，I）、衰竭期（failure ofkidney function，F）、失功能期（loss of kidney function，L）及终末期肾病期（end - stage kidney disease，ESKD）。以患者本次发病前 3 个月内 SCr 检测值作为 SCr 基础值，如 SCr 近期检测值缺失，则可根据简化 MDRD 公式获得粗略估算值。但这一分级标准仍存在一定的局限性，如对 AKI 的诊断敏感性和特异性不高，且未考虑年龄、性别、种族等因素对肌酐值的影响。

2005 年，急性肾损伤网络（AKIN）制定了新的急性肾损伤共识。AKIN 制定的 AKI 定义为：不超过 3 个月的肾脏功能或结构方面的异常，包括血、尿、组织检测或影像学方面的肾损伤指标的异常。AKI 的诊断标准为：肾功能的突然减退（在 48h 内），表现为 SCr 升高绝对值≥0. 3mg/dl（≥26. 4μmol/L）；或 SCr 较基础值升高≥50%；或尿量减少［尿量＜0. 5ml/（kg · h），时间超过≥6h］。AKIN 共识仍然使用 RIFLE 分级，但是仅保留了前面 3 个急性病变期，而且在分级标准上做了调整。AKIN 共识规定了诊断 AKI 的时间窗（48h），强调了 SCr 的动态变化，为临床上 AKI 的早期干预提供了可能性。此外，与 ADQI 共识相比，AKIN 共识规定只要 SCr 轻微升高≥0. 3mg/dl，就可诊断 AKI，提高了诊断的敏感性。但单独用尿量改变作为诊断与分期标准时，必须考虑到影响尿量的其他因素。

最近，改善全球肾脏病预后组织（Kidney Disease：Improvlng Global Outcomes，KDIGO）制定了 AKI 临床实践指南，规定 AKI 的临床诊断标准为：48h 内 SCr 升高≥0. 3mg/dl（≥26. 5μmol/L），或者 SCr 较基础值升高≥50%（推测在 7d 之内发生），或者持续 6h 内尿量减少［尿量＜0. 5ml/（kg · h），持续时间≥6h］。

需要注意的是，SCr 影响因素众多，除与肌肉体积、年龄有关外，还与是否原有肾损害、应用药物有关。因此，AKI 诊断核心问题是有无急骤的 GFR 下降的证据。

鉴别诊断方面，病史十分重要，应仔细甄别每一种可能的 AKI 诱因。先筛查肾前性和肾后性因素，再评估可能的肾性 AKI 病因，确定为肾性 AKI 后，尚应鉴别是肾小球、肾血管抑或肾间质病变引起。不同病因、不同病理改变所致 AKI 在早期有截然不同的治疗方法。系统筛查 AKI 肾前性、肾性、肾后性三类病因有助于做出准确诊断并制定针对性治疗方案。注意识别 CKD 基础上的 AKI。

（一）与肾前性少尿鉴别

肾前性氮质血症是 AKI 最常见的病因，详细询问病史有助于获得判断。常见的引起容量不足或相对不足的原因包括呕吐、腹泻、食欲缺乏、严重充血性心力衰竭、利尿药使用不当等。此外，还要注意询问近期有无非甾体抗炎药（NSAIDs）、血管紧张素转化酶抑制药（ACEIs）及血管紧张素受体拮抗药（ARBs）等药物使用史。容量不足的常见体征包括心动过速、全身性或直立性低血压、黏膜干燥、皮肤弹性差等。肾前性 AKI 时，实验室检查可见 SCr 和尿素氮升高，但氮质血症程度一般不严重。尿沉渣常无异常改变，尿比重常＞1. 020，尿渗透浓度＞550mOsm/kg，尿钠浓度＜10mmol/L，肾衰指数和尿钠排泄分数（FENa）常＜1%。FENa 计算公式如下。

FE（Na）＝［（尿钠/血钠）/（尿肌酐/血肌酐）］×100%

FENa 可用于判断 AKI 病因。但是服用呋塞米等利尿药的肾前性 AKI 患者，受利钠作用影响，FENa 可＞1%。对此可改用尿素排泄分数（FEurea），计算方法与尿钠排泄分数类似，FEurea <35% 提示肾前性 AKI。此外，当尿液中出现过量碳酸氢钠、葡萄糖、甘露醇等无法重吸收溶质时，FENa 也常 >1%。慢性肾病、ATN、梗阻性肾病晚期，FENa、FEUrea 也均不可靠。肾前性 AKI 时，血尿素氮（mg/dl）/血肌酐（mg/dl）比值常 >20，也有助于鉴别诊断。正常成年人或无并发症的慢性肾衰竭者其比值为 10。肾前性 AKI 时由于肾小管功能未受损，低尿流速率导致小管重吸收尿素增加，使肾前性少尿时血尿素氮/血肌酐不成比例增加，可超过 15。尽管此值在肾前性是典型的表现，但也可见于肾后性 AKI。血尿素氮/血肌酐比值增加还需排除胃肠道出血、其他应激伴有的尿素产生增多及肾功能不全蛋白质摄入过多。

无尿患者可行中心静脉压测定，ATN 者一般正常或偏高，而肾前性者偏低。临床上怀疑肾前性少尿，可在早期小心地试用补液试验，即 30min 内快速输液（5% 葡萄糖 250ml）并静脉缓慢注射利尿药（呋塞米 40～100mg），以观察输液后循环系统负荷情况。如果补足血容量后血压恢复正常，尿量增加，则支持肾前性少尿的诊断。低血压时间过长，特别是老年人伴心功能欠佳时，补液后无尿量增多应怀疑过长时间的肾前性氮质血症已进展为 ATN。

（二）与肾后性 AKI 鉴别

及时发现和解除尿路梗阻可使肾功能迅速得到改善，长期梗阻则可造成不可逆性肾损害。伴有泌尿系结石、盆腔脏器肿瘤或手术史、突然完全性无尿或间歇性无尿或有肾绞痛病史者，更应警惕肾后性 AKI。膀胱导尿兼有诊断和治疗的意义。超声显像、X 线摄片等泌尿系统影像学检查可资鉴别，但使用造影剂可加重肾损伤，故所有疑诊 AKI 的患者均应进行肾脏超声检查，如果超声显像发现有双侧肾盂分离或双侧输尿管扩张，且肾脏实质无明显萎缩，提示可能存在急性梗阻。

（三）与重症急性肾小球肾炎或急进性肾小球肾炎鉴别

原发性或继发性肾小球肾炎多伴有血尿、蛋白尿、高血压等表现，蛋白尿常较严重，多大于 2g/24h。重症急性肾小球肾炎少尿突出，甚至可完全无尿，急进性肾小球肾炎很少会完全无尿，前者在少尿同时常伴有高血压和水肿，后者则否。部分继发性肾小球肾炎还伴有皮疹、关节痛、咯血、鼻窦炎等表现，通常根据不同疾病所具有的特殊病史，结合实验室与辅助检查异常，可做出鉴别。对诊断困难者，应尽早进行肾活组织检查明确诊断。

（四）与急性肾间质病变鉴别

主要依据引起急性间质性肾炎的病因及临床表现，如药物过敏或感染史、明显肾区疼痛等，药物引起者可有发热、皮疹、关节疼痛、血嗜酸性粒细胞增多等表现。本病与 ATN 鉴别有时困难，应尽早进行肾活组织检查。

（五）双侧急性肾静脉血栓形成和双侧肾动脉闭塞

两者均可引起 AKI。若患者原有慢性肾脏病或为孤立肾者，则一侧肾脏大血管闭塞也可以引起 AKI。急性肾动脉闭塞常见于动脉栓塞、血栓、主动脉夹层分离，偶由血管炎所致。动脉栓塞常由于动脉造影、血管成形术或主动脉手术过程中主动脉粥样斑块脱落所致；胆固醇栓塞堵塞肾脏中小动脉，可引起血管腔不可逆性闭塞；心房颤动或心脏附壁血栓也是引起血栓栓塞的常见原因，可导致急性肾梗死。肾动脉血栓通常发生于动脉粥样斑块基础上，亦常见于创伤性内膜撕伤或肾移植血管吻合处。急性肾静脉血栓罕见，常发生于成人肾病综合征、肾细胞癌、肾区外伤或严重脱水的肾病患儿，常常同时伴有下腔静脉血栓形成，故常伴有下腔静脉阻塞综合征、严重腰痛和血尿。由肾动脉、静脉栓塞或血栓引起的 AKI 患者可完全无尿，有腰痛和腰部压痛，也常同时伴有肺、脑等脏器栓塞，常有发热和白细胞增高，可有蛋白尿和血尿，肾血管影像学检查有助于确立诊断。

六、治疗

尽早识别并纠正可逆的病因，避免肾脏受到进一步损伤，维持水、电解质、酸碱平衡是 ATN 治疗的基石。无论何种原因引起的 AKI，都必须尽早明确诊断、尽快纠正肾前性因素、及时采取干预措施。充足补充液体对于肾前性和造影剂肾损伤防治作用已获肯定。其他药物疗法未获循证医学支持，故目前不推荐使用。故 ATN 治疗仍以对症治疗和防治并发症为主。禁用肾毒性药物，注意根据肾功能调整药物剂量、用法、剂型或监测药物浓度是必要措施。肾脏替代治疗是 AKI 治疗的重要组成部分，但有关危重 AKI 时肾脏替代治疗的剂量、时机、模式等问题，尚无定论。

少尿期常因急性肺水肿、高钾血症、上消化道出血和并发感染等导致死亡。故治疗重点为调节水、电解质和酸碱平衡，控制氮质潴留，供给适当营养，防治并发症和治疗原发病，必要时予以肾脏替代治疗。多尿期开始，威胁生命的并发症依然存在，治疗重点仍为维持水、电解质和酸碱平衡，控制氮质血症，治疗原发病和防止各种并发症。一般情况明显改善者可试暂停透析观察，病情稳定后停止透析。部分 ATN 病例多尿期持续较长，补充液体量应逐渐减少，并尽可能经胃肠道补充，以缩短多尿期。恢复期一般无须特殊处理，定期随访肾功能，避免使用对肾脏有损害的药物。

七、预后

ATN 预后与原发病、并发症、年龄、肾功能损害严重程度、诊断治疗是否及时、有无多脏器功能障碍和并发症等有关。随着肾替代治疗（RRT）广泛开展，直接死于肾衰竭的病例显著减少，而主要死于原发病和并发症，尤其是肾外脏器功能衰竭，多见于严重创伤、大面积烧伤、大手术等外科病因和脓毒症所致 AKI 患者。存活患者约 50% 遗留永久性肾功能减退，主要见于原发病严重、原有慢性肾脏疾病、高龄、病情重笃或诊断治疗不及时者，部分患者需要终身透析。

八、预防

ATN 预防极为重要。积极治疗原发病，及时发现导致 ATN 的危险因素并去除，是预防 AKI 发生的关键。

ATN 发病高危因素包括既往有慢性肾脏病病史、老年人、糖尿病、高血压、肾病综合征、冠心病、周围血管疾病、存在绝对或相对有效血容量不足、同时存在多种肾损伤病因等。ATN 高危患者应根据临床具体情况，酌情采取下列预防措施，以避免或及时纠正各种 ATN 病因。

每日评估患者的容量及血流动力学状态，及时纠正有效血容量不足以避免肾脏低灌注，出血性休克的扩容治疗首选补充等张晶体溶液而非胶体溶液，血管源性休克在扩容同时适当使用缩血管升压药物。ATN 高危患者在围术期或发生脓毒性休克期间应设定血流动力学及氧合参数的靶目标值，以防 ATN 发生及恶化。应仔细评估其暴露于肾毒性药物或诊断、治疗性操作的必要性，尽量避免使用氨基糖苷类药物、非甾体抗炎药、对比剂等肾毒性药物。必须使用上述药物时，在保证疗效的同时应注意降低肾毒性，如使用氨基糖苷类药物时采用每日单次给药代替每日多次给药或局部用药代替静脉用药、使用两性霉素 B 的脂质制剂或用唑类及棘白菌素抗真菌药物代替两性霉素 B 传统剂型等。

（张国欣）

肾脏疾病内科诊疗新进展

（下）

祁建军等◎主编

吉林科学技术出版社

第十八章　慢性肾衰竭

第十八章　慢性肾衰竭

第一节　慢性肾衰竭概述

慢性肾衰竭（Chronic Renal Failure，CRF）是慢性肾脏病（Chronic Kidney Disease，CKD）进行性进展引起肾单位和肾功能不可逆的丧失，导致以代谢产物和毒物潴留、水电解质和酸碱平衡紊乱以及内分泌失调为特征的临床综合征。慢性肾脏病是指：肾脏损害和（或）肾小球滤过率（Glomerular Filtration Rate，GFR）下降<60ml/（min·1.73m^2），持续3个月或以上。肾脏损害是指肾脏结构或功能异常，出现肾脏损害标志：包括血和（或）尿成分异常和影像学异常，肾组织出现病理形态学改变等（表18－1）。慢性肾衰竭常常进展为终末期肾病（End－Stage Renal Disease，ESRD），CRF晚期称为尿毒症（uremia）。

表18－1　慢性肾脏病定义

肾脏损伤标志	清蛋白尿AER≥30mg/24h；ACR≥30mg/g（≥3mg/mmol）
	尿沉渣异常
	肾小管功能紊乱导致的电解质或其他异常
	肾组织病理形态异常
	影像学异常
	肾移植病史
GFR下降	GFR<60ml/（min·1.73m^2）（G3a～G6期）

注：AER. 白蛋白排泄率；ACR. 清蛋白/肌酐比。

一、分期

（一）K－DOQI分期

2001年美国肾脏病基金会（National Kidney Foundation，NFK）按GFR水平将慢性肾脏病分为5期（表18－2），K－DOQI（kidney disease outcome quality initiative，K－DOQI）慢性肾脏病分期。

表18－2　K－DOQI慢性肾脏病分期

分期	肾脏损害	GFR ml/（min·1.73m^2）
1	GFR正常，但可出现肾脏损害的临床表现	>90
2	轻度慢性肾功能受损	60～90
3	中度慢性肾功能受损	30～59

续 表

分期	肾脏损害	GFR ml/ (min · 1.73m²)
4	重度慢性肾功能受损	15 ~ 29
5	ESRD，考虑肾脏替代治疗	<15 或需透析

（二）KDIGO 分期

近年来，KDIGO（kidney disease: improving global outcomes，KDIGO）将慢性肾脏病的易患因素、启动因素、影响肾脏病进展和并发症的因素，是否接受肾脏替代治疗以及肾脏替代治疗的方式等纳入分析，在不同的阶段采取相应的措施，延缓慢性肾衰竭的发生和发展，减少并发症（表 18 -3）。是近几年国际通用的分期标准。该分期对临床工作有指导作用，在临床工作中应用应根据患者的 CKD 分析对每一个患者制订定期监测的项目和计划。

表 18 -3 慢性肾脏病 KDIGO 分期及治疗计划

分期	描述	GFR ml/ (min · 1.73m²)	治疗计划
1	肾功能指标（+），GFR 正常或↑	>90	CKD 病因的诊断和治疗
			治疗合并疾病
			延缓疾病进展
2	肾功能指标（+），GFR 轻度↓	60 ~ 90	估计疾病是否会进展和进展速度
3	GFR 中度↓	30 ~ 59	评价和治疗并发症
4	GFR 重度↓	15 ~ 29	准备肾脏替代治疗
5	肾衰竭	<15 或需透析	肾脏替代治疗

（三）新 KDIGO 分期

由于 GFR 越低的患者发生内分泌及代谢等并发症的风险越大，故 2012 年 KDIGO 在原分期的基础上，建立在不同的预后和风险预测的基础上，将 CKD3 期［GFR 30 ~ 59ml/ (min · 1.73m²)］进一步进行细分为 G3a 和 G3b（表 18 -4）。随后在修订的 2012 分期中，白蛋白尿作为一个重要的影响慢性肾脏病预后的因素被纳入分析中。

表 18 -4 2012 KDIGO 慢性肾脏病分期

GFR 分期	GFR ml/ (min · 1.73m²)	描述
G1 期	≥90	GFR 正常或升高
G2 期	60 ~ 89	GFR 轻度下降
G3a 期	45 ~ 59	GFR 轻至中度下降
G3b 期	30 ~ 44	GFR 中至重度下降
G4 期	15 ~ 29	GFR 重度下降
G5 期	<15	GFR 肾衰竭

二、流行病学

由于大多数早期和中期慢性肾衰竭患者往往无明显临床症状，因此，任一群体确切的慢性肾衰竭的发病率与患病率情况尚无法精确统计。主要依赖于对患者的临床监测（血压等)、生化检测(血清肌酐等)、尿液分析(蛋白尿、血尿)。中国目前尚无全国范围的终末期肾病患病率的流行病学资料。2012 年王海燕等人对全国近 5 万名 18 岁以上成年居民进行慢性肾脏病调查结果显示,我国成年人群中慢性肾脏病的患病率为 10.8%,而慢性肾脏病的知晓率仅为 12.5%。全世界范围内的慢性肾脏病的人口统计数据各不相同。在印度 9614 例患者中出现 CKD3 期的平均年龄为 51 岁;中国 1185 例患者中 CKD3 期的平均年龄为 63.6 岁。在美国,美国土著人和西班牙人患 ESRD 的年龄较白种人年轻(平均年龄为 57 岁和 58 岁 vs63 岁)。

(张国欣)

第二节 慢性肾衰竭的病因及发病机制

一、病因

慢性肾衰竭是多种肾脏疾病进展的最终结局,故其病因多样、复杂,主要包括肾小球肾炎、肾小管间质性疾病、肾血管性疾病、代谢性疾病和结缔组织疾病性肾损害、感染性肾损害以及先天性和遗传性肾脏疾病等多种疾病。在我国以 IgA 肾病为主的原发性肾小球肾炎最为多见,其次为高血压肾小动脉硬化、糖尿病肾病、狼疮性肾炎、慢性肾盂肾炎及多囊肾等,近年来糖尿病肾病、高血压肾小动脉硬化的发病率有逐年增加的趋势。在西方发达国家,糖尿病肾病成为导致终末期肾病的第一位原因。

二、发病机制

慢性肾衰竭的发病机制因各种原发疾病不同而存在差异,但其进展及尿毒症症状的发生发展存在共同机制。

(一)慢性肾衰竭进展的共同机制

1. 健存肾单位代偿机制　各种病因引起的功能性肾单位减少后,导致健存肾单位出现代偿性变化,包括肾小球血流动力学变化及肾小管形态学及功能变化。前者表现为肾小球肥大、肾小球率过滤增加,形成肾小球高灌注、高压力和高滤过,这种肾小球内血流动力学变化可进一步损伤、活化内皮细胞、系膜细胞,产生、释放血管活性介质、细胞因子和生长因子,从而加重肾单位肥大和肾小球内血流动力学变化,形成恶性循环,最终导致肾小球硬化。后者表现为近端肾小管上皮细胞肥大、增生、管腔扩张,肾小管上皮细胞高代谢,进一步加重肾单位损伤。如持续代偿、代偿过度,健存肾单位可进一步毁损,肾功能逐步减退。

2. 肾素-血管紧张素-醛固酮系统作用　肾脏富含肾素-血管紧张素-醛固酮系统(Renin-Angiotensin-Aldosterone System,RAAS)成分,血管紧张素Ⅱ(AngⅡ)的含量比血液循环中高 1000 倍。AngⅡ升高可上调多种细胞、生长因子的表达,促进氧化应激反应,刺激内皮细胞纤溶酶抑制因子的释放,从而促进细胞增殖、细胞外基质聚积和组织纤维化。

3. 蛋白尿　是多种肾脏疾病的临床表现,长期持续的蛋白尿不仅使机体营养物质丧失,更重要的是大量蛋白质从肾小球滤出后①通过介导肾小管上皮细胞释放蛋白水解酶、溶酶体破裂损伤肾小管;②促进肾小管细胞合成和释放上皮源性有化学趋化作用的脂质,引起炎性细胞浸润,释放细胞因子;③与远端肾小管产生的 Tamm-Horsfall 蛋白相互反应阻塞肾小管；④尿液中补体成分增加，肾小管产氨增多，活化补体；⑤尿中转铁蛋白释放铁离子，产生游离 OH^-；⑥刺激肾小管上皮细胞分泌内皮素，产生致纤维化因子；⑦刺激近端肾小管上皮细胞分泌 TGF－β，可刺激肌成纤维细胞产生、胶原沉积及 TEMT，促进纤维化。蛋白尿通过上述反应引起肾小管间质进一步损害及纤维化。

4. 高血压　慢性肾衰竭时，肾脏病变对高血压的自身调节出现障碍，肾小球入球小动脉不再收缩，而出现不恰当地扩张，全身性高血压易于传入肾小球内，增加肾小球内毛细血管压力，引起的肾血管病变，导致的肾缺血性损伤，促进肾小球硬化。

5. 脂质代谢紊乱　慢性肾衰竭患者常合并脂质代谢紊乱，脂质在肾组织沉积通过以下途径导致肾脏损伤：①肾小球系膜细胞摄取脂质后，可以释放活性氧从而产生多种细胞因子，如血小板源性生长因子、成纤维细胞生长因子、血小板活化因子等，释放蛋白酶促进内皮细胞促凝活性，导致肾小球硬化；②介导肾小球内单核/巨噬细胞浸润；③介导肾小球血流动力学紊乱。产生氧化脂蛋白刺激炎性和致纤维化细胞因子的表达和诱导细胞凋亡，引起巨噬细胞大量侵入、导致组织损伤。

6. 矫枉失衡学说　慢性肾衰竭引起机体某些代谢失衡，可引起机体的适应性变化来代偿和纠正这种失衡；但此适应性变化可导致新的失衡，造成机体损害，称之为矫枉失衡。如此往复循环，成为慢性肾衰竭进展的重要原因。例如：慢性肾衰竭时磷排泄减少引起高磷血症，使肾脏 α1－羟化酶活性降低，降低 1，25－二羟维生素 D_3 水平，导致低钙血症，低血钙可刺激机体甲状旁腺素（PTH）分泌，进而 PTH 促进肾小管磷的排泄来纠正高磷血症，这是机体的适应性代偿机制；但在肾功能明显损害时，肾小管对 PTH 反应低下，PTH 不仅不能减轻血磷升高，反过来可加重高磷、低钙血症，形成恶性循环，而且可引起转移性钙化、肾性骨病等加重机体损害。

7. 肾小管间质损伤　肾小管间质炎症、缺血及大量蛋白尿均可以损伤肾小管间质，主要表现如下：①肾单位毁损后残存肾小管处于高代谢状态，近曲小管细胞增生、肥大，对钠离子重吸收增加，肾皮质耗氧量明显增加；②肾小管上皮细胞在各种细胞、生长因子刺激下发生转分化，分泌细胞外基质从而促进肾组织纤维化；③浸润的炎性细胞和肾小管上皮细胞分泌的细胞和生长因子加重肾组织炎症和纤维化；④肾小管产氨增加，激活补体旁路途径，介导慢性肾小管间质炎症。肾小管间质损伤进一步导致肾小球损伤：肾小管萎缩导致肾小球萎缩；肾小管周围毛细血管床减少引起肾小球毛细血管内压升高，导致肾小球硬化；肾小管重吸收、分泌和排泄障碍，导致球－管失衡，肾小球滤过率降低。

8. 肾内小血管病变　解剖学上把管径 $<1mm$ 的血管称为小血管，组织学标准定义动脉管径为 $30 \sim 100\mu m$，中膜肌层在 2 层或 2 层以上的动脉为小动脉，管径 $<30\mu m$，且有 1 层以上平滑肌细胞的动脉为微动脉。在肾脏弓形动脉、小叶间动脉、入球动脉及间质微血管都属于小血管的范畴。这些微/小动脉中膜平滑肌层较其他部位的动脉厚，当其兴奋收缩时可以使血管腔完全闭塞，从而明显增加肾内血液循环阻力，改变肾小球的滤过率，肾内小血管的这一结构和功能被认为是肾内血流量维持稳定的重要机制。入球小动脉和出球小动脉中有一些特殊分化的平滑肌细胞，内含分泌颗粒，能合成、释放肾素，参与肾脏局部和全身血压的调节。当系统血压发生变化时，肾内小血管最早做出相应调整，以保证肾小球有效滤过、调节系统血压，使肾小球内滤过压维持恒定，这是肾脏自我调节的最重要的机制。在病理情况下肾内小血管也是最易受损的血管之一。肾内小血管对慢性肾脏病患者的临床表现、治疗

选择及其预后均有不同程度的影响。已有研究证实慢性肾脏病伴肾血管病变患者肾脏进展迅速，病情重、预后恶劣，治疗也较困难。

9. 其他加重肾衰竭进展的因素

（1）饮食中蛋白质负荷：加重肾小球高滤过状态，促进肾小球硬化；增加尿蛋白排泄而加重尿蛋白的损伤作用。

（2）吸烟：可以导致血管收缩、血小板功能、凝血和血压调节功能异常，影响肾血流动力学加重肾衰竭患者血管损害。

（3）饮酒：主要源于乙醇可以增高血压。

（4）肾毒性药物：包括抗生素氨基糖苷类、β-内酰胺类等；免疫抑制药环孢素、他克莫司等；造影剂；含马兜铃酸的中药等。

（5）营养不良：尿毒症患者因消化道症状引起蛋白质摄入减少，加之微炎症状态导致蛋白质合成减少、分解增多，从而合并营养不良。营养不良与尿毒症贫血、心血管并发症的发生发展密切相关，并使尿毒症患者易于并发感染。

（6）肥胖：肥胖可以通过一系列代谢紊乱和血流动力学机制介导肾脏损害。随着生活条件的改善，肥胖发生率逐渐升高，已经成为慢性肾衰竭的主要风险因素。

（二）尿毒症毒素的作用

1. 尿毒症毒素的概念　所谓尿毒症毒素是指随着肾功能减退，肾脏对溶质清除率下降和对某些肽类激素灭活减少，造成其在肾衰竭患者体液中蓄积，浓度明显增高、并与尿毒症代谢紊乱或临床表现密切相关的物质。尿毒症毒素可以引起厌食、恶心、呕吐、皮肤瘙痒及出血倾向等尿毒素症状，并与尿毒症脑病、淀粉样变性、周围神经病变、心血管并发症、肾性骨病等发病相关。不能笼统的将体内浓度增高的物质称为尿毒症毒素。据报道，尿毒症患者体液内约有 200 多种物质的浓度高于正常，但可能具有尿毒症毒性作用的物质约有 30 余种。

2. 尿毒症毒素应符合以下标准　①该物质的化学结构、理化性质及其在体液中的浓度必须认知；②在尿毒症患者体内该物质的浓度显著高于正常；③高浓度的该物质与特异的尿毒症临床表现相关，而体内该物质浓度降至正常时则尿毒症症状、体征应同时消失；④在其浓度与尿毒症患者体内浓度相似时，动物实验或体外实验可证实该物质对细胞、组织或观察对象产生类似毒性作用。但是由于化学分离技术要求较高，及临床症状的有无和轻重差别较大，很难根据以上标准对尿毒症毒素做出判定。

3. 尿毒症毒素的种类及作用　目前最常用的分类方法是根据尿毒症毒素分子量大小来分类，分为小分子物质（分子量 <500D）如尿素、胍类、酚类等；中分子物质（分子量 $500\sim1000$D）如甲状旁腺素；大分子物质（分子量 >1000D）度增高，如：体内正常营养物质或稳定内环境的物质，体内正常多肽激素，如蛋白质类：β_2-微球蛋白（β_2-MG）、肿瘤坏死因子等。根据尿毒症毒素的来源可分为：①因肾衰竭而造成浓度超过体内微量元素，正常代谢产物如尿素、肌酐、尿酸等；②因肾衰竭而使体内某些物质的分子结构发生变化或被修饰，如：氨甲酰化氨基酸，氨甲酰化蛋白质，终末氧化蛋白产物（AOPP），晚期糖基化终末产物（AGEs），脂质氧化终产物（ALEs）等；③细菌代谢产物由肠道进入血液，如：多胺、酚类、酚酸等。

（1）小分子尿毒症毒素：主要包括①电解质和调节酸碱平衡的物质，H^+、钾、磷等；②微量元素，铝、矾、砷等；③氨基酸及其类似物，色氨酸、同型半胱氨酸，N－乙酰精氨酸等；④被修饰的氨基酸，氨甲酰化氨基酸、甲硫氨酸－脑啡肽；⑤氮代谢产物，尿素、肌酐、肌酸、尿酸、胍类（甲基胍、胍琥珀酸）、一氧化氮、黄嘌呤、次黄嘌呤、尿嘧啶核苷等；⑥胺类，甲胺、二甲胺、多胺（尸胺、腐胺、精胺、精脒）、氯胺等；⑦酚类，对甲酚、苯酚、氯仿、对苯二酚等；⑧吲哚类，3－醋酸吲哚、犬尿素、喹啉酸、褪黑激素、硫酸吲哚酚等；⑨马尿酸类，马尿酸、o－羟马尿酸，p－羟马尿酸等；⑩晚期糖基化终末产物，戊糖苷、N_2－羧甲基赖氨酸；⑩其他，草酸、透明质酸、β－促脂解素等。

尿素：为蛋白质代谢的主要终产物，尿素本身的毒性并不强，作为尿素的代谢产物氰酸盐具有较强的毒性。正常时人体内的尿素可转变为氰酸盐，再通过氨甲酰化被清除，当肾功能损害时，尿素及其代谢产物不能被有效清除，在体内蓄积可导致①乏力、头痛、嗜睡、抑郁、瘙痒、恶心、呕吐；②氰酸盐升高可引起软弱、困意、腹泻、肠出血、体温下降、昏迷，氰酸盐在一定程度上抑制中性粒细胞内氧化物的释放，从而干扰了杀灭微生物的功能；③氨甲酰化氰酸盐积聚引起血液中氨基酸和蛋白质氨甲酰化，引起蛋白质合成障碍，是造成尿毒症患者营养不良的因素之一；④血红蛋白缬氨酸的氨基端被氨甲酰化，形成氨甲酰血红蛋白，与氧高亲和力，使氧离曲线左移，减少氧的释放，造成组织缺氧；天冬酰胺的氨甲酰化，可损害胰岛素敏感的糖转运系统，是造成胰岛素抵抗的原因之一。

胍类化合物：是蛋白质代谢产生的仅次于尿素的一类物质，是主要的尿毒症毒素之一。包括胍、甲基胍、二甲基胍、肌酐、胍乙酸等。精氨酸是唯一被证实在慢性肾衰竭时与胍类合成有关，慢性肾衰竭时，饮食中精氨酸增加，则甲基胍生成增加。甲基胍升高①可引起恶心、呕吐、腹泻、贫血、糖耐量降低、血浆纤维蛋白原增高及裂解活性下降、钙吸收减少、胃十二指肠溃疡和出血、抽搐和意识障碍；②抑制去甲肾上腺素在交感神经突触小泡中运输，为肾衰竭交感神经系统病变的原因之一。

同型半胱氨酸（Hcy）：是蛋氨酸脱甲基而形成的含硫氨基酸，在肾衰竭时 Hcy 水平升高，并与肌酐清除率呈负相关。高同型半胱氨酸血症是心血管疾病的一个独立的危险因素。

（2）中大分子尿毒症毒素：主要包括①多肽类：甲状旁腺素、胰高血糖素、利钠激素、瘦素、内皮素、肾上腺髓质素、血管生成素、肾小球加压素、β－内啡肽、神经肽 Y 等；②蛋白质类：β_2－微球蛋白（β_2－MG）、白介素－1、白介素－6、肿瘤坏死因子、核糖核酸酶、免疫球蛋白轻链、趋化抑制蛋白、视黄素结合蛋白、半胱氨酸蛋白酶抑制物－C（Cystatine C）等。

甲状旁腺激素（PTH）：是调节钙磷代谢的主要激素之一。慢性肾衰竭 PTH 增高的原因：①高磷血症、低钙血症、1α－羟化酶缺乏、1，25－（$OH)_2$ 维生素 D_3 不足、甲状旁腺组织钙敏感受体功能障碍、甲状旁腺自主分泌等因素导致 PTH 合成、分泌增加；②肾脏对 PTH 的清除减少；③PTH 对 1，25－（$OH)_2$ 维生素 D_3 的负反馈抑制作用不敏感。身体内许多组织、器官都是 PTH 的靶目标，故 PTH 升高可导致体内广泛的功能紊乱和组织损伤，多与 PTH 所致细胞内钙升高有关，可使来自细胞储存池的钙动员增加，钙离子进入细胞内增多，钙离子升高导致线粒体内氧化受阻，ATP 产生减少，Ca^{2+}－ATP 酶活性、Na^+－Ca^{2+}交换和 Na^+－K^+－ATP 酶活性均降低，使 Ca^{2+}从细胞内排出减少。PTH 引起各系统功能紊乱主要包括：①物质代谢紊乱：蛋白质分解增多、合成减少，胰岛素抵抗和高血糖症，脂代谢异常，钙磷代谢紊乱；②软组织钙化：角膜、皮肤、血管、周围神经、心肌、肺、肝等组织内钙化；③骨骼系统疾病：肾性骨病，骨髓纤维化和骨硬化症；④神经系统功能紊乱：脑组织钙化，周围神经病变，运动神经传导减慢；⑤拮抗红细胞生成素，加重肾性贫血；⑥钙化防御：钙化性尿毒症性小动脉病；⑦其他：皮肤瘙痒、溃疡，尿毒症肌病，性功能障碍，免疫功能受损。

（三）微炎症状态对慢性肾衰竭进展的影响

1. 微炎症状态的概念　微炎症是指一种非病原微生物感染引起的，表现为全身循环中炎性蛋白、炎症性细胞因子升高，导致患者出现各种并发症的非显性炎症状态。与病原微生物感染不同，也不同于全身炎症反应综合征。与患者进行性炎性疾病如动脉粥样硬化、营养不良、贫血、促红素抵抗、β_2 微球蛋白淀粉样变等有关。

2. 微炎症反应的相关因素　微炎症反应是单核－巨噬系统持续活化的结果。微炎症状态主要表现为急性时相反应蛋白的变化和细胞因子的活化。

（1）急性反应蛋白：急性反应蛋白包括正性急性反应蛋白和负性急性反应蛋白。①正性急性反应蛋白在炎症反应中升高，包括 C 反应蛋白（CRP）、血清淀粉样蛋白 A（SAA）、纤维蛋白原、铁蛋白、结合珠蛋白等；②负性急性反应蛋白在炎症反应中降低，包括清蛋白、前清蛋白、维生素 A 结合蛋白和转铁蛋白等。

CRP：CRP 是急性时相反应蛋白中最重要的一种蛋白质，它的表达受 IL－6、IL－8、TNF－α 的影响，其生物学作用是激活补体导致细胞裂解、与淋巴细胞、单核细胞受体结合，使淋巴细胞活化，分泌淋巴因子，参与体内各种炎症反应。其特点：①反应快（在多数组织受损、感染和炎症中 6h 内迅速升高）；②半衰期短（19h）；③升高幅度大（可达 100～1000 倍）；④随着病情的消退以及组织结构和功能的恢复，血中 CRP 浓度逐渐下降至正常；⑤其反应不受放疗、化疗、激素等治疗的影响，能保持相对的稳定。因此是微炎症状态的一项客观、敏感的指标，是机体存在细胞因子激活的标志。故 CRP 升高被作为晚期肾脏疾病患者持续炎症状态的标记。

（2）细胞因子的活化：与肾脏疾病关系最密切的细胞因子包括白细胞介素类（如 IL－1、IL－6、IL－8、IL－10、IL－12），肿瘤坏死因子类（TNFs），血小板活化因子（PAF），转化生长因子（rrGF），表皮生长因子（EGF），胰岛素样生长因子（IGF）等。

IL－6：IL－6 是细胞因子网络中重要的促炎性细胞因子之一，同时也是与肾小球疾病关系最密切的一种炎性细胞因子，除直接作用于组织细胞外，也可诱发其他炎性介质而间接发挥作用，致肾小球系膜细胞增殖、硬化及肾脏疾病恶化。

IL－10：作为抗炎症介质，共同来调节急性时相反应，大约在炎症反应 CRP 浓度上升 8～10h 或以后上升至正常机体生理状态下的几百倍。

3. 导致细胞因子增高的相关因素

（1）血管紧张素Ⅱ：AngⅡ在机体微炎症反应形成过程中可能起关键性作用，认识这一点，对于理解 ACEI 或 ARB 药物在许多心血管疾病（高血压、动脉粥样硬化）状态下发挥降压以外的靶器官保护作用将具有十分重要的意义。

（2）氧化应激反应：微炎症状态的存在很大程度上是由氧化应激反应所导致的。氧化应激反应可激活血液中的中性粒细胞及单核细胞，活化补体系统。代谢产物、尿毒症毒素在体内蓄积致使抗氧化应激能力的减退。同时抗氧化物质的摄取减少和（或）生物利用度下降，增强的氧化应激反应导致脂质过氧化和脂蛋白结构及功能的改变，产生特征性的晚期氧化蛋白产物，如氧化型低密度脂蛋白。它能上调黏附分子如血管细胞黏附分子－1、细胞间黏附分子－1及单核细胞趋化蛋白－1，增强血中白细胞对血管壁的移行和黏附，造成血细胞氧化损伤和脂质氧化改变，最终引起炎症反应。

（3）静脉铁剂的应用：研究显示接受静脉补充铁剂后患者氧化应激及炎症状态均有加剧，且其血浆丙二醛（MDA）水平与TNF－α水平呈正相关，提示静脉铁剂、氧化应激与炎症三者之间具有某种潜在联系。可能的机制为静脉补铁后，体内游离铁增加通过Fenton/Haber－Weiss反应催化活性氧的形成，活性氧激活吞噬细胞，并通过NF－κB途径上调IL－6的释放，增加肝脏合成CRP。即在游离铁催化下，炎症、氧化应激相互作用、相互促进，进而造成机体损伤。

（4）脂质代谢异常：研究显示肾衰竭期高脂血症发生率高，脂代谢异常参与了微炎症状态的发生，可能为慢性肾衰竭患者微炎症状态的原因之一。因此，我们在临床探究慢性肾衰竭患者微炎症状态的原因时，应将血脂因素考虑在内。文献报道，慢性肾衰患者TG、TC、低密度脂蛋白（LDL）均有不同程度的升高，尤以TG、LDL升高最显著，而高密度脂蛋白（HDL）则降低。

（5）瘦素：瘦素作为一种新发现的多肽类代谢性激素，因为被认为可引发营养不良而受到学者们的广泛关注。有研究认为高瘦素血症引发的瘦素抵抗是引起心功能不全和高血压的原因。Maachi还通过研究发现微炎症状态可以引起脂肪细胞分泌瘦素的增加。

（6）蛋白尿的作用：肾小管内过多的清蛋白、转铁蛋白匀可导致肾小管中产生有害物质（氧自由基、补体C5b－9、趋化因子等），导致肾小球和肾小管损伤，也可刺激内生长因子如TGF－β分泌，引起肾小球系膜细胞增殖，近年有学者报道，近端肾小管过多的蛋白可能使单个核细胞化学趋化蛋白－1（MCP－1）基因上调和骨桥素mRNA表达上调，因而可使更多的单核细胞向肾间质浸润及引起间质炎症。

（7）高蛋白饮食：实验研究表明高蛋白饮食可引起实验动物肾组织内血管紧张素Ⅱ及某些生长因子如PDGF、TGF－β的表达上调，引起肾组织固有细胞的凋亡和损伤，进而导致肾小球和小管间质的炎症。

（8）糖基化终末产物和蛋白氧化终末产物：糖基化终末产物（AGEs）可以刺激黏附分子的表达，持续吸引单核细胞迁移到血管壁，试验证实糖基化终末产物和蛋白氧化终末产物（AOPP）在体外能直接激活单核细胞，引起炎症反应；而在ESRD患者体内AGEs、AOPP缓慢逐渐积累，可以持续诱发炎症反应。

（陈　嘉）

第三节　慢性肾衰竭的临床表现及并发症

一、概述

慢性肾衰竭对机体各系统均可产生影响，临床表现多种多样，这与导致慢性肾衰竭的基础疾病种类和肾功能不全程度相关。慢性肾衰竭对机体的最主要的危害有两方面：一是大多数患者不可避免地进入终末期肾病（End－Stage Renal Disease，ESRD），必须依赖肾脏替代治疗以延长生命。二是心脑血管并发症发生率和病死率明显增加。肾脏有强大的代偿功能，GFR 在 50ml/（min · 1.73m^2）以上时，血清肌酐可以正常，患者可以没有任何症状。当 GFR 进一步下降至 50ml/（min · 1.73m^2）以下时，在一般情况下，患者可能仅有乏力、夜尿增多等表现，易被患者忽视。当 GFR 降至 50ml（min · 1.73m^2）以下时，患者可以有明显的贫血、恶心、呕吐、食欲减退等消化道症状，慢性比急性肾功能不全更易发生贫血。当 GFR 降至 10ml/（min · 1.73m^2）以下时，患者才表现出典型的尿毒症症状。肾小球疾病多表现出明显的高血压、蛋白尿、血尿、少尿等。肾小管间质疾病患者更多表现为严重贫血、代谢性酸中毒、夜尿增多，而高血压相对少见。糖尿病肾病患者在晚期肾功能不全是由于可以有大量蛋白尿，GFR 下降速率比较快，心脑血管并发症发生率高，可以出现Ⅵ型肾小管性酸中毒和高钾血症，尤其是在联合使用血管紧张素转化酶抑制药（ACEI）和血管紧张素Ⅱ受体拮抗药（ARB）时，高钾血症发生率更高，B 超示双肾体积并不缩小，但应引起重视。以往的临床资料分析显示，我国终末期肾病患者中，严重贫血十分常见，76.4% 的患者血红蛋白在 60g/L（6.0g/dl）以下，高血压也比较常见，约占 84.2%。近年，随着对贫血、高血压发生机制及其危害认识的进一步提高，EPO 和各种新的降压药物不断涌现，患者的贫血和高血压得到了有效地控制和纠正。慢性肾衰竭超声常提示双侧肾脏缩小（糖尿病、骨髓瘤、HIV、淀粉样变除外）。

（一）轻度肾功能损害

GFR≥10ml/（min · 1.73m^2）时，大多数患者往往无主观症状，或仅有夜尿增多、乏力和腰酸等，辅助检查可能发现合并存在继发性甲状旁腺功能亢进。肾小球疾病导致的慢性肾衰竭患者，临床可以有血尿与蛋白尿，高血压比较常见。而肾小管间质疾病导致的慢性肾功能衰竭患者，更多表现为贫血、代谢性酸中毒和夜尿增多，而高血压发生率低，除非合并泌尿道梗阻和（或）反流。

（二）中、重度肾功能损害

随着慢性肾衰竭进展，体内多种毒素的积聚及水、电解质和酸碱平衡紊乱，患者可以出现各种临床表现，几乎可以累及全身各脏器和系统。

二、心血管系统

慢性肾衰竭除了传统的导致心血管并发症的因素如贫血、高血压、糖代谢异常、脂质代谢紊乱外，还有一些慢性肾衰竭本身的因素，如尿毒症毒素潴留、高半胱氨酸血症、动静脉内瘘导致的动静脉分流等，使传统导致心血管并发症的因素在慢性肾衰竭患者更加突出。慢性肾衰竭心血管疾病主要表现有以下几种。

（一）冠状动脉粥样硬化和周围血管病

高血压、高同型半胱氨酸血症和脂质代谢紊乱促进动脉粥样硬化的发生，钙磷代谢紊乱引起的血管转移性钙化也是重要致病因素。经常表现为“沉默性”急性心肌梗死，原因是慢性肾脏病患者存在自主神经病变，以及经常合并容量负荷过度导致肺瘀血，心肌缺血的症状有时非常不典型，易被漏诊而得不到及时治疗，存活率很低，但并非慢性肾衰竭患者主要的死亡原因，主要死亡原因是猝死和心律失常。

由于慢性肾脏病患者常伴有严重贫血和严重左心室肥厚，有时虽然有典型的心绞痛症状，但冠状动脉造影却正常。慢性肾脏病患者即使在血管造影显示冠状动脉开放时也存在心肌缺血，这可能与冠状动脉后心肌毛细血管的反应性增生障碍，与非肾脏病患者相比心肌内毛细血管密度显著减低，平均毛细血管弥散距离增加，导致心肌对缺血的耐受性明显下降。

如终末期肾病患者负荷试验中发现可逆性病变，或在无钠水潴留的情况下左心室射血分数显著减少（40%），应行冠状动脉造影。冠状动脉造影是诊断慢性肾脏病患者冠状动脉疾病的金指标，其适应证与一般人群相似。对有残余肾功能的慢性肾脏病和终末期肾病患者，造影剂的使用可能导致终末期肾病患者发生急性高渗状态，诱发高血压危象和肺水肿，需要紧急透析治疗。进行冠状动脉造影之前，应通过超声心动图检查评估心室功能和瓣膜状态，避免出现意想不到的技术困难和不必要的心室造影。

（二）心肌病变

心肌病变是尿毒症毒素所致的特异性心肌功能障碍，病理特征为心肌纤维化。心肌纤维化在慢性肾脏病早期即出现，较原发性高血压和糖尿病患者更为明显，心肌纤维化的不良后果包括收缩期应力改变、舒张期左心室顺应性损伤以及心律失常。最突出的表现为左心室肥厚与左心室舒张功能下降。与尿毒症毒素潴留、局部肾素血管紧张素系统活化、钙磷代谢紊乱、肉碱缺乏等有关。

左心室肥厚是慢性肾脏病患者最主要的心血管结构改变，在慢性肾脏病早期即可出现，进入透析时75%的患者存在左心室肥厚，透析后也会逐渐进展。其发病机制可能与慢性肾脏病患者局部肾素－血管紧张素系统激活，以及主动脉血管硬度增加和弹性系数显著减低有关。左心室重量指数（LVMI）增加是透析患者存活率的独立预测指标，与 LVMI $<125g/mm^2$ 的患者相比，LVMI $>125g/mm^2$ 的患者5年死亡率升高2倍。高血压和动脉硬化造成压力负荷过度，导致向心性肥厚，容量负荷过度导致“离心性”肥厚，交感神经活性亢进造成左心室游离壁无明显肥厚而室间隔显著肥厚的不对称性病变。左心室肥厚与舒张功能障碍密切相关，增加透析中低血压的风险。左心室扩张提示预后不良、左心室扩张可能是左心室肥厚的最终结果，也可能与弥漫性缺血性损害、反复容量负荷过度及动静脉内瘘的高血流量有关。

（三）心脏瓣膜病变

钙磷代谢紊乱、透析时间、低白蛋白血症、炎症和年龄是瓣膜病变和钙化的危险因素。伴反流的瓣膜钙化可以在血流动力学上造成明显的狭窄（尤其是主动脉瓣）以及传到功能障碍，包括 His 束病变造成的完全性传导阻滞。超滤纠正容量负荷过度可以解决反流，是区分功能性和结构性缺陷的唯一途径。

终末期肾病患者感染性心内膜炎的患病率为2%～4%，好发于血液透析患者。血管通路（包括临时性和长期留置导管）是最重要的感染源。少数情况下与牙齿感染和牙科治疗相关。与二尖瓣相比，主动脉瓣感染更常见。目前还不清楚钙化程度是否是感染性心内膜炎的危险因素。

（四）心包炎

分为尿毒症性心包炎和透析相关性心包炎，前者与尿毒症毒素潴留、内环境紊乱等有关，充分透析后可以缓解，未治疗的尿毒症引起的尿毒症性心包炎已很罕见。

透析相关性心包炎发生在透析不充分的患者，较常见，且与死亡率相关。与透析不充分、中分子毒素潴留、继发性甲状旁腺功能亢进等有关，也与并发症、动静脉内瘘再循环和基础疾病如系统性红斑狼疮等相关。但其确切的患病机制尚不十分明确。出现心前区疼痛伴发热或查体闻及心包摩擦音时应行胸部 X 线和超声心动图检查。但也要注意结核在尿毒症患者中发病率增高，也可引起结核性心包炎。

(五) 心律失常和心源性猝死

是终末期肾病患者的主要死亡原因。心律失常是终末期肾病患者常见的临床现象，好发于血液透析过程中。猝死是终末期肾病患者最主要的死亡原因，主要由心室颤动引起，约20% 为心搏骤停。高钾血症是终末期肾病患者最主要的代谢异常，常伴发心律失常，导致猝死。

(六) 高血压

高血压普遍存在于慢性肾脏病的各个阶段，是左心室肥厚、充血性心力衰竭和有症状的缺血性心脏病的独立风险因素。主要原因是①容量增加：水钠潴留、细胞外液增加引起的容量负荷过重。②肾素 - 血管紧张素 - 醛固酮系统（RAAS）活化。③内皮素（ET）合成增加。④肾脏分泌的降压物质减少：包括前列环素、激肽释放酶 - 激肽系统（KKS）、一氧化氮（NO）。⑤交感神经系统（SNS）活性增强。⑥其他血管活性物质：利钠肽（ANP、BNP）效应减弱，利尿降压作用下降；抗利尿激素（VP）增多，加重肾小管对水钠重吸收并引起血管收缩产生高血压；内源性毒毛花苷 G 增多及甲状旁腺激素分娩增加，使胞质内 Ca^{2+} 浓度增加，促进血管收缩，增加血管阻力。进展到终末期肾衰竭的患者约 95% 合并高血压，进行动态血压监测（ABPM）可以发现血压呈“非勺形”和“反勺型”的高危患者，有助于判断预后，调整治疗方案。

(七) 心功能衰竭

终末期慢性肾衰竭患者因体液潴留、高血压、贫血、电解质紊乱、酸中毒、动静脉内瘘、肺部感染、冠状动脉病变、尿毒症性心肌病、甲状旁腺亢进、氧化应激等导致心功能衰竭。其中急性左侧心力衰竭是非常严重的并发症，是慢性肾衰竭的主要死亡原因。急性左侧心力衰竭也是慢性肾衰竭的可逆因素之一，积极有效地控制急性左侧心力衰竭对改善慢性肾衰竭预后、提高患者生存质量、延长生命具有重要意义。

三、血液系统

合并肾性贫血的患者可表现为正细胞、正色素性贫血，并随肾功能的减退而加重；白细胞计数一般正常；血小板计数及凝血时间正常，出血时间延长，血小板聚集和黏附功能障碍，但凝血酶原时间、部分凝血活酶激活时间一般正常。

(一) 贫血

贫血是慢性肾衰竭患者常见的临床表现，在 CRF 的不同阶段均可以出现不同程度的贫血。WHO 的贫血诊断标准：成年人女性血红蛋白（Hb）$<12g/dl$，成年男性 Hb $<13g/dl$，但应考虑患者年龄、种族、居住地的海拔高度和生理需求对 Hb 的影响。肾性贫血是指除外其他贫血原因，且血清肌酐 $\geq 176\mu mol/L$ 的慢性肾衰竭患者合并的贫血，红细胞大小正常，网织红细胞计数低，与低促红细胞生成素（EPO）有关。肾性贫血在慢性肾衰竭的一系列病理生理紊乱中起重要作用，显著降低患者的生活质量和生存率。导致一系列的临床症状，包

括组织氧供与氧耗下降，心排血量增加、心脏扩大、心室肥厚、心绞痛、充血性心力衰竭、认知能力和思维敏捷性下降、月经周期改变、夜间阴茎勃起减少及免疫应答障碍等。这些临床表现既往简单归因于肾衰竭，而事实上，贫血纠正后很多尿毒症症状可以减轻，甚至消失。

多种原因可以介导慢性肾衰竭患者的贫血，其特征是因促红细胞生成素的绝对或相对缺乏所致的正细胞正色素性贫血。主要原因包括：①肾脏生成 EPO 不足；②营养不良及铁缺乏，其中以缺铁性贫血最为常见；③消化道出血、血液透析失血、反复抽血化验等引起的出血性贫血；④尿毒症毒素所致的红细胞寿命缩短及红细胞生长抑制因子的作用；⑤尿毒症毒素引起的骨髓微环境病变产生的造血障碍；⑥合并血液系统疾病，如肿瘤等；⑦近年来认识到左旋肉碱缺乏、骨髓 EPO 受体表达减少等也参与肾性贫血。

贫血可能是许多尿毒症患者就诊时的症状，其严重程度与肾功能受损程度一致，但并不完全平行，与肾功能损害程度不平行的中重度贫血需要积极查找病因，注意是否合并血液系统疾病。合并肾间质病变的慢性肾衰竭患者出现贫血更早，且贫血程度较重。慢性肾衰竭患者 EPO 为相对缺乏，而非绝对缺乏。此外，体内存在抑制红细胞生成素的物质包括聚胺（如精胺、精脒、腐胺和尸胺）、甲状旁腺激素和一些炎性细胞因子也参与贫血。

（二）出血倾向

慢性肾衰竭患者常伴有出血倾向，出血部位为皮下、黏膜下、浆膜表面或器官，通常不严重。一般表现为皮肤的瘀斑或瘀点、胃肠道出血、鼻出血、牙龈出血和针穿刺处不易凝血。其原因与尿毒症患者血小板功能异常以及血小板 - 血管相互作用障碍有关，还可能与应用肝素有关。

1. 胃肠道出血　既可以表现为隐性胃肠道血液丢失，也可以出现威胁生命的大出血。胃肠道出血的发生率远较正常人群高，最常见的是消化性溃疡出血，其次为慢性胃炎出血，还可表现为胃肠道毛细血管扩张症。临床表现为黑粪等。

2. 出血性心包炎　目前尿毒症相关性出血性心包炎和心脏压塞较为少见，与开展透析治疗有关。但是出血性心包炎引起的心脏压塞病死率高，应予重视。临床表现为胸闷、气短和低血压，查体可见颈静脉怒张，心前区可闻及心包摩擦音，如出血量大，心包摩擦音消失。心脏超声检查提示心包积液，心包穿刺可见血性液体。

3. 颅内出血　透析患者颅内出血的发生率较正常人群高出 5 ~ 10 倍。临床表现为头痛、呕吐、惊厥、高血压、意识模糊甚至昏迷。诱因通常为高血压及使用抗凝血药。多囊肾的患者由于存在的动静脉畸形增加了出血的发生率。

4. 其他出血　有创操作后出血，自发性腹膜后出血，自发性眼球内出血等。

（三）血栓

慢性肾功能不全时血栓的形成是多种因素使血管壁的完整性受到破坏、凝血、抗凝血和纤溶系统的改变即血液黏滞性增高的结果。患者表现为外周血管闭塞、血管通路血栓形成、钙化防御，血管通路血栓形成导致的内瘘堵塞最常见。钙化防御即是钙化性尿毒症小动脉病，为少见但较严重的血栓性疾病，临床上表现为皮肤及微小动脉血栓及闭塞、纤维蛋白栓形成，其确切的机制尚不清楚，可能与蛋白酶 C 活性减少有关。

四、肾性骨病

慢性肾衰竭引起的骨骼病变称为肾性骨病或肾性骨营养不良。早期肾性骨病患者无症状，尤其是轻度慢性肾衰竭，或患者没有任何症状，但此时可以存在钙磷代谢紊乱，应予以纠正。临床上尽管只有10%的慢性肾衰竭患者在透析前出现骨病症状，但应用放射线和骨组织活检则35%和90%的患者可发现骨骼异常。

（一）分类

根据组织形态学变化和骨动力状态的不同，肾性骨病分为3种类型：高转化性骨病、低转化性骨病、混合性骨病。

1. 高转化性骨病　高转化性骨病又称甲状旁腺功能亢进性骨病，见于甲状旁腺功能亢进的患者。主要组织学特征是骨转化（包括骨形成和吸收）明显增加，以及骨小梁周围出现大量的纤维化，纤维化面积≥0.5%，类骨质覆盖面积≥15%。X线检查可见骨膜下吸收、骨硬化等特征性表现。骨活检可见破骨细胞和成骨细胞数目增加，骨的吸收和生成活跃，破骨细胞穿入骨小梁形成大量吸收腔隙。临床表现为纤维囊性骨炎，可伴有骨质疏松和骨硬化为特征。典型的生化改变包括血钙降低，血磷、骨特异性碱性磷酸酶升高，和血iPTH水平明显升高是其特点。四环素双标记显示骨形成率升高。骨矿化率和骨形成率明显增加。

2. 低转化性骨病　低转化性骨病又称无动力性骨病。低转化性骨病的特点为骨转运和重塑降低伴随破骨细胞和成骨细胞数目减少及活性减低。组织形态有两种表现：骨软化和骨增生不良。早期表现为骨软化症，逐渐发展为无力型骨病。发生除维生素D的缺乏所致外，与铝中毒的关系更为密切。此外，对甲状旁腺功能亢进症治疗过度、服用量过多的钙和维生素D可引起再生不良性肾性骨营养不良，PTH水平相对较低是其临床特点。

（1）骨软化：骨软化的组织学特征是非矿化的骨基质沉积，导致板层样组织堆积，骨骼容易变形。矿化过程减少伴胶原沉积受抑制（矿化的减少更显著），非矿化骨占据骨小梁容积大部分，板层状的类骨质容积增加，大多数骨小梁表面被很宽的类骨质区覆盖，不伴骨内膜纤维化，骨软化症常伴有铝沉积。生化检查表现为血钙正常，血磷增高，血铝通常也升高，血清骨特异性碱性磷酸酶及血iPTH水平降低。X主要表现为假性骨折。骨活检特征是骨的形成率降低，成骨细胞和破骨细胞数目和活性降低，类骨质覆盖面积≥15%，总骨量变化不定。四环素标记可见散在性吸收或缺如，显示骨矿化障碍。骨铝染色可见铝在骨小梁和类骨质交界处呈线状沉积。病因不清楚，可能是由于维生素D缺乏、磷不足或铝过量导致。

（2）骨再生不良：近年来骨再生不良发病趋势有增加，组织学特征主要为骨形成减少的同时伴有相应的骨矿化减少，仅有很少的、甚至没有类骨质层，骨容积常常下降。骨组织学改变主要为骨细胞活性明显降低、类骨质覆盖面积不增加，骨总量减少，骨形成率低于正常。生化检查表现为血钙正常，或轻度降低，血磷水平通常在正常范围，骨特异性碱性磷酸酶和iPTH水平大多正常或偏低。骨铝染色可见铝沉积于骨小梁表面和类骨质－骨质交界处。病因不清，可能与铝过量或1，25（OH）$_2$D$_3$对PTH的过度抑制，不足以维持正常骨转化的需要有关。

3. 混合性骨病　混合性骨病（mixecd bone diseases）兼有高转化性骨病和低转化性骨病的表现，常为纤维性骨炎和骨软化并存。骨形成率正常或降低，骨总量变化不定。组织学改变为破骨细胞活性增加，骨髓纤维化，类骨质覆盖面积增加。骨铝染色部分阳性，铝含量

低，呈弥漫性分布。常由继发性甲状旁腺功能亢进、骨矿化缺陷引起，

各种肾性骨病的发生率不同，主要与年龄、种族、原发病种类、肾衰竭程度、遗传素质、治疗等因素有关。

（二）临床表现

慢性肾衰竭早期，肾性骨病无明显症状，随着肾功能的减退加重，临床症状和体征发展较缓慢和隐匿，直到尿毒症期才会出现症状，除骨骼严重损害外，常因钙磷代谢和甲状旁腺功能紊乱引起皮肤瘙痒、贫血、神经系统及心血管系统等组织器官的损害。

1. 骨痛与骨折　骨痛呈持续性或发作性，进行性发展，位置不固定，可累及全身或局限于某一处。疼痛部位多见于腰背部、髋部、膝关节、踝关节和腿部，程度不一，负重、压力或运动时加重。骨软化症疼痛更明显。低转化性肾性骨病已出现骨折，多发生在肋骨。

2. 关节炎或关节周围炎　表现为单个或多个关节红、肿、热、痛及僵硬等急性炎症症状。常发生在肩、腕、膝和指间关节。为高磷血症时羟磷灰石结晶沉积在关节腔或关节周围导致关节炎症。

3. 皮肤瘙痒　肾衰竭晚期常见，充分透析可缓解，但部分患者瘙痒极其顽固，无特效的治疗方法。可影响患者的情绪、睡眠和正常生活。

4. 肌病和肌无力　肌无力常见于近端骨骼肌，下肢明显，呈缓慢进展，严重者上肢不能抬起。

5. 自发性肌腱断裂　常在行走、下楼梯或跌倒时发生四头肌、三头肌、跟腱、手指伸肌腱等断裂。

6. 骨骼畸形和生长迟缓　常见负重长骨（胫骨、股骨）变性呈弓形或跛行。表现为鸡胸、驼背、O形腿等。

7. 其他　钙化防御，红眼综合征等。

五、神经精神系统

发生与尿毒症毒素、水电解质酸碱平衡紊乱、感染、药物及精神刺激等有关，可表现为中枢神经系统功能紊乱（尿毒症脑病）和周围神经病变。透析患者可能会出现透析相关性神经系统并发症。

（一）尿毒症脑病

尿毒症脑病是终末期肾脏疾病的严重并发症。通常是指急性或慢性肾衰竭出现中枢神经系统症状和体征，可表现为意识障碍。从而影响精神、运动、思考、记忆、语言、知觉、情感等方面，其发展随肾功能恶化而变化。早期主要表现为乏力、注意力不集中、易激惹、记忆力减退、失眠、情感淡漠，随着病情进展，可出现性格和行为异常、定向力障碍、情绪低落、幻想、幻觉和幻听，甚至自杀倾向，晚期可出现肢体震颤，扑翼样震颤及肌阵挛；大多数患者脑电图异常；影像学检查可发现脑萎缩，局部低密度病灶及大脑髓质病变。

慢性肾衰竭精神神经障碍发病机制复杂，目前尚不清楚。但可以确定与多种因素有关，较肯定的因素概括如下：①尿毒症毒素如小分子尿素（氯，胍类，胺类，酚类等）、中分子物质及大分子的甲状旁腺素（PTH）在血脑中蓄积，抑制了参与脑细胞正常代谢活动的酶系统，使其反应速度减慢，脑细胞的正常代谢功能失调，引起患者脑电图、肌电图及脑诱发电

位异常，而出现一系列神经精神症状，与肾功能受损程度密切相关；②水、电解质、酸碱平衡失调，失水，水潴留，脑水肿等；③脑代谢障碍：慢性肾衰竭时氧和葡萄糖的利用率均下降，导致多种酶的功能障碍；④神经细胞和胶质细胞的跨膜离子交换异常。另外有文献报道中分子物质血 β_2 微球蛋白（β_2 - MG）在体内蓄积与尿毒症脑病有关。

慢性肾衰竭并发尿毒症脑病患者应尽早发现、尽快诊断、及时透析以免病情发展，错过最佳时机。

1. 精神功能紊乱　是尿毒症脑病的早期表现。典型的特征为感觉模糊、迟钝，常常伴失眠、批发、情感淡漠、近期记忆力的丧失以及注意力不集中。随着肾功能的下降，精神集中时间减少，逐渐出现意识模糊、感觉不良，可伴震颤、扑翼样震颤、肌阵挛。偶可出现幻觉、兴奋、癫痫发作，最终昏迷。尿毒症脑病晚期患者多表现为紧张、无语伴深部浅反射减低。

2. 神经系统紊乱　早期表现为发音困难，震颤、扑翼样震颤。由于舌头的运动障碍，出现发音缓慢或急促不清。震颤是早期敏感指数，震颤的幅度不规则，常常出现在引出扑翼样震颤或肢体运动时，发作的频率一般为 8 ~ 10/s。扑翼样震颤的准确原因尚不清楚，可能与中枢神经系统受损引起的维持紧张姿势的功能不良有关。晚期表现为肌阵挛和手足搐搦。肌阵挛常常是突然发生的肢体、躯体和头部的不规律、不对称的粗大颤搐。有些状态下肌肉收缩是轻微的，没有或仅有较少的颤搐。运动时肌肉收缩明显，类似“舞蹈病”发作。肌阵挛可能是下段脑干网状结构的功能异常导致脊髓 - 延髓 - 脊髓反射的抑制作用松弛的结果。手足搐搦在尿毒症患者中常见，可以有或无腕足痉挛发作的明显表现。

3. 运动异常　行动笨拙在尿毒症的早期就可出现，表现为行走或完成某一精细的工作时动作不稳。由于额叶对运动神经元的一致性作用的减弱，一些原始的反射可以被引出，此外肢体肌肉的张力亦发生改变，出现下肢伸肌强直和上肢屈肌痉挛的去皮质姿势。多数患者除了软弱无力的症状外，可以发现局部运动神经受损的体征如伸肌反射的不对称，轻度偏瘫。

（二）周围神经病变

包括外周神经病变和自主神经病变。

1. 外周神经病变　ESRD 特别是伴糖尿病和（或）血管疾病的患者常常存在神经病变，以远端、对称、涉及运动和感觉神经的多神经病变为特点。手掌、足底的感觉异常、远端肢体的烧灼感以及不宁腿综合征是主要临床表现。此外常常存在肌肉的无力和萎缩。随着神经病变的进展，神经纤维受到严重损害可以出现感觉和运动神经传导速度的减慢，甚至由于运动功能的丢失造成瘫痪。外周神经病变的形态学变化表现为有髓鞘的纤维密度减低，在长轴突远端节段性脱髓鞘及轴突的变性。发生这些病理变化的原因尚不清楚。透析治疗仅使少数患者症状改善，大部分患者维持稳定。而肾移植可完全恢复正常。

2. 自主神经病变　ESRD 患者常常出现一些自主神经系统的异常。包括出汗的异常、压力感受器功能受损、Valsalva 试验的异常、直立性低血压以及心动过缓性低血压。开始透析治疗后，患者的症状可以有一定程度的缓解。

（三）透析相关性脑病

1. 透析失衡综合征　透析失衡综合征（dialysis disequilibrium syndrome）是最常见的急

性神经系统并发症，可以发生在透析过程中或透析结束后24h内。轻者表现为不适、头痛、震颤、恶心、呕吐，严重可表现为定向力障碍、意识模糊、恍惚，并可进一步发展至抽搐及昏迷。

根据经典理论，透析失衡综合征与脑水肿有关，多见于尿素氮很高的患者。血液透析使尿素氮短期内快速下降，由于血－脑屏障的作用，尿素从血中的清除比从脑脊液及脑组织要快，这样就产生了尿素渗透梯度，造成水分进入脑细胞；同时血液透析使酸中毒迅速纠正，血－脑屏障的作用使脑中酸性代谢产物明显高于血浆，在血浆和脑脊液间也产生了二氧化碳梯度，使脑脊液和脑组织pH降低，H^+浓度升高，加之原位产生特发的渗透性物质（主要是来自于蛋白质代谢的酸根），使脑细胞内的渗透压增加，这种渗透性的失衡造成了脑水肿。

2. 慢性神经系统并发症　主要症状为交流困难，认知、运动功能的损害以及性格的改变。早期表现为中等程度的讲话障碍、中枢感觉、运动失调和不同程度的精神衰弱。这些症状可不断加重，出现失用、性格改变，不能完成有目的的活动和进行性痴呆。是一种进展性的反复发生的致命神经系统综合征。

（四）反应性精神病

属于心因性精神病范畴，但与单纯的精神障碍有所区别，以精神异常为主，多由剧烈而持久的精神紧张或精神创伤直接引起。急剧强烈的刺激作用于高级神经活动过程，可以引起兴奋，抑制或灵活性的过度紧张及相互冲突；中枢神经系统为了避免进一步的损伤或“破裂”，则往往引起超限抑制，这样就产生了大脑皮质与皮质下活动相互作用异常的各种形式；临床上表现为不受意识控制的情绪变化，无目的的零乱动作和原始性反应。

六、内分泌系统

广泛内分泌异常包括激素产生、控制、与蛋白结合、分解代谢和靶器官效应。

（一）继发性甲状旁腺功能亢进（SHPT）

继发性甲状旁腺功能亢进（SHPT）是慢性肾衰竭的常见并发症，SHPT在CRF早期即已开始，并随着肾功能的恶化进行性加重。低钙、高磷和活性维生素D_3合成障碍不仅是SHPT的主要表现，也参与SHPT的发生与发展。SHPT患者甲状旁腺素（PTH）等毒素对机体的影响，可能与尿毒症患者骨骼系统、心血管系统、血液系统、皮肤病变、神经肌肉系统并发症有关。

1. 骨骼系统　早期无明显症状，晚期可有：①肌无力、酸痛。②自发性肌腱断裂。③骨折、骨痛，并发纤维骨炎或软骨病时可能有骨病，但痛无定处，突然的胸痛可能为肋骨骨折，多见于骨质减少症和软骨病患者。④骨骼变形：可发生于有肾性佝偻病的儿童及严重骨性软骨病的成年人，长骨变弯，多个椎体的骨折可致身材变矮，脊柱侧弯，驼背，腰椎骨折。⑤生长发育停滞。⑥有转移性钙化者可引起钙化性关节周围炎。

骨骼系统的表现可能与下列因素有关：①PTH产生过多，增加破骨细胞的活性，骨吸收增多，随着肾功能的进一步恶化，病变加重，骨髓腔扩大，纤维性骨炎更明显，同时PTH也刺激成骨细胞的活性，骨质增生，导致纤维囊性骨病或高转化型肾性骨病的发生和发展。②1，25－二羟维生素D_3减少。③钙代谢紊乱：包括钙调节点上移与钙敏感受体的减少。低钙血症刺激 PTH 分泌增加，参与甲状旁腺细胞增生。④磷代谢紊乱：高磷通过降低血钙、抑制肾脏 1，25－二羟维生素 D_3 合成间接促进 PTH 合成及释放；也可直接刺激 PTH 合成，并参与甲状旁腺增生。⑤其他因素：慢性代谢性酸中毒、铝中毒参与了肾性骨营养不良的形成机制。

2. 心血管系统　心血管系统的表现主要是与 SHPT 相关的钙化异常，包括血管钙化、心肌钙化、瓣膜钙化、心脏传导系统钙化、钙性尿毒症小动脉病（CUA）。临床上可导致心肌缺血、心肌梗死、充血性心力衰竭、高血压，心肌钙化可导致心肌功能损害，心脏传导系统钙化可导致心律失常甚至猝死。心脏瓣膜钙化中主动脉瓣和二尖瓣最多见，主动脉瓣钙化、硬化、增厚引起左心室流出道狭窄。

3. 血液系统　SHPT 参与肾性贫血的发生，主要表现在①SHPT 与溶血有关：高 PTH 抑制红细胞膜钙泵活性，使细胞内钙增加，脆性增大；高 PTH 还能抑制 Na^+-K^+－ATP 酶活性，抑制红细胞糖酵解，干扰能量代谢，使红细胞寿命缩短；高 PTH 增加红细胞的渗透脆性，加速溶血。②红细胞生成减少：SHPT 患者维生素 D_3 的缺乏导致促红细胞生成素（EPO）减少；SHPT 可引起骨髓纤维化和红细胞生成受损，PTH 通过下调骨髓红系干细胞上的 EPO 受体表达，抑制对重组人 EPO（rHuEPO）发挥作用，干扰红细胞的生成。

4. 皮肤病变　钙性尿毒症小动脉病（CUA）最明显的损害部位是皮肤，表现为孤立的皮损或多发皮损，进展相对较快，常发红，或网状青斑样脱皮，或浅紫色硬结，或呈串珠状。皮肤剧痛难忍，感觉过敏，损伤末期皮肤溃疡、坏死或缺血坏疽，皮肤可出现钙盐沉积。

5. 神经、肌肉系统　尿毒症脑病的发病主要原因之一是，SHPT 及离子运转异常引起的脑组织及血液中钙含量及 PTH 升高，可能是造成神经突触功能受损、信息加工处理功能障碍的主要因素。终末期肾脏疾病患者可出现自主神经损害，临床表现为性功能减退、血压降低、心律失常，PTH 升高是其重要发病机制。尿毒症肌病则表现为缓慢进展的、以肢体近端为主的非特异性对称性的肌无力和萎缩，少数患者可有呼吸肌受累，一般无明显感觉障碍，但腱反射减弱或消失，肌肉组织病理学可见肌纤维坏死、萎缩、重组、脂肪化、糖原缺乏和线粒体增生等变化。其发生原因是多方面的，与 SHPT、钙磷代谢紊乱及血管钙化等因素有关。

（二）胰岛素抵抗（IR）

胰岛素抵抗（IR）是指胰岛素的靶组织器官对胰岛素的反应敏感性降低、受损或丧失而产生一系列病理变化和临床症状。慢性肾衰竭（CRF）时会出现胰岛素抵抗，且与肾功能损害相平行。CRF 时发生 IR 涉及甲状旁腺素水平升高、代谢性酸中毒、肉毒碱不足、肾素－血管紧张素－醛固酮系统活跃、肌肉蛋白丢失等。

（三）其他内分泌激素异常表现

1. 性激素　男性患者阳痿、精子缺乏和精子发育不良，男性乳房发育女性化和性功能障碍；大多数女性患者闭经、不孕，患者雌激素、雄激素水平降低，卵泡刺激素和黄体生成素水平升高，高催乳素血症多见。

2. 胰岛素　肾脏对胰岛素的清除减少，外周组织特别是肌肉组织的胰岛素抵抗而导致糖利用障碍，多数糖尿病肾病肾功能减退患者，对胰岛素的需要量减少。

3. 甲状腺激素 晚期慢性肾衰竭患者经常合并甲状腺功能低下，患者血浆游离三碘甲状腺原氨酸水平低下，甲状腺素与甲状腺素结核球蛋白的结合能力降低。

4. 生长激素 由于肾脏清除减少和下丘脑－垂体对生长激素释放控制的改变，血浆生长激素和水平异常升高，儿童肾功能不全常常存在生长迟缓。由于生长激素水平异常，胰岛素样生长因子Ⅰ产生增加。

七、其他系统临床表现

（一）消化系统

消化道症状是慢性肾衰竭最早和最常见的症状。早期多表现为食欲减退和晨起恶心、呕吐、口腔有尿味，重度患者可以导致水、电解质和酸碱平衡紊乱，晚期患者胃肠道的任何部位都可出现黏膜糜烂、溃疡，进而发生胃肠道出血。慢性肾衰竭患者易患消化性溃疡，内镜证实胃和（或）十二指肠的发生率可高达60%。消化道出血在终末期肾病患者中也十分常见，其发生率比正常人明显增高。消化道症状与尿素在胃肠道内经尿素酶作用分解产生氨、胃肠道多肽激素代谢异常、血小板功能障碍、凝血机制异常及血管壁硬化等因素有关。

（二）皮肤

肾衰竭患者的皮肤病变是影响患者生活质量的原因之一。主要表现为①瘙痒：是尿毒症常见的难治性并发症，透析患者尤为常见，受热或受压可加重，手臂与背部较重。瘙痒多变，无法预见，可以成为折磨患者的最主要症状。表现为全身或局部不同程度的瘙痒，常见于额部、背部、下肢及前臂等部位，瘙痒为阵发性，持续时间不等，可自行缓解。部分患者瘙痒仅有症状而无皮肤损害，有的可表现为结节性痒疹、角化性丘疹和单纯性苔藓，甚至皮肤溃疡。组织学检查提示，角化增厚的皮肤有慢性炎症浸润，深度色素沉着，形成斑块样结构。其发生原因部分是继发性甲状旁腺功能亢进症和皮下组织钙化所致，随着提倡早期肾脏替代治疗和对钙磷代谢紊乱与继发性甲状旁腺功能亢进的充分认识，这一症状已有明显改善。瘙痒也与组胺释放有关，另外高钙磷乘积（$>6.25mmol^2/L^2$ 或 $>77mg^2/dl^2$）也是原因之一。②色素：弥漫性皮肤棕色素沉着比较常见，但并不是长期肾衰竭患者的普遍改变。③指甲：典型的指甲近端部分呈白色，远端部分呈淡棕色，所谓半指甲，其发病机制尚不明确。④干燥：皮肤干燥十分常见，表现为抓痕、苔藓。

（三）呼吸系统

晚期慢性肾衰竭患者即使在没有容量负荷的条件下也可发生肺充血和肺水肿，称之为“尿毒症肺水肿”。是尿毒症毒素诱发的肺泡毛细血管渗透性增加所致，临床上表现为弥散功能障碍和肺活量减少，肺部X线检查可见出现“蝴蝶翼”征，及时利尿和透析可改善上述症状。有15%～20%患者可发生尿毒症性胸膜炎。伴随钙、磷代谢障碍可发生肺转移性钙化，临床表现为肺功能减退。

（四）免疫功能低下和感染

慢性肾衰竭患者免疫抑制表现为患者对细菌（葡萄球菌）敏感性增加，结核重新活动的风险增加，乙型肝炎病毒与丙型肝炎病毒清除缺陷，对乙型肝炎病毒免疫应答受损，与肾功能严重程度相关。慢性肾衰竭患者常合并淋巴组织萎缩和淋巴细胞减少，并且由于酸中毒、高血糖、营养不良以及血浆和组织高渗透压导致白细胞功能障碍。临床上可表现为呼吸系统、泌尿系统及皮肤等部位各种感染，是慢性肾衰竭患者重要的死亡原因。主要感染类型如下：①细菌感染，多出现在透析患者的中心静脉导管感染，主要为金黄色葡萄球菌，和表皮葡萄球菌，分别占30%和38%。临床上主要表现为寒战、发热等菌血症症状，在血管通路插管出口部位可由红肿或渗出，有些病例插管部位无异常表现，血培养及导管处分泌物培养可以明确致病菌。②结核杆菌感染，慢性肾衰竭是结核病的易感人群。临床表现与非肾衰竭患者的表现相同，常见症状如疲劳、厌食、乏力、盗汗、体重减轻和发热等。③丙型肝炎病毒感染。④乙型肝炎病毒感染。

（陈　嘉）

第四节　慢性肾衰竭的非透析治疗

一、饮食治疗

饮食治疗是慢性肾衰竭患者非透析治疗最重要的措施之一，主要是限制饮食中蛋白质，磷、脂肪及水钠的摄入。首先保证足够的热量，热量摄入为126~147kJ/（kg·d）［30~35kcal/（kg·d）］，以减少蛋白分解。饮食治疗的核心是低蛋白质饮食。

（一）低蛋白饮食（Low Protein Diet，LPD）

1. 低蛋白饮食的作用　低蛋白饮食可以减少蛋白尿排泄，延缓慢性肾衰竭的进展；改善蛋白质代谢，减轻氮质血症；改善代谢性酸中毒；减轻胰岛素抵抗，改善糖代谢；提高酯酶活性，改善脂代谢；减轻继发性甲状旁腺功能亢进；减少尿毒症代谢产物的蓄积；同时低蛋白饮食也限制了脂肪、磷、钠和钾的摄入。因此低蛋白饮食可以有效延缓慢性肾功能衰竭的进展，对中晚期慢性肾衰竭患者（GFR为13~24ml/min）更为有效。

2. 低蛋白饮食的方法　根据蛋白质限制的程度分为低蛋白饮食：GFR 25~60ml/min时，低蛋白饮食为0.6~0.75g/（kg·d）；GFR＜25ml/min时，低蛋白饮食为0.6g/（kg·d）和极低蛋白饮食：0.3g/（kg·d）。饮食中蛋白质应是高生物价蛋白质，即富含必需氨基酸的蛋白质，提高动物蛋白质的摄入达50%~60%。对于蛋白质摄入量在0.6g/（kg·d）以下包括极低蛋白饮食者，应补充必需氨基酸或α-酮酸制剂0.1~0.2g/（kg·d）。α-酮酸制剂的主要机制包括：①进入人体后和代谢废物中的氮生成必需氨基酸，有助于尿素的再利用；②含有钙盐，对纠正钙、磷代谢紊乱，减轻继发性甲状腺功能亢进有一定的疗效；③可对饮食中蛋白质生物价的要求相对降低。

通过检测24h尿液中尿素的排出量可以反映饮食中蛋白质的摄入情况。氮平衡情况下，尿中尿素氮8.0g/d反映煤炭蛋白质摄入为50g。在调整饮食期间应该每2~3个月检测1次，平稳后每4~6个月检测1次。

（二）水钠摄入的限制

在慢性肾衰竭患者，随着肾功能下降，肾脏增加尿钠排泄以维持血钠平衡的能力逐渐减弱，GFR降低至15ml/min时，若不进行水钠限制，将势必出现体内水钠蓄积。已有学者观察到限钠饮食降低血压的同时减少了蛋白尿，并可增强ACEI和ARB减少蛋白尿的作用。

对于慢性肾衰竭患者，不论其GFR数值，均应将摄钠量限制为不超过100mmol/d，即约食盐6g。可通过监测24h尿钠估计患者的实际摄钠量，一般24h尿钠不超过100mmol。和限制钠摄入量不同，摄水量的标准应个体化，取决于原发病的不同、肾功能受损程度，个体非尿排泄水的途径差异，原则是“量出为入”。评估容量状态的金标准是用放射性核素法测定总体水，但费用昂贵、费时，不能常规使用。可以综合利用其他方法进行判断，如体检（血压、体重、心肺查体、全身水肿情况），中心静脉压，测定血清心房利钠肽水平等。

（三）其他

1. 低脂饮食　脂肪供能应为总能量的25%～35%，脂肪摄入量不超过总热量的30%。低脂饮食绝不是简单地去除脂肪带来的热量，而是讲究摄入脂肪酸的类型，多不饱和脂肪酸可减少心血管疾病的发生，不饱和脂肪酸/饱和脂肪酸应为2：1。另外胆固醇摄入量<300mg/d。

2. 低磷饮食　磷摄入量限制在800mg/d以下，合并高磷血症者应<500mg/d，严重高磷血症者应同时予以磷结合剂。

3. 合并高钾血症者，低钾饮食。

4. 注意补充叶酸、水溶性维生素、钙、铁、锌等矿物质。

二、心血管疾病的治疗

由于潜在发病机制的复杂性，慢性肾脏病患者心血管病变的临床表现多样化，应针对不同病变，给予个体化的治疗方案。由于缺乏充分有效的治疗方法，慢性肾脏病患者普遍存在治疗不达标等问题。延缓慢性肾脏病患者肾脏疾病的进展，开展多学科合作、全方位、多种治疗措施联合的强化治疗。

（一）冠心病的治疗

慢性肾脏病患者急性（不稳定性心绞痛和急性心肌梗死）和非急性冠状动脉疾病（稳定性心绞痛和心力衰竭）的治疗与一般人群相同。

1. 一般治疗　发作时立即休息，一般停止活动后症状即可消除。避免过度体力活动，以不发生疼痛症状为度调整日常生活与工作量。避免情绪激动，减轻精神负担。避免饱餐、油腻饮食，一次进食不宜过饱，保持大便通畅。

2. 药物治疗　首先考虑预防心肌梗死和死亡，其次考虑减少心肌缺血、缓解症状及改善生活质量。

（1）预防发生心肌梗死和死亡的药物：

1）抗血小板治疗：稳定型心绞痛患者至少需要服用一种抗血小板药物。阿司匹林：通过抑制血小板环氧化酶和TXA_2，抑制血小板在动脉粥样硬化斑块上的聚集，防止血栓形成同时也通过抑制TXA_2导致的血管痉挛，降低心血管事件的危险性。在所有急性或慢性缺血性心脏病的患者，无论有否症状，只要没有禁忌证，就应每天常规应用阿司匹林。不良反应主要是胃肠道症状，与剂量有关，使用肠溶药或缓释药、抗酸药可以减少对胃的不良作用。禁忌证包括过敏、严重未经治疗的高血压、活动性消化性溃疡、局部出血和出血体质。尽管阿司匹林对非尿毒症患者有益，但随着肾功能的下降，并发症（主要是出血）的风险可能会增加，因此，不推荐广泛使用阿司匹林作为冠心病的一级预防，然而对于急性心肌缺血或高危患者其益处可能大于风险。氯吡格雷和噻氯匹定：通过二磷酸腺苷（ADP）受体抑制

血小板内 Ca^{2+} 活性，并抑制血小板之间纤维蛋白原桥的形成。氯吡格雷粒细胞减少的不良反应小起效快，不能耐受阿司匹林者可服用；后者不良反应包括胃肠道不适、过敏、白细胞和中性粒细胞减少、血小板减少，目前较少使用。

2）降脂治疗：在治疗冠状动脉粥样硬化中起重要作用。他汀类药物可以进一步改善内皮细胞的功能，抑制炎症、稳定斑块是部分动脉粥样硬化斑块消退，延缓病变进展。

3）血管紧张素转化酶抑制药（ACEI）：能逆转左心室肥厚及血管增厚，延缓动脉粥样硬化进展，减少斑块破裂和血栓形成，有利于心肌供氧/耗氧平衡和心脏血流动力学，降低交感神经活性。不良反应主要包括干咳、低血压和罕见的血管性水肿。

（2）抗心绞痛和抗心肌缺血的治疗：

1）硝酸酯类药物（Nitrates）：能降低心肌需氧，同时增加心肌供氧，缓解心绞痛。硝酸甘油（Nitroglycerin），心绞痛发作时舌下含服（0.5～1.0mg）作用较快，即可缓解症状；2%硝酸甘油油膏或橡皮膏贴片（含5～10mg）涂或贴在胸前或上臂皮肤而缓慢吸收，适用于预防夜间心绞痛发作。硝酸异山梨酯（Isosorbide Dinitrate）（消心痛），口服3/d，每次5～20mg，30min后起效，持续3～5h；缓释剂可维持12h，可用20mg，2/d；舌下含服2～5min见效，作用维持2～3h，每次可用5～10mg。5－单硝酸异山梨酯（Isosorbide 5－Mononitrate）多为长效制剂，每天20～50mg，1～2次。硝酸酯类药物长期应用可出现耐药性，可能与巯基利用度下降、RAAS激活等有关。硝酸酯类药物的不良反应有头晕、头胀痛、头部跳动感、面红、心悸等，偶有血压下降。

2）β受体阻滞药：阻断拟交感胺类对心率和心肌收缩力的刺激作用，减慢心率、减低血压、减低心肌收缩力和耗氧量，从而缓解心绞痛发作。不良反应有心室射血时间延长和心脏容积增加，虽然可能使心肌缺血加重或引起心肌收缩力降低，但其使心肌耗氧量减少的作用远超过其不良反应。常用美托洛尔（Metoprolol）25～100mg，2～3/d，缓释剂1/d；阿替洛尔（Atenolol）12.5～50mg，1～2/d；比索洛尔（Bisoprolol）5～10mg，1/d。本药常与硝酸酯制剂联合应用，较单独应用效果好。

3）钙通道阻断药（CCB）：抑制钙离子进入心肌内，也抑制心肌细胞兴奋－收缩耦联中钙离子的作用，因而抑制心肌收缩，减少心肌耗氧量，扩张冠状动脉，解除冠状动脉痉挛，改善心内膜下心肌供血，扩张周围血管，降低动脉压，减轻心脏负荷，降低血黏度，抗血小板聚集，改善心肌微循环。常用二氢吡啶类：硝苯地平（Nifedipine）、非洛地平（Felodipine）、氨氯地平（Amlodipine）；维拉帕米；地尔硫䓬。不良反应包括周围性水肿、便秘、头痛、面色潮红、嗜睡、心动过缓或过速和房室阻滞等。CCB对于减轻心绞痛大体上与β受体阻滞药效果相当，可与硝酸酯联合使用。变异型心绞痛首选CCB。

4）代谢类药物：曲美他嗪通过抑制脂肪酸氧化、增加葡萄糖代谢而增加缺氧状态下高能磷酸键的合成，治疗心肌缺血，无血流动力学影响，可与其他药物合用。可作为传统治疗不能耐受或控制不佳时的补充或替代治疗。

5）窦房结抑制药伊伐布雷定（Ivabradine）：该药是目前唯一的高选择If离子通道抑制药，通过阻断窦房结起搏电流If通道、降低心率发挥抗心绞痛的作用，对房室传导功能无影响。该药适用于β受体阻滞药和CCB不能耐受、无效或禁忌又需要控制窦性心率的患者。

3. 冠状动脉血管重建　冠状动脉造影术仅适用于有症状且药物治疗无效的患者。与一般人群相同，应在一旦发现严重的冠状动脉疾病时可即刻行血管重建术（血管成形术、支架或旁路移植）的前提下进行冠状动脉造影术。由于不能准确预测透析患者的寿命，血管重建术的决定比较困难，应该由心血管和肾脏病专家在综合评价病变的严重性、手术风险和总的生存期望值的基础上决定。文献表明慢性肾脏病患者冠状动脉成形术的成功率超过90%，但术后死亡率随着肾功能的改变成比例的变化。血液透析患者冠状动脉旁路移植术（CABG）的住院死亡率为12.5%，高出一般人群4倍。目前的共识是左主干或广泛的3支血管病变适合旁路移植术，单支病变更适合血管成形术。对于其他的多支血管病变，血管成形术联合支架置入术和CABG有相似的临床效果，但血管成形术后需要再次手术的概率增加。尽管对单支血管疾病或多支病变，血管成形术联合支架置入术可能有效鉴于透析患者血管成形术再狭窄倾向，CABG可能是透析患者心肌血管重建术的最佳选择。

总之，慢性肾脏病患者心肌血管重建术后出现并发症的风险普遍较高，长期预后差。由于存在选择偏差，比较血管成形术和CABG的临床疗效意义不大。

（二）高血压的治疗

1. 血压控制目标　国际卫生组织（WHO）和国际高血压学会（ISH）联合推荐的高血压患者血压控制目标为：尿蛋白＞1.0g/d者，血压＜125/75mmHg；蛋白尿＜1.0g/d者，血压＜130/80mmHg。对于CKD Ⅴ期患者血压控制目标为：＜140/90mmHg。

2. 降压药物选择　慢性肾衰竭合并高血压的治疗，药物选择和治疗效果与原发性高血压有所不同。首先将血压降至目标值，首选肾脏保护作用最强的降压药，即ACEI或ARB。单用ACEI或ARB降压很难将慢性肾衰竭高血压治疗达标，常需联用3～4种降压药物。各种降压药物的应用如下。

（1）利尿药：对于慢性肾衰竭患者特别是血肌酐浓度已较高的患者，利尿药特别是噻嗪类利尿药的降压效果不好，而副作用很大，不宜采用，但是晚近有学者进行的双盲自身交叉对照临床试验研究结果表明，噻嗪类利尿药对慢性肾衰竭患者仍有很好的降压效果，其效果较襻利尿药还稳定和持久。但当肾小球滤过率＜25ml/（min·1.73m^2）时，噻嗪类利尿药无效。

（2）血管紧张素转化酶抑制药（ACEI）与血管紧张素受体阻滞药（ARB）：

1）ACEI与ARB的降血压作用：ACEI能阻断AngⅡ生成，ARB能阻断AngⅡ与ATIR结合，从而阻断AngⅡ致病作用（包括AngⅡ的缩血管增高血管阻力作用及AngⅡ和醛固酮的促肾小管钠重吸收扩张血容量作用），降低血压。如ARB阻断AngⅡ与ATIR结合后，将促使AngⅡ更多地与其2型受体（AT2R）结合，导致血管舒张血压降低；而ACEI能抑制激肽酶2（ACE又称激肽酶2，一酶两功效）的降解缓激肽作用，使体内缓激肽及前列腺素增多，也促进血管舒张血压下降。

2）ACEI与ARB的肾脏保护作用：①扩张肾小球入、出球小动脉，且扩张出球小动脉作用强于扩张入球小动脉，降低肾小球内“三高”，减少蛋白尿。②改善肾小球滤过膜选择通透性，使尿蛋白（尤其大、中分子尿蛋白）排泄减少。③保护肾小球足细胞。④抑制系膜细胞增殖，延缓肾小球硬化。⑤减少肾小球内细胞外基质（ECM）蓄积；延缓肾小球硬化进展。⑥增加胰岛素敏感性，改善脂质代谢。

3）ACEI与ARB的应用：对于ACEI制剂的选择，也存在许多矛盾，一方面，所有ACEI制剂的说明书上均注明，当血肌酐超过一定值（3～4mg/dl）时，应避免使用，因为这部分患者使用ACEI后，有可能会导致血肌酐升高；另一方面，许多学者在不同的场合倡导，即使血肌酐超过4mg/dl，仍可使用ACEI制剂，南方医院的侯凡凡教授等在新英格兰医学杂志发表文章证明，当血肌酐超过4mg/dl时，使用ACEI仍是安全并且有效的。因此，应用ACEI和ARB类药物时应密切监测肾功能变化，用药后2个月内血清肌酐上升和（或）内生肌酐清除率下降<30%，可在监测下继续应用，若>50%应立即停药。严重肾衰竭患者慎用，双侧肾动脉狭窄患者禁用。

4）钙通道阻滞药（CCB）：慢性肾衰竭患者高血压的治疗中，多采用联合药物治疗，在以上两种降压药不能将血压达标，则再加CCB，包括二氢吡啶类及非二氢吡啶类CCB（地尔硫䓬、维拉帕米）。由于二氢吡啶类CCB较安全，可逐渐加量至中等剂量。CCB类也具有一定程度的肾脏保护作用，主要表现在抑制系膜细胞增殖，减少细胞外基质的产生减少氧自由基的产生，减少组织钙化等。

5）降压药物联合治疗：慢性肾衰竭患者常常需要联合2种及以上降压药物才能降压达标。常用的组合是ACEI或ARB联合CCB。如果血压仍不达标，应测患者心率，参考心率选择下一配伍药物。心率较快（>70/min）宜加用β受体阻滞药或α及β受体阻断药；心率偏慢（<70/min）则需将非二氢吡啶类CCB改为二氢吡啶类CCB。如果血压下降不满意，只能再加其他降压药，包括α受体阻滞药、中枢性降压药及外周血管扩张药等。应注意利尿药与β受体阻滞药影响糖、脂代谢，并发糖尿病的患者应慎用。

（三）心力衰竭的治疗

慢性肾衰竭患者心力衰竭时常存在细胞外容量增加，大多数合并心力衰竭的患者需要多种药物联合治疗，联合治疗中须考虑药物之间的相互作用，尽量减少剂量或服用次数。伴有严重心肌功能障碍时须行紧急超滤治疗。

1. 利尿药　襻利尿药在维持血容量方面是必不可少的，但对肾衰竭患者襻利尿药的作用减弱。尽管噻嗪类利尿药在GFR<30ml/min时无效，对于进展期的肾衰竭患者，襻利尿药联合噻嗪类利尿药仍有一定的协同作用。醛固酮拮抗药对慢性肾衰竭患者的疗效尚不确切，利尿作用较弱，与ACEI及β受体阻滞药联用是会增加高钾血症的发生率，应减量或避免使用。

2. ACEI和ARB　ACEI可以显著改善心力衰竭症状，降低发病率，提高生存率，适用于心脏舒张和收缩功能障碍的患者，还可用于左心室射血分数<35%的无症状性心力衰竭患者，以及心肌梗死后左心室射血分数<40%的患者。目前对于其在慢性肾衰竭中的应用，只要没有禁忌证即可应用，对GFR<25ml/min患者慎用：ARB对于糖尿病肾病的患者有肾脏保护作用，疗效与ACEI相似。

3. β受体阻滞药　可改善无症状性心脏收缩功能障碍患者的预后，应用时注意患者是否合并β受体阻滞药禁忌证如反应性气道疾病、窦房结功能不全、心脏传导异常等。

4. 地高辛　其应用目前仍有争议。主要用于控制心房纤颤的心室率，以及严重收缩功能障碍而其他药物治疗效果不明显时。地高辛的正性肌力作用可以使心脏的舒张功能恶化，舒张功能障碍的患者忌用。肾功能受损导致地高辛清除率下降，容易中毒，合并低钾血症时出现心律失常。

（四）危险因素的干预

慢性肾衰竭患者均有各种心血管疾病的危险因素，需要多重危险因素干预。包括：控制高血压、纠正脂质代谢异常、控制高血糖、戒烟、适当增加运动以及纠正贫血，控制炎症，预防高同型半胱氨酸血症等。

三、贫血的治疗

（一）治疗靶目标值

2012 年 KDIGO 发布 CKD 患者贫血治疗指南：建议使用 EPO 患者血红蛋白浓度控制在 115g/L。

（二）重组人促红细胞生成素（rHuEPO）治疗

促红细胞生成素（EPO）是一种糖蛋白激素，相对分子质量约 34 000。血浆中存在的 EPO 根据糖类含量不同，分为两种类型：α 型和 β 型。两种类型临床应用效果上无明显差别。合理应用 rHuEPO，不仅能有效纠正慢性肾衰竭患者贫血，减少慢性肾衰竭患者的左心室肥大等心血管并发症发生，改善患者脑功能和认知能力，提高生活质量和机体活动能力；而且能降低慢性肾衰竭患者的住院率和病死率。因此，rHuEPO 在慢性肾衰竭的治疗中，目前是不可缺少和替代的。

1. 使用时机　无论透析还是非透析的慢性肾脏病患者，若间隔 2 周或者以上连续 2 次 Hb 检测值均低于 11g/dl，并除外铁缺乏等其他贫血病因，应开始实施 rHuEPO 治疗。

2. 使用途径　rHuEPO 治疗肾性贫血，静脉给药和皮下给药同样有效。但皮下注射的药效动力学表现优于静脉注射，并可以延长有效药物浓度在体内的维持时间，节省治疗费用。皮下注射较静脉注射疼痛感增加。

（1）对非血液透析的患者，推荐首先选择皮下给药。

（2）对血液透析的患者，静脉给药可减少疼痛，增加患者依从性；而皮下给药可减少给药次数和剂量，节省费用。

（3）对腹膜透析患者，由于生物利用度的因素，不推荐腹腔给药。

（4）对于 rHuEPO 诱导治疗期的患者，建议皮下给药以减少不良反应的发生。

3. 使用剂量

（1）初始剂量：皮下给药剂量：100 ~ 120IU/（kg・周），每周 2 ~ 3 次。静脉给药剂量：120 ~ 150IU/（kg・周），每周 3 次。①初始剂量选择要考虑患者的贫血程度和导致贫血的原因，对于 Hb < 7g/L 的患者，应适当增加初始剂量；②对于非透析患者或残存肾功能较好的透析患者，可适当减少初始剂量；③对于血压偏高、伴有严重心血管事件、糖尿病的患者，应尽可能从小剂量开始使用 rHuEPO。

（2）剂量调整：①rHuEPO 治疗期间应定期检测 Hb 水平：诱导治疗阶段应每 2 ~ 4 周检测 1 次 Hb 水平；维持治疗阶段应每 1 ~ 2 个月检测 1 次 Hb 水平。②应根据患者 Hb 增长速率调整 rHuE－PO 剂量：初始治疗 Hb 增长速度应控制在每月 1 ~ 2g/dl 范围内稳定提高，4 个月达到 Hb 靶目标值。如每月 Hb 增长速度 < 1g/dl，除外其他贫血原因，应增加 rHuEPO 使用剂量 25%；如每月 Hb 增长速度 > 2g/dl，应减少 rHuEPO 使用剂量 25% ~ 50%，但不得停用。③维持治疗阶段，rHuEPO 的使用剂量约为诱导治疗期的 2/3。若维持治疗期 Hb 浓度每月改变 > 1g/dl，应酌情增加或减少 rHuEPO 剂量 25%。

4. 给药频率（非长效型 rHuEPO）

（1）在贫血诱导治疗阶段，无论皮下给药还是静脉给药，均不推荐每周 1 次大剂量使用 rHuEPO。因为用药之初过高的促红细胞生成素水平，可造成骨髓促红细胞生成素受体的饱和，而受体恢复时血清促红细胞生成素水平也已降低，造成了药物浪费。

（2）进入维持治疗期后，原皮下给药的患者，给药频率可由每周 2～3 次调整为每周 1～2 次；而原为静脉给药的患者，给药频率可由每周 3 次调整为每周 1～2 次。

（3）大剂量重组人促红素每周 1 次给药，可减少患者注射的不适感，增加依从性；但目前临床疗效的优劣尚缺少循证医学证据。

5. 不良反应

（1）高血压是 EPO 治疗过程中出现的主要副作用，大约 20% 的肾性贫血患者接受 EPO 治疗后会出现高血压或高血压加重。EPO 相关性高血压机制尚不清楚，可能与血管壁的反应性增加及红细胞增加引起的血流动力学变化有关。出现高血压应首先考虑是否存在细胞外容量负荷过多的情况，加强超滤，调整降压药物的治疗，一般没有必要停止 EPO 的治疗，除非是难以控制的进行性高血压。但是若发生高血压脑病，在临床情况稳定以前，停止使用 EPO。其他副作用可能包括癫痫、透析通路血栓、高钾血症。

（2）血管通路阻塞，需监测血液透析患者血管通路状况。

（3）肌痛及流感样综合征，表现为肌痛、骨骼疼痛、低热、出汗等，常在用药后 2h 内出现，可持续 12h，2 周后可自行消失。

（4）其他：癫痫、肝功能异常、过敏、高血钾等，较少见。

6. 促红细胞生成素抵抗　最常见的原因是铁缺乏。在铁充足时对促红细胞生成素抵抗，应考虑如下原因：感染，慢性失血，甲状旁腺功能亢进，EPO 抗体，左旋肉碱缺乏，ACEI 类药物，纤维性骨炎，铝中毒，血红蛋白病（如 α 和 β 地中海贫血，镰状细胞贫血），维生素 B_{12} 缺乏，多发性骨髓瘤，营养不良。

（三）铁剂的治疗

慢性肾衰竭伴贫血的患者给予铁剂的目的是为了达到和维持目标 Hb 水平。根据患者体内铁的状况，有效地应用铁剂避免机体铁储备不足以及红细胞生成时可利用铁缺乏。存在以下情况时先补足铁再开始 EPO 治疗：①血清铁蛋白 <100μg/L；②转铁蛋白饱和度（TSAT）<20%；③低色素性红细胞占全部红细胞的比率 >10%。监测指标为转铁蛋白饱和度和血清铁蛋白。

1. 靶目标值　为达到 EPO 的最佳效果，关于使用 EPO 治疗时铁参数的靶目标值，根据 2006 年 K/DOQI 的建议：非透析患者或腹膜透析患者：血清铁蛋白 >100μg/L，且 TSAT > 20%；血液透析患者：血清铁蛋白 >200μg/L，且 TSAT >20%。

2. 给药方法与剂量　①口服铁剂：包括硫酸亚铁、葡萄糖酸亚铁、富马酸亚铁。口服铁剂剂量：成年人每日 2～3 次，共服元素铁 200mg；儿童为 2～3mg/（kg·d）。口服方法宜空腹，且不宜与其他药物同时服用，因为会影响铁剂吸收。口服铁剂不能达标则应静脉补铁。②静脉铁剂：包括右旋糖酐铁、葡萄糖酸铁、蔗糖铁。对于 TSAT <20%，和（或）血清铁蛋白 <100μg/L 的慢性肾衰竭患者需静脉补铁，每周 100～200mg，连续 8～10 周；对于 TSAT≥20%，血清铁蛋白≥100μg/L 的慢性肾衰竭患者，需每周静脉补铁 25～125mg；对于血清铁蛋白≥500μg/L 的慢性肾衰竭患者，不推荐常规使用静脉补铁。葡萄糖酸铁给药

速度为 12.5mg/min，总量不超过 250mg，持续 2h 以上；蔗糖铁按相近的速度给药，总量不超过 300mg，持续 2h 以上。

3. 副作用　口服铁剂主要副作用为消化道反应。右旋糖酐铁有变态反应，典型临床表现为低血压、呼吸困难、背痛、面色潮红和焦虑不安，因此，给予右旋糖酐铁先给予试验剂量 25mg，观察 15～60min 后再给予全量。一旦出现变态反应，应给予肾上腺素、苯海拉明和（或）糖皮质激素。葡萄糖酸铁和蔗糖铁不存在变态反应，无需先给予试验剂量。其他不良反应为：关节痛、肌痛，通常与剂量相关；感染的发生概率增加；组织的氧化应激损伤。

（四）补充红细胞生成的其他必需原料

1. 叶酸　当摄入充分时，大多数患者可以保持叶酸平衡，但在 EPO 治疗患者，需额外补充叶酸。

2. 左旋肉碱　慢性肾衰竭患者存在左旋肉碱缺乏，尤其是血液透析患者，左旋肉碱缺乏可导致严重的代谢障碍，也是慢性肾衰竭贫血的重要因素，为 rHuEPO 抵抗的因素之一。

3. 维生素 B_6、维生素 B_{12}　其缺乏与 rHuEPO 抵抗有关。

4. 维生素 C　可以促进单核吞噬细胞系统铁动员，提高铁利用率；维生素 C 缺乏也可导致 rHuEPO 反应性下降。

5. 维生素 E　抗氧化作用。

（五）其他纠正贫血的措施

1. 输血、输红细胞悬液　仅限于出现严重贫血相关症状及体征的患者，目前应用较少。美国内科医师学会强调，必须明确输注红细胞悬液后可以逆转患者的某些症状或体征，否则不宜输血。

2. 充分透析　可清楚尿毒症患者血液中的一些毒性物质，包括红细胞生成素抑制因子或物质，对改善贫血有一定作用。

3. 肾移植　可彻底纠正慢性肾衰竭贫血。

4. 病因治疗　治疗继发性甲状旁腺功能亢进症、铝中毒等。

四、肾性骨病的治疗

治疗方案的实施要根据肾功能的分期、血 iPTH 水平和肾性骨病的类型进行规范化的分阶段治疗。治疗过程中要监测血 iPTH 水平的变化、纠正代谢性酸中毒、避免和治疗铝负荷过多，控制继发性甲状旁腺功能亢进的进展，防止和减少骨外钙化及骨再生不良的发生，提高患者生存质量。监测相关指标，及时调整治疗方案，避免由于治疗过度而带来的相应并发症。

（一）高转化性骨病的治疗

1. 限制磷的摄入　K/DOQI 主张：CKD 3～4 期血磷 >1.5mmol/L、CKD5 期肾衰竭血磷 >1.8mmol/L 以及血 PTH 升高超出 CKD 各期靶目标时应限制磷摄入。低蛋白饮食是减少磷摄入的主要方法。每日磷的摄入量应 <600～800mg。极低蛋白饮食［0.3g/（kg·d）］加 α－酮酸治疗可将磷摄入限制在 3～5mg/（kg·d），而且不会出现营养不良。

2. 磷结合剂　如果通过限制磷的摄入不能将血磷控制在目标值，应使用磷结合剂。常用含钙的磷结合剂，如碳酸钙（含钙40%）、醋酸钙（含钙25%），成为治疗继发性甲状旁腺功能亢进的首选药。

目前应用最多的是碳酸钙，价廉、无味、易于耐受、含元素钙高、能纠正酸中毒、可结合肠道中的磷，宜首先选用，是最理想的钙剂，餐中服用可更好地发挥结合磷的作用，1～6g/d。但长期服用可导致高钙血症，甚至软组织和血管钙化，用药期间需监测血钙变化。醋酸钙溶解度高，是有效的磷结合剂，因剂量小发生高血钙机会较少。高磷血症者，口服大量钙剂可使钙磷乘积增加，应在血磷＜1.78mmol/L（5.5mg/dl）时补钙为宜。

对于高血钙或合并严重血管钙化或其他软组织钙化的患者最好使用不含钙的磷结合剂。Sevel amer是不含钙铝的磷结合剂，不经肠道吸收，通过离子交换和氢化作用结合肠道的磷，有效降低高血磷，效果与碳酸钙、醋酸钙相似，但对血钙影响不大，使钙磷乘积降低。

3. 活性维生素D及其衍生物　不仅有利于高转化性肾性骨病的治疗，也有利于继发性甲状旁腺功能亢进所致的其他全身器官损害的恢复。原则上采用最小剂量的活性维生素D维持血iPTH、钙、磷在合适的目标范围内，患者钙磷乘积＜$55mg^2/dl^2$才能应用。如果过度应用，易引起高钙血症和钙磷乘积升高，导致软组织和血管钙化及骨再生不良。治疗过程中监测血iPTH、钙、磷水平和钙磷乘积，调整药物用量。

（1）作用机制：①可在mRNA水平抑制PTH的分泌；②通过增加甲状旁腺细胞内钙离子浓度，抑制甲状旁腺细胞的增殖；③促进肠道钙吸收增加血清钙水平，间接抑制甲状旁腺分泌PTH。

（2）活性维生素D治疗适应证：①慢性肾脏病3期患者血浆PTH＞70pg/ml，4期患者PTH＞110～115pg/ml；②慢性肾脏病3、4期患者，血清钙＜9.5mg/dl（2.37mmol/L）或血磷＞4.6mg/dl（1.49mmol/L）；③慢性肾脏病5期患者血浆PTH＞300pg/ml或血钙＜10.2mg/dl（2.54mmol/L），血磷＞5.5mg/dl（1.83mmol/L）。目前常用的活性维生素D制剂有1，25－$(OH)_2D_3$（骨化三醇）和1α－羟维生素D_3（阿法骨化醇）。

（3）应用方法：包括口服及静脉两种。口服又分为每日小剂量及大剂量冲击间歇疗法。①每日小剂量口服适用于轻度继发性甲状旁腺功能亢进，或中重度继发性甲状旁腺功能亢进维持治疗阶段。用法：口服0.25μg，1/d。并根据血iPTH、钙、磷水平进行调整剂量。②大剂量口服冲击间歇疗法有助于提高治疗的有效性，减少不良反应，适用于中重度继发性甲状旁腺功能亢进患者。用法：当iPTH 300～500pg/ml时，每次1～2μg，每周2次；当iPTH 500～1000pg/ml时，每次2～4μg，每周2次；当iPTH＞1000pg/ml时，每次4～6μg，每周2次。以后监测iPTH水平，根据iPTH变化调整剂量，最终选择最小的骨化三醇剂量间断或持续给药，维持iPTH在目标范围。口服给药最好选择在夜间睡眠前肠道钙负荷最低时给药，高血钙发生率低而同样能达到抑制PTH的作用。③间断静脉给药：不经过胃肠道代谢，生物效应高，高钙血症发生率低，特别适合用于血液透析或腹膜透析患者。

（4）不良反应及对策：常见的不良反应有高血钙、高血磷及转移性钙化，应严密监测血钙、磷、iPTH水平及钙磷乘积。若出现高磷血症，给予积极降磷治疗；血钙＞2.54mmol/L给予处理：①减少或停用含钙的磷结合剂，使用不含钙的磷结合剂；②骨化三醇减量或停用，血钙恢复正常时再重新考虑开始应用；③对于透析患者，可应用低钙（1.25mmol/L或以下）的透析液。

（5）维生素D衍生物：有与骨化三醇相似的抑制甲状旁腺PTH合成与分泌的作用，可充分控制血 iPTH 水平，而血钙和血磷水平变化较小；还具有控制激素分泌、抑制细胞生长、诱导细胞分化、抑制肾小球固有细胞增殖、促进肾小球修复等作用。但目前还不能肯定新型维生素 D 衍生物能否完全替代骨化三醇。目前已经应用的维生素 D 衍生物包括 22－氧化骨化三醇、帕立骨化醇、度骨化醇。

4. 钙敏感受体激动药（Calcimimetics）　属苯烷基胺类化合物，能增强甲状旁腺钙敏感受体（CaR）对细胞外钙的敏感度，从而在较低于正常的血清钙水平也能使受体活化，可以快速有效地降低循环中血 iPTH 水平，同时不升高血钙、磷水平，降低钙磷乘积。但对骨代谢方面的作用还不确定。

5. 甲状旁腺切除术　当药物治疗无效时，可采用甲状旁腺切除手术治疗。甲状旁腺切除术手术指征为：血 iPTH 明显增高（持续＞800pg/ml），排除铝中毒，同时存在以下情况之一：①持续进展的高钙血症，组织学进展性骨疾病；②严重瘙痒药物和透析治疗无效；③钙磷乘积＞5.74～6.56mmol^2/L^2 伴进展性骨外钙化或钙化防御；④进行性骨骼、关节疼痛，骨折或畸形；⑤成功肾移植后持续性高钙血症；⑥顽固性高磷血症；⑦影像学检查证实甲状旁腺明显增大。术后可能出现低钙血症，因此应密切监测血清总钙和离子钙水平。

（二）低转化性骨病

与铝中毒的关系密切，主要以预防为主。主要防治措施如下：①治疗铝中毒：去铁胺治疗；②合理使用钙剂，避免高血钙；③合理应用活性维生素 D 制剂，避免过度抑制 PTH 合成与分泌；④应用低钙透析液；⑤应用重组人生长激素（rhGH）或胰岛素样生长因子（IGF）：生长激素能刺激软骨细胞生长，并通过刺激成骨细胞和破骨细胞分泌直接或间接提高骨转化；⑥骨形成蛋白－7（BMP－7）；⑦纠正铁缺乏、纠正代谢性酸中毒、改善营养状况等。

五、中医中药治疗

近年来，虽然人工肾技术及肾移植技术开展，为 CRF 的治疗开拓了新的途径，但由于费用及技术问题尚难普及使用，非透析疗法在治疗中仍占十分重要的地位。随着中医对慢性肾衰竭的深入研究，积累了较丰富的经验，中医治疗慢性肾衰竭显现出独特优势，在内科非透析疗法中占有重要地位。

（一）中医中药辨证施治

中医中药辨证施治对于 CRF 具有抑制和延缓病情进展的作用，尤其对早中期肾衰竭患者效果更为明显。根据 CRF 的临床表现及证候分析，通常运用补肾健脾、调理脾胃、活血化瘀、通腑泻浊、清利湿热等法则加以施治。

1. 补肾健脾法　中医学者认为 CRF 脾肾虚损为主要病机。治疗以益气养阴、健脾补肾为主。

2. 调理脾胃法　CRF 的患者多有脾胃不和的表现，如食欲缺乏、乏力、恶心、呕吐等，常用方剂有香砂六君子汤、温脾汤、理中汤、黄芪建中汤等。常用药物有茯苓、白术、佩兰、半夏、砂仁、鸡内金、谷芽等。

3. 通下泻浊法　湿浊是 CRF 的主要邪实因素，通下泻浊，排除浊邪是中医药治疗 CRF 的常用方法。在通下泻浊药中，大黄延缓肾衰竭的疗效已得到肯定。大黄不仅通过泻下，减轻氮质潴留，延缓肾衰竭进展，并能改善患者的氨基酸代谢及营养状况。

4. 活血化瘀法　CRF 多存在肾小球硬化及间质纤维化，以及高凝血状态及微血栓形成。临床及动物实验研究证实，川芎、丹参、三七、水蛭等活血化瘀药具有减轻肾组织纤维化的作用，在一定程度上可改善肾功能。主要方剂有桃红四物汤、补阳还五汤等。

5. 清利湿热法　在 CRF 治疗中，清热解毒利湿主要是给邪以出路。清热解毒药物一般具有抗感染、消炎、提高机体免疫力的作用。常用的清热解毒中药有：金银花、蒲公英、鱼腥草、大青叶或应用五味消毒饮。在利湿治疗中多用淡渗利湿之药如茯苓、猪苓、泽泻等。有人临床观察制苍术、毛冬青、石韦、金钱草、穿山甲、白花蛇舌草、海金沙七味清利湿热中药不但可以延缓 CRF，还可以减少尿蛋白。另外也常配合渗利中药茯苓皮、车前子、猪苓、冬瓜皮、泽泻、生薏苡仁、玉米须等和以银翘散为主的多味清热解毒中药。

（二）中药灌肠及中药结肠透析疗法

中药灌肠及中药结肠透析疗法按中医传统理论，都属于中医八法中的“下法”，是仿腹透原理，通过弥散及超滤作用，使血中物质清除掉，从而改善肾功能。

（三）针灸疗法

针灸不仅能增强中药的治疗效果，而且弥补了部分 CRF 患者因胃肠道反应剧烈或高血钾不能服药的不足。

总之，内科非透析疗法治疗慢性肾衰竭主要还是以中医辨证论治为主，结合饮食调理，中药保留灌肠等多法并进，围绕着如何解决正虚（脾肾衰竭）和邪实（浊毒潴留）之间的问题，消其有余，补其不足。

六、其他治疗措施

（一）纠正水电解质和酸碱平衡紊乱

1. 维持水钠平衡　根据患者血压、水肿、体重和尿量情况调节水分和钠盐的摄入。一般在无水肿情况下，不应严格限制水分摄入，慢性间质性肾炎失钠时不应过度限制盐。有明显水肿、高血压者，钠摄入量在 2 ~ 3g/d（氯化钠 5 ~ 7g/d），严重病例在 1 ~ 2g/d（氯化钠 2.5 ~ 5g/d）。根据需要应用襻利尿药。一般不用噻嗪类利尿药及保钾利尿药。同时防止利尿过度及呕吐等体液丢失过多引起的脱水、低血压等情况。

2. 代谢性酸中毒　纠正酸中毒有助于减轻和避免酸中毒所致的一系列机体代谢改变，可降低慢性肾衰竭患者骨骼和肌肉中的钙、蛋白质和氨基酸的丢失，抑制骨骼和肌肉分解，有利于营养的维持和肾脏的保护，延缓肾衰竭的进展。临床上常用碳酸氢钠 3 ~ 10g/d，分 3 次口服；严重者应静脉滴注碳酸氢钠并根据学期分析结果调整用药剂量，同时应用襻利尿药增加尿量，防止钠潴留。

3. 高钾血症和低钾血症　在慢性肾衰竭时常见，当 GFR < 25ml/min 时，应限制钾的摄入。当血钾 > 5.5mmol/L 时，具体治疗为①即刻治疗（几分钟内完成）：对有心电图改变者，用 10 ~ 20ml 葡萄糖酸钙（持续推注 30 ~ 60s）稳定心肌细胞；②暂时治疗（将钾转运到细胞内）：10% 葡萄糖内加 10 ~ 16U 常规胰岛素静脉滴注，5% 碳酸氢钠用于严重高钾血症合并酸中毒的患者，10% 葡萄糖酸钙 10 ~ 20ml 静脉注射；③去钾治疗：利尿药（呋塞米 40 ~ 160mg 入壶）增加肾分泌钾，聚苯乙烯磺酸钠口服。严重高钾血症（血钾 > 6.5mmol/L）且伴有少尿、利尿效果欠佳者，应及时给予透析治疗。

由于钾摄入不足、胃肠道丢失、补碱过多、利尿过度等原因，慢性肾衰竭患者可发生低钾血症，根据血钾水平，给予口服补钾，严重者予以静脉缓慢滴注葡萄糖氯化钾溶液，静脉补钾时注意尿量，防止高血钾。

4. 高镁血症和低镁血症　高镁血症在慢性肾衰竭患者中并不少见，严重高镁血症（血镁2mmol/L）时，患者可出现呼吸衰竭，应紧急给予葡萄糖酸钙或氯化钙静脉注射，并及时血液透析。低镁血症常与利尿药的应用有关，轻度时一般不予处理，严重者可静脉补充镁药。

（二）出血的治疗

1. 纠正贫血　是改善凝血功能的重要措施，可以促进血小板与血管壁的相互作用，从而缩短出血时间，改善止血。EPO 的作用主要在于提高血细胞比容，进而缩短出血时间，对血小板数目及聚集功能，血栓素 A_2 的合成无影响。

2. 冷沉淀及精氨酸血管加压素　冷沉淀是富含血管性假血友病因子（vWF）、纤维蛋白原及纤维连接素的血浆制品。对于出血时间 >15min 的尿毒症患者，使用冷沉淀 1h 后可见凝血时间缩短，作用高峰时间为 4 ~ 12h。精氨酸血管加压素（DDAVP）是人工合成的加压素，可促使内源性 vWF 从储存点释放，缩短出血时间，静脉或皮下注射剂量为 0. 3μg/kg. 作用持续 6 ~ 8h。

3. 雌二醇　通过拮抗一氧化氮的合成使血小板黏附到收缩的血管，改善其功能，减少出血及出血时间。

4. 充分透析和选择合理抗凝血药　充分的透析治疗清除尿毒症毒素可以纠正或改善出血时间的延长。

（三）抗凝、改善微循环

应用抗凝血（肝素、华法林）、促纤溶（尿激酶）、抗血小板聚集（阿司匹林）药物和活血化瘀中药等具有防止和减少肾小球内凝血、改善肾脏微循环和抑制继发性炎症反应与纤维化等作用，但需要大样本的前瞻对照临床研究进一步证实。如果反复出现血栓且抗磷脂抗体（APL）阳性或蛋白 C 或蛋白 S 异常者，建议长期使用华法林。与肝素引起的血小板减少相关的反复血栓形成，在血小板恢复正常且停用所有类型的肝素制剂至少 1 个月以后可考虑应用华法林。若蛋白 C 水平持续低，且有出现血栓形成和肢体坏疽的危险，可以应用直接的凝血酶抑制药，其中阿加曲班在肝代谢，适用于肾衰竭的患者。

（四）纠正脂质代谢异常

高脂血症是慢性肾衰竭进展的重要因素之一。控制高脂血症可以延缓全身及肾脏小动脉粥样硬化的进展，减轻心脑血管病变，改善预后。目前他汀类药物对于慢性肾衰竭患者脂质代谢紊乱的治疗主要借鉴与一般人群的应用经验。血清总胆固醇 >200mg/dl 和 HDL - 胆固醇≤35mg/dl 需控制脂质摄入，LDL - 胆固醇水平超过 100 ~ 130mg/dl 应开始饮食和药物治疗。LDL - 胆固醇靶目标值应控制在 100mg/dl 以下。另外他汀类药物不仅具有调脂作用，还具有肾脏功能保护作用。但在 GFR 较低的患者应注意减少剂量，监测肾功能变化。一般不主张联合使用降脂药物，因为会增加副作用。

（五）避免和去除加速肾功能不全进展的因素

慢性肾衰竭非透析治疗的基础和前提是有效治疗原发疾病和消除引起肾功能恶化的可逆因素，如戒烟减少心血管并发症的发生，肥胖者减轻体重可以有效地减少蛋白尿，控制感染，避免肾毒性药物等。

（张国欣）

第十九章　肾囊肿和肾遗传性疾病

第一节　肾囊肿性疾病

一、常染色体显性多囊肾

（一）概述

常染色体显性多囊肾（ADPKD）是最常见的危及生命的单基因疾病。在世界各地、各种族均可见，发病率为1/（400~1000）。在美国，每年大约50万患病，大约2000人开始血液透析治疗。

ADPKD是常染色体显性遗传性疾病。它包括ADPKD1、ADPKD2两类。ADPKD1由PKD1基因突变引起，占临床ADPKD的85%；ADPKD2是由PKD2基因突变引起，约占临床ADPKD的15%。ADPKD中有一小部分病情较轻的患者，基因突变与PKD1和PKD2无关，可能与尚未明确的第3种PKD基因突变有关。

除了肾脏表现外，ADPKD是一种多系统受累疾病，还包括显著的肾外囊肿和非囊肿性表现，包括多囊肝、多器官系统（胰腺、蛛网膜、松果体和精囊）囊肿、颅内囊状动脉瘤、胸动脉瘤和动脉夹层、冠状动脉瘤、二尖瓣和（或）三尖瓣下垂、主动脉瓣关闭不全、主动脉根部扩张和可能的结肠憩室等。

囊肿性肾脏疾病导致肾功能不全的严重性因显著的遗传和非遗传因素影响而有高度异质性。总而言之，ADPKD1与ADPKD2相比，前者病情更严重，终末肾衰竭发病较早（ADPKD1平均年龄54岁，ADPKD2平均年龄74岁）。与女性ADPKD2患者相比，ADPKD2男性患者虽然很少有囊肿性肝病，但常常发展成更加严重的囊肿性肾衰竭。

（二）临床表现

1. 症状和体征

（1）肾脏表现：随年龄增长，所有ADPKD患者中肾囊肿会扩大。严重的结构异常往往引起相关的肾脏表现，包括疼痛、血尿、高血压和肾功能障碍。严重增大的肾也可以引起邻近脏器和下腔静脉受压，导致早饱、呼吸困难和下肢水肿。

1）高血压：超过80% ADPKD病人在发生肾衰竭前出现高血压。虽然HTN的发病率随着年龄增长而增加，但是与一般人群相比，ADPKD的高血压的发生时间更早、发病率更高。

高血压的病因是多方面的，包括肾内肾素－血管紧张素系统的激活，NO内皮介导的血管舒张功能缺陷，交感神经活性增强和PKD基因突变直接引起的血管平滑肌细胞功能缺陷等。

高血压发病早和（或）未控制是导致肾脏疾病较快进展，因左心室肥大和冠状动脉疾病等导致的心脏并发症死亡的重要危险因素。未控制的高血压也可以加重瓣膜性心脏病，增加颅内动脉瘤破裂及相关死亡的风险。

2）疼痛：急性侧腹痛很常见。潜在病因是囊肿出血、感染、结石或少见的肾肿瘤。肾严重增大可引起机械性下背部疼痛。小部分病人出现慢性侧腹痛，除了肾脏增大，没有发现其他病因。这些病人存在麻醉药和（或）镇痛药依赖和介导的相关并发症的风险。

3）血尿、囊肿出血和腹膜后出血：肉眼血尿可能是最初的症状。42% ADPKD 病人有血尿，可能的原因是囊肿出血、结石、感染或肾肿瘤。

大多囊肿出血是自限性的，病程 2 ~ 7d。> 50 岁的病人首次发生肉眼血尿或血尿持续超过 1 周应排除肿瘤。少数情况下，囊肿破裂出血可进入腹膜后，引起腹膜后出血。这种情况很危险，可能危及生命。

4）尿液浓缩缺陷：常伴有轻度多尿，是 ADPKD 最常见和最早的表现。这一表现常常会被忽略，可通过摄入足量补液代偿。

5）肾石症：约 20% ADPKD 患者中发生肾石症，与普通人群相比，肾石症发病率高 5 倍。多数结石是由尿酸和（或）草酸钙构成。与非 ADPKD 结石患者相比，ADPKD 结石患者中尿酸结石的发生率高。导致尿路结石的因素是尿路结构异常导致的尿液淤滞、低柠檬酸盐尿和低尿液 pH（促进尿酸结石形成）所致。ADPKD 与非 ADPKD 患者的肾石症的症状和体征相似。

6）尿路或囊肿感染：ADPKD 患者中，尿路感染的发生率是否增高还不明确，但是发生复杂性感染的风险明显增加。尿路感染包括膀胱炎、肾盂肾炎、肾囊肿感染和肾周脓肿。女性发生感染的可能性较男性高。主要病原体是大肠埃希菌、克雷伯杆菌、变形杆菌和其他肠道杆菌。膀胱炎的症状是尿频和尿急；肾盂肾炎、肾囊肿感染和肾周脓肿的症状是发热、寒战、呕吐、恶心和侧腹痛。

7）肾衰竭：ADPKD1 比 ADPKD2 的终末期肾衰竭提前20 年发生。一旦肾脏清除能力开始下降，将以每年 5. 0 ~ 6. 4ml/min 的速率线性降低。遗传和环境因素在肾脏疾病进展过程中发挥重要作用。ADPKD1 患者中，PKD1 的突变位点可能影响肾脏功能进展。突变位于 PKD1 基因的前半部分（5区域）与位于后半部分（3区域）相比，前者发生肾衰竭略早。

肾预后不良的其他危险因素包括男性、镰状细胞病、30 岁之前诊断 ADPKD、第一次发作肉眼血尿在 30 岁之前、3 5 岁前发生高血压、高脂血症，高密度脂蛋白（HDL）较低和吸烟。

当肾小球滤过率低于 30 ~ 40ml/（min · 1. 73m^2）时，ADPKD 患者开始出现肾衰竭的症状和体征，与非 ADPKD 的慢性肾衰竭患者类似。

（2）肾外表现：

1）多囊肝：多囊肝（PLD）是 ADPKD 的最常见的肾外表现。肝脏囊肿起源于纤维组织包裹的小叶内胆管小簇和胆管周围腺体，前者称为胆管微错构瘤。随着年龄增长，ADPKD 患者中多囊肝的发病率随年龄增加，由儿童的 0 上升至 30 岁时的 20%，70 岁时的 75% 以上。女性，尤其是多次妊娠和（或）使用口服避孕药或口服雌激素替代治疗者，往往多囊肝的发病较早，病情较重。

多数多囊肝的病人是无症状的。当病人有症状时，症状往往是囊肿体积过大或囊肿相关并发症例如囊肿出血、破裂或感染。即使肝囊肿程度很大，未受累的肝实质总量不会减少，所以肝合成功能不受影响。

囊肿体积过大引起的症状包括呼吸困难、端坐呼吸、早饱、胃－食管反流、机械性背痛、子宫脱垂、肋骨骨折，严重的病例出现生长受限。在少数情况下，巨大的肝囊肿可以引起肝静脉流出通道、肝门静脉和（或）胆道或下腔静脉梗阻。这些病人可能出现门脉高压、食管和（或）胃底静脉曲张、腹水和梗阻性黄疸。

肝囊肿出血和破裂可出现急性腹痛、外源性胆道受压和肝酶升高。少数情况下，囊肿破裂进入腹膜，引起急性腹膜炎和危及生命的腹腔出血。

肝囊肿感染的病人可出现发热、寒战、局限性上腹痛、白细胞增多和碱性磷酸酶升高。菌血症也很常见，主要病原体是肠杆菌科。

2）颅内动脉瘤和其他血管表现：ADPKD 患者颅内动脉瘤（ICA）和颅内动脉瘤破裂的发生率较普通人群高 5～10 倍。家族聚集现象很明显。有 ICA 或蛛网膜下出血（ICA 破裂导致，SAH）家族史的病人与无家族史的病人相比，前者的发病率是 21%，后者是 6%。

大多数 ADPKD 相关的颅内动脉瘤较小（直径 <7mm），约 90% 位于前循环。与散发病例相比，ADPKD 患者出现 ICA 破裂出血的平均年龄较早（分别为 39 岁和 51 岁）。

ICA 破裂的风险（由未破裂颅内动脉瘤的国际研究推算）取决于 ICAs 的位置和大小，以及病人既往发作过 SAH。

对于既往没有发作过 SAH、直径 <7mm 的前循环 ICA 病人，破裂的年风险低于 0.1%。对于既往发作过 SAH、颅内动脉瘤位于后循环或直径 >7mm 的病人破裂的年风险更高。

未破裂的颅内动脉瘤一般是无症状的。极少情况下，病人可以出现局灶性神经症状，例如因局部受压导致的脑神经麻痹或癫痫。颅内动脉瘤破裂表现的主要症状包括突发剧烈头痛或与既往头痛程度不同的头痛。疼痛可以放射至枕部和颈部，可能伴有颈背不适感。其他的伴有症状包括恶心呕吐、畏光、脑神经麻痹、癫痫、昏睡和昏迷。

在 ADPKD 中更加常见（约增加 10 倍）的其他血管表现是胸主动脉和颈动脉夹层、颅内动脉纡曲延长症、冠状动脉瘤。这些并发症的症状和体征与非 ADPKD 病人类似。

3）心瓣膜病：ADPKD 患者中，心瓣膜病的发生率高于他们未受累的家族成员或普通人群。二尖瓣脱垂最常见，心脏超声检查发现高达 20% ADPKD 患者存在二尖瓣脱垂。其次包括二尖瓣关闭不全、三尖瓣关闭不全、三尖瓣脱垂和伴有主动脉根部扩张的主动脉瓣关闭不全。症状多样，也可无症状，或心悸，少数情况下出现充血性心力衰竭。当闻及心脏杂音时，应使用抗生素预防亚急性细菌性心内膜炎。

4）肾细胞癌：尽管肾病理检查中常见增生和微小腺瘤，但是 ADPKD 患者肾癌的总发病率不增加。如果发生肾癌，多发生于年轻患者（ADPKD 患者平均为 45 岁，普通人群平均为 55 岁），具有多病灶，主要为肉瘤等特点。

2. 实验室检查

（1）肾脏病理：一般情况下，囊肿的大小不一，皮质和髓质都有。增大的肾通常仍保留肾的形状。但是，肾小管系统的变化尚不清楚。

即使轻度肾功能不全的病人光镜下也可有如下异常，包括炎细胞浸润、间质纤维化、肾小管上皮扁平非息肉状或息肉状增生和微小腺瘤，包括入球小动脉和小叶间动脉在内的肾小球小血管硬化。与相同程度肾功能不全的非 ADPKD 患者相比，ADPKD 患者的病理改变更加严重。

(2) 肝脏病理：肉眼下可见肝脏囊肿大小差异较大，从针尖样到巨大囊肿均可见。囊肿多成簇状，未受累及的肝实质部分无异常。

镜下可见囊肿壁薄，覆盖有一层由胆管起源的单层扁平或立方细胞。连续切片中常可见胆管错构瘤。起源于胆囊周围腺体的囊肿可引起胆管的外源性受压。

(3) 尿液异常：尿液异常包括最大尿浓缩功能降低，低柠檬酸盐尿症，尿 pH 降低，镜下血尿或肉眼血尿，以及轻度到中度蛋白尿。

3. 影像学检查　虽然肾超声足以对多囊肾疾病进行筛查，但提供的解剖定位信息有限。磁共振成像（MRI）和造影增强计算机断层成像（CT）可精确评价肾体积、囊肿大小和残存的肾实质。非增强 CT 对于检测和定位肾结石（包括尿酸结石）和出血很敏感。CT 和 MRI 对于肾肿瘤的敏感性相似。由于静脉造影剂具有肾毒性，尽量避免使用，MRI 往往是首选。

在识别肝囊肿感染方面，联合使用增强 CT 或 MRI 和核素闪烁显像可能有帮助。CT 或 MRI 显示囊肿壁增厚，囊肿内容物密度增加和气液平面。虽然临床应用有局限性，但核素闪烁显像法例如^{111}In 标记的白细胞扫描有助于定位感染的囊肿。明确的诊断依赖囊肿穿刺在穿刺液中发现病原体。

MRI 或 CT 血管造影适用于检测颅内动脉瘤。据推测，这类检查对于直径≥3mm 的血管瘤敏感性 >90%。薄层、非增强 CT 是识别 SAH 的首选检测方法。出血部位的密度增高。如果 CT 结果模棱两可，临床高度怀疑，可行腰穿以确诊。

(三) 鉴别诊断

肾囊肿性疾病可能是许多系统疾病的后遗症，尤其在当病人总体表现不是典型的 ADPKD 时，应切记。正确的诊断依赖仔细识别那些与不典型 ADPKD 相关的肾外表现。

ADPKD 必须与 ARPKD、ACKD、多个单一囊肿、肾小球囊肿性肾病、结节性硬化及 VonHippel - Lindau 病相鉴别。

(四) 治疗

目前缺乏阻断囊肿性疾病进展或诱导囊肿退化的治疗方法、控制危险因素、早期诊断和治疗 ADPKD 并发症，以及避免使用肾毒性药物以降低发病率和病死率的主要治疗原则。

1. 饮食建议和患者教育　一般而言，推荐低盐（<90mEq/d）、低胆固醇（<200mg/d）、高纤维饮食和每天蛋白摄入量 0.8g/kg（理想体重）。体外研究表明咖啡因刺激 cAMP 介导的囊壁细胞液体分泌，从而促进囊肿扩大，所以鼓励患者避免或限制在每天 1~2 次饮用含咖啡因的饮料。必须强调戒烟，因为吸烟增加肾功能下降和 ICA 破裂的风险。

患者应当高度警惕、注意监测 ADPKD 相关的临床表现的发生，因为早期诊断和治疗可以改善疾病的总体预后。

2. 高血压　最佳降压药尚未明确。血管紧张素转化酶抑制药（ACEIs）和（或）血管紧张素受体阻滞药（ARBs）对大多数患者耐受性好，有效性高。必要时可联用 β 或 α/β 受体阻滞药、中枢 α 肾上腺素拮抗药、钙通道阻滞药或小剂量噻嗪类利尿药（6.25~12.5mg/d）。

如果病人存在主动脉根部扩张或二尖瓣脱垂伴有室上性心动过速时，推荐使用 β 受体阻滞药。因大量利尿药可以减少肾血流，导致急性痛风，应避免使用。

3. 侧腹痛　镇痛首选非阿片类镇痛药。麻醉性镇痛药可用于疼痛加重的急性期和严重期。应仔细辨别潜在病因和治疗可纠正病因，如感染、肾结石或肿瘤等。应避免长期使用具有肾毒性的镇痛药，如非甾体类抗炎药。

临床上，排除和（或）治疗纠正病因后，可用三环类抗抑郁药治疗临床明显的慢性疼痛。对于某些病例，采用局部麻醉药或类固醇阻断内脏神经能够长期缓解疼痛，可作为一种辅助治疗手段。

保守治疗失败时，应考虑囊肿减压。囊肿穿刺引流后注入硬化剂、外科手术或经腹腔镜囊肿减压术均是有效的选择。

对于囊肿数量较少的患者出现由囊肿引起的疼痛，可由介入式放射线专家在超声或 CT 引导下，行囊肿引流后酒精硬化术，这一方法既有诊断价值也有治疗作用。轻微并发症包括镜下血尿，局部疼痛和一过性发热。严重并发症很少见，主要发生在中心位置的囊肿引流后，包括气胸、肾周血肿、动静脉瘘、尿性囊肿和感染。

对于囊肿数量较多的患者出现由囊肿引起的疼痛，经腹腔镜或外科囊肿开窗术的 1 年有效率是 80% ~90%。60% ~80% 的患者疼痛缓解可维持 2 年或以上。经腹腔镜或后腹腔镜操作与开放性手术相比，具有时间短和并发症少的优点。禁忌证是既往行腹腔手术可能存在粘连者。

已尝试的其他治疗包括：联合囊肿开窗的腹腔镜肾神经切除术、腹腔镜或腹膜后肾切除术和终末期肾病患者的肾动脉栓塞。

4. 囊肿出血　大多数的囊肿出血具有自限性，卧床休息，镇痛药和足量摄水等保守治疗有效，可以防止梗阻性尿路血凝块形成。少数情况下，严重出血形成肾被膜下或腹膜后血肿，血红蛋白下降，危重病例可出现血流动力学不稳定。这类病人应该住院行 CT 或血管造影检查，必要时输血进行液体复苏，对于难治性出血，可行动脉栓塞或手术治疗。

5. 尿路和肾实质/囊肿感染　口服抗生素及时治疗有症状的尿道炎或膀胱炎，这对于预防逆行性肾实质和（或）囊肿感染很关键。首选脂溶性高的抗生素，如复方磺胺甲 χ 唑、氟喹诺酮类，少数情况下也可使用氯霉素。如果可能，根据血液和尿液培养结果指导抗生素的选择。肾实质或囊肿感染的急性期需首选静脉给药。

如果治疗 1 ~2 周后，囊肿感染持续存在，应考虑经皮或手术引流。停用抗生素后，若再次出现发热，需要重新分析以排除梗阻、肾周脓肿或结石等并发症。若未发现并发症，应给予长期治疗（可持续数月）以根除感染。

6. 肾石症　ADPKD 患者结石的治疗原则与自发性结石患者相同。ADPKD 患者发生结石的 3 个主要原因是：尿酸结石、低柠檬酸尿引起的草酸钙结石和远端肾小管酸中毒。柠檬酸钾适于治疗以上三种病因。对于急性结石发作，治疗方法包括静脉注射药物、镇痛药，当有指征时，行碎石术或泌尿外科手术治疗。

7. 肾衰竭

（1）透析：一般而言，ADPKD 患者与其他肾衰竭患者对透析的耐受性相似或更好。这可能是因为前者产生较高浓度的内源性促红细胞生成素和较高的血红蛋白浓度。少数情况下，血液透析会并发透析相关性低血压，这是由于正中偏右的肾囊肿或肝囊肿压迫下腔静脉。可采用囊肿引流术或切除术来有效解决这一问题。

即使腹股沟疝和股疝的发生风险增加，腹膜透析对于 ADPKD 患者也是安全的。

（2）移植：移植是 ADPKD 终末期肾衰竭的首选治疗。在 ADPKD 和非 ADPKD 患者之间，移植患者和移植器官的存活率未发现差异。ADPKD 相关的并发症例如二尖瓣脱垂、动脉瘤破裂和肝或肾囊肿感染等不会受到肾移植或移植后免疫抑制的影响。

移植前对囊肿肾实施肾切除不是常规治疗，因为受者自身肾脏可维持术后血红蛋白浓度，并且在急性排斥反应时，受者自身的肾在体液调节中也发挥作用。但是，如果患者患有囊肿感染、频繁囊肿出血、严重高血压或严重有症状的肾体积增大病史时，具有肾移植前肾切除的手术指征。

8. 多囊肝　大多数多囊肝患者无明显症状，无须治疗。口服避孕药和雌激素替代治疗，可能导致囊肿扩大，如果囊肿增大的风险超过了雌激素治疗的益处，应停止雌激素替代治疗。

当出现囊肿压迫症状时，应采取措施减小囊肿和肝体积。具体措施：①由个别囊肿引发症状时，可采取经皮囊肿穿刺抽吸和硬化法；②对于数目有限、体积大且伴有症状的囊肿，可以采取腹腔镜开窗术；③对于经皮或经腹腔镜无法治疗的巨大肝囊肿，可采取外科部分肝切除和开窗术；④少数情况下，如果囊肿波及范围广泛，其他治疗无效，无法切除时，可采用肝移植。

若怀疑有囊肿感染，可采取经皮穿刺术以明确诊断。至少 6 周的抗生素治疗联合经皮囊肿引流对于根除感染是必要的。复方磺胺甲噁唑和氟喹诺酮类的囊肿渗透性好，能有效治疗常见病原体。囊肿内液体培养可指导抗生素的选择。

9. 颅内动脉瘤　对于已破裂或有症状的 ICA，采用外科 ICA 夹闭术，或最近的血管内弹簧圈栓塞治疗。早期识别和及时神经外科会诊很关键，因为 ICA 破裂的严重并发症的发病率和病死率很高（50%），及时治疗可以改善预后。

对于无症状的 ICA，根据破裂的风险，治疗包括控制风险和介入治疗，如外科 ICA 夹闭术或血管内弹簧圈栓塞治疗。

对于直径 <7mm 的前循环 ICA 患者，如果不伴有动脉瘤破裂病史，可进行观察和随访（开始为 6 个月 1 次，后改为每年 1 次），同时积极控制血压和戒烟。对于体积较大或位于后循环及既往有 SAH 病史的颅内动脉瘤病人，应根据病人年龄，是否有并发症，当地医院治疗经验和内科医师的专长选择适当的治疗。应当权衡治疗的好处与发生并发症的风险。

对于无 ICA 症状的无 ICA 家族史的 ADPKD 患者，不推荐对其进行 ICA 筛查。对于有 SAH 家族史、从事飞行员等高危工作的患者或可能出现不稳定的血流动力学的大型手术术前评估时，可以考虑进行 ICA 筛查。当患者对存在 ICA 高度焦虑时也应进行筛查。

二、常染色体隐性多囊肾

（一）概述

ARPKD 是一种隐性遗传疾病，发生率大约是 2 万个新出生婴儿中 1 人发病。它是由 PKHD1 基因突变造成的，无种族差异，是新生儿和婴儿发病率和死亡率的重要原因。

在严重病例中，增大的 ARPKD 肾可在胎儿期或围生期检查出来。这些婴儿的 20% ~ 30% 存活期不超过婴儿期。对于在新生儿期存活的患者，20% ~45% 在 15 – 20 岁内进展为终末期肾衰竭。

与 ADPKD 不同的是，ARPKD 有更加局限性的表现形式，异常表现主要局限在肾和胆道。大多数病人在婴儿期发病，主要出现呼吸系统症状，这是由羊水过少导致的肺发育不全（Potter 表型）和肾体积过分增大导致的膈肌活动受限（图 19 – 1）。有些患者的症状不显著，在儿童期或青春期出现症状，主要表现为门静脉纤维化和门脉高压，肾病变较轻。

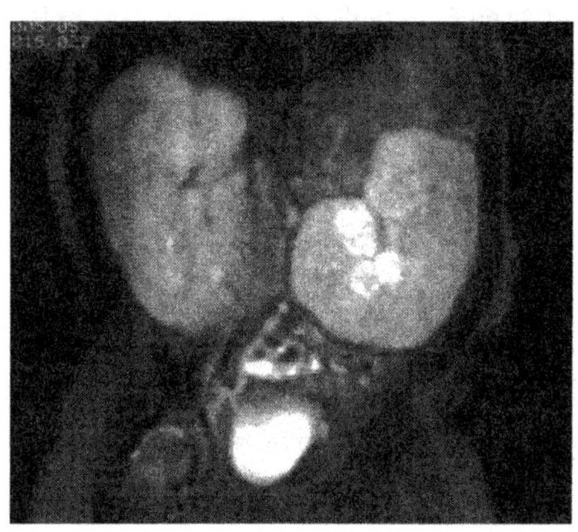

图 19－1　常染色体隐性多囊肾病

产前诊断依据妊娠超过 20 周的超声检查。但是，有些 ARPKD 肾在孕晚期的后期时才出现超声检查异常。因此，孕中期和孕晚期的早期的肾超声正常不能排除 ARPKD 的可能性。目前可进行突变分析。

（二）临床表现

1. 症状和体征

（1）新生儿和婴儿：ARPKD 的婴儿可表现出 Potter 表型：肺发育不全导致的肺功能不全；特异的面部特征包括眼裂增宽、内眦显著、鸟状鼻和耳大且位置偏低靠前；脊柱和肋骨挛缩。这类病人中，肺功能不全伴呼吸窘迫是主要临床表现，也是发病率和死亡率的主要原因。肾通常增大且可触及。大多数病人肾功能受损。多尿和肾小管功能不全显著，可以导致脱水、血容量减少和代谢性酸中毒，尤其是病人在协同应激条件下，如感染，饮水减少和（或）腹泻。这类病人中 80% 可发生高血压，且可能会较严重。

（2）儿童和青少年：该年龄段的主要表现可能与原始肝内胆道系统的重构异常所致胆道退化相关，从而造成先天的肝纤维化和肝内胆管扩张（Caroli 病）。肝细胞不受影响。门脉高压的临床后遗症包括食管和（或）胃底静脉曲张、出血以及脾大造成的血细胞减少。肾脏疾病可能较轻。偶可见到毛细胆管扩张和肾囊肿。部分病例中可能发展为慢性肾功能不全。

（3）胆管炎：任何年龄均可发生上行性胆管炎，尤其是在合并有显著肝内胆管扩张的病人。临床表现包括发热、右上腹痛、白细胞增多、肝酶升高和革兰阴性菌性败血症。

（4）终末期肾病：终末期肾衰竭导致生长受限，贫血和骨质疏松。

2. 实验室检查

（1）肾脏病理：大体上，新生儿或低龄儿的肾增大，保留肾形轮廓。肾被膜表面可见 1～2mm 的小囊肿。显微镜下，集合管扩张明显，扩张的集合管呈纺锤形，放射状经过皮质，与肾小管系统保持相连。皮髓界限不清。

随着年龄增长，肾的总体积减少。肉眼可见的囊肿和间质纤维化变得更加明显。在这一阶段的肾与 ADPKD 肾可能很难区分。

（2）肝病理和功能研究：大体上，肝体积可能正常或增大。显微镜下，ARPKD 患者中胆道扩张和门静脉纤维化的程度不一。随着年龄增长，纤维化程度加重。因为肝细胞不受影响，肝的合成功能，如血清转氨酶和清蛋白水平维持在正常范围内。

3. 彩像学检查　超声检查有助于评估可疑的 ARPKD 婴儿和儿童。特点是双侧肾对称性增大伴有回声增强和皮髓质界限不清。2～5mm 的小管微囊肿较常见。随着年龄增长，肾体积减小，回声进一步增强，直径 >1cm 的大囊肿明显可见。在超声成像上，这些特点与 ADPKD 相似。超声检查在评估 ARPKD 肝脏胆道病变的程度也有效。随着肝门周围纤维化的加重，肝脏回声变粗糙，胆管扩张，胆管壁明显增厚。

肝和肾 CT 检查，在确定肝和肾疾病方面很有用。但是，CT 检查的局限性在于需要使用静脉造影剂，而静脉造影剂具有肾毒性。在这样的情况下，推荐使用 MRI 评估。MRI 在评价肾大小，囊肿大小和胆管异常的数目和范围方面效果非常好。

（三）鉴别诊断

ARPKD 应当与儿童期发病的 ADPKD、肾小球囊性疾病和肾结石相鉴别。此外，一些先天紊乱综合征、如 Meckel－Gruber 综合征、Bardet－Biedl 综合征、窒息性胸廓萎缩可能伴有肾异常和肝纤维化。但是，由于这些疾病伴有其他多种先天缺陷，且这些是在 ARPKD 中没有的，所以很容易鉴别出来。

（四）治疗

需要一个由监护医师、肾科专家、胃肠道专家、专业护士、营养学家和社会工作者组成的护理团队，为 ARPKD 新生儿和儿童提供综合护理及家庭心理支持，因为病人的家人会承受严重的心理压力。

1. 肺发育不全　任何必要的积极呼吸支持是极其重要的。对于重症、难治病例，必要时给予机械通气和（或）肾切除术（为通气创造空间）。

2. 高血压　ACEIs 和 ARBs 通常能够有效治疗这些病人的高血压；根据临床表现，可以联合使用 α/β 受体阻滞药、钙通道阻滞药或利尿药。

3. 浓缩功能缺陷所致的多尿　因为尿液浓缩缺陷，这些病人易发生脱水，尤其在急性发热期，应特别注意这一点，并维持体液平衡，预防该情况发生。

4. 终末期肾衰竭　对于终末期肾衰竭的 ARPKD 患者，血液透析和腹膜透析效果都很好。首选肾移植，因为成功移植可改善病人存活，预防生长延迟和骨营养不良。肾过分增大是肾切除的指征，以便为肾移植创造空间。脾大伴有白细胞减少和血小板减少时应行脾切除。

5. 肝纤维化和门脉高压的并发症　细菌性胆管炎应当尽快诊断和使用适当的抗生素治疗。定期腹部超声和上消化道内镜检查以便于评价肝脾大和静脉曲张。静脉曲张的一级预防是给予 β 受体阻滞药或内镜下静脉曲张硬化剂治疗或结扎有助于预防急性出血。门体静脉分流对于特殊病例也可能有效。伴有严重肝脏并发症的病人可采用肝移植，包括活体肝移植。

三、结节性硬化症

（一）概述

结节性硬化症（TSC）是一种常染色体显性遗传病。发病率是 1/6000。此病可由 TSC1

(9号染色体)或TSC2(16号染色体)突变所致。TSC2突变占所有结节硬化综合征病例的2/3。在16p13.3位点，TSC2基因与PKD1(引起ADPKD1的基因)以头对头结合方式紧密连结。一些缺失突变可以同时破坏TSC2和PKD1基因，引起TSC2－PKD1连锁基因综合征：TSC表型和早期发病、严重的多囊肾。

TSC基因是肿瘤抑制基因。它们的蛋白产物，错构瘤蛋白(TSC1)和结节蛋白(TSC2)形成一个复合物，使小G蛋白(Rheb)失活和阻断哺乳动物中的雷帕霉素靶位(mTOR)介导的细胞生长和细胞周期。因此，TSC1或TSC2突变将导致异常细胞生长、增殖和多器官系统的错构瘤(血管平滑肌脂肪瘤)形成和肾肿瘤。血管平滑肌脂肪瘤是良性肿瘤，由发育异常的平滑肌细胞、脂肪和血管组成。这些细胞缺乏组织结构性和具有增殖倾向。此外，TSC突变可以引起肾良性和恶性肿瘤。

TSC中，血管平滑肌脂肪瘤最常影响的器官是皮肤、大脑、视网膜、心、肾和肺。脊髓灰质病变较少见。外周神经或骨骼肌是否累及尚不明确。与TSC1突变相比，TSC2常有更严重的临床表型。总体而言，导致TSC患者死亡的最重要原因是中枢神经系统并发症。但是，在成年TSC人群中，肾脏并发症包括尿毒症、腹膜后出血、转移性肾肿瘤等均是死亡的最重要原因。

雅典娜诊断公司(Worcester, MA)提供的基因检测试剂盒，假阴性率高达20%，限制了其临床应用。当临床诊断不清或患儿的父母做计划生育方面的决定时，可进行该项遗传学检测。目前，临床标准仍然是最快、最精确、最经济的确诊方式。

(二)临床发现

1. 症状和体征　结节硬化综合征的表现具有年龄依赖性。围生期可能出现皮质结节和心脏横纹肌瘤，可通过CT或MRI等影像学检查发现。心脏横纹肌瘤在出生时体积达到最大，出生后几年内退化。可引起心脏流出道梗阻。

其他围生期或新生儿的临床表现包括皮肤低色素斑块、面部血管纤维瘤(面部前额斑块)，因Wolff－Parkinson－White(WPW)综合征导致的心律失常和肾囊肿。

室管膜下结节发生在低龄期，青春期达到生长最高峰，30多岁后停止生长。室管膜下结节可能发展为室管膜下大细胞星形细胞瘤。

癫痫、社会适应性退化和幼儿期癫痫活动相关的精神发育迟缓在儿童期很明显。

低龄儿童常出现视网膜错构瘤。这种错构瘤生长潜能有限，常钙化，通常无症状。

儿童期出现面部血管纤维瘤(也称为皮脂腺瘤)，皮革样斑块和爪样纤维瘤，80%的TSC病人受影响。次要特征例如牙釉质斑点、齿龈纤维瘤、视网膜色素缺失斑、Confetti皮肤病变、错构瘤样直肠息肉也很明显。

肺淋巴管肌瘤(LAMs)，主要以女性高发(高达40%)，可以引起气胸或乳糜胸，缺氧和呼吸衰竭等表现。

TSC的肾脏表现包括血管平滑肌脂肪瘤、上皮样血管平滑肌脂肪瘤、囊肿、上皮细胞肿瘤，以及局灶性肾小管硬化相关的间质纤维化和其他各种病变(表19－1)。

血管平滑肌脂肪瘤是良性、生长缓慢、富含脂肪的肿瘤，在双侧肾多中心发病。女性的血管平滑肌脂肪瘤肪瘤常较大，数目较多。女性高发可能与肿瘤细胞表达雌激素和孕激素受体有关。主要临床表现包括出血、腹部或侧腹部肿块和疼痛。出血期表现为突然发病，疼痛，有时存在生命危险。血管平滑肌脂肪瘤也可以引起高血压、肾功能不全和原因不明的发热。总而言之，直径 >4cm 的肿瘤往往出现症状。

表 19-1 TSC 的肾脏表现

·血管平滑肌脂肪瘤
·囊肿
·上皮样血管平滑肌脂肪瘤
·肾细胞癌
·肾脏嗜酸性细胞癌
·伴有间质纤维化的局灶节段性肾小球硬化
·肾小球微错构瘤
·淋巴管瘤囊肿
·少见并发症（肾动脉狭窄，肾盂输尿管连接部梗阻，肾钙质沉着症）

上皮样血管平滑肌脂肪瘤是一种不含脂肪的血管平滑肌脂肪瘤。由异常的带有上皮样表型的血管平滑肌细胞组成。虽然人们认为这些肿瘤具有恶化潜质，但是它们的自然病史和临床表现尚未明确。

与 TSC 相关的上皮肿瘤包括良性乳头状腺瘤、嗜酸性细胞瘤和恶性透明细胞癌、乳头状癌。除了 TSC 相关的肿瘤常为多中心和双侧受累以外，这些肿瘤的临床表现与散发的肾肿瘤相似。影像学监测发现肿瘤快速生长和缺乏脂肪成分提示恶性。

TSC 的另一个特点是多个肾囊肿。一般而言，囊肿数目不多或症状不明显。但是部分 TSC 病人，肾囊肿累及范围广泛，与 ADPKD 难以区分。大多数病人存在 TSC2-PKD1 基因连锁综合征。肾囊肿的并发症包括出血、血尿、高血压和肾衰竭。

2. 实验室检查

（1）肾脏病理：血管平滑肌脂肪瘤（包括上皮样类型）、囊肿和良性或恶性肿瘤是 TSC 主要的肾病理表现，常并存。

血管平滑肌脂肪瘤是由血管、平滑肌和脂肪组织组成的增殖性混合物。早期阶段，表现为多中心、楔形皮质损伤（楔形底部朝向肾脏表面）。在肿瘤增大过程中，肿瘤渗透入肾实质或向外延伸进入肾周脂肪形成突出肾表面的外生物。上皮样血管平滑肌脂肪瘤是血管平滑肌脂肪瘤的一种，由上皮样血管平滑肌细胞组成．这种细胞的细胞核不规则和线粒体活性较高。这种肿瘤不含有脂肪组织。

肾囊肿可以起源于肾单位的任何部分。肾囊肿由增生和肥大的上皮细胞组成。在 TSC2-PKD1 基因综合征病人中，肾囊肿广泛。TSC 中肾癌常是多灶性，可能具有破坏性肉瘤的特点。TSC 相关的其他病理改变包括间质纤维化、局灶节段性肾小球硬化、肾血管发育不良和肾小球微错构瘤。

（2）尿液检查：可能存在轻至中度的蛋白尿。

3. 影像学检查　肾囊肿的 B 超、CT 或 MRI 检查很难与 ADPKD 囊肿或单一囊肿区别。伴有血管平滑肌脂肪瘤可以将 TSC 与其他肾囊肿疾病区分开来。

血管平滑肌脂肪瘤的影像学诊断依据在肿瘤中发现脂肪，表现为 B 超中回声增强，CT 低衰减和 T_1 加权的 MRI 高密度影。如果肿瘤内未发现脂肪组织和肿瘤内钙化明显，应怀疑肾癌，这些病例具有手术探查指征。

（四）鉴别诊断

TSC 必须与 ADPKD、ARPKD、ACKD、多个单一囊肿、肾小球囊性肾病和 Von Hippel-Lindau 病进行鉴别。

（五）治疗

根据临床表现，目前对于 TSC 肾脏损害的治疗包括观察疗法、动脉栓塞和部分或全部肾切除。

对于直径 <4cm、生长缓慢的血管平滑肌脂肪瘤，进行半年或 1 年的随访足够。对于较大（直径 >4cm）或快速生长的血管平滑肌脂肪瘤，应采取措施预防急性出血。保留肾脏的肿瘤切除术是首选方法。应仔细权衡肾功能缺失和病人长期预后的负面影响后，再决定是否行肾切除。对于严重血管损伤或有术中出血风险高的损伤，可考虑阻断其血液供应的动脉栓塞术。动脉栓塞术可以单独使用或在保留肾脏的肿瘤切除术后使用。

对于血管平滑肌脂肪瘤或囊肿引起的急性出血期，可以采取支持性观察治疗、动脉栓塞，对难治性病例可采取部分或全部肾切除。

TSC 突变导致对 mTOR 抑制的缺失是肿瘤形成的原因，雷帕霉素（一种 mTOR 抑制药）成为预防肿瘤形成和生长的潜在药物，正在人群中开展相关的药物实验。

对于因大部分肾切除影响肾功能，肿瘤取代肾组织或严重的 PKD 导致的尿毒症患者，可采取透析或肾移植。若有出血和肾癌的风险，可采取双侧肾切除。

四、Von Hippel – Lindau 病

（一）概述

VHL 病是常染色体显性肿瘤疾病，在世界范围内大约 35 000 人中有 1 人发病。在所有人种中均有发病，由常染色体 3p25 位点的 VHL 突变所致。

VHL 是一种肿瘤抑制基因。pVrHL 是 VHL 的蛋白产物，与伴侣蛋白结合（延伸素 B、延伸素 C、Cul2 和 Rbx1），形成一个稳定的蛋白复合体。根据细胞的氧供水平，pVHL 复合体调节一种缺氧感受蛋白，即缺氧诱导因子（HIF）的降解。HIF 诱导缺氧诱导性蛋白的表达，包括血管新生肽［例如血管内皮生长因子（VEGF）］和促红细胞生成素。这些蛋白的过度表达与肿瘤形成相关。

在组织足够氧供情况下，通过泛素化 HIF，pVHL 复合体促进 HIF 降解，从而抑制 HIF 依赖蛋白的产生。在 VHL 疾病中，pVHL 突变导致 HIF 降解失败，引起 HIF 依赖蛋白过度表达和肿瘤发生。另外，汇总资料表明 pVHL 复合体也具有非 HIF 依赖的肿瘤抑制功能。综上所述，VHL 基因突变必然导致肿瘤发生。

根据临床表现，VHL 疾病可以分为 1 型（嗜铬细胞瘤的风险低）和 2 型（嗜铬细胞瘤风险高）（表 19 – 2）。这些临床表型与 VHL 突变类型相关。

1 型 VHL 病以血管母细胞瘤和肾细胞癌频发，嗜铬细胞瘤低发为特点。该型的临床表现主要与 VHL 的截断突变相关（pVHL 的一部分被切割）。2 型 VHL 病进一步被分为 2A、2B 和 2C，多与错义突变相关（pVHL 的单个氨基酸改变）。除了血管母细胞瘤和嗜铬细胞瘤的高风险外，2A 型的特点是肾细胞癌低发，2B 型的特点是肾细胞癌高发，2C 型的特点是嗜铬细胞瘤单独发病，不伴有血管细胞瘤或肾细胞癌高发。每一个亚型与特殊类型的错义

突变有关。

表 19－2　Von Hippel－Lindau 病的特点

1 型	血管母细胞瘤
	肾细胞癌
2 型	嗜铬细胞瘤（2 型 Von Hippel－Lindau 病常见）
2A	血管母细胞瘤
	肾细胞癌（低发）
2B	血管母细胞瘤
	肾细胞癌（高发）
2C	嗜铬细胞瘤（单发）

VHL 病人常在 20～40 岁出现肿瘤。肾细胞癌是死亡的重要原因，患病人群中的累计发生率大约是 70%。

（二）临床表现

1. 症状和体征　多个视网膜和中枢神经系统母细胞瘤是 VHL 疾病的最常见和最早的表现。如果未治疗，视网膜母细胞瘤可引起局部出血、视网膜脱离和失明。因为这些视网膜肿瘤常常位于视网膜的外周，应散瞳后仔细进行眼科检查。

中枢神经系统血管母细胞瘤的最常发生部位是小脑，其次是脊髓和脑干。虽然这些肿瘤不会转移，但是在多部位的占位性生长可以引起破坏性神经缺陷。

肾脏表现包括肾囊肿、血管瘤、良性腺瘤和肾细胞癌。

大多数 VHL 患者出现肾囊肿。虽然总体而言，囊肿不广泛、无症状。小部分 VHL 患者出现显著的囊肿性肾病，有时与 ADPKD 无法区分。并发症包括出血、血尿、高血压和肾功能不全。VHL 的肾囊肿是肾细胞癌的前兆。

肾血管母细胞瘤和良性腺瘤常常是无症状的，通常在评价 VHL 的其他临床表现时发现。

以透明细胞癌为主的肾癌往往以癌前肾囊肿为前兆。这些肿瘤往往是多发和双侧病变，切除后复发率较高。

与散发的肾癌相比，VHL 相关肾癌发病年龄早（平均约 40 岁，散发肾癌约 59 岁），无性别差异。直径超过 3cm 的肿瘤可能侵犯肾静脉，转移到包括肾上腺、肝、肺、中枢神经系统和骨骼在内的远处器官。

VHL 疾病的肾癌临床表现与散发肾癌无差异。但是，由于癌症的发生率高和死亡风险高，应定期监测影像学改变。

其他发病较少的器官是肾上腺（嗜铬细胞瘤）、胰腺（囊肿、腺瘤和癌）、内耳（内淋巴囊肿瘤）、附睾（囊肿和罕见血管瘤）和脾（淋巴管瘤）。因为胰腺囊肿在普通人群中不常见，所以当病人出现多个胰腺囊肿时，应与 VHL 进行鉴别诊断。

VHL 疾病中嗜铬细胞瘤与散发嗜铬细胞瘤的临床表现相同。动脉造影或外科手术可以引起高血压危象。因此，在进行这些检查或操作前，应排除 VHL 患者患有嗜铬细胞瘤。

2. 实验室检查

（1）病理：视网膜和中枢神经肿瘤的大体表现依赖于组成成分。显微镜下，这些肿瘤是由血管内皮细胞、基质细胞和周细胞组成的血管组成。

VHL 肾含有大量肉眼下和显微镜下的肿瘤病灶，每个肿瘤周围包裹有纤维假包膜。这类肿瘤由透明细胞组成。这些肿瘤中可见局部钙化灶。

（2）其他实验室检查异常：包括由肿瘤细胞产生过多促红素所致的红细胞增多症，患有嗜铬细胞瘤病人的24h 尿3－甲氧基肾上腺素升高（2 型 VHL 疾病）。

3. 影像学检查　小脑血管母细胞瘤的检测方法首选 CT 和 MRI。CT 通常表现为圆形和低密度囊肿结节，给予静脉内造影剂会有明显增强作用。MRI 下可见肿瘤的囊性部分边界清楚，T_2 加权 MRI 中，壁结节与周围灰质信号相比表现为高信号强度。钆常会使结节增强。

CT 或 MRI 也是肾癌筛查和监测的首选。给予静脉内造影剂会使肿瘤增强。

（三）鉴别诊断

VHL 病必须与 ADPKD、多个单一囊肿和 TSC 进行鉴别。

（四）治疗

1. 中枢神经系统和视网膜血管母细胞瘤　小脑血管母细胞瘤是外科手术切除的适应证。不适合手术治疗的有症状的肿瘤可试用放疗。治疗后有必要每年进行随访。冷凝固术或光凝固术适用于视网膜血管母细胞瘤的治疗。

2. 肾癌　直径 <3cm 的肿瘤转移风险较低，生长相对缓慢。推荐半年或 1 年进行一次 CT 或 MRI 影像学随访检查。相对较大的肾肿瘤（直径 >3cm），因为转移风险高，需要进行治疗。标准治疗是手术肿瘤切除。为了保持病人的生活质量，预防或推迟透析或移植，如有可能应该尝试保留肾的肿瘤切除术。手术时，应当切除所有可切除的肾肿瘤和囊肿。因为肿瘤易复发，首次切除和重复切除后常常需要持续监测。

某病例中，影像引导下的经皮射频消融术或冷冻消融术是可行的手术替代方法，包括小肿瘤的先发治疗和高手术风险情况下。这些操作创伤性小，并发症发生率小，可以重复实施。明显的禁忌证包括不可逆的凝血障碍和败血症等活动性感染。

人 VEGF 中和抗体的Ⅱ期随机试验表明可延缓转移性肾癌的进展。目前正在进行Ⅲ期试验。如果该试验的结果证实，人 VEGF 中和抗体对于目前的治疗方案是一种有价值的补充。

对于继发于双侧肾切除的终末期肾衰竭患者，可采用透析或肾移植（在无转移性肿瘤时）。

五、肾单位肾痨和肾髓质囊性病

（一）概述

肾单位肾痨和肾髓质囊性病是异质性遗传性囊性肾小管间质肾病中少见的类型。虽然临床和病理特征几乎相同，但为遗传学上不同的疾病。肾单位肾痨是常染色体隐性遗传；五个基因（NPHP1、INVS、NPHP3、NPHP4 和 NPHP5）与这类疾病有关。肾髓质囊性病是常染色体显性遗传；已经识别出一个基因（UMOD）和一个 2. 1Mb 长的基因位点（1q21）。

（二）临床表现

1. 症状和体征　两种疾病的发病隐匿。最早体征是由尿液浓缩障碍导致的伴有烦渴的多尿，随后发生肾功能下降。因为肾性失盐，肾功能不全早期可以不出现高血压。随着肾功能进行性下降，高血压、贫血和尿毒症症状随之而来。肾单位肾痨导致儿童和青少年发生终末期肾痫，而肾髓质囊性病的肾衰竭在成年期发病。

肾单位肾痨和肾髓质囊性病的肾外临床表现不同。一部分肾单位肾痨的病人出现色素性视网膜炎（发生率约10个受累患者中有1例），而一部分肾髓质囊性病的病人出现高尿酸血症和痛风性关节炎。

2. 实验室检查

（1）肾脏病理：肾脏体积缩小，囊肿大小不一，几乎全都位于皮质与髓质交界处。显微镜下可见弥漫性肾小管萎缩、小管基底膜的不规则增厚、间质纤维化。间质纤维化常常伴有炎细胞的不规则浸润。

（2）尿液检测：尿检可见最大尿浓缩能力下降，尿液失盐，伴有轻度蛋白尿或无蛋白尿。

3. 影像学检查　肾超声显示正常或缩小的肾，轮廓平滑。可见小的皮髓质囊肿。CT或MRI显示双侧肾缩小。肾囊肿位于髓质和皮髓质交界处。

（三）治疗

对于肾衰竭无特异治疗。如果存在水、电解质失衡，应该尽快纠正。肾髓质囊性病伴有高尿酸血症或痛风时给予别嘌醇治疗。对于终末期肾衰竭，肾移植优于长期透析。对于继发于色素性视网膜炎的视野缺失，尚无治疗方法。

六、髓质海绵肾

（一）概述

髓质海绵肾是一种良性病变，常在评价肾绞痛时无意发现。该病可能与各种先天异常有关，包括先天性偏身肥大，Beckwith – Wiedemann 综合征和 Ehlers – Danlos 综合征。虽然反复发作的结石导致的梗阻性尿路疾病可以引起肾衰竭，但是大多数病人的肾小球滤过率正常。

（二）临床表现

1. 症状和体征　多数病人无症状。部分病人表现为肾石症、反复尿路感染和镜下血尿。结石由草酸钙或磷酸钙组成。该病结石的形成潜在机制还未完全明确。人们认为肾小管扩张、尿液停滞、高钙尿和低柠檬酸盐尿可导致结石形成。

2. 实验室检查

（1）肾脏病理：肾体积正常。主要的异常是肾乳头畸形伴有钙化。镜下可见髓质集合管的钙化扩张或囊性扩张。

（2）尿液异常：尿液异常包括镜下血尿，尿pH升高，高钙尿和低柠檬酸盐尿。

3. 影像学检查　排泄性尿路造影检查可见一个或多个乳头内可见线状条纹影，状似“刷状缘”，这是该病所特有的表现。

（三）治疗

肾石症的治疗与散发的结石病人相似。对于尿路感染应使用长期的抗生素治疗。

七、获得性肾囊肿

（一）概述

获得性肾囊肿（ACKD）是指在晚期慢性肾衰竭的背景下，非囊肿性肾病产生肾囊肿。ACKD 患者不一定进行透析。人们认为慢性尿毒症环境可以促进囊性变。随着终末期肾衰竭持续时间延长，ACKD 的患病率和严重性增加。开始透析时，10% ~20% 的肾衰竭病人患 ACKD，透析 5 年后大约 50% 病人患 ACKD，透析 10 年后 90% 患 ACKD。

ACKD 的主要关注点是其与肾癌相关。2% ~7% 的 ACKD 患者将发展为肾癌，患病率要比一般人群高 100 倍以上。诊断癌症前的平均透析持续时间约为 8 年。ACKD 中的癌症往往是双侧、多部位，可以是透明细胞癌或乳头状癌（1 ∶ 1 发生率）。成功肾移植的患者，ACKD 会逆转。但是自身肾已存在的肿瘤可能会继续发展和转移。这可能与移植后免疫抑制有关。慢性肾衰竭患儿也存在 ACKD 引起肾癌的风险。

（二）临床表现

1. 症状和体征　大多数 ACKD 患者无症状。少数病人可因囊肿出血或肾癌出现侧腹痛、血尿或肾周血肿。很少见严重的腹膜后出血，这时需要心肺复苏、手术或放疗。症状和体征可以是表现为副癌综合征，如发热，红细胞增多和高钙血症，要高度警惕肾细胞癌。

2. 实验室检查　肉眼下，肾体积小，伴有大小不一的囊肿（小至针尖，大到数厘米）。几乎均位于肾皮质。镜下可见囊壁覆盖单层或多层的肾上皮细胞。部分壁层细胞出现增殖和发育不良。囊壁常常钙化，常可在这些囊肿中发现囊腺瘤。随时间推移，可能出现肾增大。

3. 影像学检查　肾超声或 CT 足以明确 AKCD 的程度。为了与肾癌鉴别，增强 CT 或者钆造影的 MRI 是必要的。

（三）鉴别诊断

ACKD 应当与 ADPKD、ARPKD、多个单一囊肿、囊性肾小球疾病、TSC 和 VHL 病鉴别。

（四）治疗

当 ACKD 患者出现显著并发症，例如腹膜后出血、感染和（或）肾癌（直径≥3cm）时，可对患者进行治疗。在这种情况下，常采取双侧肾切除术。

虽然肾癌的发病率增加，但是常规筛查不适用于所有 ACKD 患者。这主要是因为许多肾衰竭的病人有多个并发症，例如糖尿病、高血压或动脉粥样硬化血管疾病，这些疾病限制了他们的预期寿命，患者往往更有可能死于上述疾病而不是 ACKD 相关的肾癌。但是，对于那些并发症较少、预期寿命长和至少透析 3 年的患者，可行肾癌筛查。

八、单纯性肾囊肿

（一）概述

单纯性肾囊肿起源于局部扩张的肾小管，老年人常见。患有肾囊肿的人数和囊肿的数目和体积随年龄增加而增长。

（二）临床表现

1. 症状和体征　大多数情况下，单纯性肾囊肿无症状。多在腹部影像学检查中偶然发现。偶尔发生侧腹痛、囊肿出血、血尿或少见的囊肿感染。有人报道单纯性肾囊肿与肾素介导的高血压和促红素介导的红细胞增多症相关。

2. 实验室检查　病理学上，单纯性肾囊肿更常见于肾皮质，大小从数毫米到 20cm 以上不等。镜下可见囊壁覆盖一层扁平的囊壁上皮细胞。周围肾实质多正常。

3. 影像学检查　超声示，单纯性肾囊肿表现为圆形、平滑、壁薄、界限明显、内部无回声。CT 示，单纯性肾囊肿表现为圆形、平滑、密度均匀和接近于水，给予静脉内造影剂后不增强。若超声下囊肿有内部回声或给予静脉造影剂后 CT 增强，应进行囊肿穿刺和（或）血管造影等检查进一步诊断评估。

（三）鉴别诊断

多个单纯性肾囊肿应当与 ADPKD、ARPKD、ACKD、肾小球囊性肾病、TSC 和 VHL 病鉴别。

（四）治疗

只有出现疼痛、囊肿出血或囊肿感染等并发症时进行治疗，同 ADPKD 患者。

（张福港）

第二节　Alport 综合征和薄基底膜肾病

血尿是一种相对常见的症状。大约 0.25% 的学龄儿童存在持续性镜下血尿，成年人血尿的发病率随着年龄增加而升高，女性则更高。血尿的病因和相应的临床表现因年龄而异，大多数儿童血尿的病因是肾小球疾病，而泌尿系统恶性肿瘤是 40 岁以上成年人出现血尿的重要原因。

由于薄基底膜肾病（thin basement membrane nephropathy，TBMN）通常是一种良性疾病，在某些条件下很有可能未能被确诊，因此家族性血尿的实际发病率要比我们想象的高得多。儿童肾病科的资料显示，TBMN 和 Alport 综合征是很大一部分儿童孤立性血尿的病因。无症状性镜下血尿并且泌尿系统检查无阳性发现的患者中有 40% ~70% 被诊断为 TBMN。

一、Alport 综合征

（一）概述

Alport 综合征是一种进展性肾脏疾病，由基底膜中的主要胶原成分——Ⅳ型胶原的基因突变引起，可导致肾小球、耳蜗及眼部基底膜结构和功能的严重缺陷。

（二）发病机制

Ⅳ型胶原家族由 6 种蛋白组成，命名为 α1（Ⅳ）~α6（Ⅳ），分别由 6 种不同的基因 COL4A1 ~ COL4A6 编码。这些基因成对地定位于染色体上：COL4A1 相 COL4A2 定位于 13 号染色体，COL4A3 和 COL4A4 定位于 2 号染色体，COL4A5 和 COL4A6 定位于 X 染色体。每对基因都以 5′-5的形式连接，由不同长度的调节域分隔开。

Ⅳ型胶原的 α 链组成三聚体，这些三聚体可依次形成超分子网络。在哺乳动物的基底膜结构中发现了 3 种三聚体，分别是 α1α1α2、α3α4α5 和 α5α5α6。α1α1α2 三聚体存在于所有组织的基底膜中，还包括肾小球系膜区，但在成熟的肾小球基底膜中含量相对较少。在肾小球 GBM、柯蒂器及眼部的基底膜中，主要的Ⅳ型胶原类型是 α3α4α5 三聚体，这种三聚体同样存在于包曼囊、远曲小管、集合管的基底膜中。α5α5α6 三聚体在包曼囊、远曲小管、集合管的基底膜中表达，但不存在于肾小球基底膜中，在表皮基底膜中表达水平也较高。

Alport 综合征是由基因 COL4A3、COL4A4 和 COL4A5 的突变引起的。约 80% 的患者为 X 连锁遗传型 Alport 综合征（X－linked Alport syndrom，XLAS），是由 COL4A5 基因的突变引起的。常染色体隐性遗传型 Alport 综合征（autosomal recessive Alport syndrome，ARAS）是由 COL4A3 或 COL4A4 的 2 个等位基因共同突变所致，约占所有患者的 15%。还有约 5% 的患者表现为常染色体显性遗传型 Alport 综合征（autosomal dominant Alport syndrome，ADAS），是由 COL4A3 或 COL4A4 的 1 个等位基因突变引起的。COL4A3 或 COL4A4 基因的杂合突变同时也是 TBIVEN 的重要病因。

在 XLAS 男性患者中，COL4A5 基因突变常引起所有基底膜结构中 α3α4α5、α5α5α6 三聚体及它们形成的超分子网络完全缺失。在 XLAS 杂合子女性患者的基底膜中，这些三聚体通常呈“马赛克状（mosaic）”表达。大多数 ARAS 患者中，所有基底膜的 α3α4α5 缺失，但 α5α5α6 三聚体仍存在于包曼囊、远曲小管、集合管和表皮基底膜。这些在患者中出现的现象已在 XLAS 及 ARAS 的动物模型中得到了证实，并且已从体外实验中获得了相应的证据。首先，Ⅳ型胶原家族 6 种蛋白之间的相互作用是特异性的，并且只能形成 3 种聚合体：α1α1α2、α3α4α5 和 α5α5α6。其次，任何一条Ⅳ型胶原 α 链的突变，均可影响该链参与形成的所有三聚体的生成和沉积。最后，由于基底膜中 α3（Ⅳ）、α4（Ⅳ）或 α5（Ⅳ）链的缺失是 Alport 综合征所特有的。因此，对组织中这些 α 链的免疫染色对疾病的诊断有很大帮助。

（三）临床表现

1. 症状和体征

（1）肾脏表现：血尿是 Alport 综合征的一贯表现，100% 男性患者和 95% 女性患者发生。血尿常在婴儿期就可检测到，儿童期常表现为发作性肉眼血尿。

所有男性患者（通常在童年晚期或青春期）及很多女性患者出现显性蛋白尿。对于女性来说，蛋白尿是疾病进展至终末期肾病的一个危险因素。

（2）耳部表现：XLAS 男性患者在 25 岁时有 50% 概率会出现感音神经性耳聋（serisorineural hearing loss，SNHL），40 岁时可以达到 90%。而对女性患者来说，SNHL 的发病率 40 岁以前为 10%，60 岁时能达到 20%。Alport 综合征患者的 SNHL 不是先天性的，常为双侧耳聋，伴随肾脏表现一起出现。

男性患者常在童年后期或青春期早期依靠听力测试确诊 SNHL 存在。初期主要影响高频听力（2000～8000Hz），耳聋逐渐波及全音域，甚至影响日常交流。近期对于 Alport 综合征患者耳蜗的组织学研究表明，SNHL 可能是由柯蒂器的基底膜功能缺陷引起，导致外毛细胞和基底膜之间的力学关系异常。

（3）眼部表现：有 15%～30% 的 Alport 患者会出现眼部病变。前圆锥形晶状体（anterior lenticonus）是 Alport 综合征特征性的眼部病变，表现为晶状体中央部位突向前室。这与包围晶状体的基底膜——晶状体囊（the lens capsule）明显变薄有关，在青春期和成年早期更加显著。其他与 Alport 综合征相关的眼部病变还包括黄斑周围视网膜斑点、角膜内皮囊泡和反复发作的角膜糜烂，这些病变可能也是由基底膜缺陷引起，表现为 Bruch 膜（黄斑周围斑点）、Descemet 膜（角膜内皮囊泡）和角膜上皮基底膜（角膜糜烂）等。

（4）平滑肌瘤：已报道了约 20 个家系，患有 XLAS 的患者同时患有食管、气管支气管、女性外生殖器等部位的平滑肌瘤。除 Alport 综合征的典型症状外，患者还可出现吞咽困难、进食后呕吐、胸骨后或上腹部疼痛、反复发作的支气管炎、呼吸困难、咳嗽及喘憋，这些症状常从童年后期开始出现。

2. 影像学检查　胸部 X 线或钡餐造影检查疑有平滑肌瘤的患者可通过 CT 或 MRI 明确诊断。

（四）鉴别诊断

Alport 综合征最基本的症状是持续镜下血尿。对儿童持续性镜下血尿的鉴别诊断应包括 Alport 综合征、TBMN、IgA 肾病和其他慢性肾小球肾炎、高尿钙症，这些疾病的临床特征比较见表 19－3。对于成年人，尤其是 40 岁以上的患者，持续镜下血尿除了以上疾病之外还需与泌尿系统恶性疾病相鉴别。

表 19－3　儿童持续性镜下血尿常见病因的临床特征

	发作性肉眼血尿	阳性家族史	听力损害	蛋白尿	高血压	尿钙过高
Alport 综合征	常见	血尿、ESKD、耳聋 常见[1]	常见[1]	常见[1]	罕见	
TBMN	常见	血尿	罕见	罕见	罕见	罕见
IgA 肾病	常见		罕见	罕见	罕见	罕见
高钙尿症	罕见	尿路结石	罕见	罕见	罕见	通常存在

注：[1]10 岁以上男性患者。

肾活检结合临床资料和家族史，仍然是 Alport 综合征与其他引起持续性镜下血尿的肾小球疾病鉴别的主要方法。在电子显微镜下观察到肾小球基底膜弥漫性增厚和致密层分层断裂可以诊断为 Alport 综合征。但在 Alport 综合征早期和 TBMN 患者中，由于致密层变薄引起的 GBM 变薄是其典型的特征，因此常规肾活检方法并不能区分以上两种疾病。

Ⅳ型胶原 α3、α4、α5 链的免疫染色检查是确诊 Alport 综合征以及区分 X 连锁遗传型和常染色体隐性遗传型的重要手段。这些 α 链在 80% XLAS 男性患者的肾基底膜中完全缺失，在 60%～70% XLAS 杂合子女性患者中呈“马赛克状（mosaic）”表达。大多数 ARAS 患者的肾基底膜不表达 α3（Ⅳ）和 α4（Ⅳ）链，而 α5（Ⅳ）链在肾小球基底膜中缺失，但包曼囊、远曲小管、集合管基底膜中仍存在 α5（Ⅳ）链。COL4A3 或 COL4A4 基因的杂合突变可以引起 TBMN，但不影响基底膜中 α3α4α5 三聚体的表达。

由于 α5（Ⅳ）链在 80% 的 XLAS 男性患者中表皮下基底膜中不能检出，在 60%～70% XLAS 女性患者中呈“马赛克状”表达，因此 XLAS 也可以靠皮肤活检来确诊。在分析肾脏及皮肤Ⅳ型胶原免疫荧光染色结果时应特别注意：α3（Ⅳ）、α4（Ⅳ）和 α5（Ⅳ）链的正常表达不能排除 Alport 综合征的诊断。而对于肾小球基底膜变薄，听力正常，无 ESKD 家族史的患者来说，Ⅳ型胶原免疫染色结果正常支持 TBMN 的初步诊断。

（五）并发症

Alport 综合征的常见并发症包括高血压、ESKD 和 SNHL。一些出现前圆锥形晶状体的患者可发展成白内障，需手术摘除晶状体。出现 XLAS 和弥漫性平滑肌瘤的患者需要手术切除食管和气管支气管平滑肌瘤。

（六）治疗

迄今为止仍没有对 Alport 综合征患者的对照治疗研究。一项对少量 XLAS 男性患者的非对照研究中报道，环孢素可减少尿蛋白并稳定肾功能，但这一结论还没有被其他研究者证实。对鼠类和犬类的 Alport 综合征模型的研究显示血管紧张素阻滞药可以延缓疾病进展至 ESKD 的速度。

（七）预后

毋庸置疑，性别是影响 XLAS 患者预后的重要因素，50% 的 XLAS 男性患者在 25 岁时发展至 ESKD，40 岁时这一比例将接近 100%。COL4A5 基因的突变是 XLAS 男性患者病情进展至 ESKD 速度的重要决定因素。而只有约 12% 的 XLAS 女性患者在 40 岁以前会进展至 ESKD，60 岁及 80 岁时患 ESKD 的比率分别增至 30% 和 40%。XLAS 女性患者进展至 ESKD 的危险因素包括肉眼血尿病史、感音性耳聋、蛋白尿及广泛的肾小球基底膜增厚和分层。

ARAS 患者无论男女通常在 40 岁之前进展至 ESKD。ADAS 患者病情的进展速度慢于 XLAS 和 ARAS 患者，有 50% 的 ADAS 男性患者在 50 岁时出现 ESKD，与 XLAS 男性患者在 25 岁时的概率相当。

二、薄基底膜肾病

（一）概述

TBMN 与 Alport 综合征相似，是一种与Ⅳ型胶原的基因缺陷有关，表现为肾小球源性血尿的遗传性疾病。据估计约有 40% 的 TBMN 病例是由 COL4A3 和 COL4A4 基因的杂合突变引起的，这两个基因分别编码Ⅳ型胶原的 α3 和 α4 链。某些 TBMN 家系与 COL4A3 或 COL4A4 不存在基因连锁关系，提示还存在其他的 TBMN 相关位点。

虽然 TBMN 和 Alport 综合征具有类似的临床特征和病理改变，特别是在儿童期表现非常相似，但在一些重要方面这两种疾病是有区别的。与 Alport 综合征不同，TBMN 患者极少出现耳聋、眼部疾病、蛋白尿、高血压或肾衰竭，常无肾衰竭家族史。

（二）发病机制

COL4A3 和 COL4A4 基因的杂合突变至少与 3 种表现型改变相关：无症状型，孤立性镜下血尿伴肾小球基底膜变薄型，血尿进展至肾衰竭并有典型的 Alport 综合征组织学特征型（常染色体显性遗传型 Alport 综合征）。至今我们还不能将特定的表现型与 COL4A3 或 COL4A4 基因突变的类型和（或）定位联系起来。虽然已发现了移码突变和剪接突变，但目前为止我们认识到的大多数突变都是单核苷酸替换。

学者们推测，由于 COL4A3 或 COL4A4 基因的杂合突变导致相应的Ⅳ型胶原 α 链［α3（Ⅳ）或 α4（Ⅳ）］单倍剂量不足及肾小球基底膜 α3α4α5Ⅳ型胶原网络的表达减弱，从而使肾小球基底膜变薄、变脆弱。薄弱的肾小球基底膜发生局灶、一过性破裂时可出现血尿。TBMN 患者的肾基底膜上存在一定数量的 α3α4α5 网络，能够避免像 Alport 综合征患者（完全缺乏 α3α4α5 网络表达）那样出现疾病进展，而导致肾纤维化。

(三) 临床表现

TBMN 患者通常表现为孤立性镜下血尿，血尿可能持续存在或间断出现。发生急性感染时可能会出现一过性肉眼血尿。

患者常有血尿家族史但无肾衰竭家族史，家系分析多显示血尿遗传方式为常染色体显性遗传。当孤立性镜下血尿患者具有以上家族史时，临床医师即可作出 TBMN 的推测诊断，而无须行肾活检检出肾小球基底膜变薄来证实。

蛋白尿和高血压在 TBMN 患者中很少出现，但已发现它们与肾小球硬化相关。部分出现蛋白尿和（或）高血压的拟诊为 TBMN 的患者其实是被误诊的，他们真正患的疾病为 Alport 综合征或慢性肾小球肾炎。表现为镜下血尿、高血压或有肾衰竭家族史的患者需要做组织学检查来诊断。

(四) 鉴别诊断

镜下血尿的鉴别诊断包括 Alport 综合征、TBMN、IgA 肾病及其他慢性肾小球肾炎、高钙尿症，成年患者还需与泌尿系统病变相鉴别。

(五) 并发症

TBMN 通常是一种良性疾病。因 TBMN 而出现血尿的患者有时在获得健康保险或人身保险时可能会遇到一些问题。

(六) 治疗

大多数 TBMN 患者不需要任何治疗。TBMN 患者伴有蛋白尿和（或）高血压具有治疗指征的，药物治疗首选肾素 - 血管紧张素系统的抑制药。

(七) 预后

TBMN 患者预后良好。部分 TBMN 患者最终会出现蛋白尿和（或）高血压，因此建议定期行尿检并监测血压。

（张国欣）

第三节 Fabry 病

Fabry 病是一种 X 连锁先天性鞘糖脂分解代谢异常引起的疾病，是由溶酶体 α - 半乳糖苷酶 A（α - galactosidase A，α - Gal A）的活性缺陷引起的。这种酶的缺陷导致 GL - 3 和含有 α - 半乳糖基末端的鞘糖脂在全身各处的内皮细胞、上皮细胞、毛细管周细胞和平滑肌细胞的溶酶体内不断蓄积。在经典型男性患者体内，α - Gal A 几乎没有活性，鞘糖脂在血管内皮沉积，引起皮肤血管角质瘤、肢端感觉异常和少汗症等主要临床表现。随着年龄增长，血管鞘糖脂的不断蓄积可导致肾衰竭、心脑血管疾病及早逝。根据美国和欧洲的透析及移植登记报告，大多数经典型男性患者在 35 ~ 45 岁时发展至肾衰竭。在肾移植和透析治疗未普及之前，经典型男性患者的平均死亡年龄为 41 岁。据估计，经典型 Fabry 病在男性中的发病率为 1/40 000 ~ 60 000。

除经典型之外，Fabry 病还可表现为晚发变异型。这类患者不会出现肢端感觉异常、血管角质瘤、少汗症或角膜及晶状体病变等 Fabry 病的典型临床表现。心脏变异型患者常在

50～80岁时出现左心室肥厚、二尖瓣关闭不全和（或）心肌病，并伴有轻到中度蛋白尿，但肾功能可长期保持正常。患者还残存部分 α－Gal A 活性，鞘糖脂主要沉积于心肌细胞中。肾变异型患者同样缺少 Fabry 病的典型表现，但会出现肾功能不全。对病因不明的 ESKD 患者的筛查发现部分患者具有 Fabry 病的基因突变。据估计，晚发变异型 Fabry 病在男性中的发病率约为 1/4000。

由于 X 染色体的随机失活，携带杂合子的女性可能无临床症状，也可能会出现像男性患者一样严重的 Fabry 病表现。通常女性杂合子的病情比男性患者轻，症状也比男性出现的晚。

近期人们已经开始用酶替代疗法治疗 Fabry 病，结果有效。

对于经典型和晚发变异型男性患者，通过证实血浆、分离的白细胞和（或）培养的细胞中 α－Gal A 存在活性缺陷即可确诊本病。经典型男性患者几乎无 α－Gal A 活性，而心脏和肾脏晚发变异型患者还可有部分残存活性（大于正常平均活性的1%）。发现患者的 α－Gal A 基因存在突变即可确诊 Fabry 病。

由于 X 染色体的随机失活，女性杂合子的 α－Gal A 活性可有明显的差异，因此检测血浆和（或）白细胞中α－Gal A 的活性是不可靠的。例如一些肯定杂合子（男性患者的女儿）的 α－Gal A 活性可能正常，也可能低至男性患者的水平。许多女性杂合子（约90%）具有 Fabry 病特征性的角膜营养不良表现。确诊女性杂合子需要证实患者存在 α－Gal A 基因的特异性突变。建议所有有患病风险的女性都应进行此项检查。

二、发病机制

Fabry 病的发病机制与 GL－3 和相关鞘糖脂在组织溶酶体和体液中的不断蓄积直接相关。GL－3 主要在肝脏合成，与低密度脂蛋白（LDL）一起分泌到血浆中，内皮细胞及其他细胞通过 LDL 受体介导途径摄取 GL－3。大量的 GL－3 会沉积在血管内皮及其他类型细胞的溶酶体中。肾的早期病变是由鞘糖脂在肾小球和包曼囊的内皮细胞和上皮细胞，以及亨利襻和远端小管的上皮细胞中蓄积引起的。疾病后期，近端小管、间质细胞和纤维细胞也会少量蓄积鞘糖脂。远端小管上皮细胞充满脂质后发生脱落，可在尿沉渣中检出，这些细胞约占经典型半合子患者尿脱落细胞的75%。

同时，肾血管也进行性地受累，病变通常比较广泛。动脉纤维素样沉积是血管出现的早期变化，可能是由严重受损的肌细胞坏死导致的。肾的其他组织学改变与各种原因引起的 ESKD 相似，包括严重的小动脉硬化、肾小球萎缩及纤维化、残存肾小球上皮部位出现假小管样增殖、肾小管萎缩、弥漫性间质纤维化。患者在30多岁时肾体积增大，40～50多岁时肾缩小。

对一位75岁的男性晚发心脏变异型 Fabry 病患者的肾进行组织学和超微结构检查，结果显示溶酶体鞘糖脂的大量沉积在足细胞中，小管上皮细胞中少见，系膜细胞、间质细胞、血管内皮细胞和平滑肌细胞中无鞘糖脂的沉积。

三、临床表现

1. 症状和体征　经典型男性患者常于幼年起病，表现为发作性疼痛和手足不适感（肢端感觉异常）。疼痛可由运动、发热、疲劳、紧张或天气变化诱发。另外，年轻患者可出现皮肤暗红色斑丘疹，称为皮肤血管角质瘤，在从脐部到膝的部位最密集。患者少汗。裂隙灯检查可见特征性的角膜和晶状体改变，但并不影响视力。患者可能出现的消化道症状包括进食后腹痛、腹泻、恶心和呕吐。患者还可出现怕热或怕冷及运动不耐受的症状。轻度蛋白尿、等渗尿和尿沉渣检查异常是肾受损的早期表现。

疾病的进展非常缓慢，肾、心和（或）神经系统受累的症状常在30～45岁时才出现。实际上很多患者是在蓄积的沉积物影响肾或心脏功能时才被首次诊断。肾功能不全伴或不伴高血压，可能进展至ESKD。心血管系统受累可能表现为心肌梗死、心脏肥大、心脏瓣膜病和心律失常，脑血管并发症包括早期卒中、偏瘫、偏身麻木和短暂性脑缺血发作。特别是吸烟的患者还可能出现气道阻塞和呼吸困难等肺部并发症。

患者常死于肾、心脏和（或）脑血管疾病等并发症。女性杂合子可能出现Fabry病的部分甚至全部症状，但出现的时间要晚于男性患者。

2. 实验室检查

（1）生化检查：

1）男性：对于男性患者，检测血浆和（或）分离的白细胞中α－Gal A的活性是最有效和可靠的诊断方法。该检测是以4－甲基伞型酮－β－D－吡喃半乳糖苷为底物进行荧光测定。经典型Fabry病男性患者的α－Gal A根本没有活性，而心和肾晚发变异型患者还有部分残存活性（大于正常平均活性的1%）。

2）女性杂合子：由于X染色体的随机失活，检测女性杂合子血浆和（或）白细胞中α－Gal A活性是不可靠的。一些女性杂合子α－Gal A的活性正常，而其他部分女性杂合子该酶的活性可能极低或中等水平。确诊女性杂合子需要进行α－Gal A突变分析。

（2）分子遗传学检查：男性患者利用α－Gal A基因的DNA序列进行突变分析是确诊Fabry病最确切的方法，可疑为杂合子的女性也需要进行这一检查。超过99%的男性患者具有α－Gal A基因的突变及α－Gal A活性的降低。至今已发现了450余种α－Gal A基因的突变类型，其中多数只在一个家系中出现过。

（3）特殊检查：疑有Fabry病的男性患者及可疑为杂合子的女性应行裂隙灯检查，以便发现本病特征性的角膜和晶状体改变。经典型男性患者及大多数女性杂合子（约90%）可出现角膜浑浊，晚发变异型患者则不会出现。

四、鉴别诊断

Fabry病引起的疼痛与以下疾病的疼痛症状相似，包括：类风湿关节炎、幼年型关节炎、风湿热、红斑性肢痛病、系统性红斑狼疮、生长痛、雷诺现象、纤维肌痛症和多发性硬化症。

皮肤病变的鉴别诊断必须除外Fordyce血管角质瘤、Mibelli血管角质瘤和限界性血管角质瘤，它们都不具有Fabry病经典的组织学或超微结构病理改变。Fordyce血管角质瘤外观上与Fabry病的病变相似，但它只局限在阴囊处，常在30岁之后才出现。Mibelli血管角质瘤是发生在青年患者肢端伸面的疣状病变，常与冻疮有关。限界性血管角质瘤可出现在身体各处，在临床和组织学上与Fordyce血管角质瘤相似，与冻疮的发生无关。

Fabry病皮肤病变的外观和分布与血管角质瘤相似，血管角质瘤在其他溶酶体贮积病患者中也会出现，包括岩藻糖苷贮积症、涎酸贮积症（α－神经氨酸酶缺陷伴或不伴β－半乳糖苷酶缺陷）、成年型β－半乳糖苷酶缺陷、天冬氨酰葡萄糖胺尿症、成年起病型α－半乳糖苷酶B缺陷、β-甘露糖苷酶缺陷及一种新近报道的表现为智力低下和黏多糖贮积症部分特征的溶酶体病。

五、治疗

Fabry病的一级治疗是预防。疼痛发作常是由紧张、暴露于阳光或高温下、气温变化、过度劳累、发热及疾病等诱因引起的，如果可能，患者应尽量避免这些诱因。反复发作严重疼痛的患者需要苯妥英钠（dilantin）、卡马西平（tegretol）或加巴喷丁（neurontin）等药物治疗，必须每天服药以预防疼痛发作并降低疼痛发作频率和程度。其他预防措施还包括戒烟，有二尖瓣脱垂的患者接受牙科治疗或手术时应预防性应用抗生素。定期复诊，由医师监测病情，特别是监测尿清蛋白和蛋白水平是预防性治疗的关键。为保护肾，应给予低钠低蛋白饮食，在临床症状出现之前考虑应用血管紧张素受体阻滞药（ARBs）或血管紧张素转化酶抑制药（ACEI）治疗。肾功能严重受损的患者可行透析治疗或肾移植。成功的肾移植可使Fabry病患者恢复肾功能，全面改善预后，本病在移植肾不会复发。

近期许多国家已开始用酶替代疗法来治疗Fabry病。目前有两种重组人α-Gal A制剂，分别为Genzyme公司的Fabrazyme和TKT公司的Replagal，其中只有Fabrazyme经FDA批准在美国使用。关于Fabrazyme的大量临床前试验和1~4期临床试验证明重组人α-Gal A的耐受性与安全性良好。经Fabrazyme（每2周给予1mg/kg）治疗的患者可维持肾、心和皮肤的血管内皮中GL-3的清除，这些部位是Fabry病病理表现的关键部位。另外，组织学检查还发现肾、心和皮肤的其他类型细胞也完全或部分清除了蓄积的GL-3 。Fabrazyme还可以清除血浆中的GL-3。

还有报道酶替代治疗可改善患者的生活质量，包括减轻疼痛和消化道症状、增加出汗量、提高对热的耐受性及恢复体力。一项82名出现轻到中度肾损害（1.2mg/dl＜血肌酐＜3.0mg/dl）的Fabry患者参与的随机双盲安慰剂对照4期临床试验证实，校正了治疗组和安慰剂组基线蛋白尿水平后，每2周给予1mg/kg的Fabrazyme治疗组的患者的肾脏、心血管或脑血管事件的风险降低了61%。Fabrazyme在肾脏疾病较轻时就开始治疗的患者中效果最明显，提示了早期治疗的重要性。

一份Fabry病专家共识建议所有男性患者（包括已进展至ESKD的）和出现本病主要临床表现的女性杂合子应尽早接受酶替代治疗。已行透析和肾移植治疗的Fabry病患者如果出现非肾性的心脏和脑血管并发症，也应接受酶替代治疗。近期研究显示Fabrazyme不能被滤过，因此可在血液透析时给药。

（张国欣）

第四节　镰状细胞肾病

一、血尿和肾乳头坏死

（一）概述

镰状细胞肾病（sickle cell disease，SCD）引起的血尿是镰状细胞危象的一种特殊类型，是肾髓质区红细胞镰变、血管闭塞、红细胞外渗的结果。肾髓质的动脉血氧分压偏低，高渗透压和酸性环境使红细胞更易镰状化。

（二）发病机制

发生孤立性血尿时肾病理变化并不显著，主要表现为髓质淤血。其后出现的 RPN 是一种局部病变，在弥漫性纤维化区域内有部分集合管存活。SCD 患者的髓质病变主要出现在集合管、内髓部和肾乳头。在髓质纤维化区域内，直小血管初期扩张充血，随后出现严重损伤。SCD 引起的 RPN 与滥用镇痛药引起的 RPN 不同，后者常不累及直小血管，多数病变发生在管周毛细血管。在 SCD 中肾盏是单独依次受累的，因此较少发生急性闭塞和肾衰竭。

（三）临床表现

1. 症状和体征　患者可出现明显的无痛性肉眼血尿。因左肾静脉压力较高，血尿多为单侧的（左侧多于右侧）。任何年龄的患者都可出现血尿，有镰状细胞倾向（HbAS）的患者中更常见（因其基因频率更高）。

患者常在出现无痛性肉眼血尿后行放射检查时发现 RPN，但是 RPN 患者并不一定都有血尿，有症状（65%）与无症状（62%）的患者的发病率没有明显差异。即使年幼的儿童也可能出现 RPN。

急性肾衰竭在 SCD 患者中并不少见，常见于发生感染、横纹肌溶解及血红蛋白过低（约 6.4 vs 8.7g/dl）的患者。血容量不足是引起急性肾衰竭的常见诱因。由于前列腺素具有维持 SCD 患者 GFR 的作用，非甾体类抗炎药也可能与部分患者发生急性肾衰竭有关。

尽管非常罕见，但已有报道具有镰状倾向的患者接受严格的军事训练后出现横纹肌溶解并发急性肾衰竭和弥散性血管内凝血的病例，并且有镰状倾向的患者发生不明原因猝死的危险性明显升高。

阴茎异常勃起是由阴茎血管闭塞引起的，在本病中发病率可达 42%。异常勃起常在晨起发生，患者会出现疼痛、灼热感，可持续长达 3h。在持续勃起之前数天或数周内可有间歇性的短暂发作。

2. 实验室检查　发生严重血尿时较少出现血红蛋白骤降。

3. 影像学检查　超声检查显示肾髓质锥体回声增强是 SCD 的典型表现。在不存在高尿钙的情况下，血尿患者出现髓质回声增强提示 SCD 的诊断。

在本病的研究中，189 名 SCD 患者有 39% 至少出现了肾盏杆状变形，23% 有明确的 RPN。肾盂肾炎中出现的皮质瘢痕，在 SCD 中不会与肾盏杆状变形合并存在，但感染史在出现 RPN 的 SCD 患者中比较常见。“髓质”型 RPN 很常见，肾盏形态不规则，常形成窦道是 RPN 常见的髓质表现。超声波扫描有时可发现 RPN 的早期髓质形态改变。在疾病后期可出现独特的“花环样”髓质肾锥体钙化改变。

已行肾盂造影但还未诊断出 SCD 的情况是很少见的。螺旋 CT 可比超声波扫描更早地发现 RPN。少数年轻的 SCD 患者（10～20 岁）超声检查显示弥漫性或髓质区的回声异常，但不是由 RPN 引起的。

（四）鉴别诊断

镰状细胞危象是血管闭塞引起的疼痛发作，常在发病的第 2 天或第 3 天出现无明确感染的发热。腹痛危象与急腹症的表现相似，但常无反跳痛。如果患者出现肉眼血尿，人们常会认为疼痛是肾脏原因引起的，但仔细地触诊有助于鉴别诊断。

已知的 HbSS 或 HbAS 患者出现持续性肉眼血尿常意味着一种肾“镰状细胞危象”，确诊必须除外其他可治性血尿的病因，包括近期发现的 SCD 患者所特有的肾髓质癌。肾发生镰状细胞危象一般不会引起严重的疼痛，但中等强度的疼痛常是由出血性疾病引起的。肾和膀胱超声可排除结石或肿瘤引起的出血，有助于 RPN 的诊断。

（五）治疗

（1）考虑到 SCD 患者出现血尿时良性的病理改变，因此多采取保守治疗。建议卧床休息以避免血凝块脱落。

（2）鼓励患者多饮水或输入低渗液体（每天 $4L/1.73m^2$）及联合应用利尿药（噻嗪类或呋塞米等襻利尿药）维持高尿流量，有助于清除膀胱中的血块。利尿还可降低肾髓质渗透压，减轻直小血管内的镰状化。给予含钠液体可能有加重钠潴留的倾向。

（3）每日服用 8～12g $NaHCO_3$（每 $1.73m^2$ 体表面积）碱化尿液可减轻尿液环境的镰状化，但不能减轻髓质中的镰状化。理论上在偏碱的环境中血红蛋白与氧气的亲和力会升高。

（4）对于补液和碱化尿液治疗无效的患者，可尝试用 ε－氨基乙酸（EACA）抑制纤维蛋白溶解，促进血凝块止血。成年人的有效剂量为 8g/d。

（5）受累肾脏的动脉造影定位和局部栓塞治疗可避免切除整个肾，仅用于出现不可控制的大出血时。

（6）新的表面活性剂可能中止镰状细胞危象及 SCD 患者出现的急性血尿。

（7）SCD 患者的一般治疗策略是减少镰状细胞的比例，可降低患者出现反复发作的脑血管病及其他并发症的风险。主要治疗方法包括频繁输血和应用 5－阿扎胞苷、羟基脲以提高胎儿血红蛋白水平。

二、肾小管功能不全

（一）发病机制

肾髓质出现镰状化和血管阻塞，伴有肉眼血尿，造成血流淤滞不能清除重吸收的 Na^+，可能是儿童患者出现可逆的浓缩功能障碍的原因。髓质纤维化和集合管的永久性损伤则导致不可逆的浓缩功能障碍。

SCD 患者体内抗利尿激素的生成是正常的，尿液浓缩功能受损与之无关。

尿液的稀释取决于溶质在亨利襻升支皮质部的重吸收，由于该部位在 SCD 患者中未受累，因此尿液的稀释功能正常。

酸的分泌主要取决于未受累的皮质集合管闰细胞的质子梯度，因此不会出现严重的泌酸功能障碍。但由于重吸收 HCO_3^- 的近髓肾单位也在 SCD 中严重受累，H^+ 和 K^+ 的分泌功能会有一定缺陷。

1. 肾小管分泌功能　SCD 患者肾小管分泌功能未受损，因此肌酐清除率（CCr）与菊粉清除率（CIn）之间存在显著差别，说明 SCD 患者肾小管分泌肌酐增加。正常情况下由肌酐负荷引起的 CCr 升高在 SCD 患者中消失，反映出其肌酐分泌储备能力的缺失。尿酸的分泌量增多，可能是由于尿酸生成过多引起的代偿性调节。

2. 前列腺素对 SCD 患者肾小管功能不全的影响　具有舒张血管作用的前列腺素（PG）与 SCD 患者发生肾小管功能不全有关。在正常人群中用吲哚美辛抑制前列腺素的作用可轻度降低钠排泄分数（fractional excretion of Na，FENa）（下降 16%），但在 SCD 患者中 FENa 的下降更显著（42%）。前列腺素似乎对 SCD 患者远端小管稀释段的 Na^+ 转运的影响要大于正常人。尽管在正常情况下抑制前列腺素不能影响尿液的稀释，但在 SCD 患者中抑制前列腺素可以降低尿液稀释能力。

用吲哚美辛抑制前列腺素合成后，由于 NH_4^+ 排泄减少，SCD 患者不会出现酸排泄的净增加。SCD 患者 NH_4^+ 的排泄可能是靠内源性前列腺素维持在最高水平。

（二）临床表现

1. 症状和体征　SCD 患者最常见的肾小管功能异常是尿液浓缩功能受损，甚至在有镰状细胞倾向的患者中都会出现。儿童患者的浓缩功能受损可能伴随遗尿，并且在禁水时更易发生脱水。浓缩功能受损是镰状血红蛋白病所特有的，在其他类型的贫血中都不会出现。尿液稀释功能是正常的。

2. 实验室检查　SCD 患者可出现不完全性远端 RTA，但通常没有临床表现。NH_4Cl 负荷试验的最低尿 pH 高于对照组（5.8 vs 5.1），但总 NH_4^+ 排泄正常，因此尿可滴定酸减少。伴随 K^+ 分泌减少，病情与Ⅳ型 RTA 类似，是由继发于髓质纤维化的醛固酮非依赖性终末期肾衰竭引起的。镰状细胞可释放大量 K^+，引起 K^+ 向细胞内转移，这一转移过程是由 β_2 受体激动的，因此应用 β 受体阻滞药或 ACEI 都可以导致高钾血症。

由于利尿药主要依赖远端小管 Na^+ 转运增加，SCD 患者对利尿药的反应比较差。近端小管磷酸盐的重吸收常与 Na^+ 的重吸收平行，也会增加，可导致高磷血症，在溶血引起磷酸盐负荷过重时更易发生。

（三）治疗

如果肾功能正常，SCD 患者出现肾小管功能不全常不需治疗。由于尿液浓缩功能受损，患者更易发生脱水，因此出现腹泻或呕吐时应尽早治疗。

（1）治疗镰状细胞危象时应避免血容量的过度扩张。给予明显贫血的患者输入大量标准钠含量的液体会增加 Na^+ 的重吸收，可能导致充血性心力衰竭。

（2）由于患者对利尿药的反应降低，严重贫血时引起的水肿治疗困难。

（3）溶血可导致血浆中 K^+ 浓度升高，特别是在患者出现肾功能不全时。应避免应用可加重高钾血症的 β 受体阻滞药或 ACEI。

三、镰状细胞肾小球病变和慢性肾衰竭

（一）概述

慢性肾衰竭（chronlc renal failure，CRF）是 SCD 患者出现的主要器官功能衰竭，可能是局灶节段性肾小球硬化（FSGS）病变进展的结果。总体而言，有 5% ~18% 的 SCD 患者会发展至 CRF。

（二）发病机制

SCD 患者存在肾小球高滤过，这一现象在儿童患者中尤其明显，而有效肾血浆流量

(effectlve renal plasma flow, ERPF) 的明显增加导致滤过分数低于正常值。皮质血流量增加，血流加快可以减少溶质的弥散，导致肾小管分泌减少。另一方面，镰状细胞肾病患者可能存在特殊的肾小球通透性升高（用右旋糖酐证实），不能单纯用血流动力学的改变来解释。SCD 患者近端小管“功能亢进”是前列腺素系统介导的，可能是对远端小管功能损伤的代偿。前列腺素抑制药的净效应是逆转肾小球高滤过。SCD 患者 ERPF 的明显增加及滤过分数的降低可恢复正常。如果肾小球高滤过是 SCD 患者肾小球病变的必要前提，那么可能是前列腺素导致了 FSGS 早期发展。

人们曾经认为 SCD 的肾小球病变的致病机制为免疫机制，因为有学者报道 SCD 为膜增殖性肾小球肾炎（membranoproliferative glomerulonephritis, MPGN）。但现在大多数学者认为伴有大量蛋白尿的 SCD 患者通常缺乏免疫复合物沉积的证据。

SCN 患者出现 FSGS 的可能机制包括肾小球高滤过和肾小球肥大。肾小球高滤过和镰状细胞阻塞血管造成的内皮直接损伤，可能导致内皮增生及最终的纤维化。任何假设都不能忽视 SCD 患者中总是存在的肾小球肥大，可能与贫血本身有关。但蛋白尿在 SCD 患者中不是恒定不变的，似乎与镰状细胞危象的发生次数和严重程度、血尿的出现及明确的 RPN 无关。

SCN 患者不会出现系统性高血压。患者可出现肾小球高滤过、肾小球肥大和 FSGS，但并不意味着这些病变是依次发生或互为因果的。可能是一些常见的刺激物发生了作用，比如肾小球较为敏感的生长激素和炎性细胞因子。FSGS 可能是间质纤维化引起的后果而非其原因，因为间质纤维化可能阻塞出球端肾小球毛细血管，使肾小球囊内压升高，导致进行性（反应性）硬化。

铁以含铁血黄素的形式在小管细胞中沉积，有人怀疑铁在 SCD 患者的慢性肾脏病中发挥重要作用，但其机制还不清楚。在动物实验中，饱和铁络合物可诱导家兔出现肾病综合征。

（三）预防

SCN 发生或进展的预防策略包括预防镰状细胞危象及肾小球高滤过的措施。

（四）临床表现

1. 症状和体征　目前被广泛接受的 SCN 的定义是指出现肾病范围的蛋白尿。尽管还没有长期的研究结果证实，但本病的进展速度似乎比其他原因引起的肾病综合征快，2/3 的患者会在 2 年之内出现肾衰竭。红细胞生成不足的情况越来越严重预示着肾衰竭的出现，生存期约为 4 年。

2. 实验室检查　肾小球高滤过影响了 GFR 的评估，即使测定菊粉清除率这个“金标准”也难以确定 GFR 的正常范围上限。在这种 GFR 升高的情况下，用于替代菊粉清除率的其他清除率测定方法的可靠性尚未被证实。在临床上，我们大多不需要精确测量 GFR。如果 GFR 降低，特别是在伴有蛋白尿时，常提示预后不良。

3. 影像学检查　在临床上，肾超声足以评估肾大小，并除外肾髓质癌的可能。

4. 特殊检查　SCN 常见的肾小球病变是 FSGS，它与肾小球肥大密切相关。免疫荧光染色仅 IgM、C3 和 C1q 在硬化节段呈不规则沉积。电镜检查证实不存在免疫复合物型电子致密物沉积。在内皮下区域有局灶性低电子密度带，并偶有系膜细胞插入到内皮下。未观察到可提示 MPGN 的系膜基质增生。

（五）鉴别诊断

出现试纸法蛋白尿阳性的 SCD 患者应行 24h 尿蛋白定量检测及肾功能检查。应注意与其他疾病的鉴别。如果患者存在血尿，红细胞管型常提示 SCN 之外的肾脏病变。高血压、低补体血症及抗核抗体阳性也提示其他疾病。>9 岁的 SCD 患者可出现微量清蛋白尿，可能预示着这些患者将来会发生肾小球病变。

（六）治疗

减慢 SCN 向慢性肾功能不全进展的治疗涉及生理功能调节，也会影响生长因子的作用。减少镰状细胞危象的努力没有意义。与透析相比，肾移植可显著改善终末期肾衰竭患者的生存期。

有蛋白尿的患者与频发镰状细胞危象或者严重的贫血的患者不同。不过镰状细胞状态下的一些因素会诱发肾脏病变。因此我们应尽可能地降低镰状化程度，并将已知在其他疾病或动物模型中可加速 FSGS 进展的因素水平降至最低，但血流动力学改变能否影响 FSGS 进展至 CRF 的过程还不清楚。

1. 限制蛋白质摄入　高蛋白饮食可加速单侧肾切除大鼠 FSGS 的发展，不一定都引起肾小球高灌注，因此在治疗 SCN 时，我们常会考虑像治疗其他多种肾脏病一样限制蛋白质的摄入。限制儿童患者蛋白质的摄入可能会带来很多风险。生长发育的延迟本来就是 SCD 患者特异性的危险。因此我们建议本病患者只需要避免摄入超过推荐范围的异常高的蛋白饮食即可。

2. 血管紧张素转化酶抑制药　肾小球毛细血管压升高可引起肾小球高灌注和蛋白尿，ACEI 类药物可降低肾小球毛细血管压，可能避免肾小球发生 FSGS。

一项用依那普利治疗 10 名轻度 SCN 患者的 2 周试验发现，虽然治疗后尿蛋白减少了 57%，血压、GFR（菊粉清除率）和 ERPF（对氨马尿酸清除率）无明显变化，并且撤药后蛋白尿又出现回升。近期一项用依那普利治疗 22 名有微量清蛋白尿的 SCN 患者达 6 个月的对照研究显示，治疗组患者的尿微量清蛋白显著减少，而对照组患者尿微量清蛋白则升高。长期 ACEI 治疗是否有益于预防肾衰竭还未有试验证明。

3. 其他治疗　目前还没有针对伴有肾衰竭的 SCD 患者的特殊治疗方法，SCD 可加重肾衰竭的病情。即使出现轻度肾衰竭的患者也可发生继发性贫血而需要输血。促红细胞生成素治疗可使一些患者的血红蛋白恢复到较高水平。少数患者接受羟基脲和促红细胞生成素联合治疗后取得了显著效果。

4. 透析治疗和肾移植　对于发生 CRF 的 SCD 患者来说，肾移植的治疗效果优于长期透析。

有学者回顾分析了 2000 年美国肾脏病数据系统的资料，发现了 1656 名 SCD 患者，这些患者除了 SCN 外没有其他可引起 CRF 的病因，其中 37 名接受了肾移植手术，另外 1419 名未行移植。已行移植的 SCD 患者的生存情况略差于无 SCD 的非洲裔美国人患者，两者的预期生存时间还是很接近的，15 年生存率约为 50%。经年龄校正的非洲裔美国人患者作为对照组，统计学上的差异消失了。未行移植的 SCD 患者与非洲裔美国人相比，生存期有明显差异，但是这两类患者的生存期都很短，SCD 患者 10 年生存率为 14%，非洲裔美国人则为 25%。153 名已行移植的 SCD 患者与未行移植的患者相比，生存期明显延长，10 年生存率分别为 56% 和 14%。

以上结果表明当 SCD 患者出现肾衰竭时，肾移植是一个较好的治疗方法，但是治疗效果不如其他的非洲裔美国人患者，并且严重的镰状化事件也可以影响移植肾的功能。

骨髓移植可治愈 SCD，将来无疑可以开展它与其他器官的联合移植。细小病毒是引起再生障碍性危象的常见原因，移植患者发生该病毒感染非常危险，治疗过程中应谨慎小心。

在动物实验中已经发现抗镰状血红蛋白的基因转导可治愈小鼠的镰状化疾病。

（张福港）

第二十章 肾小管间质疾病

第一节 急性间质性肾炎

急性间质性肾炎（Acute Interstitial Nephritis，AIN），是由多种病因引起的急性肾间质损伤和（或）肾功能减退，是一组临床表现常为急性肾损伤，而病理表现以肾间质炎性细胞浸润、肾间质水肿和肾小管不同程度变性为基本特征的临床病理综合征。通常情况下患者肾小球和肾血管无明显病变或病变轻微。

1898 年，Councilman 根据死于“白喉”和“猩红热”患者的肾脏尸检结果，提出了“急性间质性肾炎”的概念，并描述了其典型病变。虽然我们经常使用“急性间质性肾炎”的诊断，但近年来更常使用“急性肾小管间质性肾炎”，因为急性肾小管损伤常与肾间质损伤同时存在。

急性间质性肾炎是急性肾损伤的常见原因，也是慢性肾脏病基础上急性加重的常见原因之一。由于各单位临床诊断水平和肾活检实施标准不一致等因素，急性间质性肾炎的发生率各家报道不一。有文献显示，在因为血尿和（或）蛋白尿而接受肾活检的患者中，急性间质性肾炎约占 1%，而在急性肾损伤肾活检患者中，国外报道急性间质性肾炎的发生率为 5% ~15%，国内的检出率为 12% ~18%。

一、病因

导致急性间质性肾炎的主要原因有：药物、感染和自身免疫性损伤（表 20 -1）。

表 20 -1 导致急性间质性肾炎的常见原因

原因	种类
药物	
抗生素	青霉素、氨苄西林、阿莫西林、甲氧西林、甲氧西林、苯唑西林、氯唑西林、羧苄西林、美洛西林、哌拉西林、萘夫西林、氨曲南、头孢克洛、头孢孟多、头孢唑林、头孢氨苄、头孢噻啶、头孢噻吩、头孢匹林、头孢拉定、头孢克肟、头孢噻吩、头孢替坦、头孢噻肟、环丙沙星、氧氟沙星、莫西沙星、诺氟沙星、红霉素、林可霉素、四环素、米诺环素、螺旋霉素、庆大霉素等氨基糖苷类药物、多黏菌素、万古霉素、替考拉宁、利福平、乙胺丁醇、异烟肼、呋喃妥因、磺胺类药物、阿昔洛韦、更昔洛韦、膦甲酸钠、干扰素、奎宁等
非甾体类消炎药物	几乎包括此类所有的药物
利尿药	呋塞米、氢氯噻嗪等噻嗪类利尿药、氨苯蝶啶、依他尼酸、替尼酸等

续 表

原因		种类
	其他药物	卡马西平、地西泮、苯巴比妥、苯妥英钠、丙戊酸等神经科用药；西咪替丁、法莫替丁、雷尼替丁、奥美拉唑、兰索拉唑、埃索美拉唑等抑酸药物；别嘌醇、硫唑嘌呤、环孢素、白细胞介素-2、氨氯地平、卡托普利、丙硫氧嘧啶、可卡因等
感染		
	细菌	葡萄球菌、链球菌、肺炎球菌、大肠埃希菌、沙门菌、空肠弯曲菌、结核杆菌、白喉杆菌、布鲁杆菌、军团菌、假结核耶尔森菌等
	病毒	腺病毒、EB病毒、巨细胞病毒、单纯疱疹病毒、麻疹病毒、风疹病枣、甲型或乙型肝炎病毒、多瘤病毒、人类免疫缺陷病毒、汉坦病毒、柯萨奇病毒、流感病毒、艾柯病毒等
	寄生虫	弓形虫、血吸虫、疟原虫、利什曼原虫等
	螺旋体	钩端螺旋体、梅毒螺旋体等
	其他	肺炎支原体、衣原体、立克次体、白色念珠菌等
免疫性疾病		系统性红斑狼疮、干燥综合征、结节病、ANCA相关性系统性小血管炎、肾小管间质性肾炎、眼色素膜炎综合征、抗肾小管基底膜性肾病等
其他		代谢性异常（高尿酸血症、高钙血症）、恶性肿瘤等

（一）药物

药物是导致急性间质性肾炎的主要原因之一，随着肾活检数量的增加，药物导致的急性间质性肾炎报道越来越多。在所有药物导致的急性间质性肾炎中，约1/3是由抗生素引起的。因为β-内酰胺环可以作为半抗原在体内引起致敏反应，包括头孢菌素在内的众多β-内酰胺类药物是最常见的导致急性间质性肾炎的抗生素，其他类抗生素同样也会导致急性间质性肾炎。

非甾体类抗炎药（NSAIDs）可能是通过阻断前列腺素内过氧化物酶活性，开放花生四烯酸代谢的脂氧合酶途径，导致环氧类花生酸类物质、羟基花生四烯酸、白三烯等促炎症因子的增多，从而通过对免疫系统的影响引起急性间质性肾炎；在部分NSAIDs导致的急性间质性肾炎的患者中，存在着嗜酸性粒细胞浸润和IgE介导的高反应性，过敏反应也认为是NSAIDs引起急性间质性肾炎的机制之一。NSAIDs导致的急性间质性肾炎常见危险因素为高龄，但基础肾损害似乎并不是发生AIN的危险因素。约有3/4的患者表现为中到大量蛋白尿，甚至是肾病综合征样表现，此时应与NSAIDs引起的其他肾脏疾病相鉴别，如血流动力学异常导致的急性肾损伤、肾乳头坏死或NSAIDs导致的膜性肾病或微小病变。以蛋白尿为主要表现的急性间质性肾炎可以在使用NSAIDs后数日到数月内出现，平均发病时间为0.5~18个月。

利福平引起急性间质性肾炎认为与细胞免疫有关，但有些患者体内出现抗利福平抗体，利福平-利福平抗体复合物可与红细胞、血小板、肾小管上皮细胞膜蛋白结合，激活补体造成靶细胞损伤，导致溶血性贫血、血小板减少和肾脏损害，这种急性间质性肾炎多在再次服用或间断服用利福平后突然起病，少部分患者在持续服用利福平1~10周或以后出现急性间质性肾炎，两次用药间隔可长可短，且与药物剂量无关。除有显著的肾间质炎症细胞浸润、肾小管损伤和肾衰竭外，还可伴随突然出现的发热、恶心、呕吐、腹痛、腹泻等胃肠道症状和肌痛，部分患者还可以出现肝功能异常、溶血性贫血和血小板减少。

别嘌醇是临床上常用的治疗原发性及继发性高尿酸血症和痛风的药物，但其结构内的巯基会通过一系列免疫反应或生化反应，诱导机体产生变态反应，从而引起急性间质性肾炎。既往存在肾功能不全的患者中患病率较高，一旦发生将导致肾功能进一步恶化，预后差。在临床上，别嘌醇导致的急性间质性肾炎多见于中老年人，常伴有多种皮疹，其药疹潜伏期为2～150d，平均34d左右，在初期常先出现发热、皮肤瘙痒及躯干部位对称性局限性大片红斑等表现，其后出现全身广泛性脱屑；病程长，易反复；全身症状明显，内脏受损严重，约80%患者会出现肝功能异常。上述临床特点有利于与高尿酸血症导致间质性肾炎的鉴别。

（二）感染

从广义上来讲，感染相关的急性间质性肾炎包括肾实质感染和全身感染所致的急性间质性肾炎两种。前者是由微生物直接侵犯肾盂及肾实质引起化脓性炎症，如急性细菌性肾盂肾炎、肾结核、真菌性肾炎等。后者是狭义的感染相关性急性间质性肾炎，此类患者肾组织中很少能检出病原微生物，提示感染可能通过免疫反应介导急性间质性肾炎。常表现为一过性肾功能减退，多有白细胞尿、脓尿和少量蛋白尿，可合并镜下或肉眼血尿，部分患者可见到嗜酸细胞尿，常伴有轻度肾小管浓缩及酸化功能障碍，多为可逆性，感染控制后可恢复。

急性间质性肾炎最早是在死于白喉和猩红热的患者中发现。近年来，随着各种抗生素的使用，感染相关的急性间质性肾炎逐渐减少，但在治疗中，治疗药物尤其是抗生素导致的急性间质性肾炎比例增高，应予以重视。

（三）自身免疫性疾病

系统性红斑狼疮、干燥综合征、结节病、系统性血管炎等全身性自身免疫病均可导致肾间质性疾病。部分膜性肾病可合并抗肾小管基底膜抗体导致的间质性肾炎。约2/3接受肾活检的系统性红斑狼疮患者中可以见到小管间质受累，常见于Ⅳ型狼疮肾炎，但以小管间质病为主的病例较少。以急性肾衰竭或肾小管酸中毒为临床表现，病理见肾间质有大量淋巴细胞浸润。抗中性粒细胞胞质抗体（ANCA）相关性系统性小血管炎的肾损害常表现为寡免疫性新月体肾炎，但往往都伴有肾间质的大量单核细胞浸润，在病程早期，典型新月体尚未形成，而肾活检中仅出现显著的间质性肾炎表现。干燥综合征是一种侵犯外分泌腺的慢性炎症性自身免疫病，肾脏也常常受累，多表现为慢性间质性肾炎，也有合并急性间质性肾炎的报道，主要表现为肾小管性蛋白尿、肾小管性酸中毒、部分患者合并范科尼综合征，肾组织中可见弥漫淋巴细胞浸润。

1975年，Dobrin及其同事首先报道了一种临床综合征，其特点为前色素膜炎、骨髓肉芽肿性病变、高γ球蛋白血症、血沉增快、组织学表现为急性间质性肾炎的肾功能减退，这一综合征被称为肾小管间质性肾炎－葡萄膜炎综合征。TINU综合征在成年人中发生，女性多见，有一定的家族聚集倾向。色素膜炎可以发生在肾脏受累的之前、之后或同时出现。这种疾病可能与免疫介导的肾脏T淋巴细胞增生有关，而且迟发型变态反应可能也介入其中。

（四）其他

部分代谢异常性疾病，如高尿酸血症、高钙血症等也可以导致急性间质性肾炎。此外，淋巴瘤、白血病、多发性骨髓瘤等恶性肿瘤也可以导致急性间质性肾炎。其中，淋巴瘤和白血病是最常见的可以直接浸润肾脏的血液系统肿瘤。约50%的淋巴瘤患者可以见到肿瘤累及肾，淋巴瘤的肾脏病变与肿瘤性质有关。T 细胞淋巴瘤、B 细胞淋巴瘤均有导致急性间质性肾炎的报道，霍奇金病累及肾脏最常见的病理改变为肾小球微小病变，非霍奇金淋巴瘤的肾脏病变类型较为复杂，呈多样化。临床表现常为蛋白尿，可有镜下血尿，可以伴有肾功能受损，只有少数病例以急性肾衰竭起病。

二、病理表现

急性间质性肾炎的病理学特点是肾间质炎性细胞浸润和水肿，伴有局灶分布的肾小管上皮细胞损伤及纤维化，多数不伴有肾小球和血管的病变。

（一）光镜表现

除非甾体抗炎药（NSAIDs）引起的急性间质性肾炎可以出现类似于微小病变性肾小球病的改变外，急性间质性肾炎患者的肾小球病变多轻微或不受累。如果存在明显的肾小球病变，应注意可能存在继发性病因，如系统性红斑狼疮、ANCA 相关性小血管炎等。

急性间质性肾炎的肾小管间质病变是其特征性改变，主要表现为间质弥漫性炎细胞浸润伴有间质水肿。这种病理改变更多见于肾皮质，可以为局灶性的、片状的或弥漫性的。浸润细胞主要为淋巴细胞（β-内酰胺类抗生素引起的 AIN 以 CD_4^+ T 细胞为主，而西咪替丁、NSAIDs 导致的 AIN 以 CD_8^+ T 细胞多见），B 淋巴细胞、浆细胞、自然杀伤细胞或巨噬细胞。多形核粒细胞（通常为嗜酸性）常在疾病的早期出现，此外，过敏性间质性肾炎中伴有较多的嗜酸性粒细胞浸润，也可以见于嗜酸细胞性小管炎。感染相关的急性间质性肾炎中，多为中性粒细胞的浸润。在肾活检标本中常可以见到炎症细胞围绕肾小管，并侵犯肾小管上皮，这就是所谓的小管炎。在部分严重病例中，小管炎可以表现为上皮细胞的坏死和肾小管基底膜的断裂，与肾小管坏死类似。在部分特殊病例中，可以见到在肾间质或破坏的肾小管周围有炎性细胞聚集形成的非坏死性肉芽肿样病变，可见到少量多核巨细胞，无血管炎表现。结节病导致的肾间质结节多表现为非干酪样坏死性肉芽肿样病变，组成肉芽肿的主要是上皮样巨噬细胞，常伴有多核巨细胞，周围伴少量淋巴细胞和浆细胞分布，结节中心偶可见纤维素样坏死，结节周围可见结缔组织增生，肉芽肿样结节与周围组织界限相对清晰，很少见肉芽肿样结节相互融合。ANCA 相关性系统性小血管炎中的 Wegener 肉芽肿同样可以在肾间质内出现多发肉芽肿样病变，其主要表现为上皮细胞样细胞聚集，中心区域常伴有纤维素样坏死，周围伴有淋巴细胞、中性粒细胞、单核细胞浸润，少数伴有多核巨细胞，其肉芽肿常发生在肾小球和血管周围，伴间质水肿，且常伴有肾小球节段毛细血管襻坏死和（或）新月体形成，小动脉纤维素样坏死。

（二）免疫荧光

多数情况下，急性间质性肾炎的免疫荧光染色均为阴性，肾小球、肾小管区域无补体、免疫球蛋白或免疫复合物的沉积。在某些药物导致的急性间质性肾炎中，可见少量 IgG 及补体成分沿肾小管和肾小球基底膜呈线样或颗粒样沉积。

（三）电镜

在电镜下，肾小球正常或病变轻微，NSAIDs 引起的急性间质性肾炎可见到肾小球足细胞足突弥漫性融合，与微小病变性肾小球病类似。常可以见到肾小管基底膜不连续，部分增厚、分层。

三、临床表现

急性间质性肾炎的临床表现缺乏特异性，症状较轻微，主要有肾脏局部表现和肾外表现两大类，不同原因导致的急性间质性肾炎还有一些各自的特点。

（一）肾脏表现

各种不同原因导致的急性间质性肾炎其肾脏表现出现时间有所不同：抗生素导致的急性间质性肾炎常在使用致病药物2～3周或以后出现，从1天到2个月不等。NSAIDs导致的急性间质性肾炎最早可以在服药1周后出现症状，但多数患者通常在持续服药数月到1年左右发病；利福平导致的急性间质性肾炎常在再次服药或间断服药后突然出现，少部分在持续使用利福平1～10周或以后出现。

1. 尿检异常

（1）蛋白尿：多数为轻度、中度蛋白尿（定量＜1g/24h），很少超过2g/24h。尿蛋白成分以带有正电荷的小分子蛋白为主，如β_2微球蛋白、视黄醇结合蛋白（RBP）、N－乙酰－β－D－氨基酸葡萄糖苷酶（NAG）、溶菌酶等。少数因NSAIDs或干扰素引起的急性间质性肾炎患者，可以表现为大量蛋白尿，甚至表现为肾病综合征。

（2）血尿：多数表现为镜下血尿，肉眼血尿少见，也很少见到红细胞管型。不同原因导致的急性间质性肾炎，血尿的表现也有所不同：如甲氧西林过敏者约90%有镜下血尿，约1/2患者出现肉眼血尿；利福平和别嘌醇导致的急性间质性肾炎也经常会出现血尿，但其他药物导致的急性间质性肾炎则很少出现血尿。

（3）白细胞尿：急性间质性肾炎患者尿中白细胞增多，可出现无菌性脓尿，白细胞管型常见。白细胞尿多见于药物和感染导致的急性间质性肾炎患者中。有时尿白细胞中嗜酸细胞增高（比例＞1%），在鉴别嗜酸细胞的方法上，Hansel染色比Wright染色更敏感，但目前的研究发现，尿中嗜酸细胞增高对于急性间质性肾炎的诊断意义不大。

2. 肾功能损害　急性间质性肾炎患者往往快速出现轻重程度不等的肾功能损伤，可以表现为少尿型或非少尿型急性肾衰竭。药物引起的急性间质性肾炎多为非少尿型急性肾衰竭，多不需要透析治疗，尿钠排泄分数常＞2；而肾小管间质性肾炎－葡萄膜炎综合征（TINU综合征）患者常有中至重度急性非少尿型急性肾衰竭；汉坦病毒感染导致的流行性出血热的典型临床过程中，可以出现少尿型急性肾衰竭。

3. 肾小管功能异常　在急性间质性肾炎中，肾小管损害常见，但程度上往往不如慢性间质性肾炎明显。可以出现肾性糖尿、氨基酸尿、磷酸盐尿、尿酸尿、尿渗透压降低、低钾血症、远端肾小管或近端肾小管性肾小管酸中毒。

（二）肾外表现

1. 腰痛　由于肾间质免疫炎症反应，肾间质水肿、肾脏增大而牵扯肾被膜，患者常出现双侧或单侧腰痛，而且这也往往是患者就诊的主要原因。

2. 其他　不同原因导致的急性间质性肾炎，具有不同的肾外表现。

（1）变态反应：常出现在药物过敏导致的急性间质性肾炎患者中。在甲氧西林相关急性间质性肾炎患者中，80%出现药物性发热，但其他药物导致的急性间质性肾炎患者则相对少见。药物热的特征是在用药后3～5d出现，或在感染性发热消退后再出现第二个体温高峰。药物性皮疹常呈多形性红色斑丘样痒疹或脱皮样皮疹。部分患者可以出现轻度关节痛、淋巴结肿大、血嗜酸细胞增多及 IgE 水平升高。据资料统计，β－内酰胺类抗生素引起的急性间质性肾炎中，药物热的发生率为 50% ~75%，药疹的发生率为 30% ~50%，外周血嗜酸性细胞增高发生率为 30% ~80%，而同时具有以上典型三联征者则少于 10% ~30%。

（2）全身感染性表现：在感染导致的急性间质性肾炎患者中，根据致病的病原体不同，会出现不同的临床表现，但多数都会出现发热、寒战、头痛、恶心、呕吐等感染甚至败血症的症状，还可以出现不同脏器受累的相应表现。

（3）眼部症状：在 TINU 患者中，约 1/3 的患者会因前房性或全色素膜炎而出现眼痛、畏光、流泪、视力损害等眼部症状，多数累及双侧。体检时可以发现睫状充血或混合性充血、房水浑浊、出现角膜后沉积物及虹膜粘连、眼内压增高等。眼部症状可以在肾脏病变之前数周、同时或之后数月出现。此外还经常会见到乏力、食欲减退、消瘦、发热、轻度贫血、血沉增快、γ 球蛋白增高、C 反应蛋白增高、补体降低等表现。

（4）其他症状：如系统性红斑狼疮、干燥综合征等自身免疫性疾病导致的相关症状；恶性肿瘤导致的其他系统损害表现等。

四、诊断和鉴别诊断

急性间质性肾炎的诊断，目前尚缺乏统一的标准。一般情况下可以采用以下的思路来进行诊断和鉴别诊断。

首先，要判断肾功能减退是急性还是慢性，或是慢性基础上的急性加重。在这点的判断上，确切的既往史是最可靠的依据。在无法得到既往病史的情况下，也可以依靠肾脏大小、是否存在贫血以及是否存在甲状旁腺功能亢进等指标来进行急性肾衰竭和慢性肾衰竭的鉴别。

其次，在判定为急性肾衰竭或慢性基础上的急性加重后，要根据患者尿蛋白量、尿蛋白成分以及是否存在肾小管功能障碍等因素来判断急性病变是发生在肾小管间质还是发生在肾小球。

但是，鉴于急性间质性肾炎的病因及临床表现的多样性，临床容易误诊或漏诊，无创性检查方法存在很大的局限性，所以，目前急性间质性肾炎的确诊必须依靠肾活检病理检查，对于临床疑似急性间质性肾炎的患者，应尽早进行肾活检。

在使用前面的方法（包括肾活检）确定为急性间质性肾炎后，诊断和鉴别诊断的过程还没有结束，应该仔细寻找、并尽可能明确引起急性间质性肾炎的原因。在这里，可以通过病史的采集看是否存在近期感染病史和证据，是否有使用可疑药物的病史，近期是否有过毒物接触史和放射照射史；可以通过查体和实验室检查，发现是否存在全身过敏性表现，是否存在免疫学指标的异常，是否存在血钙、尿酸等代谢异常；必要时可以通过特殊的检查手段（如肿瘤相关抗原检测、骨髓检查等）除外肿瘤相关性急性间质性肾炎的可能。对于那些肾组织病理改变为急性间质性肾炎，但临床无特异性病因可寻时，可以诊断为特发性急性间质性肾炎。肾间质性肾炎－葡萄膜炎综合征（TINU 综合征）是特发性急性间质性肾炎的一个特殊类型。

五、治疗与预后

急性间质性肾炎的治疗分为以下几个方面：

（一）病因治疗

针对引起急性间质性肾炎不同的病因，应该采用不同的病因治疗。

1. 药物引起的急性间质性肾炎　针对药物引起的急性间质性肾炎，首要的治疗是立即停用有关药物。临床上多数药物导致的急性间质性肾炎表现较轻，在停用致病药物数日后肾功能可有所改善，往往不需要糖皮质激素和（或）免疫抑制治疗。

鉴于药物导致急性间质性肾炎的过程中，细胞免疫介导为主要原因，所以理论上使用免疫抑制治疗应该是有效的。但是鉴于此类疾病有自愈倾向和免疫抑制治疗的多种副作用，应用此类治疗应尽可能在肾活检病理的基础上确定，同时还应考虑到患者的治疗反应、副作用发生及全身情况，在进行权衡利弊的综合评价后，对治疗方案进行个体化调整。

通常认为，对于在明确诊断为药物引起的急性间质性肾炎，停用致病药物 1 周后肾功能仍不能恢复者；发病时即表现肾功能减退严重、需要血液净化治疗的患者；或肾活检见弥漫性炎细胞浸润伴间质水肿，尤其是伴有大量嗜酸细胞浸润的患者；或肾脏病理显示肉芽肿性间质性损害的患者，有必要早期给予糖皮质激素治疗，常可获得利尿、加速肾功能恢复的疗效。可以用泼尼松 30～40mg/d 的剂量作为治疗剂量，必要时可考虑加到 1mg/（kg·d），重症患者可使用甲泼尼龙 0.5g/d 冲击治疗 2～3d 或以后改为口服泼尼松维持。治疗时间不宜过长，应在 4～6 周减量至停药。

有学者提出，如急性间质性肾炎患者应用糖皮质激素 2 周后仍无缓解迹象，且肾活检显示没有或仅有轻度间质纤维化可以考虑加用环磷酰胺等细胞毒类药物或霉酚酸酯等免疫抑制药。但目前尚缺乏此类药物治疗效果的循证医学证据，不作为常规推荐。

2. 感染引起的急性间质性肾炎　其治疗原则主要是积极控制感染和支持治疗。一般无须使用糖皮质激素等特殊药物治疗，多数患者在抗感染治疗后，肾间质炎性病变可消散。

3. 系统性自身免疫性疾病引起的急性间质性肾炎　此类疾病时，大剂量糖皮质激素治疗可以迅速改善肾功能，但多需长期维持以避免复发。此外，为了控制自身免疫性疾病的全身活动，往往还要合并使用多种免疫抑制药治疗。

4. 肿瘤导致的急性间质性肾炎　此类急性间质性肾炎的病因治疗需要积极治疗原发病，在原发性肿瘤通过放疗或化疗等治疗手段得到控制或成功治疗后，患者的肾损害也常可得到缓解。

5. 特发性急性间质性肾炎　此类急性间质性肾炎的发病机制和临床表现均提示有免疫反应的参与，所以多数情况下激素治疗有效。一般在使用糖皮质激素治疗 1～2 个月后肾功能可完全恢复，但约有 10% 患者遗留慢性肾功能不全，仅有小于 5% 的患者会发展到终末期肾病。且局部糖皮质激素治疗多可使眼色素膜炎得到缓解，但应注意缓慢减量，以防复发。

（二）支持治疗

一般对于多数药物导致的急性间质性肾炎和其他原因导致的表现较轻的急性间质性肾炎，仅需要一般的支持性治疗即可。包括观察尿量、体重和血压的变化，保持容量平衡；积极纠正电解质及代谢紊乱；维持酸碱平衡；加强营养支持；避免感染等。

并不是所有出现肾功能减退的急性间质性肾炎患者都需要接受血液净化治疗，但在有些急性肾衰竭的患者中，为了清除体内过多的水分和毒素，为了维持酸碱平衡，为临床用药及营养支持治疗提供条件，为避免出现多器官功能障碍综合征，需要进行血液净化治疗。

（薛　渊）

第二节　慢性间质性肾炎

慢性肾小管间质性肾炎（CTIN）又称为慢性肾小管间质性肾病（CTIN），简称为慢性间质性肾炎（CIN），是一组由多种病因引起的慢性肾小管间质性疾病，临床表现以肾小管功能异常和进展性慢性肾衰竭为特点，病理表现以不同程度的肾小管萎缩、肾间质纤维化、单个核细胞浸润为特征的一组临床病理综合征。

在疾病的早期，往往仅表现为肾小管功能障碍，可以出现尿浓缩功能障碍、肾小管酸中毒、低钾血症、氨基酸尿、肾性糖尿或 Fanconi 综合征；尿检往往正常或出现少量蛋白尿（一般定量 $<1g/24h$），主要为小分子量蛋白质，而无肾小球和血管的受累。病变晚期可以出现不同程度的肾小球硬化，临床上表现为慢性肾功能不全。因为慢性间质性肾炎的原发性损伤在肾小管和肾间质，所以往往会出现严重的低肾素低醛固酮血症、活性维生素 D 缺乏和促红细胞生成素缺乏，进而出现与慢性肾衰竭程度不符的代谢性酸中毒、肾性骨病和肾性贫血等临床表现。

在多种肾小球疾病（如原发性肾小球疾病中的 IgA 肾病、膜增生性肾小球肾炎等或继发性肾小球疾病中的狼疮肾炎、ANCA 相关性系统性小血管炎等）中，都可以在其肾活检标本中见到慢性肾小管间质病变，这些属于继发性间质性肾炎。本节只讨论原发于肾小管间质的慢性间质性肾炎。

一、病理特点

不同病因慢性间质性肾炎的病理表现不一，但也具有一些共同的病理学特征。

（一）光镜

（1）肾小管呈灶状萎缩：最常表现为肾小管基底膜增厚、皱缩、分层，肾小管上皮细胞扁平，即经典型；也可以表现为灶状萎缩的肾小管聚集在一起，管腔狭窄或闭塞，肾小管基底膜变薄，类似内分泌腺体，即内分泌型，常见于肾动脉狭窄导致的慢性缺血样改变；也可以表现为肾小管上皮细胞扁平、肾小管基底膜轻度增厚，管腔内充满嗜酸性物质，常称为甲状腺样肾小管萎缩，见于慢性肾盂肾炎、抗磷脂抗体综合征导致的肾间质纤维化。肾小管代偿性肥大往往与肾小管萎缩同时存在，也是慢性间质性肾炎的特征性病理表现之一，扩张的肾小管形态不规则，甚至呈囊样扩张，扩张肾小管上皮细胞扁平。

（2）肾间质纤维化可以局灶性或弥漫性出现，表现为间质区域增宽和大量细胞外基质堆积。

（3）间质和小管周围可以见到炎性细胞浸润，但不如急性间质性肾炎明显，多呈灶性分布，少见弥漫性浸润。这些浸润的细胞多数为淋巴细胞、巨噬细胞和 B 细胞，很少见到中性粒细胞、浆细胞或嗜酸细胞。

（4）早期没有肾小球病变或仅有轻度病变，随着疾病的进展，可以出现肾小球皱缩、塌陷等缺血性改变，逐渐出现包曼囊壁增厚、球周纤维化、局灶性、节段性、肾小球的硬化，最终发展为球性硬化。

(5) 在疾病晚期可以见到不同程度的动脉壁增厚，但血管炎不是慢性间质性肾炎的特点。

(二) 免疫荧光

多数慢性间质性肾炎免疫荧光检查为阴性，部分可见到少量 IgG 和（或）补体 C3 在萎缩的肾小管基底膜上呈非特异性沉积。某些自身免疫性疾病导致的慢性间质性肾炎可以看到在肾小管基底膜和间质区域有免疫球蛋白和补体的沉积。轻链沉积病时可以见到单克隆免疫球蛋白在肾小管基底膜上沉积。

(三) 电镜

在轻链沉积病患者中，可见到肾小管基底膜上有成簇的针尖样致密物沉积。对于其他慢性间质性肾炎的诊断意义不大。

二、病因

多种因素都可以导致慢性间质性肾炎，包括药物、毒物、免疫性疾病、代谢紊乱性疾病、梗阻和反流性疾病、肿瘤和血液系统疾病等，具体见表 20－2。

表 20－2　慢性间质性肾炎的病因

病因	病因举例
药物	镇痛药
	别嘌醇
	碳酸锂
	亚硝基脲类、顺铂、甲氨蝶呤等化疗药物
	钙调磷酸酶抑制剂抑制药
	含马兜铃酸的中药
	造影剂
毒物	斑蝥素、鱼胆等生物毒素
	铅、铜等重金属
免疫性疾病	干燥综合征、结节病、系统性红斑狼疮
代谢紊乱	高钙血症、低钾血症、高尿酸血症等
感染	慢性肾盂肾炎、病毒等
梗阻和反流	尿路梗阻、膀胱输尿管反流
肿瘤和血液系统疾病	多发性骨髓瘤、轻链沉积病等
血管疾病	肾动脉狭窄、良性肾小动脉硬化症
遗传或先天性疾病	髓质囊性变、海绵肾、多囊肾、家族性间质性肾炎等
特发性	病因不明

三、几种特殊病因导致的慢性间质性肾炎

不同病因导致的慢性间质性肾炎具有各自特异的表现。本节仅就几种特殊因素导致的慢

性间质性肾炎进行讨论。

（一）镇痛药肾病

最初，镇痛药肾病被认为仅限于“非那西汀肾病”，其后发现长期大量服用其他镇痛药，同样会出现类似情况，1996 年国际肾脏基金会将镇痛药肾病定义为：因长期滥用复方镇痛药（至少包括两种解热镇痛药成分，通常含有可待因或咖啡因）数年而导致的肾脏疾病。

1. 流行病学　流行病学研究显示，长期摄入大量镇痛药可以引起慢性间质性肾炎和肾乳头坏死。自从不再使用非那西汀（phenacetin）作为镇痛药后，镇痛药肾病发生率明显下降，但各个地区、各个种族之间报道的镇痛药肾病发生率依然差异极大。我国目前尚缺乏对镇痛药肾病发病率的统计。

2. 常用镇痛药种类及致病剂量　广义上的解热镇痛药包括酸类和非酸类两大类（表 20－3），均具有解热、镇痛的作用。目前市场上常见的镇痛药多为复合制剂，通常含有阿司匹林或安替比林，部分混合有非那西汀、对乙酰氨基酚或水杨酸、咖啡因或可待因。

表 20－3　常用解热镇痛要的种类及常用药物名称

分类	特性	代表药物	药物商品名
酸类	水杨酸	阿司匹林	巴米尔、APC 等
	邻氨基苯甲酸	甲芬那酸	甲芬那酸（甲灭酸、扑湿痛）等
	乙酸	双氯芬酸	吲哚美辛、感冒通等
	丙酸	布洛芬	布洛芬（异丁苯丙酸）
	吡喃羧酸	依托度酸	罗丁
非酸类	吡唑酮类	安乃近、保泰松	安乃近、保泰松
	萘丁美酮类	萘普生	西普生
	苯胺类	对乙酰氨基酚	对乙酰氨基酚、百服宁等
	昔康类	吡罗昔康、美洛昔康	吡罗昔康、莫比可等
	昔布类	尼美舒利	西乐葆

有研究认为服用这种复合型镇痛药，每天最少 6 粒，持续 3 年就可以发生镇痛药肾病。目前大部分报道认为 1 年或更长时间内镇痛药累积量 >1000 片为诊断镇痛药肾病的依据。一般认为，镇痛药摄入累积量达 1.0kg 时，可发生轻微肾功能损伤，表现为浓缩稀释功能减退、GFR 下降、酸化功能障碍等肾小管损伤的表现。非那西汀及阿司匹林的累计摄入量可分别达到 2.0kg 和 3.0kg，肾功能显著减退。

3. 发病机制及易感因素　镇痛药肾病的发病机制尚不完全清楚。目前认为可能与以下几个方面有关：①肾毒性损伤：非那西汀在肝脏转化为对乙酰氨基酚（醋氨酚或扑热息痛），后者因其具有高度亲脂性，在经肾脏排泄过程中，易从尿液中扩散至髓质和肾乳头间隙，局部高度聚集，直接造成组织损伤；②缺血性损伤：不同类型的解热镇痛药物都可抑制花生四烯酸－前列腺素类物质代谢途径中的不同类型环氧化酶，导致扩血管性前列腺素代谢产物产生减少，从而导致肾髓质缺血；此外咖啡因代谢为腺苷，引起肾内血管收缩，导致肾乳头缺血坏死；③免疫性损伤：在镇痛药肾病的发病机制中，免疫机制可能不起主要作用，但某些解热镇痛药可通过免疫机制导致已细胞免疫为主的急性间质性肾炎，可能会最终转变为慢性间质性肾炎。

从其发病机制上可以看出，以下因素都是镇痛药肾病的易感因素：①高热、腹泻、脱水、心功能不全导致的有效血容量不足可以加重肾脏缺血；②合并使用同类药物或利尿药；③使用 ACEI 或 ARB 类药物；④高龄或不同程度的动脉硬化性肾脏病变；⑤已有肾功能减退等。

4. 病理表现

（1）大体表现：双肾体积缩小，肾脏轮廓凹凸不平。肾皮质明显萎缩、瘢痕形成，与坏死的肾乳头组成凹陷部，代偿性肥大的肾组织形成大体外观上的隆起部。

（2）光镜：①典型的慢性间质性肾炎的病理表现；②肾小球缺血性萎缩，肾小动脉内膜增厚，管腔狭窄；③肾髓质损伤是镇痛药肾病的典型病理改变，但因为常规肾活检深度有限，一般肾活检标本中不易见到。其特点是肾小管细胞内可见黄褐色脂褐素样色素，穿过萎缩皮质部的髓放线呈颗粒状肥大，髓质的间质细胞核异常、细胞减少、细胞外基质聚集；④肾乳头坏死，早期表现为肾小管周围微血管硬化及片状肾小管坏死，晚期易见灰黄色坏死灶，部分坏死部位萎缩并形成钙化灶。

（3）免疫荧光：常为阴性。肾小球基底膜和肾小管基底膜偶见 IgG 及补体呈颗粒样或线样沉积。

（4）电镜：病变肾小管和毛细血管基底膜增厚，可见大量新增薄层基底膜。

5. 临床表现

（1）镇痛药肾病好发于女性，男女比例为 1 ：（1 ~7），中年女性更多见。

（2）与用药有关的肾外疾病病史对于了解用药史具有很好的提示意义。多数镇痛药肾病患者都有头痛、关节痛、腹痛等慢性疼痛史。

（3）隐袭起病，早期常无症状或仅有乏力、消瘦、食欲缺乏等肾外的非特异性症状。

（4）肾脏表现：①肾小管功能障碍，早期仅表现为尿浓缩功能异常的夜尿增多、尿渗透压降低等，随着疾病进展可以出现肾小管酸中毒、肾性糖尿、氨基酸尿等表现；②肾小管源性蛋白尿（通常 $<1g/24h$），以带正电荷的小分子量蛋白质为主；③无菌性白细胞尿，发生率可达 50% ~100%；④慢性肾衰竭表现；⑤60% ~90% 患者存在不同程度的贫血，多与肾功能损害程度不平行；⑥肾乳头坏死，发生率为 25% ~40%，表现为突发性肉眼血尿及肾绞痛，重症者可合并急性肾衰竭，因为坏死的肾乳头组织从尿路中排出，有时还会出现尿路梗阻表现。

（5）肾脏影像学检查：是镇痛药肾病的重要诊断方法。静脉肾盂造影是最早应用的检查手段，早期可以见到肾盂增宽、肾盏杯口变钝或呈杵状，晚期因肾乳头坏死而表现肾盂、肾盏充盈缺损，造影剂包围肾乳头形成环形影。因为静脉肾盂造影敏感性差且需要使用造影剂，目前多被无造影剂的 CT 扫描所替代，其特征是可见肾脏体积缩小、形状凹凸不平以及肾乳头钙化影。

6. 诊断　凡临床表现慢性间质性肾炎、长期大量服用镇痛药的患者，都应考虑存在镇痛药肾病的可能。影像学检查发现肾脏皱缩、肾脏轮廓凹凸不平、肾乳头钙化对于镇痛药肾病的诊断具有重要意义。三者相结合，诊断的敏感性为 85%，特异性为 93%。如果存在突发血尿、肾绞痛或尿中发现脱落的坏死组织，提示伴有肾乳头坏死，有助于临床诊断。

7. 治疗及预后　对于镇痛药肾病目前尚无良好的治疗方法，关键在于早期确诊、立即停药。尤其对患有慢性疼痛需要长期或反复使用镇痛药的易感人群加强监测，定期检查尿常规、肾小管功能和血清肌酐水平。

（二）钙调素抑制药钙调磷酸酶抑制药相关肾病

钙调磷酸酶抑制药作为一种免疫抑制药，经常被使用在器官移植的抗排异治疗和自身免疫性疾病的治疗中，在各种原发或继发性肾小球病的治疗中也占有一席之地，主要包括环孢素和他克莫司两种药物。

钙调磷酸酶抑制药可以通过使循环或肾脏局部的肾素－血管紧张素系统显著激活，起到强烈的缩血管作用，造成肾脏急性及慢性缺血性肾损害，甚至可诱发血管增生硬化性病变。此外，此类药物还可以通过刺激肾小管上皮细胞活化，并发生向肌成纤维细胞转分化，使肾脏局部组织产生促纤维化因子 TGF－β 增多，进而导致肾间质纤维化的发生。

临床表现以伴有血压升高的肾功能损害为特点，可以伴有高尿酸血症及高钾血症。

肾活检表现：①灶状或片状分布的肾小管萎缩和肾间质纤维化；②小动脉病变，包括小动脉壁的玻璃样变及增厚，内皮细胞肿胀、血管平滑肌层细胞损伤或坏死、管腔狭窄、闭塞；③条带状分布的肾小球缺血性改变。

对于钙调磷酸酶抑制药相关肾病的治疗，通常认为应重在预防，即在使用此类药物时，必须密切监测药物血尿浓度，应在尽量减少钙调磷酸酶抑制药剂量和血药浓度的情况下制定个体化治疗方案。有研究认为使用钙通道阻滞药或血管紧张素Ⅱ抑制药可以在一定程度上减轻钙调磷酸酶抑制药的肾脏毒性，但其长期预后尚缺乏资料证实。

（薛　渊）

第三节　肾小管性酸中毒

肾小管性酸中毒（Renal Tubular Acidosis，RTA）是由于肾小管 HCO_3^- 重吸收障碍或分泌 H^+ 障碍或两者同时存在引起的一组酸碱转运缺陷综合征，表现为阴离子间隙正常的高氯性代谢性酸中毒。临床上分为 4 型，分述如下。

一、近端肾小管酸中毒（Ⅱ型）

（一）病因病理

致病本质为近曲小管重吸收 HCO_3^- 功能缺陷，机制包括上皮细胞受损、Na^+－K^+－ATP 酶活性降低或碳酸酐酶缺乏。这些机制引起代谢性酸中毒和尿 HCO_3^- 增加。

近端肾小管酸中毒的病因较为复杂（表 20－4）。除了遗传性疾病和影响碳酸酐酶活性，一般很少单纯影响 HCO_3^- 重吸收。

表 20－4　近端肾小管酸中毒常见病因

单纯性 HCO_3^- 重吸收障碍
原发性（遗传性）：婴儿一过性
碳酸酐酶活性改变

续表

遗传
药物：磺胺、乙酰唑胺
突发性
骨硬化伴随碳酸酐酶Ⅱ缺乏
复合型 HCO_3^- 重吸收障碍
原发性：散发
遗传
遗传性系统性疾病
酪氨酸血症
Wilson 病：半胱氨酸血症
Lowe 综合征
继发性低钙血症及继发性甲状旁腺功能亢进症
维生素 D_3 缺乏
异常蛋白血症（多发性骨髓瘤、单克隆 γ－球蛋白病）
药物或毒物
链佐星、庆大霉素
精氨酸、铅、汞
小管间质病
肾移植
干燥综合征
髓质囊性变
其他
肾病综合征
淀粉样变
阵发性睡眠性血红蛋白尿

（二）临床表现

1. 骨病　其骨病的发生较Ⅰ型 RTA 患者多见。在儿童中，佝偻病、骨质疏松、维生素 D 代谢异常等较常见，成年人为骨软化症。

2. 继发性甲状旁腺功能亢进症　部分患者尿磷排泄增多，出现血磷下降和继发性甲状旁腺功能亢进症。

3. 继发性醛固酮增多症　促进 K^+ 的排泄，可出现低钾血症，但程度较轻。

4. 肾结石及肾钙沉着症　较少发生。

（三）辅助检查

1. 酸负荷试验　如尿 pH≤5.5 应怀疑本病。

2. 碱负荷试验　口服碳酸氢钠法：从 1mmol/（kg·d）开始，逐渐加量至 10mmol/（kg·d），酸中毒被纠正后，测血、尿 HCO_3^- 浓度与肾小球滤过率，计算尿 HCO_3^- 排泄分数。

尿 HCO_3^- 排泄分数 = 尿［HCO_3^-］×血［肌酐］/血［HCO_3^-］×尿［肌酐］。

正常人尿 HCO_3^- 排泄分数为零；Ⅱ型、混合型 RTA >15%，Ⅰ型 RTA 3% ~5%。

（四）诊断及鉴别诊断

（1）存在慢性高氯性代谢性酸中毒。

（2）碳酸氢钠负荷试验尿 HCO_3^- 排泄分数 >15%。

（3）肾排钾增高，在 HCO_3^- 负荷时更为明显。

（4）可有高磷尿症、低磷血症、高尿酸、低尿酸血症、葡萄糖尿、氨基酸尿、高枸橼酸尿症、高钙尿症及少量蛋白尿。

（5）鉴别诊断须与氮质潴留所致酸中毒的其他疾病和其他类型肾小管性酸中毒鉴别。

（五）治疗

（1）纠正酸中毒：Ⅱ型 RTA 补碱量较Ⅰ型 RTA 大，因此症多见于婴幼儿，以儿童为例，其补 HCO_3^- 的量为 10 ~20mmol/（kg·d），此后以维持血中 HCO_3^- 浓度于正常范围调整剂量。

（2）噻嗪类利尿药：可适当使用。当 HCO_3^- 的剂量用至 22mmol/（kg·d）而酸中毒不能被纠正时，氢氯噻嗪有助于纠正酸中毒。开始剂量为 1.5 ~2mg/（kg·d），分 2 次口服。治疗中应注意低血钾的发生。

（3）补充维生素 D_3 及磷。

（六）预后

视病因不同各异。常染色体显性遗传和合并眼病的常染色体隐性遗传近端小管酸中毒需终身补碱。散发性或孤立性原发性近端小管酸中毒多为暂时性的，随着发育可能自行缓解，一般 3 ~5 年或以后可以撤药。

二、远端肾小管酸中毒（Ⅰ型）

（一）病因病理

远端肾小管酸中毒主要是远端肾小管酸化功能缺陷，在管腔液和管腔周液间无法形成 H^+ 浓度梯度，在全身酸刺激下仍然不能排泄 H^+ 使尿 pH 下降到 5.5 以下。其可能的机制包括：①远端小管氢泵衰竭；②非分泌缺血性酸化功能障碍。常见病因见表 20 –5。

表 20 –5　远端肾小管酸中毒常见病因

原发性（散发和遗传性）
自身免疫性疾病
高 γ –球蛋白血症
冷球蛋白血症
干燥综合征
甲状腺炎
肺纤维化
慢性活动性肝炎

续　表

系统性红斑狼疮（SLE）
原发性胆汁性肝硬化
血管炎
遗传性系统性疾病
镰状细胞贫血
马方综合征
骨硬化伴 CAⅡ酶缺乏
髓质性囊肿病
Ehlers – Danlos 综合征
遗传性椭圆形红细胞增多症
肾钙化
原发性或继发性甲状旁腺功能亢进症
维生素 D 过量
结节病
乳碱综合征
甲状腺功能亢进症
遗传性果糖不耐受
遗传性或散发性，突发性高钙血症
髓质海绵肾
Fabry 病
Wilson 病
药物及毒物
两性霉素 B、镇痛药、锂
甲苯
环已烷氨基磺酸盐
小管间质病
慢性肾盂肾炎
梗阻性肾病
高草酸尿
肾移植
麻风

（二）临床表现

（1）轻者无症状。

（2）典型病例可表现为：①常有酸中毒，可有烦渴、多饮、多尿。②低血钾表现。③骨病：儿童可有骨畸形、侏儒、佝偻病。成年人可有软骨病。④泌尿系结石。

（三）辅助检查

1. 血液化验　血氯升高，血 HCO_3^- 降低，血钾正常或降低。

2. 尿液化验　尿中无细胞成分，尿 pH >5.5，尿钾排泄量增加。正常人尿铵排泄量约为 40mmol/d，Ⅰ型 RTA 尿铵排泄量 <40mmol/d。

3. 负荷试验

（1）氯化铵负荷试验：酸血症时，正常人远端小管排 H^+ 增加，而Ⅰ型肾小管性酸中毒（RTA）不能排 H^+ 使尿液 pH 不能降至 5.5 以下。对可疑和不完全性Ⅰ型 RTA 常用氯化铵负荷试验，以提高诊断敏感性。试验方法为：分 3 次口服氯化铵 0.1g/（kg·d），连用 3d。第 3 天每小时留尿 1 次，测尿 pH 及血 HCO_3^-，当血 HCO_3^- 降至 20mmol/L 以下而尿 pH >5.5 时，有诊断价值。有肝病者改用氯化钙 1mmol/（kg·d），方法与阳性结果的判定同氯化铵负荷试验。

（2）尿 PCO_2 测定：在补充碳酸氢钠条件下，尿 HCO_3^- 可达到 30～40mmol/L，这时如果远端小管排 H^+ 正常，远端小管液的 H^+ 和 HCO_3^- 可形成 H_2CO_3。由于远端小管刷状缘缺乏碳酸酐酶，尿 H_2CO_3 不能很快进入循环而进入肾盂，进入肾盂后才释放生成 CO_2。因为肾盂面积小，CO_2 不能被吸收而进入尿液排出体外。因此，新鲜尿液中 CO_2 可以反映远端小管排 H^+ 能力。静脉滴注 5% 碳酸氢钠，维持 0.5h 以上。静滴过程中检测尿 pH，一旦尿液呈碱性，无论血 HCO_3^- 浓度是否恢复正常，只要尿 PCO_2 <9.3kPa（69.8mmHg），可认为分泌 H^+ 的能力正常。

（3）尿、血 PCO_2 差值［（U－B）PCO_2］测定：其原理同尿 PCO_2 测定。正常人（U－B）PCO_2 >2.67kPa（20mmHg），Ⅰ型 RTA 者则 <2.67kPa（20mmHg）。

4. 特殊检查　X 线平片或静脉肾盂造影（IVP）片中可见多发性肾结石（典型图见图 20－1）。

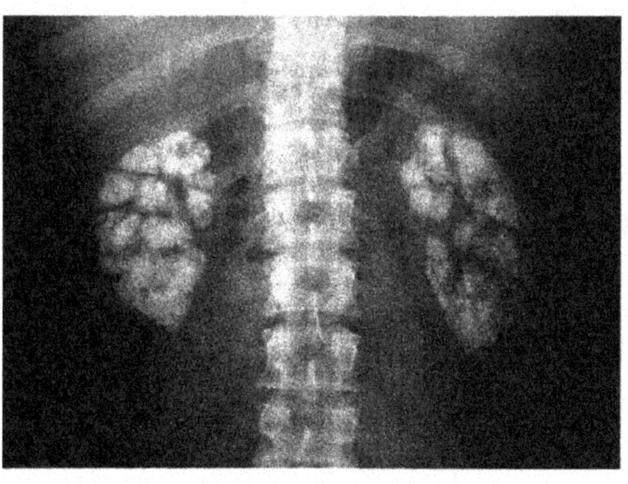

图 20－1　远端肾小管酸中毒典型的泌尿系结石

（四）诊断及鉴别诊断

（1）凡有引起Ⅰ型 RTA 的病因者。

（2）典型临床表现。

（3）高氯血症代谢性酸中毒。

（4）原因未明的尿崩症、失钾或周期性瘫痪、肾结石、佝偻病、骨或关节痛均应疑及本病。

（5）阴离子间隙正常，尿铵 < 40mmol/d，氯化铵负荷试验尿 pH > 5.5，碳酸氢钠负荷试验，尿、血 PCO_2 差值（U－B）PCO_2 < 2.67kPa（20mmHg），可诊断本病。

（6）本病应与肾小球疾病所致的代谢性酸中毒鉴别，后者常有肾小球滤过率下降，氮质血症的临床表现。

（五）治疗

1. 病因治疗　Ⅰ型 RTA 患者多有病因可寻，如能针对病因治疗，其钾和酸分泌障碍可得以纠正。

2. 纠正代谢性酸中毒　Ⅰ型 RTA 碱性药物的剂量应偏小，剂量偏大可引起抽搐。因肝脏能将枸橼酸钠转化为碳酸氢钠，故常给予复方枸橼酸合剂即 Shohl 溶液（枸橼酸 140g，枸橼酸钠 98g，加水至 1000ml），50～100ml/d，分 3 次口服。

3. 电解质紊乱的治疗　低钾者常用枸橼酸钾合剂。补钾亦应从小剂量开始，逐渐增大。禁用氯化钾，以免加重高氯血症酸中毒。

4. 骨病的治疗　针对低血钙、低血磷进行补充治疗。

（1）纠正低钙血症：可口服碳酸钙 2～6g/d，同时需补充维生素 D 类药物，常用维生素 D_2 或维生素 $D_3$30 万 U。当血钙为 2.5mmol/L 或血清碱性磷酸酶恢复正常时则停用，以避免高钙血症，应用维生素 D 时必须与碱性药物同用。

（2）纠正低磷血症：低磷者给予无机磷 1.0～3.6g/d，分次口服，或磷酸盐合剂（磷酸二氢钠 18g 加磷酸氢二钠 145g，加水至 1000ml），每次 10～20ml，每日 4 次口服。

（六）预后

Ⅰ型 RTA 早期诊断及治疗，一般较好。有些患者可自行缓解，但也有部分患者可发展成为慢性肾衰竭。

三、混合型肾小管酸中毒（Ⅲ型）

混合型肾小管酸中毒为Ⅰ型和Ⅱ型的混合类型。

四、高钾型肾小管酸中毒（Ⅳ型）

（一）病因病理

此型 RTA 多为获得性（表 20－6）。醛固酮分泌不足或远端小管对醛固酮反应减弱是主要机制。尽管远端小管泌 H^+ 功能正常，但分泌胺的能力很低，总排酸能力下降。

表 20－6　高钾型肾小管酸中毒常见病因

醛固酮伴随糖皮质激素缺乏
Addison 病
双侧肾上腺切除
21－羟化酶缺乏
羟类固醇脱氢酶缺乏
AIDS
单纯性醛固酮缺乏
遗传性：皮质酮甲酰氧化酶缺乏
一过性（婴儿）
肾素分泌低下（糖尿病肾病、肾小管间质疾病）
非甾体类抗炎药
β受体阻断药
肾素－血管紧张素系统阻断药
肾移植
醛固酮耐受
假性低醛固酮血症Ⅰ、Ⅱ型
螺内酯
钙调素抑制药（环孢素、他克莫司）肾毒性
梗阻性肾病
镰状细胞贫血
锂
氨苯蝶啶
甲氧苄啶
肾移植

（二）临床表现

（1）存在高氯性酸中毒。

（2）尿钾排泄明显减少，血钾高于正常。

（3）尿中不含氨基酸、糖和磷酸。

（三）辅助检查

1. 血液生化检查　动脉血气分析为高氯性代谢性酸中毒合并高钾血症。

2. 尿液化验　尿 pH＞5.5，血浆 HCO_3^- 浓度正常时，肾脏对 HCO_3^- 重吸收下降（15%）。

（四）诊断及鉴别诊断

（1）临床确诊依据为高氯性代谢性酸中毒合并高钾血症，高钾血症和肾功能不平行。

（2）存在慢性肾脏疾病或肾上腺皮质疾病。

（3）持续的高钾血症，应疑及此病。

(4) 排除肾功能不全导致的高钾血症。

(五) 治疗

1. 一般治疗

(1) 限制饮食中钾的含量，避免应用易致高钾的药物。

(2) 限制饮食中钠的含量尽管对此类患者有益，但应避免长期限制钠的摄入。

2. 病因治疗　需针对原发性病因进行治疗。

3. 药物

(1) 原发病的治疗。

(2) 纠正酸中毒：给予小量的 $NaHCO_3$ 1.5 ~ 20mmol/ (kg·d)。

(3) 氟氢可的松：剂量为0.1 ~ 0.3mg/d，适用于低肾素、低醛固酮或肾小管对醛固酮反应低的患者，以增加肾小管对钠的重吸收，尿钾及净酸排泄增加。常用超生理剂量，故有高血压及心功能不全者应慎用。

(4) 呋塞米：可抑制氯的重吸收，增加钾和氯离子的分泌，增加血浆醛固酮的含量，有纠酸和对抗高钾的作用。常用剂量为 20 ~ 40mg，每日 3 次，口服。禁用螺内酯、氨苯蝶啶、吲哚美辛等。

(5) 离子树脂：口服能结合钾离子的树脂，可减轻高钾血症和酸中毒。

(6) 透析治疗：经上述处理高钾血症不能缓解者，可考虑透析治疗。

(张福港)

第四节　肾性糖尿

葡萄糖可以自由滤过肾小球，原尿中尿糖水平接近血糖浓度。近端小管的葡萄糖转运体通过 $Na^+ - K^+$ - ATP 酶协同，可重吸收原尿中全部葡萄糖。但如果血糖水平增高或肾小管葡萄糖转运功能障碍，滤过的葡萄糖超过了肾小管上皮的重吸收能力，即超过肾小管葡萄糖最大重吸收率 (TmG)，尿中将出现葡萄糖，尿糖阳性时的血糖水平称为肾糖阈，通常为 8.9 ~ 10.0mmol/L。由于肾小管因素导致的尿糖阳性称为“肾性尿糖”。肾性尿糖的常见原因包括原发性肾性糖尿、葡萄糖 - 半乳糖吸收不良综合征、范科尼综合征和妊娠。葡萄糖 - 半乳糖吸收不良综合征往往有空肠上皮葡萄糖 - 半乳糖转运障碍，新生儿期即发生水样腹泻，而肾脏损伤轻微。这里重点介绍原发性肾性糖尿。

原发性肾性糖尿又称家族性肾性糖尿 (FRG) 或良性糖尿，以单纯性尿糖阳性为主要特征，血糖水平正常。

一、流行病学

该病为常染色体显性遗传性疾病，多有家族史。纯合子为重型，杂合子为轻型，并有隐性遗传的报道。

二、临床分型

应用葡萄糖滴定试验可将本病分为 A 型、B 型和 O 型 3 型。前两种类型肾糖阈均下降，但 A 型 TmG 下降，血糖不高时，肾小管对葡萄糖的重吸收率也低于正常，为真性糖尿；

B 型TmG 正常，为假性糖尿。O 型在任何情况下，肾小管都不能重吸收葡萄糖，其遗传机制还不清楚。

三、临床表现

患者一般没有症状，尿糖一般 <30g/d，个别可达 100g/d。少数可伴随水钠丢失，轻度消瘦以及基础态的血浆肾素和血清醛固酮水平升高。少数人群可以伴随选择性氨基酸尿。

四、辅助检查

空腹及餐后 2h 血糖、血浆胰岛素、游离脂肪酸和糖基化血红蛋白；多次尿常规干化学法检测尿糖、24h 尿葡萄糖定量；疑诊者应进行其他尿糖特殊检测，包括尿 Bial 反应（盐酸二羧基甲苯）检测戊糖、尿 Selivanoff 反应（间苯二酚）检测果糖、尿纸上层析法（色谱法）检查乳糖、半乳糖和甘露庚糖。

五、诊断

本病的诊断标准尚未统一，Marble 等于 1939 年制定了肾性尿糖的 5 条临床标准（表 20－7），但由于对糖尿病诊断标准的更新，筛查糖尿病的标准更加严格，目前多参考下列方法进行诊断（表 20－8）。

表 20－7 原发性肾性尿糖的 Marble 标准

无高血糖
持续出现尿糖而尿糖程度与饮食无关
口服葡萄糖耐量试验正常（或略有波动）
尿中排出的是葡萄糖，无其他单糖及双糖
糖类储积和利用正常

表 20－8 原发性肾性尿糖的常用诊断标准

葡萄糖耐量试验、血浆胰岛素、游离脂肪酸和糖基化血红蛋白均正常
尿葡萄糖量相对稳定（10～100g/d），除非在妊娠期增加
尿糖排泄量和进食无明显关系，但可随进食糖类量而波动。每次尿检都能发现尿糖
尿糖成分只能是葡萄糖，而不能有其他糖成分（包括果糖、戊糖、半乳糖、乳糖、蔗糖、麦芽糖和庚酮糖）

六、鉴别诊断

1. 糖尿病　肾性尿糖可为糖尿病的前期表现。血糖检测或葡萄糖耐量试验可鉴别。

2. 其他尿糖　包括果糖、戊糖、半乳糖、乳糖、蔗糖、麦芽糖和庚酮糖。鉴别方法参见辅助检查中的特殊检验方法。

3. 继发性肾性糖尿　包括慢性肾盂肾炎、肾病综合征、多发性骨髓瘤、范科尼综合征及某些毒性物质导致的肾损害，如重金属。

七、治疗

不需要特殊治疗，但应避免长期饥饿，尤其是大量尿糖及妊娠者。对某些可能发生低血糖和酮症的患者应给予治疗。

八、并发症和预后

该病临床预后良好，无特殊并发症。

（张福港）

第五节　肾性氨基酸尿

氨基酸可以从肾小球自由滤过进入原尿，人体每天约有50g氨基酸进入原尿。除了丝氨酸、甘氨酸、组氨酸和牛磺酸，原尿中的氨基酸几乎均能被肾小管完全重吸收。肾性氨基酸尿是机体氨基酸代谢正常，但肾小管重吸收氨基酸功能障碍的一类肾小管疾病。

目前发现至少有6种独立的氨基酸转运系统，包括二羧基氨基酸、二碱基氨基酸、亚氨基氨基酸、中性氨基酸、β－氨基酸和胱氨酸－半胱氨酸转运系统。随着分子生物学的进展，这些转运系统和发病之间的关系会有新的认识。目前认识较清楚的几种肾性氨基酸尿见表20－9。

表20－9　人类常见的氨基酸尿症

氨基酸尿	基因	蛋白	染色体	尿氨基酸特点
胱氨酸尿症A	SLC3A1	rBAT	2p21	胱氨酸、赖氨酸、精氨酸及鸟氨酸
胱氨酸尿症B	SLC7A9	BAT	19q13.11	胱氨酸、赖氨酸、精氨酸及鸟氨酸
赖氨酸尿蛋白质不耐受症	SLC7A7	yLAT1	14q11.2	赖氨酸、精氨酸和（或）鸟氨酸
中性氨基酸尿症	SLC6A19	BATI	5p15.33	中性氨基酸 脯氨酸
亚氨基甘氨酸症	SLC36A2	PAT2	5q33.1	天冬氨酸 谷氨酸

一、胱氨酸尿

（一）流行病学

临床罕见，Levy统计其发生率为1/7000新生儿。男女患病率相似，但男性症状较重。

（二）病因病理

以SLC3A1和SLC7A9两个基因突变最常见。前者为常染色体隐性遗传（染色体2p21），杂合子携带者不发病；相反，后者为常染色体显性遗传（染色体19q13.11），大多数杂合子会产生轻中度尿氨基酸异常。其编码的转运体主要将胱氨酸和二碱基氨基酸（包括赖氨酸、精氨酸和鸟氨酸）从管腔转运到上皮细胞内。

由于尿中胱氨酸水平显著升高，尿胱氨酸水平>1mmol/L（pH<7.0）可沉积形成结石，导致尿路结石和肾钙化。病情较重的纯合子患儿可能由于氨基酸缺失影响生长发育。

（三）临床分型

最初按氨基酸吸收障碍特征，将胱氨酸尿症分为Ⅰ型、Ⅱ型和Ⅲ型。随着遗传分子学进展，目前主要根据致病基因不同分为 A、B 和 AB（SLC3A1 和 SLC7A9 混合基因突变）共 3 个亚型。

（四）临床表现

儿童期泌尿系胱氨酸结石是主要表现。

（五）辅助检查

尽管钙含量低，胱氨酸结石并不透光。X 线平片可见双侧尿路有多发性、阴影淡薄、大小不等的结石。常可发现膀胱结石。儿童的膀胱结石应注意胱氨酸尿的可能。尿氰化硝普盐试验显示为品红色提示胱氨酸尿，但特异性不高。尿检可能发现典型的胱氨酸六面体结晶。离子交换色谱检测尿和血浆胱氨酸、L－精氨酸、L－赖氨酸和 L－鸟氨酸是最可靠的方法。

（六）诊断及鉴别诊断

尿胱氨酸显著升高，可高于正常 50 倍（正常胱氨酸排泄量 $<20mg/d$），此外 L－精氨酸、L－赖氨酸和 L－鸟氨酸水平也可以升高。血浆这些氨基酸正常或偏低水平具有诊断意义。

血浆胱氨酸显著升高要考虑胱氨酸贮积症，该病的全身表现：①全身（角膜、眼结膜、淋巴结、内脏）胱氨酸沉积。②无肾结石及胱氨酸尿。③10 岁以前损害近端肾小管，可出现范科尼综合征。④早期出现肾衰竭。同时检测血浆和尿氨基酸水平可鉴别。

（七）治疗

（1）饮水疗法维持较大的尿量，使尿中胱氨酸浓度降低。每日饮水（或输入液）量在 5～7L，夜间入睡时补液量相当于当日入水量的 1/3。

（2）碱化尿液在 $pH \geq 7.5$ 时，胱氨酸溶解度明显增加，常用枸橼酸以碱化尿液。

（3）适当限制蛋白质饮食。低蛋氨酸饮食，减少胱氨酸前体物质的摄入。

（4）青霉胺：应用后与半胱氨酸混合形成二硫化物，使半胱氨酸的溶解度明显增大，可阻止新结石的形成和促进结石的溶解。常用量为每日 1～3g。由于该药有较严重的不良反应，故只适用于单独水疗法无效和无肾功能衰竭的患者。

（5）手术治疗：用于肾结石药物治疗无效者。

（6）透析治疗：适用于合并肾功能衰竭者。

（八）预后

既往胱氨酸尿患者 50% 死于肾衰竭。若能早期诊断及治疗，同时防治结石以及防治尿路梗阻及感染，保持肾功能正常，患者多能较长期存活。

二、赖氨酸尿蛋白质不耐受症

（一）流行病学

发生率极低，在一些人群中发生率最高可达到 1/5 万出生儿。

（二）病因病理

染色体 SLC7A7 突变致病，为常染色体隐性遗传。SLC7A7－SLC3A2 介导二碱基氨基酸跨上皮细胞转运到基底膜侧，包括赖氨酸、精氨酸和鸟氨酸。这些氨基酸重吸收相当部分是以二肽、三肽的形式，在上皮细胞内代谢为氨基酸再被转运到基底膜侧。因此本病丢失二碱基氨基酸的程度要比胱氨酸尿症明显得多。肾脏排泄二碱基氨基酸增多，但尿胱氨酸水平正常。由于精氨酸和鸟氨酸的不足，难以维持鸟氨酸（尿素）循环，故产生高氨血症，同时由于对外源性蛋白质耐受低，易发生氨中毒。

（三）临床表现

蛋白饮食后出现腹泻和高氨血症，血氨在餐后迅速升高，数小时后恢复正常。少数患者发生肺泡蛋白沉着症，表现为间质性肺炎。也可发生肝脾大和肝硬化、严重骨质疏松和累及骨髓。可因为免疫功能紊乱发生肾小球肾炎。

（四）辅助检查

血浆和尿胱氨酸、赖氨酸、精氨酸和鸟氨酸，以及血浆乳清酸和高瓜氨酸水平检查。血氨检查。儿童应进行营养、生长发育和智力评估。

（五）诊断及鉴别诊断

由于表型变异以及缺乏特殊临床表现，该病容易误诊为其他引起尿素循环和溶酶体储存紊乱的疾病，包括B型尼曼－皮克（Niemann－Pick）病、戈谢病（Gaucher disease）、乳糜泄或自身免疫性疾病。进食蛋白后腹泻有助于本病诊断。

尿二碱基氨基酸增多具有诊断意义。多数患者尿胱氨酸正常或轻度升高（升高2～3倍）。赖氨酸尿蛋白质不耐受症和胱氨酸尿症的区别在于其血浆赖氨酸、精氨酸和鸟氨酸往往低于正常。血浆乳清酸和高瓜氨酸升高也有助于鉴别尿素循环缺陷。

（六）治疗

（1）限制蛋白质的摄入。

（2）适当补充精氨酸，同时补充赖氨酸及鸟氨酸。因有肠道转运障碍，氨基酸的补充不应口服。瓜氨酸是精氨酸和鸟氨酸前体，补充瓜氨酸可改善尿素循环障碍。

三、中性氨基酸尿（Hartnup 病）

1956年在英国伦敦的Hartnup家族中发现，故名。

（一）流行病学

1/15 000存活出生儿。

（二）病因病理

染色体SLC6A19突变致病，为常染色体隐性遗传。空肠黏膜及近端肾小管上皮细胞对单氨基单羧基氨基酸转运障碍，其中最重要的是色氨酸。

（三）临床表现

有多种临床表现，影响症状的因素包括突变基因杂合情况、影响肾小管和肠上皮程度和饮食习惯的差异。在第二次世界大战时期，由于食物供给困难使这一病症尤为突出，但是现在这种疾病在多数国家的发病罕见。

症状常见于儿童期，成年后可自行缓解，呈间歇发作。包括：①糙皮病样的皮肤损害（包括光敏性皮炎）。②各种各样的神经症状，以发作性小脑性共济失调为特征。③身材矮小，智力一般正常或有轻度损害。④氨基酸尿。

（四）辅助检查

尿中性氨基酸（甘氨酸、丙氨酸、亮氨酸、异亮氨酸、半胱氨酸、色氨酸、苏氨酸、丝氨酸、苯丙氨酸、甲硫氨酸、酪氨酸、缬氨酸）检测。

尿中吲哚代谢产物，如尿蓝母、吲哚基 - 3 - 乙酸等检测。

粪便中可发现色氨酸，还有大量支链氨基酸，苯丙氨酸及其他氨基酸等。

（五）诊断及鉴别诊断

（1）尿中氨基酸含量增高。谷氨酰胺、丙氨酸、色氨酸、酪氨酸、丝氨酸及支链氨基酸可较正常值升高 5 ~ 10 倍。脯氨酸和甘氨酸分泌不增加。

（2）血浆氨基酸通常在正常范围。

（3）诊断必须排除范科尼综合征。儿童范科尼综合征最常见的原因是胱氨酸沉积症，这种溶酶体储积病是可以治疗的。

（六）治疗

高蛋白饮食和补充烟酰胺是常规治疗方法。但是在蛋白质摄入已经过饱和的国家和地区，这种疾病是否需要治疗还有争议。

（七）预后

预后良好。

（张福港）

第六节　肾性尿崩症

尿崩症是指肾脏重吸收水分减少引起的尿浓缩障碍，排除大量稀释性体液而出现多饮、多尿和烦渴等症状。这种过量摄水和低渗性多尿的状态，可能是由于正常的生理刺激不能引起抗利尿激素（ADH）释放所致（中枢性或神经性），或肾脏对抗利尿激素不起反应即肾性尿崩症。此处主要介绍后者。

一、病因病理

1. 抗利尿激素　下丘脑分泌的抗利尿激素是调节水平衡的关键调控因子，在人类为精氨酸加压素（AVP）。肾小球每天滤过 180L 的水，其中约 80% 和 15% 分别被近端小管和远端小管重吸收。因此每天有 9L 低渗尿到达集合管，AVP 作用于集合管促进原尿重吸收，是人类尿液浓缩的主要机制。

AVP 通过控制远曲小管和集合管上皮细胞水通道的数量来控制水分重吸收。AVP 通过特异性受体发挥作用，其受体包括 V1R、V2R 和 V3R 三种类型，V2R 具有高度组织特异性，仅在肾脏髓襻和集合管表达，而集合管 V2R mRNA 的表达为髓襻的 10 倍。AVP 和 V2R 结合后，第二信使 cAMP 升高，促进水通道蛋白（AQP） - 2 在主细胞管腔侧形成，原尿中水经 AQP2 进入主细胞使尿液浓缩。AVP/V2R/AQP2 之间的环节发生异常，均可导致水调节紊乱和尿崩症。

2. 肾性尿崩症原因　病因包括先天遗传性和获得性。先天性肾性尿崩症是一种罕见病，90% 为 X - 连锁隐性遗传病，< 10% 是由于常染色体隐性或显性遗传。超过 90% 的先天性

遗传性肾性尿崩症都是由 AVPV2R 病变引起的。获得性肾性尿崩症是由于肾脏或全身疾病（如低钾血症或高钙血症）对集合管或者肾间质破坏，引起精氨酸加压素（AVP）不敏感或肾间质渗透压梯度受损。部分患者对精氨酸加压素（AVP）尚存一定反应，为不完全性抗血管加压素尿崩症。

二、临床表现

主要表现为烦渴多饮、多尿，严重者可达 16～24L/d。昼夜尿量相当。由于夜尿次数增多，出现睡眠不足表现。

先天性肾性尿崩症出现症状者主要为男性，多为完全表现型。女性症状轻微或没有症状。多数在出生后不久即发生症状，表现为易啼哭，授乳或饮水即安静，伴发热，补液后退热。可因为脱水出现便秘、厌食，甚至影响生长发育。部分患者因为尿量增多导致输尿管积液或膀胱增大。

三、辅助检查

1. 是否为尿崩症　尿量和尿渗透压检查，一般认为 24h 尿量超过 50ml/kg 体重和尿渗透压 <300mOsm/（kg·H_2O）为尿崩症标准。

2. 是否存在“溶质性利尿”　包括血糖、尿素氮检查，24h 溶质清除率［24h 尿渗透压×24h 尿量（单位为升）］<15mOsm/kg。

3. 区分尿崩症病变部位　包括高渗盐水试验和血管加压素试验。

四、诊断及鉴别诊断

（一）诊断实验

1. 高渗盐水试验无反应　以 0.1ml/（kg·min）速度滴注 3% 生理盐水，持续 1～2h，当血浆渗透压 >295mOsm/（kg·H_2O）或血钠 >145mmol/L 时测定一次血浆 AVP 水平。实验完毕根据滴注盐水绘制图形，可以区分部分中枢性尿崩症、部分肾性尿崩症和精神性烦渴，后两者 AVP 对高渗盐水的反应是正常的。

2. 血管加压素试验无反应（不完全表现型者可有部分反应）　当血浆渗透压为 280mmol/L 时，精氨酸加压素不能显著增高血浆渗透压。也有提出禁水－血管加压素试验，但禁水可增加脱水危险。

（二）诊断要点

1. 典型病例

（1）根据临床表现。

（2）实验室检查。

（3）阳性家族史，一般即可诊断。

2. 非典型病例

（1）幼儿如反复出现失水、烦渴、呕吐。

（2）发热、抽搐及发育障碍。

（3）尤其在失水的情况下，尿仍呈低张性尿，对确诊有一定价值。

(三) 鉴别诊断

1. 垂体性尿崩症

(1) 多见于青年。

(2) 起病突然，多尿、烦渴症状较重。

(3) 有下丘脑－神经垂体损害征象。

(4) 对血管加压素试验反应良好。

2. 精神性烦渴

(1) 多见于成年女性。

(2) 先有烦渴多饮后出现多尿。

(3) 尿量波动大且与精神因素有密切的关系。

(4) 对血管加压素及高渗盐水试验反应迅速。

3. 其他　糖尿病亦可出现多饮、多尿，但血糖升高及糖耐量异常可与之鉴别。

五、治疗

1. 病因治疗　获得性肾性尿崩症如能及时纠正低钾血症、高钙血症、间质性肾炎及自身免疫性疾病等因素，可能有效缓解症状。目前针对先天性遗传性原因者尚无临床可行的办法。

2. 氢氯噻嗪　抑制远端肾小管重吸收钠和水，引起中度低血容量症，刺激近端小管重吸收水。动物实验提示氢氯噻嗪也可能促进肾髓质集合管重吸收水，这一效应并不依赖AVP。可给予氢氯噻嗪25～50mg，每日3次，可减少尿量约50%。可配合低钠饮食、阿米洛利或前列腺素阻断药。治疗期间应注意电解质平衡。

3. 吲哚美辛　减少肾脏血流量及对抗前列腺素抑制cAMP的作用，与氢氯噻嗪并用效果更好，常用25mg，3/d。

4. 加压素类药物　主要应用于中枢性尿崩症，对肾性尿崩症疗效有限，可短期试用。常用去氨加压素。

5. 对症治疗　主要是对症治疗补足水分，维持水平衡，减少糖、盐等溶质的摄入。

六、并发症

脱水和电解质紊乱。

七、预后

早期诊断预后较好，有5%～10%的患者在幼儿期死于失水。

（张福港）

第七节　范科尼综合征

范科尼综合征是在1931年由Fanconi首先报道的一组以近端肾小管多种转运功能缺陷的疾病，可导致氨基酸尿、磷酸盐尿、葡萄糖尿、低分子蛋白尿，合并肾小管性酸中毒和肾性尿崩症等多种近端肾小管损害。

一、病因病理

引起范科尼综合征的原因很多（表 20 - 10），其病理生理学机制尚未完全阐明。

表 20 - 10　范科尼综合征常见病因

遗传性
特发性（常染色体显性遗传）
Dent's 病（X 性连锁遗传）
散发性
胱氨酸沉积病（常染色体隐性遗传）
Ⅰ型酪氨酸血症（常染色体隐性遗传）
半乳糖血症（常染色体隐性遗传）
Ⅰ型糖原贮积症（常染色体隐性遗传）
Wilson 病（常染色体隐性遗传）
线粒体病（细胞色素 C 氧化酶缺陷）
Lowe 病（眼脑肾综合征）（X 性连锁遗传）
遗传性果糖不耐受症（常染色体隐性遗传）
获得性
副蛋白血症（多发性骨髓瘤）
肾病综合征
慢性肾小管间质肾炎
肾移植
恶性肿瘤
外源性因素
重金属（钙、汞、铅、铀、铂）
药物［顺铂、氨基糖苷类抗生素、硫唑嘌呤、丙戊酸盐、过期四环素、异环磷酰胺、替诺福韦（抗 HIV 药物）］化学物质（甲苯、马来酸盐、百草枯、甲酚溶液）

二、辅助检查

（1）针对胱氨酸沉积症：儿童范科尼综合征应检查外周血白细胞中胱氨酸含量并进行裂隙灯检查，发现半胱氨酸水平升高和角膜结晶有助于诊断胱氨酸沉积症。

（2）针对半乳糖血症：尿葡萄糖氧化实验中，半乳糖不发生反应。细胞内半乳糖 - 1 - 磷酸尿苷酰转移酶检查有诊断意义。在某些国家，如美国，新生儿筛查半乳糖血症是常规项目。

（3）Wilson 病患者应行裂隙灯检查角膜色素沉着。检测尿、肝、血浆铜含量及血清游离铜。

三、临床表现

（1）肾性尿糖。

（2）肾性氨基酸尿。

（3）蛋白尿轻微，以低分子选择性蛋白尿为主。

（4）磷酸盐尿在血磷酸盐高时才发生。

（5）高氯性代谢性酸中毒，即Ⅱ型肾小管酸中毒。

（6）低钠低钾可继发高醛固酮血症。

（7）血容量减少。

四、诊断及鉴别诊断

儿童范科尼综合征要警惕胱氨酸沉积病，诊断依靠外周血白细胞中胱氨酸含量。患儿半胱氨酸水平通常超过2nmol/mg（蛋白），而正常人含量<0.2nmol/mg（蛋白）。裂隙灯检查发现角膜结晶有助于诊断。

半乳糖血症的诊断主要通过红细胞内半乳糖-1-磷酸尿苷酰转移酶和尿半乳糖检查。

Wilson病诊断依靠尿、肝脏、血浆铜含量及血清游离铜检测。角膜K-F色素沉着环有助于诊断。

糖原贮积症诊断依赖DNA检查或肝穿刺明确。

酪氨酸血症的诊断依据为血浆或尿中升高的琥珀酰丙酮。

五、治疗

（1）调节水、电解质平衡。

（2）补充维生素D。

（3）针对特殊氨基酸紊乱补充氨基酸，如半胱胺（巯基乙胺，cysteamine）降低白细胞内胱氨酸浓度。

（4）肾功能不全者按慢性肾脏病原则治疗。

（5）特殊饮食：半乳糖血症患者需进食无半乳糖饮食。遗传性果糖不耐受者需限制果糖和蔗糖饮食。酪氨酸血症应给予低苯丙氨酸和酪氨酸饮食，对肾功能保护有作用，但无法改善肝硬化。

（张福港）

第二十一章　尿路感染性疾病

第一节　下尿路感染

膀胱炎常伴有尿道炎，统称为下尿路感染，占尿路感染总数的50%～70%，许多泌尿系统疾病可引起膀胱炎，而泌尿系统外的疾病（如生殖器官炎症、胃肠道疾病和神经系统损害等），亦可使膀胱受累。

正常膀胱不易被细菌侵犯，因膀胱黏膜表面有黏液素，可黏附细菌，便于白细胞吞噬。细菌很少能通过血液侵入膀胱，同时尿道内、外括约肌亦能阻挡细菌从尿道上行到膀胱。尿液经常不断地从输尿管进入膀胱，再经膀胱排出体外，这种冲洗和稀释作用，使膀胱内不容易发生感染。若尿液 pH <6，尿素含量高，尿液渗透压偏高，也可以抑制细菌繁殖。

下尿路感染是指膀胱和尿道由细菌感染引发的炎症病变。又有膀胱炎、尿道炎之称。膀胱炎又分为急性膀胱炎和复发性膀胱炎。绝大多数是由革兰阴性菌引致，女性发生率是男性的10倍。

一、流行病学

国外资料显示性生活活跃的年轻女性膀胱炎的发生率最高；有25%～35%的20～40岁女性有过至少1次的尿路感染发作。国外的研究显示非复杂性膀胱炎在尿路解剖正常的健康女性的复发率是27%～44%；复发性膀胱炎更多发生于健康年轻女性，其近50%的非复杂性尿路感染在一年内可发生复发性尿路感染。有研究报道复发性感染中膀胱炎与肾盂肾炎的患病率之比为（18～29）：1。

成年男性，除非存在易感因素，一般极少发生尿感。直到50岁以后因前列腺肥大的发生率高，才有较高的尿感患病率，约为7%。总的来说，男性尿感的发病率远较女性低，男女之比约为1：8。

膀胱炎占尿路感染的60%，只有尿路局部表现，无全身感染症状。常有白细胞尿，30%有血尿。大肠埃希菌占75%，葡萄球菌占15%

二、病因及发病机制

膀胱炎有多种因素引起：①膀胱内在因素，如膀胱内有结石、异物、肿瘤和留置导尿管等，破坏了膀胱黏膜防御能力，有利于细菌的侵犯。②膀胱颈部以下的尿路梗阻，引起排尿障碍，失去了尿液冲洗作用，残余尿则成为细菌生长的良好培养基。③神经系统损害，如神经系统疾病或者盆腔广泛手术（子宫或者直肠切除术）后，损伤支配膀胱的神经、造成排尿困难而引起感染。

膀胱感染的途径以上行性最常见，患病率女性高于男性，因女性尿道短，常被邻近阴道和肛门的内容物所污染。尿道口解剖异常，如尿道口后缘有隆起的处女膜（称为处女膜伞）阻挡或者尿道末端纤维环相对狭窄，这些梗阻因素可引起尿道膀胱反流；女性尿道口与阴道过于靠近，位于处女膜环的前缘（称为尿道处女膜融合），易受污染。新婚期性交可诱发膀胱炎，因性交时尿道口受压内陷或者损伤，尿道远端 1/3 处的细菌被挤入膀胱；也可能因性激素的变化，引起阴道和尿道黏膜防疫机制障碍而导致膀胱炎。男性前列腺精囊炎，女性尿道旁腺体炎亦可引起膀胱炎。尿道内应用器械检查或治疗时，细菌可随之进入膀胱。下行性感染是指膀胱炎继发于肾脏感染。膀胱感染可由邻近器官感染经淋巴传播或直接蔓延所引起。

膀胱炎可分为细菌性和非细菌性两种。细菌性者以大肠埃希菌属最为常见，其次是葡萄球菌。

三、临床表现

急性膀胱炎可突然发生或者缓慢发生，主要表现有排尿时尿道有烧灼感、尿频、夜尿、下腹坠胀及排尿困难，往往伴尿急，严重时类似尿失禁。尿浑浊、尿液中有脓细胞，有 1/3 患者出现血尿，常在排尿终末明显。耻骨上膀胱区有轻度压痛。少数患者可有腰痛、发热（通常不超过 38℃）单纯急性膀胱炎，无全身症状，不发热，女性患者急性膀胱炎发生在新婚期，称之为“蜜月膀胱炎”。急性膀胱炎的病程较短，如及时治疗，症状多在 1 周左右消失。40% 膀胱炎为自限性，在 7～10d 可自愈。膀胱炎治愈后可再发。再发的 80% 以上是重新感染。男性再发的原因多是因为存在慢性细菌性前列腺炎或者前列腺增生症。慢性膀胱炎有轻度的膀胱刺激症状，但经常反复发作。

四、辅助检查

（一）一般检查项目

1. 尿常规　一般来说，尿常规可作为门诊尿感的初步检查。肉眼观察尿色可清或浑浊，可有腐败气味，极少数患者（<5%）可有肉眼血尿；尿蛋白多为阴性或微量（±～+），如尿蛋白量较大，应注意有无肾小球疾病；镜下血尿见于 40%～60% 的急性尿感患者，尿红细胞数多为 2～10/HP。对尿感诊断有较大意义的为白细胞尿（脓尿），指离心后尿沉渣镜检白细胞 > 5/HP，是尿感诊断的一个较为敏感的指标。

2. 尿细菌学检查　尿细菌学检查是诊断尿感的关键性手段。真性细菌尿和有意义细菌尿的含义略有不同，凡是清洁中段尿定量细菌培养 $\geqslant 10^5$/ml 均可称为有意义的细菌尿，真性细菌尿则除此之外，还要求确实排除了假阳性的可能，而且要求临床上有尿感的症状，如无症状者，则要求连续培养 2 次，且菌落计数均 $\geqslant 10^5$/ml，而且 2 次菌种相同。

尿标本可取自清洁中段尿、导尿和膀胱穿刺尿，在门诊一般进行清洁中段尿定量培养。留取中段尿时必须注意操作的规范性，避免因操作的问题导致结果的误差。

对尿细菌培养的结果判断，必须结合临床表现，有时需要反复多次进行检查，假阳性结果的原因主要有：①中段尿收集不规范，尿液被粪便、白带等污染；②尿标本在室温放置超过 1h 才接种；③接种和检验技术上的误差等。假阴性结果可见于：①病者在近 2 周内曾用过抗生素；②尿液在膀胱内停留不足 6h，细菌没有足够的时间繁殖；③收集中段尿时，消毒药不慎混入尿标本内；④饮水太多，尿液内细菌被稀释；⑤感染灶与尿路不通，如血源性肾盂肾炎的早期或尿路梗阻时，这种情况罕见；⑥有些尿感的排菌可为间歇性；⑦某些特殊细菌，如腐生寄生菌等引起的尿感，尿含菌量可 $<10^5$/ml。

3. 尿白细胞排泄率　是较准确检测脓尿的方法，多采用 1h 尿细胞计数法，白细胞 > 30 万/h 为阳性，20 万 ~ 30 万/h 者为可疑，应结合临床判断。

4. 血常规　急性肾盂肾炎患者，血白细胞计数可轻或中度增加，中性白细胞也常增多，有核左移。红细胞沉降率可加快。

5. 肾功能检查　急性肾盂肾炎可有尿浓缩功能障碍，于治疗后多可恢复。急性膀胱炎时，通常亦无上述改变。

6. 血生化检查　普通尿感的血生化检查多无明显异常。生化检查主要是排除一些引起尿感易发的代谢性疾病，如糖尿病、高尿酸血症、高钙血症和低钾血症等。

（二）特殊检查项目

一般情况下，普通的尿感经上述检查基本可以诊断。如果检查结果对诊断没有帮助或有可疑，或者已经诊断尿感且经过正规治疗后尿感仍然存在，则必须进行进一步检查，以寻找尿路复杂因素。

1. 膀胱穿刺尿细菌培养　如果连续 2 次清洁中段尿培养结果可疑，则可以考虑进行膀胱穿刺尿细菌培养。其他适应证还有：①疑为厌氧菌尿感；②中段尿结果是混合感染，但高度怀疑结果不可靠时；③临床上高度怀疑尿感，但尿含菌量低者；④高度怀疑尿感，而无条件做细菌定量培养时，可用膀胱穿刺尿定性培养来诊断。

2. X 线检查　尿路 X 线检查的主要目的是了解尿路情况，及时发现引起尿感反复发作的不利因素如结石、梗阻、反流、畸形等。有些因素经适当的内或外科处理可以纠正。在女性，其适应证为再发性尿感或急性尿感经 7 ~ 10d 抗菌治疗无效者。对于首次发作的急性女性尿感患者，一般不需要进行尿路 X 线检查。对于男性尿感患者，无论是初发还是复发，均应进行尿路 X 线检查，以排除尿路解剖和功能上的异常。X 线检查项目包括腹部 X 线平片、静脉肾盂造影、排尿期膀胱尿管造影等，必要时进行逆行肾盂造影。一般来说，在尿感急性期，不宜做静脉肾盂造影及逆行肾盂造影。

3. B 超和（或）CT 检查　尿路 B 超检查的目的与 X 线检查是一致的，尤其适用于急性期尿感患者。如 X 线和 B 超检查均不能明确病变的性质，可考虑进行 CT 检查，CT 检查对细小病变的分辨率高于 B 超。

4. 其他病原体的培养和分离　虽然 95% 以上的尿感是由革兰阴性杆菌所引起的，但真菌、病毒、衣原体、支原体等都可引起尿感。因此，对于临床上高度怀疑尿感但多次细菌培养均呈阴性者，则应考虑进行其他病原体的培养或病毒的分离。

（三）尿路感染定位诊断方法

通过尿培养可以诊断尿路感染，真性菌尿表明尿路细菌感染存在，但并不能区别细菌是来自上尿路（肾盂肾炎）还是下尿路（膀胱炎），由于肾盂肾炎与膀胱炎的治疗及预后不同，因此，应用尿路感染的定位诊断方法对两者进行鉴别，具有重要的临床意义。

1. 临床表现定位　患者的临床症状有助于定位诊断，如有寒战、发热（>38.5℃）、腰痛，肾区叩痛和（或）压痛等症状者常为急性肾盂肾炎的特征。此外，在临床治愈后，重新感染者，常为膀胱炎（重新感染是在治疗后细菌已消失，但停止治疗后与前次不同的致病菌重新引起感染，一般于停药6周后发生）；复发者，则常为肾盂肾炎（复发是指在治疗后细菌尿消失，但停药6周内复发，致病菌与前次相同）。一般来说，仅根据临床表现来进行定位常不够准确，因为上尿路感染与下尿路感染的临床症状多有重叠。

2. 实验室检查定位　主要有以下数种方法。

（1）输尿管导管法：是一种直接的定位方法。通过膀胱镜插入输尿管导管，收集输尿道管尿行培养（Stnmey 法）。该法不仅诊断准确性高，而且可以区分是哪一侧肾脏感染。但膀胱镜检查是创伤性检查方法，患者比较痛苦，操作复杂，临床上不能作为常规定位检查手段，目前仅偶用于需做患侧肾切除术，术前定位确定是哪一侧肾脏发生了感染。

（2）膀胱冲洗后尿培养法：也是一种直接的定位方法。该法比较简便和准确，近年常用。该方法与输尿管导尿法所得结果基本相符。

（3）静脉肾盂造影（IVP）：急性肾盂肾炎时 IVP 一般无异常发现或仅显示肾影稍大。对于慢性肾盂肾炎患者行 IVP 检查的概率虽高，但是阳性率不高。IVP 对肾脏感染的诊断敏感性比较低。

（4）肾图：尿路感染肾图检查既可正常也可异常。肾图异常提示尿路感染或其基础病变在肾内，通过检查可了解病变的程度、部位及何处损伤较重等。

（5）肾显像：枸橼酸^{67}镓静脉注入24h后，正常肾区应基本无放射性物质存留，当发生肾盂肾炎、间质性肾炎等可以有肾内局部或弥散的放射性物质异常存留。急性肾盂肾炎的显像阳性率可达85%，但特异性不高，恶性肿瘤、急性肾小管坏死、急性肾衰竭、血管炎、结节病、淀粉样变等也可以有异常存留。一般不采用这种方法进行诊断。只有当尿培养阳性时，才采用该方法对肾内炎症病变进行定位。反复尿路感染，特别对小儿，肾图、肾显像和膀胱输尿管反流检查有助于了解有无泌尿系畸形、梗阻或尿液反流等病因的存在。

其他包括：抗体包裹细菌检查、尿酶测定［尿 β_2 微球蛋白测定、Tamm – Horsfall（TH）蛋白及抗体测定］、尿渗透压测定等。

五、诊断和鉴别诊断

（一）诊断

1. 尿感　从无症状的菌尿到各种类型的尿路感染，其临床表现多种多样，轻重不一，上、下尿路感染的临床表现常有重叠，一旦确诊为尿路感染，应尽可能明确感染部位。1985年第二届全国肾脏病学术会议确立的尿路感染的诊断标准为：①清洁中段尿（要求尿停留在膀胱中4～6h或以上）细菌定量培养，菌落数超过或等于10^5/ml。②清洁离心中段尿沉渣白细胞数超过10/高倍视野，或有尿路感染症状者。具备上述①②可以确诊。若无②则应该再行尿菌落数计数复查，如仍超过或等于10^5/ml，且两次细菌相同者，可以确诊。③膀胱穿刺尿培养，如细菌阳性（不论菌落数多少），也可以确诊。④尿菌培养计数有困难者，可用治疗前清晨清洁中段尿（尿停留膀胱4～6h或以上）正规方法的离心尿沉渣革兰染色找细菌，如细菌超过1/油镜视野，结合临床尿路感染症状，也可确诊。⑤尿细菌数在或超过10^4～10^5/ml者，应复查，如仍为或超过10^4～10^5/ml，应结合临床表现诊断或行膀胱穿刺尿培养确诊。

2. 尿路感染的定位　可以根据患者的临床表现和对治疗的反应判断。上尿路感染通常发热38.5℃以上，有寒战、明显腰痛、肾区叩痛和（或）压痛及毒血症症状。下尿路感染主要表现为膀胱刺激症状，即尿频、尿急、尿痛、白细胞尿，偶有血尿，甚至肉眼血尿和膀胱区不适。用单剂量抗生素治疗尿路感染患者，膀胱炎可全部治愈，治疗失败者多数为肾盂肾炎。1985 年第二届全国肾脏病学术会议通过的上、下尿路感染的鉴别标准为：①尿抗体包裹细菌检查阳性多为肾盂肾炎，阴性者多为膀胱炎；⑦膀胱灭菌后的尿标本细菌培养阳性者为肾盂肾炎，阴性者多为膀胱炎；③参考临床症状，有发热 38.5℃以上或者腰痛、肾区压痛及尿中有白细胞管型者多为肾盂肾炎（多在停药 6 周后复发）；④经治疗后仍有肾功能损害且能排除其他原因所致者，或肾盂造影有异常改变者为肾盂肾炎。

（二）鉴别诊断

急性细菌性膀胱炎与下述疾病鉴别。

1. 急性肾盂肾炎　除有膀胱刺激症状外，还有寒战、高热和肾区叩痛及治疗反应来判断。

2. 结核性膀胱炎　结核性膀胱炎发展缓慢，治疗的反应不佳，尿结核杆菌培养阳性；有泌尿系统结核病的影像学证据；膀胱镜检查有典型的结核性膀胱炎表现和（或）病理活检发现结核结节和（或）肉芽肿形成。

3. 间质性膀胱炎　间质性膀胱炎尿液清晰，极少有脓细胞，无细菌，膀胱充盈时有剧痛，耻骨上膀胱区可触及饱满而又压痛的膀胱。

4. 嗜酸性膀胱炎　嗜酸性膀胱炎的临床表现与一般膀胱炎相似，区别在于前者尿中有嗜酸性粒细胞，并大量浸润膀胱黏膜。

5. 腺性膀胱炎　腺性膀胱炎主要依靠膀胱镜检查和活体组织检查。

六、治疗

急性膀胱炎患者，需要卧床休息，多饮水，避免刺激性食物，热水坐浴可改善会阴部血液循环，减轻症状。用碳酸氢钠或者枸橼酸钾碱性药物，碱化尿液，缓解膀胱痉挛。根据致病菌属，选用合适的抗菌药物。经治疗后，病情一般可迅速好转，尿中脓细胞消失，细菌培养转阴。单纯膀胱炎国外提倡单次剂量或者三日疗程，避免不必要的长期服用抗生素而引起耐药菌产生，但要加强预防复发的措施。治疗主要用以下方法。

1. 单剂抗菌疗法　大多数膀胱炎患者经大剂量单剂抗菌治疗后 1~2d，尿菌就会转阴，因此目前国内、外学者均推荐用单剂抗生素治疗无复杂因素存在的膀胱炎。通常用磺胺甲噁唑（SMZ）2.0g、甲氧苄啶（TMP）0.4g、碳酸氢钠 1.0g，顿服（简称 STS 单剂）。此外，也有报道用卡那霉素 1.0g 肌内注射或阿莫西林 1.0g 顿服治疗膀胱炎。单剂疗法的优点是：①方法简便，患者易于接受；②对绝大部分尿感有效；③医疗费用低；④极少发生药物副作用；⑤极少产生耐药菌株，并且有助于尿感的定位诊断。如无明显发热、腰痛、而以膀胱刺激征为主要表现的尿感，单剂抗菌疗法是较佳的选择方案，但必须于治疗后追踪 6 周，如有复发，则多为肾盂肾炎，应给予抗菌药 2~6 周。复发患者多数在停药 1 周后复发。单剂疗法不适用于妊娠妇女、糖尿病患者、机体免疫力低下者、复杂性尿感（即尿路有器质性或功能性梗阻因素）及上尿路感染患者。此外，男性患者也不宜应用此疗法。

2. 三天抗菌疗法　据国外的报道。采用 STS（即成年人每次口服 SMZ 1.0g，TMP 0.2g 及碳酸氢钠 1.0g，每日 2 次）、阿莫西林或诺氟沙星 3d 疗法对膀胱炎的治愈率与较长疗程治疗相似，但副作用少。其适应证、禁忌证与单剂抗菌疗法相同。国内也有报道，对于首次发生的下尿路感染可给予单剂疗法，对有多次尿感发作者，应给予3d疗法，后者对于预防再发有帮助。

应该指出的是，从现有的资料来看，3d疗法总体优于单剂疗法，不管是甲氧苄啶+磺胺甲噁唑还是喹诺酮类，只要对致病菌敏感，两种疗法在清除膀胱内感染的效果是相同的。但是单剂疗法在清除阴道和肠道内的致病菌方面就明显不如3d疗法有效，这就是单剂疗法容易复发的重要原因。

短程疗法主要用于治疗表浅黏膜感染。因此，短程疗法不能用于以下高度怀疑深部组织感染的患者如男性尿感患者（怀疑前列腺炎者）、肾盂肾炎患者、留置尿管的患者、高度怀疑耐药菌感染的患者。

3. 女性急性非复杂性膀胱炎的处理　健康妇女以急性非复杂性膀胱炎常见，病原体明确，病原体对药物较敏感。短程疗法为副作用少，效果好，效价比高的治疗方法，可减少实验室检查和就诊率。对有尿频、尿痛（无阴道炎证据）的患者首先选择短程疗法。如果已经留了尿标本，可以进行白细胞酯酶测定，敏感性为75%～96%。完成疗程后，如果患者没有症状，无须进一步处理。如果患者仍有症状，应做尿常规和细菌培养。如果有症状的患者，尿常规和细菌培养阴性，无明确的微生物病原体存在，应注意尿路局部损伤、个人卫生、对某些物质如衣服染料过敏以及妇科疾病的因素。如果患者有脓尿而无菌尿，考虑衣原体感染，尤其是性生活活跃、有多个性伴侣的女性。如果经过短程疗法后患者有症状性菌尿（非耐药菌株），应考虑隐匿性肾感染，须行长程治疗，初始14d，如有必要可延长。如果是非耐药菌株，氟喹诺酮类或甲氧苄啶+磺胺甲噁唑是有效的药物。

七、并发症

少数女孩患急性膀胱炎伴有膀胱输尿管反流，感染可上升而引起急性肾盂肾炎，成年人中较少见。

少数糖尿病患者因留置尿管而引起膀胱炎，有时可并发气性膀胱炎，膀胱内气体多为产气杆菌所引起。

八、随访

复诊时处理：无尿路刺激征，也应做尿培养①尿培养阴性：1个月后再复诊1次。②尿培养阳性：若为同一种致病菌，为尿感复发。可能是隐匿性肾盂肾炎，予以14d疗程，据药敏用药。若症状不消失，尿脓细胞继续存在，培养仍为阳性，应考虑细菌耐药或有感染的诱因，要及时调整更合适的抗菌药物，以期早日达到彻底治愈。感染控制后，尤其对久治不愈或反复发作的慢性膀胱炎，则需要做详细全面的泌尿系检查，解除梗阻，控制原发病灶，使尿路通畅。

九、预后

要注意个人卫生，使致病细菌不能潜伏在外阴部。由于性生活后引起的女性膀胱炎，建议性交后和次晨排尿；若同时服用磺胺药物1g或呋喃妥因100mg，也有预防作用。

急性膀胱炎经及时而适当治疗后，都能迅速治愈。对慢性膀胱炎，如能清除原发病灶，解除梗阻，并对症治疗，大多数病例能获得痊愈，但需要较长时间。

（李玉婷）

第二节　急性肾盂肾炎

急性肾盂肾炎是指肾盂黏膜及肾实质的急性感染性疾病，主要由大肠埃希菌引起。多为急性起病，临床症状短期内出现，其病情轻重不一。有些患者可能有明显的诱因，所以在采集病史的时候应注意询问其近期有无尿路器械使用史（包括膀胱镜检查、逆行肾盂造影、导尿和留置尿管等），妇科检查史等。肾盂肾炎多由上行感染所致，故多伴有膀胱炎，患者出现尿频、尿急、尿痛等尿路刺激症状。尿液浑浊，偶有血尿。全身症状包括寒战、发热，体温可达38℃以上，疲乏无力、食欲减退，可有恶心、呕吐，或有腹痛。局部体征一侧或两侧肾区疼痛，脊肋区有叩击痛及压痛。原有糖尿病或尿路梗阻者并发急性肾盂肾炎，可发生急性肾乳头坏死，患者除有败血症样严重全身症状及血尿、脓尿之外，有时由于坏死乳头脱落引起肾绞痛，部分患者还出现少尿或尿闭及急性肾衰竭。

一、流行病学

急性肾盂肾炎发病率无确切报道，美国和韩国估计女性每年的发病率分别为0.276%和0.367%。以人口为基数，加拿大Manitoba省统计1989—1992年急性肾盂肾炎患者住院率，任何年龄组急性肾盂肾炎住院率为10.9/10 000（女性人群），>60岁年龄组则为175/10 000（女性人群）；任何年龄组男性急性肾盂肾炎住院率为3.3/10 000。

成年男性，除非存在易感因素，一般极少发生尿感。直到50岁以后因前列腺肥大的发生率高，才有较高的尿感发病率，约为7%。总的来说，男性尿感的患病率远较女性低，约为1∶8。

二、病因及发病机制

肾盂肾炎是由各种病原微生物感染直接引起肾盂黏膜和肾实质的炎症。主要为非特殊性细菌，其中以大肠埃希菌为最多（占60%～80%），其次为变形杆菌、葡萄球菌、粪链球菌、少数为铜绿假单胞菌；偶为真菌、原虫、衣原体或病毒感染。

绝大多数尿感由细菌上行感染引起，即细菌经尿道上行至膀胱，乃至肾盂引起感染。细菌进入膀胱后，有30%～50%可经输尿管上行引起肾盂肾炎。有些学认为，某些致病菌的纤毛可附着于尿道黏膜，而上行至肾盂。致病菌反流至肾盂后，可从肾盂通过肾乳头的Bellini管，沿着集合管上行播散，由于肾髓质血流供应较少，加上高渗和含氨浓度高，影响了吞噬细胞和补体的活力，局部的杀菌功能较差，故细菌容易在肾髓质生长，造成感染。

机体的防御功能，机体对细菌入侵尿路有一系列的防卫机制，如尿路的冲洗作用，膀胱天然的黏膜防御机制，尿液及其成分的抗菌活性，男性前列腺液具有抗革兰阴性杆菌的作用，尿道括约肌的天然屏障作用。当这些自身的防卫功能受到损伤后会增加肾盂肾炎的机会。

一些常见的易感因素也会增加肾盂肾炎的发生，如尿路梗阻，膀胱输尿管反流及其他尿路畸形和结构异常，尿路器械的使用，妊娠，近期使用免疫抑制药等。

三、临床表现

常发生于生育年龄的妇女，临床表现有两组症状群：①泌尿系统症状：包括尿频、尿急、尿痛等膀胱刺激征，腰痛和（或）下腹部痛、肋脊角及输尿管点压痛，肾区压痛和叩痛；②全身感染的症状：如寒战、发热、头痛、恶心、呕吐、食欲下降等，常伴有血白细胞计数升高和血沉增快。一般无高血压和氮质血症。必须指出，有些肾盂肾炎患者的临床表现与膀胱炎相似，且两者的临床症状多有重叠，故仅凭临床表现很难鉴别，需进一步做定位检查方能确认。

不典型尿感的临床表现可多样化，较常见的有以下几种：①以全身急性感染症状为主，如寒战、发热、恶心、呕吐等为主要表现，而尿路局部症状，如尿频、排尿困难、腰痛等不明显，易误诊为感冒、伤寒、败血症等；②尿路症状不明显，而主要表现为急性腹痛和胃肠功能紊乱的症状，易误诊为阑尾炎，胆囊炎、急性胃炎等；③以血尿、轻度发热和腰痛等为主要表现，易误诊为肾结核；④无明显的尿路症状，仅表现为背痛或腰痛；⑤少数人表现为肾绞痛、血尿，易误诊为尿路结石；⑥完全无临床症状，但尿细菌定量培养，菌落≥10^5/ml，常见于青年女性、尿路器械检查后或原有慢性肾脏疾病并发尿感者。

四、辅助检查

1. 一般检查项目　见下尿路感染章节。
2. 特殊检查项目　见下尿路感染章节。
3. 定位诊断　见下尿路感染章节。

五、诊断和鉴别诊断

（一）诊断要点

1. 病史询问

（1）尿路感染相关症状，如有膀胱刺激症状，即尿频、尿急、尿痛，白细胞尿，偶可有血尿，甚至肉眼血尿，膀胱区可有不适。寒战、发热（>38.5℃）、腰部胀痛，肾区叩痛和（或）压痛等症状的特点、持续时间及其伴随症状。

（2）既往史，药物史及相关病史等（如是否留置导尿管或近期有无尿道腔内操作史、有无糖尿病或免疫抑制疾病、有无尿道功能或解剖结构异常等），以排除复杂性尿路感染。

（3）患者的一般情况，如睡眠、饮食等。

2. 实验室检查　尿感的诊断不能单纯依靠临床症状和体征，而要依靠实验室检查。

（1）有真性细菌尿者，均可诊断为尿感。

（2）实验室检查定位：①膀胱冲洗后尿培养法是尿感的直接定位方法。简便和准确。②尿沉渣镜检如能发现白细胞管型则是肾盂肾炎的有力证据。

3. 影像学检查　当治疗效果不理想时，可考虑行静脉尿路造影、B超或CT等，以发现可能存在的尿路解剖结构或功能异常。

（二）鉴别诊断

急性肾盂肾炎与下述疾病鉴别：

1. 急性细菌性膀胱炎　是成年女性尿路感染的主要类型，占尿路感染总数的 50% ~ 70%。发病诱因多为性生活，妇科手术，月经后及老年妇女有外阴瘙痒以及妇科疾病等。致病菌以大肠埃希菌多见，约 25% 年轻女性患者由葡萄球菌引起。主要表现为膀胱刺激征，即尿频、尿急和尿痛，以及膀胱区不适。偶可见到肉眼血尿。一般无全身症状，偶有腰痛和低热。

2. 发热性疾病（如流感、疟疾、败血症、伤寒等）　如急性肾盂肾炎患者发热等全身感染症状突出，而尿路局部症状不明显时，易与发热性疾病混淆，约占误诊病例的 40%。但如能详询病史，注意尿感的局部症状，并做尿沉渣和细菌学检查，不难鉴别。

3. 腹部器官炎症（如急性阑尾炎、女性附件炎等）　有些肾盂肾炎患者无明显的尿路刺激症状，而表现为腹痛、恶心、呕吐、发热和血白细胞增多等，易误诊为急性胃肠炎、阑尾炎及女性附件炎等。详细询问病史，及时行尿常规和尿细菌学检查，可资鉴别。

4. 急性尿道综合征　主要表现为下尿路的刺激症状，如尿频、尿急、尿痛或排尿不适、膀胱区疼痛等。对仅有尿路刺激症状，而无脓尿及细菌尿的患者，应考虑为无菌性尿道综合征。此外，如患者同时有尿白细胞增多，但尿液普通细菌培养阴性，还应注意排除感染性尿道综合征（衣原体或支原体感染）的可能。

5. 肾结核　下列情况应注意肾结核的可能：①慢性膀胱刺激症状，抗生素治疗无效，病情呈进行性加重者；②脓尿、酸性尿，普通细菌学检查阴性；③有肾外结核的证据，尿镜检有红细胞尿者；④附睾、精索或前列腺结核；⑤尿路感染经有效的抗生素治疗，普通细菌培养转阴，但脓尿仍持续存在者。应高度注意肾结核存在的可能性，并做相应检查。有下列 3 项之一者可确立肾结核的诊断①临床表现 + 尿结核菌培养阳性；②X 线片典型的肾结核表现；③膀胱镜检查有典型的结核性膀胱炎。

六、治疗

急性肾盂肾炎常累及肾实质，有发生菌血症的危险性，应选用在尿液及血液中均有较高浓度的抗菌药物。对于轻、中度患者可通过口服给药。对发热超过 38.5℃、肋脊角压痛、血白细胞升高等或出现严重的全身中毒症状、疑有脓毒症者，首先应予以胃肠外给药（静脉滴注或肌内注射），在退热 72h 后，再改用口服抗菌药物（喹诺酮类、第二代或第三代头孢菌素类等）完成 2 周疗程，疗程结束后如尿菌仍阳性，此时应参考药敏试验选用有效的和强有力的抗生素，治疗 4 ~6 周。其治疗原则是：①控制或预防全身脓毒症的发生；②消灭侵入的致病菌；③预防再发。

七、并发症

急性肾盂肾炎的严重并发症主要有以下几种。

1. 肾乳头坏死　是肾盂肾炎的严重并发症之一，常发生于严重肾盂肾炎伴有糖尿病或尿路梗阻以及妊娠的肾盂肾炎患者。可并发革兰阴性杆菌败血症，或导致急性肾衰竭。

2. 肾脓肿和肾周脓肿　有统计数据显示肾脓肿占住院患者的（1 ~10）/万人。患者除原有肾盂肾炎症状加剧外，常有持续发热、寒战、明显的单侧腰痛和压痛，有个别患者可在腹部触到肿块。肾周脓肿者向健侧弯腰时，可使疼痛加剧。腹部 X 线平片、肾盂造影和肾断层照片有助于诊断。

3. 肾盂肾炎并发感染性结石　变形杆菌等分解尿素的细菌所致之肾盂肾炎常引起结石（占结石病因的 15.4%），称感染性肾石。常呈鹿角形，多为双侧性，结石的小裂隙常藏有致病菌。因抗菌药不易到达该处，易导致尿感治疗失败。感染加上尿梗阻，易导致肾实质较快破坏，肾功能损害。

4. 革兰阴性杆菌败血症　尿感是革兰阴性杆菌败血症的主要原因之一，多发生于尿感，使用膀胱镜检查或使用导尿管后（长期留置导尿管者更容易发生），严重的复杂性尿感，特别是并发急性肾乳头坏死者更易发生革兰阴性杆菌败血症。偶可见于严重的非复杂性肾盂肾炎。革兰阴性杆菌败血症来势凶险，突然寒战、高热，常引起休克，预后差，病死率高达 50%。但某些有老年前列腺肥大或全身衰竭的患者，症状可不典型，临床上可无发热和白细胞升高，应予以注意。其治疗同一般革兰阴性杆菌败血症。

导致肾盂肾炎死亡的短期独立危险因素包括：年龄 >65 岁、败血症休克、久病体弱者及应用免疫抑制药。存在慢性肾脏病、糖尿病及应用免疫抑制药可使预后恶化。

八、随访

急性肾盂肾炎患者服用抗菌药物（喹诺酮类、第二代或第三代头孢菌素类等）完成 2 周疗程，用药期间，每 1～2 周做尿培养，观察尿菌是否转阴；若经治疗仍持续发热，则应注意是否存在并发症如肾盂积脓、肾周脓肿等，必要时做肾脏 B 超检查；疗程结束和停药后第 2、6 周要分别做尿细菌定量培养，以后每月复查 1 次，共随访 1 年。随访过程中发现尿路感染复发应及时再治疗；急性期、感染症状重者应卧床休息，鼓励患者多饮水，勤排尿；膀胱刺激症状明显者可给予碳酸氢钠 1.0g，每日 3 次口服，以碱化尿液，增强氨基苷类等抗生素、青霉素类、红霉素及磺胺类药物的疗效。

九、预后

急性肾盂肾炎患者一定要积极治疗，直至痊愈，防止反复感染。急性期不要因症状消失而中断治疗。日常生活中注意多喝水，勤排尿，不要憋尿，并要注意个人卫生，预防泌尿系感染的发生。急性肾盂肾炎选用敏感有效的抗生素治疗是可以痊愈的。需要注意足够的治疗疗程并在痊愈后注意预防，避免复发或迁延成慢性。

（张福港）

第三节　慢性肾盂肾炎

慢性肾盂肾炎（chronic pyelonephritis）多由反复或持续感染导致肾脏结构和功能受损，并以肾盂肾盏形成瘢痕为重要特征。目前主要分三个类型：①伴有反流的慢性肾盂肾炎（反流性肾病）；②伴有阻塞的慢性肾盂肾炎（梗阻性慢性肾盂肾炎）；③比例较少的特发性慢性肾盂肾炎。

一、流行病学

慢性肾盂肾炎为临床常见病、多发病。国外文献报道，对 18 万人健康普查结果统计，肾盂肾炎发病率为 0.92%，多见于女性。欧洲透析和移植协会数据报道，22% 的终末期肾病成年人患有慢性肾盂肾炎。Schwartz 等对 95 个肾移植前行肾切除标本进行大体、显微镜和细菌学检查后发现，慢性肾盂肾炎阳性率为 11%。Kincaid 等对 147 个移植前肾切除的肾标本系列研究发现 30 例（20%）患者有慢性肾盂肾炎。

二、病因及发病机制

慢性肾盂肾炎的病因很多：部分患者在儿童时期曾有过急性尿路感染史，经治疗后，症状消失，但仍有“无症状菌尿”，到成年时逐渐发展为慢性肾盂肾炎。部分急性肾盂肾炎患者治愈后，经尿道器械检查后而再次诱发感染。细菌引起的尿路感染未得到有效治疗，迁延进展。另外尿流不畅和膀胱输尿管反流也是导致慢性肾盂肾炎的主要原因。

慢性肾盂肾炎的发生机制：目前认为主要涉及细菌致病力、机体抵抗力、炎症和免疫反应等方面。致肾盂肾炎大肠埃希菌或尿道致病性大肠埃希菌含有 P 菌毛，可产生较强的尿道黏膜上皮黏附力，而 L 细菌可在髓质高渗环境长期存活并产生持续性细菌抗原，介导慢性肾损伤的发生。慢性肾盂肾炎患者自身尿路抵抗力常由于各种因素遭到削弱，其中，以膀胱输尿管反流和尿路梗阻最为常见。肾间质的炎症细胞浸润可能通过释放细胞因子及超氧化物造成肾组织损伤，参与了慢性肾盂肾炎病理改变的形成。因此在有尿路梗阻、畸形及机体免疫功能低下等易感因素存在下，抗菌治疗未能彻底控制急性肾盂肾炎期形成的肾盂黏膜下的炎症或小脓疡，引起持续免疫炎症反应，可留下小瘢痕，最终导致慢性肾盂肾炎发生和发展。

三、临床表现

慢性肾盂肾炎起病可很隐匿，临床表现主要有以下两方面。

1. 尿路刺激症状及非特异表现　仅少数患者可间歇性出现尿急、尿频、尿痛；多数患者尿路感染症状并不太明显，表现为间歇性无症状细菌尿，和（或）轻度尿频、排尿不适、腰痛，腹痛、伴乏力、间歇性低热、恶心、厌食等。

2. 慢性肾小管间质浓缩稀释功能受损表现　多尿、夜尿增多、低渗和低比重尿、肾小管性酸中毒、高血压等。上述肾小管间质病变表现通常在血肌酐 200 ~ 300μmol/L 时已出现，与肾功能损害的程度不平行。

四、辅助检查

1. 血常规　红细胞计数和血红蛋白可轻度降低。急性发作时白细胞计数和中性粒细胞比例可增高。

2. 尿液检查　可发现白细胞尿、低渗尿、低比重尿。尿酶、尿钠升高等。部分患者可有少量蛋白尿。若 24h 尿蛋白含量 >3.0g，提示非本病诊断的可能。若发现白细胞管型有助于诊断，但非本病特异性表现。

3. 尿细胞计数　近年多应用 1h 尿细胞计数法，其评判标准：白细胞 >30 万/h 为阳性，

<20 万/h 为阴性，20 万～30 万/h 需结合临床判断。

4. 尿细菌学检查　急性发作时，清洁中段尿细菌培养同急性肾盂肾炎，可有真性细菌尿，但阳性率较低，一次尿检阴性和细菌培养阴性不能排除慢性肾盂肾炎的可能。

5. 肾功能检查　一般无肾功能障碍，晚期则出现不同程度血清肌酐和血尿素氮升高。

6. 影像学　①静脉肾盂造影（IVP）见肾脏体积变小，形态不规则，肾盂肾盏扩张、变钝，肾乳头收缩。皮质的瘢痕常位于肾脏的上、下极。②排尿性膀胱尿路造影：有些患者可见不同程度膀胱输尿管反流。③膀胱镜：可观察输尿管开口位置和形态改变，有助于膀胱输尿管反流的诊断。④超声波：可以显示双肾大小不等，有瘢痕形成，并可发现结石等。

五、诊断和鉴别诊断

（一）慢性肾盂肾炎的诊断

诊断要点

（1）病史中常有超过半年以上且持续有细菌尿或频繁尿感复发；泌尿系统存在功能性或器质性异常；全身性疾病或病理、生理状态致全身或尿路局部免疫功能低下。

（2）早期即有肾小管功能减退，经治疗症状消失后，肾小管功能仍未恢复（浓缩功能差、尿比重低等），晚期表现为慢性肾衰竭。

（3）静脉肾盂造影发现肾盂肾盏变形、扩张，肾实质变薄，输尿管扩张，位于肾脏上下极的瘢痕对慢性肾盂肾炎的诊断具有特征性意义。

（4）肾外形凹凸不平，两肾大小不等。

（二）慢性肾盂肾炎的鉴别诊断

1. 下尿路感染　如尿蛋白、Tamm－Horsfall 蛋白、β_2 微球蛋白等增高，尿沉渣抗体包裹细菌阳性，白细胞管型及肾形态和功能异常，均支持慢性肾盂肾炎。必要时可行膀胱冲洗灭菌培养，若膀胱冲洗灭菌 10min 后留取的膀胱尿菌数极少，则为膀胱炎；如菌数与灭菌前相似，则为肾盂肾炎。

2. 尿道综合征　好发于中青年女性，以明显的尿路刺激征为主要表现，容易反复发作，尿中白细胞偶可轻度增多，常被误诊为不典型慢性肾盂肾炎而长期盲目应用抗菌药物治疗，须予以鉴别。最有效鉴别依据是尿道综合征多次中段尿定量培养，无真性细菌尿、排除假阴性可能，并排除厌氧菌、结核菌和真菌感染后可确定为尿道综合征。

3. 肾、泌尿道结核　肾、泌尿道结核患者 50% 以上有肾外结核病史或病灶存在，膀胱刺激症状显著而持久，常伴有结核中毒症状。尿液检查常有血尿和脓尿，尿沉渣涂片可发现抗酸杆菌，尿普通细菌培养阴性，尿结核菌培养阳性，X 线检查有时可见肾区有结核病灶钙化影或虫蚀样破坏性缺损区等可资鉴别。必要时可行静脉肾盂造影及膀胱镜检查。

4. 慢性肾小球肾炎　隐匿性肾小球肾炎，其临床表现和全身感染症状与尿路刺激症状不明显的不典型慢性肾盂肾炎相似，特别当慢性肾小球肾炎患者合并尿路感染，或晚期两病均出现慢性肾功能不全时，较难鉴别。全身水肿，无明显膀胱刺激征；尿蛋白含量较多、以中分子以上蛋白为主，白细胞少；肾小球滤过功能受损早于且重于肾小管功能受损；以及肾 X 线检查显示两肾对称性缩小，外形光整，无肾盂肾盏变形等考虑慢性肾小球肾炎诊断。而病程中尿路刺激症状明显；尿液检查白细胞升高明显，可有少量蛋白尿、以小分子为主；中段尿细菌培养阳性；肾小管功能损害早于且重于肾小球功能损害，以及肾 X 线检查两肾大小不等、外形不平、肾盂肾盏变形等支持慢性肾盂肾炎。

5. 非感染性慢性间质性肾炎　多起病隐匿，临床表现多样，尿常规和肾功能检查与慢性肾盂肾炎相似，易混淆。但非感染性慢性间质性肾炎多有较长期尿路梗阻或接触肾毒性物质史；肾小管功能障碍为突出表现；轻度肾小管性蛋白尿。而慢性肾盂肾炎主要表现为尿路刺激症状，病史或细菌学有支持尿路感染证据；静脉肾盂造影有慢性肾盂肾炎征象。若仍难以鉴别，可考虑行肾活检。

6. 高血压病　对于以高血压为主要表现的慢性肾盂肾炎，其临床表现无明显泌尿系统症状，应与原发性高血压相鉴别。仔细询问过往病史和现在临床症状，特别注意泌尿系统症状、体征，全面完善相关各项检查，反复尿常规和细菌学检查，必要时行肾 X 线检查或静脉肾盂造影，常可鉴别。

六、治疗

慢性肾盂肾炎的临床过程反复、迁延进展。延误诊断及治疗不恰当会最终导致终末期肾衰竭。故一旦诊断明确，应积极控制感染，缓解症状，并尽可能纠正和去除患者存在的泌尿系统功能和解剖异常。

（一）一般治疗

注意适当休息，增加营养，提高机体防御能力。多饮水、勤排尿，以降低髓质渗透压，提高机体吞噬细菌的能力，并冲刷掉膀胱内的细菌，以减轻排尿不适症状。若膀胱刺激症状明显可给予碳酸氢钠 1g，3/d，碱化尿液，缓解症状。

（二）纠正和去除复杂因素

认真寻找复杂因素，积极去除反流、结石、梗阻、畸形等功能或解剖病因。对有严重膀胱输尿管反流的患者宜选择外科治疗以纠正尿液反流，定期排空膀胱，“二次排尿”，必要时可给予长程小剂量抑菌治疗。对糖尿病、其他肾脏病等慢性疾病，须积极治疗。

（三）抗感染治疗

急性发作时根据急性肾盂肾炎处理原则治疗。对于反复发作者，治疗前应通过尿细菌培养确定病原菌，明确复发或再感染。根据病情、尿细菌培养和药敏结果，选择最有效且毒性小的抗生素。常用药物有喹诺酮类、磺胺类、β－内酰胺类、大环内酯类、呋喃妥因等。多采用两种药物联合使用的方法，疗程至少维持 2～3 周。若用药 3～5d 或以后症状无改善，应考虑更换其他抗生素。也可依据药敏结果，将数种抗生素分为 2～3 组，轮流使用，每组使用 1 个疗程，停药 1 周，再开始下一组药物治疗。对于 1 年内尿感发作 3 次及以上的复发性尿感，可采用长疗程低剂量抑菌治疗：每晚临睡前排尿后口服 1 片复方磺胺甲噁唑或 50mg 呋喃妥因或低剂量的喹诺酮类，可持续用 1 年或更长时间，以控制复发，约 60% 患者菌尿转阴。对菌尿转阴 6 周后，另一种与先前不同的致病菌侵入引起的再感染，可按照首次发作的治疗方法处理，同时全面检查有无易感因素存在并予以纠正。对细菌耐药性产生、病变部位瘢痕形成明显、局部血供差、病灶内抗菌药物浓度不足的情况，可使用较大剂量杀菌类敏感抗生素，如加有酶抑制药的青霉素类制剂，疗程 6 周。对于无症状性菌尿是否需要治疗，意见尚不统一，一般主张使用抗菌药物单次大剂量治疗，如复方磺胺甲噁唑 2.5g，或呋喃妥因 0.2g 或阿莫西林（羟氨苄青霉素）3g，一次顿服。

（四）保护肾功能

对病程晚期已出现慢性肾衰竭者，应给予低蛋白饮食、控制高血压、纠酸及使用 ACEI/ARB 等延缓肾功能受损的措施。禁用有肾脏毒性的药物。

七、并发症

慢性肾盂肾炎主要并发症有如下。

（1）肾乳头坏死。

（2）肾周围脓肿。

（3）感染性结石。

（4）革兰阴性杆菌败血症。

（5）高血压。

（6）慢性肾衰竭。

八、随访

慢性肾盂肾炎多在停药后 2 个月内复发，因此，在尿菌转阴停药后的 2 个月内要追踪观察，每月复查尿常规和尿细菌培养，若尿菌持续阴性，可停药继续追踪观察。

九、预后

慢性肾盂肾炎的预后很大程度上取决于患者是否有导致发病的易感因素。另外与是否及时、有效治疗有关。若无明显的易感因素，急性期易被治愈，慢性期也可获得较好疗效而不易再发；反之，如有明显的易感因素，急性期则难以治愈，慢性期疗效更差，且常再发，影响肾功能而预后不良。

（李玉婷）

第四节　肾结核

肾结核是全身结核病的一部分，绝大部分继发于肺结核，泌尿生殖道是主要的好发部位。泌尿系结核病从肾开始，以后蔓延到输尿管、膀胱和尿道。常因肺结核的无症状性菌血症所致。肾脏活动性结核可能数年内无临床表现，而常常是某一时期内有轻微的活动性肺结核表现。随着人民生活水平、健康水平的不断提高以及各种有效的抗结核药物的相继问世和应用，肾结核的发病率逐年下降，但仍有部分肾结核因症状隐匿或因患者未坚持长期治疗以及常用抗结核药物而致耐药菌株产生而导致肾脏的不可逆损害，因此，我们对该病仍应给予高度重视。

一、流行病学

近年来，随着全球结核病疫情的反弹，肾结核的发病也有所回升。据世界卫生组织估计，全世界每年新发生结核病患者约 1000 万人，其中肾结核占 8% ~20% 。由于喹诺酮类抗生素的应用等原因，不典型肾结核所占比例逐年上升，给肾结核的早期诊断带来困难，最终导致肾功能丧失。

Carrillo 等报道，西方发达国家结核病发病率 13/10 万，其中 8% ~10% 肺结核患者可发生肾结核，多见于老年人；而发展中国家发病率 400/10 万，其中 15% ~20% 肺结核患者可发展为肾结核，青少年或壮年发病率高。大部分肾结核，特别是早期病例，可通过药物治愈，早诊断、早治疗可大大减少失肾率。

有学者报道，326 例肾结核中，就诊年龄中位数为 38 岁，集中于 21 ~40 岁（54.6%）及 41 ~60 岁（38.3%）两个年龄段，可能与我国人口老龄化、肾结核临床不典型病例的增加，致使患者入院治疗时的年龄后移，且早期诊断较为困难有关。

二、病因及发病机制

肾结核的病原体是结核分枝杆菌。结核杆菌可经血液、尿液、淋巴管和直接蔓延到达肾脏，其中血行感染是公认的最主要的途径，原发病灶几乎都在肺内，其次为附睾、女性生殖器及附件、骨关节和淋巴结，偶见继发于肠和全身粟粒性结核。

原发病灶的结核杆菌经过血行进入肾脏，主要在肾小球的毛细血管丛中发展为结核病，形成双侧肾皮质多发性微结核病灶。其中大部分可全部愈合，不引起任何临床症状。这种在双侧肾皮质引起粟粒性结核病灶称为病理性肾结核。患者如机体免疫力较高，双侧肾皮质结核病灶可完全愈合，不发展为临床肾结核；相反，如机体免疫力较差，病灶不愈合，结核杆菌经肾小管侵犯髓质，发展为肾髓质结核，形成临床肾结核病，且多为单侧性。如病变继续进行性发展，肾乳头溃破、坏死，病变蔓延至肾盏形成空洞性溃疡。病变可随尿流直接蔓延播散、淋巴管散布或肾盂播散，累及全肾。有时病灶发生纤维化、钙化，可引起肾小盏颈部瘢痕狭窄，使肾盏形成闭合性脓腔，使病变加速发展，成为无功能脓肾。病变扩展至肾周围时，可发生肾周围寒性脓肿。肾结核病灶的钙化多呈散在钙化灶，亦可使全肾成为弥漫性的钙化肾。结核病灶的钙化常与结核病变的损害程度一致。结核杆菌随尿流播散，可引起输尿管，膀胱结核。

输尿管结核亦可发生干酪样坏死、纤维化和钙化。输尿管结核纤维化后管腔狭窄，影响尿流，加重肾结核病变的发展，可发展成为结核性脓肾。偶见输尿管完全闭合，含有结核杆菌的尿液不能进入膀胱，膀胱病变反而好转，膀胱刺激征缓解，尿常规无明显改变，即所谓“肾自截”。

膀胱结核继发于肾结核，病变从输尿管开口处开始。膀胱黏膜结核呈充血、散在浅黄色粟粒样结核结节，继而形成片状溃疡。病变侵犯健侧输尿管口或末段输尿管时，导致健侧肾的尿流发生障碍，形成肾输尿管积水。病变严重发生广泛纤维化时，可形成挛缩性膀胱，膀胱容量多不足 50ml，多有健侧输尿管口狭窄或闭合不全，从而引起肾积水。

尿道结核可从膀胱结核蔓延而引起，亦可因前列腺精囊结核形成空洞破坏后尿道所致。尿道结核亦可因纤维化而发生狭窄、排尿困难。

男性肾结核患者中有 50% ~70% 合并生殖系统结核病，在临床上最明显的是附睾结核，约 40% 的附睾结核出现在肾结核之前或同时出现。

三、临床表现

肾结核好发于成年人，多见于青壮年，男：女比例约为 2 ∶ 1。临床表现取决于病变范围，以及输尿管、膀胱继发结核的严重程度。

早期病变局限于肾实质时，可无临床表现，故本病早期多无明显症状及尿改变，多可愈合，这时尿检查可发现结核杆菌，是这个阶段唯一的有异常的检查结果。

结核病变发展到肾髓质时才成为临床肾结核病。由于双肾病灶的发展不一致，故临床上90%表现为单侧性肾结核。早期仅有尿改变，当干酪样病灶向肾盏穿破后，可出现无症状性血尿、微量蛋白尿、白细胞尿、尿结核杆菌阳性等。

当病变蔓延至膀胱时，可出现尿频、尿急、排尿困难等膀胱刺激征。膀胱刺激征是肾结核最常见（约占78%）的首发症状，特别是尿频，早期因结核杆菌和脓尿刺激所致，晚期则是膀胱挛缩引起。

其次为血尿，占50%～85%，68%患者有肉眼血尿。常因结核性膀胱炎、结核溃疡出血引起，多为终末血尿，有时可表现为全程血尿，在排尿终末时加重。多在膀胱刺激征发生后出现。

肾结核患者均有脓尿，尿呈米汤样浑浊，可混有血丝或呈脓血尿。

在病变发展至相当严重时，有些患者可出现发热、盗汗、消瘦等结核病表现。晚期双肾结核或一侧肾结核，并发对侧严重肾积水时，可出现贫血、水肿、食欲缺乏、恶心呕吐等慢性肾衰竭症状，亦有突然发生急性无尿者。

肾结核的主要病变在肾脏，但病肾本身的症状并不多见，仅有少数患者有肾区疼痛和腰部肿物，常伴有发热，这时肾脏多已严重破坏，成为结核性肾脓肿。

除晚期病例外，肾结核患者全身情况多不受影响，体检时多无异常体征，部分患者可有肾区压痛和（或）叩击痛。约50%患者有陈旧性肺结核病灶，部分可有淋巴结核或骨关节结核，并发附睾结核也较常见。合并尿路普通细菌感染和肾结石的发生率较一般人群高，肾结核伴有混合性尿路感染者可达1/3～1/2。晚期病例可有继发性高血压。

四、辅助检查

（一）尿液检查

对肾结核的诊断有决定性的意义。

1. 尿常规　新鲜排出的尿呈酸性尿，是肾结核尿液的特点。尿蛋白±～+，常有镜下脓尿和血尿。但是在发生混合性尿路感染时则尿液可呈碱性反应，镜下可见大量的白细胞。

2. 尿沉渣找抗酸杆菌　由于肾结核的结核杆菌常呈间断、少量的从尿中排泄，故应连续多次检查（至少3次）。50%～70%的病例阳性，清晨第一次尿与留24h尿检查结核杆菌结果相似。但应注意，约有12%的假阳性，主要有阴垢杆菌、非典型分枝杆菌污染尿液导致假阳性，不能依靠一次阳性结果，尤其不能依靠找到几条抗酸杆菌便确定诊断。故阳性仅有参考价值，不能作为确诊依据。

3. 尿结核杆菌培养　阳性率达90%，培养出结核杆菌是确诊肾结核的关键。但培养时间较长，需1～2个月才能得到结果，一般认为，结核杆菌向尿中的排泄是间歇性的，应在抗结核治疗前至少留3次晨尿做结核杆菌培养。凡对结核杆菌有抑制的药物，应先停药1周，可提高阳性率。

4. 尿结核杆菌豚鼠接种　其结果对诊断肾结核的价值更高，可作为肾结核确诊的依据，其阳性率高达90%以上。但费时较长，需2个月才能得到结果。

5. 其他 ①尿 TB－DNA－PCR：特异性、敏感性高，可检出 1～10 个细菌水平，但假阳性率高，阴性意义较大；②尿 PPD－IgG：阳性率可达 89.1%，但阳性只提示既往有结核感染，特异性差；而且晚期病例肾功能严重损害不能分泌尿液，或肾结核并发输尿管梗阻，病例尿液不能排出，所检尿液来自健侧肾脏时，可出现假阴性。

（二）X 线腹部平片

可见肾外形增大或呈分叶状，晚期缩小、钙化。4.5%～31% 可显示肾结核的特征性改变：片状、云絮状或斑块状钙化灶，其分布不规则、不定型，常限于一侧肾脏。若钙化遍及结核肾的全部，甚至输尿管时，即形成所谓“肾自截”。早期诊断价值不大，约 40% 无异常表现。

（三）静脉肾盂造影（IVP）

除可明确肾脏病变外，还可以了解肾脏功能。早期可完全正常，当肾实质有明显的破坏时，IVP 可在 63%～90% 的病例中发现异常。最先出现肾盏变钝，局限在肾乳头和肾小盏的病变为杯口模糊，边缘毛糙，不整齐，如虫蚀样变，或其漏斗部由于炎症病变或瘢痕收缩，使小盏变形、缩小或消失；随后是肾乳头小空洞形成、干酪性病灶内可有散在性钙化影。如病变广泛，可见肾盏完全破坏，干酪坏死呈现边缘不齐的“棉桃样”结核性空洞；局限的结核性脓肿亦可使肾盏、肾盂变形或出现压迹。其他还可见到肾集合系统狭窄、皮质瘢痕和充盈缺损等。晚期可见整个肾脏钙化（肾自截），多个肾盏不显影或呈大空洞。若全肾破坏，形成脓肾，肾功能丧失，则静脉肾盂造影检查时患肾不显影。输尿管结核可表现为输尿管管壁不规则，管腔粗细不均，狭窄及失去正常的柔软弯曲度，呈现僵直索状管道的“腊肠状”“串珠状”特征性改变。IVP 发现空洞形成和尿路狭窄，为诊断肾结核的强有力依据。可据此和肾结石、肾癌、单纯性肾积水、反流性肾病区别。

（四）逆行造影

患肾功能受损，IVP 显影不佳或 IVP 有可疑病变，必要时可考虑逆行肾盂造影。

（五）CT

可提供病肾的结构和功能资料，对钙化、肾功能异常肾盂扩张较为敏感，能显示实质瘢痕及干酪样坏死灶，尤适用于一侧肾不显影或肾盏不显影，并有助于肾结核和肾肿瘤的鉴别。对肾结核的诊断有重要意义，对诊断肾内播散和肾周围脓肿亦有帮助。主要表现为大小不等的单发或多发性低密度区，边缘模糊，CT 值为 0～15Hu；可有肾盂肾盏扩大、变形，钙化灶，输尿管粗细不一，呈条状、索状边缘清楚等表现。

（六）B 超

可表现为肾囊肿（单个或多个无回声区，边缘不规则，内有云雾状回声，周边可有斑点状强回声）、肾积水、肾积脓、肾钙化和上述混合性病变，此外，可利用超声引导，细针穿刺脓腔和抽吸坏死组织，进行细胞学、细菌学检查对诊断有帮助。亦可在 B 超引导下做肾盂穿刺造影，适应证为不能进行静脉或逆行肾盂造影，难以明确的病变，又不能肯定病变性质的病例。可在 B 超引导下进行直接肾盂穿刺后注入造影剂，同样可显示肾脏结核或其他病变的典型表现，起到决定诊断的作用。目前由于超声检查技术的提高，是一个安全准确的检查方法。

（七）膀胱镜检查

膀胱镜检查是了解膀胱黏膜病理改变的最直观方法，是肾结核的重要诊断手段，可以直接看到膀胱内的典型结核变化而确立诊断。病变多围绕在病肾同侧输尿管口周围，然后向膀胱三角区和其他部位蔓延。膀胱镜可见黏膜广泛充血水肿，有小溃疡和结核结节，黏膜壁易出血，输尿管口向上回缩成洞穴样变化，病理活检示于酪样坏死、结核结节、结核性肉芽肿。在膀胱镜检查的同时还可做两侧逆行插管，分别将输尿管导管插入双侧肾盂，收集两侧肾盂尿液进行尿常规、结核杆菌培养和结核杆菌豚鼠接种检查。由于这些是分肾检查数据，故其诊断价值更有意义。在逆行插管后还可在双侧输尿管导管内注入造影剂进行逆行肾盂造影，了解双肾情况。大多患者可以明确病灶的性质、发生的部位和严重程度。下列情况不宜做膀胱镜检查：①膀胱挛缩至膀胱容量过小（<100ml）时难以看清膀胱内情况；②严重的膀胱刺激征。

（八）其他检查

①结核菌素试验：结核菌素试验是检查人体有无受到结核杆菌感染的一种检查方法，最常应用于肺结核病，但对全身其他器官的结核病变亦同样有参考价值。结核菌素的纯蛋白衍生物（purified protein derivative，PPD）由旧结素滤液中提取结核蛋白精制而成，为纯化结核菌素，不产生非特异性反应。皮内注射 0.1ml（5U）硬结平均直径≥5mm 为阳性反应（表 21－1）。结核菌素试验阳性反应仅表示曾有结核感染，并不一定现在患病。若呈强阳性反应，常表现为活动性结核病。结核菌素试验阴性反应除表现没有结核菌感染外，尚应考虑以下情况：应用糖皮质激素等免疫抑制药物，或营养不良、严重结核病、各种重危患者、淋巴细胞免疫系统缺陷（如白血病、淋巴瘤、结节病、艾滋病等）患者或年老体衰者对结核菌素无反应，或仅出现弱阳性。②分枝杆菌抗体：在活动期结核病患者为阳性。③红细胞沉降率（简称血沉）：肾结核时慢性长期的病变，是一种消耗性疾病，因此血沉检查可以增快。但血沉对肾结核疾病并无特异性，血沉正常亦不能排出活动性结核，然对膀胱炎患者伴血沉增快常能提示有肾结核之可能，故可作为筛选检查之一。④X 线胸片可发现肺有陈旧性结核灶。⑤血结核菌抗体测定（PPD－IgG）阳性，表示有过结核菌素感染。

表 21－1　PPD 试验的阳性标准

前臂局部红肿硬块直径	反应	符号
<5mm	阴性	－
5～10mm	阳性	+
11～20mm	阳性	+ +
>20mm	强阳性	+ + +
局部发生水疱或坏死	强阳性	+ + + +

五、诊断与鉴别诊断

（一）诊断

肾结核起病潜隐，常易忽视，能否早期诊断，有赖于医生的警惕性。有如下情况存在时，应怀疑有肾结核存在，应做进一步检查：①慢性膀胱刺激征，经抗生素治疗无效，尤其呈进行性加重者；②尿路感染经有效的抗菌治疗，细菌阴转，而脓尿持续存在；③脓尿、酸性尿，普通细菌培养阴性；④有不明原因的脓尿和（或）血尿而普通细菌培养多次阴性；⑤有肾外结核，排尿检查有红细胞尿者；⑥男性附睾、精囊或前列腺发现硬结，阴囊有慢性窦道者。

有下列3项之中任何一项可确诊：①不明原因的膀胱刺激征，尿结核杆菌培养阳性；②有泌尿系统结核病的影像学证据；③膀胱镜检查有典型的结核性膀胱炎表现和（或）病理活检发现结核结节和（或）肉芽肿形成。

肾结核的早期诊断，不能单纯依靠临床症状，而应重视实验室检查。肾结核的早期，尿常规已有异常表现，如血尿和（或）脓尿，此时反复做结核杆菌培养，多能早期确诊（临床前期肾结核）。晨尿或24h尿沉渣找抗酸杆菌、PPD皮试、尿TB－DNA－PCR检查、尿PPD－IgG测定，亦有助于诊断。IVP对晚期肾结核的诊断有重要价值。此外，还可检查肺、生殖系统、淋巴结、骨关节等是否有肾外结核病存在。

（二）鉴别诊断

本病主要是膀胱炎和血尿的鉴别诊断，应与非特异性膀胱炎、肾盂肾炎、泌尿系统结石鉴别，有时两者可共存，值得注意。肾结核有时可与肾肿瘤、肾囊肿混淆，需做IVP、CT、B超，必要时做肾动脉造影加以鉴别。

六、治疗

肾结核在治疗上必须重视全身治疗并结合局部肾脏病变情况全面考虑，以选择最恰当的治疗方法才能收到比较满意的效果。

（一）一般治疗

包括充分的休息和营养，除需手术治疗者外，一般可在门诊治疗和观察。

（二）抗结核治疗

1. 标准疗法　若患者体内的结核杆菌对药物敏感，可采用标准疗法，分为两个阶段：①异烟肼＋利福平＋吡嗪酰胺治疗2个月；②异烟肼＋利福平治疗4个月。无法耐受吡嗪酰胺的患者可用异烟肼＋利福平治疗9个月。丘少鹏等报道，281例肾结核患者，接受异烟肼＋利福平＋吡嗪酰胺三联治疗（疗程6～8个月），治愈率为82%。

2. 强化治疗　适用于耐药性结核患者，治疗方案依据体外药敏实验。至少使用2种药物，并至少涵盖1种一线杀菌药。如果分离菌对2种杀菌药较为敏感，且患者能耐受，通常疗程为6～9个月。如果分离菌仅对1种杀菌药敏感，联合使用的辅助药剂为乙胺丁醇或氟喹诺酮，疗程至少延长至12个月。对于耐多种抗生素的结核杆菌引起的感染，应使用由二线杀菌药组成的多种药物治疗，疗程持续24个月。

常见抗结核药：由于各种抗结核药物有其药理特点，药物应用的要求和注意点也各有不同。

（三）手术治疗

手术治疗的指征：①一侧肾病变极严重，估计抗结核药物不能消灭结核菌和恢复肾功能而对侧肾功能无明显损害者；②进行性输尿管狭窄，造成尿路梗阻者；③肾血管受腐蚀，导致严重尿路出血者；④结核性闭合性脓腔，或有顽固性瘘管者。

双侧肾结核，若病情较重或肾外有活动性结核者，即使有手术指征，亦应暂缓手术。应治疗至病情稳定或有一侧肾显著好转后，方能手术，术前、术后必须进行积极抗结核疗。

七、并发症

（一）膀胱挛缩

膀胱挛缩产生的原因与病理变化从肾结核而来的结核杆菌经常反复侵袭膀胱，造成严重的结核性膀胱炎，在膀胱的黏膜膀胱肌层产生充血水肿、结核结节、结核溃疡、结核性肉芽，有大量淋巴细胞浸润和纤维组织形成，最后造成膀胱挛缩。在膀胱挛缩后，膀胱壁失去正常弹性，容量显著缩小。一般认为挛缩膀胱的容量在 50ml 以下。严重者膀胱可缩到数毫升容量。由于膀胱反复经常受到结核杆菌的感染，因此，膀胱内的病理变化是急性与慢性，炎症与纤维化反复交杂的并存过程。膀胱挛缩的患病率据上海中山医院 837 例肾结核的统计为 9.67%。

（二）对侧肾积水

对侧肾积水是肾结核的晚期并发症，由膀胱结核所引起。根据吴阶平（1954）报道，其发病率为 13%；1963 年综合 4748 例肾结核病例中，继发对侧肾积水者占 13.4%。

（三）结核性膀胱自发破裂

膀胱自发破裂较少见，国外文献报道 80 例中有 10 例（12.5%），国内报道 23 例中有 15 例为结核性膀胱自发破裂，因此临床上应予重视。

八、随访

抗结核治疗 2 个月后，应连续 3d 行尿结核杆菌培养。如果培养仍为阳性，应根据药敏试验调整治疗方案。在疗程结束后，所有患者应连续 3 次留取晨尿样本行结核杆菌培养，3 个月及 1 年以后各应复查 1 次。在 2 个月末和治疗完成后应复查静脉肾盂尿路造影术以明确有无梗阻。因为结核杆菌可隐藏在钙化灶内，可能加重肾脏损害；肾脏钙化的患者应每年连续 3 次晨尿标本行结核杆菌培养和腹部 X 线片，需持续随访观察 10 年。

九、预后

影响肾结核预后的因素有下列几种：

1. 全身情况和泌尿系外的结核病状况　肾结核患者如果全身情况良好，泌尿系外结核病轻而稳定，则肾结核治疗效果较好。若全身情况不好，又有其他器官严重结核，则肾结核预后不好。

2. 膀胱结核的有无和结核病变的严重程度　膀胱结核的严重程度对预后的影响极大。肾结核在病灶波及膀胱之前进行病肾切除，或在早期输尿管阻塞的肾结核病例切除病肾，则患者可全部恢复，但结核性膀胱炎存在之时间与预后亦有很大关系。实际上炎症时间的长短提示炎症深入膀胱壁之深浅，代表着膀胱挛缩的机会。

3. 对侧肾有无结核病变和功能情况　结核肾脏切除的患者，其对侧肾的情况对预后至关重要。

4. 治疗的时机和正确性　随着抗结核药的不断发展，肾结核的治疗原则有了显著改变，大多数病例可以通过药物治疗得到痊愈。早期诊断和及时的确切治疗是治疗肾结核的关键。治疗措施必须符合具体情况的要求才能取得好的效果。对有些病例，如无功能肾或功能很差的一侧肾结核，或一些血运差、封闭堵塞性空洞，或病变广泛、破坏严重的病灶，抗结核药不能进入的病例，均需施行手术治疗。尤其是要掌握结核性膀胱炎的程度比较轻、炎症的时间较短对结核性病肾及时手术处理可以取得满意效果。对于肾结核发生晚期并发症的病例，也必须采用手术进行治疗。

（李玉婷）

第五节　淋菌性尿路感染

性病尿路感染可分为淋菌性及非淋菌性两种。非淋菌性尿路感染包括由支原体、衣原体、阴道毛滴虫、疱疹病毒和念珠菌等病原体引起的尿路感染。

淋病（gonorrhea）是淋球菌性尿道炎的简称，是由淋球菌感染引起的泌尿系统化脓性疾病，主要是通过性交传播，在西方及不发达国家甚为流行。美国估计每年约有 2 百万人感染淋病。我国在解放初期已基本消灭，但在 20 世纪 70 年代末，淋病的发病率呈逐年上升起势。女性易感性高于男性，但多数没有症状或有轻微症状。我国淋病的患病率居于各种性传播疾病的首位。

一、病因及发病机制

淋病的病原体是淋病奈瑟菌，又称为淋球菌或淋病双球菌。淋病奈瑟菌呈卵圆形或圆形，常成对排列，两菌接触面扁平或稍凹，呈双肾形。革兰染色阴性。淋病奈瑟菌为需氧菌，适宜在温暖、潮湿的环境中生长，初次分离培养时，需供 5% ~10% CO_2，营养要求高。最适宜生长温度为 37℃，最适 pH 为 7.2，孵育 48h 后，形成湿润、圆形、灰白色或半透明、光滑型菌落。

人是淋病奈瑟菌唯一的自然宿主，对人群大多有易感性，即一旦被淋球菌所感染，就很快发病，人体对淋病奈瑟菌无先天或后天免疫力，而淋病奈瑟菌对其他动物并不致病，在性传播疾病中，淋病奈瑟菌性尿道炎的流行最为广泛。

二、临床表现

（一）男性淋菌尿路感染的表现

1. 男性淋菌性尿道炎　主要表现急性尿道炎，潜伏期 3 ~5d。最初期的症状为尿道口红肿、发痒、有稀薄或黏脓性分泌物，24h 后症状加剧，出现尿痛、烧灼感，排出黏稠的深黄色脓液，患者可发生阴茎的“痛性勃起”，也可有尿频、尿急。个别患者还会出现全身症状，如发热、全身不适，食欲缺乏等。查体可见尿道口红肿充血，有时有小的浅表性脓肿、糜烂或小溃疡，严重时尿道黏膜外翻。两侧腹股沟淋巴结亦可受累，引起红肿疼痛，单随着尿道炎症的减轻而见减少。男性淋病急性期未及时治疗，病变可以上行蔓延引起下列并发症。

2. 淋菌性前列腺炎　为淋病后尿道炎的常见并发症，临床表现有发热、尿痛、尿频、尿急，会阴胀痛，前列腺肛检有明显压痛和肿大。前列腺分泌物中有大量脓细胞、卵磷脂减少，镜检和培养可查到淋球菌。

3. 淋菌性附睾炎、睾丸炎　该并发症发病急，初起时阴囊或睾丸有牵引痛，进行性加重，且向腹股沟处扩散，有全身症状，体温可升高至40°C，检查可见附睾、睾丸肿大、压痛，病情严重时可触及肿大的精索及腹股沟淋巴结。患者由于睾丸病变疼痛而叉腿行走。病变晚期可引起附睾结缔组织增生，纤维化和输精管闭锁，丧失生育能力。

4. 其他并发症　还可并发尿道周围脓肿、蜂窝织炎、海绵体炎、淋菌性龟头炎或龟头包皮炎。

（二）女性淋菌尿路感染的表现

（1）淋菌性尿道炎：患者一般在性交后2～5d发病，由于女性尿道短而直，尿道发炎后易引起膀胱炎，患者有尿频、尿急、尿痛、尿血及烧灼感。尿道口充血发红，有脓性分泌物；症状比男性淋菌性尿道炎轻，部分有时可无症状。

（2）女性患者常合并外阴炎、前庭大腺炎、阴道炎、子宫内膜炎和输卵管炎。若双侧输卵管同时受累，以后可发生输卵管粘连梗阻而致不孕。

（3）其他部位的淋球菌感染，主要有口腔和直肠感染，临床少见。

（4）严重的淋球菌感染，如不及时治疗，淋球菌可经泌尿生殖系统侵入血循环，引起败血症、心内膜炎、心包炎、关节炎、脑膜炎、肺炎等，即淋球菌的血行播散。

三、诊断

根据病史、症状和实验室检查确定诊断：①有感染接触史及其他直接或间接接触患者分泌物史；②有化脓性尿道炎、宫颈炎症状、体征，或有眼、咽、直肠或其他系统的炎症症状或菌血症等；（尿道/阴道）分泌物涂片镜检见白细胞内革兰阳性双球菌和（或）淋球菌培养阳性可确诊，主要与非淋菌性尿道炎、念珠菌、滴虫所致生殖器感染相鉴别。

四、治疗

治疗时应注意以下几点：①检查有无其他性传播感染发生；②夫妻双方及性伴侣，应同时接受检查和治疗，淋球菌检验阴性和未发现症状者，也应进行预防性治疗；③停止危险性行为以防止性病的再次发生。

1. 一般处理　急性淋菌性尿道炎患者，应注意休息，避免过于劳累和剧烈活动。大量饮水，禁忌饮酒、饮浓茶、饮咖啡及食用辛辣等刺激性食物，在淋病治疗期间及治愈后10d内禁止性生活。保持局部清洁，严防脓液传染。注意隔离，污染物煮沸消毒，分开使用浴具，禁止与婴幼儿同床、同浴。

2. 治疗方案　急性期患者以抗生素治疗为主。绝大多数的抗生素对淋球菌有良效，90%以上急性期患者经足量有效的抗生素治疗后获得缓解，尿道分泌物常在几小时内消失，且很少出现并发症。

推荐方案：美国CDC推荐头孢曲松为治疗各类淋病的一线药物。①头孢曲松250mg，一次肌内注射；或②头孢克肟400mg，一次口服；或③氧氟沙星400mg，一次口服；或④环丙沙星500mg，一次口服。加用阿奇霉素1g，一次口服；多西环素100mg。2/d，共7d。

替代方案：①大观霉素2g（女性4g），一次肌内注射；②头孢噻肟1g，一次肌内注射。大观霉素适用于治疗不能耐受头孢菌素及喹诺酮类药物的患者。

淋球菌尿道炎于亚急性期后，可施行尿道洗涤法。常用0.25%～1%的硝酸银或1%～2%的蛋白银溶液，每次注入尿道5ml，1/d，留置2～3min后放出，并于20～30min不排尿。

慢性淋病：治疗可采取以下方法①抗菌药物加大药物剂量；联合用药；延长治疗时间；交换抗菌药物等方法。②施行尿道洗涤法。③尿道狭窄排尿困难病例，可施行尿道扩张术。④对于较顽固而严重的尿道狭窄，扩张无效时，可经尿道镜做尿道内切开术。

治愈标准：治疗结束后1～2周复查。治愈标准为：经充分合理治疗后，临床症状体征完全消失，3～6个月无复发；尿检（包括前列腺液）每月复查一次，最少复查3～6个月均正常；阴道分泌物在3～6个月反复检查正常者。

（薛　渊）

第六节　非淋菌性尿路感染

非淋菌性尿路感染主要是指非淋菌性尿道炎，病原体以沙眼衣原体或支原体为主，通过性接触或同性恋传播，比淋球菌性尿道炎患病率高，在欧美国家已跃居性传播疾病的首位；在我国其发病率也呈逐年上升趋势。近年来，受耐药菌株增加及治疗不规范等诸多因素影响，沙眼衣原体和支原体感染的并发症逐渐增多，其症状趋于顽固持续。

一、病因及发病机制

引起非淋菌性尿道炎的常见病原体包括沙眼衣原体（chlamydia trachomatis，CT）、解脲脲原体、生殖支原体、人型支原体，少数为念珠菌、单纯疱疹病毒、腺病毒等。其中沙眼衣原体和支原体是其中主要病原体。衣原体为专性上皮细胞内寄生的原核细胞型微生物，有一个像革兰阴性菌的细胞壁。属于细菌，含有DNA和RNA，通过二分裂增殖，但又像病毒那样在细胞内生长。CT是衣原体属中与人类最密切的病原体，易侵犯泌尿道及生殖道上皮。CT分为15个亚型，亚型D－K可引起生殖道和眼部感染。CT感染以无症状为特征，主要引起男女泌尿生殖道感染，在男性可引起尿道炎、附睾炎、前列腺炎及直肠炎；在女性可引起尿道炎、宫颈炎、子宫内膜炎、盆腔炎，并可导致女性输卵管炎、异位妊娠及输卵管性不孕等严重的并发症。CT感染致病可能与沙眼衣原体热休克蛋白（HSP）有关，HSP是许多病原微生物的重要抗原，可诱发宿主免疫反应及免疫损伤。HSP以膜泡形式被转运至感染细胞表面并与宿主抗原提呈细胞相互作用诱发细胞和体液免疫反应。

支原体的致病机制尚不十分清楚。生殖支原体可通过其黏附蛋白黏附于机体的上皮细胞而致病。人型支原体吸附于宿主细胞表面后，通过磷脂酶水解宿主细胞膜上的磷脂，并通过精氨酸酶分解精氨酸产生NH_3，产生毒性作用；人型支原体易发生抗原变异而逃避宿主的免疫应答，也可能是其致病机制之一。

二、临床表现

沙眼衣原体、支原体引起的尿感，其临床表现与一般的细菌性下尿路感染相似。可有膀胱刺激征及尿沉渣白细胞增多等表现；男性患者常表现为尿道口潮红、少量稀薄分泌物，或伴尿道不适感，痒、刺痛或烧灼感，病情反复发作，有时合并附睾炎、前列腺炎及性功能障碍，给患者带来很大痛苦和巨大精神压力。女性患者症状轻微，病程迁延，主要临床表现为尿道炎、宫颈炎、子宫内膜炎，严重者可有输卵管炎及盆腔炎，易引起女性不孕不育及异位妊娠。部分患者可有发热、腰痛；部分患者可完全无任何尿感的症状和体征，尿沉渣也可无白细胞增多，仅尿支原体培养阳性。因此，临床上常易漏诊。

三、诊断

本病的临床诊断较难，提高诊断率需提高对本病的警惕性。凡临床怀疑尿感、而反复尿培养阴性者，均应及时做沙眼衣原体、尿支原体检查。沙眼衣原体、支原体尿感的诊断主要靠实验室检查。泌尿生殖道沙眼衣原体、支原体感染时多无特异性临床表现，常为无症状或亚临床症状。故患者常能携带很长时间不能被诊断，最终导致严重的晚期并发症。因此，对高危人群进行周期性的筛查显得尤为重要。目前，针对沙眼衣原体筛查方法包括培养法和非培养法，针对支原体筛查方法包括培养法和血清学诊断。

（一）分离培养

沙眼衣原体细胞培养分离法被认为是诊断 CT 感染的“金标准”，其特异性几乎是100%，但因为价格高，需要 3～7d 时间才能做出诊断，且其灵敏度低，仅为 70%～90%，故未能得到广泛应用。

支原体细胞培养分离：取新鲜清洁中段尿液，接种于支原体培养基，在适宜的培养条件下，支原体易被分离。有的支原体（如 T 株支原体）菌落很小，肉眼很难看到，故要用显微镜放大才能观察到。当发现有菌落生长时，应做同型特异性抗体抑制试验，以作为支原体的分型（因支原体在培养基内，可被同型特异性抗体抑制其生长繁殖，这一特性可作为支原体分型用）。但其在培养基内生长相当缓慢，故临床较少采用此法进行诊断。

（二）沙眼衣原体非培养法

包括直接荧光抗体法（DFA）、酶免试验（EIA）、多聚酶链式反应（PCR）、连接酶链式反应（LCR）等。其中 DFA 和 EIA 的敏感性为 86%～93%，特异性为 93%～96%，但对低危人群及无症状人群，无法与 PCR、LCR 相比。PCR 是一种简便、快速、可靠的检验方法，尤其是在低危人群、无症状人群。已有研究证实 PCR 的敏感性和特异性分别为 97.0%、99.7%，但在试验过程中如不严格操作规程，可有假阳性结果的出现。LCR 是另一种用于诊断 CT 的核酸扩增技术，具有反应快速、灵敏、特异性高、方法自动化等优点。Zenilman 等研究认为 LCR 诊断 CT 的灵敏度可达 95%，特异度可达 95.0%～99.9%。但 LCR 检测费用昂贵，在某种程度上限制了其临床应用。若能减少费用，有可能成为新的诊断 CT 的“金标准”。

（三）支原体血清学诊断

支原体血清学诊断是诊断支原体感染的实用方法。可用支原体制成抗原，与患者血清做补体结合试验，在疾病后期的血清补体结合抗体滴度比初期升高 4 倍或以上，有诊断意义。

四、治疗

1. 合理选择抗生素　针对实验室病原体检测结果及药敏试验选择敏感抗生素。由于衣原体和支原体缺乏细胞壁，干扰细胞壁合成的抗生素对其无效，而干扰细胞蛋白质合成的抗生素如大环内酯类、四环素类、喹诺酮类抗生素则对其有效。患者的性伴侣必须同时进行检查和治疗，同时予以隔离，治疗期间禁止性生活。抗生素治疗剂量及疗程大环内酯类：阿奇霉素 1g，单剂顿服。红霉素 250～500mg，4/d，连服 5～7d。罗红霉素 300mg，1/d，连服 7d。四环素类：多西环素 100mg，2/d，连服 10d。米诺环素 100mg，2d，连服 10d。喹诺酮类：环丙沙星 500mg，2d，连服 7d；氧氟沙星 200mg，2/d，连服 7～14d。盐酸莫西沙星 400mg，1/d，共 12d。

2. 联合治疗及辅助治疗　应用抗生素治疗本病是至关重要的，但不是唯一，尤其是在患者抵抗力低下、同时伴有多重感染时，单纯使用抗生素难以达到预期效果，因而联合治疗显得尤为重要。因混合感染患者均较长时间滥用抗生素导致耐药菌株增多，且存在多重感染、抵抗力下降等问题，治疗中需谨慎选用敏感抗生素，提倡多靶点给药，采用二联或三联疗法，时间不超过 10d。即使效果不好，也不要立即启用其他抗生素，待身体调理一段时间再进行下一疗程。联合使用抗生素不仅有较好协同作用，而且扩大抗菌谱，降低耐药菌株产生。常用联合方法：大环内酯类与四环素类、大环内酯类与氟诺酮类等。

还有抗生素联合免疫调节药、抗生素联合中药、抗生素联合物理治疗、尿道张力灌注以及心理干预等。

五、随访

痊愈为临床症状及体征消失，病原体检查均阴性；显效为临床症状及体征减轻，病原体检查均阴性；有效为临床症状及体征减轻，病原体检查阳性；无效为临床症状及体征无变化，病原体检查阳性。判愈试验的时间安排：抗原检测试验为疗程结束后的 2 周；核酸扩增试验为疗程结束后的 3～4 周。对于女性患者，建议在治疗后 3～4 个月再次进行沙眼衣原体、支原体检测，以发现可能的再感染，防止盆腔炎及其他并发症的发生。

（薛　渊）

第二十二章 肾癌

第一节 肾癌的诊断和分期

肾细胞癌（renal cell carclnoma，RCC）是指起源于肾实质泌尿小管上皮系统的恶性肿瘤，又称肾腺癌，简称肾癌，占肾脏所有恶性肿瘤的85%左右，包括起源于泌尿小管不同部位的各种肾细胞癌亚型，但不包括来源于肾间质以及肾盂上皮系统的各种肿瘤，如肾盂癌、肾肉瘤、肾母细胞瘤等不属于肾细胞癌。

一、流行病学及病因学

肾癌约占成人所有恶性肿瘤的2% ~3%，各国或各地区的发病率不同，西方发达国家发病率高于发展中国家。美国2009年新诊断肾癌患者57 760例，12 980例患者因肾癌死亡。欧盟国家2006年新诊断肾癌患者63 300例，因肾癌死亡26 400例。我国各地区肾癌的发病率及死亡率差异较大，据全国肿瘤防治研究办公室和卫生部卫生统计信息中心统计我国试点市、县1988—2002年肿瘤发病及死亡资料显示：①1988—1992年、1993—1997年、1998—2002年3个时间段肾及泌尿系其他恶性肿瘤（肾盂、输尿管、尿道）恶性肿瘤的发病率分别为4.26/10万、5.40/10万、6.63/10万，肾及泌尿系其他恶性肿瘤发病率呈现逐年上升趋势；②男女患者比例约为2 ∶ 1；③城市地区高于农村地区，各地区发病率不同，最高相差43倍。发病年龄可见于各年龄段，高发年龄为50 ~70岁。

肾癌的病因未明。其发病与遗传、吸烟、肥胖、高血压等有关；少数肾癌与遗传因素有关，称为遗传性肾癌或家族性肾癌，占肾癌总数的2% ~4%。非遗传因素引起的肾癌称为散发性肾癌。不吸烟以及避免肥胖是预防发生肾癌的重要方法。

二、病理

（一）概述

绝大多数肾癌发生于一侧肾脏，常为单个肿瘤，10% ~20%为多发病灶，多发病灶病例常见于遗传性肾癌及肾乳头状腺癌的患者。肿瘤多位于肾脏上下两极，瘤体大小差异较大，直径平均7cm，常有假包膜与周围肾组织相隔。双侧先后或同时发病者仅占散发性肾癌的2% ~4%。

（二）分类

过去的20多年中，WHO共推出3版肾脏肿瘤分类标准，以往我国最常采用的是1981年WHO分类标准（第一版），此分类标准中将肾细胞癌分为透明细胞癌、颗粒细胞癌、乳头状腺癌、肉瘤样癌、未分化癌5种病理类型。1997年WHO根据肿瘤细胞起源以及基因改变等特点制定了肾实质上皮性肿瘤分类标准（第二版），此分类将肾癌分为透明细胞癌（60% ~85%）、乳头状肾细胞癌或称为嗜色细胞癌（7% ~14%）、嫌色细胞癌（4% ~10%）、集合管癌（1% ~2%）和未分类肾细胞癌。取消了传统分类中颗粒细胞癌和肉瘤样癌2种分型。根据形态学的改变肾乳头状腺癌分为Ⅰ型和Ⅱ型2型。

随着大量基础和临床研究的开展，增进了对肾细胞癌的深入了解，2004年WHO依据RCC组织形态学、免疫表型、遗传学特征等方面的最新研究进展，同时还结合了流行病学特点、临床和影像学情况、体细胞遗传学和预后等相关信息对肾癌组织病理学进行了新的分类（第三版），保留了原有肾透明细胞癌、肾乳头状腺癌（Ⅰ型和Ⅱ型）、肾嫌色细胞癌及未分类肾细胞癌4个分型，将集合管癌进一步分为Bellini集合管癌和髓样癌。此外，增加了多房囊性肾细胞癌、Xp11.2易位性/TFE3基因融合相关性肾癌、神经母细胞瘤伴发的癌、黏液性管状及梭形细胞癌分型。并将传统分类中的颗粒细胞癌归为低分化（高级别）的透明细胞癌，对各亚型中的肉瘤样癌成分在肿瘤组织中所占比例进行描述。新分类中更强调病理与临床的联系，更加注重不同病理类型与预后的关系。现在的观点认为肾细胞癌是由不同亚型组成的一组疾病，每个亚型都具有独特的遗传学改变和临床特点。

1. 透明细胞癌（clear cell renal cell carcinoma）　高发年龄是50~70岁，男女比例约为2∶1。透明细胞癌约占RCC的60% ~85%。无症状肾癌占33% ~50%。临床表现可有血尿、腰痛，10% ~40%的患者出现副瘤综合征。CT增强扫描以“快进快出”为其特点。大部分散发性肾透明细胞癌是单侧单病灶，2% ~5%的患者同时或相继发生双侧肾脏或单侧多中心病灶，而遗传性肾透明细胞癌多为双侧多病灶。肾透明细胞癌大体标本切面多呈实性，因癌细胞含有脂质而呈黄色，肿瘤中常见坏死、出血，10% ~25%的透明细胞癌组织中有囊性变，10% ~20%癌组织中有点状或斑片状钙化，从而使切面呈五彩状着色。镜下，癌细胞胞浆透明空亮，形成密集的腺泡及管状、囊状结构，肿瘤内有纤细的血管网。以往曾使用的“肾颗粒细胞癌”，现划归为高级别的肾透明细胞癌。伴有囊性变的患者预后好于实性透明细胞癌患者。2% ~5%的透明细胞癌组织中含有肉瘤样结构，提示预后不良。

2. 乳头状肾细胞癌（papillary renal cell carcinoma）　在美国，乳头状肾细胞癌被称为嗜色肾细胞癌（chromophilic，RCC），其发病年龄、男女发病率比例以及症状和体征与肾透明细胞癌相似。常见于长期血液透析和获得性肾囊性疾病的患者。一般认为乳头状肾细胞癌影像学上无特殊性。乳头状肾细胞癌约占RCC的7% ~14%。病变累及双侧肾脏和多灶性者相对多见，有些文献报道近40%为多中心性病灶。肿瘤多呈灰粉色，出血、坏死、囊性变多见，质地软，颗粒状，部分区域呈沙粒样外观。镜下以乳头状或小管乳头状结构为其特点，乳头核心可见泡沫状巨噬细胞和胆固醇结晶。可分为Ⅰ型：肿瘤细胞较小，胞浆稀少，细胞呈单层排列；Ⅱ型：肿瘤细胞胞浆丰富嗜酸性，瘤细胞核分级高，细胞核呈假复层排列。乳头状肾细胞癌Ⅰ型多灶性病变较Ⅱ型常见。早期的研究结果显示乳头状肾细胞癌预后好于肾透明细胞癌，其中Ⅰ型患者好于Ⅱ型。但也有报道高级别以及晚期乳头状肾细胞癌预后不良。

3. 嫌色细胞癌（chromophobe RCC）　发病平均年龄为60岁，男女发病率大致相等，无特殊的症状和体征。CT显示：瘤体常较大，增强扫描肿瘤强化不明显，内部密度均匀，多无坏死和钙化。嫌色细胞癌约占RCC的4% ~10%。肿瘤多为单发性实体肿瘤，无包膜但边界清楚，切面呈质地均一的褐色，可见有坏死，但出血灶少见。镜下，癌细胞大而浅染，细胞膜非常清楚，胞浆呈颗粒状，核周有空晕。肾嫌色细胞癌预后好于透明细胞癌。

4. 多房性囊性肾细胞癌（multilocular cystic renal cell carclnoma）　男女发病率比例约为3∶1。B超、CT、MRI检查都可显示为多房囊性肿物，可见不均匀的间隔增厚，约20%可见囊壁或分隔钙化，增强扫描动脉期囊壁及肿瘤内分隔可见有强化。多房性囊性肾细胞癌罕见。肿瘤组织边界清楚，囊腔大小不等，其内充以浆液性或血性液体。肿瘤最大直径可达10cm以上，甚至完全由囊腔构成。镜下，肿瘤呈多房囊性，囊壁衬覆透明癌细胞，在囊肿的间隔内也见有聚集的透明癌细胞。多房性囊性肾细胞癌发展缓慢，预后良好。

5. Bellini集合管癌癌（carcinoma of the collecting ducts of Bellini）　发病年龄相对年轻，平均55岁。患者常有腹部疼痛、季肋部肿块和血尿的表现。该病诊断较困难，无典型影像学表现。由于肿物常常侵犯肾盂，故影像学上易与肾盂癌相混淆，甚至有的患者尿细胞学检查中可发现癌细胞。Bellini集合管癌常位于肾脏中心部位，肿瘤切面实性，灰白色，边界不规则。常由肾髓质中心扩延到肾皮质或肾门处，有些肿瘤可长入肾盂。镜下，癌细胞具有腺癌和移行细胞癌的特点，另一特点是管腔的被覆细胞呈平头鞋钉状。Bellini集合管癌约占RCC的1%～2%，诊断时多为晚期。该病预后较差，在有预后情况报告的40例病例中，已经死亡20例，仅有2例术后存活超过5年。

6. 肾髓质癌（renal medullary carcinoma）　常见于患有镰状细胞性血液病的年轻人，发病年龄10～40岁，平均22岁，男女发病率之比为2∶1。临床表现和影像学表现与Bellini集合管癌相似。肾髓质癌起源尚不清楚。常发生于肾中央部分，切面实性，灰白色，边界不清，可见坏死。镜下呈低分化的、片状分布的肿瘤，瘤细胞排列呈腺样囊性结构，瘤体内可见较多的中性粒细胞浸润，同时可见镰状红细胞。文献报告17例肾髓质癌，易发生颈部或脑转移，所用化疗、生物治疗、放疗方案几乎无客观疗效，患者存活时间以周计算，最短4周，最长的96周。

7. Xp11.2易位性/TFE3基因融合相关性肾癌（renal carcinoma associated with Xp 11.2 translocations /TFE3 gene fusions）　罕见，主要见于儿童和年轻人，年长者少见。形态学上最具特点的表现是由透明细胞构成的乳头状结构，遗传学检查均有染色体Xp11.2的不同的易位，所有的易位都导致TFE3基因融合。发现时多数已是进展期，预后不良。

8. 神经母细胞瘤相关性肾细胞癌（renal cell carclnoma associated with neuroblastoma）罕见，多是儿童肾母细胞瘤治疗后长期存活的患者，少数为同时发生神经母细胞瘤伴发肾细胞癌。男女发病率相同。肿瘤的形态表现因不同病例而异，可表现为透明细胞癌，亦可见乳头状结构。

9. 黏液样小管状和梭形细胞癌（mucinous tubular and spindle cell carcinoma）　罕见，发病年龄17～82岁，平均53岁，男女发病率之比为1∶40多无特殊的症状，偶见季肋部疼痛和血尿。组织形态学上以具有黏液样小管状和梭形细胞为特点。

（三）组织学分级

以往最常用的是1982年Fuhrman四级分类。1997年WHO推荐将Fuhrman分级中的Ⅰ、Ⅱ级合并为1级即高分化、Ⅲ级为中分化、Ⅳ级为低分化或未分化。目前多采用将肾癌分为高分化、中分化、低分化（未分化）的分级标准。

三、诊断

（一）临床表现

1. 无症状　目前，临床上约有20% ~40%肾癌无任何症状或体征，因健康体检或其他原因检查B超或CT而发现的，称为无症状肾癌（incidental renal cell carcinomas），既往称为“肾偶发癌”。由于体检的广泛开展和超声、CT等影像学检查的广泛应用，无症状肾癌发现率逐年升高，已占发达国家所有肾癌患者的50%左右，大部分为较早期病变，预后较好。

2. 典型局部症状　多年来把血尿、腰痛、腹部肿块称为“肾癌三联征”，三联征齐全时预示病变已至晚期。目前，典型肾癌三联征在临床出现率已不到15%，大部分患者只出现“三联征”中的1个或2个症状。

（1）血尿：是临床上比较常见的症状，肾癌引起的血尿常为间歇性、无痛性、全程肉眼血尿。少数情况为镜下血尿。大量血尿有血块形成时可出现肾绞痛、排尿痛、排尿困难，甚至尿潴留。血尿严重程度与肿瘤大小及分期并不一致，邻近肾盂肾盏的肿瘤容易穿破肾盂肾盏出现血尿，而肿瘤向外生长可以达到很大体积，但无血尿发生。

（2）肿块：肾脏位于腹膜后，位置深，腹部触诊时不易触及，只有当肿瘤较大或位于肾下极才可触及到肿块。一般肿块表面光滑、硬、无明显压痛，如肿物固定，可能已侵犯邻近器官和腰大肌。

（3）疼痛：疼痛发生率为20% ~40%，多发钝痛，可能因肿瘤长大牵扯肾包膜引起。肿瘤出血致肾被膜下血肿可出现钝痛或隐痛。尿中血块形成通过输尿管时可出现腰腹部绞痛，并可有放射痛。肿瘤侵犯邻近组织器官如腰大肌或神经可引起持续而严重的腰背部疼痛。

3. 副瘤综合征（paraneoplastic syndroms）　是指发生于肿瘤原发病灶和转移病灶以外由肿瘤引起的综合征，既往称为“肾癌的肾外表现”。10% ~40%的患者出现副瘤综合征，表现为高血压、贫血、体重减轻、恶病质、发热、红细胞增多症、肝功能异常、高钙血症、高血糖、血沉增快、神经肌肉病变、淀粉样变性、溢乳症、凝血机制异常等改变。

（1）发热：见于10% ~20%的患者。多为低热，持续或间歇性，少数为高热，手术切除肾癌后体温可降至正常。发热的原因，有人认为是肾癌组织坏死吸收引起，现已明确是肾癌的致热原所致。致热原不仅可引起发热，同时可导致消瘦、夜间盗汗、红细胞沉降率增快。

（2）贫血：见于15% ~40%的患者，在预后不良的病例中较多见。其常见原因不是失血或溶血，而是正常红细胞、正色红细胞，或者小红细胞、低色红细胞。其血清铁和全铁结合蛋白能力下降，和慢性病的贫血相似，铁剂治疗并无效果，切除肾癌可以使红细胞恢复正常。现认为贫血可能是因为有骨髓毒素存在。

（3）肝功能异常：见于3% ~6%的患者。肾癌未出现肝转移时即可有肝功能改变，包括碱性磷酸酶升高、胆红素升高、低白蛋白血症、凝血酶原时间延长、高 α_2 球蛋白血症，可以同时有发热、虚弱、消瘦，在肾癌切除术后肝功能恢复正常。肾癌无肝转移引起的肝功能改变称为Stauffer综合征。肾切除后肝功能恢复正常者是预后较好的表现，88%可望生存超过1年，但罕有生存5年以上者。若Stauffer综合征在肾癌切除术后仍持续或复现，提示有肿瘤转移或复发。

（4）高血压：肾癌患者15% ~40%有高血压，为肾素增多引起，肾素水平升高可能由于高分期肾癌中动静脉瘘引起，也可能从正常肾组织产生，常见于40岁以上病例。由于该年龄段原发性高血压病例较多，必须是肾切除后血压降至正常水平才能认为是肾癌导致的高血压。

（5）高钙血症：见于10%的患者，与肾癌分泌类似于甲状旁腺激素的物质有关，原发肿瘤切除后血钙下降。血钙不降或降后再升高，预示肿瘤转移或复发。

4. 转移症状　初诊病例中25% ~30%已有转移，肾癌常见转移部位为肺、骨、脑、肝和肾上腺。约10%患者以肿瘤转移所致的骨痛、骨折、咳嗽、咯血等症状就诊。

2% ~3%的病例可出现精索静脉曲张或腹壁静脉扩张。肿瘤侵犯肾静脉或下腔静脉，形成癌栓使静脉回流受阻，可出现精索静脉曲张、腹壁和下肢静脉扩张。左侧的精索静脉直接汇入左肾静脉，左肾静脉癌栓形成时，可以突发左侧精索静脉曲张。下腔静脉癌栓形成致腹壁或下肢静脉扩张则是逐步发展的。

（二）肾癌的诊断

肾癌的临床诊断主要依靠超声、CT和MRI等影像学检查。实验室检查作为对患者术前一般状况、肝肾功能以及预后判定的评价指标，确诊则需依靠病理学检查。

1. 实验室检查　必须的实验室检查项目包括：全血细胞计数、血红蛋白、肌酐、尿素氮、肝功能、血钙、血糖、血沉、碱性磷酸酶和乳酸脱氢酶。

2. 影像学检查

（1）超声检查：是诊断肾癌最常用且无创、经济的检查方法。超声检查可以发现肾内1cm以上的占位病变，鉴别实性、囊肿和混合性肿物。肾癌在超声检查时表现为低回声占位病变，因肾癌常有出血、坏死和囊性变，回声不均匀。

（2）放射检查：X线检查是诊断肾癌的重要方法。

1）X线平片：泌尿系平片可能见到肾外形改变，较大的肿瘤可遮盖腰大肌阴影，肿瘤内有时可见到钙化。腹部平片还可以显示腹部及盆腔一些实质脏器的轮廓、肾及肋骨的位置，为开放手术选择切口提供帮助。

2）排泄性尿路造影：肾癌较大时，可以见到肾盂肾盏变形、拉长、扭曲。排泄性尿路造影也可了解双肾功能尤其是健侧肾功能情况。

3）胸部X线片（正、侧位）：是肾癌患者的常规检查项目，应摄胸部正侧位片，可以发现肺部结节、肺转移瘤及其他肺部病变，是术前临床分期的主要依据之一。对怀疑肺转移的患者，建议进一步行肺部CT检查。

（3）CT检查：是目前诊断肾癌最重要的方法，具有密度及空间分辨率高的特点，可以发现肾内0.5厘米甚至更小的病变，在肾癌的临床诊断和分期中都有重要价值。

CT检查肾癌绝大部分表现为圆形，类圆形或不规则的结节状肿块，可有分叶，位于肾实质内呈局限外凸性生长；部分肾癌有假包膜，边界较为清楚；平扫时CT值>20Hu，常在30 ~50Hu间，略高于正常肾实质，也可相近或略低，肿块较小时密度均匀，肿块大时常伴出血、坏死、钙化或囊性变，造成密度不均匀；动脉期肾癌多表现为不均质高强化，少数表现为均质强化或弱强化，肾实质期肾癌强化程度一般小于肾实质，肾实质后期及排泄期肾实质密度逐渐下降，癌灶可出现短暂的等密度，进而渐为低密度。小肾癌（最大径≤4cm）增强扫描皮质期明显强化，均匀或不均匀，增强后CT值较平扫增强70 ~110Hu，平均增加

90Hu，接近或高于肾皮质；实质期所有癌灶强化程度均明显减低；肾盂期癌灶密度明显低于肾皮质，呈“快进快退”征象，具有定性诊断意义。

CT 对肾癌分期有非常重要价值。有统计 CT 对以下情况诊断的准确性如下：肾静脉受累 91%，肾周围扩散 78%，淋巴结转移 87%，附近脏器受累 96%。

（4）MRI 检查：是无创、无放射线并能进行横断面、冠状面及矢状面扫描的影像学检查方法。由于流动的血液在 MRI 不产生信号，不需造影剂即可显示血管。MRI 对肾癌分期准确性高，但发现肿瘤不如 CT。Gd－DTPA 可从肾小球滤过但不能重吸收，因此可以用来诊断肾内占位病变，在囊性肿物不增强，而实性肿物可以增强。其优点是在肾功能不全不能耐受 CT 所用含碘造影剂，但可以耐受 MRI 用 Gd－DTPA 增强，因 Gd－DTPA 对肾功能无损害。肾癌 MRI 变异大，根据肿瘤的大小，内部血管、有无坏死、出血和液化等表现多种多样。多血管肿瘤常有出血灶，表现高信号；肿瘤坏死钙化加权则 T_1 加权为低信号强度，T_2 加权则呈高信号强度。MRI 对肾癌诊断最大优点是发现血管内癌栓，优于 CT。其准确率可以和下腔静脉造影相似，但不需注入含碘造影剂，也不受到放射线照射。

（5）血管造影：由于 CT 广泛应用于诊断肾癌，肾癌进行血管造影日趋减少，多在行肾动脉栓塞术时同时进行。肾癌的血管造影可表现为：肾动脉主干增宽、肾内血管移位、肿瘤新生血管、动静脉瘘等。由于 MRI 的广泛应用，临床上怀疑静脉癌栓时，已很少行下腔静脉和肾静脉造影。

3. 核医学检查

（1）正电子发射断层扫描（positron emissiontomography，PET）或 PET－CT 检查：PET 和 PET－CT 也用于肾癌的诊断、分期和鉴别诊断。静脉注射氟－18 标记脱氧葡萄糖（^{18}F－PDG）后约 50% 未经代谢直接由肾脏排泄，^{18}F－PDG 不被肾小管重吸收，放射性药物浓聚在肾集合系统，影响肾脏病变的显示，而淋巴结转移和远处转移不受影响。肾癌组织摄取^{18}F－PDG 较低或不摄取，可出现假阴性。多组研究表明^{18}F－PDG PET 对肾脏原发肿瘤的诊断准确性不如 CT，但对肾癌的淋巴结转移和远处转移的诊断要优于其他传统影像学检查。

近年来有研究用对肾集合系统干扰较小的 C－11 标记醋酸盐（^{11}C－acetate）作为肾 PET 显像剂。肾癌与正常肾组织对^{11}C－acetate 的摄取率相同，但清除率明显低于正常或非肿瘤组织，故^{11}C－acetate 能很好地鉴别肾癌和非肿瘤肾组织。

（2）核素骨显像检查：核素全身骨显像发现骨转移病变可比 X 线早 3～6 个月，敏感性高。对于有骨痛和血碱性磷酸酶升高的患者要做核素骨显像检查。肾癌骨转移常见部位为向躯干骨，其次为四肢骨和颅骨。需注意在有退行性骨关节病、陈旧性骨拆等病变时，核素骨显像可出现假阳性。对孤立性的骨放射浓聚或稀疏区需行 X 线摄片、CT 或 MRI 扫描证实确认是否有骨质破坏，以明确是否有骨转移。

（3）肾显像：是肾小球滤过率测定、肾静态显像和肾断层显像的总称。它既能显示肾脏的血供、形态和在腹部的位置，又能提供多项肾功能指标。对肾肿瘤的定位准确率近似于 MRI。由于超声、CT 等影像学检查的广泛应用，肾显像应用已不普遍。肾显像的突出优势是可对分肾功能作定量分析。

4. 肾肿瘤穿刺活检　以前的观点认为，CT 和 MRI 诊断肾肿瘤的准确性高达 95% 以上，而肾穿刺活检有 15% 的假阴性率及 2.5% 的假阳性率，并且可能出现穿刺活检的并发症，因此不作为术前常规检查项目。但近年肾肿瘤穿刺活检有增多的趋势，基于以下原因：①临床诊断肾癌病例中越来越多为小肾肿瘤；小肾肿瘤病例中多达20%为良性病变；目前对小肾肿瘤的治疗有了新的选择（消融治疗和密切随访观察）；单凭影响学检查很难判断小肾肿瘤的性质，而病理诊断学技术的进步，提高了对肾肿瘤穿刺组织的诊断能力。因此，越来越多的小肾肿瘤病例需要实施肾肿瘤穿刺活检。文献报道小肾肿瘤穿刺活检对鉴别肿瘤良恶性、肿瘤细胞分级和病理分型的准确率分别达92% ~96%、70% ~76%和78% ~92%。肾肿瘤穿刺活检并发症小于5%，严重并发症小于1%，1993年前的文献报道有少量（0.003% ~0.009%）病例出现针道转移，而2000年后的文献报道没有针道转移的病例。②分子靶向药物的出现和广泛应用，为不能手术的晚期肾癌患者提供了治疗手段，在服用这些药物之前，需要行肾肿瘤穿刺活检明确病理诊断。

四、分期

目前多采用2010年AJCC第七版的TNM分期和临床分期（clinical stage grouping，cTNM）。其中，肾脏的区域淋巴结包括：肾门淋巴结、腔静脉周围淋巴结、主动脉周围淋巴结。

（薛 渊）

第二节 肾癌的综合治疗原则

肾癌的治疗大致分为局限性肾癌、局部进展性肾癌和转移性肾癌的治疗，治疗前综合影像学检查结果进行临床分期，根据临床分期初步制定治疗原则。根据术后病理组织学检查明确术后病理分期，如果术前临床分期与术后病理分有偏差，按术后病理分期结果修订术后治疗方案。

一、局限性肾癌的治疗

（一）局限性肾癌的定义

局限性肾癌指2002年版AJCC癌症分期中的T1－2N0M0期，临床分期为Ⅰ、Ⅱ期，通常称之为早期肾癌。

（二）局限性肾癌的治疗原则

外科手术是局限性肾癌首选治疗方法，可采用根治性肾切除术或者保留肾单位手术。对不适合开放手术、需尽可能保留肾单位功能、有全身麻醉禁忌、肾功能不全、肿瘤最大径小于4cm且外生性生长的肾癌患者可选择射频消融、冷冻消融、高强度聚焦超声或等待观察治疗。

（三）手术治疗

1. 根治性肾切除手术 是得到公认可能治愈肾癌的方法。经典的根治性肾切除范围包括：肾周筋膜、肾周脂肪、患肾、同侧肾上腺、从膈肌脚至腹主动脉分叉处腹主动脉或下腔静脉旁淋巴结及髂血管分叉以上输尿管。手术方式有传统开放手术、腹腔镜手术和机器人手术。开放性根治性肾切除术手术入路主要有经腰部、腹部和经胸腹联合切口三大入路。

目前对经典根治性肾切除手术范围已经发生了部分变化。

（1）淋巴结清扫术：分区域性淋巴结清扫和扩大淋巴结清扫。区域性淋巴结清扫范围包括：右侧从右膈脚，沿下腔静脉周围向下达腹主动脉分叉处的淋巴结及右侧肾脏淋巴引流区域范围内的腹膜后淋巴结；左侧从左膈脚，沿腹主动脉周围向下达腹主动脉分叉处的淋巴结及左侧肾脏淋巴引流区域范围内的腹膜后淋巴结。扩大淋巴结清扫范围在区域淋巴结清扫范围基础上加上腹主动脉和下腔静脉间淋巴结及患肾对侧腹主动脉或下腔静脉前后淋巴结。对局限性肾癌行区域或扩大淋巴结清扫术的意义主要起到了明确肿瘤分期的作用，因出现淋巴结转移的患者往往都存在远处转移，因此对远期疗效无明显提高。对局限性肾癌患者行根治性肾切除术时，不必常规进行区域或扩大淋巴结清扫术，建议清扫肾门区淋巴结，或术中扪及或者CT发现有肿大淋巴结，行肿大淋巴结切除，以便为分期提供足够的信息，指导进一步治疗和提供预后信息。

（2）保留同侧肾上腺的根治性肾切除术：如临床分期为Ⅰ或Ⅱ期，肿瘤位于肾中、下部分，肿瘤<8cm、术前CT显示肾上腺正常，可以选择保留同侧肾上腺的根治性肾切除术。但此种情况下如手术中发现同侧肾上腺异常，应切除同侧肾上腺。

根治性肾切除术治疗局限性肾癌的死亡率约为2%，局部复发率1%～2%。

2. 保留肾单位手术（nephron sparing surgery，NSS）　包括肾部分切除术、肾脏楔形切除术、肾肿瘤剜除术、半肾切除术等。按各种适应证选择实施NSS，其疗效与根治性肾切除术相当。以下是NSS的三种适应证。

NSS绝对适应证：肾癌发生于解剖性或功能性的孤立肾，根治性肾切除术将会导致肾功能不全或尿毒症的患者，如先天性孤立肾、对侧肾功能不全或无功能者，以及双侧肾癌等。

NSS相对适应证：肾癌对侧肾存在某些良性疾病，如肾结石、慢性肾盂肾炎或其他可能导致肾功能恶化的疾病（如高血压，糖尿病，肾动脉窄等）患者。

NSS绝对适应证和相对适应证对肿瘤大小没有具体限定。

NSS可选择适应证：临床分期T_{1a}期（肿瘤≤4cm），肿瘤位于肾脏周边，单发的无症状肾癌，对侧肾功能正常的患者。

如果为局部进展性肾癌，肿瘤位置不适合行NSS，或者一般情况恶化的患者，不宜采取NSS，标准治疗方案还是为根治性肾切除术。

实施NSS时，肾实质切除范围应距肿瘤边缘0.5～1.0cm，肿瘤表面的肾脂肪囊需一起切除。为了减少术中出血，术中可阻断肾动脉，肾热缺血时间不超过30分钟，以免肾实质出现不可逆的损伤，采用肾低温技术，可延长肾耐受缺血的时间。对肉眼观察切缘有完整正常肾组织包绕的病例，术中不必常规进行切缘组织冰冻病理检查。肿瘤剜除术主要用于治疗遗传性肾癌肿瘤多发的患者，不用于治疗散发性肾癌患者。NSS可经开放性手术或腹腔镜手术进行。

保留肾单位手术后局部复发率0～10%，而肿瘤≤4cm手术后局部复发率0～3%。需向患者说明术后潜在复发的危险，注意术后定期复查。NSS的死亡率1～2%。

3. 腹腔镜手术　1990年Clayman等完成首例腹腔镜根治性肾切除术，经过20年的临床实践证明，腹腔镜根治性肾切除术和肾部分切除术治疗肾癌的疗效与同期开放性手术相当。手术途径分为经腹腔、腹膜后及手助腹腔镜。切除范围及标准同开放性手术。腹腔镜手术适用于肿瘤局限于肾包膜内，无周围组织侵犯以及无淋巴转移及静脉瘤栓的局限性肾癌患者，其疗效与开放手术相当。但对≥T_3期的肾癌、曾有患肾处手术史以及其他非手术适应证的患者应视为腹腔镜手术的禁忌证。腹腔镜手术也有一定的死亡率。

4. 微创治疗 包括射频消融（radio－frequency ablation，RFA）、高强度聚焦超声（high－intensity focused ultrasound，HIFU）、冷冻消融（cryoablation），可以用于不适合手术、肿瘤较小的肾癌患者的治疗，近期疗效良好，但缺乏循证医学Ⅰ～Ⅲ级证据水平的研究结果，远期疗效尚不能确定，应严格按适应证慎重选择。不作为外科手术治疗的首选治疗方案。如进行此类治疗需向患者说明。

微创治疗适应证：不适于开放性外科手术者、需尽可能保留肾单位功能者、有全身麻醉禁忌者、肾功能不全者、有低侵袭治疗要求者。多数研究认为适于 <4cm 的外生性肾癌。

5. 肾动脉栓塞 作为不能耐受手术治疗的患者缓解症状的一种姑息性治疗方法。术前肾动脉栓塞可能对减少术中出血、增加根治性手术机会有益，但尚无循证医学Ⅰ～Ⅲ级证据水平支持。肾动脉栓塞术可引起穿刺点血肿、栓塞后梗死综合征、急性肺梗死等并发症。不作为局限性肾癌术前常规应用。

（四）等待观察治疗

对于诊断为小肾肿瘤的患者，可选择等待观察治疗，密切随访，如果观察到肿瘤发展再进行治疗。文献资料显示局部肿瘤增大没有增加肿瘤转移的风险，早期和中期的研究结果显示对于小肾肿瘤采取等待观察治疗是合适的，没有增加患者因肾癌死亡的风险，远期疗效有待进一步观察。等待观察治疗适合肾肿瘤小（最大径小于 4cm）、患者一般情况差、不能耐受或者拒绝手术治疗的患者。

（五）术后辅助治疗

局限性肾癌手术后尚无标准辅助治疗方案。pTla 肾癌手术治疗 5 年生存率高达 90% 以上，术后可不进行辅助治疗。pTlb－pT_2 期肾癌手术后 1～2 年内约有 20%～30% 的患者发生转移。手术后的辅助放、化疗不能减少复发率和转移率，术后常规应用辅助性放、化疗缺乏循证医学证据支持，有待探索有效的辅助治疗方案。

二、局部进展性肾癌的治疗

（一）局部进展性肾细胞癌定义

局部进展性肾细胞癌是指伴有区域淋巴结和（或）肾静脉瘤栓和（或）下腔静脉瘤栓和（或）肾上腺转移或肿瘤侵及肾周脂肪组织，但未超过肾周筋膜，无远处转移的肾细胞癌。

（二）治疗原则

首选治疗方法为根治性肾切除术，而对转移的淋巴结或血管瘤栓需根据病变程度、患者的全身状况等因素选择是否切除。术后尚无标准辅助治疗方案。

（三）手术治疗

1. 区域或扩大淋巴结清扫 早期的研究主张做区域或扩大淋巴结清扫术，而近些年的研究结果认为淋巴结清扫术对术后淋巴结阴性患者只对判定肿瘤分期有实际意义，而淋巴结阳性患者往往伴有远处转移，手术后需联合内科治疗。区域或扩大淋巴结清扫只对少部分患者有益。对伴淋巴结肿大的肾癌患者，建议对比较容易切除肿大淋巴结的患者行根治性肾切除术+肿大淋巴结切除术。

2. 肾静脉或下腔静脉瘤栓的外科治疗　肾癌一个特殊的生物学特点就是易侵及静脉形成瘤栓，其发生率为4%～10%，高于其他器官的肿瘤，而许多伴肾静脉或下腔静脉瘤栓的肾细胞癌患者无远处转移征象。对无淋巴结或远处转移的伴肾静脉或下腔静脉瘤栓的肾细胞癌患者行根治性肾切除、并完整取出肾静脉或下腔静脉瘤栓者，手术后的5年生存率可达到45%～69%。手术方案需根据瘤栓侵及的范围制订。根据瘤栓侵及范围，美国梅奥医学中心（Mayo Clinic）将瘤栓分为五级：0级：瘤栓局限在肾静脉内；Ⅰ级：瘤栓位于下腔静脉内，瘤栓顶端距肾静脉开口处≤2cm；Ⅱ级：瘤栓位于肝静脉水平以下的下腔静脉内，瘤栓顶端距肾静脉开口处>2cm；Ⅲ级：瘤栓在肝内下腔静脉水平，膈肌以下；Ⅳ级：瘤栓位于膈肌以上下腔静脉内。Ⅳ级下腔静脉癌栓的外科手术需在低温体外循环下进行，需要胸心外科和麻醉科的密切配合。腔静脉瘤栓取出术死亡率约为9%，最主要的死亡原因是术中癌栓脱落致肺栓塞。

多数学者认为肿瘤TNM分期、瘤栓长度、瘤栓是否浸润腔静脉壁与预后有直接关系。建议对临床分期为T3bN0M0，且一般情况良好的患者行下腔静脉瘤栓取出术。不推荐对CT或MRI扫描检查提示有下腔静脉壁受侵或伴淋巴结转移或远处转移的患者行此手术。

（四）术后辅助治疗

局部进展性肾癌根治性肾切除术后尚无标准辅助治疗方案。辅助性使用IFN-α或（和）IL-2治疗缺乏循证医学Ⅰ～Ⅲ级证据水平支持，辅助分子靶向药物治疗的研究还在进行中，尚无定论。肾癌属于对放射线不敏感的肿瘤，单纯放疗不能取得较好效果。术前放疗一般较少采用，对未能彻底切除干净的Ⅲ期肾癌可选择术中或术后放疗。

三、转移性肾癌的治疗

大约25%～30%肾细胞癌患者在初次诊断时伴有远处转移，局限性或局部进展性肾癌行根治性肾切除术后约20%～40%的患者将出现远处转移，在肾细胞癌患者中有30%～50%最终将发展为转移性肾癌。

（一）转移性肾癌的定义

伴有远处转移和（或）肿瘤侵犯超过肾周筋膜的肾细胞癌称之为转移性肾细胞癌。2002年AJCC癌症分期为$T_{1-4}N_{0-1}M_1$和$T_4N_0N_0$临床分期为Ⅳ期，习惯上称之为晚期肾癌。

（二）转移性肾癌的治疗原则

采用以内科为主的综合治疗。外科手术主要为转移性肾癌辅助性治疗手段，极少数患者可通过外科手术而获得长期生存。

（三）手术治疗

1. 肾原发灶的手术治疗　对体能状态良好、低危险因素的患者应首选外科手术，切除肾脏原发灶可提高IFN-α或（和）IL-2治疗转移性肾癌的疗效。对肾癌引起严重血尿、疼痛等症状的患者可选择姑息性肾切除术、肾动脉栓塞以缓解症状、提高生存质量。转移性肾癌手术风险高于局限性肾癌，手术死亡率为2%～11%。

2. 转移灶的手术治疗　对根治性肾切除术后出现孤立性转移瘤以及肾癌伴发孤立性转移、行为状态良好的患者可选择外科手术治疗。对伴发转移的患者，可视患者的身体状况与肾脏手术同时进行或分期进行。

肾癌骨转移的治疗原则：临床研究结果显示，由肾癌引起的转移部位中，骨转移占20%～25%。而尸检发现在死于肾癌的患者，骨转移率为40%。肾癌骨转移多伴有内脏转移，预后差，应采用以内科为主的综合治疗，骨转移最有效的治疗是手术切除转移灶。对可切除的原发病灶或已被切除原发灶伴单一骨转移病变（不合并其他转移病灶）的患者，应进行积极的外科治疗。承重骨转移伴有骨折风险的患者应进行预防性内固定，避免骨折。已出现病理性骨折或脊髓的压迫症状符合下列3个条件者首择骨科手术治疗：①预计患者存活期大于3个月；②体能状态良好；③术后能改善患者的生活质量，有助于接受放、化疗和护理。

（四）内科治疗

在过去20多年中，随机对照研究未能证明LAK细胞、TIL细胞、IFN－γ治疗转移性肾癌有效。20世纪90年代起，中、高剂量IFN－α或（和）IL－2一直被作为转移性肾癌标准的一线治疗方案，有效率约为15%。大量临床研究证实中、高剂量IFN－α对低、中危转移性肾透明细胞癌患者有效。结合中国的具体情况，中华泌尿外科学会推荐将中、高剂量IFN－α作为治疗转移性肾透明细胞癌的基本用药。2006年起NCCN、EAU将分子靶向治疗药物索拉非尼、舒尼替尼、替西罗莫司（emsirolimus，TEM）、贝伐单抗联合IFN－α、依维莫司（Everolimus）以及帕唑帕尼（Pazopanib）作为转移性肾癌的一、二线治疗用药。

1. 细胞因子治疗

（1）IFN－α：IFN－α推荐治疗剂量：IFN－α：9MIU/次，im或H，3次/周，共12周。可从3MIU/次开始逐渐增加，第1周每次3MIU，第2周每次6MIU，第3周以后每次9MIU。治疗期间每周检查血常规1次，每月查肝功能1次，白细胞$<3\times10^9$/L或肝功能异常时应停药，待恢复后再继续进行治疗。如患者不能耐受9MIU/次剂量，则应减量至6MIU/次甚至3MIU/次。

（2）IL－2：国外已经进行了大量关于各种剂量IL－2的随机临床试验，结果显示，高剂量IL－2相比低剂量IL－2治疗有更高的缓解率。中国尚无高剂量IL－2的临床研究报告。

国外常用IL－2方案如下：

高剂量IL－2方案：IL－2（6.0～7.2）×105IU/［kg（体重）·8h］，15分钟内静脉注射，第1～5天，第15～19天。间隔9天后重复1次。高剂量应用IL－2有4%的死亡率。

低剂量IL－2方案Ⅰ：IL－2 2.5×105IU/kg H5d/W×1

IL－2 1.25×105IU/kg H 5d/W×6　每8周为一周期

小剂量方案Ⅱ：18 MIU/d H 5d/W×8周

2004年7月至2006年6月间，在我国进行了单药重组人源化IL－2（Proleukin）皮下注射治疗转移性肾癌的开放、多中心、非对照Ⅲ期临床研究，入组41例经病理确诊的转移性肾癌患者。第一周接受IL－2 9MIU q12h d11～d5，后3周9MIUq12h d1～d2，9MIU qd d3～d5，休1周后重复。5周为1个周期，共2～4个周期。5例因毒副作用出组，36例可评价客观疗效，完全缓解（CR）0例，部分缓解（PR）7例（17.1%），病情稳定（SD）19例（46.3%），疾病进展（PD）15例（36.6%），总有效率为17.1%［95%可信区间（CI）为5.6%～28.6%］，临床获益率为63.4%；中位疾病进展时间（TTP）为6个月，中位总生存时间（OS）为22.5个月，1年生存率为71.2%。患者主要表现为轻中度不良反应，严重不良反应（≥3 级）少见，主要表现为多系统 1 ~2 级不良反应，包括疲乏感（100%）、发热（82.9%）、注射部位皮下硬结（68.3%）、皮疹/脱屑（43.9%）、腹泻（24.4%）、呕吐（17.1%）、转氨酶升高（39%）、尿素氮升高（22%）、贫血（12.2%）、呼吸困难（12.2%）等，大多数不良反应为可逆性。研究结果显示中低剂量 IL -2 治疗中国人转移性肾癌的疗效与国外报道相似，能延长患者生存期，不良反应以轻中度为主，大部分患者可耐受。

中华医学会泌尿外科分会 IL -2 推荐剂量：18 MIU/d IH. 5d/W ×5 ~8 周。

2. 分子靶向药物　目前用于复发或不能手术切除的晚期肾癌靶向治疗药物有索拉非尼（Sorafenib）、舒尼替尼（Sunitinib）、贝伐单抗（Bevacizumab，BEV）＋干扰素、替西罗莫司（Temsirolimus，TEM）、依维莫司（Everolimus）以及帕唑帕尼（Pazopanib）6 个，目前中国批准上市的药物有索拉非尼和舒尼替尼。

索拉非尼是一种口服小分子多激酶抑制剂。2006 年 9 月索拉非尼获得国家食品药品管理局（SFDA）批准用于晚期肾细胞癌治疗，并注册中文商品名为多吉美。2006 年 4 月至 2007 年 8 月间，进行了索拉非尼治疗中国晚期肾细胞癌患者安全性及疗效分析的研究，该研究为开放、多中心、非对照临床研究，共入组 62 例晚期肾癌患者（既往接受过至少一个全身治疗方案），全组中位年龄 53 岁，接受索拉非尼 400mg，2 次/日，至少 2 个月。5 例因不良反应退过试验，57 例可评价。结果 CR1 例（1.75%）、PR 11 例（19.3%）、SD36 例（63.16%），临床获益率为 84.21%，中位疾病无进展生存时间为 41 周。临床获益率与国外的索拉非尼Ⅲ期临床研究的报道一致。3 ~4 级不良反应包括手足皮肤反应（16.1%）、腹泻（6.45%）、高血压（12.9%）、白细胞减少（3.2%）、高尿酸血症（9.7%）。近几年国内的临床经验显示：索拉非尼增量（600 ~800mg/d）或索拉非尼（400mg，bid）联合 IFN -α（3MIU im 或 IH. 每周 5 次）方案可提高治疗晚期肾癌的有效率，但相关的毒副作用高于索拉非尼常规用量治疗方案。

舒尼替尼是由美国辉瑞公司开发的一种口服小分子多靶点酪氨酸激酶受体抑制剂，属于新型口服抗肿瘤多靶点药物。2007 年经国家食品药品监督管理局（SFDA）批准在中国上市，用于治疗晚期肾细胞瘤和胃肠道间质肿瘤（GIST）。舒尼替尼推荐剂量为 50mg/d，服用 4 周，停药 2 周为一个疗程。2008 年在中国进行了一项单臂、开放、多中心、Ⅳ期的临床研究评价苹果酸舒尼替尼一线系统治疗中国转移性肾细胞癌患者的疗效及安全性（批准后承诺试验）。

3. 化疗　肾癌属于化疗不敏感肿瘤，目前用于治疗转移性肾细胞癌可选择的药物有吉西他滨、氟尿嘧啶（5 -FU）或卡培他滨、顺铂。吉西他滨联合氟尿嘧啶或卡培他滨主要用于以透明细胞为主的转移性肾细胞癌；吉西他滨联合顺铂主要用于以非透明细胞为主型的转移性肾细胞癌；如果肿瘤组织中含有肉瘤样分化成分，化疗方案中可以联合多柔比星。化疗有效率约 10% ~15% 左右。化疗主要作为转移性非透明细胞癌患者的治疗。

（五）放疗

对局部瘤床复发、区域或远处淋巴结转移、骨骼或肺转移患者，姑息放疗可达到缓解疼痛、改善生存质量的目的。近些年开展的立体定向放疗、三维适形放疗和调强适形放疗对复发或转移病灶能起到较好的控制作用，应当在有效的全身治疗基础上进行。

肾癌脑转移的治疗原则：尸检结果显示，死于肾癌的患者中 15% 有脑转移，60% ~

75%脑转移的患者有临床症状或体征，主要表现为头痛（40% ~50%）、局灶性神经症状（30% ~40%）及癫痫（15% ~20%）。肾癌脑转移的治疗采用以内科为主的综合治疗，对伴有脑水肿颅内高压症状的患者应加用皮质激素；脑转移伴有其他部位转移的患者，激素和脑部放疗是治疗的重要手段。对行为状态良好、单纯脑转移的患者首选脑外科手术（脑转移灶≤3 个）或立体定向放疗（脑转移瘤最大径≤3 ~3. 5cm）或脑外科手术联合放疗。

四、遗传性肾癌诊断和治疗

已明确的遗传性肾癌包括：①VHL 综合征；②遗传性肾乳头状腺癌；③遗传性平滑肌瘤病肾癌；④BHD（Birt – Hogg – Dube）综合征。

（一）遗传性肾癌的诊断要点

1. 患病年龄以中、青年居多，有/无家族史。

2. 肾肿瘤常为双侧、多发，影像学上具有肾癌的特点。

3. 有上述综合征的其他表现，如 VHL 综合征可合并中枢神经系统及视网膜成血管母细胞瘤、胰腺囊肿或肿瘤、肾上腺嗜铬细胞瘤、附睾乳头状囊腺瘤、肾囊肿等改变。

4. 检测证实相应的染色体和基因异常。

（二）遗传性肾癌的治疗

VHL 综合征报道较多，其他类型的遗传性肾癌仅见个案报道或小样本病例报道。大部分遗传性肾癌与 VHL 综合征的治疗方法和原则相近。

VHL 综合征肾癌治疗原则：肾肿瘤直径 <3cm 者观察等待，当肿瘤最大直径≥3cm 时考虑手术治疗，以保留肾单位手术为首选，包括肿瘤剜除术。

（薛　渊）

第三节　肾癌的化学治疗、免疫治疗和靶向治疗

一、化学治疗

肾癌具有多药耐药性（multidrug resistance，MDR），肾组织是典型的 MDR 标本。因为肾癌有多药耐药性，所以化疗对肾癌疗效很差。多年来对有关肾癌的化疗问题进行过许多探索。1967 年 30 种药物 247 例肾癌，1977 年 42 种药物 1703 例肾癌，1983 年 53 种药物 2416 例肾癌，1983—1989 年 39 种新药治疗肾癌 2120 例，有客观疗效者均在 9% 以下。1995 年 Yagoda 复习 1983—1993 年共计 4542 例肾癌化疗的临床研究资料，总有效率为 6%，且都是短期缓解。过去认为氟尿嘧啶或者长春新碱对于转移性肾细胞癌具有抗肿瘤活性，然而，随后对 81 例患者进行的随机前瞻性临床研究结果显示：长春新碱单药化疗的客观反应率只有 2. 5%，总生存期差于长春新碱联合 IFN – α 治疗。其他单药或者联合化疗治疗转移性肾细胞癌的临床研究获得的几乎都是令人沮丧的结果。这些资料证实了肾细胞癌是化疗药物耐药的肿瘤。

肾癌多药耐药的原因之一可能由于癌细胞膜表面存在高浓度的多药耐药基因 IDR – 1 产物 p 糖蛋白（p170），可以主动将化疗药物泵出癌细胞。基于这一点，有尝试采用化疗联合

p 糖蛋白抑制剂治疗，p 糖蛋白抑制剂有托瑞米芬、维拉帕米、硝苯地平和环孢素等，体外作用有效，但临床上这些药物和长春新碱一起应用，不能提高肾细胞癌化疗的客观反应率。可能还存在其他导致肾细胞癌化疗抵抗的机制。

目前，已有的资料显示化疗对转移性肾透明细胞癌无明显抗肿瘤活性，不能提高患者生存期。对于转移性非透明细胞癌或者有肉瘤样分化的肿瘤，包括多柔比星和吉西他滨的化疗方案可能有临床疗效。Nanus 等报道 18 例肉瘤样分化或者进展迅速的肾细胞癌，采用多柔比星联合吉西他滨化疗，客观反应率为 39%（2 例 CR，5 例 PR）。Anecdotal 等报道肾集合管癌对吉西他滨联合顺铂化疗方案敏感。

二、免疫治疗

肿瘤免疫治疗始于 19 世纪末，至今经历了约 120 年，前 100 年有一些制剂用于晚期肿瘤的治疗，但并未成为有效的治疗手段，直到 20 世纪 80 年代提出了生物反应调节剂（biological responscmodifiers，BRMs）的概念，开创了现代肿瘤生物治疗。经 20 多年的临床实践证明，干扰素（interferon，IFN）或白介素 -2（interleukin -2，IL -2）已成为治疗晚期肾癌的有效手段之一。肾癌免疫治疗有以下几种方案。

（一）非特异性免疫治疗

19 世纪末，美国 Coley 医生利用诱导人工感染治疗晚期癌症，但由于许多患者死于感染，而改用灭活的化脓性链球菌及灵杆菌滤液（Coley 毒素），在以后的 40 多年中治疗了包括肾癌在内的 1200 多例各种不同的癌症患者，至少有 30 人存活了 30 年以上。现在已清楚 Coley 毒素的有效成分为细菌产生的内毒素，它激发了患者的抗肿瘤非特异免疫反应。由于这种制剂不稳定，Coley 医生的结果难以再现，这种治疗方法渐渐被人们所遗忘。

20 世纪 50 ~ 70 年代相继将短小棒杆菌、卡介苗、转移因子和免疫核糖核酸等用于肿瘤的治疗，只有卡介苗用于治疗膀胱尿路上皮原位癌及手术后膀胱灌注预防肿瘤复发收到了令人满意的结果，并沿用至今。而在肾癌治疗方面，上述各种治疗方法由于缺乏严格的随机对照研究，尚不能明确具有循证医学证据水平的客观疗效。

（二）细胞因子

自从基因工程技术在生物医学领域中大规模使用后，细胞因子是应用最广泛、疗效最明确的一类 BRMs。

1. 肿瘤坏死因子（tumor necrosisfactor，TNF） 是现代免疫治疗早期用于肿瘤治疗的细胞因子之一。TNF 局部应用治疗皮肤恶性肿瘤的有效率可高达 63%，而在全身应用治疗肿瘤的临床Ⅰ/Ⅱ期临床试验中几乎未见客观疗效反应，且毒性反应重。目前 TNF 以局部应用为主。

2. IFN 是第一个用于临床的重组基因细胞因子，因连接的受体不同分为 2 型，用于治疗肾癌的为 IFN -α。IFN -α 根据使用的剂量不同分为低剂量（≤3MIU/d）、中等剂量（5 ~ 10MIU/d）和高剂量（≥10MIU/d）。常用治疗剂量是 9 ~ 18MIU/d，皮下或肌内注射，每周 3 次。治疗持续时间至少 3 个月。为增加患者对干扰素的耐受能力，可采用阶梯式递增方案，即开始第 1 周用量为 3MIU/d，每周 3 次，第 2 周为 6MIU/d，每周 3 次，以后改为 9MIU/d，每周 3 次。按照 WHO 评价药物疗效的标准，单独应用 IFN -α 治疗转移性肾癌国外大量临床随机对照研究报道显示其有效率约为10%～20%，平均15%，CR率为3%～5%。部分缓解的缓解期平均约4～6个月。为提高疗效、减少IFN-α的毒副作用，国外学者进行了IFN-α联合其他药物的临床研究，目前的研究结果显示，IFN-α+IL-2可提高对转移性肾癌的有效率，但生存率与单独应用干扰素相比无统计学意义。IFN-α分别联合5-FU、长春碱等生物化疗方案与单独IFN-α方案相比不能提高客观缓解率，却降低了患者的生存质量。长效IFN-α也已试用于转移性肾癌的治疗，虽然血浆的半衰期延长，但其疗效无显著提高，副作用也未减少。

3. IL-2　1992年美国FDA批准将IL-2用于转移性肾癌的治疗。根据IL-2的用量分为大剂量方案和小剂量方案，一般认为对用药剂量达到需要住院监护的程度称为大剂量方案。1995年至2000年美国国立癌症研究所（national cancer institute, NCI）系列报道了用大剂量方案IL-2（6.0～7.2）$\times 10^5$IU7（kg·8h），15分钟内静脉注射，第1～5天，第15～19天。间隔9天后重复1次。治疗255例转移性肾癌的结果，CR 6.7%（17/255），PR 7.8%（20/255），总有效率14.4%；部分缓解的患者中位肿瘤无进展生存时间为20个月（3～97个月），完全缓解的患者中位肿瘤无进展生存时间大于80个月（7～130个月）。由于应用大剂量IL-2方案的毒副作用重，甚至有4%的患者死于用药并发症。Kammula等总结美国NCI用大剂量IL-2治疗晚期肿瘤的结果，并对比了每周期平均用药13次（155例）与用药7次（809例）对疗效及毒副作用的影响，发现后者IL-2用量减少了近50%，但有效率没有降低，毒副作用明显减少，没有与IL-2相关的死亡病例。为减低毒副作用，美国NCI提出了小剂量IL-2方案：IL-2 2.5 $\times 10^5$IU/kg H 5d/W ×1；IL-2 1.25 $\times 10^5$IU/kg H 5d/W ×1，每8周为一周期。

（三）细胞过继免疫治疗

1985年Rosenberg等报道用大剂量IL-2加淋巴因子激活的杀伤细胞（lymphokine-activated killer cell LAK细胞）治疗25名晚期黑色素瘤和肾癌患者，有效率达44%。但随后的随机对照研究发现大剂量IL-2+LAK细胞疗法治疗转移性肾癌并没能显示出比单独IL-2更多的益处。在肿瘤病灶，常常发现有大量的淋巴细胞浸润（tumor infiltrating lymphocyte, TIL）。体外的实验结果表明，这些TIL细胞活化后对自体肿瘤细胞有特异性杀伤功能，其杀伤肿瘤细胞的活性比LAK细胞强50～100倍。但临床实验研究的结果显示TIL细胞并没有表现出优于LAK细胞的体内抗瘤作用。近年来发现CTL（cytotoxic tlymphocytes）中CD3+CD56+的CIK（cytokine-induced killer）细胞，具有高增殖能力及细胞毒作用，对肿瘤细胞为MHC非限制性杀伤作用，为过继细胞免疫治疗提供了新的希望。

（四）肿瘤疫苗

肿瘤疫苗的早期制备方法是使用灭活的癌细胞或其裂解物，目前研究热点是利用树突状细胞（dendritic cell, DC）能递呈抗原的特点，引入肿瘤相关多肽、蛋白、基因或将整个肿瘤细胞与DC融合制备肿瘤疫苗。应用肿瘤疫苗治疗晚期肾癌处于Ⅰ～Ⅱ期临床实验阶段，尚无明确的疗效。2004年Jocham等报道了用自体瘤苗作为局限性和局部进展性肾癌术后的辅助治疗的多中心随机对照研究结果，558例患者随机分为对照组或瘤苗组。手术后瘤苗组患者皮内接种瘤苗1次/4周×6次。随访60～70个月，在可评价378例患者中，瘤苗组5年无疾病进展生存率为77%，而对照组为68%（$p=0.0204$）。

（五）单克隆抗体

肾透明细胞癌细胞表面 G250 表达率 >90%。2004 年 Bleumer 等报道 WX2G250（G250 单克隆抗体）治疗 36 例肾癌患者，1 例 CR，1 例 PR，11 例 SD。WX2G250 联合 IL-2 治疗 35 例肾癌患者，3 例 PR，5 例 SD，患者中位生存期为 22 个月，无Ⅲ~Ⅳ级毒副作用。目前还缺乏大样本随机对照临床研究评估单克隆抗体治疗肾癌的疗效。

三、靶向治疗

目前用于复发或不能手术切除的晚期肾癌靶向治疗药物有索拉非尼（Sorafenib）、舒尼替尼（Sunitinib）、贝伐单抗（Bevaclzumab，BEV）+干扰素、替西罗莫司（Temsirolimus，TEM）、依维莫司（Everolimus）以及帕唑帕尼（Pazopanib）6 个。以下分别介绍这 6 个靶向治疗药物对晚期肾癌靶向治疗现状。

（一）索拉非尼

基础研究发现索拉非尼是 RAF 激酶的强效抑制剂，可以通过阻断 RAS/RAF/ERK/MEK 信号传导通路而抑制肿瘤细胞的增殖，进一步研究发现其可抑制小分子酪氨酸受体激酶的活性而达到抑制肿瘤血管的生成作用后进人药物开发。

索拉非尼是一种口服小分子多激酶抑制剂，于 2005 年被美国 FDA 批准用于治疗晚期肾癌，其上市标志着晚期肾癌靶向治疗时代的到来。

2007 年 Escudier 等报道了索拉非尼治疗晚期肾癌全球多中心随机对照Ⅲ期临床研究（Investigators in the Treatment Approaches in Renal Cancer Global Evaluation Trial，TARGET）结果。共入组细胞因子治疗失败的晚期肾透明细胞癌 903 例，随机分为索拉非尼治疗组（451 例）与安慰剂组（452 例）。治疗组口服索拉非尼 400mg，2 次/d，连续服药直至疾病进展。中期分析结果显示索拉非尼组与安慰剂组的客观有效率分别为 10% 与 2%，两组患者疾病稳定率分别为 74% 与 53%，临床受益率分别为 84% 与 55%，中位无疾病生存期（progress free survival PFS）分别为 5.8 月与 2.8 月（$p<0.000\ 001$）。3/4 级不良反应包括淋巴细胞减少（13%）、手足皮肤反应（6%）、乏力（5%）、呼吸困难（4%）、高血压（4%）、贫血（3%）、心肌缺血或梗死（3%）。2009 年 Escudier 等报道了试验的终期分析结果：至 2005 年 5 月，安慰剂组有 48% 的患者交叉进入索拉非尼治疗组，治疗组与安慰剂组患者中位总生存期（overallsurvival，OS）分别为 17.8 个月与 15.2 个月（HR=0.88，$p=0.146$），差异无统计学意义。去除安慰剂组交叉接受索拉非尼治疗的干扰因素，OS 二级数据分析结果显示，治疗组与安慰剂组患者中位 OS 分别为 17.8 个月 vs14.3 个月（$p=0.0287$），证实索拉非尼可以延长晚期肾癌患者的 OS。

2007 年 Knox 等报道了在北美进行的索拉非尼治疗晚期肾癌的扩大临床试验（Advanced Renal Cell Carcinoma Sorafenib，ARCCS）结果，该实验囊括了不符合 TARGET 试验人组标准的晚期肾癌患者，不论是≥65 岁高龄患者或透明细胞癌及非透明细胞癌患者接受一线、二线及二线以上索拉非尼治疗的晚期肾癌患者临床获益率分别是 84%、83% 和 84%。进一步验证了索拉非尼治疗晚期肾癌的临床疗效。

2009 年 Escudier 等报道了索拉非尼与干扰素-α（interferon-α，IFN-α）随机对照一线治疗转移性肾癌的Ⅱ期临床试验结果。共入组晚期肾细胞癌患者 189 例，随机分为索拉非尼组（97例）与IFN-α组（92例）两组，分别接受连续口服索拉非尼（400mg，bid）或IFN-α 9MIU，皮下注射，3次/周。结果显示，索拉非尼治疗组与IFN-α治疗组相似，患者的中位PFS分别为5.7个月与5.6个月。索拉非尼治疗组中44例患者因疾病进展将索拉非尼剂量提升至600mg bid，增量后患者中位PFS为3.6月。IFN-α治疗组中50例患者因疾病进展交叉进入索拉非尼组（400mg，bid）继续治疗，中位PFS为5.3个月。

孙燕院士发起的索拉非尼治疗中国晚期肾癌临床研究结果显示，索拉非尼治疗晚期肾癌的客观有效率达到21%，临床获益率达到84.21%，中位PFS为41周。临床客观有效率及PFS优于TARGET研究结果。

国内外一些初步的临床研究结果显示索拉非尼联合IFN-α、吉西他滨或联合其他靶向药物（贝伐单抗或依维莫司）以及索拉非尼增量方案都能进一步提高临床的有效率，可能是未来治疗晚期肾癌的发展方向。

（二）舒尼替尼

舒尼替尼也是一种口服小分子多激酶抑制剂。2006年Motzer等报道了2个舒尼替尼治疗转移性肾透明细胞癌Ⅱ期临床研究结果，该2项研究共纳入既往细胞因子治疗失败的转移性肾透明细胞癌106例，105例可评价疗效，PR 36例（34%），中位PFS 8.3个月（7.8~14.5个月）。2007年Motzer等报道了舒尼替尼与IFN-α随机对照一线治疗转移性肾癌的Ⅲ期临床试验中期结果，共有750例转移性透明细胞癌患者人组，随机分为舒尼替尼治疗组（375例）与IFN-α治疗组（375例）。舒尼替尼50mg，口服，1次/日，连续用药4周，休息2周。IFN-α 9MIU，皮下注射，3次/周。结果显示，舒尼替尼组与IFN-α组的客观有效率分别为31%与6%，中位PFS分别为11个月与5.1个月。3/4级毒副作用包括：中性粒细胞减少（12%）、血细胞减少（8%）、高淀粉酶血症（5%）、腹泻（5%）、手足综合征（5%）和高血压（8%）。2009年Motzer等报道了终期结果显示，舒尼替尼组与IFN-α组有效率分别为47%与12%（$p<0.001$），患者中位OS分别为26.4个月与21.8个月（$p=0.051$）。

2009年Gore等报道了舒尼替尼扩大临床试验结果，在3464例可评价疗效的病例中，客观有效率为17%（n=603），亚组的客观有效率如下：脑转移12%（26/213），ECOG行为状态评分2分或更高者9%（29/319），非透明细胞癌11%（48/437），年龄为65岁或以上者17%（176/1056）。中位OS为18.4个月（17.4~19.2个月），中位PFS为10.9月（10.3~11.2个月）。

（三）贝伐单抗（BEV）联合IFN-α

贝伐单抗是VEGF单克隆抗体。2009年Escudier等报道了BEV联合IFN-α与安慰剂+IFN-α随机对照一线治疗转移性肾癌的多中心、双盲的Ⅲ期临床试验（AVOREN）中期分析结果，共入组转移性肾透明细胞癌患者649例，随机分为BEV+IFN-α治疗组与安慰剂+IFN-α对照组，BEV 10mg/kg静脉滴注1次/2周，两组患者IFN-α的用量均为9MIU，皮下注射，3次/周。结果显示，BEV+IFN-α治疗组与安慰剂+IFN-α对照组患者中位PFS分别为10.2个月与5.4个月（$p<0.0001$），但仅在MSKCC评分为低、中危的转移性肾癌患者中两组之间有明显差异，而在MSKCC评分为高危的转移性肾癌中两组患者中位PFS分别为2.2个月与2.1个月（$p=0.457$），差异无统计学意义。2009年Escudier等

报道了 AVOREN 研究最终结果显示，两组患者中位 OS 分别为 23.3 月与 21.3 月，两组之间差异无统计学意义。

（四）替西罗莫司（TEM）

TEM 是第一个被证明对晚期肾癌治疗有效的 m－TOR 抑制剂。2007 年 Hudes 等报道了 TEM 与 IF－α 或 TEM＋IFN－α 治疗转移性肾细胞癌多中心随机对照Ⅲ期临床研究结果，共入组了初治的 MSKCC 评分预后较差的转移性肾细胞癌 626 例，随机分为 TEM 治疗组（209 例）、IFN－α 治疗组（207 例）与 TEM＋IFN－α 治疗组（210 例）。TEM 单药组：TEM 25mg 静脉注射，每周 1 次；IFN－α 单药组：IFN－α 18MIU 皮下注射，3 次/周；联合治疗组：TEM 15mg 静脉注射，每周 1 次；联合 IFN－α6 MIU 皮下注射，3 次/周。研究结果显示，TEM 治疗组、IFN－α 治疗组与 TEM＋IFN－α 治疗组患者中位 OS 分别为 10.9、7.3、8.4 个月，TEM 治疗组患者中位 OS 明显长于 IFN－α 治疗组患者中位 OS（$p = 0.0069$）。而 TEM＋IFN－α 治疗组患者与 IFN－α 治疗组患者的 OS 之间差异无统计学意义（$p = 0.6912$）。替西罗莫司治疗中国转移性肾癌的Ⅳ期临床研究目前正在进行中。

（五）依维莫司

依维莫司是口服 m－TOR 抑制剂。用法为 10mg 口服，1 次/日。2008 年 Motzer 等报道了依维莫司二线治疗转移性肾透明细胞癌多中心、双盲、随机对照Ⅲ期临床试验研究结果，共入组患者 410 例，既往一线治疗方案包括多激酶抑制剂（索拉非尼、舒尼替尼或两者序贯）或贝伐单抗、细胞因子，治疗失败后 6 个月以内患者可入组本试验，按 2：1 的比例随机分为依维莫司组（272 例）与安慰剂组（138 例）。两组中都联合最佳的支持治疗（best supportive care，BSC）。有 191 例患者可评价 PFS。依维莫司治疗组中 140 例（51%）患者可继续治疗，中位治疗时间为 95 天，31% 患者因 PD 而中止治疗，PR 1%、SD 63%、PD 20%，中位 PFS 4.0 个月。安慰剂组 30 例（22%）患者可继续治疗，中位治疗时间为 57 天，73% 的患者因 PD 中止治疗，本组无 PR 病例，SD 44 例（32%），PD63 例（46%），中位 PFS 1.9 个月，PFS 显著短于依维莫司治疗组（$p < 0.0001$）。在应用依维莫司治疗期间的患者需要支持治疗。

（六）帕唑帕尼

帕唑帕尼是一种口服的多激酶抑制剂。2009 年 Sternberg 等报道了帕唑帕尼治疗晚期肾癌的国际多中心随机对照Ⅲ期临床研究结果。该项研究共纳入 435 例晚期肾癌患者，其中 203 例为细胞因子治疗失败的患者。将这些患者按 2：1 比例进行随机分为帕唑帕尼治疗组（290 例）与安慰剂对照组（145 例）。分别口服帕唑帕尼 800mg qd 或安慰剂。采用 RECIST 标准评价疗效。对照组患者出现 PD 时，可以进入治疗组，进入扩大实验研究。结果显示，治疗组与对照组患者的 PFS 分别为 9.2 个月与 4.2 个月（$p < 0.0000001$），其中，治疗组中使用帕唑帕尼作为一线治疗的患者的 PFS 与对照组患者的 PFS 分别为 11.1 个月与 2.8 个月（$p < 0.0000001$）；治疗组中既往接受过生物治疗患者的 PFS 与对照组患者的 PFS 分别为 7.4 个月与 4.2 个月（$p < 0.001$）。治疗组与对照组患者的有效率分别为 30% 和 3%，治疗组的中位起效时间为 58.7 周。治疗组与对照组患者的平均治疗时间分别为 7.4 个月与 3.8 个月。帕唑帕尼的主要毒副作用多为 1 级或 2 级，常见的毒副作用包括腹泻（52%）、高血压（40%）、头发颜色改变（38%）、恶心（26%）、食欲下降（22%）和呕吐（21%）；实

验室最常见的异常为 ALT 升高（53%）。OS 尚未得到。

随后 Hawkins 等报道了帕唑帕尼治疗晚期肾癌的扩大临床研究（VEG107769）结果。该研究共纳入在 VEG105192 研究中对照组出现 PD 且未接受其他抗肿瘤治疗的患者 71 例，入该研究组前患者服用安慰剂的中位时间为 6.4 个月（1～18 个月）。治疗方法是服用帕唑帕尼 800mg qd，其中，34 例（48%）为一线治疗，37 例（52%）既往接受过生物治疗。结果显示，截止到 2008 年 5 月，服用帕唑帕尼的中位时间为 5.7 个月。21 例（30%）患者死亡，40 例（56%）患者停药，31 例（44%）患者仍在接受治疗。大部分患者死亡及停药的原因为 PD。2 例患者出现致死性毒副作用，分别为猝死或消化道出血。有效率为 32.4%（95% 可信区间为 21.5～43.3），中位 PFS 为 8.3 个月（95% 可信区间为 6.1～11.4）。

至目前为止，所有晚期肾癌靶向治疗方案存在的最大问题就是完全缓解率太低，临床疗效尚不能令人满意，因此，NCCN《肾癌临床实践指南》v2.2010 版在推荐一线或二线治疗方案中首推的都是参加临床试验。依据以上报道的研究结果，NCCN《肾癌临床实践指南》v2.2010 版中推荐将这 6 个靶向治疗方案作为以透明细胞癌为主型或非透明细胞癌为主型的复发或无法手术切除晚期肾癌患者一线或二线治疗方案。在上述研究的基础上仍有待于进一步临床研究探索新的治疗方案，如靶向治疗联合细胞因子、化疗或靶向药物之间的联合方案等，进一步提高疗效，降低毒副作用。并参照个体化治疗原则，合理用药，最终能探索出晚期肾癌的最佳治疗方案。

（薛　渊）

第二十三章　恶性肿瘤相关的肾损害

第一节　多发性骨髓瘤肾脏损害

一、流行病学

多发性骨髓瘤（multiple myeloma，MM）是浆细胞异常增生的恶性疾病，约占所有肿瘤的1%，血液系统肿瘤的10%左右，年发病率4/10万。美国的调查表明，MM中位发病年龄为60～65岁，黑种人发病率高于白种人。我国MM中位发病年龄为56.3岁，发病高峰50～65岁，男女之比2.4：10。大多数病例为原发性，少部分为意义未明的单克隆丙种球蛋白血症演变而来。

MM肾脏受累常见。骨髓瘤肾病是MM最常见和严重的并发症，又被称为骨髓瘤管型肾病（myeloma cast nephropathy，CN）。由于大量轻链从肾脏排泄，加之高血钙、高尿酸、高黏综合征等因素，就诊时50%以上患者已存在肾功能不全。USRDS2006年报告显示在2002－2004年的终末期肾脏病患者中，MM的发病率为1.1%，同期患病率0.4%，平均年龄约70岁。

二、分子生物学

遗传学发现约有50%MM有核型异常，主要是超二倍体，而荧光原位杂交法显示至少90%患者染色体异常，包括14q32易位、17p和22q缺失及13号染色体的单体性和缺失、易位，其中有些发生频率高且直接与预后相关，尤其是13号染色体异常。

MM相关的肾损害相当广泛，包括管型肾病、轻链沉淀病、AL型淀粉样变性病。

三、病因病理

MM发生可能与职业、辐射接触、慢性抗原刺激、遗传因素、病毒感染等危险因素有关。MM肾脏损害常见，主要机制包括以下几个方面。

（一）游离轻链蛋白的肾脏损害

MM中异常免疫球蛋白或其片段的重链（heavychain，HC）和轻链（light chain，LC）的产生比例发生了改变，所产生的过多游离轻链即本周蛋白（Bence－Jones protein，BJP）在引起肾脏损害方面非常重要，但并非所有排泌BJP的患者均出现肾损害，部分患者于病程中排泌大量BJP，但无肾脏受累。

1. 对近曲小管细胞的直接毒性　轻链对近曲小管细胞有直接毒性。轻链相关肾损害病例的所有肾标本均有不同程度的近曲小管损害，表现为细胞空泡形成，脱屑，刷状缘的缺失，凝固性坏死以及细胞吞噬作用和溶酶体系统性增强，偶见溶酶体内晶体结构形成。

2. 管型阻塞 MM 肾损害以管型肾病最常见。MM 患者肾小球滤过的轻链超过近端小管最大重吸收能力，到达远端肾小管，在酸性小管液中与 Tamm - Horsfall 蛋白（Tarnrn - Horsfall proteln，THP）形成管型，其成分还包括纤维蛋白原、白蛋白，围绕炎性细胞及多核巨细胞，阻塞远端小管，此即管型肾病。

（二）白介素 -6（IL -6）介导的肾损害

IL -6 可由 T、B 细胞和系膜细胞等多种细胞合成。IL -6 及 IL -6 受体（IL -6R）与某些肾脏病及 MM 有密切联系。许多研究表明 IL -6 是体内外 MM 细胞的主要生长因子，其与肿瘤细胞负荷和病情活动有关。IL -6 及 IL -6R 可作为 MM 观察病情及治疗反应的指标。

（三）高钙血症

MM 分泌大量破骨细胞活化因子导致骨质吸收、溶骨破坏引起高钙血症，急性高钙血症可以导致肾小球滤过率下降，这可能与高钙导致肾小球入球小动脉收缩后肾小球滤过压下降以及血容量减少有关，慢性高钙血症可引起严重的肾小管损伤、肾小管间质钙盐沉积，病变以髓襻升支和髓质集合管最明显。

（四）高尿酸血症和其他

MM 核酸代谢增强，常有高尿酸血症，化疗后可发生急性高尿酸血症，导致肾小管间质性损害。血清 M 蛋白增加可致高黏血症，MM 细胞肾脏浸润直接导致肾损害；脱水、放射造影剂、非类固醇类抗炎药、ACEI 类降压药可加重肾损害。少数情况下，可发生骨髓细胞肾浸润，直接破坏肾结构。

四、临床表现

MM 主要由于骨髓瘤细胞增生破坏骨髓、浸润骨髓外组织及产生大量异常 M 蛋白所引起的一系列后果，临床表现多种多样。

（一）肾外的改变

主要包括以下几个方面。

1. 浸润性表现

（1）造血系统：常见中重度贫血，血小板减少多见，白细胞一般正常。

（2）骨痛：早期和主要症状，占 75%，好发于颅骨、肋骨、腰椎骨、骨盆、股骨，腰骶疼痛最常见，骨质破坏处易发生病理性骨折。

（3）骨髓外浸润：70% 有骨骼外器官浸润，以肝、脾、淋巴结、肾脏常见。

（4）神经系统病变：肿瘤或椎体滑脱致脊髓压迫引起截瘫，如侵入脑膜及脑，可引起精神症状、颅内压增高、局灶性神经体征，周围性神经病变主要表现为进行性对称性四肢远端感觉运动障碍。

2. 异常 M 蛋白相关症状

（1）感染发热：正常免疫球蛋白形成减少，发生感染概率较正常人高 15 倍。

（2）出血倾向：M 蛋白可引起血小板功能障碍、抑制Ⅷ因子活性，常见皮肤紫癜，内脏和颅内出血见于晚期患者。

（3）高黏综合征：发生率 4% ~9%，IgA、IgG3 型 MM 多见。一般 IgA >40g/L、IgG >50g/L、IgM >70g/L 时常出现症状，表现为头晕、昏迷、乏力、恶心、视物模糊、手足麻木、心绞痛等，严重者呼吸困难、充血性心力衰竭、偏瘫、昏迷，也可见视网膜病变。少数患者 M 蛋白为冷球蛋白，可出现雷诺现象。

(4) 淀粉样变性病：约 10% MM 患者发生，轻链型、IgA 型、IgG 型、IgD 型，发生淀粉样变性病的概率分别为 13%、2%、5%、20%。可见巨舌、腮腺及肝脾大、肾病综合征和充血性心力衰竭等表现。

（二）MM 肾脏损害

常见，可有多种表现，有时为首发表现，但人们常对其认识不足，易误诊和漏诊。

1. 蛋白尿　发生率为 60% ~90%，很少伴有血尿、水肿、高血压、临床常易用误诊为慢性肾小球肾炎，尿蛋白定量多 <1g/24h，尿蛋白电泳显示低分子溢出性、肾小管性蛋白尿，β_2 微球蛋白增高，本周蛋白可阳性。少数患者尿蛋白 >1.5g/24h，为中分子和高分子蛋白尿，提示肾小球病变。

2. 肾病综合征（nephrotic syndrome，NS）　MM 中肾病综合征并不常见，但在轻链型和 IgD 型 MM 肾脏损害中较常见，提示肾淀粉样变性病或轻链沉积病。MM 肾病综合征特点：大量非选择性蛋白尿，低白蛋白血症，多无明显镜下血尿，高血压少见，双肾体积增大，即使在严重肾衰竭时尿蛋白丢失仍然很多，肾脏体积无缩小，并伴肾小管功能受损。双侧肾静脉血栓发生率高。

3. 慢性肾小管功能不全　常见肾小管上皮细胞内有轻链沉积，尿中长期排出轻链（以 γ 型多见）引起慢性小管病变，远端和（或）近端肾小管性酸中毒。患者表现为口渴、多饮、夜尿增多、尿液浓缩和尿液酸化功能障碍。尿钾、钠、氯排泄增多或范科尼综合征以及小管性蛋白尿等。部分患者可仅以范科尼综合征为表现，长达 10 年后才出现骨髓瘤症状。

4. 慢性肾衰竭（chronlc renal failure，CRF）　发生率 40% ~70%，特点为：①贫血出现早，与肾功能受损程度不成正比；②临床多无高血压；③双肾体积多无明显缩小。

5. 急性肾衰竭（acute renal falure，ARF）　常因脱水（如呕吐、腹泻、利尿药等），感染，高尿酸血症，高血钙，药物等诱发，病死率高。造影剂是诱发 MM 患者 ARF 的重要因素。造影剂可结合小管蛋白特别是轻链和 THP，增加肾小管分泌尿酸引起小管沉淀和阻塞。脱水更加重造影剂肾毒性。非甾体抗炎药物可抑制环氧化酶使前列腺素的产生减少，降低肾小球滤过率，有利于 THP - 轻链沉积和管型形成，诱发 ARF。呋塞米可增加肾小管液 Na 离子浓度，亦可促进 THP - 轻链沉积。

6. 代谢紊乱　①高钙血症：25% MM 患者发生，主要为骨髓瘤细胞分泌大量破骨活化因子导致骨质吸收，病变部分成骨细胞活化受抑，产生高血钙，引起多尿、脱水、肾小球滤过率降低、钙质在肾小管及间质沉积，并加重轻链管型形成。②高尿酸血症：肿瘤细胞破坏及化疗后，产生大量尿酸阻塞肾小管，当尿 pH <5 时，尿酸大量沉积。

五、辅助检查

（一）血象和骨髓象

常见中重度贫血，血小板减少多见，白细胞一般正常。骨髓涂片浆细胞 >15% 且存在畸形浆细胞。由于病变骨髓细胞呈现灶性分布，故在骨压痛处或多部位穿刺，以提高阳性率。

（二）血清和尿液 M 蛋白

多数血清总蛋白超过正常，球蛋白增多，血清蛋白电泳可见 M 蛋白，单克隆 IgG，移动速度与γ球蛋白相等，IgA 在β区，IgM、IgD、IgE 在γ与β区间，IgD、IgE 浓度超过正常10倍以上才能出现单株峰。90%患者可出现蛋白尿，其中半数尿中出现本周蛋白。本病初期本周蛋白间隙出现，晚期才经常出现，建议行血、尿免疫固定电泳提高诊断的准确性和敏感性。

（三）放射学检查

典型者X线平片可发现广泛骨质疏松和（或）溶骨损害，前者多见于脊柱、肋骨、骨盆，后者累及颅骨、椎体、骨盆、长骨近端。表现为单个或多个圆形或椭圆形穿凿样透亮缺损，也可成“虫咬”状。MRI、PET－CT 等可早期发现 MM 骨骼病变。

（四）其他

（1）常见高钙血症和高尿酸血症，部分血尿素氮、肌酐增高。

（2）尿常规：蛋白或管型。

（3）乳酸脱氢酶（LDH），增高与疾病严重度相关。

（4）血β2－MG：是判断预后与疗效的重要指标，高低与肿瘤活动程度成正比。

（5）血IL－β和可溶性IL－6受体（SIL－6R）血IL－6：血SIL－6R 可作为判断 MM 病情与预后的良好指标。

（6）C反应蛋白（CRP）：血IL－6活性和CRP浓度正相关，CRP是随病情变化升降，反映MM病情与预后。

六、诊断及鉴别诊断

（一）MM 诊断标准

有多种，尚未统一，如 Durie－Salrnon 标准、Kyle－Greipp 标准、西南肿瘤组织标准、Mayo Clinic 标准、WHO 标准及国际骨髓瘤工作组标准，实践中可采用国内标准：①骨髓涂片浆细胞＞15%且存在畸形浆细胞；②血清 M 蛋白 IgG＞35g/L，或 IgA＞20g/L，或 IgD＞2.0g/L，或 IgE＞2.0g/L，尿中出现 M 蛋白＞1.0g/24h；③溶骨性病变或广泛的骨质疏松。IgM 型 MM，除①、②项外，须具备典型 MM 临床表现和多部位溶骨；只有①、③项属不分泌型 MM；对仅有①、②项者（尤其骨髓无原、幼浆细胞），需除外高丙种球蛋白血症和反应性浆细胞增多症。

（二）肾脏损伤的评估

1. 诊断线索　肾脏病若遇有以下情况应考虑 MM，进一步行骨髓穿刺加活检及血、尿免疫固定电泳检查：①年龄40岁以上不明原因肾功能不全；②贫血和肾功能损害程度不成正比；③肾病综合征血尿不突出、血压低者；④早期肾功能不全伴高钙血症；⑤血沉明显增快，高球蛋白血症且易感染；⑥高尿酸血症而肾功能正常；⑦骨痛伴病理性骨折；⑧原因不明的近端肾小管酸中毒；⑨原因不明的肾性尿崩症；⑩成年型范科尼综合征。

2. 肾穿刺活检指征　因绝大多数 MM 以经典管型肾病为主，不需要对每一位 MM 肾损害患者实行肾穿刺，但在以下两种情况时可考虑：①肾小球损害为主，伴白蛋白尿＞1g/24h；②出现病因、病理难以临床推断的肾性急性肾衰竭。

3. 肾脏病理　光镜下管型伴有周围巨细胞反应，其多见于远曲小管和集合管。管型色泽鲜亮，中有裂隙。肾小管变性、坏死或萎缩；肾小管、肾间质内可有钙盐、尿酸盐沉积；

间质炎性细胞浸润、纤维化。较少见骨髓瘤浸润。免疫荧光管型中可见 κ 或 λ、白蛋白、THP 沉积，亦可见 IgG、部分 IgA、IgM 补体沉积。电镜下管型一般由许多呈丝状扁长形或菱形结晶组成。部分患者也可以表现为淀粉样变性，或轻链沉积病样肾脏组织学改变。

（三）鉴别诊断

须与意义未明的高丙种球蛋白血症、转移癌的溶骨病变、反应性浆细胞增多症相鉴别。

七、治疗

（一）降低血液中异常球蛋白的浓度

1. 常规化疗

（1）MP 方案：即美法仑（melphalan，MEL，M）加泼尼松（predisone，P）方案，是对多数不准备做大剂量化疗（high dose chernotherapy，HDT）的患者初治的首选方案。治疗应持续直至达到平台期（异常蛋白水平稳定 3 个月）然后方可停止。治疗前中性粒细胞 $>1.0\times10^9/L$，血小板 $>75\times10^9/L$，拟行 HDT 患者避免使用美法仑，它对正常骨髓干细胞的毒性可能蓄积，并损害以后干细胞采集。美法仑经肾脏排泄，肾功能损害的患者足量使用可能发生骨髓抑制。如果 GFR <40 ~50ml/（min · 1.73m^2）应将初始药量降低到 50%，并在随后的疗程中根据骨髓毒性而加以调整。GFR <30m17（min · 1.73m^2）的患者不应使用美法仑。

（2）以烷化剂为基本药物的联合化疗方案：这些方案一般都有环磷酰胺（C）和美法仑（M）再联合以下两种或两种以上药物：长春新碱、泼尼松、多柔比星（A）和卡莫司汀（B）。多数联合方案同单用烷化剂相比较有效率提高，但无明显生存优势，在不打算 HDT 治疗患者可以考虑作为 MP 方案的替换。研究证明 ABCM 方案较单用美法仑有显著生存期优势，中位存活期为 32 个月对 24 个月，部分指南推荐使用。采用联合方案前，要对可能增加的疗效和随之增加的副作用进行权衡，尤其对于年龄 >65 岁的患者。拟行 HDT 者，采集干细胞前不应用含烷化剂方案。除调整美法仑剂量外，肾功能不全者，环磷酰胺代谢产物部分经肾排泄，GFR 在 10 ~ 50ml/（min · 1.73m^2）药量应减少 25%，GFR < 10ml/（min · 1.73m^2），药量减少 50%。

（3）VAD 方案：VAD 方案为长春新碱、多柔比星连续输用 4d，同时联合大剂量地塞米松。它对刚确诊的患者疗效高达 60% ~80%，完全缓解率可达 10% ~25%。VAD 起效快，90% 在 2 个疗程后可达到最大疗效，能迅速降低肿瘤负荷，不损伤造血干细胞，有肾功能不全时无需调整剂量，骨髓抑制程度较轻，恢复较快。这些特点使其成为严重肾功能不全、拟采集干细胞行大剂量化疗联合外周血干细胞移植、需迅速降低肿瘤负荷如：高钙血症、肾衰竭、神经受压患者的首选方案。缺点为需要中心通道给药及有类固醇相关副作用的高发生率，剂量上受多柔比星心脏毒性限制。VAD 方案缓解期不持久，而且同 MP 或联合化疗方案相比没有长期生存的优势。

（4）大剂量地塞米松（high doses of dexamethasane，HDD）：地塞米松本身承担着 VAD 方案的大部分疗效。单用 HDD 作为初治治疗的优点包括简便易行、无骨髓毒性、适用于肾功能不全的患者以及起效迅速。M. D. Anderson 肿瘤中心该方案总有效率 43%，80% 患者于治疗 2 个月内缓解。对细胞毒性化疗禁忌及肾功能不全患者适宜以 HDD 为初始治疗。在后续化疗方案未定和其他支持手段尚未使用前，HDD 可被作为初始紧急治疗。

（5）化疗疗效标准：

1）美国国立卫生研究院肿瘤研究所的标准，以血清 M 蛋白或 24h 尿轻链蛋白量减少 50% 以上作为有效。

2）美国西南肿瘤研究组标准：以血清 M 蛋白减少 70%（降至 25g/L）和尿轻链蛋白量减少 90% 以上（降至 0.2g/24h 以下）作为有效。

2. 大剂量化疗联合干细胞移植　化疗虽延长了 MM 生存期，但不能治愈本病，异体造血干细胞移植有望根治本病。对无合适供者，则可作自身外周造血干细胞移植。

3. 干扰素（interferon，IFN）　IFN 可用于常规化疗后或 HDT 后平台期的维持治疗。5% ~10% 的 MM 者从 IFN 治疗中获得显著的生存延长，常见副作用为每次开始注射后数小时内常出现流感症状，多在疗程最初 2 ~3 周后逐步缓解，对乙酰氨基酚治疗有效，可在每次注射时服用，倦怠和抑郁是用药较长时间后出现的副作用，停药后可缓解。

4. 靶位治疗　改变骨髓中肿瘤细胞赖以生存的微环境，阻止或影响骨髓瘤细胞归巢并定位骨髓的过程，使骨髓瘤细胞无法在骨髓微环境中生存而达到治疗目的。

（1）沙利度胺（反应停）：沙利度胺在 MM 治疗中取得成功，是近 20 年来治疗 MM 以来最可喜的进展。其作用机制主要包括：抑制刺激血管内皮生长因子和碱性成纤维细胞生长因子的表达，促进新生血管内皮细胞凋亡，改变肿瘤细胞和基质细胞之间的相互作用，并能通过调节细胞因子的分泌而影响肿瘤生存和生长，经自由基介导造成细胞 DNA 氧化损伤直接杀伤肿瘤细胞，促进白介素 -2 和干扰素 -γ 分泌，增强 NK 细胞对肿瘤的杀伤力。

沙利度胺主要用于难治性或复发性骨髓瘤。有 30% ~45% 复发的 MM 患者单独用沙利度胺治疗可以获得部分缓解，无效者，可联合应用地塞米松。起始剂量为 200mg/d，每 2 周增加 200mg 直至最大剂量 800mg/d。300 ~400mg/d 对多数患者有效，大多数患者不能耐受大于 600mg/d 的剂量。

沙利度胺可致静脉栓塞形成（venous thrornboemboliSm，VTE），发生率通常 <5%，预防性小剂量给予华法林能有效降低其发生率，其他副作用有：末梢神经病变、便秘、嗜睡、先天畸形、甲状腺功能减退症、中性粒细胞减少和高钾血症等。

（2）其他：蛋白酶抑制药（velcade，PS2341）是治疗 MM 的新药，可以直接抑制 MM 细胞，也可抑制骨髓微环境中通过旁分泌促进 MM 细胞生长的机制，2003 年 5 月美国 FDA 批准用于临床并于 2004 年 4 月在欧洲正式认可。三氧化二砷输注并联合维生素 C，对于复发耐药的 MM 患者，总有效率 25% ~40%，本方案毒性作用小，绝大多数患者可耐受。

5. 复发/进展性骨髓瘤　几乎所有骨髓瘤患者将复发。早期复发预后不良，且可能对大多数化疗反应差，在一段长期稳定的平台期后复发或进展的患者可能对进一步的治疗反应良好。复发性 MM 治疗方案包括：重复初始化疗方案、大剂量治疗或对症治疗。

6. 二膦酸盐　有利于减缓骨痛，减少骨骼相关病变如溶骨损害以及镇痛药的使用，改善生活质量。该类药物可介导破骨细胞和肿瘤细胞凋亡有潜在抗 IM 作用。对所有需要治疗的 MM 患者，无论骨病损伤是否明显，建议长期使用二膦酸盐治疗。

（二）并发症的治疗

1. 去除加重肾功能损害的因素　纠正脱水，尽早发现和控制高血钙，避免使用造影药、利尿药、非甾体类抗炎药和肾毒性药物，积极控制感染。

2. 充分饮水　除心力衰竭和重度水潴留外，患者应充分水化，保证尿量 >2 ~3L/d，以减少肾小管和集合管内管型形成。

3. 碱化尿液　减少尿酸和轻链在肾内沉积，预防肾衰竭。可口服和静脉注射碳酸氢盐，维持尿 pH 在 6.5～7.0。

4. 防治高钙血症及高尿酸血症　口服激素（泼尼松 60～100mg/d）可减少胃肠道钙吸收，增加尿钙排泄；高钙危象（血钙超过 3.2mmol/L）时可使用降钙素（50～100MRC 单位，皮下注射）和低钙透析。

5. 抑制 THP 分泌　秋水仙碱（1～2mg/d）阻止 THP 与尿本周蛋白结合，可能机制是减少 THP 分泌及使 THP 去糖基。

6. 肾脏替代治疗

（1）透析疗法：透析疗法适用于严重肾衰竭患者，并可治疗高钙危象，长期性血液透析已成为 MM 合并终末期慢性肾衰竭的维持性治疗手段，在透析同时给予适当剂量的化疗，亦可取得较满意的疗效，进一步延长其生存期，部分患者有可能透析数月后肾功能改善而脱离透析。

（2）血浆置换：理论上血浆置换对于快速去除循环中的异常球蛋白及其轻链，减轻 MM 管型肾脏损害，改善和恢复肾功能有益。目前指南中血浆置换指征是并发高黏滞综合征；PE 联合化疗用于 MM 相关急性肾衰竭，方案为 10～14d 行 6 次血浆置换，注意血浆置换和使用化疗药物应相隔一定时间。

7. 肾脏移植　肾脏移植只是很少数经过严格选择患者（预后良好，治疗后达到平台期）的一种选择。目前尚无充分的循证医学证据。

八、预后

MM 病人生存时间差异很大，未经治疗者短者数月，长者数年。使用现代化疗可使病程延长 20～50 个月。经 MP 方案治疗的 MM 中位缓解时间约 18 个月，中位生存时间 24～30 个月，完全缓解率 <3%。美国骨髓瘤透析患者 1 年存活率为 54%，30 个月为 25%，而无骨髓瘤非糖尿病患者 30 个月为 66%。死亡原因主要为感染、肾衰竭和出血。与预后不良有关的因素有：年龄超过 60 岁，男性，血红蛋白 < 8.5g/L，血小板 < 100×10^9/L，血肌酐 > 176μmol/L，CRP >6.0mg/L，血 β_2 - MG >6.0mg/L。其中高龄及高 CRP 是独立的预后不良因素。

（薛　渊）

第二节　其他恶性肿瘤相关肾损害

一、白血病肾损害

白血病是由于造血系统中某一系列细胞的异常肿瘤性增生，并在骨髓、肝、脾、淋巴结等各脏器广泛浸润，从而导致贫血、出血和感染等临床表现的造血系统的恶性肿瘤性疾病。白血病细胞进入血流浸润破坏其他组织和器官，可产生各器官受损的相应表现。除淋巴结和脾之外，肾脏是白血病脏器浸润的另一常见器官。多为白血病细胞的直接浸润或代谢产物致肾损伤，也可通过免疫反应、电解质紊乱损伤肾脏，表现为急性肾衰竭、慢性肾衰竭、肾炎综合征及肾病综合征。

（一）流行病学

尸检材料分析显示，白血病时肾脏白血病细胞浸润非常常见，其发生率在42%～89%。不同类型白血病肾脏浸润的发生率有所不同，慢性淋巴细胞白血病、急性淋巴细胞白血病、慢性粒细胞白血病和急性粒细胞白血病的肾脏浸润分别占63%、53%、38%和33%，并且随着治疗的改进，急性白血病的肾脏浸润发生率已明显减少，而慢性白血病的肾脏浸润发生率无明显变化。

（二）病因病理

1. 白血病细胞直接浸润　白血病细胞常直接浸润肾脏，其浸润部位包括肾实质、肾血管、肾周围组织及泌尿道。肾浸润的发生率高可能与胚胎期肾脏亦属造血组织有关。急性单核细胞白血病及急性淋巴细胞白血病时最易浸润肾脏。

2. 肾小球疾病　恶性肿瘤患者可出现由免疫机制所致肾小球疾病，有些学者又称之为副肿瘤性肾小球病。据文献报道白血病合并的副肿瘤性肾小球病多见于慢性淋巴细胞白血病，可表现为膜增生性肾小球肾炎、膜性肾病、微小病变肾病以及局灶节段性肾小球硬化症等多种肾脏病理表现，每一种病理类型的发病机制可能有所不同。可能的机制包括以下几方面。

（1）冷球蛋白血症肾损害：慢性淋巴细胞白血病的肿瘤细胞可分泌大量的多克隆免疫球蛋白而形成混合性（Ⅱ型和Ⅲ型）冷球蛋白血症。少数患者的肿瘤细胞尚可分泌单克隆的免疫球蛋白产生Ⅰ型的冷球蛋白血症，冷球蛋白沉积肾脏而导致肾损害。常见的光镜病理表现为膜增生性肾炎。

（2）非冷球蛋白性的特殊蛋白沉积性肾损害：肿瘤细胞产生单克隆的免疫球蛋白轻链，后者沉积在肾脏导致轻链沉积病以及肾脏淀粉样变性；少数患者可发生免疫触须样肾小球病，表现为肾小球内微管样结构物质沉积，肾小管基底膜无轻链沉积。

（3）细胞免疫致病：慢性淋巴细胞白血病可出现T辅助细胞/T抑制细胞比例异常，导致T细胞免疫功能紊乱，并可释放多种细胞因子导致肾小球通透性增加，而引起蛋白尿，甚至肾病综合征。

（4）感染：某些病毒感染可能通过不同机制同时导致肾脏损害和白血病。例如，丙型肝炎病毒感染可以刺激B淋巴细胞单克隆增殖而诱发B细胞性CLI或非霍奇金淋巴瘤，同时也可导致膜增生性肾炎或膜性肾病。

3. 代谢异常　白血病患者的细胞核蛋白代谢加速，尿酸生成增加，可在化疗前或化疗过程中出现高尿酸血症并可出现急性高尿酸血症肾病、慢性高尿酸血症肾病以及尿路结石。随着在抗肿瘤治疗过程中别嘌醇的常规预防性使用，由于高尿酸血症导致的肾损害发生率已明显减少。但是，在肿瘤负荷过重或使用快速有效的治疗方案治疗后，肿瘤细胞迅速崩解，尿酸生成大量增加，特别是在未使用别嘌醇预防或合并脱水或尿pH偏酸时，则易造成尿酸沉积于肾组织导致急性尿酸肾病，甚至急性肾衰竭。

4. 电解质紊乱　少数白血病患者可出现高钙血症，其发生的原因可能是由于白血病细胞浸润骨骼引起骨质破坏，或肿瘤细胞旁分泌甲状旁腺激素相关蛋白，导致过多钙释放进入血液循环所致。持续长期高钙血症可导致高钙血症性肾病。白血病病程中可出现低血钾，也可导致肾小管损害。

5. 其他　单核细胞和粒－单核细胞白血病可产生大量溶菌酶，使近端肾小管受损，表现为低血钾、酸中毒、碱性尿及肾性糖尿。某些化疗药物也可导致肾脏损害。

（三）肾脏病理

1. 白血病在肾组织浸润表现　肾重量明显增加，肾脏表面有时可见出血。病理改变分为两型。

（1）弥漫浸润型：肾大，颜色变白，切面上髓放线纹理不清，镜下肾单位被浸润肿瘤细胞分成间隔。见于急、慢性白血病。

（2）结节型：可见数毫米到数厘米大小不等的结节，急性白血病者病变可分布于皮质和髓质，慢性白血病者的病变多分布于皮质和皮髓质交界处。肾脏白血病细胞浸润以急性淋巴细胞白血病最常见，其次为慢性淋巴细胞白血病，而急性粒细胞白血病相对少见。

2. 肾小球病　本病常见于慢性淋巴细胞型白血病，最常见的病理类型为膜增生性肾炎，其次为膜性肾病，也可表现微小病变肾病、局灶节段肾小球硬化症、ANCA 相关性新月体性肾炎，少数患者可表现为轻链蛋白尿、免疫触须样肾小球病和肾脏淀粉样变性等特殊蛋白沉积病。

3. 尿酸肾病的表现　某些患者肾小管、肾盏、肾盂有尿酸结晶沉积，甚至形成尿酸结石，同时发现肾小管扩张及损害等梗阻性肾病组织学改变。肾间质呈间质性肾炎改变。

（四）临床表现

1. 白血病肾脏浸润表现　白血病肾脏浸润相当常见，但绝大多数患者无症状。部分患者可出现镜下血尿、白细胞尿等尿检异常。极少数患者可出现双肾明显增大、急性肾衰竭，经过化疗后，肾功能可恢复正常。

2. 梗阻性肾病　为白血病的主要表现，大多数尿酸结晶或结石引起。少数由甲氨蝶呤治疗所造成。依据尿酸沉积部位不同，可分为肾内梗阻和肾外梗阻性尿酸肾病。肾内梗阻性肾病主要由急性白血病、尤其是急性淋巴细胞白血病引起，血尿酸显著升高，尿酸快速沉积于肾小管所致。而慢性白血病，血尿酸轻度缓慢升高。尿酸逐渐沉积于尿路。形成结石并引起肾外梗阻，长期可产生肾外梗阻性肾病。上述两型可同时并存，肾脏常增大。尿酸肾病常出现腰痛，多为单侧性，有时伴肾绞痛。尿检可见镜下血尿，有时呈肉眼血尿，尿中可检出大量尿酸，有时可有尿酸结石排出。部分患者可出现少尿或无尿型急性肾衰竭。

3. 肾小球疾病表现　约 50% 的患者肾脏病和白血病表现同时出现，甚至于少数患者以肾脏病为首发表现而就诊。85% 的患者表现为肾病综合征，1/3 的患者可有不同程度的肾衰竭表现。经过有效的化疗后，多数患者的肾脏表现可获完全缓解。

4. 肾小管－间质病变表现　少数患者可以肾小管损伤及间质病变为突出表现。临床表现多尿、肾性糖尿、碱性尿，严重者出现急性肾衰竭，此时双肾增大。偶表现为肾性尿崩症。

5. 慢性肾衰竭　极少数患者由于对治疗效果不佳或治疗不及时。肾脏病变可缓慢进展成慢性肾衰竭。

（五）诊断及鉴别诊断

白血病引起肾脏浸润多数无临床表现。故在白血病的诊治过程中应密切观察，一旦出现尿异常（蛋白尿、血尿、肾性糖尿、尿溶菌酶升高等）、肾区疼痛或肿块时，应及时做肾脏B超检查有助于确诊，必要时可行肾活检。

白血病肾损害的诊断，须满足以下3个标准：①肾脏病合并有白血病。②肾脏表现随着白血病的缓解而缓解；白血病复发后肾脏病再次出现或加重。③冷球蛋白血症阳性或有M带。

白血病化疗前及化疗中检查血尿酸、尿尿酸、血常规、肾功能及电解质等，可早期发现尿酸致肾脏损伤及电解质紊乱。

（六）治疗

1. 白血病的治疗　根据白血病的类型采用不同的化疗方案。由于同时存在多系统的病变和影响疗效预后的多种因素，通常须与血液病专科医师共同协商后制订合理治疗方案。随着白血病治疗缓解，肾脏病可相应好转。发生肾衰竭者，可考虑肾脏替代治疗。

2. 防止尿酸肾病首先避免脱水及酸性尿等诱发尿酸沉积因素　化疗前至少3d开始用别嘌醇，控制血尿酸和尿尿酸在正常范围；化疗期间应补充液体、碱化尿液，使尿pH维持在6.5～7.0。已发生尿酸肾病时，除继续用别嘌醇外，还需加碱性药及补液以减少尿酸的沉积。

3. 肾脏病治疗　大致与原发性肾脏病的治疗相似，肾炎综合征、肾病综合征和原发性肾小球疾病主要采用肾上腺皮质激素和细胞毒药物。

二、淋巴瘤肾损害

淋巴瘤是一组以淋巴细胞或组织细胞在淋巴结或其他淋巴组织中异常增生为特征的恶性肿瘤。可累及肾脏，引起肾脏病表现。

（一）流行病学

男性多于女性，各年龄组均可发病，以20～40岁为最多。本病在我国并不少见。

淋巴瘤的肾损害主要有3种类型，淋巴瘤的肾脏浸润、肾小球疾病和电解质紊乱导致的肾损害。此处主要介绍前两种类型。对696例淋巴瘤患者的尸解结果显示：非霍奇金淋巴瘤的肾脏浸润发生率为47%，霍奇金病的浸润发生率仅为13%。淋巴瘤浸润骨髓的非霍奇金淋巴瘤肾脏浸润发生率（63%）高于无骨髓浸润者（38.5%），在生前77%患者无明显肾受累的表现。淋巴瘤合并肾小球疾病罕见，对1700例霍奇金病的分析发现，肾小球微小病变的患病率为0.4%，肾脏淀粉样变性为0.1%；非霍奇金淋巴瘤合并的肾小球病更为罕见。

（二）病因病理

1. T淋巴细胞功能缺陷　霍奇金病患者的Th淋巴细胞分化异常，表现为Th2淋巴细胞增多，而Th1淋巴细胞减少，因此可出现Th1细胞介导的迟发型细胞免疫功能缺陷，可能通过IL－13、NF－κB等多种细胞因子的作用导致肾小球通透性增加，进而引起蛋白尿，甚至肾病综合征。

2. 冷球蛋白血症肾损害　非霍奇金淋巴瘤的相关肾小球病的发病机制可能与霍奇金病有所不同。非霍奇金淋巴瘤可通过肿瘤细胞分泌大量免疫球蛋白而引起Ⅱ型冷球蛋白血症导致肾损害。

3. 非冷球蛋白性的特殊蛋白沉积性肾损害　肿瘤细胞可产生单克隆的免疫球蛋白轻链，

后者沉积在肾脏导致淀粉样变性以及轻链沉积病。

4. 肿瘤直接损伤　淋巴瘤可原发于膀胱、肾脏等直接造成损伤，也可以播散累及肾脏、压迫肾脏血管和输尿管等造成肾脏损伤。肿瘤的代谢物及其造成的代谢紊乱、反复化疗、放疗也可以导致治疗相关的肾脏损伤。

（三）肾脏病理

1. 淋巴瘤肾脏浸润　89%的病例为淋巴瘤的直接浸润肾脏，其余为肾周围淋巴瘤累及肾脏。74%的病例表现为双侧肾脏浸润，肾脏重量增加。肉眼观察61%的病例可见多发性结节，7%可见单发性结节，少数表现为肾脏弥漫性增大或外观正常；显微镜下瘤细胞于肾间质呈弥漫性浸润，引起肾实质变性、坏死和萎缩；亦可见瘤细胞呈局灶或弥漫性肾小球内浸润。

2. 肾小球疾病

（1）霍奇金病：最常见的病理类型为肾小球微小病变（42%），其次为肾脏淀粉样变性（37%），亦可出现局灶节段性肾小球硬化症、膜性肾病、膜增生性肾炎以及新月体性肾炎。值得注意的是，多数霍奇金病合并肾脏淀粉样变性的病例是在20世纪70年代以前报道的，近年来，由于现代有效治疗可使多数霍奇金病患者快速缓解，因而使得本病合并淀粉样变性的病例明显减少，因此目前本病最常见的肾脏病理类型为肾小球微小病变。

（2）非霍奇金淋巴瘤：最常见的病理类型为膜增生性肾炎（25%），其次为肾小球微小病变，尚可表现为膜性肾病、新月体性肾炎、肾脏淀粉样变性以及轻链沉积病。

（四）临床表现

1. 肾脏淋巴瘤浸润的表现　淋巴瘤肾脏浸润很常见，但是仅有23%的患者出现临床表现，44%的患者在肾脏淋巴瘤浸润确诊同时或之后不久就有肾外淋巴瘤浸润表现，常见的临床表现包括肾区肿物、高血压、氮质血症和肉眼血尿，少数病例由于肾外淋巴瘤浸润或巨大肾脏肿物压迫肾盂、输尿管可造成输尿管扩张和肾盂积水等表现。根据病理表现将肾脏淋巴瘤分为肾间质浸润型和肾小球浸润型，80%为肾间质浸润型。两种类型的临床表现有所不同，在有临床表现的肾间质浸润型患者中，87%表现为急性肾衰竭，95%的患者肾脏明显增大，一般不出现肾病范围的蛋白尿；而在肾小球浸润型的患者，45%表现急性肾衰竭。

2. 肾小球疾病的临床表现　肾小球疾病的表现多数在淋巴瘤确诊同时或之后出现，约40%出现在淋巴瘤确诊之前。其中50%～100%表现为肾病综合征，常表现为激素抵抗型或激素依赖型肾病综合征。肾病综合征随淋巴瘤的恶化或缓解相应加剧或好转。约40%的患者出现肾功能不全，部分患者可出现血尿、高血压、水肿等肾炎综合征的表现。

（五）诊断

病理活检是确诊的最主要依据。

对于以肾脏病变为主要表现的淋巴瘤，X线检查常有初筛的作用；必要时静脉肾盂造影、消化道造影；盆腔和腹部的B超对于发现腹膜后的病变非常有帮助；CT、MRI检查对不同部位的淋巴瘤的诊断和分期有重要参考价值。正电子发射断层扫描（PET）技术不仅对确定病变部位，而且对判断病情分期和病变活动程度有重要意义。

（六）治疗

治疗淋巴瘤肾损害的原则是治疗淋巴瘤为主，治疗肾脏病为辅。首先应该及时地采取适当化学治疗或放射治疗淋巴瘤。目前多采用几种药物联合化疗，常用的化疗方案有环磷酰胺－多柔比星－长春新碱－泼尼松（CHOP）方案和阿奇霉素－博来霉素－长春碱－达卡巴嗪（ABVD）方案等。早期治疗淋巴瘤缓解者，肾脏损害多可减轻或痊愈。肾衰竭者可予透析治疗。

三、实体肿瘤肾损害

实体肿瘤肾损害包括肿瘤直接侵犯肾脏所致肾损害、免疫机制所致肾脏损害和高尿酸症及高钙血症等肿瘤代谢异常所引起的肾损害，狭义实体肿瘤肾损害系指由免疫机制所致肾脏损害又称为副肿瘤性肾小球病或肿瘤相关性肾小球损伤。此处仅讨论狭义实体肿瘤肾损害。资料显示实体肿瘤相关性肾损害并不少见，实体肿瘤可在肾损害之前、肾损害同时或肾损害确诊后的一段时间之内被确诊。

（一）发病机制

1. 肿瘤相关性抗原－抗体复合物介导的肾小球病变　肿瘤相关性抗原如癌胚抗原（CEA）刺激宿主产生抗肿瘤抗体；抗原抗体形成可溶性复合物，沉积于肾小球，然后激活补体系统而致病。

2. 病毒抗原－抗体复合物介导的肾小球病变　某些肿瘤相关性肾病患者的恶性肿瘤在肾病确诊之后的1～5年确诊，而这些患者在确诊肾病的同时并未发现有任何肿瘤的证据，因此部分肿瘤相关性肾病的发病不能用肿瘤相关性抗原－抗体复合物介导的肾小球病变解释，推测这些患者的肾病和肿瘤分别是由某些病毒慢性感染通过不同机制所致。

3. 非肿瘤性自身抗原致病　Higgins 报道播散型燕麦细胞癌并发肾病综合征患者的血清中检出抗核抗体。在肾小球基底膜内及上皮下发现 IgG、C3 沉积，沉积物经 DNA 特异染色呈阳性反应。同时在肿瘤的坏死区及癌转移部位，也显示细胞外局限性的 DNA 阳性，表明坏死肿瘤产生大量 DNA，使体内产生抗 DNA 抗体并形成免疫复合物，引起肾脏损害。

4. ANCA 相关性血管炎　有报道显示肺癌、泌尿系肿瘤和结肠癌等可伴发 ANCA 相关性性管炎表现。但是，肿瘤导致 ANCA 相关性的血管炎的机制还不清楚。

（二）临床表现

1. 临床表现共同点　多数患者呈现大量蛋白尿和（或）肾病综合征表现，可有镜下血尿和轻度的肾功能减退，严重肾衰竭者少见。

2. 肾脏病理类型与临床表现

（1）膜性肾病：实体肿瘤肾损害的最常见的病理类型。44%～69%实体肿瘤肾损害的病理类型是膜性肾病。肺癌、胃肠道肿瘤、乳腺癌、卵巢癌、肾癌、胰腺癌、前列腺癌和睾丸精原细胞瘤等均可引起膜性肾病，其中以前两者最为常见。与特发性膜性肾病相比，实体肿瘤激发的膜性肾病以50岁以上男性多见，所有患者均表现为肾病综合征；40%～45%的患者肾损害在肿瘤确诊之前出现，40%患者肾脏病和肿瘤同时发生或确诊，绝大多数患者两种病的发生间隔在12个月之内。肾脏病的症状随肿瘤的有效治疗而缓解，随着肿瘤的复发而加重。

(2) IgA 肾病：多个研究资料表明部分 IgA 肾病为实体肿瘤相关性肾病。多数患者临床表现轻微，表现为无症状性蛋白尿和（或）血尿，约半数患者在术后 2~3 个月尿化验异常可消失。

(3) 微小病变肾病：实体肿瘤引起肾小球微小病变者较少见，所有研究均仅限于个案报道。肺癌、卵巢癌、乳腺癌、肾癌、消化道肿瘤以及恶性间皮瘤可引起微小病变肾病。临床表现为肾病综合征，多数患者的肾功能正常，与原发性微小病变的主要不同点是多数患者的发病年龄均超过了 65 岁。肿瘤缓解后，肾病表现可消失或好转。

(4) 新月体性肾炎：7%~9% 的新月体性肾炎可能为实体肿瘤肾损害。其临床和病理表现与特发性新月体性肾炎相似，部分患者可出现 ANCA 相关性血管炎的相应表现，若及时采取有效的治疗，约半数患者的肾脏病表现可获缓解。

(5) 其他少见的病理类型：膜增生性肾炎、继发性肾脏淀粉样变和溶血性尿毒症综合征一血栓性血小板减少性紫癜（HUS - TTP）是非常少见的实体肿瘤肾损害的病理表现，分别可见于恶性黑色素瘤、肾癌以及胃癌、胰腺癌和前列腺癌等实体性肿瘤。

（三）诊断

1. 诊断线索　以下情形应该仔细除外实体肿瘤肾损害：①50 岁以上的肾脏病患者；②临床有浅表淋巴结肿大或胸（腹）腔淋巴结肿大者；③水肿合并体重下降者；④体检发现有肿物者；⑤膜性肾病。

2. 诊断标准　确诊实体肿瘤肾损害，须满足以下 3 个标准：①手术彻底切除肿瘤或化疗肿瘤完全缓解后，肾脏病的临床与病理表现亦获缓解；和（或）②肿瘤复发后肾脏病再次出现或加重；和（或）③肾组织上检查肿瘤抗原和（或）抗体阳性。

（四）治疗

治疗实体肿瘤肾损害应该采取治疗肿瘤为主，治疗肾脏为辅的原则，但应注意预防肿瘤治疗过程中的肾脏损害。对于呈肾病综合征表现者，可参考肾病综合征的相应治疗措施；对于表现肾衰竭者，可给予相应保护肾功能、适时安排肾脏替代的治疗。多数患者在肿瘤治愈或缓解后，肾脏表现可逐渐消失或好转。

（薛　渊）

第三节　肿瘤治疗过程中的肾损害

在肿瘤治疗过程中，可出现多种类型的肾脏损害。常见肾脏损害类型包括急性肾损伤、慢性肾衰竭和肾小管功能异常。本节介绍重点介绍溶瘤综合征（tumor lysis syndrorne, TLS）、化疗药物导致的肾小管间质损伤、化疗药物相关性血栓性微血管病、二膦酸盐导致的塌陷性肾小球病和造血干细胞移植相关性急、慢性肾衰竭。

一、溶瘤综合征

TLS 是指在白血病或其他肿瘤的化疗过程中，由于肿瘤细胞代谢旺盛或化疗导致肿瘤细胞大量崩解所引起的一组综合征。TLS 的表现特点是高尿酸血症、高磷血症、低钙血症、高钾血症和 ARF。根据发病机制的不同可将 TLS 分为急性尿酸性肾病所致 ARF、高磷血症相关性 ARF 和混合型 3 种类型。在使用别嘌醇预防 TLS 之前，急性高尿酸肾病是 TLS 的常见类型，约占急性淋巴细胞性白血病的 10%。在使用别嘌醇预防后，急性高尿酸血症导致的 TLS 明显减少，而高磷血症相关性 ARF 已成为 TLS 的主要类型。

（一）病因病理

高尿酸血症性肾病系由尿酸盐在肾小管内沉积造成肾小管的机械性梗阻、尿酸对上皮和内皮细胞的直接损害以及活化机体的免疫系统而导致的肾脏急性损害；高磷血症相关性急性 ARF 可能系由磷酸钙在肾脏沉积以及磷对肾小管的直接毒性所致的肾脏损害。

所有的恶性肿瘤均可引起 TLS，但以低分化的恶性淋巴瘤（如 Burkitti 淋巴瘤）和白血病，特别是急性淋巴细胞白血病，最为常见。恶性肿瘤患者发生 TLS 的高危因素包括高尿酸血症、肾功能不全、肿瘤的快速增长、对化疗高度敏感性以及低血容量。

（二）诊断及鉴别诊断

1. TLS 的诊断标准（Cairo - Bishop 标准）　多数病例的 TLS 是在化疗期间出现，约 25% 病例由于肿瘤负荷过重，肿瘤细胞代谢旺盛而发生于治疗之前。TLS 诊断标准：在治疗前 3d 之内和化疗 7d 后，患者出现以下化验异常中的 2 项以上者（包括 2 项）：①血尿酸≥8mg/dl（≥476μmol/L）或超过基础值的 25%；②血钾≥6.0mmol/L 或超过基础值的 25%；③血磷≥4.5mg/dl（≥1.45mmol/L）或超过基础值的 25%；④血钙≤7mg/dl（≤1.75mmol/L）或降低超过基础值的 25%。

2. TLS 的临床诊断标准　满足 TLS 的实验室诊断标准，再具备如下临床表现之一者，可诊断 TLS：①血肌酐升高超过正常值上限的 1.5 倍；②心律失常或猝死；③抽搐。

（三）治疗

1. 纠正可逆因素　在肿瘤患者接受化疗或放疗之前，应该去除引起肾功能不全的容量不足、高钙血症和泌尿系梗阻等可逆因素。

2. 预防性降低尿酸治疗和水化　至少应该在治疗前 2d 内，给予降血尿酸的药物和补液治疗，保证每日尿量在 2500ml 以上。推荐预防 TLS 降低血尿酸的药物有别嘌醇。别嘌醇可有效降低血尿酸的生成，但是该药物的过敏反应、可发生黄嘌呤肾病等副作用以及应用于肾衰竭患者时需要调整药物剂量等因素限制了其在部分患者中的应用。目前，一般建议对发生 TLS 低危害肿瘤的患者采用别嘌醇预防。

3. 碱化尿液　口服碳酸氢钠使尿 pH 维持在 6.5～7.0 以防止尿酸在肾脏的沉积。

二、化疗药物的肾毒性和肾损害

（一）顺铂

顺铂是目前使用最为广泛的、有效的化疗药物之一，对实体肿瘤、睾丸和卵巢转移癌显效，此药物有肾毒性，反复应用可引起肾功能持续下降。

1. 发病机制　①肾小管的直接毒性作用：顺铂可直接损伤肾小管，尤以近端肾小管 S3 段损伤更为突出，在细胞内低氯时，更易发生肾小管损伤。②细胞因子：顺铂对肾衰竭小鼠的肾组织中肿瘤坏死因子（tumornecrosis factor，TNF）-α，转化生长因子（transforming growth factor，TGF）-β 等细胞因子表达增加，同时血、肾组织和尿中 TNF-α 浓度亦增加，使用 TNF－α 合成抑制药己酮可可碱或抗 TNF－α 抗体可以减轻顺铂肾损害程度，而 TNF－α 缺乏的小鼠则不会出现顺铂的肾损害表现。

2. 临床表现　①肾衰竭表现，25%～42%的患者在首次使用顺铂后可发生轻度可逆性肾衰竭，多数患者尿量常在1000ml/d以上，尿检显示等渗尿。②低镁血症，约50%以上的患者可出现低镁血症。低镁血症是由于肾性失镁所导致。

3. 治疗　①避免同时使用其他的肾毒性药物。②水化和利尿治疗：目前最常用的预防顺铂的肾损害方法是使用生理盐水水化联合利尿治疗。具体方法为，在注射顺铂前静脉输注生理盐水250ml/h，并持续至化疗完成后的几个小时，同时使用呋塞米利尿治疗。③茶碱：动物实验研究结果提示茶碱可以预防顺铂的肾毒性。④预防：在患者出现血肌酐升高时，及时停药可以防止肾功能恶化。在治疗结束时，肾小球滤过率＞60ml/（min·1.73m²）者，肾功能可恢复正常或长期维持稳定。

（二）异环磷酰胺

异环磷酰胺是人工合成的环磷酰胺类似物，常和顺铂、足叶乙苷或长春新碱联合治疗转移性的生殖细胞睾丸癌和一些肉瘤。该药可直接损伤近端肾小管，药物累计剂量超过100g/m²时易出现肾毒性。临床表现的突出特点是急性肾小管功能障碍，可出现以下一种或一种以上的临床表现：①Ⅰ型或Ⅱ型肾小管酸中毒；②近端肾小管回吸收磷障碍所致低磷血症；③肾性糖尿、氨基酸尿和尿 β_2 微球蛋白增高；④多尿；⑤低钾血症，此外部分患者尚可出现轻度的GFR降低。肾损害发生后，及时停药，多数病例的肾小管功能可恢复正常，仅约4%的患者遗留永久性的复合性肾小管功能障碍。

（三）亚硝基脲类

亚硝基脲类药物是一组细胞周期非特异性作用的抗肿瘤药物。长期使用卡莫司汀（双氯乙基亚硝脲）、洛莫司汀（环己亚硝脲）、司莫司汀和链佐星等亚硝基脲类药物均可导致慢性进展性间质性肾炎，其原因不明。现介绍司莫司汀的肾脏毒性如下。

肾脏损害的程度与剂量及年龄有关。儿童在大剂量使用（累计剂量＞1200mg/m²）时，肾脏毒性非常常见，肾损害发生后在3～5年发展至肾衰竭，肾脏病理主要表现为肾小球硬化、肾间质纤维化，肾小球内无免疫复合物沉淀。成年人在使用低剂量的司莫司汀化疗（累计剂量＜1400mg/m²）时，一般不出现明显的肾损害症状，相反，若药物累计剂量＞1400mg/m²，则26%患者在治疗结束1个月至2年内发生肾功能不全；停用此类药物后，多数患者肾功能长期保持稳定。

（四）甲氨蝶呤

常规剂量的甲氨蝶呤0.5～1.0g/m²，肾毒性不常见。大剂量（1.0～1.5g/m²）使用时，由于该药物90%以原形从肾脏排泄，因此可以在肾小管沉积并且造成肾小管损伤，导致急性肾衰竭。患者在合并容量不足或存在酸性尿液时，甲氨蝶呤更容易在肾脏沉积。

大量补液（补充3L/d葡萄糖液体）既可以保持较多尿量又可以降低肾小管液中甲氨蝶呤的浓度，从而降低药物的肾毒性；每日补充44～46mmol的碳酸氢钠碱化尿液，使尿pH＞7.0，此时甲氨蝶呤的溶解度可增加至10倍。上述措施单独或联合使用，可以降低甲氨蝶呤肾损害的发生机会。多数甲氨蝶呤肾损害是可逆的。血肌酐通常在1周之内达高峰，在1～3周之内可恢复到基础水平。

当出现急性肾衰竭时，可予大剂量呋塞米利尿以冲刷肾小管，减轻肾内梗阻，促使肾功能恢复；同时可予碱化尿液防止药物在肾脏继续沉积。

三、化疗相关性血栓性微血管病

化疗相关性血栓性微血管病以丝裂霉素 C 最为常见，其次为双氧脱氧胞苷，博来霉素、顺铂及氟尿嘧啶等所致血栓性微血管病罕见。

（一）丝裂霉素 C

丝裂霉素 C 是一种抗肿瘤性抗生素，属高毒性烷化剂，该药物的肾毒性常见表现为血栓性血小板减少性紫癜/溶血尿毒症综合征。常发生于用药 6 个月后，肾毒性表现和药物的累计剂量密切相关。据统计，丝裂霉素 C 累积量达 $50mg/m^2$、$50 \sim 69mg/m^2$ 和 $>70mg/m^2$ 时，肾损害的发生率分别为 2%、11% 和 28%。肾损害常发生于肿瘤明显缩小或消失后，典型表现为缓慢进展性肾衰竭、高血压，尿沉渣镜检所见相对轻微。经过血浆置换治疗后，患者的肾衰竭常可逆转。为了预防肾损害，对于肾功能正常者，可每隔 8 周使用丝裂霉素 C$10 \sim 15mg/m^2$，累计剂量不要超过 $50mg/m^2$；对于肾功能不全者应用时应该调整药物剂量，由于此药物仅有 20% 通过肾脏排泄，因此对于内生肌酐清除率 $<10ml/min$ 的患者减量 25% 即可，但累计剂量不要超过 $40mg/m^2$，在治疗过程中应该密切观察有无 PPT/HUS 的相关表现。

（二）双氟脱氧胞苷

双氟脱氧胞苷是一种新型的抗肿瘤药物，属细胞周期特异性嘧啶拮抗药，用以治疗胰腺癌、膀胱癌和晚期小细胞肺癌。该药物可引起血栓性微血管病，多在使用双氟脱氧胞苷 8 个月后，发生率为 0.015% ~0.31%，累计药物剂量达 $9 \sim 56g/m^2$。78% 患者的首发表现为新发生的高血压或原有高血压恶化，逐渐发生急性肾衰竭以及血管内溶血等表现，其中 1/3 患者表现为严重肾衰竭需接受透析治疗。主要治疗措施包括停用双氟脱氧胞苷、积极控制血压以及血浆置换治疗。多数患者肾功能可维持稳定，少数患者肾功能可完全恢复正常。

四、二膦酸盐（帕米膦酸钠）相关性肾损害

二膦酸盐是一类防止骨吸收药，广泛骨转移瘤和恶性肿瘤相关性高钙血症的治疗。现代研究证明帕米膦酸钠可以减少多发性骨髓瘤和晚期乳腺癌的骨骼并发症的发生。过量帕米膦酸钠治疗可出现肾病综合征表现，甚至导致终末期肾病，停用后蛋白尿逐渐缓解，肾功能逐渐好转。由于肾脏是二膦酸盐的唯一途径，中、重度肾衰竭患者用药需慎重。

肾脏病理表现特点是局灶肾小球硬化伴有肾小球基底膜的塌陷皱缩，肾小球中细胞明显增生，肾小球上皮细胞足突广泛融合。近端肾小管可出现上皮细胞肿胀、空泡变性、脱落等表现，部分患者可出现急性肾小管坏死。

防治原则：①在使用帕米膦酸钠治疗期间，应该密切监测尿化验。②GFR 在 $10 \sim 20ml/(min \cdot 1.73m^2)$ 的患者无需调整帕米膦酸钠剂量，GFR $<10ml/(min \cdot 1.73m^2)$ 时取决于血钙水平：$Ca^{2+} > 4.0mmol/L$，给予 60mg 帕米膦酸钠，$Ca^{2+} < 4.0mmol/L$，给予 30mg；也可先给予帕米膦酸钠 30mg，未见改善则 24h 后重复给药。氯屈膦酸钠对 GFR 在 $10 \sim 50ml/(min \cdot 1.73m^2)$ 的患者剂量需减少 50%，如果 GFR $<10ml/(min \cdot 1.73m^2)$，则禁用。③在治疗期间出现蛋白尿或肾衰竭时，应该尽早停药。

五、放射治疗与肾脏损伤

放射性肾炎是肾脏受到电离辐射后出现的坏死、萎缩和硬化的病变过程。

发病机制不清楚，可能与放射直接损害细胞 DNA 导致细胞再生降低所致。电镜观察发现这种病变过程开始于肾小球内皮细胞、肾小管上皮细胞和其相应的基底膜变性，直至坏死、肾内动脉血栓形成导致肾实质结构破坏，最终导致肾脏萎缩和纤维化。

临床表现为进行性高血压和肾功能损害，还有导致肾动脉狭窄的可能，并且呈不可逆的过程。肾损害的程度与放射剂量有关，两肾放射剂量在 5 周内超过 23Gy 时有发生放射性肾炎的可能。

尽可能减低放射剂量和对肾区进行有效的防护是预防放射性肾炎的主要措施。ACEI、ARB 和肾上腺皮质激素单用和（或）联用能改善肾脏病变。严重肾动脉狭窄可行单侧肾脏切除术。

六、造血干细胞移植后肾衰竭

造血干细胞移植（hematopoietic stem cell transplantation，HCT）的主要目的是允许使用致死性的化疗方法彻底地治疗恶性肿瘤或血液病，然后应用造血干细胞或前体细胞重建患者的骨髓，从而治愈疾病。传统的（异基因和自体）造血干细胞移植系一种强化清髓的治疗方案，该方案包括大剂量的化疗及放疗彻底消灭肿瘤，摧毁骨髓和输注造血干细胞重建骨髓两部分。清髓治疗和异体的骨髓成分输入均有可能造成不同程度的肾脏功能损伤。

（一）流行病学

不同类型的 HCT，急性肾衰竭（ARF）的发生率有所不同。

1. 清髓的异基因 HCT　53% 的异基因 HCT 患者于术后发生 ARF，其中 50% 需接受透析治疗。近年来的研究证实，异基因 HCT 后发生需接受透析治疗的 ARF 发生率为 21% ~ 23%，需要肾脏替代治疗者 100d 内死亡率超过 80%。

2. 清髓的自体 HCT　自体 HCT 术后 ARF 的发生率明显低于异基因 HCT。对 232 例乳腺癌的患者进行自体 HCT，术后 20% 患者出现中到重度 ARF，需要肾脏替代治疗者死亡率 18.4%。和异基因 HCT 相比，自体 HCT 术后不需要使用免疫抑制药，特别是环孢素等有肾毒性的药物，以及不存在移植物抗宿主反应，这些可能是自体 HCT 术后 ARF 发生率低的主要原因。

3. 不清髓的异基因 HCT　关于不清髓的 HCT 术后发生 ARF 的报道不多，近期，Parikh 等报道了一组清髓的异基因 HCT 术后 ARF 的临床研究，在术后 4 个月 ARF（血肌酐升高 1 倍）的发生率仍高达 40.4%，其中 4.4% 需要透析治疗。多数 ARF 的原因是和钙调神经磷酸酶（calcineurin，CaN）拮抗药的应用有关，减量后肾功能缓解，静脉闭塞性疾病不再是 ARF 的主要原因。

（二）临床表现

1. 根据 ARF 发生的时间可将 HCT 相关性 ARF 进行分类　在移植后的第 1 天，患者面临着溶瘤综合征和骨髓输入毒性作用的风险。由于对溶瘤综合征预防措施的广泛应用，目前由此导致的 ARF 罕见。输骨髓反应系由造血干细胞的冷保存剂——二甲基亚砜所致，该药物可以使红细胞溶血而引发急性肾脏损伤。在清髓的 HCT 术后前几周之内，患者可能发生多种原因导致的 ARF，这些原因包括呕吐和腹泻引起的肾前性因素，肾毒性药物导致的急性肾小管坏死、出血感染性休克导致的急性肾小管坏死以及出血性膀胱炎和尿路真菌感染等引起的尿路梗阻等。

2. 肝肾综合征与静脉闭塞性血管病

（1）静脉闭塞性血管病的发病情况与高危因素：肝肾综合征是清髓 HCT 后 ARF 的最常见原因，90% 以上的肝肾综合征是由静脉闭塞性血管病（venous occlusive disease，VOD）所致，极少数是由急性肝脏移植物抗宿主病，病毒性肝炎或药物性肝炎引起的。由于采用的标准不同，文献所报道的 VOD 的患病率差异很大，占 HCT 的 5% ~70%，发生 VOD 与否和环磷酰胺、马利兰（白消安）和（或）全身的放疗的治疗方案密切相关；此外，老年人、女性、晚期肿瘤、腹部放疗、使用两性霉素 B、万古霉素或阿昔洛韦等治疗相均是发生 VOD 的高危因素。

（2）VOD 的典型症状：包括体重增加，肝大并肝区疼痛和黄疸。所有的患者均有不同程度的肾功能不全，约 50% 的 VOD 发生 ARF。多数 VOD 相关性 ARF 出现少尿或无尿与低血压，并伴严重的水钠潴留表现与低钠血症，尿钠浓度 <20mmol/L。

（3）非特异性症状：可见于急性肝移植物抗宿主病，败血症或药物导致胆汁淤积症，钙调神经磷酸酶抑制药的肝毒性，胆囊和胃肠外营养治疗，因此临床诊断本病往往很困难。临床症状的发生先后次序有助于诊断本病：VOD 一般在 HCT 后 30d 内发生，先出现由水钠潴留导致的体重增加，水肿及腹水，后出现黄疸和右上腹痛，最后发生 ARF。ARF 发生的常见诱因为感染和中毒。

3. HCT 相关性慢性肾脏病　对 60 名接受 HCT 治疗后长期生存者进行平均 2 年的随访发现，57% 患者的 GFR 至少下降 20%，提示 HCT 后发生慢性肾脏病（chronic kidney disease，CKD）是比较常见的。HCT 后发生的 CKD 常见原因是轻度肾脏血栓性微血管病。临床的典型表现是缓慢进展的肾衰竭、高血压，以及与肾功能不平行的贫血。尿化验可见不同程度的蛋白尿和镜下血尿。仔细询问病史常可发现一些轻度血栓性微血管病的证据，如间断持续续性 LDH 升高，血清珠蛋白降低，血小板减少和贫血，有时可见末梢血中破碎红细胞增多。肾脏影像学检查常无明显异常，典型的病理表现包括系膜溶解、基底膜增厚、肾小球内皮细胞肿胀以及肾小管间质纤维化，极少数患者出现膜性肾病等肾小球病理表现。

（三）诊断

对于 HCT 患者应该定期复查尿化验及肾功能，当患者出现肾脏病表现时，医生应该仔细地复习 HCT 前后的病史（如 HCT 化疗类型，化疗方案及使用肾毒性药物的情况）及相应的化验资料。若肾脏病表现在 HCT 之后了出现并持续 3 个月以上，则可诊断 HCT 相关性 CKD。

（四）治疗

HCT 治疗后，应该密切监测患者的肾功能，对 ARF 患者尽可能早发现早诊断，并根据不同原因及时治疗。出现 ARF 时，应该慎用肾毒性药物，对于需要接受透析治疗者，可根据患者的病情，当地的医疗条件选择适当的肾脏替代治疗方式，一般认为应优先选用连续性肾脏替代治疗。在肾脏替代治疗过程中应该注意防治出血及感染等并发症。

HCT 相关性 CKD 的治疗同 CKD 的治疗方案。

（五）预后

重症 VOD 表现进展性肝衰竭和肾衰竭，这些患者 100d 内死亡率接近 100%，多数非重症患者预后良好。

（及臻臻）

第二十四章　肾脏病与高血压

第一节　肾脏在维持正常人体血压中的作用

正常人血压靠血液循环容量及外周血管阻力两大因素维系。肾脏是体内最重要的排泄器官，又是重要的内分泌器官，所以在血压调节上具有极为重要的作用。

一、肾脏作为排泄器官对血液循环容量的调节

人体血液循环容量主要靠食盐（氯化钠）及水摄入来维持。人体对食盐及水的摄入量变化很大，但在生理状况下其始终与排泄量保持着平衡，从而维持血压稳定。肾脏对调节出入量平衡具有重要作用。

1. 肾脏对血液循环容量过多的调节作用　血液循环容量过多时，人体可通过肾脏排钠到尿来减少容量，稳定血压。

（1）刺激利钠肽分泌：钠水潴留可刺激心房细胞分泌心房利钠肽（Atrial Natriuretic Peptide，ANP；又名心钠素）及刺激心室细胞分泌脑钠肽（Brain Natriuretic Peptide，BNP；又名脑钠素），这些利钠肽与其在肾脏上的受体结合，可发挥排钠利尿效应。

（2）刺激花生四烯酸代谢产物生成：花生四烯酸环氧化酶代谢产物前列腺素 E_2（Prosta Glandin E，PGE_2）可抑制 Na^+ 重吸收，前列环素（PGI_2）也有类似效应。机体钠水潴留时，这些代谢产物合成将增加，从而促进肾脏排钠利尿。

（3）抑制肾素-血管紧张素-醛固酮系统分泌：肾素主要由肾小球入球小动脉壁的球旁细胞分泌。当钠水潴留导致肾脏血流量增加、入球小动脉壁（有压力感受器存在）压力增高或（和）远端肾小管腔钠离子浓度增加以及致密斑细胞（为化学感受器）受刺激时，球旁细胞分泌肾素即受抑制，进而使体内血管紧张素Ⅱ（AngⅡ）生成及醛固酮分泌减少。

醛固酮能与远端肾小管及集合管上的醛固酮受体结合，使钠水重吸收增强。而钠水潴留时醛固酮分泌减少，即能有利于肾脏排钠利尿。

AngⅡ能与肾脏小动脉（包括肾小球入、出球小动脉）、肾小球系膜细胞及近端肾小管上皮细胞上的血管紧张素1型受体（AT_1R）结合，发挥调节肾脏血流量、肾小球滤过率及肾小管 Na^+ 重吸收的作用。AngⅡ生成减少，也有利于肾脏利尿。

（4）抑制精氨酸加压素分泌：精氨酸加压素（Arginine Vasopressin，AVP）又名后叶加压素、抗利尿激素，由下丘脑合成、神经垂体释放入血。它能与肾脏集合管上 V_2 受体结合增加水通透性，与髓襻升支厚壁段上 V_2 受体结合增加 Na^+ 重吸收。当机体钠水潴留导致血液循环容量扩张时，即能反射抑制 AVP 分泌，有利于肾脏排钠利水。

（5）抑制肾脏交感神经活性：交感神经释放的去甲肾上腺素等介质能收缩肾脏血管，减低肾血流量，增加近端肾小管 Na^+ 重吸收，导致钠水潴留。血液循环容量增加时，机体可

通过压力感受器反射抑制肾脏交感神经活性，促进肾脏排钠利尿。

除上述机制外，激肽也能参与血液循环容量的调节，因其具有排钠利尿作用。

2. 肾脏对血液循环容量不足的调节作用　上述机制都有利于肾脏排钠利尿，减少容量；反之，当机体出现血液循环容量不足时，上述机制也会进行反向调节，促使肾脏发挥保钠贮水效应。

二、肾脏作为内分泌器官对外周血管阻力的调节

肾脏能分泌许多活性物质，这些活性物质可进入血液循环作用于远隔器官（内分泌作用），也可不经过血液循环而对邻近组织（旁分泌作用）或自身（自分泌作用）发挥效应。其中一些能收缩或舒张血管的重要活性物质，对调节外周血管阻力、稳定血压具有重要意义。

1. 具有收缩血管活性的物质　肾脏分泌的具有收缩血管活性的物质很多，如肾素－血管紧张素系统、内皮素、交感神经介质等。这些活性物质均能增加外周血管阻力，调节血压。

2. 具有舒张血管活性的物质　肾脏也能分泌许多具有舒张血管活性的物质，如某些花生四烯酸代谢产物、激肽释放酶－激肽、内皮源血管舒张因子、肾脏髓质素等。这些活性物质均能减少外周血管阻力，调节血压。

（及臻臻）

第二节　肾实质性高血压

肾实质性高血压是最常见的继发性高血压，在成人高血压中约占5%，位居第二，而在儿童高血压中约占67%，位居第一。

一、发病机制

1. 肾素－血管紧张素－醛固酮系统（RASS）　活化使血管阻力增加，Na^+重吸收增多，血容量增加。

2. 交感神经活化　释放去甲肾上腺素等介质，使血管收缩，血管阻力增加；近端小管重吸收Na^+增加，血容量扩张。

3. 花生四烯酸（AA）代谢紊乱　缩血管产物增多和（或）扩血管产物减少导致血管收缩，血管阻力增加。

4. 一氧化氮（NO）生成减少　导致血管收缩及水钠潴留。

5. 内皮素合成增加　致使肾及外周血管收缩，增加血管阻力。

6. 内源性毒毛花苷G释放　毒毛花苷G可抑制血管平滑肌细胞钠泵，导致胞内Na^+浓度增加，促进血管收缩。

7. 利钠作用减弱　肾实质疾病时肾单位毁坏，利钠肽效应减弱，水钠潴留加重。

8. 体内胰岛素蓄积　体内30%～40%的胰岛素是在近端肾小管降解。肾实质疾病发生肾衰竭时，胰岛素降解减少，血中胰岛素浓度增高；同时机体出现胰岛素抵抗，也易导致高胰岛素血症。胰岛素能刺激血管平滑肌细胞肥大，使血管壁增厚，管腔狭窄，增加血管阻

力；胰岛素还能刺激钠泵增加近端肾小管 Na^+ 重吸收，扩张血容量。

9. 甲状旁腺功能亢进　甲状旁腺激素能导致血管平滑肌细胞胞浆内 Ca^{2+} 浓度增加，增强血管收缩，增加血管阻力。

10. 其他　肾实质疾病时激肽及肾脏髓质素等扩血管物质减少。

二、临床表现

与原发性高血压比较，肾实质性高血压有以下特点：①易于进展至恶性高血压。②心血管并发症的发生率高。③加速肾实质性疾病进展。

三、治疗

1. 治疗目的　有以下 3 个方面：①降低血压。②减少心血管疾病危险因素。③延缓肾脏病进展。

2. 治疗原则　包括：①早期（从正常高值开始）治疗。②达标（包括血压和尿蛋白达标）。③一般治疗为基础，特别是限盐（钠低于 2.4g/d）。④药物治疗，从一种到多种，从小量到大量，降压不可过快、过猛（损伤肾脏小动脉自身调节能力），血压在一日之内不可波动太大。

3. 靶目标值　分为以下几种情况。①尿蛋白 < 1g/d：血压（Bp）< 130/80mmHg。②尿蛋白 > 1g/d：Bp < 125/75mmHg。③慢性肾衰竭（CRF）：Bp < 130/80mmHg。④透析：Bp < 135/90mmHg。⑤原发性高血压：Bp < 140/90mmHg。⑥糖尿病/慢性肾脏病（DM/CKD）：Bp < 130/80mmHg。

4. 改善生活方式的作用　见表 24 – 1。

表 24 – 1　改善生活方式对血压的影响

生活方式的改变	推荐方法	收缩压降低（mmHg/10 kg）
减轻体重	保持正常体重（体重指数为 18.5 ~ 24.9）	5 ~ 10
调整饮食	多吃水果、蔬菜及低饱和脂肪酸和总脂肪酸含量少的低脂奶产品	8 ~ 14
限盐	摄入食盐量小于 6 g/d	2 ~ 8
参加体力活动	参加有规律的有氧运动，如快步走	4 ~ 9
限酒	男性：每天不超过 2 次（酒精 30ml） 女性和低体重者：每天不超过 1 次	2 ~ 4

5. 降压药选择　应按照以下方案给予：①首选 CKD 推荐用药：ACEI/ARB。②对多数患者可考虑应用利尿剂。③根据心血管并发症选择用药。④尽量简化用药方案，选用长效药物，可联合用药。

应用 ACEI 与 ARB 时须注意：①大多数 CKD 患者可安全使用 ACEI、ARB。②应使用中到大剂量。③两药可相互代替。④两药可联合使用。⑤监测血压、GFR 和血钾，对于大多数患者，当 GFR 下降小于 30% 超过 4 个月、血钾低于 5.5mmol/L 时可继续使用。⑥在有些情况下须慎用或禁用。ACEI 慎用或禁用指征为：①血肌酐（Scr）大于 3 ~ 4mg/dl、非透析患者慎用。②双侧肾动脉狭窄禁用。③孤立肾伴肾动脉狭窄。④妊娠。

ACEI 致 Scr 升高的危险因素包括：①有效循环血液容量不足，肾小球内压下降：过度利尿或心力衰竭时心输出量下降。②肾单位自身调节能力下降。③双侧肾动脉狭窄。④动脉粥样硬化，年龄大于 65 岁。⑤吸烟。⑥使用非甾体类抗炎药（NSAID）。应用 ACEI 避免 Scr 明显升高的方法有：①避免同时服用大剂量利尿剂。②有严重呕吐、腹泻时暂停应用。③出现肾动脉狭窄时避免应用。④在应用初期要监测 Scr。

（及臻臻）

第三节　肾血管性高血压和缺血性肾脏病

一、肾血管性高血压

（一）病因

引起肾血管性高血压的疾病包括动脉粥样硬化性肾动脉狭窄（ARAS）、大动脉炎、纤维肌性发育不良、肾动脉瘤、动脉栓塞、先天性或创伤性动静脉瘘、创伤引起的节段性动脉梗阻、嗜铬细胞瘤压迫肾动脉、转移瘤压迫肾动脉、主动脉缩窄、结节性多动脉炎等，其中 ARAS 是肾血管性高血压的最常见病因。

（二）病理生理机制

存在肾动脉狭窄时，长期血压升高常常是多种因素参与的结果，包括肾内交感神经的活化、一氧化氮产生的受损、内皮素的释放以及高血压对非狭窄侧肾脏微血管损伤等。当肾动脉狭窄至 70% ~80% 时出现狭窄后灌注压的急剧下降，引起肾小球旁器肾素的释放，导致肾素 - 血管紧张素 - 醛固酮系统活化，进而引起一系列病理生理变化，导致血压升高。

二、缺血性肾脏病

由于肾动脉显著梗阻引起血流动力学改变，并造成肾小球滤过率下降，称之为缺血性肾脏病（IRD）。

（一）病因

包括肾动脉狭窄、胆固醇结晶栓塞、肾动脉血栓等。一般来讲，当肾动脉狭窄超过 70% 时，肾脏灌注压的下降超过了自动调节代偿的低限（60 ~ 70mmHg），就会出现缺血性肾脏损伤。

（二）发病机制

1. 肾脏血液灌注减少及其调节　肾内血液重新分布，髓质常缺血。急性血流灌注不足时，发生肾小管坏死；肾动脉狭窄不断进展至超过 70% 时，出现肾小管萎缩。

2. 肾素 - 血管紧张素系统　肾脏低灌注时，肾素 - 血管紧张素系统被激活，导致多种病理生理反应，损伤肾脏。

3. 内皮源性因子及氧化应激　内皮素 -1 生成增加、一氧化氮合成下降、血栓素 A_2 合成增加，引起血管收缩，加重肾脏的组织损伤。

（三）诊断

诊断方法包括肾动脉造影、彩色多普勒超声、CT、磁共振血管成像（MRA）及卡托普利肾动态显像等，其中肾动脉造影是诊断肾动脉狭窄的“金标准”。

（四）治疗

包括介入治疗（经皮腔内肾动脉成形术及放置支架）、手术治疗和药物治疗。需要注意的是，与其他 CKD 相比，在 IRD 应用 ACEI 和 ARB 治疗时所产生的不良反应更为常见，因此在应用这些药物时需密切监测患者的血肌酐及血钾等指标。

三、动脉粥样硬化性肾动脉狭窄

（一）ARAS 高血压特点

（1）大于 50 岁，特别是无高血压家族史者发生的高血压。

（2）先前血压正常或控制良好者出现中 - 重度高血压。

（3）顽固性高血压，即经 3 种抗高血压药物足量、正规治疗后仍难以控制的高血压。患者应用利尿剂后血压不降反升，应用 ACEI 后血压下降，但肌酐急性升高。

（二）ARAS 肾脏病特点

（1）尿常规改变不明显，74% 的患者有蛋白尿，尿蛋白定量小于 1g/d，常无明显血尿。

（2）慢性进行性肾功能损害，与病程及病变严重程度有关，双侧 ARAS 者 GFR 平均每年下降 4ml/min。

（3）服用肾素 - 血管紧张素系统（RAS）阻断剂后出现急性肾衰竭，或血肌酐升高超过 50%，应疑及 ARAS。

（4）充血性心力衰竭或肺水肿。

（三）ARAS 诊断线索

1. 高血压伴有下述 1 种情况

（1）年龄大于 50 岁，特别是无高血压家族史者发生的高血压。

（2）先前血压正常或控制良好者出现中 - 重度高血压。

（3）经 3 种抗高血压药物足量、正规治疗后仍难以控制的高血压。

（4）应用利尿剂后血压不降反升。

（5）腹部血管杂音。

2. 肾功能损害伴下述 1 种情况

（1）有或无高血压者出现了不能解释的肾功能坏转。

（2）应用 ACEI 或 ARB 后出现急性肾衰竭。

3. 其他　反复发作的肺水肿或不能解释的充血性心力衰竭。存在全身动脉粥样硬化性血管疾病。

（及臻臻）

第四节　高血压肾损害

高血压性肾损害是指由原发性高血压所导致的肾脏小动脉或肾实质损害。传统上将高血压所致的肾损害分为良性小动脉硬化症和恶性小动脉性硬化症。绝大多数临床所见的高血压肾损害是以良性小动脉性肾硬化为主，其发生与高血压的严重程度和持续时间呈正相关。一般来说，未经治疗的高血压持续5～10年，即可引起肾脏小动脉硬化（弓状动脉及小叶间动脉内膜增厚，入球小动脉玻璃样变），管壁增厚，管腔变窄，进而继发肾实质缺血性损害（肾小球缺血性皱缩、硬化，肾小管萎缩，肾间质炎细胞浸润及纤维化），导致良性小动脉肾硬化症。

原发性高血压通常发生于20岁以上人群。随着年龄的增大其患病率亦增加，70岁以上的人群中有2/3患有高血压，且常常表现为单独收缩压升高。估计全国现有高血压患者1.6亿，成人每5人中就有1人患高血压。

在高血压患者中，血压较高与发生靶器官损害或临床事件，特别是心、脑血管疾病、慢性肾脏病以及外周动脉疾病和视网膜病变相关。流行病学研究显示，收缩压由120mmHg升至130mmHg时，发生终末期肾脏病的风险明显升高。而高血压导致的慢性肾脏病（CKD）目前已成为发达国家引起终末期肾衰竭（ESRD）的第二位或第三位的原因。

一、发病机制

原发性高血压的发生机制目前尚不完全清楚。主要与神经、体液、内分泌异常相关，部分还可能与遗传及环境因素有关。肾脏在高血压的发生、进展中扮演了重要角色，并在高血压后受到不利影响，发生高血压肾损害。

1. 交感神经系统（Sympathetic Nervous System，SNS）　研究表明，原发性高血压患者，特别是年轻或临界高血压患者的SNS活性升高。SNS活性升高，引起去甲肾上腺素从肾上腺释放，导致外周血管收缩，心率增加，系统血压升高，进而导致血管肥大和僵硬。去甲肾上腺素还能直接引起肾脏血管收缩，使肾脏血管阻力增加、肾血流量减低，引起肾单位缺血、氧化应激增加、促进肾素从肾小球旁器释放，进一步通过与肾素-血管紧张素系统的相互作用促使血压增高。此外，肾脏交感神经激活还可以直接刺激近端肾小管Na^+的重吸收，导致钠水潴留，血液循环容量增加。

2. 肾素-血管紧张素系统（RAS）　RAS激活可导致钠潴留和高血压的发生。血管紧张素Ⅱ（AⅡ）可引起肾脏血管收缩，造成肾脏血流量下降和肾脏血管阻力增加，肾小球内压力也随之升高，系膜细胞收缩，导致对蛋白的选择性通透性增加，并能激活与纤维化相关的生长因子，出现蛋白尿、肾小球硬化和肾衰竭。研究显示，肾脏局部RAS活性也是升高的，其与组织的重塑有关，而且这种作用独立于血液循环中的肾素或血管紧张素原水平。

3. 盐的负荷　盐负荷增加可触发球管反馈信号以及肾脏传入SNS的活性增强，使中枢神经系统交感神经活性升高。同时，Na^+-K^+-ATP酶抑制剂、一氧化氮合成酶抑制剂可促进钠的排泌，使血管平滑肌细胞钠钙交换增加，引起细胞内钙的增加，刺激血管平滑肌收缩，使血管阻力升高。

4. 遗传/先天因素　不同人种高血压的发生率不同，其肾损害及进展至ESRD的发生率也不同。不同人种的高血压性肾损害病理表现存在差异，提示不同人种之间高血压导致肾损害的基因易感性不同。

5. 高血压状态下肾小球前小动脉阻力增加及肾小球内高压　肾小球前小动脉阻力持续增高的结果是维持并加重系统性高血压的进展。与此同时，高血压状态下肾小球前动脉阻力持续增高还使肾小球毛细血管处于高灌注、高滤过和高跨膜压的状态，进而影响肾脏固有细胞的生长状态和生物学功能。这些血管内皮细胞或肾脏固有细胞的生物学异常最终可导致肾小球硬化及肾小管间质损害。因此，高血压状态下的肾小球内高压是导致高血压性肾损害的主要病理生理机制。

二、病理

原发性高血压引起的肾脏损害通常称为良性肾硬化，它首先影响肾小球前的动脉血管，主要是入球小动脉和小叶间动脉。表现为小动脉中层的血管平滑肌细胞被结缔组织取代，还常有透明样物质（血浆蛋白）在内膜下蓄积（玻璃样变性）。与小动脉病变相关的肾小球和肾间质小管则出现缺血，表现为肾小球毛细血管基底膜缺血性皱缩，肾小管上皮细胞空泡及颗粒变性，灶状萎缩，间质多灶状淋巴和单核细胞浸润，可伴纤维化。病变晚期可见肾小球硬化、严重的间质小管损伤及肾小管多灶状和片状萎缩，部分代偿性肥大，肾间质纤维化。免疫荧光检查无特异表现，一般无免疫球蛋白及补体的沉积，有时在肾小球和小动脉壁上可见较弱的 IgM 沉积。电镜检查与光镜检查所见一致。

三、临床表现

高血压造成的肾脏损害临床主要表现为蛋白尿及肾功能受损。未经有效控制血压的患者中，随着时间的推移，有 40% 可出现蛋白尿。大部分患者表现为微量白蛋白尿，少数表现为非肾病范围的蛋白尿，在急剧进展的高血压，可伴有肾病范围的蛋白尿。目前认为，高血压患者的微量白蛋白尿预示着全身内皮系统功能的受损，是高血压患者心脑血管预后不良的标志之一。尿沉渣镜检有形成分（红细胞、白细胞、透明和颗粒管型）很少。少数患者可因肾小球毛细血管破裂而出现短暂性肉眼血尿。严重高血压或原发性高血压晚期阶段肾小球滤过率下降及尿浓缩功能受损等，预示已出现功能肾单位的丢失及不可逆的组织学损伤（局灶肾小球硬化）。在高血压晚期常常有远端肾小管浓缩功能受损，表现为夜尿增多，并可出现尿浓缩试验检查异常。

原发性高血压可引起视网膜动脉硬化，进而引起动脉硬化性视网膜病变。视网膜动脉硬化一般与肾小动脉硬化程度平行，可大致反映肾小动脉情况，故眼底检查非常重要。

四、诊断与鉴别诊断

（一）诊断

1. 临床上诊断高血压良性小动脉性肾硬化症的主要依据

（1）有确切和持续的高血压病史。

（2）高血压的发病年龄多在 25 ~ 45 岁，且病程往往在 10 年以上，年龄越大发病率越高。

（3）伴有高血压的其他脏器损害如左心室肥厚、眼底血管病变等。

（4）临床上突出表现为肾小管间质损害，如夜尿增多、尿渗透压低、尿浓缩功能减退，部分患者可表现为蛋白尿及少量红细胞，少数表现为血清肌酐升高。

（5）肾脏 B 超检查，肾脏缩小或两肾大小不一，表面呈颗粒状凹凸不平。

（6）排除原发性肾脏病伴有高血压的病例。

（7）肾活检呈现以肾小动脉硬化为主的病理改变。

由于仅有少数高血压肾损害患者能够耐受肾活检，因此一直以来，高血压肾损害的诊断主要依靠临床证据，如病史、体检、尿检、影像学检查、血清学检查等，而非肾活检。良性小动脉性肾硬化症临床诊断的准确性始终是争论的焦点。

临床诊断必须具备的条件为：①为原发性高血压。②出现蛋白尿前一般有5年以上的持续性高血压（大于150/100mmHg）。③持续性蛋白尿（一般为轻至中度），镜检有形成分少。④有视网膜动脉硬化或动脉硬化性视网膜改变。⑤排除各种原发性肾脏疾病。⑥排除其他继发性肾脏疾病。

辅助或可参考的条件为：①年龄在40～50岁及以上。②有高血压性左心室肥厚、冠心病、心力衰竭。③有脑动脉硬化和（或）脑血管意外病史。④血尿酸升高。⑤肾小管功能损害先于肾小球功能损害。⑥病程进展缓慢。

2. 原发性高血压早期肾损害的诊断　在良性小动脉硬化出现临床症状（夜尿增多、蛋白尿）之前，经常规的血液和尿液检查均为正常，但如应用较灵敏的检查手段仍能发现一些异常的肾损害，可视为原发性高血压的早期肾损害。其中包括：

（1）尿微量白蛋白排出增加：在未充分控制以及新近发生严重高血压的原发性高血压患者，尿液微量白蛋白排出增加，待血压控制后又能减少。此微量白蛋白排出增加是由于系统性高血压引起的肾小球毛细血管内压增加所致，而与良性小动脉肾硬化导致缺血性肾小球病变引起的持续性蛋白尿发生机制不同。

（2）尿沉渣红细胞计数增加：从Ⅰ期开始尿红细胞即增多，用相差显微镜观察可见红细胞形态畸变，此改变是由高血压导致的肾小球毛细血管滤过屏障变化而引起的。

（3）尿β_2－微球蛋白排出增加：测定血、尿β_2－微球蛋白目前已被公认为测定肾小球滤过率和近端肾小管重吸收功能的敏感指标。实验证实，肾小球滤过率小于75ml/（min·1.73m^2）时血β_2－微球蛋白已开始升高，新发严重高血压的患者尿β_2－微球蛋白排出增加，血压控制后又会减少。

（4）尿N－乙酰－β－D－氨基葡萄糖苷酶（NAG）排出增加：肾小管和尿路上皮细胞含NAG，肾脏损伤时尿中排出量可高达1200倍。未经治疗的原发性高血压患者NAG排出增加，血压控制后又减少。

（二）鉴别诊断

1. 慢性肾小球肾炎继发高血压　若患者有一段时间尿异常，而后出现高血压，则其为慢性肾小球肾炎的可能性大；反之，则为原发性高血压引起的良性小动脉性肾硬化症的可能性大。若病史中高血压和尿异常先后分辨不清，尤其是已有肾功能不全的晚期病例，则进行鉴别诊断可能较困难，此时可参考表24－2。确实难以做鉴别诊断时可采用肾活检。

表24－2　高血压肾小动脉硬化与慢性肾炎继发高血压的鉴别诊断

项　目	高血压肾小动脉硬化	慢性肾炎继发高血压
高血压家族史	（+）	（－）
肾炎既往史	（－）	（+）
年龄（岁）	40～60	20～30
高血压与尿异常的先后关系	高血压在先	尿异常在先
水肿	少见	常见

续 表

项 目	高血压肾小动脉硬化	慢性肾炎继发高血压
尿异常表现	轻至中度蛋白尿（+～++），有形成分少	尿蛋白可比较多（+++～++++），红细胞、管型常见
肾功能与眼底病变关系	眼底病变相对重，肾功能较好	眼底病变相对轻，肾功能较差
左心室肥厚	多见	少见
肾性贫血	相对较轻	较重的氮质血症时血红蛋白为60～90g/L，尿毒症时小于60g/L
血尿酸	易升高，肾功能不全时更高	肾功能不全时升高，其程度与血肌酐和血尿素氮平行
脑动脉硬化、脑血管意外、高血压性心脏病、冠心病	可能有	少见
病程进展	慢	较快
预后	进展至尿毒症前，多数已死于心脑血管并发症	多数死于尿毒症
肾脏病理	良性肾小动脉硬化	各种病理类型的慢性肾炎，可合并肾小动脉硬化

2. 慢性肾盂肾炎继发高血压 因该病患者有轻至中度蛋白尿和高血压，故需与高血压肾小动脉硬化相鉴别。女性患者、多次泌尿系统感染发作、肾区叩痛（尤其是一侧为主）、尿异常在先而高血压在后、尿白细胞增加、多次尿培养阳性、B超显示两肾大小不等、核素肾图两侧不一致、肾盂造影有肾盂肾盏扩张和变形以及抗感染治疗有效等特点均有助于对慢性肾盂肾炎的诊断。需注意的是，40岁以上女性二者可以合并出现。

五、治疗

合并高血压肾损害的患者应在调整生活方式的同时开始药物治疗。降压药物的选择、应用剂量、配伍及其服用方法对于充分控制血压都是十分必要的。研究显示，合并肾脏损伤的高血压患者常需要多药联合治疗以达到目标血压。联合用药药物选择的原则是：与当前用药联合治疗更有效，可减轻当前用药的不良反应，且对并发症有益，同时考虑联合用药对患者生活质量、治疗费用及依从影响。

在具体药物的选择上，不同种类的降压药物均有其不同的强适应证。血管紧张素转换酶抑制剂（ACEI）、血管紧张素Ⅱ受体拮抗剂（ARB）是高血压肾损害的首选治疗药物。研究显示，使用RAS系统阻断剂不但有降压的作用，还有非血压依赖性的肾脏保护作用。同时，已有一些大型研究显示，应用RAS系统阻断剂还可以减少高血压心血管并发症。因此，如无禁忌，应首选RAS系统阻断剂进行治疗。如果血压不能达标，则可联合应用利尿剂、β受体阻滞剂或钙通道阻滞剂（CCB）进行治疗。各类降压药的适应证见表24－3。

表 24-3 各类降压的强适应证

强适应证	利尿剂	β受体阻滞剂	ACEI	ARB	CCB	醛固酮阻断剂
心力衰竭	√	√	√	√		√
既往有心肌梗死		√	√			√
高风险心血管疾病	√	√	√		√	
糖尿病	√	√	√	√	√	
慢性肾脏病			√	√		
复发性心血管意外	√		√			

（及臻臻）

第五节 恶性高血压肾损害

恶性高血压（Malignant Hypertension，MHPT）是指以重度高血压（舒张压高于130mmHg）合并有眼底视网膜水肿和出血渗出（Ⅲ级眼底病变）和（或）双侧视神经盘水肿（Ⅳ级眼底病变）为表现的一组临床综合征。63%～90%的患者有肾脏受累表现，多数患者表现为不同程度的肾衰竭，如不经过治疗，病情可快速进展，乃至死亡。

一、病因

MHPT是一组由多种病因引起的临床综合征，病因包括原发性高血压病和继发性高血压。少数高血压病患者由于血压未能得到有效控制，经过数年后可发生MHPT；也有部分患者发病较急剧，以MHPT为首发表现。由高血压病导致的MHPT占MHPT的20%～40%。由各种肾实质性疾病、肾血管性疾病、内分泌性疾病以及药物所引起的继发性高血压是MHPT的常见病因之一（表24-4）。

表 24-4 恶性高血压的病因

恶性高血压病因	
肾实质疾病	肾小球肾炎、肾小管间质肾病、硬皮病、HUS/TTP、糖尿病、SLE和血管炎等系统性疾病导致的肾损害以及肾脏先天性发育不全等
肾血管疾病	肾动脉粥样硬化、纤维肌性发育不全、大动脉炎、肾动脉急性闭塞、肾动脉胆固醇栓塞、结节性多动脉炎（Polyarteritis Nodosa，PAN）
内分泌疾病	嗜铬细胞瘤、原发性醛固酮增多症、库欣综合征、口服避孕药所致内分泌紊乱
药物	可卡因、苯异丙胺、停用可乐定、单胺氧化酶抑制剂、促红细胞生成素和环孢素
肿瘤	肾癌、淋巴瘤
主动脉缩窄	
产科相关疾病	先兆子痫、子痫

二、发病机制

MHPT的发病机制尚不十分清楚。目前认为是由于多种因素直接或间接地造成小动脉管壁急性损伤所引发的一系列疾病过程所致。主要有以下几种机制：①血压升高对血管壁的直接损伤（压力学说）。②血管中毒学说。③肾素－血管紧张素（RAS）系统高度活化。④内皮素。⑤依前列醇合成减少。⑥细胞内钙含量增加。⑦低钾饮食。⑧激肽释放酶－激肽系统。

目前认为，明显、剧烈的血压升高对血管壁的机械性压力和 RAS 系统的活化是 MHPT 发生最关键的两个因素。某些促发因素（如压力性利尿）可能通过正反馈机制使血压急剧升高，后者进一步活化一些促使血压恶化的因素，使血压进一步升高，造成血管内皮损伤、血管通透性增加、血浆蛋白和纤维蛋白原漏出并进入血管壁挤压和破坏血管壁平滑肌，形成小动脉纤维素样坏死以及内膜增生性病变。

三、病理

MHPT 患者肾脏可出现肾脏小动脉病变、肾小球病变和肾小管间质病变。相应的病理表现如下。

1. 肉眼观察　可见皮质及被膜下点状出血和肾髓质充血。肾脏的大小取决于原有良性高血压病程的长短及是否合并有原发性肾实质性疾病。

2. 肾脏动脉病变　主要包括血管内皮损伤和小动脉受累表现：①入球小动脉壁纤维素样坏死。②小叶间动脉的增生性动脉内膜炎表现，根据内膜增生的特点将其分为 3 种类型即洋葱皮型、黏蛋白型和纤维型。③肾脏弓形动脉和肾动脉无上述特征性病变。

3. 肾小球病变　典型改变为局灶、节段性纤维素样坏死，在坏死区内可伴有节段增生性病变、新月体和毛细血管腔内血栓形成。接受降压治疗的病例中，由于肾小球明显缺血导致进行性肾小球荒废，首先是基底膜发生增厚和皱褶，继之毛细血管丛皱缩，最后发展至肾小球硬化。

4. 肾小管间质病变　肾小管可出现上皮细胞脱落、再生等急性肾小管坏死样病变；可有不同程度的肾小管萎缩。肾间质可出现水肿、有或无炎症细胞浸润；随着疾病进展，可出现不同程度的间质纤维化。

5. 免疫荧光检查　可见纤维素样小动脉壁上有 γ－球蛋白、纤维蛋白原、白蛋白和某些补体成分沉积；某些肾小球，特别在坏死病变区，有 γ－球蛋白、白蛋白和补体沉积；毛细血管基底膜和增厚的小叶间动脉内膜可见纤维蛋白原沉积。

四、临床表现

该病以男性患者较多见，男性与女性患者比例约为 2 ∶ 1，好发年龄为 30 ~ 50 岁，但儿童和老年人均可发病。临床表现取决于血压升高的速度和程度、以往是否有高血压病史和基础身体状况。

1. 首发症状　绝大多数患者起病突然，最常见的首发症状为头痛、视力模糊和体重下降，呼吸困难、乏力、胃肠道症状（恶心、呕吐和腹痛）、多尿、夜尿增多和肉眼血尿等症状较少见。

2. 血压　患者发病前常有多年的良性高血压病史，亦可以 MHPT 为高血压病的首发表现。就诊时血压常在 150 ~ 290/100 ~ 180mmHg，多数患者的平均舒张压超过 120 ~ 130 mmHg。

3. 眼底表现　高血压视网膜病变 KW 分级的Ⅲ级和Ⅳ级眼底病变是该病的眼底表现特征。视网膜毛细血管和毛细血管前小动脉壁纤维素样坏死，视盘周围可见呈放射状分布的条纹状或火焰状出血；内皮损伤导致血浆蛋白漏出和沉积在视网膜形成硬性渗出；小动脉闭塞引起视神经主干的神经纤维缺血性梗死而出现棉絮状软性渗出；视盘血管闭塞引起视神经盘水肿。经过积极降压治疗以后，患者视力可逐渐恢复正常，眼底出血、渗出和视神经盘水肿可于 2 ~12 周后消失。

4. 肾脏表现　肾脏是 MHPT 常见受累器官，63% ~90% 患者有肾脏受累表现。可表现为镜下血尿、肉眼血尿、红细胞管型、白细胞尿、尿蛋白（一般低于 4g/d，呈肾病综合征表现者罕见）。肾实质性疾病继发的恶性高血压蛋白尿量通常比较大，可呈肾病综合征范围的蛋白尿。就诊时患者常有不同程度的肾功能损害，根据肾功能损害表现特点可将恶性高血压表现分为急性肾衰竭型、进展性肾衰竭型和肾功能正常型，其中前两种类型最为常见。

5. 肾外表现

（1）神经系统表现：神经系统症状是 MHPT 的常见主诉。可表现为头痛、头晕，可以脑血管意外为首发表现，表现为一过性或局灶性脑缺血、脑出血和蛛网膜下腔出血。高血压脑病较少见。

（2）心脏受累表现：最常见表现为左心室肥厚，可发生急性左心衰竭和肺水肿，也可表现为心绞痛或急性心肌梗死，出现主动脉夹层者罕见。

（3）血液系统表现：可表现为贫血、血小板减少和微血管病性溶血性贫血，重者表现为溶血性尿毒症综合征。

6. 电解质异常　可出现低钾血症代谢性碱中毒。

五、诊断

1. 诊断线索　包括：①患者血压急剧升高，舒张压高于 130mmHg。②高血压患者短期内出现视物模糊。③高血压合并肾功能损害。④表现为急进性肾小球肾炎（RPGN）综合征。

2. 诊断标准　具备以下 2 个条件即可诊断为 MHPT：①血压急剧升高，舒张压高于 130 mmHg。②眼底病变呈现出血、渗出（眼底Ⅲ级病变）和（或）视神经盘水肿（眼底Ⅳ级病变）。

3. 诊断思路　包括：①是否为 MHPT。②是原发性高血压病还是继发性高血压病。③肾功能诊断。④有无心、脑血管并发症。

4. 肾活检指征　在以下几种情况下，应考虑肾活检：①表现为急性肾炎综合征时，不能排除新月体肾炎或急性肾炎。②不能排除急性间质性肾炎或血管炎。③有肾脏损害的 MHPT，需了解有无肾脏实质性疾病。

5. 肾活检注意事项　由于有高血压和小动脉硬化，肾穿刺时容易出血，因此进行肾活检应当慎重，严格掌握指征。应注意以下问题：①一定要在血压得到有效控制后，才可考虑肾活检。②一定要由肾活检经验丰富的医生亲自操作。③严格按照急性肾衰竭肾活检常规进行准备、操作与术后处理。

六、治疗

恶性高血压一经诊断就应立刻采取积极的降压治疗，以防止高血压脑病、脑出血、急性肺水肿和肾衰竭等严重并发症的发生或进展。待血压稳定后再做相关实验室检查以确定恶性高血压的病因。随着血压的降低，肾小动脉纤维素样坏死被吸收，肾脏病理改变发生部分逆转，肾功能损害可能会终止或好转。

1. 降压治疗策略与目标

（1）初始目标：如无心力衰竭、高血压脑病、高血压危象等高血压急症，可在 2 ~ 6h 内，通过静脉使用降压药物使血压缓慢降至 160 ~ 170/100 ~ 105mmHg 或血压下降最大幅度小于治疗前血压的 25%。如合并上述高血压急症者，则应在几分钟至几小时内时使血压下降至安全水平，以免发生意外。

（2）最终目标：待血压稳定后逐渐加用口服降压药并调整药物剂量，待口服药发挥作用后方可将静脉降压药物逐渐减量至停用。应在几天至 3 个月内使血压达到 140/（85 ~ 90）mmHg 以下水平。

2. 静脉使用降压药物

（1）硝普钠：直接作用于动、静脉引起血管舒张，用药后数秒起效，作用时间短暂（2 ~ 5min）。肾衰竭患者应慎用，否则易造成氰化物中毒。起始剂量为 0. 25 ~ 0. 5μg/（kg · min），根据病情逐渐加量，最大量可以用到 8 ~ 10μg/（kg · min），但使用最大剂量的时间不应超过 10min。

（2）尼卡地平：直接扩张小动脉，对外周血管、冠状动脉和脑血管均有较强的扩张作用。静脉持续输注，起始剂量为 5mg/h，可逐渐加量，最大剂量为 15mg/h。

（3）拉贝洛尔：兼有 α_1 受体和 β 受体阻滞作用。间断注射法：首剂 20mg，每 10min 注射 20 ~ 80mg，每日总量为 300mg。持续输注法：剂量为 0. 5 ~ 2mg/min。

3. 口服降压药物使用原则

（1）主张联合用药：可增加降压疗效，降低不良反应，有益于靶器官保护，增加患者对药物治疗的依从性。

（2）优先选用 ACEI 和 β 受体阻滞剂：这两类药物可以有效地抑制高度激活的 RAS 系统，有效控制血压，促使肾功能恢复，宜优先选用。但在治疗过程中应注意监测肾功能与血钾。

（3）慎用利尿剂：恶性高血压可导致压力性利尿。患者血容量不足时，不宜使用利尿剂。当肾功能受损而出现水钠潴留或心力衰竭时，可联合使用利尿剂，但须慎用。

4. 肾脏替代治疗　当 MHPT 患者合并尿毒症时，需要接受肾脏替代治疗。可根据患者的临床情况以及当地医疗状况在 1 年以内选择腹膜透析或血液透析治疗，其中腹膜透析是首选治疗方式；若积极治疗 1 年后，患者仍不能摆脱透析，可考虑行肾移植治疗。

（及臻臻）

第二十五章　肾血管疾病

第一节　高血压肾硬化和肾动脉硬化

美国肾脏病数据系统（USRDS）的资料显示，高血压肾脏病是终末期肾衰竭（ESRD）进行透析患者最常见的原发病之一。本节主要讨论高血压小动脉肾硬化。

无论高血压是原发的或者是继发的，肾循环持续暴露于血管腔内高压使得肾动脉出现损伤（玻璃样动脉硬化），从而导致肾功能的丧失（肾硬化）。高血压小动脉肾硬化可以分为2种：良性和恶性（或称为加速性）肾动脉硬化。

一、病因和流行病学

Richard首次描写了高血压和肾脏病可能相关。各种类型的肾脏病，特别是肾功能不全都可能出现高血压。人群中有3%～4%高血压患者是由于原发性肾脏病引起的，而肾血管性高血压大约占1%。

大部分恶性高血压是由于原发性高血压控制不佳所引起的。肾脏病是导致恶性高血压的另一个常见因素，其他一些少见的因素包括结节性多动脉炎、肾动脉狭窄、子痫、Cushing综合征以及原发性醛固酮增多症等。一些药物例如雌激素以及口服避孕药也有可能诱发恶性高血压。

二、病理

良性高血压小动脉肾硬化的肾脏大小基本是正常或减小，同时肾皮质减少。虽然比较大的动脉可能存在动脉粥样硬化改变，入球小动脉的病理学改变主要是血管壁沉积了匀质的嗜酸性物质（玻璃样动脉硬化）。这些沉积物的主要成分是血清蛋白质和脂质，是由于血管腔内静水压升高导致的内皮损伤而渗漏到血管壁中。增厚的管壁导致管腔狭窄，最终引起肾小球和肾小管的缺血损伤。

在已诊断为高血压导致的慢性肾脏病患者中进行肾活检，资料显示除了肾小血管出现动脉硬化外，还存在间质纤维化、肾小球基底膜增厚、肾小球球性硬化。

长期良性高血压的患者或者以往不知道存在高血压的患者都可能发展成恶性高血压。表现为血压突然升高（舒张压往往>130mmHg）合并有视乳头水肿、中枢神经系统症状、心源性呼吸困难和快速的肾功能减退。如果患者血压显著升高和肾功能快速降低，即使没有视乳头水肿，也不排除恶性高血压的诊断。因为肾脏毛细血管出血，肾脏表现为蚤咬肾。组织学中可以发现2种特征性的血管损伤。首先受累动脉表现为纤维素样坏死，动脉壁中存在含纤维的嗜伊红样物质。血管壁增厚偶然合并炎性渗出（坏死性动脉炎的表现）。第二种病变主要累及叶间动脉，表现为血管壁中细胞组分的同心圆样的增生增殖，同时有胶原沉积，形成增生性动脉炎（洋葱皮样损伤）。纤维素样坏死偶然可以延伸入肾小球，导致肾小球增殖性改变和肾小球坏死。大多数肾小球和肾小管改变继发于缺血和梗死。导致恶性高血压发生、发展的机制不详。两种病理生理改变是恶性高血压发生和发展的关键：①血管壁渗透性增加导致血浆成分特别是纤维素渗入血管壁，出现持续的血管病变。②疾病过程中肾素－血管紧张素－醛固酮系统激活加速并维持血压升高，导致血管损伤。

三、发病机制

高血压对血管的损伤与血管床在高血压中的暴露程度相关。所以，高血压的肾损害主要取决于3种因素：①全身血压升高导致的血管负荷增高。②升高的全身血压传导到肾血管床使其负荷增加的程度。③局部组织对于压力负荷增高的敏感性。由于大多数人每日自发的血压波动大而且快速，传统的单独测量血压来确定血压和肾损害之间的定量关系存在不足，因此连续血压监测技术在高血压靶器官损害的研究中有非常大的优势。

一般来说，肾脏微血管通过适当的自身调节防止全身短暂或持续地增加血压将压力传导至肾小球，从而维持稳定的肾脏血流和肾小球内压。这些自身调节反应是肾脏对全身性高血压的主要的防护。只要全身血压仍然维持在这种自身调节的范围内，那么良性的肾硬化可能会出现；而如果全身血压超过了自身的调节范围，急性严重的损伤（恶性肾硬化）将会发生。然而，一旦血管损伤出现，肾血管的自身调节机制继发性地受到损害，从而导致这种肾保护机制的损害，也就进一步放大了全身血压增高导致的肾损害。一般来说，长期慢性高血压使自身调节的上限和下限都向右移，从而呈现一种保护性调节。那么，如果是同样严重的高血压，血压快速地升高且没有肾脏自身调节曲线的保护性地右移，更容易超过自身调节的范围而导致严重肾损伤。

即使没有严重的高血压，如果升高的全身血压传导到肾脏小血管使其压力增加，也可以导致肾硬化。例如单侧肾切除或早期1型糖尿病肾病（发生明显的肾病前），入球血管舒张使外周血压更多地传导到肾小血管。如果这些患者的肾脏自身调节机制良好或没有严重的高血压，那么高血压仅引起轻度的损伤，所以大多数单侧肾切除患者预后良好，一些糖尿病肾病患者病情进展缓慢。但如果患者已经存在糖尿病或非糖尿病性的慢性肾脏疾病（CKD），肾脏自身调节机制已经受到了损伤，高血压导致损害的阈值显著降低，高血压引起的肾脏损伤也将明显增加。此时，即使患者没有显著的高血压，由于传导到肾小球内的压力也可以增高至足以导致快速的肾小球硬化。

大量的CKD动物模型如5/6肾切除的研究提供了最清楚的证据证明上述现象。使用血压生物遥测技术的研究显示，在这些疾病状态中，残存正常肾小球的进行性硬化和血压之间存在定量关系。因为肾血管收缩和舒张（即自身调节）依赖于电压依赖的Ca^{2+}通道介导的Ca^{2+}流，5/6肾切除的动物模型使用双氢吡啶类钙拮抗剂（CCB）使肾脏自身调节能力完全丧失（图25－1），因此高血压导致肾小球损伤的阈值显著降低，使用CCB的动物存在更多的肾小球硬化。如果给予5/6肾切除动物低蛋白质饮食以减轻肾小球入球血管的扩张以及肾脏自身调节的不全，即使存在相似的高血压，但肾小球硬化减轻了。而如果低蛋白质饮食同时使用CCB，肾脏的自身调节能力将减退，从而阻断了低蛋白质饮食延缓肾小球硬化的作用。

上述这些发现仅限于主要通过扩张血管进行调节的血管床，对于那些以血管收缩为主的血管床，如果肾血管自身调节能力受到损害，在全身血压降低时肾脏不能维持适当的灌注压和肾小球滤过压，从而使肾脏出现缺血性的改变，组织学中就会发现肾小管间质缺血性损伤的现象。

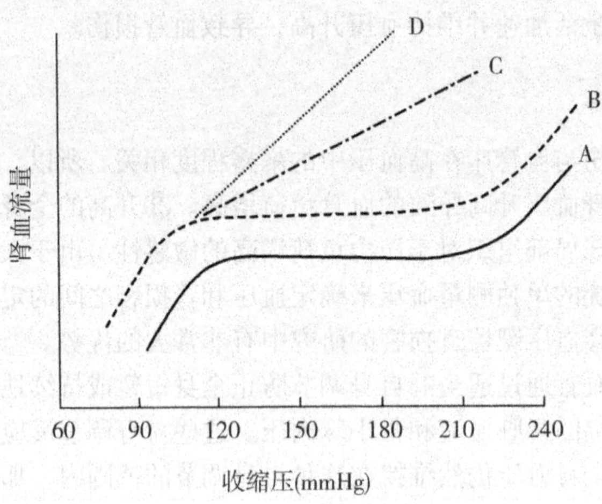

图 25－1　肾脏自身调节曲线

A. 正常肾脏的自身调节曲线；B. 单侧肾切除后肾脏自身调节减退；C. 5/6 肾切除后，残肾的自身调节严重受损；D. 5/6 肾切除同时使用双氢吡啶类 CCB 后，残肾丧失自身调节能力

非血压依赖的基因或其他一些因素和高血压引起肾脏损伤的严重程度也可能相关。近来体外研究发现的血管紧张素Ⅱ和醛固酮等非高血压依赖的促肾小球损伤的作用受到了极大的关注。这些非血压依赖的因素引起了下游的氧化应激、生长因子被激活。很多体内研究证明，和其他降血压药物相比，肾素－血管紧张素系统（RAS）阻断剂和（或）醛固酮拮抗剂有超越降压作用外的肾保护作用。使用 RAS 阻断剂后并没有发现高血压损伤肾脏的阈值增高了或者血压和肾小球硬化之间的关系曲线有改变，这些都反映了非血压依赖的肾保护。而前述的一些介导进一步组织损伤的氧化应激、生长因子活化等事件可能也只是组织应激或损伤的表现之一。因此，需要更多的研究去证明这些非血压依赖的因素。

恶性高血压的发病机制更为复杂，但短时间内血压显著升高是发病的关键。RAS 的激活；血管加压素、内皮素分泌增加；前列环素、激肽释放酶－激肽系统抑制等扩血管物质的合成和分泌减少；血管内凝血机制的激活以及一些免疫机制，都被认为和疾病的发生、发展相关。

四、临床特征

良性高血压小动脉肾硬化往往在长期高血压患者中发现，这些患者的高血压还没有达到恶性的程度。这些患者通常是老年人，经常是常规体检时发现高血压或者因为一些非特异的症状如视力模糊、疲劳、心悸、鼻出血和颈项不适时诊断高血压。

肾硬化伴有持续的全身性高血压可以影响心血管系统，如心肌肥厚，可能合并充血性心力衰竭和脑血管并发症的相关症状外，体检时也容易发现视网膜血管改变（动脉狭窄以及火焰状出血）。肾脏首发症状往往是夜尿增多；尿检发现镜下血尿和轻度蛋白尿、微量白蛋白尿、β_2 微球蛋白和 NAG 排出增加；轻度或中度血清肌酐的升高。总的来说，临床上很少出现明显的肾脏异常。更多特异性检查可以发现输液后尿钠排泄增加，肾动脉造影时肾内血管直径变细甚至闭塞。除非肾血流降低，良性肾硬化患者可以维持接近正常的肾小球滤过率。高尿酸血症也容易在良性高血压肾硬化患者中发现。疾病晚期肾功能不全时出现尿毒症相关症状。

恶性高血压大部分发生于以往有高血压患者，中年男性最多。首先出现往往是神经系统症状，表现为头晕、头痛、视物模糊、意识状态改变。此后表现为心源性呼吸困难和肾衰竭。肾脏受损表现为快速升高的血清肌酐、血尿、蛋白尿以及尿沉渣中红细胞、白细胞管型。肾病综合征可能存在。早期由于低钾性代谢性碱中毒引起血浆醛固酮水平升高。

五、并发症

良性高血压小动脉肾硬化的并发症相对出现较晚，而恶性高血压的并发症出现常比较迅速。神经系统损伤是最常见的并发症之一。血压急骤升高可致高血压危象，表现为剧烈头痛、视力模糊；若血压进一步升高可能引起急性脑循环功能障碍，致使脑血管痉挛、脑水肿、颅内压增高，称高血压脑病，出现恶心、呕吐、抽搐、昏迷、一过性偏瘫、失语等。眼底检查可发现小动脉痉挛、视乳头水肿、出血及渗出物等。通常经过降压治疗后，头痛与意识障碍可明显好转。如降低血压治疗不能改善高血压脑病症状，应考虑患者出现缺血性或出血性卒中。在我国高血压是诱发卒中的最直接原因之一，在积极或适当控制血压的同时应给予患者相应的治疗。

高血压病患者常见室间隔和心室壁增厚，主要是由于血浆儿茶酚胺和局部肾素 - 血管紧张素水平升高以及左心室收缩负荷过度导致。心肌肥厚和合并心脏扩张则形成高血压心脏病。恶性高血压由于舒张压持续的升高，可能在短期内迅速诱导心力衰竭的发生，短期应积极降低血压缓解症状，长期控制血压宜选择 ACEI 或 ARB 药物以及 α、β 受体阻滞剂进行治疗。动脉粥样硬化也是长期高血压的一个常见并发症，可进一步形成主动脉瘤。冠状动脉粥样硬化则导致冠心病，如果同时存在心脏肥厚或扩大，那么极容易诱导发生心力衰竭。下肢动脉粥样硬化可引起间歇性跛行，并存糖尿病病变严重者可造成肢体坏疽。但目前没有十分有效的抗动脉粥样硬化的治疗方法，降低血脂可能对于延缓动脉粥样硬化的发展有一定的帮助。

通常良性肾动脉硬化发展到 ESRD 非常缓慢，但尿毒症却是恶性高血压最常见的并发症，大多数患者需要透析治疗。透析时适当地超滤、减轻容量负荷也非常有助于控制患者的血压。

六、诊断

临床诊断良性小动脉肾硬化必需条件是存在原发性高血压且远早于肾脏损伤（以蛋白尿为标志）出现；持续的蛋白尿，尿检中出现少量有形成分；视网膜动脉硬化或动脉硬化性视网膜改变；排除各种原发性肾脏病和其他继发性肾脏病。老年患者存在高血压性心肌损伤、心力衰竭、脑血管意外、血尿酸升高以及肾小管功能损害先于肾小球功能损害，都提示可能存在高血压性肾脏病的可能。但即使上述条件都符合，也有诊断错误的可能。如临床诊断困难，肾活检可以明确诊断。

恶性高血压肾损害的诊断包括存在恶性高血压（血压持续升高，舒张压 > 120mmHg；眼底检查出现条纹状或火焰状出血和棉絮状渗出；有广泛的急性小动脉病变累及心、脑、肾等器官）；蛋白尿和血尿；肾功能进行性恶化。

七、治疗

针对高血压肾损害的病理生理机制，干预治疗应从以下 3 个方面着手：①降低血压。②降低传导到肾小血管的压力。③阻断或降低局部致组织损伤和纤维化的细胞/分子途径。

无论良性或恶性病变，控制高血压是首要的治疗目标，开始治疗的时间、治疗的有效性以及患者的并发症是影响良性肾硬化病程的关键因素，大多数未治疗的患者出现高血压的肾外并发症。不同的是，恶性高血压是一种急症，自然病史 1 年的病死率为 80% ~90%，几乎所有死亡原因都是尿毒症。应该进行更多的监测以控制急性肾衰竭导致的神经系统、心脏和其他器官的并发症。但是最根本的治疗是积极、努力、迅速地控制血压，这样可以逆转大多数患者的各种并发症。

美国高血压预防、检测、评估和治疗全国联合委员会第 7 次报告（JNC7）中针对普通人群的血压控制目标为血压 < 140/90mmHg，以降低心血管并发症。而对于合并糖尿病、肾病患者的血压目标值应该 < 130/80mmHg。2007 欧洲高血压治疗指南则在此基础上提出如果尿蛋白 > 1g，可以将血压降得更低。K/DOQI 针对 CKD 患者高血压的控制提出的治疗目标除了降低血压、延缓肾脏病进展外，保护心血管也是很重要的一个方面。通常的治疗方法包括生活方式的改变、药物治疗等。

健康的生活方式包括低盐饮食（每日钠摄入 ≤2.4g）、有氧锻炼（每日至少 30min）、减肥和控制饮酒，除了直接降低血压外，也可以增加降血压药物的敏感性，是控制高血压、减少并发症最基本的方法。改变生活方式后血压不能控制，应考虑加用药物。保护靶器官最主要依赖于血压的控制。对于普通人群来说，各类降血压药物（包括 ACEI、ARB、CCB、β 受体阻滞剂和利尿剂）的降压作用相似。但从效益 - 费用比来看，虽然氢氯噻嗪（双氢克尿噻）可激活肾脏肾素 - 血管紧张素 - 醛固酮系统，仍被一些指南推荐其作为药物治疗的首选，也是多种药物联合治疗高血压的基础药物。对于肾病，特别是糖尿病肾病患者来说，肾素 - 血管紧张素 - 醛固酮系统阻断剂（包括 ACEI 和 ARB）应该作为首选药物使用。对于非糖尿病肾病的患者，如果尿蛋白/肌酐 > 200mg/g，ACEI 和 ARB 也是首选的药物。ACEI 为基础的降压治疗可以减少进展到 ESRD 和病死率约 22%。而另一项研究也证明 ACEI 的治疗可以显著减少肌酐清除率降低 50% 患者的数量。使用 ACEI 或 ARB 治疗的另一个优点在于可以更好地控制蛋白尿，ACEI 或 ARB 降低蛋白尿的效果一般是剂量依赖性的，因此当血压和蛋白尿控制不佳时，可以增加 ACEI 或 ARB 至最大剂量。但当 ACEI 或 ARB 剂量改变时，应密切监测其在肾功能和血钾方面的副作用。一旦血清肌酐水平较基础值增加 > 30%，应该减量甚至停药。

对于合并肾脏病的高血压患者来说，降血压药物的剂量通常较普通人群大。中到大剂量的高血压药物或者联合使用降血压药物非常常见。同样，由于 CKD 患者肾脏清除药物的能力可能减退，药物的副作用可能也比较明显。肾小动脉硬化的患者如果使用最大剂量的

ACEI 或 ARB 仍未能控制血压，则应该考虑加用其他降血压药物。通常首先考虑加用利尿剂，普通人群可以选择噻嗪类或襻利尿剂，而 CKD 3～5 期患者则首选襻利尿剂。如联合使用 ACEI 或 ARB 和利尿剂仍不能控制血压，下一步可以根据情况加用 β 受体阻滞剂或 CCB，必要时也可以使用 α 受体阻滞剂或中枢性降压药物。特别对于已存在心血管疾病的患者，卡维地洛（α、β 双通道阻滞剂）有比较好地保护心血管的作用，可以更早期地使用。无论选择何种降血压治疗方案，将血压控制于目标范围是最终的目标之一。

对于恶性高血压患者来说，应积极控制血压，但过快地降低血压可能超过肾脏或脑的自身调节范围而产生严重的并发症。因此，在疾病的急性期必须使用静脉降血压药物，应在 12～36h 内逐步降低舒张压至 90mmHg，病情稳定后加用口服降压药。由于此类患者水钠负荷并没有显著增加，血压升高主要由于血管收缩导致，因此选用扩血管药物为主。可同时使用 β 受体阻滞剂防止扩血管后的心率增快。如果一些药物引起水钠潴留，可以加用利尿剂。

八、预后

良性高血压小动脉肾硬化预后相对良好，单纯由于高血压导致肾硬化肾功能不全的进展通常非常缓慢。血压控制后肾功能可以在很长一段时间内保持稳定。一项研究显示，42% 高血压患者合并肾脏病变，但 60% 以上的死亡原因为心力衰竭和脑血管意外，10% 患者死于尿毒症。因此，高血压肾硬化患者更应该关注他们心脑血管的并发症。高血压导致肾动脉硬化的危险因素包括老年人、男性、有高血压肾硬化家族史、出生时肾小球数量少、收缩性高血压、血脂异常、蛋白尿、开始治疗时肾小球滤过率降低和吸烟。

恶性高血压预后较差，一般认为不经治疗则 1～2 年内死亡，大多数死于尿毒症。其预后和血压是否得到及时控制、控制程度以及开始治疗时肾功能水平有关。

（及臻臻）

第二节　肾动脉狭窄和缺血性肾病

肾动脉狭窄的定义是肾动脉主干或其分支的狭窄。成人肾动脉狭窄主要由于动脉粥样硬化引起，少部分患者的病因是肾动脉肌纤维发育不良。儿童肾动脉狭窄多是由于肌纤维发育不良导致。显著的肾动脉狭窄解剖学定义为肾动脉腔狭窄 >50%，如果狭窄 >75%，血流动力学受到明显的影响。血流动力学受影响时会导致肾血管性高血压或缺血性肾病。

肾血管性高血压是指由于肾动脉狭窄引起的血流动力学改变导致的高血压。ACEI 或 ARB 往往能控制肾血管性高血压，但可能造成急性肾小球滤过率（GFR）降低。缺血性肾病的定义是由于肾动脉狭窄导致的 GFR 下降。部分缺血性肾病可以通过血管成形术治疗。

一、流行病学

目前还没有针对普通人群的肾动脉狭窄的研究，因此准确的肾动脉狭窄流行病学资料很难估计。大多数研究选择的是有肾动脉狭窄危险因素的患者，例如冠状动脉疾病、外周血管病、糖尿病、血脂代谢异常或高血压的患者。缺乏准确的流行病学资料的另一个原因是肾动脉狭窄和缺血性肾病没有明确的定义并且诊断方法不统一。

尸检的研究显示，肾动脉狭窄（RAS）的发生率为 4%～50%，60 岁以上的患者发生率

(16.4%)明显高于60岁以下的患者(5.5%)。在进行动脉造影检查的患者中，肾动脉狭窄的发生率更高。调查显示38%的动脉瘤患者、33%动脉闭塞性疾病的患者以及39%下肢动脉闭塞性疾病的患者存在肾动脉狭窄。近期的资料显示冠状动脉狭窄的患者肾动脉狭窄的发生率为14%~29%。在最近一项较大规模的肾动脉狭窄流行病学的调查中，1 305位进行冠状动脉造影的患者存在单侧和双侧明显的肾动脉狭窄(狭窄面积>50%)的发生率分别是11%和4%，15%的患者存在不显著的肾动脉狭窄(狭窄面积<50%)。

肾动脉狭窄是终末期肾衰竭(ESRD)的病因之一，占5%~8%。有资料显示11%~15%的新的血液透析患者存在肾动脉粥样硬化性疾病，他们年龄的中位数是70岁。美国USRDS的数据表明肾血管病在ESRD中的比例由1991年的2.9/100万人口上升到1997年的6.1/100万人口。

肌纤维发育异常约占肾动脉狭窄病例的10%。虽然肌纤维发育异常可以影响血管的内膜、中层和外膜，但96%病例累及动脉中层纤维。该病主要发生在15~50岁的女性，经常累及肾动脉远端2/3以及肾动脉的分支，影像学中主要为串珠样动脉瘤的表现。累及内膜和外膜的肌纤维发育异常临床上主要表现为缺血和栓塞，而动脉中层肌纤维发育异常极少引起远端缺血和动脉栓塞。因此，与动脉粥样硬化肾动脉狭窄不同，肌纤维发育异常几乎不会导致肾动脉闭塞。

90%肾动脉狭窄患者由于动脉粥样硬化所致，通常累及肾动脉开口和肾动脉主干近端1/3。非常严重的患者，特别是有缺血性肾脏病的患者可以发现肾内动脉存在节段和弥漫的动脉粥样硬化。肾动脉粥样硬化性狭窄的发病率随着年龄增加而增高。在肾动脉粥样硬化的患者中，诊断后5年有51%的患者出现肾动脉进行性狭窄，3%~16%肾动脉完全闭塞，21%的肾动脉狭窄面积>60%的患者出现肾萎缩。所以肾动脉粥样硬化是一种常见的进展性疾病。

二、病理生理和发病机制

肾血管性高血压是指由于肾灌注的降低导致的动脉血压升高。很多疾病可以引起肾血管性高血压，具体见表25-1。严格地说，只有在肾血管成形术成功地控制了高血压后才能作出肾血管性高血压的诊断。

表25-1 肾血管损伤造成肾脏低灌注以及肾血管高血压的病因

单侧性疾病(类似双肾单侧钳夹高血压模型)
单侧动脉粥样硬化性肾动脉狭窄
单侧肌纤维发育不良
中层纤维增生和肥厚96%
外周纤维增生1%~2%
内膜纤维增生1%~2%
肾动脉瘤
动脉栓塞
动静脉瘘形成(先天性/外伤性)
节段性动脉闭塞(外伤后)

续　表

外源新生物压迫肾动脉（嗜铬细胞瘤）
双侧性疾病或孤立的功能肾（类似单肾单侧钳夹高血压模型）
单侧功能肾肾动脉狭窄
双侧肾动脉狭窄
大动脉收缩
系统性血管炎（多动脉炎等）
动脉栓塞性疾病

肾素-血管紧张素-醛固酮系统在肾血管性高血压的发病中起重要作用。单侧肾动脉狭窄使血压升高，并直接作用在对侧无狭窄的肾脏。升高的灌注压使无狭窄侧的肾脏代偿性地增加排钠，抑制肾素的释放，使全身升高的血压降低，那么狭窄侧的肾脏持续地出现低灌注，并持续地释放肾素。因此，这种类型的高血压通常是血管紧张素依赖性的，并且和血浆肾素活性升高有关。而当对侧的肾动脉同样存在狭窄或对侧是无功能肾，肾血管性高血压的机制则完全不同了。尽管发病初期出现肾素释放，血压升高的同时伴随着水钠潴留（因为没有对侧正常肾脏代偿性增加排钠），但持续存在的水钠潴留和血压升高最终使肾素水平降低到正常范围。因此这种高血压并不依赖于血管紧张素Ⅱ，检测肾素活性在诊断双侧肾动脉狭窄导致的高血压时价值不大。

高血压和外周血管收缩反映了血管紧张素和其他血管活性物质的复杂相互作用。肾血管病变导致交感神经兴奋性增加。同时全身血管系统氧化应激增加，导致自由氧离子产生增多。血管损伤也使内皮细胞功能紊乱，产生的内皮素和血管舒张系统如前列环素的平衡受到干扰。氧化应激和内皮细胞功能紊乱在肾血管性高血压的发病机制中的作用也被近期的临床实验进一步证实。

许多存在肾动脉狭窄的患者没有“肾缺血”的表现，引起缺血性肾病的原因比肾动脉狭窄更复杂。与动脉粥样硬化相比，肌纤维发育不良引起的肾动脉狭窄很少导致缺血性肾病，所以动脉粥样硬化的因素可能在缺血性肾病中发挥作用。肾动脉狭窄的患者肾血管狭窄部位远端的灌注压低于肾脏自身调节范围后，肾脏血流和 GFR 下降引起肾功能减退。灌注压恢复或血管损伤因素被去除，这个过程就能够逆转。如果肾脏低灌注的情况持续存在，反复的肾血流降低可以导致肾脏不可逆的纤维化。

缺血性肾病具体的发病机制并不十分明确。一般认为缺血性肾病是由于肾血流下降导致肾脏缺血和肾排泌功能不全。然而，10% 的肾脏血供即可满足肾脏的代谢需要，因此很难使用因解剖原因存在肾血供不足解释肾功能减退。并且当肾脏灌注压下降到正常的 40% 时，仍能维持肾血浆灌注和 GFR，进一步降低肾灌注压可以引起 GFR 的急剧下降。所以只有极为严重的肾动脉狭窄（70% ~80% 的狭窄）才可能导致肾灌注压降低至正常的 40% 。当收缩压低于 70 ~80mmHg 时，肾脏血流的自身调节机制失效，一些降低剪切力的因子和一氧化氮产生减少，内皮素生成增加和肾素-血管紧张素系统激活以及 TGF-β 和 PDGF-β 的产生增加可能导致肾局部缺血，肾小管损伤、上皮细胞塌陷以及肾间质纤维化。

三、临床特征

年龄 >55 岁或 <30 岁，以前没有高血压史的患者出现高血压，或者原先控制良好的高血压患者出现高血压加重，均应该考虑肾动脉狭窄的可能；其他提示存在肾动脉狭窄的表现包括在没有使用利尿剂治疗时出现低钾血症和代谢性碱中毒；外周血管病的症状和体征；无法解释的进行性肾功能不全；反复发生肺水肿；双侧肾脏大小不等；体检时发现腹部杂音。

缺血性肾病临床的特点是显著的肾功能减退。当肾动脉狭窄导致缺血性肾病时，最常见的临床表现包括：①年龄 >60 岁的高血压或非高血压的患者，有无法解释的肾功能不全。②高血压患者出现进行性氮质血症。③心血管或外周血管病患者出现氮质血症。④使用 ACEI 或 ARB 后导致急性肾衰竭。⑤急性肺水肿。

有显著的双侧肾动脉狭窄并影响肾脏血流动力学的患者，使用 ACEI 或 ARB 治疗发生急性肾衰竭比较常见。肾脏血流灌注降低时，通过自身调节入球小动脉的舒张以及出球小动脉的收缩维持稳定的 GFR。由于肾脏低灌注导致肾内肾素 - 血管紧张素生成增多，血管紧张素Ⅱ（AngⅡ）作用使出球小动脉收缩维持了肾小球的毛细血管压以及 GFR。使用 ACEI 抑制 AngⅡ生成或 ARB 抑制 AngⅡ的作用均导致肾内的自身调节机制障碍、GFR 降低，一般在用药后 1 ~14d 发生急性肾衰竭。美国 K/DOQI 关于高血压和抗高血压药物指南指出，使用 ACEI 或 ARB 后，GFR 降低超过 30% 应该考虑存在肾血管病；当没有发现其他导致急性肌酐升高的原因时，应中止 ACEI 或 ARB 的治疗。值得注意的是，部分患者开始使用 ACEI 或 ARB 时没有发生肌酐升高，加用利尿剂后往往会导致 GFR 明显降低。因为 ACEI 或 ARB 改变了肾小球血流动力学而非肾血流量，因此终止 ACEI 或 ARB 一般均能改善 GFR。

虽然大部分缺血性肾病患者仅仅存在轻度蛋白尿，也有报道可能肾病范围的蛋白尿发生。此时蛋白尿被认为是动脉粥样硬化缺血性肾病肾实质病变的标记。肾内高水平的 AngⅡ可能是蛋白尿的发生原因，研究发现纠正肾动脉狭窄、降低肾内 AngⅡ水平可以改善蛋白尿。

单侧肾动脉狭窄的患者使用 ACEI 或 ARB 治疗时因为对侧肾脏的 GFR 相应增高，很少发生肾功能减退。如果在已知单侧肾动脉狭窄的患者使用 ACEI 或 ARB 后肌酐 >176μmol/L，提示发生了双侧肾动脉狭窄或肾实质病变。

四、诊断

评估怀疑有缺血性肾病的患者需要进行一系列的检查以确定一侧或双侧肾脏功能、双肾的大小以及准确地描绘血管的情况。血管损伤并不能证明功能损伤。需要更多的检测以确定肾动脉粥样硬化损伤是否是 GFR 下降的原因。诊断缺血性肾病和肾血管性高血压有很多相似之处，但值得重视的是两者有根本的差异。肾血管性高血压患者往往至少有一个正常功能的肾脏，而缺血性肾病患者双肾功能都有显著的异常（表 25 - 2）。

检测肾动脉结构异常的方法包括传统的血管造影、螺旋 CT 血管成像、磁共振血管成像。检测继发于 RAS 的肾脏功能异常有肾静脉肾素测定、卡托普利肾图和彩色多普勒超声检查。

表 25-2 针对肾血管性高血压和缺血性肾病的诊断试验和干预治疗的目标

诊断试验的目标
确定存在肾动脉狭窄：定位和损伤类型
确定是否存在单侧或双侧（或孤立肾）肾动脉狭窄
确定狭窄侧和非狭窄侧肾脏的功能
确定肾动脉疾病对血流动力学影响的严重性
设计干预治疗的方案：动脉粥样硬化性疾病的程度和定位
治疗的目标
Ⅰ 改善血压的控制
降低高血压的患病率和死亡率
改善血压的控制并减少药物用量
Ⅱ 肾功能的保护
降低因为使用降压药导致的肾脏低灌注的危险性
减少急性肺水肿的发生
减缓进行性血管堵塞引起肾功能的丢失：肾功能的保护
挽救肾功能：恢复 GFR

1. 卡托普利（开博通）肾图 原理是存在显著肾动脉狭窄的患者，其 GFR 依赖于 AngⅡ。AngⅡ维持这类患者肾动脉的灌注压、肾小球内的压力和 GFR。使用卡托普利降低了肾脏灌注压，从而使肾小球内压力和 GFR 降低。在单侧肾动脉狭窄的患者中，一侧的 GFR 降低同时对侧肾脏继发性 GFR 升高，最终两侧肾脏 GFR 的差异被放大。肾功能不全的患者基础肾图中即存在 GFR 降低，使用卡托普利后 GFR 降低不明显，进行卡托普利肾图的意义存在争论。因此，卡托普利肾图可能适用于有正常肾功能或 GFR >50ml/min 的患者。其缺点在于检查前需要认真地进行术前准备（包括 ACEI 或 ARB 停药）。

2. 多普勒超声波检测 超声波检测常用于测量肾脏大小。没有其他肾脏病的情况下，如果双侧肾脏大小相差 1cm 提示可能存在肾血管疾病。B 超和多普勒超声可以检测肾动脉和肾内血管的血流。肾内阻力指数（RI）可用于检测肾血管病患者的肾纤维化和（或）肾萎缩。有研究显示 RI 值 >0.8 的肾动脉狭窄的患者，即使进行了肾血管成形术，也不能改善其肾功能、血压。多普勒超声也可以用于肾动脉狭窄的定位，但超声检查在肥胖患者或局部肠道气体较多的患者中应用比较困难，即使是有经验的超声诊断室医生也需要比较长的时间，并且副肾动脉和其他变异的动脉往往无法检测到。这些问题影响了超声检查在肾动脉狭窄患者中的敏感性、特异性和预测价值。

3. 螺旋 CT 血管显像和磁共振血管显像（MRA） 螺旋 CT 和 MRA 都可以提供准确可靠的图像。螺旋 CT 的敏感性为 64% ~99% 而特异性为 92% ~98%。与传统的血管造影比较，螺旋 CT 最重要的优点在于不仅可以观察血管腔内，而且可以观察动脉管壁（特别是那些存在钙化的患者）。对比剂的肾毒性和血管造影相似。肾功能已经受损或对对比剂过敏的患者，MRA 可能是极好的、无创的检测方法。使用钆增强的 MRA 在检测肾动脉主干或副肾动脉狭窄中有相当高的敏感性。MRA 检查不受患者肾功能影响，而且不需要使用碘。其缺点在于 MRA 仅提供了解剖而非生理学的信息，并且对于肾内动脉的检测作用有限。

4. 肾动脉造影 尽管有对比剂肾病和动脉栓塞肾病的风险，动脉造影还是被认为是诊断肾动脉狭窄的金标准。动脉造影可以确诊和了解肾动脉狭窄的原因，并能评估肾内动脉病的范围，确定肾脏大小。低渗透压对比剂可以将对比剂引起的不适降至最低，但仍需谨慎使用。动脉内数字减影血管造影术（DSA）可以减少对比剂的使用剂量。在有严重的少尿型肾衰竭患者中，使用非碘的对比剂如二氧化碳或钆可能减少对比剂肾病的可能性。在进行冠状动脉造影时同时进行肾动脉造影“监测”肾血管病目前仍有很大的争论，部分学者认为这种方法不值得提倡。

非侵袭性方法评估肾动脉狭窄见表25－3。

表25－3　非侵袭性方法评估肾动脉狭窄

试验	作用	特点	缺点
关于肾素－血管紧张素系统的研究			
外周血血浆肾素活性的测定	反映钠分泌的充分性	检测肾素－血管紧张素系统的活性水平	对于肾血管性高血压有很低的预测准确性，结果受药物和很多其他因素影响
使用卡托普利后肾素活性的测定	导致狭窄远端压力降低	增加狭窄侧肾脏肾素分泌	对于肾血管性高血压有很低的预测准确性，结果受药物和很多其他因素影响
肾静脉肾素活性的测定	比较两侧肾脏肾素的释放	部分预测血管成形术后血压改善情况	无法预测血管成形术后血压的改善，结果受药物和很多其他因素影响
功能研究评价总体肾功能			
血清肌酐的测定	检测总体肾功能	容易进行，价格低	对于肾实质或单肾功能的早期改变不敏感
尿液分析	评价尿沉渣和蛋白尿	容易进行，价格低	特异性不高，容易受到其他疾病影响
核素（^{125}I或^{51}Cr标记的DTPA）影像检测GFR	检测总体的GFR	对于有正常或异常肾功能的患者能有效地评价GFR	昂贵，未能广泛使用
研究血液灌注以评估肾脏不同的血流			
使用^{99m}Tc核素进行卡托普利肾图检测	卡托普利导致的GFR下降放大了肾灌注中的差异	排除肾血管性高血压的普通的研究	在有严重的动脉粥样硬化或血肌酐>177μmol/L的患者中有很多限制
使用^{99m}Tc或^{99m}Tc标记的DTPA进行核素显像以评估单侧肾脏的血流	评价单侧肾脏的血流	可以计算单侧肾脏的GFR	存在梗阻性肾病可能会影响结果
血管研究以评估肾动脉			
超声检查	显示肾动脉，测定肾血流速度来评估狭窄的严重性	容易进行，价格低	准确性依赖超声诊断室医生的经验，在诊断肌纤维发育不良和副肾动脉中不如侵袭性血管显像有价值
磁共振肾血管显像	显示肾动脉和肾周大动脉	没有肾毒性，在肾衰竭患者中有用，可以提供很好的影像	昂贵，在诊断肌纤维发育不良中不如侵袭性血管显像有价值，支架导致成像伪影

续 表

试验	作用	特点	缺点
CT 血管显像	显示肾动脉和肾周大动脉	可以提供很好的影像，支架不会导致成像伪影	未能广泛使用，需要使用大剂量对比剂，有潜在的肾毒性

总的来说，对于怀疑肾动脉狭窄的患者进行相关的诊断试验可能遵循下列原则：①诊断试验的选择依赖于各个中心不同的经验和设备，“最好”的诊断试验往往是最常做的方法。②GFR >50ml/min 的患者，首先应进行功能性研究如卡托普利肾图。③GFR <50ml/min 的患者，首先应进行解剖学研究如 MRA。

五、治疗和预防

肾动脉狭窄的治疗目标是通过恢复肾脏血流灌注以控制血压和稳定肾功能。对于肾动脉狭窄的患者怎样才是最好的治疗存在极大的争论，治疗方案往往需要肾脏科医生、血管外科医生以及介入治疗医生共同讨论制定。治疗方案包括经皮腔内肾血管成形术（Percutaneous Transluminal Renal Angioplasty，PTRA）、经皮腔内肾动脉支架安置术（Percutaneous Transluminal Renal Artery Stent Placement，PTRAS）、外科血管成形术和保守药物治疗。

（一）药物治疗

肌纤维发育不全的患者极少出现肾脏排泌功能的减退，使用 ACEI 治疗这些患者的高血压一般有效。球囊血管成形术适用于难治性高血压的患者。对于肾动脉粥样硬化的高血压患者，阿司匹林、降胆固醇药物以及戒烟是阻止粥样斑块发展最基本的手段。

一般认为，ACEI 或 ARB 比其他降压药更能有效地控制肾血管性高血压，并且改善了这些患者（包括存在严重的动脉粥样硬化的患者）的生存率。但是 ACEI 或 ARB 治疗肾血管高血压患者往往引起肾小球滤过压降低，导致急性肾功能不全。原先存在肾功能不全、充血性心力衰竭以及长期使用利尿剂、血管扩张药和 NSAIDs 治疗是 ACEI 导致肾功能不全的危险因素。使用 ACEI 或 ARB 治疗高危患者（双侧肾动脉狭窄或单侧功能肾动脉狭窄的患者）约 1/3 出现血清肌酐升高，一般于停药后 7d 肌酐恢复到基础水平。只有很少的报道提示 ACEI 导致的肾功能不全是不可逆的，大多数医生认为这种治疗导致的肾功能不全可能不是因为 ACEI 所致，任何降压治疗都可能引起肾脏低灌注导致肾衰竭。

对于缺血性肾病几乎没有有效的药物可以治疗。即使成功地进行了血管成形术，但进行性肾衰竭仍会发生，提示缺血性肾病可能是多因素的结果。改善动脉粥样硬化可能是最根本的治疗方法，但保守治疗的长期效果仍存在争论。

（二）外科血管成形术

在 ACEI 治疗和球囊血管成形术开展前，单侧主动脉肾动脉搭桥术是最常用的手术方法。然而在很多中心，主动脉肾动脉搭桥术逐渐减少。在一些中心 80% 的患者使用腹腔动脉或肠系膜动脉分支和肾动脉进行搭桥的手术方案。这些手术的围手术期死亡率在 2.1% ~ 6.1%，而肾动脉内膜剥脱术的围手术期死亡率为 1% ~4.7%。增加围手术期死亡率的因素包括是否需要进行大动脉重建、手术前已有氮质血症和使用大动脉人工血管作为主动脉肾动脉搭桥的血管来源。独立的增加围手术期患者死亡的预测因子包括早期移植物失功；存在冠状动脉疾病；存在难以控制的高血压；是否需要进行腹主动脉动脉瘤修补。外科手术其他并发症包括心肌梗死（发生率20% ~90%）、需要外科探查的出血（2.0% ~3.0%）、卒中（0~3.3%）和胆固醇栓塞（10% ~4.3%）。早期移植物失功的发生率为1.4% ~10%，是最强的独立的围手术期预测因子，通常是由于和技术问题有关的移植物栓塞所导致。与此相反，晚期移植物失功通常由于逐渐发生的血栓、内膜增生和进行性动脉粥样硬化所致。

很少有研究比较动脉球囊扩张术和外科血管成形术。一个研究单侧肾动脉狭窄的临床观察中患者被随机分为外科手术和肾动脉球囊扩张术组，结果提示两组患者高血压治愈率分别是86%和90%，而2年的肾动脉通畅率分别是97%和90%。作者推荐肾动脉扩张术可以作为肾动脉狭窄患者治疗的首选方案，但需要密切随访。

一些非随机的研究指出恢复肾脏血流可以保护一部分患者的肾功能。然而没有随机前瞻性研究证明外科血管成形术延缓肾动脉狭窄患者的肾脏病进展。

（三）肾动脉球囊血管成形术和（或）合并支架安置术

经皮肾动脉球囊血管成形术包括传统的球囊血管成形术和球囊血管成形合并支架安置术（图25-2）。使用冠状动脉或外周动脉的导引钢丝和球囊导管。推荐在治疗前使用阿司匹林，术中使用低渗透压的对比剂和肝素。传统的球囊血管成形术只建议在因肌纤维发育不良引起的难治性高血压患者中使用。其成功率为82% ~100%，狭窄的复发率为10% ~11%。

传统的球囊血管成形术对于动脉粥样硬化性肾动脉狭窄的患者几乎无效，其再狭窄率为10% ~47%。一项综合了1118例患者的资料显示院内死亡率为0.5%，肾切除率为0.3%，2.0%的患者需要行肾脏外科手术，肾动脉侧支闭塞率为2.2%，胆固醇栓塞率为1.1%。传统的球囊血管成形术对于非开口处肾动脉狭窄的成功率比开口处狭窄高，分别为60% ~62%和72% ~82%。动脉粥样硬化患者进行肾动脉球囊成形术的生存率和血管通畅率远低于肌纤维发育不良的患者。

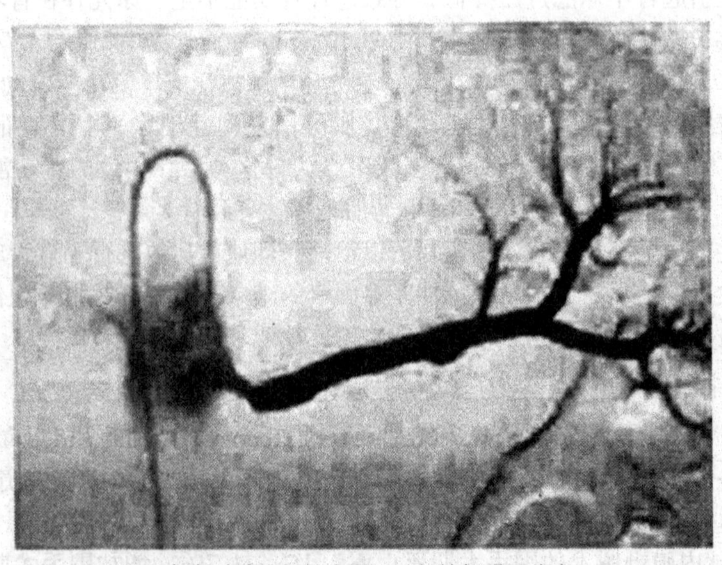

左侧肾动脉选择性造影显示起始部明显狭窄

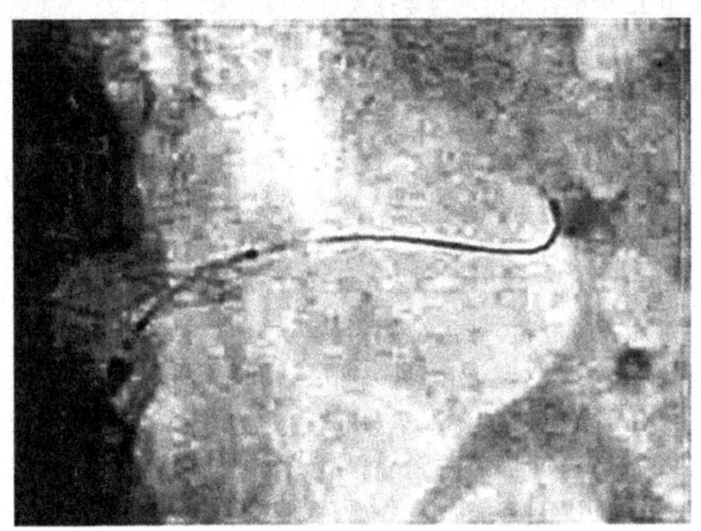

植入Palmaz支架，支架完全张开

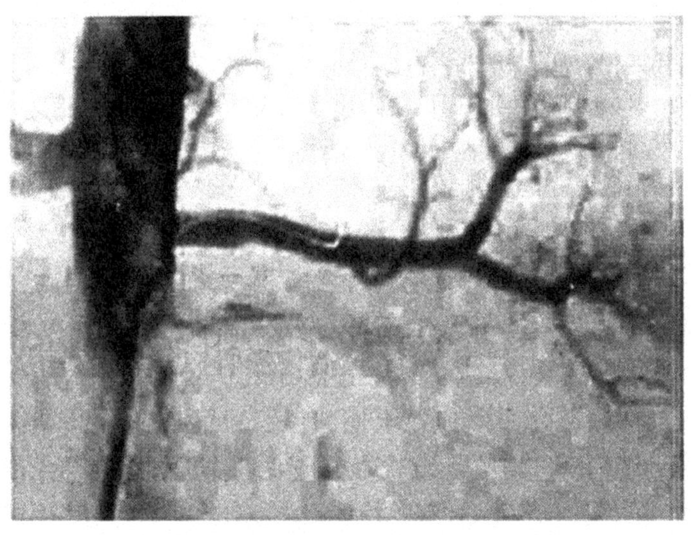

左侧肾动脉起始部狭窄段血管径恢复正常

图 25－2 肾动脉球囊扩张合并支架安置术

使用支架可以有效地防止单纯球囊术后的血管弹性回缩、残余狭窄。FDA 没有批准专用于肾动脉狭窄治疗的支架，因此可以使用胆道支架、冠状动脉支架和髂动脉支架。大多数研究报道成功率为 94% ~100%，术后 1 年的再狭窄率为 11% ~23%。

一个前瞻性随机的研究比较了球囊血管成形术和单独药物治疗降低 RVS 患者血压和肾动脉通畅率的作用。106 例患者随机分为球囊血管成形术组（n＝56）和单独药物治疗组（n＝50），随机化后 3 个月两组患者的血压相同，但血管成形术组的患者服药更少并且 Ccr

更高。药物治疗组中22例患者不得不接受球囊血管成形术，术后22例患者的血压得到明显改善，但Ccr没有任何好转。随机化12个月两组患者的血压水平和Ccr没有差异。有人认为除非患者的血压无法用药物控制或患者存在进行性氮质血症，球囊血管成形术在治疗肾动脉狭窄中仅略好于单独药物治疗。

虽然直接研究血管成形术对高血压的影响有很多困难之处，但普遍认为血管成形术治疗肌纤维发育不良患者高血压（60%）的效果好于动脉粥样硬化患者（<30%）。最初高血压改善后复发的患者并不常见，如果再次出现高血压，则提示再狭窄和动脉粥样硬化。最近的研究提示血清B型心房利钠肽（BNP）水平可以预测肾动脉狭窄患者血管成形术后高血压是否能控制。

对于缺血性肾病患者来说，哪些患者应该进行血管成形术，应该使用何种血管成形术，还没有达成共识。血管成形术治疗缺血性肾病是考虑狭窄引起的血流动力学改变导致肾功能不全这一假设。很多临床医生不鼓励进行血管成形术，除非患者双侧肾动脉狭窄并且肌酐水平升高，然而一些证据提示患者血清肌酐升高前进行血管成形术是比较好的方法，基础肾功能和患者死亡率相关。基础血清肌酐每升高88μmol/L，围手术期、晚期死亡和肾衰竭的危险升高2~3倍。基础肌酐>133μmol/L是最强烈的独立的预测晚期死亡的因子（RR=5.0）。已经存在严重肾衰竭的患者下列因素提示肾血管成形术可能改善或恢复肾功能：①侧支循环对远端肾动脉床的充盈。②血管造影术中可以看见肾盂分泌显影。③肾活检中肾小球和肾间质没有纤维化。④肾长度>9cm。⑤近期升高的血清肌酐，血清肌酐<354μmol/L。⑥肾内血管阻力指数<0.8。⑦使用ACEI或ARB治疗时GFR下降，但这些条件并非绝对。

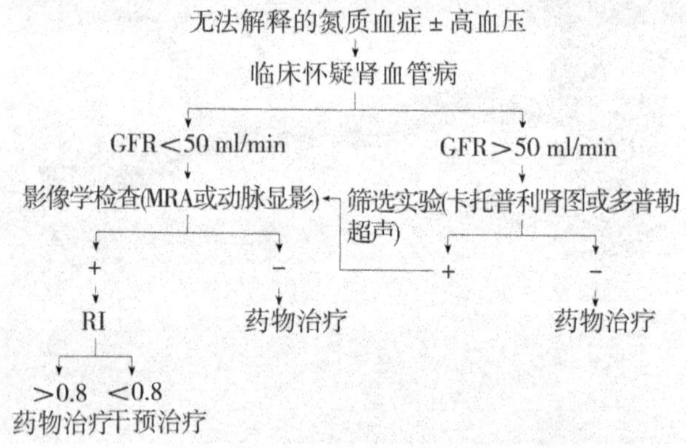

图25-3 治疗肾动脉狭窄和缺血性肾病的策略图

血管成形术治疗缺血性肾病的可能的原因包括：①胆固醇栓塞。②对比剂肾病。③损伤复发。④血管开放后高动脉压使肾小球受损。目前有研究发现使用保护装置防止胆固醇栓塞的发生后球囊成形术能改善轻中度肾功能不全患者（Ccr>15ml/min）的肾功能。而针对损伤复发的研究集中于使用药物支架之后。一项非随机对照研究（GREAT study）观察了105位肾动脉狭窄患者分别进行药物支架和裸支架治疗，术后6个月发现药物支架组和裸支架组相比再狭窄的发生率轻度降低（分别是6.7%和14.3%）。

（及臻臻）

第三节 肾动脉栓塞和血栓形成

一、定义

肾动脉及其节段分支的血栓可能由于肾动脉本身的疾病或来自其他血管血栓脱落栓塞，也可能是其他物质例如胆固醇、脂肪或肿瘤栓塞的结果。

二、病因

60 岁以下患者中，外伤是引起急性肾动脉闭塞的最主要因素。肾蒂的外伤导致肾动脉中间 1/3 处动脉内膜撕裂和栓塞。非外伤性的肾动脉栓塞也有可能由于肾动脉造影、肾血管成形或支架安置术时发生。多种炎症性疾病也可以导致肾动脉栓塞，包括大动脉炎、梅毒、系统性血管炎等。血栓栓塞比原位形成血栓引起的肾动脉栓塞更常见，通常是单侧的（70% ~85%）。节段的肾梗死或肾缺血比全肾梗死更常见。约 90% 的血栓来自心脏，最常见的原因是房颤患者左心房的血栓脱落。瓣膜性心脏病、细菌性和非细菌性心内膜炎以及动脉黏液瘤是其他心脏血栓的来源。

原位形成的胆固醇血栓是老年患者全身进展性动脉粥样硬化症的一个表现，是老年人进行性肾功能不全的一个主要因素。近年来随着血管内介入治疗的显著增多，可以想象胆固醇栓塞已不再是非常少见的疾病。相当一部分胆固醇栓塞是医源性的，主要原因是血管成形术、血管外科的手术和长期过度的抗凝治疗。当然动脉粥样硬化的患者中，斑块也可能无诱因地破裂脱落。有统计显示 1. 9% 的患者存在自发脱落的胆固醇栓塞。

详细的病因见表 25 -4。

表 25 -4 引起肾动脉栓塞的原因

血栓形成	血栓栓塞	动脉粥样硬化栓塞（胆固醇栓塞）
进行性动脉粥样硬化 钝性外伤	心律失常，特别是房颤	老年人合并严重的动脉粥样硬化
主动脉或肾动脉瘤	心肌梗死	腹部动脉外科手术
主动脉或肾动脉破裂	充血性心肌病	
主动脉或肾动脉血管造影	附壁血栓	钝性外伤
炎症性疾病加重	动脉黏液瘤	血管造影导管
血管炎	人工瓣膜	血管成形术或支架安置术
血栓性血管炎	细菌性或非细菌性瓣膜赘生物	
梅毒		过度抗凝治疗
结构损伤加重	动脉内导管操作的并发症	
肌纤维发育不良		

续 表

血栓形成	血栓栓塞	动脉粥样硬化栓塞（胆固醇栓塞）
高凝状态	瘤栓	
抗磷脂抗体综合征	脂肪栓	
肝素导致的血小板减少		
高同型半胱氨酸血症		
肾病综合征		
其他原因		
镰刀细胞贫血		
安全带压迫		

三、流行病学

在严重的腹部钝性外伤的患者中，肾动脉栓塞的发生率为1%～3%。而在一组250例进行手术的腹部钝性外伤患者中，发现栓塞的比例高达52%。除了钝性腹部外伤，穿刺伤、手术、经皮导管血管腔内操作都可能并发肾动脉栓塞。非外伤性肾动脉栓塞发生比较少。

胆固醇栓塞好发于高加索白人，黑人很少发生。一个221例组织学证实胆固醇栓塞的患者的调查显示，胃肠道血管累及的患者为26.7%，22.7%的患者累及肾动脉。受累血管的发生率主要和各自的血流成比例。由于肾血流占心排血量的1/5～1/4，因此胆固醇栓塞常见于肾动脉。胆固醇栓塞主要发生于60岁以上、吸烟、体瘦伴有多种动脉粥样硬化表现的男性白人患者。大部分肾动脉胆固醇栓塞的患者合并胸主动脉斑块。胆固醇栓塞与动脉粥样硬化的部位密切相关。冠状动脉造影同时进行肾动脉造影检查发现，肾功能不良的患者中30%存在肾动脉狭窄。

四、病理

肾动脉或其分支、叶间动脉或弓形动脉出现急性闭塞发生肾梗死是一种少见病。由静脉闭塞导致的肾梗死更少见。由于闭塞的动脉不同，梗死的时间以及是否合并感染，肾脏梗死的大体表现不同。在最初的1h中，梗死灶呈红色的锥形，几小时后梗死灶变为灰色，周围边缘为暗红色。随着梗死灶最终由胶原取代，局部出现皱缩，导致肾脏形态不规则。梗死一般仅累及肾皮质，髓质极少受累。镜下无菌的梗死灶呈现典型的凝固性坏死的表现。最初表现为局部明显充血，随后细胞质和细胞核退变，逐渐丧失了正常的细胞形态和结构。细胞质均匀，嗜伊红染色阳性，细胞核出现核固缩和核碎裂。坏死区域周围多形核白细胞集聚。最后坏死区由胶原瘢痕取代。

肾脏胆固醇结晶栓塞有非常强的特点。最主要的就是小动脉腔内被动脉粥样物质堵塞。由于脂质很容易在组织准备的时候溶解，胆固醇结晶在普通的组织学检查中可能就表现为针样的空隙。肾组织学检查可以发现典型的特点即血管腔中存在梭形针样的空隙，直径50～200μm（弓形和叶间动脉）。胆固醇结晶很少累及入球动脉。冰冻切片中这种胆固醇结晶有很强的折光性，并且免疫组化染色脂质阳性。急性损伤期，结晶中含有大量的富含脂质的无定型物质和血凝块；可以发现暂时多形核白细胞聚集为特征的炎症反应。晚期，围绕结晶体出现巨噬细胞，内皮细胞增殖，纤维组织增生，导致管腔狭窄。

五、临床特征

由于栓塞累及的面积和程度不同，临床上肾动脉栓塞的表现多样。双侧肾动脉栓塞或孤立肾肾动脉栓塞表现为无尿和急性肾衰竭。但对于单侧肾动脉栓塞的患者也可能出现无尿或明显的少尿，可能的原因是当一侧肾动脉发生急性栓塞，导致对侧肾动脉出现痉挛。

患者通常存在肉眼血尿和不同程度的腹痛或腰痛，伴有恶心、呕吐。疼痛表现为持续性钝痛，但如果栓塞的是小动脉，可以没有疼痛或胃肠道症状。体检时往往可以发现患者腹部或腰部压痛或叩痛阳性，腹部可能存在反跳痛。经常会出现发热、寒战。在一些患者中主要的临床表现可能是严重的高血压。也可能同时存在其他器官如脑或肢体末梢梗死的表现。如果患者存在心律失常（特别是房颤）、瓣膜病或新近有心肌梗死，都提示栓子可能来自心脏。

胆固醇栓塞的临床表现有 3 种：急性、亚急性和慢性肾衰竭。急性栓塞类似于上述表现，主要由于大的结晶脱落，肾脏很少作为单个器官受累。如果多器官出现胆固醇栓塞，那么凭此可以用来鉴别那些对比剂引起的急性肾衰竭或血管外科操作引起的急性肾衰竭。胆固醇斑块的位置不同，受累的器官也不同。例如，肺动脉胆固醇栓塞后出现肺泡出血，同时合并肾动脉栓塞可导致急性肾衰竭，这也是一种肺肾综合征。可以迅速出现少尿、肾衰竭；出现高血压或高血压突然加重非常多见，腹痛和腹部不适主要由于肠系膜和胰腺缺血。肢体末端受累也比较常见，表现为足趾紫色、下肢网状青斑或足趾完全坏死。亚急性的表现比较特殊，肾脏的病变往往在栓塞后数周或数月表现出来。有研究报道亚急性肾损害呈现阶梯状，每次的诱发事件例如重复的血管造影、血管手术和（或）抗凝治疗都导致胆固醇结晶的脱落和疾病突然加重。大多数胆固醇栓塞的患者蛋白尿不显著，然而部分研究报道患者可以合并大量蛋白尿。蛋白尿可能和患者合并其他肾脏病如糖尿病肾病有关，高肾素性高血压也是蛋白尿的一个原因。以慢性肾功能不全为主要表现的胆固醇栓塞的患者最常见，一般得不到诊断，很多表现类似于缺血性肾病或肾硬化。

实验室检查可以发现镜下血尿和轻度蛋白尿，部分患者可能出现尿白细胞增多。尿钠浓度降低提示肾脏存在低灌注状态，尿的丙氨酸氨基肽酶（AAP）和 N 乙酰 - D - 葡萄糖氨基酶（NAG）水平可以升高 7 ~ 10 倍，并持续 2 ~ 3 周。血清学检查显示乳酸脱氢酶（LDH）水平显著升高，和血清天冬氨酸氨基转移酶、丙氨酸氨基转移酶的升高不同步。

六、诊断

如果怀疑存在钝性外伤引起的肾动脉栓塞和其他腹部损伤，使用对比剂增强的螺旋 CT 是首选的诊断方法。肾动脉栓塞的主要表现在患侧肾脏实质没有对比剂显影以及缺乏对比剂分泌。一些患者可能表现为肾外周皮质有对比剂显像（肾皮质边缘征），这可能由于侧支血管间接灌注的结果。此外，CT 还可以发现肾内和肾周血肿、肾血管破裂导致对比剂漏出、其他脏器的外伤性损伤。MRI 和传统的 IVP 也可以提供一些临床信息，但螺旋 CT 相对快速和准确，因此是首选的方法。如果诊断不确定，肾血管造影可以提供明确诊断。肾动脉造影可以显示确切的梗死部位、范围及患者个体的血管解剖变异。

因为这些外伤患者是对比剂肾病的高危人群，随着数字减影技术的发展，仅少量含碘对

比剂或 CO_2 以及钆用于血管造影，这对于防止对比剂肾病有帮助。如果外伤患者病情极不稳定以至于不能进行这些诊断试验，可以简单地静注对比剂，然后单次拍摄泌尿系统的分泌相显影。这可以在术前提供给外科医生一些非常有价值的信息。

早期诊断非外伤性急性肾动脉梗死非常困难，因为一般临床医生容易考虑其他更常见的疾病，如肾结石、肾盂肾炎、急性心肌梗死、急性胆囊炎以及急性肾小管坏死等。

快速诊断急性肾动脉狭窄是非常重要的，早期使用溶栓治疗或外科治疗可能有希望挽救肾功能。一些影像学检查非常有用，使用对比剂进行螺旋 CT 检查可以提供快速而准确的诊断，因此被认为是最好的快速检测的方法。对比剂必须使用，不使用对比剂的 CT 检查无法检测肾脏灌注情况。对比剂增强的 MRA 可以提供非常清晰的肾动脉和肾灌注异常的图像。如果患者存在肾衰竭，MRA 比螺旋 CT 更好，而且避免使用含碘的对比剂。使用 ^{99}Tc 标记的 DTPA 进行放射性核素显像，可以显示受累及肾脏无或显著的低灌注。因为彩色多普勒超声很难显示完整的肾动脉，因此价值不大。

肾动脉造影被认为是“金标准”，是诊断肾动脉梗死最权威的方法。肾动脉造影的另一个优点是在发现血管栓塞时立刻可以溶栓治疗。目前 CO_2 和钆作为对比剂已经开始使用，因此急性肾衰竭的患者应该避免使用含碘的对比剂。

七、治疗和预后

肾动脉内溶栓和血管外科已经用于溶解或去除肾动脉血栓或栓子。大多数的临床观察来自小样本的患者，因此很难给出确切的推论。热缺血的时间、动脉闭塞的程度（完全或部分闭塞）以及累及动脉的大小都是影响干预治疗后肾功能是否能挽回的因素。

治疗外伤性肾动脉栓塞的外科文献提出肾脏热缺血的时间是影响肾功能最为关键的因素。外科干预的成功率和肾脏缺血的时间成反比，在肾缺血 12h 内进行外科干预治疗大多数可以成功。患者肾脏缺血 >12h，预后很差。对于非外伤引起的肾梗死，外科治疗是否能保护肾功能还存在争论。

有很多的病例报道以及小型的临床研究显示，使用链激酶、尿激酶或组织型纤溶酶原激活物进行动脉内溶栓可以使血管再通并有足够的血流，但动脉完全闭塞的患者肾功能可能不能改善，动脉部分闭塞患者的肾功能可以得到稳定。进行溶栓前存在无尿和严重急性肾衰竭的患者，进行溶栓治疗后得到逆转。血管内溶栓也可以在外科干预的同时进行，但增加了手术出血和远端栓塞的危险。

一般来说，双侧或孤立肾肾动脉栓塞时应尝试使用上述两种积极的干预方法以挽回肾功能，避免长期透析治疗。单侧肾动脉栓塞合并对侧肾功能正常时，临床医生应该判断是否应该进行干预治疗。对于较长时间的肾动脉栓塞，任何一种治疗方法可能都没有效果。肾缺血时间越短，干预治疗成功的可能就越大。对于不完全的动脉闭塞，肾脏耐受缺血的时间可能稍长一些。如果仅影像学检测发现肾灌注减少而肾功能良好，此时单独使用抗凝治疗可能是最好的选择。

溶栓治疗可以减轻急性肾动脉闭塞时的疼痛。严重的疼痛提示缺血正在进行，可能无论缺血的时间长短，此时是进行溶栓治疗的一个很好的指征。另外应特别注意栓子的来源。一些患者需要长期的抗凝治疗以避免以后再次发生肾脏或其他重要脏器栓塞。

胆固醇栓塞治疗的目的不仅是终止组织缺血，而且在预防再次发生胆固醇结晶栓塞也非常重要。没有对照研究证明药物治疗对动脉粥样硬化胆固醇栓塞有益。由于一些可能的危险，此类患者不应大量使用抗凝药物。抗血小板药物、糖皮质激素的效果也没有得到证实。最近有学者在4例胆固醇栓塞的患者中使用前列环素和伊洛前列素治疗后改善了皮肤疼痛和肾功能，值得进一步探索。因此目前没有被证实有效的治疗方法可以在临床上应用。由于体内胆固醇结晶的来源很难确定，此类患者很少进行外科手术。一项研究显示急性胆固醇肾动脉栓塞外科手术后，6年时患者的生存率、患病率和没有胆固醇栓塞的患者显著不同，但缺乏随机对照研究证明外科血管修补或取栓后预防未来动脉粥样斑块胆固醇栓塞是否有效。

对于亚急性胆固醇栓塞的患者而言，稳定大动脉内破裂的斑块，阻止胆固醇结晶进入肾循环十分重要。一些患者显示使用洛伐他汀和辛伐他汀对于动脉粥样斑块有益，因此少量证据提示他汀类降脂药物能稳定粥样斑块并使斑块消退，但仍需要更多的前瞻性随机对照研究证明。

动脉粥样斑块引起的胆固醇栓塞预后比较差。4项不同的研究显示1年的死亡率为64%～87%。死亡的主要原因是多因素的，包括心脏、动脉瘤破裂，中枢神经系统和胃肠道血管缺血。然而近期的一项研究显示，不使用抗凝药，延期进行血管内介入操作，积极控制高血压和心力衰竭，透析支持治疗以及充分的营养治疗后，患者1年生存率达79%，4年生存率为52%。因此综合治疗可能可以改善胆固醇栓塞的预后。

（杨举红）

第四节　肾静脉栓塞

肾静脉栓塞（RVT）是指一侧或双侧肾静脉主干或节段发生栓塞。最初认为肾静脉血栓非常罕见，随着放射影像和导管技术的进步，及时诊断疾病成为可能，肾静脉栓塞的患者也随之增多。尽管肾静脉栓塞可以由于肿瘤导致，肾病患者出现肾静脉栓塞也很常见。

一、流行病学

成人中肾静脉栓塞的发病率很难统计。Mayo医院统计1920—1961年29 280例尸检病例，仅发现17例（0.06%）成人患者存在肾静脉栓塞，其中2例表现为肾病综合征。近期针对肾病综合征和膜性肾病患者的流行病学调查发现，肾静脉栓塞发病率远较普通人群高，为5%～62%。造成统计学如此大差异的原因不明。

很多年来，肾静脉栓塞被认为是造成肾病综合征的原因。现在这一观点已经得到更正，肾病综合征患者存在容易发生肾静脉栓塞的环境，最容易出现肾静脉栓塞的肾病综合征是膜性肾病。

二、病因和病理生理

引起肾静脉栓塞的常见病因为：①肾病综合征。②肾细胞肿瘤侵袭肾静脉。③妊娠或雌激素治疗。④容量不足（婴儿常见）。⑤外源压迫（淋巴结、肿瘤，后腹膜纤维化、动脉瘤）。肾病综合征引起肾静脉栓塞的一个重要因子是存在高凝状态。肾病患者体内的凝血因子Ⅴ和Ⅷ增加，血浆纤维蛋白原水平增加，抗凝血因子（AT）水平和抗纤维蛋白溶酶活性降低，β血小板球蛋白水平增多。纤维蛋白原浓度增高导致的血浆黏滞度增加可能是高凝状态的一个重要的因素；低水平的血浆AT和血栓发生的关系已非常明确，可以增加血小板的聚集，也是凝血亢进的一个重要因子；而 β 血小板球蛋白水平增多是血小板凝聚的可靠指标，在凝血的发生和持续过程中起关键的作用。

除了高凝状态，其他一些因素在肾静脉栓塞的发病机制中起重要的作用。一些肾病综合征患者存在持续降低的血浆容量，减缓了肾静脉的血流，因而容易发生肾静脉栓塞。没有肾静脉栓塞的膜性肾病患者肾静脉造影后对比剂排空时间显著延长也证明了这一点。利尿剂也加重了容量的丢失，因此也在肾病综合征患者的血管栓塞中起重要作用。

免疫复合物也是触发凝血过程的一个因素。和其他肾病综合征患者比较，膜性肾病患者中观察到上皮下沉积的免疫复合物中存在Ⅻ因子和激肽释放酶原，Ⅻ因子是蛋白水解的关键因子，因此膜性肾病患者比其他肾病综合征患者更容易发生栓塞性疾病。其他容易忽视的因素还包括诊断性动脉穿刺或留置导管。激素在肾静脉栓塞中的作用也必须考虑。

三、临床表现

肾静脉栓塞的临床表现因人而异。静脉闭塞的速度和侧支循环的发展决定了患者的临床表现和继发的肾功能改变。肾静脉栓塞的患者存在 2 种类型的临床表现：急性和慢性肾静脉栓塞。急性肾静脉栓塞的表现通常发生在年轻人群中，有恶心、呕吐、持续的急性腰痛、肋脊角触痛以及肉眼血尿，肾功能受影响。大部分肾静脉栓塞患者出现慢性表现而且一般是无症状的。肾病患者合并慢性肾静脉栓塞有时可能表现为蛋白尿增加或肾小管功能障碍，包括葡萄糖尿、氨基酸尿、磷酸尿和尿酸化功能减退。

很偶然的状况下双侧肾静脉都发生栓塞，患者会出现明显的少尿型急性肾衰竭以及腰痛。症状和少尿的严重程度以及肾功能改变的程度受各种因素的影响。

与慢性肾静脉栓塞的轻微表现相比，急性肾静脉栓塞的影像学检查很重要。肾静脉完全闭塞后，24h 内肾脏快速增大，1 周后达到顶峰。随后的 2 个月肾脏组织变小，最后出现肾萎缩。肾静脉栓塞后肾动脉的内径和长度也呈进行性降低。临床上，如果闭塞是突然而且完全的，静脉肾盂造影中集合系统可能显示不出。但由于存在侧支循环，大多数患者存在肾脏增大。肾盂显示通常增长、扭曲模糊不清，此时和多囊肾相似，容易误诊。急性肾静脉栓塞的临床表现以及放射学检查可以明确诊断。肾静脉栓塞放射学检查的另一个特点是输尿管切迹，输尿管黏膜水肿以及侧支循环的血管是造成切迹的原因。肾病合并肾静脉栓塞的患者中不常发生输尿管切迹，而且输尿管切迹通常发生于慢性肾静脉栓塞患者。

完全性肾静脉栓塞患者肾脏没有分泌功能，不能分泌对比剂，可使用逆行肾盂造影。其放射学表现类似早期静脉肾盂造影的显示，包括肾盂外形成角、变长和不规则。

选择性导管进行肾静脉造影可以确诊肾静脉栓塞。通常肾静脉造影可以显示完整的小叶间静脉和弓形静脉。由于正常的肾脏血流可很快冲掉肾静脉对比剂，一般只有肾主静脉和主要分支能被显示。此时在肾动脉内使用肾上腺素减少肾脏血流，可以增强肾静脉充盈，更小的肾内静脉得以显示。如果存在部分栓塞，那么可以发现广泛的侧支循环建立。这提示肾静脉栓塞是慢性的，肾功能没有减退。有些医生认为肾动脉造影可用于肾静脉栓塞的诊断，特别适用于合并肾肿瘤或外伤的患者。

B 超检查对于诊断肾静脉栓塞有一定作用，超声检查可以直接观察到肾静脉血栓，也可以在急性阶段发现肾静脉栓塞部位、肾脏增大和丧失肾正常结构。但通常超声检查的结果需要联合其他证据来确诊肾静脉栓塞。

增强 CT 有助于显示血栓，是无创地检测急性肾静脉栓塞的方法之一。放射学的表现有受累的肾静脉增粗增长，有时可以发现位于肾静脉和其分支的血栓。MRI 能很好地显示血流的影像、血管壁、周围组织和血管通畅状况，并且避免了对比剂使用，是未来无创诊断肾静脉栓塞的较好的选择。因为 MRI 同时显示了动脉和静脉，有时肾动脉的狭窄也可能显示。

四、诊断

明确诊断唯一的方法是进行选择性肾静脉造影显示血栓和栓塞。肾动脉造影、多普勒超声、增强 CT 和 MRI 均提供了栓塞的明确证据。

五、治疗

急性肾静脉栓塞患者使用抗凝治疗后肾功能可能明显地好转。对于急性肾静脉栓塞患者治疗后肾功能显著改善者，推荐维持长期的抗凝治疗。有确切的证据提示抗凝治疗降低新发血栓栓塞事件的发生率，并且能逆转急性肾静脉栓塞后的肾功能恶化。抗凝治疗可以使血栓消散，肾静脉再通。肝素是最初的治疗选择，其治疗目标是维持凝血时间为正常的 2～2.5 倍，推荐以持续输注的方法进行给药。肝素治疗 5～7d 后，可以考虑使用华法林。推荐从小剂量开始，同时注意华法林和其他药物的相互作用，使凝血时间维持于正常的 1.5～2 倍。口服药需要维持多久很难确定。有研究者使用白蛋白水平作为参考，认为血白蛋白水平 < 25g/L 都应该使用抗凝治疗。由于早期终止抗凝治疗可能会引起新的栓塞事件发生，因此也有学者提出抗凝治疗应该贯穿于整个肾病综合征期甚至 >1 年。

全身或局部选择性使用链激酶或尿激酶溶栓治疗，只有治疗移植肾静脉栓塞成功的报道。因为取栓手术在肾静脉栓塞的治疗中没有益处，目前极少使用外科治疗肾静脉栓塞。

六、预后

关于肾病患者的肾静脉栓塞的预后研究很少。近期有研究显示 27 例合并肾静脉栓塞的肾病患者，最初 6 个月内 11 例死亡。生存者观察了 6 个月到 19 年，12 位患者肾病综合征消失，而且肾功能没有恶化。初始肾功能和肾病类型似乎预示预后。膜性肾病的患者有比较好的肾功能和比较低的病死率。初始肾功能不全提示预后差。

（杨举红）

第二十六章　肾结石与梗阻性肾病

第一节　肾结石

肾结石在尿路结石中占重要地位，随着人们物质生活水平的提高，营养状况的改善，加重了饮食调配的不合理，高蛋白、高糖饮食成分的提高，使上尿路结石（特别是肾结石）的发病率不断上升。任何部位的结石都可以始发于肾脏，而肾结石又直接危害肾脏。结石常始发在下盏和肾盂输尿管连接处，可为单个或多发，其大小甚悬殊，小的如粟粒，甚至为泥沙样，大者可充满肾盂和整个肾盏呈铸形结石。双肾结石占8%～15%。男女之比为（3：1）～(9：1)，中青年占80%。

一、临床表现

最常见的症状是腰痛和血尿。仅少数在肾盂中较大不活动的结石，又无明显梗阻感染时，可长期无症状，甚至患肾完全失去功能，症状仍不明显。在肾盂内较小的结石由于移动性大和直接刺激，能引起平滑肌痉挛，或结石嵌顿于肾盂输尿管交界处发生急性梗阻时，则出现肾绞痛。典型的肾绞痛为突然发作，呈剧烈的刀割样痛。疼痛可沿输尿管向下放射到下腹部、外阴部和大腿内侧。男性可放射到阴囊和睾丸，女性放射到阴唇附近。持续时间不等，并伴有恶心、呕吐，患者坐立不安，面色苍白，大汗淋漓，可呈虚脱状态。绞痛后出现血尿，多为镜下血尿，也有肉眼血尿，或有排石现象。亦有结石逐渐长大导致慢性梗阻，发生肾积水和脓尿。在独肾或双侧肾结石，偶可发生急性肾衰竭。有的患者表现为贫血、胃肠道症状或尿路感染而就诊，易造成误诊。体检可有肾区叩击痛，在结石引起肾积水多时能摸到肿大的肾脏。

二、诊断与鉴别诊断

根据病史、体检和必要的X线摄片、化验等检查，不难做出肾结石的诊断，但还应进一步了解结石的大小、数目、形状和部位、有无伴发梗阻、感染、肾功能减退以及可能的原发病因与估计结石的成分。病史中凡是有腰部疼痛后伴血尿，或运动后发生血尿，都应考虑肾结石的可能。肾结石中80%为显微镜下血尿，少数为肉眼或无痛性血尿。亦有表现为尿路感染的症状，如尿中有脓细胞、细菌。尿液中找到结晶体或有排石史，是诊断尿路结石的一个重要线索。B型超声检查较易发现肾结石与肾积水。

尿路X线平片是确诊肾结石的重要方法，还可看到肾的外形，结石的大小、形态和部位。尿路结石约90%以上含钙，并在平片上显示出来，故尿路平片是诊断肾结石必不可少的检查。X线尿路平片显示结石的清晰度主要取决于结石的成分和厚度，亦受患者的胖瘦、肠积气的多少和摄片技术的优劣等影响。结石含钙愈多，平片显示愈清楚。含钙少或结石小时则显影不清，甚至模糊看不出。但若在拍片前晚冲服番泻叶 6 ~ 9g 或灌肠后，有可能被检出。纯尿酸结石或胱氨酸结石因不含钙，故平片上不能显示，称为阴性结石，占全部尿路结石的 3% ~5%。

进一步检查是进行静脉尿路造影，以了解双肾功能、有无积水和整个尿路情况，并为选择治疗提供依据；还能发现引起肾结石的局部病因，如先天性肾盂输尿管连接处狭窄、蹄形铁肾和多囊肾等畸形。在阴性结石可表现为肾盂内占位性病变，对碘过敏者和阴性结石患者可行膀胱镜检查及逆行肾盂输尿管造影，必要时行肾盂空气造影。

鉴别诊断主要是右肾结石引起的上腹痛，需与胆管结石、溃疡病、胰腺炎等疼痛鉴别，但这些患者尿液检查均无红、白细胞。虽然胆管结石或腹腔淋巴结钙化亦可在平片上显影，但摄侧位平片，肾结石阴影与腰椎重叠或位于椎体稍后方，而胆管结石或腹腔内淋巴结钙化则位于椎体前方。尿酸结石患者血尿酸值增高，尿液 pH 呈持续强酸性的特点，患者多有痛风病。

甲状旁腺功能亢进的筛选检查：对于双肾或复发结石患者，术前均应常规测定血钙和血磷。由于血钙可能间隙性升高，故应做 2 ~ 4 次血钙、血磷测定。甲状旁腺功能亢进患者的血清钙均超过 10. 5mg/dl（正常值 8. 5 ~ 10. 5mg/dl），血清磷（空腹）降到 2. 5mg/dl 以下（正常值 3 ~ 5mg/dl）。24h 尿钙、尿磷排出增高［正常人尿钙（130 ± 50）mg/24h，尿磷 500mg/24h］。

口服 1g 钙负荷试验：由于甲状旁腺分泌与血钙浓度成反比，正常人输钙后抑制甲状旁腺分泌，尿磷明显减少（20% ~60%），血磷明显升高，而患者有甲状旁腺功能亢进，输钙后尿磷减少不足 20%，而血磷很少改变。

近年应用环磷酸腺苷（cAMP）替代复杂的甲状旁腺素测定。甲状旁腺瘤可用 B 型超声及 CT 检查定位，必要时亦可手术探查。

三、治疗

现在有关肾结石的治疗方法较多，包括一般疗法、体外冲击波碎石、手术取石以及针对代谢紊乱的治疗。寻找病因和防止复发等治疗，应根据每个患者的具体情况正确选择应用。近年来国内外广泛开展体外冲击波碎石术，已证明是一种安全、疗效极高的方法，虽然费用并不比手术低，但无手术切口、震波后恢复极快等，均优于其他治疗方法。

1. 一般疗法

（1）饮水治疗：尽量多饮开水或磁化水，使每日尿量维持在 2000 ~ 3000ml 以上，配合利尿解痉药物。尿液稀释有利于小结石的冲刷和排出，并有助于防止复发。

（2）肾绞痛发作时：首先应解痉止痛，可用阿托品或 654 - 2、哌替啶，含服硝苯地平等。局部热敷，针刺肾俞、京门、三阴交、足三里或耳针，均可缓解疼痛。必要时静脉补液，或用吲哚美辛栓剂直肠塞入，据报告效果较好。

（3）中药排石治疗：服用各种排石冲剂或中药煎剂较为方便，但应定期复查。其适应证为结石直径小于 1cm，表面光滑，肾无明显积水，泌尿系统无狭窄、畸形或感染者，较易排出。大于 1cm 的结石排出较为少见。

（4）患有甲状旁腺功能亢进者应先行治疗，然后再处理肾结石。有时在甲状旁腺瘤或癌切除后，尿石不再发展，甚至自行溶解消失，同时结石亦不再复发。患有肾小管酸中毒者常并发磷酸钙结石，服用枸橼酸钾、磷酸盐合剂、氢氧噻嗪等降低尿钙，小苏打可纠正酸中毒。特发性高钙尿使用噻嗪类利尿药、枸橼酸钾、磷酸纤维素钠、正磷酸盐等降低尿钙，减少尿中钙盐结晶和结石形成。肠源性高草酸尿可使用高钙饮食、钙剂、葡萄糖酸镁等，对原发性高草酸尿，可使用维生素 B_6。

（5）药物溶解结石：单纯尿酸结石用碳酸氢钠或碱性溶液，限制高嘌呤饮食，尿 pH 值保持在 6.5 ~7.0，同时每天大量饮开水 3000ml 以上，亦有用 1.5% 碳酸氢钠溶液经肾造瘘管冲洗。如饮食不能控制高血尿酸时，可服用别嘌呤醇 0.1 ~0.2g，每日 3 次，服用半年左右可使尿酸结石溶解，本药的优点为无不良反应。黄嘌呤肾结石治疗方法也相同。胱氨酸结石采用低蛋氨酸饮食，碱化尿液，大量进水，使用降低胱氨酸药物，主要为硫醇类，如青霉胺、2 - 硫丙酰甘氨酸、乙酰半胱氨酸等。磷酸盐结石可口服葡萄糖醛苷或亚甲蓝。溶石疗法配合 ESWL，疗效更佳。

2. 体外冲击波碎石术（Extracorporeal Shock - Wave Lithotripsy，ESWL） 由西德 Chaussy（1980）首先创制，即用 X 线定位的 Dornier 型体外震波碎石机，并很快在世界各国推广应用。国内上海交通大学和上海复旦大学附属中山医院于 1984 年自行设计研制成功同类的体外震波碎石机，即 JT - ESWL - Ⅰ型，并不断改进为Ⅱ、Ⅲ型机，已广泛应用于临床，都证实为治疗肾结石最为理想的方法。

（1）原理：Dornier 型机是采用电极放电的原理。利用高电压（10 ~ 30kV），大电流（10 ~20kA）通过在水中（含 1% 氯化钠）瞬间放电，产生液电压性冲击波，并沿半椭圆反射器的反射聚焦于半椭圆反射器的第二焦点处（放电处为第一焦点），能量可增加 360 倍，在两台 X 线球管与荧光增强管组成的结石定位系统监视下，高能冲击波即可精确地到达焦点的结石处，通过反复调整位置，多次冲击波轰击，结石可粉碎成 2mm 大小而排出体外。不过冲击波焦点的有效面积仅 2cm，故较大的结石不可能一次彻底击碎，尤其是含钙致密坚硬的结石较难震碎。由于人体器官和组织密度和震波中的水溶液相似，因此冲击波从水中通过人体各层组织时不能发生能量交换（无阻抗），故组织不会受到明显损害；而肾结石阻抗比水大，故被粉碎。由于冲击波以声学特性传播，故能量在空气中比水削减得多，所以患者浸卧在水中震波比卧在水囊袋上效果更好些；冲击波粉碎结石是利用冲击波在两种声阻抗不同的传播媒质（组织和结石）的界面发生反射，它在结石的前缘产生压应力，在其后缘产生拉应力，两种媒质的声阻抗的差别越大，应力就越大，物质（结石）结构越容易破坏。在结石面对冲击波源的界面上的压应力使结石破裂，而空化作用产生水的射流使裂口内面的结石剥落，一连串的冲击波使结石由表及里的逐层破碎，直到完全粉碎成为细小的颗粒排出体外。除液电冲击波源外，尚有压电晶体、电磁波等冲击波源，现有用电磁波源取代其他冲击波源的趋势。

（2）震波碎石装置的组成：①震波发生器：是体外震波碎石的核心部件，它决定着碎石效果、治疗工作的效率与对人的身体的影响。要求具备：冲击波需带有足够的能量；要求在合适的介质中传播，耦合进入人体衰减比较小；冲击波具有良好的方向性 - 聚焦特性；冲击波应力脉冲必须保持稳定；必须对人体组织、器官无损害或影响很小。冲击波源主要有三种：液电冲击波源是在一个椭圆反射体内，电能通过液体中火花放电的方式转化成为热、光、力、声等其他形式的能量。在体外冲击波碎石术中，只是利用它的力学效应 - 冲击波。Dornier 机均属此类。压电晶体超声波源是在一个半径 50cm 左右的球冠上均匀分布数千个压电晶体元件，在同样电脉冲作用下产生相同的超声脉冲，而且同步到达球心，而获得高强的超声脉冲，达到碎石。如 EDAPLT－01 即为此类。电磁脉冲波源是将电能首先转化为磁能，再转化成为机械能。它的第一种转换类似液电冲击波源，是高电压电容器的充放电。但它的放电不在水中，而是对一个线圈放电，放电产生的脉冲大电流形成一个高强的脉冲磁场。Siemens Lithostar 属此类。德国 Dornier 最新产品 Compacts 碎石机也属此类。②定位系统：是在半椭圆形反射体两侧用两套 X 线球管交叉定位，同时配有两个荧光增强电视观察图像仪，定位时移动人体的结石正好位于焦点上。③水槽：由不锈钢制成，配有恒温装置、进出水道，槽底部有孔，安置冲击波发生器。

干式（水囊袋）Dornier 型机和 B 型超声定位干式压电晶体的体外震波碎石机（如联邦德国与法国的 EDAP 型机）可避免接触放射线，并可用于阴性肾结石、胆管结石。水囊袋代替水槽，应用较为方便，但主要用于 1cm 左右的较小肾结石，可使结石碎成细沙状排出。由于其能量较小，故不宜用于大的肾结石。较疏松的输尿管结石定位亦较难。

（3）ESWL 的适应证和禁忌证：目前对肾结石患者的治疗均首先考虑选择体外震波碎石术，随着碎石机性能不断完善及临床经验的不断积累，适应证也在不断扩大，由 20 世纪 80 年代初的单一肾结石，直径 <2.0cm，输尿管上段结石至目前的全尿路结石。除结石以下部位的梗阻、狭窄外，绝大多数结石患者可用单一 ESWL 或配合经皮肾镜取石、输尿管肾镜取石术等治疗，效果良好。从广义上讲，尿路结石除远端有器质性梗阻外均可采用体外震波碎石术治疗。目前的适应证为：①肾和输尿管内单个或多个结石。②部分性或完全性的鹿角形结石。③感染性结石。④孤立肾中的肾结石等。但在临床工作中，下述情况应列为禁忌证：①全身出血性疾患，未经纠正者。②新近发生的脑血管疾患。③传染病的活动期。④未控制的糖尿病，特别是对患有复杂肾结石的患者不宜碎石。⑤妊娠妇女，特别是结石在输尿管下段者。⑥体型过胖，其体表至结石距离大于半椭圆体至第二焦点距离。⑦结石以下尿路有器质性梗阻，在梗阻未解除之前不宜碎石。⑧严重肾衰竭者。⑨尿路感染。⑩无症状的肾盏憩室结石。⑪不能定位的阴性结石或结石过小、阴影过淡等。

（4）治疗方法和效果：震波前必须有近期的尿路平片和静脉（逆行）肾盂造影证实。术前做血、尿常规检查，血小板计数，出凝血时间测定。前晚用番泻叶 6～9g 冲服清肠，术晨禁食，以免肠积气影响结石定位。控制泌尿系统感染。常规在 ESWL 前半小时肌注哌替啶（2mg/kg）加异丙嗪（1mg/kg），可达到术中镇静止痛的目的。小儿肾结石的 ESWL 治疗应选用全麻。治疗时的工作电压应随不同厂家的碎石机而定。Dornier 公司的碎石机工作电压为 16～24kV，轰击次数则视结石粉碎为度，若结石不能完全粉碎时，其轰击总数不宜超过 2500 次。对小儿肾结石和孤立肾结石，应适当调低工作电压和减少轰击次数，尽量减少其对肾脏的损害。两次治疗间隔时间应大于 1 周，小儿肾结石和孤立肾结石应大于 10d。

据上海复旦大学中山医院与上海交通大学报告，1985—1987 年应用 JT－ESWL－Ⅰ型体外震波碎石机治疗上尿路结石（主要是肾结石）1222 例，单侧：1069 例，双侧 153 例，震碎率 99.67%，电压在 14 000～15 000V，最高为 18 000V，每次震波冲击次数为 400～1600 次。86.07% 病例 1 次治愈，13.83% 需 2 次震波，个别经 3～5 次才获治愈，震波碎石后 1 天至 7 个月全部排清，平均排清 48d，89.6% 效果满意。亦有极个别的结石震波不碎的。

震波时并发症可有局部皮肤疼痛、血压改变、心绞痛、窦性心动过速或窦性心动过缓及心律失常等，经对症治疗后大多可以完成震波。震波后近期并发症有血尿（100%）、肾绞痛（约70%）、发热（1%~5%）、局部皮肤瘀点、恶心、呕吐、食欲不振、咯血、肾周围血肿、大便隐血或痰中带血等。震波后远期并发症有高血压（8%左右）、结石复发（2年后为6%，4年后为20%）及肾功能损害等。

（5）震波后的处理：每次震波完毕即予静脉补液，并维持2~3d；鼓励患者多饮水以利排石；用解痉剂、抗生素、排石汤和黄体酮等。及时观察和收集结石排出情况。尚需定期复查尿路平片和静脉肾盂造影，对停留在输尿管的碎石不下降者，或形成输尿管阻塞时，应及时给予再次震波或行输尿管扩张等措施。并发肾严重感染者应行肾造瘘引流。对大的肾结石治疗宜先经膀胱镜行输尿管插入S型导管内引流，一端在肾盂，另一端在膀胱内，以免碎石块形成输尿管阻塞，防止肾功能受损。

3. 经皮肾镜取石术（Percutaneous Nephro Lithotomy，PNL） 经皮肾镜取石术（PNL）是指通过PNL术所创设的通道，经由X线荧光透视监控或肾镜直视下，借助取石或碎石器械到达去除结石、解除梗阻的一种技术和治疗手段。它是PCN术和肾镜操作以及碎石技术相结合而发展的产物。

PCL术的发展过程大致可分为X线荧光取石术、肾镜直视下取石术和超声、液电碎石技术三个阶段，随着PNL术技术方法逐渐成熟，PNL安全、创伤小，住院时间短，恢复快，已成为可与ESWL术并驾齐驱的治疗方法。

（1）设计原理：PNL术成功与否首先在于术者对于肾脏解剖的详尽了解。①肾脏是后腹膜器官，其冠状切面与人体冠状切面后方成30°~50°，此角因人而异变化较大。②胸膜常在脊柱的外缘越过第12肋，而大多数肾脏的中、上盏位于第12肋之上或被其覆盖，因而由第12肋上穿刺可能损伤胸膜，而第11肋上穿刺应严禁采用。③基于对肾脏节段血管的了解，穿刺径路应由Brodel切线处肾实质经肾盏－漏斗部结合处进入集合系统，因Brodel切线处肾实质相对无血管分布，而经肾盏－漏斗结合处进入可避免损伤肾乳头。④肾盏共有12个上、下极盏向极部投射，且一般融合，其余肾盏分为两组。因此两组肾盏的彼此关系可分为Hodson型和Brodel型。Brodel型前、后组肾盏分别与腹冠切面成20°和70°，而Hodson型前、后组肾盏彼此位置关系正好与Brodel型相反。因此，穿刺前组肾盏不易损伤进入后组肾盏的通道，相反亦适用。

（2）PNL的适应证和禁忌证：手术适应证：①体健身瘦，直径1cm以下的孤立性结石，位于轻度积水的肾盂或扩张的肾盏。②较大的肾盂或鹿角形结石。③震波碎石后残留结石或未被粉碎的结石。④对于孤立肾或马蹄肾等结石，应由有经验者操作。手术禁忌证：①出血性疾病。②急性感染或有肾结核。③极度肥胖或有严重脊柱后凸畸形。④高位肾伴有肝大或脾大。⑤小的肾内型或分支型肾盂，或合并肾盂癌者。⑥肾衰竭者。⑦缺血性心脏疾病。⑧未纠正的糖尿病和高血压。⑨安装心脏起搏器而术中需用液电碎石。

（3）治疗方法和效果：PNL术前必须进行一般生化检查及测出、凝血时间及尿细菌培养术前做KUB和IVP检查，了解结石的位置、大小、形态及其与肾盏的位置关系。术前24h给予抗生素配血术前经膀胱镜逆行插入输尿管导管。术前、术中给予利尿剂并输液150~200ml/h，加大尿量以保持视野清晰。处理前盏或后盏结石的最好方法，是直接穿刺含石的肾盏。

1985年第二次国际经皮手术会议报道3000余例中成功率90%以上。PNL的主要并发症有术中出血（1%~2.5%）、延迟出血（1%左右）、结石残留（3%~3.5%）和复发（1年内复发率8%左右）、发热和感染、邻近器官损伤、肾盂或输尿管穿孔、输尿管狭窄、电解质失衡、液气胸、高血压、肾周脓肿及腹膜后血肿等。

（4）术后处理：术后均有血尿，应卧床休息，直至尿色变清。术后静滴抗生素，有菌尿者连续3～5d，菌尿转阴后改为口服。术后检查血常规和电解质。术后拍KUB及顺行显影若无残留结石，显影剂进入膀胱，则可夹闭引流管。术后无特殊并发症，尿液清晰，引流管可在2～4d拔除。如有残余结石，则保留引流管，待1～2周后再通过原通道取出残留结石。

4. 手术治疗　现在一般肾结石行手术取石仅是少数，其手术指征也是相对性的，可归纳为结石大于1cm，并存在肾盂输尿管交界处狭窄者（多为先天性畸形）；肾盂原发性囊肿内结石，症状明显；孤立肾较大结石；结石诱发癌变；结石引起急性梗阻性少尿或无尿；并发感染脓肾毁损严重者；震波和腔内手术失败者。手术的方式方法较多，主要有以下几种。

（1）肾盂或肾窦切开取石术：多用于肾盂或肾盏内单个结石。优点是手术较简单，手术创伤小，出血及并发症少，康复快。即使是高危或梗阻性尿毒症患者亦可接受此种手术。若是多发性小结石，可以凝块法取石，但仍有取不净结石的可能。对有肾盂输尿管连接处狭窄伴发肾结石者，在取石同时应行肾盂成形术，以解除梗阻，预防结石复发。

（2）肾实质切开取石术：适宜某些较为复杂的肾鹿角形结石、肾内型肾盂结石或因结石分支嵌顿于肾盏内，无法经肾窦内肾盂肾盏切口取出，或肾盂内多发性结石，难以经肾盂切口取出，又不适宜做肾部分切除术者。肾实质切开取石术的手术方法过去一直是沿用Brodel线的概念，其实这并不是真正的“无血管平面”，在这个平面常会遇到肾动脉前支的后分支。Boyce的无萎缩性肾切开是根据肾段血管分布及其与肾盂肾盏的解剖概念而设计的手术方法。在无血管区做肾切开不会引起肾萎缩，能最大限度地保护肾功能，又能做肾盏整形，纠正肾内异常及改善引流，故这种术式比传统肾切开取石方法为佳。为保护肾功能，常需在阻断肾蒂血管后进行局部降温。鹿角形结石或较大多个分散结石可行肾实质劈开取石，亦可做离体肾工作台取石术与髂窝肾移植术。此法虽有取完结石的优点，但手术复杂，创伤大，故应用不多。

（3）肾部分切除术：多用于集中在上、下极肾盏的结石，或存在肾盏狭小，宜切除肾的一极以及肾脏先天性异常合并结石者。肾部分切除术具有以下优点：易取净结石，手术并发症少，能去除结石复发的局部因素。

（4）肾盂-肾下盏（经肾实质）切开取石术：适合于肾盂-肾下盏巨大结石，因结石大而又延伸至下盏，单纯肾盂肾窦切开不能取出，需同时经肾下极实质延伸切开才能取出，临床上较为常用。

（5）肾切除术：现在很少应用，仅在肾大量结石伴有严重感染、积脓或患肾功能丧失，或癌变而对侧肾正常时采用。

（6）特殊类型的肾结石处理：一侧肾结石对侧输尿管结石，应先处理有梗阻的输尿管结石；双侧肾结石应先处理梗阻较重的一侧；若双肾结石伴有肾衰竭，宜先行肾功能较好的一侧取石；如病情严重结石难以去除，可先行经膀胱镜输尿管插管肾盂引流或肾造瘘术，必要时手术前后行透析治疗。

（杨举红）

第二节　梗阻性肾病

泌尿系的梗阻性疾病是指泌尿系各个不同部位的结构和功能改变导致正常尿液排出障碍。泌尿系各个不同部位的梗阻，最终均可引起肾功能损害，这种肾功能损害又称梗阻性肾病（Obstructive Nephropathy），泌尿系梗阻性疾病也可引起尿路扩张而致肾盂积水（Hydronephrosis），泌尿系梗阻的程度和梗阻的持续时间直接与肾功能损害程度有关，因此泌尿系梗阻应做到及时诊断和正确治疗，以避免引起肾功能持久性损害。

尿路梗阻是一种比较常见的疾病，可见于任何年龄，尸检时发现成人的肾盂积水占35%～38%，小儿占2%，尿路结石多发于25～45岁的青壮年，男女比例为3∶1。60岁以上男性，尿路梗阻多由于患前列腺增生和前列腺癌所致。在美国，每10万人中有387例因患泌尿系梗阻疾病就诊，约166例诊断为尿路梗阻入院。

在美国1996—1999年3年中有6006例诊断为梗阻性肾病者已进入终末期肾衰竭，其中3.6%不到20岁，44%为20～64岁，52%为64岁以上，男性占74.2%。

一、病因

尿路梗阻可以发生在泌尿系各个部位，从肾小管（尿酸性肾病）到尿道出口（包茎）。从临床角度，将泌尿系梗阻分为上尿路梗阻（指病变在输尿管膀胱交界处以上）和下尿路梗阻（指病变在输尿管膀胱交界处以下）。上尿路梗阻病因又可分为内在性原因和外在性病因，内在性原因包括腔内或壁内病因。腔内梗阻病因包括结石、血凝块，壁内病因可以是由于解剖结构（肿瘤、狭窄）或功能性梗阻（如先天性肾盂输尿管交界以及膀胱输尿管交界处狭窄）。外在性病因根据梗阻病因来源分类。

临床上，年龄、性别有助于鉴别诊断，儿童先天性尿路梗阻较常见（如肾盂输尿管交界处狭窄或膀胱输尿管交界处狭窄、后尿道瓣膜等）。中年妇女宫颈癌是外在性引起输尿管或膀胱输尿管交界梗阻的原因。老年男性，则良性前列腺增生症和前列腺癌是尿路梗阻多发原因。

二、病理和病理生理

尿路梗阻对肾功能影响是由于众多复杂因素相互作用的结果。尿路梗阻后，肾盂和肾小管压力增高，尿路扩张积水。由于输尿管内和肾小管内压力增高而导致肾损害，肾血流减少引起缺血，肾细胞萎缩和坏死。此外，肾实质内巨噬细胞和T细胞浸润而引起肾瘢痕形成，若附加肾感染，则可加速肾组织破坏。

正常尿液从肾盂引流到膀胱是依赖输尿管蠕动和从肾小球滤过压到肾盂压的压力差，由于梗阻近端管腔内压增高，尿量积聚而影响尿液流出，输尿管内压力增高，传导到肾脏引起肾小管内压增高，而肾小球内压没有相应增高，可使肾小球滤过压降低，进而使肾小球滤过率下降。

尿路完全梗阻初始阶段，肾血管暂时扩张，随后即出现肾血循环的收缩，导致肾血流量下降，肾小球内压下降，进一步使肾小球滤过率降低。肾血管收缩的发生机制：当肾小管内压增高情况下，肾内血管紧张素Ⅱ和血栓素 A_2（Thromboxane A_2）增高。而这两种物质增高，一方面引起肾血管收缩，肾缺血；另一方面，这两种物质促使肾小球系膜细胞收缩，导致肾小球表面积降低。由于肾内血管紧张素Ⅱ增高也促进肾内前列腺素 E_2 和前列环素的合成增加，这两种物质有抑制肾小球系膜细胞收缩的作用，因此这两种物质增高有防止肾小球滤过率和肾血流下降的作用。

不完全尿路梗阻也可以降低肾血流和肾小球滤过率。此外，肾小管功能损害出现持久，不能浓缩尿液，使排泄 H^+ 和 K^+ 的功能下降。髓袢降支对 Na^+ 的重吸收降低，而肾髓质渗透压下降是引起肾小管浓缩功能下降的原因之一。由于尿路不完全梗阻后引起近曲小管、髓襻降支和集合管功能失调，肾浓缩功能损害，而出现长期低渗多尿症；H^+ 和 K^+ 排泄下降是由于肾单位远端对这些离子分泌下降所致，推测发生机制可能与醛固酮对肾远曲小管作用减退有关。

三、临床表现

尿路梗阻的临床表现主要根据梗阻的部位（上尿路还是下尿路）、梗阻的程度（完全性或部分性）及梗阻持续时间（急性还是慢性）。急性完全性尿路梗阻可致肾衰竭。慢性部分性尿路梗阻（如慢性肾盂积水）可以无症状，或有间隙性疼痛，或可出现肾功能损害所致的症状及实验室检查异常，包括尿不能浓缩而致夜尿增多及多尿症，血尿素氮和肌酐增高。尿路梗阻的主要临床表现分述如下。

1. 疼痛和肾绞痛、膀胱膨胀或集合系统和肾包膜牵胀　是常见尿路梗阻初期引起的临床症状，特别是输尿管结石患者可出现典型的肾绞痛，患侧腰部剧烈疼痛（上 1/3 输尿管结石），或疼痛放射到大阴唇、睾丸或腹股沟部（下 2/3 输尿管结石），并伴有出汗、恶心、呕吐，急性肾绞痛可持续 30min，或持续 1d，排尿时疼痛放射到腰部则可能存在膀胱输尿管反流。慢性部分性尿路梗阻可引起间歇性腰痛，有些患者在过量饮水和（或）应用利尿剂后可诱发肾区疼痛。体检可以正常，急性上尿路梗阻患者常有腰部压痛。下尿路梗阻患者可扪及膀胱膨胀、压痛。男性患者应做肛指检查，以明确前列腺是否增大；女性患者应做妇科盆部检查，以明确是否存在盆腔肿块。

2. 尿量的变化　双侧输尿管急性完全性梗阻、孤立肾的输尿管完全性梗阻及下尿路的完全性梗阻时可出现无尿和急性肾衰竭。部分性不完全尿路梗阻，尿液排出量可以正常或增多（多尿症）。偶尔明显的多尿症类似糖尿病的多尿症，这种情况可引起高钠血症。当多尿症患者出现少尿或无尿，此时强烈提示有尿路梗阻存在。

3. 血尿　输尿管结石引起肾绞痛多伴有镜下血尿。尿路梗阻伴肉眼血尿者常见于肿瘤患者。上尿路病变引起肉眼血尿，血块可阻塞输尿管引起梗阻。

4. 肿块　长期尿路梗阻可使肾积水，肾体积增大，查体时在腹部和腰部可扪及肿块。儿童肾积水常可在腹部扪及肿块。老年前列腺增生引起下尿路梗阻，常可在耻骨上扪及膨胀的膀胱。

5. 高血压　尿路梗阻患者可合并高血压，其发病机制为：①液体潴留及细胞外液量增多。②肾素分泌增多。③肾髓质血管抑制物质合成减少。大约 1/3 急性单侧性尿路梗阻患者同时并发高血压，当急性尿路梗阻解除后即能恢复正常。

在双侧性慢性尿路梗阻时，发生高血压的机制可能由于肾脏钠排泄受损和细胞外液容量增多（称为容量依赖性高血压，volume - dependent hypertension），这些患者血肾素水平常受抑制。

6. 尿路感染或出现难治性尿路感染　没有明显原因的尿路感染应考虑存在尿路梗阻。尿路感染多见于下尿路梗阻，这可能与细菌易于黏附于膀胱黏膜有关。由于存在尿路梗阻，根治尿路感染困难，在未做过尿路器械治疗的患者尿培养中出现特殊的细菌（变形杆菌、假单胞菌属）则提示有尿路梗阻存在。因此，反复尿路感染经持久性抗感染治疗无效者应考虑存在尿路梗阻病因。

7. 血尿素氮和肌酐增高　尿路梗阻可损害肾功能，特别尿常规检查无异常，过去没有肾病史者，出现血尿素氮和肌酐增高，应考虑存在尿路梗阻的可能。对既往有肾病者，尿路梗阻可加速肾病进展。

8. 高血钾症、高氯血症及代谢性酸中毒　这种情况更多见于老年人，其发生机制是由于在尿路梗阻后引起肾单位远侧段 H^+、Cl^- 和 K^+ 分泌减少，醛固酮产生减少和（或）远曲小管对盐皮质激素的作用不敏感所致。高血氯性代谢性酸中毒也可出现在没有高钾血症的患者，这是由于 Cl^- 分泌选择性缺陷的原因。

9. 红细胞增多症　是尿路梗阻后较罕见的并发症，可能由于肾缺血而使肾产生红细胞生成素增多之故。

10. 下尿路症状　下尿路梗阻的患者可出现下尿路症状，如排尿无力、尿线变细、排尿间断、尿失禁、尿末滴沥、尿犹豫感、尿急等。神经源性膀胱患者可出现尿频、尿急和充盈性尿失禁。

四、诊断

尿路梗阻程度和时间直接影响肾功能损害程度，因此尿路梗阻疾病应做到早期诊断和及时治疗。尿路梗阻的诊断根据患者临床表现、无症状性肾功能减退、肾绞痛，或急性肾衰竭和无尿等症象出现时，应怀疑是否存在尿路梗阻（图 26－1）。体检对诊断有帮助，可有肋脊角压痛、腰部肿块、肾区肌肉僵直等体征。肾绞痛患者可出现腹胀及肠蠕动减少，膀胱出口梗阻者可出现耻骨上肿块。

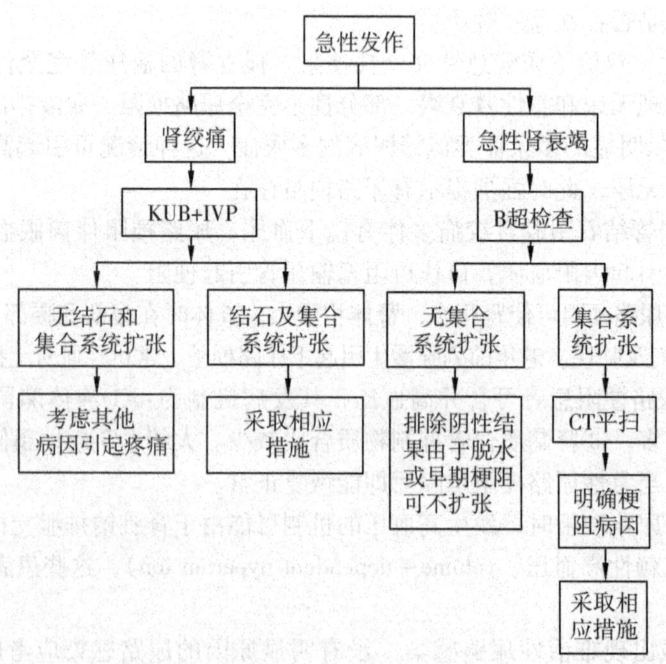

图 26－1　尿路梗阻的诊断方法示意图

尿液分析可得到重要线索：血尿、菌尿、pH >7.5 提示尿路结石和（或）伴尿路感染；尿沉淀物检查是否有尿结晶（尿酸、胱氨酸等）。实验室检查应包括肾功能测定（血尿素氮、肌酐）。

诊断尿路梗阻的检查总结见表 26 – 1。怀疑有尿路梗阻患者，首先选择非损伤性的超声检查，可发现尿路扩张。偶尔超声检查可出现假阴性，这是因为在脱水或梗阻早期尚未出现尿路扩张之故。不能解释的肾衰竭怀疑由于梗阻性疾病引起的，可按下列程序进行诊断（图 26 – 2）。

表 26 – 1　尿路梗阻的诊断性检查

上尿路梗阻	下尿路梗阻
超声检查	同上尿路梗阻一些检查
KUB 腹部平片	膀胱镜
静脉尿路造影	排泄性膀胱尿道造影
逆行肾盂造影	逆行尿道造影
输尿管镜检查	尿动力学检查（膀胱、尿道测压、肌电图等）
放射性核素肾图	
CT	
MRI	
尿流压力检查（whitaker test）	

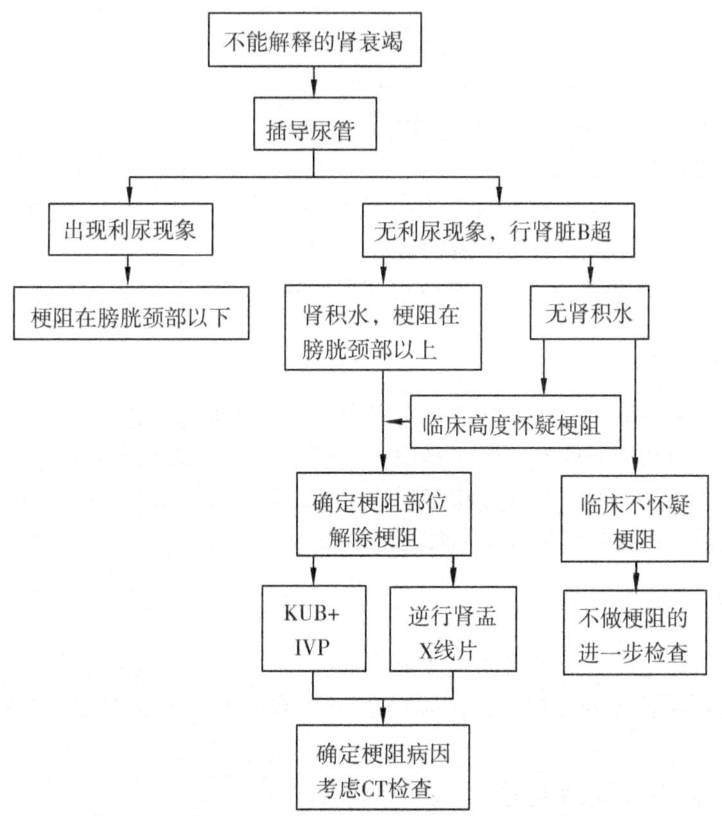

图 26 – 2　不能解释的肾衰竭的尿路梗阻诊断程序

腹部X线平片可用于诊断输尿管结石，同时可提供肾和膀胱形态。静脉肾盂造影可用于急性肾绞痛检查，由于肾滤过率降低而致肾排泄造影剂延迟，这些患者应做延迟摄片检查以了解梗阻部位及集合系统情况。肾功能受损、血肌酐超过256.2～353.6μmol/L（3～4mg/dl）的患者不适宜做静脉肾盂造影，这些患者做静脉肾盂造影不但显影不好，而且造影剂对肾脏有毒性。当静脉肾盂造影不能应用的患者为显示输尿管和集合系统时可采用逆行肾盂造影来显示梗阻部位和梗阻原因。

放射性核素肾图检查用于诊断梗阻部位在膀胱以上尿路梗阻，以了解梗阻程度及分肾功能情况。

其他检查包括CT和MRI，对确诊疾病性质有帮助。偶尔对上尿路梗阻诊断有困难时可采用尿流压力试验（Whitaker test），这个试验是在输液时测定肾盂到膀胱间的压力差。

许多试验用于诊断下尿路梗阻，包括排尿时膀胱尿道造影，用于检查是否存在膀胱输尿管逆流，这种病在儿童较常见。

膀胱镜检可同时检查膀胱和尿道，然而在儿童和青少年常需在麻醉下进行。逆行尿道造影可检查前尿道，其检查方法是用针筒从尿道口注入造影剂，也可从尿道内插入导尿管注入造影剂，但是逆行尿道造影对检查后尿道不理想。为显示后尿道，最好排泄和逆行膀胱尿道造影联合应用。

尿动力学检查是用于检查膀胱出口梗阻，测定单位时间的尿流率。尿流率测定是一种检查膀胱逼尿肌功能和尿道阻力的非创伤性检查，用于充盈性膀胱压力测定。在膀胱充盈期出现膀胱抑制性收缩，膀胱压力上升，常提示存在膀胱过度活动；若膀胱内压低并伴有很大膀胱容量，则提示膀胱感觉功能丧失或下运动神经元损害。

尿道压力分布测定（Urethra Pressure Profilemetry）主要用于测定尿道括约肌控制尿液的能力以及下尿路梗阻的部位。肌电图（Electromyography，EMG）测定用于测定盆底横纹肌、尿道括约肌功能及其在逼尿肌收缩时压力－流率同步检查，测定排尿期逼尿肌压力和尿流率，能准确判断是否存在膀胱出口梗阻的检查方法。

大约25%儿童有脊柱裂，可出现膀胱逼尿肌和尿道括约肌功能不协调。

五、鉴别诊断

根据临床症状和体征，无尿和急性肾衰竭者应排除其他急性肾衰竭的病因；部分性尿路梗阻引起尿量多，应与糖尿病性多尿相鉴别；梗阻性肾病所致高血钾性代谢性酸中毒，应与有同样症状而肾素和醛固酮分泌减少相鉴别。肾结石引起腰痛需与胃肠道疾病引起疼痛相鉴别。儿童尿路梗阻可出现胃肠道症状，如恶心、呕吐、腹痛。

六、治疗

尿路梗阻诊断确定后，治疗目的主要有3项：①保护和（或）恢复肾功能。②缓解疼痛和（或）其他尿路梗阻的症状。③解除梗阻，并治疗由梗阻而伴发的结石、尿路感染等并发症。

（一）急性完全性尿路梗阻

急性完全性尿路梗阻表现为急性肾衰竭，必须急诊处理。先明确梗阻部位，假如梗阻部位在膀胱以下，可放置导尿管，如放导尿管失败者可行耻骨上膀胱造瘘术。梗阻部位在膀胱以上，可经膀胱镜逆行插输尿管导管或放置 DJ 管。肾造瘘管不仅提供尿液引流，而且可通过导管灌注药液治疗感染、结石等。在尿路感染及全身败血症时，除了立即解除梗阻并给予合适的抗生素外，对梗阻引起急性肾衰竭患者，在采用器械治疗或手术治疗前有时候需先做血液透析以纠正尿毒症情况。

（二）急性部分梗阻

结石是引起输尿管部分性梗阻最常见的病因，治疗包括缓解疼痛、解除梗阻、治疗感染。治疗方法要根据患者的全身情况、结石部位、结石大小、结石成分、梗阻程度、是否伴有感染以及肾功能受损程度等综合分析决定。输尿管结石 <5mm 者可先采用解痉止痛，多饮利尿并用中草药排石治疗；结石 >7mm 者通常不能自行排出，则需做手术。一般来说患肾无明显积水、肾功能正常者可选用输尿管镜下碎石或体外冲击波碎石；如合并输尿管狭窄、肾严重积水伴感染者应考虑开放手术。手术后的患者需要跟踪随访，适时采用预防结石复发的治疗。有些患者会出现高血压。体外震波碎石术后 2～3d 应回医院复诊以了解结石残留情况。尿液检查疑有尿路感染者应采用抗生素治疗。

（三）慢性部分性梗阻

慢性部分性尿路梗阻在出现以下情况时应尽快解除梗阻：①反复发作尿路感染。②有明显症状，如排尿困难、腰痛等。③尿潴留。④对肾功能引起进展性损害。

（四）下尿路梗阻

尿道、膀胱颈梗阻，伴反复尿感患者，特别是有膀胱输尿管反流、肾实质损害、明显尿潴留、反复血尿等情况出现，需要及早解除梗阻。由于前列腺增生引起的梗阻，若症状轻微，无尿路感染，上尿路正常，则做观察随访或药物治疗。前列腺增生引起梗阻严重，残余尿多，有时出现尿潴留，有些患者同时伴有膀胱结石、肿瘤、反复尿路感染，应考虑手术治疗。男性尿道狭窄可考虑尿道扩张或直视下做尿道内切开术。女性膀胱颈和尿道狭窄发病率低，根据病情可做尿道扩张、尿道内切开和挛缩膀胱颈电切术。

神经源性膀胱引起的尿路梗阻，可做尿动力学检查来决定治疗方案。治疗的主要目的是：①建立一个能贮尿而不影响肾功能的膀胱。②提供一个能为患者接受的膀胱尿排出的方式。这些患者可分为 2 类：一类为继发于上运动神经元的不稳定膀胱。因糖尿病引起的神经源性膀胱通常是下运动神经元疾病，应嘱咐这些患者有规律地间断排空膀胱，偶尔尚需给予胆碱能药物，如盐酸氨甲酰甲胆碱治疗，α 受体阻滞剂能减轻尿道括约肌张力。对有大量残余尿且反复尿路感染的患者，最好的治疗方法是采用清洁的间隙性自家导尿，每日导尿 4～5 次，每次尿量不超过 400ml。该技术有效，但需患者接受并对患者进行训练，既达到方便操作，又要避免造成尿道损伤和（或）诱发尿路感染。对高张力膀胱，治疗目的是改善其贮尿功能，可应用抗胆碱能药物。

（五）梗阻解除后利尿

梗阻解除后可出现尿钠增多和利尿，这种利尿的特征是由于肾脏大量排出钠、钾、镁和其他电解质。多数情况下患者能自身调节，然而由于水盐的大量丧失可导致低血钾、低血钠或高血钠、低血镁及明显的体液丢失。许多尿路梗阻患者出现尿路梗阻解除后利尿现象，其发生机制可能是一种对尿路梗阻期间出现细胞外液量扩增的生理反应，这种梗阻解除后利尿现象并不与患者体液状况协调一致，而且出现这种现象时若过多补盐水会造成利尿现象延长。

液体补充只有在钠和水过量丢失而引起患者体液容量不平衡情况下，或由于内源性肾小管对钠和水重吸收缺陷的情况下进行。液体补充量应以患者尿液排出水盐量为依据，一般采用静脉补液，应注意预防细胞外液量减少和电解质失衡。

七、预后

尿路梗阻解除后肾功能恢复情况主要受梗阻的程度和梗阻时间的影响，其他影响肾功能恢复的因素包括是否存在尿路感染、结石、既往存在肾脏疾病以及引起梗阻的原因等。肾皮质的厚度是判断慢性肾积水患者残留肾功能的指标，肾皮质菲薄应考虑肾功能已明显丧失。

（杨举红）

第二十七章　药物毒物肾损害

第一节　药物性肾损害

药物是人类战胜疾病的主要武器之一，药物的进步是人类生存和发展的必要条件之一。然而，药物也是“双刃剑”，其不良反应（即毒副作用）始终是不可忽视的。每一个严谨的医药工作者和管理者，从理论到实践，都要对临床用药的安全性和有效性问题给予同样的重视。

药物、化学物质及其他有毒物质，均可能引起肾损害。凡是由药物、化学物质或生物毒索引起的肾结构/功能损害，并具有相应临床过程者，均称为中毒性肾病。此类疾病中的大多数由药物毒性所引起，故药物毒性所引起的这部分肾损害，也可称之为药物性肾病。

大多数药物（包括中西药物）都可能出现不同程度的不良反应。但一般的轻中度不良反应症状较轻，持续时间较短，未能形成相应临床过程，此种情况并不能称之为“药物性疾病”。只有临床症状较显著，或有明显的实验室检查结果异常，并且有相应临床过程者，才称为药物性疾病。药物性肾病或中毒性肾病并非一种独立疾病，而是一大类疾病的总称。

人类对药物不良反应的认识，至少已经有几千年的历史。两千多年前，《周礼・天官冢宰》曰：“医师掌医之政令，聚毒药以供医事。”《东汉・郑玄注》曰：“……毒药，药之辛苦者，药之物，恒多毒。”《医学问答》云：“夫药本毒物，故神农辨百草谓之尝毒。药之治病，无非以毒拔毒，以毒攻毒。”据有关资料记载，古代西方药理学家就十分重视药物治疗的安全性问题。这些药理学家曾经指出，“几乎所有药物都是毒物，只是由于剂量较低才决定某些药物无明显毒性”，“每当你给患者用一次药，你就是在冒一次风险”。古代药理学家的这些名言至今仍然对我们很有启发，而且具有警示作用。因此，任何药物（包括中西药物）都有不同程度的毒性，任何宣扬药物（包括中西药物）“无毒副作用”的说法，都是不科学的，有时甚至是欺骗性的，千万不可轻信。作为一个临床医师，我们必须提高对药物不良反应的认识，加强临床药理学和毒理学的学习与研究；而且必须十分谨慎、仔细，在临床工作中防止药物不良反应的发生，积极防治药物性疾病，尤其是药物性肾损害。

一、药物性疾病的流行病学

（一）药物性疾病的发生率

据国外报道，因药物性疾病住院者为入院患者总数的2.9%～5.1%；而住院患者中药物不良反应发生率为10%～20%（最高达28%），说明“医院获得性不良反应”的发生率相当高；住院患者致死性不良反应为0.31%，占住院患者总数0.4%。在美国，应急性药物性肾病住院治疗的患者，占所有急性肾损伤住院患者总数的18%～27%。

据国内的统计资料报道，我国药物性疾病发生率约为5.0%，即5000万例次住院患者中，250 万例次与药物性疾病有关，其中死亡 19 万例，占药物性疾病总例数的 7.9%，占住院患者总数 0.38%。

关于我国中草药不良反应发生情况，目前资料较少。据 1980—1999 年的统计资料，中、重度药物性疾病发生共 2747 例，致死性药物性疾病为 132 例（4.80%）；其中由中草药引起的药物性肾病共 252 例，死亡 80 例（占药物性肾病总例数 31.7%），占总死亡病例数的 60%。

（二）药物性肾病的危险因素

药物性肾病的发生，有其自身的规律。在存在某些危险因素的情况下，药物性肾病的发生概率可大大增加。这些危险因素主要有如下诸方面。

1. 药物的毒力程度　以氨基糖苷类为例，影响其毒力程度的因素有药物分子的氨基组数、药物分子电荷数等方面。链霉素分子仅含 2 个氨基组，故毒性最轻；而新霉素含 6 个氨基组，故毒性最强。其余几种氨基糖苷类均含 5 个氨基组，故其毒性居链霉素和新霉素之间，并取决于其分子电荷数的大小。

2. 药物的剂量与疗程　一般说来，药物的剂量越大，则肾组织和血浆的药物浓度越高。对同一种药物来说，如果肾组织该药物浓度愈高（尤其细胞内药物浓度高），则肾组织受损的程度可能愈重。但肾组织药物浓度测定的难度较大，故在临床必要时一般只测定血药物浓度来间接监控靶器官的药物浓度。

3. 同时应用两种或两种以上肾毒性药物　例如，同时（或近期内）应用氨基糖苷类和头孢菌素，或同时应用氨基糖苷类和顺铂，或同时应用 ACEI 和利尿药等，都可能增加药物的肾毒性，即增加发生药物性肾病的概率，或加重其程度。

4. 遗传素质和基因类型　遗传素质和基因类型的不同，在量效关系不密切型（非剂量依赖型）药物性肾病的发病中起重要作用。最常见的例证就是遗传素质在药物过敏中的作用，如青霉素过敏致急性间质性肾炎等。

5. 患者病理生理状况　存在以下病理生理状况，更容易发生药物性肾病：①存在原有肾病或肾功能不全；②血容量不足（如脱水、休克、心力衰竭、创伤、大出血、大手术后等）；③电解质代谢紊乱，如高钙血症、低钙血症、低钾血症、低镁血症、严重酸中毒或碱中毒等；④其他器官功能不全：如心、肺、肝功能不全等；⑤其他：严重缺氧、甲状腺功能减退等。

6. 年龄　一般说来，老年更易发生药物不良反应和药物性肾病。据英国的一个研究报告（普查人数 709 000，ARF 总例数 748），老年人药物性肾损害的患病率比非老年高得多，有时甚至成倍增高，而存活率则明显低于非老年人患者。

二、病因

引起药物性肾病的药物种类很多，至少 1000 种以上。但不同药物引起的肾病类型各不相同。有的药物引起的肾病与药物剂量有关（量效关系密切型，或剂量依赖性），如氨基糖苷肾病、马兜铃酸肾病等；有的药物引起的肾病则与剂量无关（量效关系不密切型，非剂量依赖型），如某些药物（青霉素类、头孢菌素类、NSAIDs 等）过敏致急性间质性肾炎等；还有的药物引起的肾病往往发生在应用某种药物再停药一段时间之后（药后效应型，包括致畸、致癌），如非那西丁、马兜铃酸致癌作用等。

引起药物性肾病的常见药物有以下各类。

1. 抗生素类　如氨基糖苷类、青霉素类（氨苄西林、替卡西林等）、头孢菌素类、两性霉素 B、万古霉素、多黏菌素、利福平、依米配能、喹诺酮类、阿昔洛韦、磺胺等，可引起急性肾小管坏死（ATN）、急性间质性肾炎（AIN）急进性肾小球肾炎（RPGN）、慢性肾小球肾炎（CGN）、慢性间质性肾炎（CIN）、肾小管酸中毒（RTA）、系统性血管炎（SA）、溶血尿毒综合征（HUS）等。

2. 抗肿瘤药物和免疫抑制药　如顺铂、丝裂霉素、多柔比星、甲氨蝶呤（MTX）、环孢素（CsA）、他克莫司、链佐星、干扰素等，引起的肾病类型有 ATN、AIN、CIN、CGN、RTA、HUS、SA 等。

3. 镇痛药及非甾体抗炎药（NSAID）　可引起 AIN、CIN、CGN，急性肾灌注下降（ARPD）、RTA、SA、肾和泌尿系肿瘤（RUT）等。

4. 降压药　血管紧张素Ⅰ转化酶抑制药（Angiotensin Ⅰ Converting Enzyme Inhibitor，ACEI）和血管紧张素Ⅱ受体 1 阻滞药（Angiotensin Ⅱ Receptor 1 Blocker，ARB）、肼屈嗪等，可引起 AIN、CGV、RTA、ARPD 等。

5. 造影剂　主要是含碘造影剂，可引起 ATN、AIN 等。

6. 消化系统用药及调节代谢药物　如治疗胃十二指肠疾病的药物西咪替丁、奥美拉唑等，及别嘌醇、他汀类降脂药、硫氧嘧啶类等，可引起 ATN、AIN、CGN、CIN、RTA 等。

7. 中草药　如关木通、广防己、马兜铃、青木香等，可引起 ATN、AIN、CGN、CIN、RTA、RUT 等。

8. 金属制剂　如含有铅、汞、镉、金、铂、钨、铋、锂、锗等，可能引起 ATN、CGN、CIN、RTA 等。

9. 其他化学药物　如甘露醇、苯妥英钠、海洛因等，可引起 ATN、AIN、CGN，CIN、RTA 等。

三、发病机制

不同类型的药物性肾病，其发病机制有所不同。尽管类型不同，血管活性物质、细胞因子、生长因子、细胞黏附分子等在中毒性肾病发生和发展中的作用已越来越受到人们的重视。人类某些基因类型与某些药物性肾病发病的关系也有初步认识。总体来说，药物性肾病的发病机制可涉及以下诸方面。

（一）肾血管收缩和肾血流量减少

如非激素类抗炎药和血管紧张素Ⅰ转化酶抑制药（ACEI）等药，即可通过这一机制引起 ARF（肾前性 ARF 和某些肾实质性 ARF）。对于老年，肾动脉硬化，已有急、慢性肾病史等情况，由于患者肾血流量和肾小球滤过率均有所下降，因而对非激素类抗炎药和 ACEI 等药的作用比较敏感，易于在应用此类药物后发生肾小球滤过率急剧下降，故用药更应谨慎。

（二）肾小管上皮细胞直接受损

此类损害常可引起肾小管细胞发生凋亡和（或）坏死，如氨基糖苷类、顺铂、造影剂、重金属（汞、铅等）、某些含马兜铃酸较多的中草药（如关木通，广防己）等。

肾小管上皮细胞直接受损可通过以下途径：①肾小管上皮细胞内磷脂酶抑制；②肾小管上皮细胞内溶酶体酶释放；③肾小管上皮细胞内 Ca^{2+} 蓄积；④肾小管上皮细胞内线粒体功能受抑制；⑤自由基－反应性氧代谢产物（ROM）引起的损害；⑥细胞内控制凋亡（apoptosis）的基因被激活，并经过细胞内一系列调节过程，导致小管上皮细胞或其他细胞凋亡。

（三）药物沉积致肾小管梗阻

如磺胺、甲氨蝶呤（MTX）等所引起的肾小管损伤和 ATN。

（四）免疫机制的激活

如药物引起的急、慢性间质性肾炎和肾小球肾炎。主要涉及细胞免疫，IgE－介导的超敏反应，免疫复合物形成与沉积等方面。

（五）肾小管上皮细胞表型转化

在一定药物、毒物或致炎症因素的刺激下，肾小管上皮细胞可转变为肌成纤维细胞（MyoF）。此种细胞表型转化称为“上皮细胞－间充质细胞转化”（Epithelial Mesenchymal Transition，EMT）。目前已有实验证实，马兜铃酸或含有马兜铃酸的药物，均可致肾小管上皮细胞发生 EMT。

（六）肌肉裂解致肾小管－间质损伤

多种药物或化学物质如可咔因、海洛因、巴比妥、安非他明、汞制剂、乙醇、水杨酸类及某些降脂药（他汀类多见）等，均可引起横纹肌裂解症（Rhabdomyolysis），肌肉裂解所产生的肌红蛋白可引起肾小管间质损伤和急性肾衰竭，肌肉裂解也可引起高钾血症。

（七）代谢性障碍或毒性代谢产物引起

高尿酸血症、高草酸血症、高钙血症等均可引起肾损害，包括肾小管梗阻，免疫损伤等，并引起急性间质性肾炎、慢性间质性肾炎、肾小管酸中毒等。

（八）其他

如遗传因素，基因易感性等。如巴尔干肾病的发病可能与一定基因有关（部位在 3q25，3q26 之间）。

四、临床表现

（一）全身表现

药物性肾病的临床表现多种多样，症状的有无和轻重有很大差别。病情较重者往往全身多系统受损，故可出现多系统症状、体征与实验室检查异常。药物性肾病患者的全身表现、体征与实验室检查异常，常常表现为前驱症状、药物本身的多系统损害、肾衰竭引起多个系统表现等（表 27－1）。

表 27－1　药物性肾病的全身表现

(1) 以过敏有关的症状：发热、皮疹、关节痛、肌肉痛、嗜酸细胞增多等
(2) 消化系症状：食欲减低、腹痛、恶心、呕吐、腹泻、胃肠道出血
(3) 肝损害：肝区痛、黄疸、肝功能损害、胆红素升高
(4) 血液系损害：白细胞减少或升高、贫血（溶血，再生障碍等）、血小板计数减少等

续　表

(5) 神经系损害：头痛、神志障碍、周围神经炎
(6) 肺损害：咳嗽、胸痛、肺部阴影
(7) 肾脏损害（文中已介绍）
(8) 其他：血糖升高、心脏损害、胰腺损害

（二）常见临床综合征

药物引起的肾脏损害是多种多样的，包括急性肾小管坏死（ATN）、急性间质性肾炎（AIN）、慢性间质性肾炎（CIN）、肾小管酸中毒（RTA）、肾小球肾炎（GN）、系统性血管炎（SA）、溶血尿毒综合征（HUS）、肿瘤等。

1. 急性肾小管坏死或损伤　引起急性肾小管坏死（ATN）的药物中，以氨基糖苷类引起者最为常见；其他如头孢菌素类、两性霉素 B、万古霉素、造影剂、顺铂等药物，以及某些含马兜铃酸较多的中草药（如关木通、广防己、马兜铃等），均可引起 ATN。有些药物可引起“肾内梗阻”，而造成急性肾小管损伤或坏死，如磺胺、甲氨蝶呤（MTX）、阿昔洛韦、造影剂等。

2. 肾前性急性肾衰竭（Pre renal ARF）　引起肾前性 ARF 的药物有非激素类抗炎药（NSAIDs）、血管紧张素Ⅱ转化酶抑制药（ACEⅡ）、环孢素、造影剂等。

3. 急性间质性肾炎（AIN）　引起 AIN 的药物中以青霉素类（主要是半合成青霉素）最为常见；其他如头孢素类、非甾体抗炎药、磺胺、环孢素、血管紧张素Ⅱ转化酶抑制药、青霉胺、利福平、西咪替丁、干扰素等也可以引起。任何其他引起过敏的药物，均可能伴发 AIN。

4. 慢性间质性肾炎（CIN）　引起 CIN 的药物中，以镇痛药较为常见，其他如某些金属制剂（铅、汞、镉、铂、金、锂、锗等）、环孢素、硝基化合物、甲氨蝶呤等也可引起。某些含马兜铃酸较多的中草药（如关木通，广防己等）也可引起 CIN。国内外的有关研究表明，含有马兜铃酸的植物药可诱发动物发生慢性间质性肾炎和间质纤维化。

5. 肾小管功能损害　引起肾小管转运功能障碍（肾小管酸中毒、低钾血症、高钾血症等）的药物，主要有四环素、两性霉素 B、血管紧张素Ⅱ转化酶抑制药、链佐星、重金属、马兜铃酸等，以及其他引起急、慢性间质性肾炎之药，均可导致肾小管功能损害。

6. 肾小球疾病　药物、化学物质所引起的肾小球疾病，包括微小病变型肾病、膜性肾病、急进性肾小球肾炎等。

7. 肾血管性病变　药物引起的肾血管性病变包括系统性血管炎和血栓性微血管病等。如他巴唑、卡比马唑（甲亢平）、硫氧嘧啶类（如丙硫氧嘧啶）、青霉素、磺胺、肼屈嗪、苯妥英钠、别嘌醇、奎尼丁、西咪替丁、奥美拉唑等可引起系统性血管炎；环孢素、丝裂霉素等可引起血栓性微血管病。

8. 肾脏和泌尿系肿瘤　少数药物有致癌的作用，如某些含马兜铃酸成分的中草药（如关木通、广防己、青木香等，至少 200 余种）可引起肾盂、输尿管或膀胱的恶性肿瘤。镇痛药非那西丁等也可致泌尿系肿瘤。

五、诊断

一般根据病史（包括服药史）、肾损害的临床表现、全身临床表现和有关实验室检查做出诊断，必要时可结合肾病理表现进一步明确诊断。

肾损害的临床表现及实验室检查异常主要有：少尿或无尿、水肿、高血压、贫血、血尿、蛋白尿、白细胞尿、小管功能障碍、肾功能不全等，需根据各方面的资料全面进行分析，以及时做出正确诊断和鉴别诊断。

有时患者可有全身表现，如短期内发生皮疹，关节肌肉痛，肝、肺、脑、血液系统损害等，则往往是药物过敏伴有急性间质性肾炎。如果起病隐袭，出现乏力、食欲减退，伴有或不伴高血压、贫血，并有血肌酐升高，则需考虑患有慢性间质性肾炎、肾功能不全的可能。

六、防治与监测

（一）药物性肾病的预防与监测

（1）熟悉患者的生理特点和药动学变化特点，严格掌握用药指征，防止滥用。临床医师要熟悉常用药物的药动学特点和基本的临床药理学知识，提高合理用药的水平。

（2）选择疗效好、肾毒性低的药物。

（3）对具有潜在肾毒性的药物，要掌握用药方法、剂量、疗程，肾功能不全者应减少剂量和（或）延长用药间隔时间。

（4）防止用药种类过多，尤需避免同时应用两种或两种以上的肾毒性药物。

（5）对某些药物可进行药物浓度监测（TDM），并根据监测结果调整用药剂量。

（6）建立和完善药物不良反应报告制度。临床医师需加强对肾毒性药物的监测，并及时上报、定期总结。

（二）药物性肾病的治疗原则

（1）对药物中毒的临床表现和实验室检查结果要及早发现，并及早停用肾毒性药物。如有可能，应积极采用增加药物排出的相应措施。

（2）针对药物性肾损害的不同类型，进行对症处理和对因治疗。过敏性急性间质性肾炎可应用皮质激素治疗。

（3）对药物引起的急、慢性肾衰竭及其并发症，要积极进行综合治疗或抢救，必要时进行透析治疗。

（4）在药物性肾病治疗、随访的全过程中，重视病历资料的记录、整理、总结，重视信息处理，包括信息呈报、交流与反馈。

七、常见药物性肾病

（一）抗生素引起的药物性肾病

抗生素是临床应用最为广泛的一类药物，也是引起药物性肾病的最主要的原因之一。自20世纪70年代后期以来，在抗生素引起的药物性肾病中，氨基糖苷肾病的发生率一直占首位，其他如青霉素类、头孢菌素类、磺胺类、利福平、四环素类、万古霉素引起的中毒性肾病也较常见。其中，头孢菌素引起肾损害有增多趋势已引起重视。两性霉素 B 常可引起肾小管功能障碍或肾小管坏死，但近年由于多种新型抗真菌药物的涌现，两性霉素 B 临床已较少应用，故发生率下降。此外，最近几年应用于临床抗微生物的新型药物，如依米配能、阿昔洛韦、羟甲无环鸟苷、喷他脒、干扰素等也有引起中毒性肾病的报告。

1. 氨基糖苷肾病　氨基糖苷类抗生素属于多价阳离子化合物，由含两个或两个以上氨基的已糖与苷元结合而成，包括链霉素、卡那霉素、庆大霉素、奈替米星（乙基西梭霉素，Netilmicin）、妥布霉素、阿米卡星（丁胺卡那霉素，Amikacin）、新霉素等。该类抗生素主要副作用为肾毒性和耳毒性。其肾毒性主要引起 ATN。光学显微镜检查，可见明显的肾小管损害，表现为小管扩张、细胞颗粒状损害或空泡形成、小管上皮细胞凋亡或坏死、小管周围炎症（包括单核细胞浸润），间质纤维化等。氨基糖苷肾病的治疗一般并不困难。轻者只需停药及对症处理即可，重者需按急性肾衰竭进行各种治疗，有时需要及时透析。

2. 青霉素肾病　主要表现为急性过敏（IgE 介导）或细胞免疫介导的急性间质性肾炎（AIN），偶尔引起急性肾小管坏死（ATN）。AIN 和 ATN 多表现为非少尿性急性肾衰竭，但表现为少尿性急性肾衰者也并不少见。在青霉素类中，以半合成青霉素过敏引起的 AIN 最为常见，如氨苄西林、替卡西林、哌拉西林等；青霉素 G 引起的 AIN 发生率相对较低。青霉素肾病可发生于应用该药后 1～6 周内，其中以应用 2 周左右发生率最高。此外，应用大剂量青霉素（青霉素剂量 >1000 万单位）时，可发生“青霉素脑病”，出现头痛、呕吐、抽搐、意识障碍等，临床医师也应当予以重视。

3. 头孢菌素肾病　头孢菌素是临床应用很广的一类 β-内酰胺类抗生素，品种较多，各自的肾毒性差异较大。其中，以头孢噻吩（先锋Ⅰ号）、头孢噻啶（先锋Ⅱ号）、头孢氨苄（先锋Ⅳ号）、头孢唑林（先锋Ⅴ号）、先锋孟多（头孢羟唑）等引起肾损害者较为常见。头孢噻肟、头孢哌酮、头孢曲松（Ceftriaxone，菌必治）、头孢呋辛、头孢噻甲羧肟等第二、三代头孢菌素引起肾损害较少，但也时有发生，其急性肾衰竭发生率为 0.5%～2.1%。此类肾损害主要表现为 AIN，酷似青霉素引起的 AIN，但也可有 ATN 发生。

依米配能（imipenem）和氮曲南（Atreonam，Aactam）均属于新型 β-内酰胺类抗生素，其分子结构与青霉素类及头孢菌素类有所不同。动物实验已表明依米配能可引起急性肾小管坏死，临床偶有个别肾损伤病例报告，需进一步观察。

4. 利福平肾病　利福平引起的肾损害可有急性间质性肾炎、急性肾小管坏死、肾小球肾炎（包括膜性肾病、新月体肾炎）等几种类型。间断服用利福平的患者，其血清内抗利福平抗体水平较高，故利福平-抗利福平抗体免疫复合物可对肾小球或肾小管产生损害。

5. 喹诺酮类（Quinolones）　有报道称，大剂量环丙沙星可引起急性肾衰竭，肾活检病理证实为急性间质性肾炎。

6. 抗真菌药物　两性霉素 B 肾病主要表现为急性肾小管坏死或肾小管功能障碍，包括肾小管酸中毒（RTA）、肾性糖尿、肾性尿崩症等。个别情况下也出现慢性肾衰竭者，主要见于长期反复用药者。

喷他脒是用来治疗卡氏肺囊虫病的一种新药，常用于艾滋病（AIDS）患者伴发的肺囊虫病。后来发现，应用该药的患者中约有 25% 发生了肾功能损害和氮质血症，个别患者可发生 ARF。

7. 抗病毒药引起的肾病　阿昔洛韦、羟甲无环鸟苷（Gancyclovir）是用于治疗带状疱疹或单纯疱疹的新型抗病毒药。阿昔洛韦水溶性差，易于形成结晶物，将肾小管堵塞，引起急性肾衰竭。在应用阿昔洛韦之前或同时，及时给予水化治疗（如输入5%～10%葡萄糖或生理盐水），则该药引起的ARF可显著减少。羟甲无环鸟苷引起肾损害的报道尚少。此外，用来治疗乙型肝炎的药物（如阿德福韦酯，干扰素α等）也可能引起急性间质性肾炎和肾小管功能障碍。

（二）免疫抑制药和抗肿瘤药的肾毒性

1. 铂制剂引起的肾病　应用顺铂治疗后发生急性肾衰竭比较常见，一般表现为急性肾小管坏死；但轻型顺铂肾病患者仅有肾小管功能障碍，表现为小管性蛋白尿、氨基酸尿、肾小管酸中毒和电解质紊乱等。据报道，顺铂剂量为3mg/kg以下的患者中，约1/3发生急性肾衰竭；而剂量为5mg/kg以上者则90%均发生急性肾衰竭，肾衰竭多发生在给药后1～2周。此外，另一种铂制剂卡铂（Carboplatin，即碳铂）也可引起肾病，与顺铂肾病表现相似，但程度较轻。

2. 钙调磷酸酶抑制药引起的肾损害　20多年前文献报道，环孢素（Cyclosporin A，CsA）可引起肾血管和肾小管间质的损害，导致急性或慢性肾功能损害、肾小管酸中毒和电解质紊乱（如高钾血症）。CsA引起的肾血管损害，主要表现为小血管缺血性损伤，偶有表现为血栓性微血管病（溶血－尿毒综合征）。近十几年来，由于CsA的剂量显著降低，该药引起的肾病已相当少见。此外，他克莫司引起的肾损害也有少量报道，其表现与CsA引起的肾损害相似。

3. 干扰素引起的肾病　干扰素α或γ均可能引起肾脏损害，如急性肾小管坏死、急慢性间质性肾炎、血栓性微血管病（溶血－尿毒综合征）、广泛间质纤维化、肾小管功能损害等。

4. 其他　据报道，甲氨蝶呤（MTX）、丝裂霉素、多柔比星（阿霉素）等药也可引起肾脏损害，多数均为急、慢性小管间质损害，严重者可引起急性肾衰竭。环磷酰胺、巯嘌呤、硫唑嘌呤等也偶有报道引起小管－间质损害。此外，MTX、多柔比星（阿霉素）等也偶可引起肾小球病变。

（三）镇痛药肾病和非固醇类抗炎药的肾毒作用

镇痛药肾病是由非那西汀、安替比林等镇痛药所引起的一种慢性间质性肾炎。自1950年世界上首例镇痛药肾病报告以来，目前已有上千例镇痛药肾病报道；直到20世纪80年代中期，此病的发生率仍然较高。

1. 镇痛药肾病　镇痛药肾病临床表现主要有：①长期服用镇痛药，至少1年以上，长者可达20年以上；总服药量一般可达0.5～1.0kg以上，有的达数千克。本病女性发病较高，为男性的2～10倍。②轻者早期无自觉症状或仅有夜尿增多、乏力等；也有的出现血压升高（轻度）、肾小管酸中毒、贫血，或伴有轻度蛋白尿（以低分子蛋白尿为主）、白细胞尿。③中、晚期患者可有肾小球滤过率明显下降，血肌酐明显升高，可出现慢性肾衰竭的其他表现。④影像学检查可发现肾脏缩小，少数患者可有肾乳头坏死、肾钙化、空洞形成，或合并肾动脉狭窄。⑤肾脏病理表现为肾间质纤维化，间质少量单个核细胞浸润。⑥少数患者可伴有肾盂癌或输尿管癌。

2. 非固醇类抗炎药（NSAIDs）肾毒性　据报道，吲哚美辛、布洛芬、萘普生（Naprox-

en)、芬布芬（Fenoprofen）等非固醇类抗炎药（NSAID）药物，均为环氧化酶-1（COX-1）抑制药，均可引起肾损害。NSAIDs所引起的肾损害常表现为急性肾衰竭（因急性间质性肾炎、急性皮质坏死、急性肾灌注不足等原因引起）、慢性间质性肾炎伴肾乳头坏死、慢性肾小球病变（微小病变型肾病）、高钾血症型（Ⅳ型）肾小管酸中毒等。NSAID所引起急性肾衰竭多为非少尿性和可逆性，只要及时停药，并及时给予相应处理。大多数患者肾功能均可较好恢复。

（四）造影剂肾病

造影剂肾病（Contrast Medium - Associated Nephropathy，CMAN）在临床较为常见。CMAN多表现为急性肾功能不全，常发生于应用造影剂后1~5d。有报道称CMAN占全部药物性肾病患者的12.6%。CMAN的危险因子主要有老年、血容量不足、多发性骨髓瘤、已有肾脏损害、糖尿病、高血压、蛋白尿、周围血管疾病、充血性心力衰竭、其他肾毒性药物、造影剂剂量较大等。一旦CMAN出现，应尽快纠正其危险因子，给予充足入量和充分水化，防止肾衰竭进一步加重。严重肾衰者需透析治疗。

（五）降压药引起的肾损害

近十几年来，广泛应用于临床的肾素-血管紧张素系统（RAS）阻滞药，主要是血管紧张素Ⅰ转化酶抑制药（ACEI）和血管紧张素Ⅱ受体阻滞药（ARB），它们都是疗效显著的较新型的降压药，但有时也可引起肾损害。有关报道表明，各种ACEI均可引起急性肾衰竭，可表现为过敏性急性间质性肾炎或急性肾灌注不足；也可表现为肾小球病变（有时可表现为肾病综合征）或肾小管功能障碍（高钾血症型肾小管酸中毒）。ARB引起的肾脏损害也偶见报道，其表现与ACEI有相似之处，但报道相对较少。此外，肼屈嗪可引起血管炎和急性间质性肾炎，但临床应用已明显减少。

（六）马兜铃酸肾病

马兜铃属植物有200多种，其中有些是多年来临床常用的中草药，马兜铃酸（Aristolochic Acid，AA）是此类药物的主要毒性成分之一。“马兜铃酸肾病”（Aristolochic Acid Nephropathy，AAN），主要是指马兜铃酸引起的急、慢性肾衰竭或肾小管功能障碍。肾脏病理主要表现为广泛或灶性的肾间质纤维化，伴有肾小管萎缩及肾小管消失，病变晚期无明显的细胞浸润；肾小球病变相对较轻；小叶间动脉和入球小动脉血管壁增厚、管腔狭窄。临床主要表现为慢性或“快速进展性”肾功能损害，部分患者可伴有主动脉瓣膜病变及肾脏输尿管、膀胱恶性肿瘤。

（七）其他药物引起的肾病

1. 调节代谢药物　如别嘌醇、他汀类降脂药、硫氧嘧啶类药物也可引起药物性肾病。别嘌醇引起的肾损害主要表现为急性过敏性间质性肾炎和急性肾小管坏死。该药过敏时可发生剥脱性皮炎或大疱性皮炎，同时可能伴发严重全身性感染或败血症。硫氧嘧啶类（甲硫氧嘧啶、丙硫氧嘧啶）和甲巯咪唑等抗甲状腺功能亢进药物引起的肾损害，主要表现为急性间质性肾炎、系统性血管炎和血栓性微血管病（溶血-尿毒综合征）、肾小管酸中毒等。发生系统性血管炎时，可伴有坏死性肾小球肾炎，也可伴有急性肾衰竭。

他汀类降脂药引起的肾损害主要表现为急性横纹肌溶解症和由此而引起的急性肾小管坏死，有时可伴有高钾血症。其原因可能为肌肉溶解后释放出的大量肌红蛋白引起肾小管梗阻和肾小管损伤、坏死并导致急性肾衰竭。肌肉溶解后释放出的大量钾离子、肾衰竭后钾离子排出障碍、代谢性酸中毒等引起高钾血症。对服用他汀类降脂药后出现肌肉酸痛、乏力、食欲缺乏者，临床医师一定要注意及时检查，及时明确有无急性肾衰竭和高钾血症，并及时给予救治。

2. 消化系统用药引起的药物性肾病　西咪替丁、奥美拉唑等药的肾毒作用陆续有人报道。西咪替丁引起的肾损害主要表现为急性间质性肾炎、急性肾小管坏死和肾小管酸中毒；有时可出现一过性血尿素氮水平（BUN）升高，停药后 BUN 可恢复正常。奥美拉唑引起的肾损害主要表现为急性间质性肾炎和肾小管酸中毒（远端型），但发生率较低。

3. 金属引起的肾病　含有重金属铅、汞、镉、金、铂、铋等的中西药物，可引起急、慢性肾衰竭或肾小管功能障碍。此外，含有锂的药物也可引起肾损害，主要为肾小管功能障碍。

（杨举红）

第二节　毒物相关性肾损害

随着人类生产、生活的不断发展，毒物相关性肾损害日益引起关注。除了前章节陈述的“药物相关性肾损害”外，人类广泛暴露于许多化学品、生物制剂、动植物毒素，经呼吸道、消化道或皮肤吸收进入血液，引起肾脏结构与功能的直接或间接损害，出现肾小球、肾小管功能异常，称“毒物相关性肾损害”。肾脏可能是中毒的唯一靶器官，也可合并多脏器损害。

根据毒物相关性肾损害的病因，可分为职业中毒性肾损害、非职业中毒性肾损害。根据病程特点，分为急性中毒性肾病、慢性中毒性肾病，其中急性中毒性肾病根据病情，可分为轻度、中度、重度。根据毒物的性质，可分为重金属（类金属）、有机溶剂、农药、合成染料及有机化合物、生物性毒素相关性肾损害。常见的具有肾毒性的物质见表 27－2。

表 27－2　常见的具有肾毒性的物质

种类	肾素性物质
重金属、类金属类化合物	镉、汞、铬、铅、铋、铀、铂、砷、磷、铜、金、锂等
有机溶剂（烃类化合物）	氯仿、四氯化碳、三氯乙烯、乙苯、萘、汽油、煤油、润滑油、环己烷等
农药	有机汞、有机砷、有机氯、有机磷、有机氟、百草枯、杀草快、氟酰胺等
其他化合物	合成染料（偶氮、芳基甲烷、硝基亚硝基染料）、酚类（苯酚、甲酚、间苯二乙醇）、醇类（卤代醇、环已醇）丙烯醛、草酸、吡啶、吗啉等
生物性毒素	蜂毒、鱼胆、蛇毒、蜘蛛毒、毒蕈、斑蝥等

我国于 2002 年颁布实施《职业性急性中毒性肾病诊断标准》，并于 2009 年进行修订。根据诊断标准，必须具备短期接触大量化学物质的职业史、符合毒物特征的急性肾损伤及全身临床表现、实验室检查、现场劳动卫生调查证实工作环境中存在大量毒素，排除药物、物理、肾脏基础病变等其他病因，才能诊断职业性急性中毒性肾病。长期职业性接触导致低剂量工业性毒物侵入机体所引起的肾脏功能障碍和结构损伤称慢性职业中毒性肾病。

一、发病机制

（一）肾脏的解剖、生理、生化特征决定其对于毒物损伤极其敏感

肾脏是人体重要脏器，具有排泄体内代谢产物，维持水、电解质及酸碱平衡，分泌促红细胞生成素、肾素、前列腺素等多种激素及生物活性物质的功能。肾脏的血供极其丰富，占心排血量20%～25%。肾内血流分布不均，其中皮质外层肾组织血流量占肾总流量的80%左右，内层皮质和外层髓质血流量明显减少，占15%，内层髓质和乳头部血流量最少，仅占5%。多种血管活性物质可以对肾血管舒缩功能产生影响，引起肾脏血流动力学紊乱，缺血性肾损伤。经呼吸道、消化道或皮肤吸收的毒物可由血液迅速到达肾脏，肾小管的浓缩稀释、主动重吸收功能，使肾实质及肾小管腔内毒物浓度提高，排泌氢离子，释放肾小球滤过液中结合的毒物，为中毒性和免疫性损伤提供了病理基础。

（二）毒物相关性肾损害的易感因素

①高龄、糖尿病、高血压等并发症，可极大影响患者预后；②肾脏基础性疾病或肾功能不全；③呕吐、腹泻、出血、休克、心力衰竭等导致的低血容量状态；④严重酸碱平衡及电解质紊乱；⑤动脉粥样硬化、大动脉炎、肾动脉瘤、动脉栓塞等引起的肾动脉狭窄；⑥肝功能不全、甲状腺功能减退、各种原因导致的严重低氧血症。以上易感因素，均可导致毒物相关性肾损害发生率增加，患者恢复能力减弱，肾功能预后较差。

（三）毒物相关性肾损害的主要发生机制

约有二三百种环境生产性化学物质具备肾脏毒性，有的直接损伤肾脏，有的则通过溶血、横纹肌溶解症、免疫反应、形成结晶体沉积堵塞肾小管间质．间接引起肾损害。根据毒物的不同特点，可分别作用于肾小球、肾微循环、肾小管间质等不同部位。

1. 肾小管上皮细胞直接受损　主要见于重金属（汞、铅、砷）、烃类（二氯乙烷、三氯乙烷）、农药（有机磷、磷化锌）等。毒物吸收进入人体后，经血液循环到达肾脏。肾小球将毒物滤过入原尿，近曲小管是肾脏主动吸收及排泌多种金属和化学物质的部位，故毒物浓度在肾小管中逐渐升高，可直接损害肾小管上皮细胞，发生肾小管坏死，出现蛋白尿、酶尿、管型尿。毒物在近曲小管细胞内损伤机制未完全阐明，可能与以下途径有关：①细胞内三磷腺苷（ATP）耗竭，依赖ATP的酶类或转运蛋白活性下降。②细胞内游离钙离子超载，促进氧自由基生成，造成脂质过氧化，加重细胞质膜的损伤；细胞骨架破坏，细胞质膜上的钙依赖性蛋白酶和磷脂酶被激活，质膜通透性增加，细胞肿胀。③肾小管上皮细胞凋亡、坏死。④线粒体肿胀断裂，提高了金属硫蛋白的表达，丢失细胞膜的完整性。

2. 肾血管收缩、血流量减少　几乎所有毒物均可通过直接或间接途径引起肾血管收缩，肾缺血性损害。毒物可造成溶血、应激、全身血管通透性改变，肾小管的毒素及代谢产物诱导过敏性间质性肾炎、血管炎，流经致密斑的尿流减慢，“球管反馈”机制激活肾素－血管紧张素－醛固酮系统，导致肾血管痉挛、缺血性肾损害。

3. 肾小管阻塞性损害　毒物可引起横纹肌溶解症、溶血，产生大量肌红蛋白、血红蛋白。部分毒物自身可产生代谢障碍，毒物及代谢产物可引起高尿酸、高草酸、高钙血症，堵塞肾小管，沉积在肾间质，引起肾损伤。

4. 免疫机制的激活　毒物如某些金属（金、汞）可引起肾脏免疫反应，形成免疫复合

物，沉积在肾小球毛细血管和小动脉的基底膜上，引起急性肾小球肾炎、急性间质性肾炎等。

二、临床表现

不同毒物引起的肾损害临床表现各有不同。轻者仅表现为单纯尿检异常，如血尿、蛋白尿、管型尿、尿酶升高等；重者可出现溶血、横纹肌溶解症、急性肾损伤、慢性肾功能不全，甚至多脏器功能衰竭、死亡。

毒物相关性肾损害常合并多器官受损，如发热、皮疹、关节肌肉痛等全身症状；黄疸、转氨酶和胆红素升高等肝损伤表现；食欲减退、呕吐、腹泻等消化道症状；贫血、血小板减少等血液系统表现；头痛、意识障碍等神经系统症状。肾脏损害可表现为血尿、蛋白尿、白细胞尿、少尿或无尿、水肿、高血压、贫血等。急性和慢性中毒性肾病各有不同的临床特点。

1. 急性中毒性肾病

（1）急性肾小管坏死：各种毒物、代谢产物可直接或间接引起急性肾小管坏死，出现代谢异常、生化紊乱、结构功能受损，常与缺血性损伤同时存在。出现低比重尿、低渗尿、钠排泄分数和肾衰竭指数升高，尿低分子量蛋白和尿酶增高，尿沉渣见肾小管上皮细胞、管型等，进一步发展可出现尿量改变、肾小球滤过率下降、氮质血症、水电解质、酸碱平衡紊乱及各种并发症，伴不同程度尿毒症表现。重金属制剂主要损伤近端小管直部，特殊染色可在损伤小管的细胞核内发现特殊包涵体。四氯化碳、有机磷农药等损伤各段肾小管上皮，在严重脂肪变性的基础上出现肾小管坏死。乙二醇可使肾小管上皮细胞出现大量空泡变性。

（2）急性过敏性肾炎：任何引起过敏的毒物均可引起急性过敏性肾炎，常通过细胞免疫反应参与致病。一方面，引起急性过敏性间质性肾炎，除发热、皮疹、外周血嗜酸性粒细胞增高、血清 IgE 水平升高外，还出现肾小球（血尿、蛋白尿、肾小球滤过率下降）和肾小管功能损害（肾性糖尿、低渗尿、无菌性白细胞尿、小分子蛋白尿、尿 NAG 酶升高），偶见范科尼综合征或远端肾小管酸中毒。病理可见肾间质水肿，肾间质内弥漫性或多灶状淋巴细胞、单核细胞浸润。另一方面，可由于免疫复合物沉积，引起血尿、蛋白尿、水肿、高血压、肾功能损伤等急进性肾小球肾炎表现。

（3）急性肾小管梗阻：可出现突发无尿、多尿交替，肾功能急剧恶化，超声及影像学检查可见双侧肾盂积水、双侧输尿管上段扩张等表现。

2. 慢性中毒性肾病

（1）肾小管功能障碍：大多因毒物的直接毒性造成，长期低剂量接触毒物，早期表现为肾小管功能障碍，以近曲小管功能障碍为主，如肾性糖尿、氨基酸尿、低分子量蛋白尿、高氯性代谢性酸中毒、尿酸尿、钠和钾的丢失等，甚至出现范科尼综合征。肾组织病理可无明显改变，病变可逆。个别毒物如铀、锂、甲苯等可引起远曲小管功能障碍，酸化功能异常，低钾血症，钙磷代谢紊乱，继而进展为慢性间质性肾炎。

（2）无症状性蛋白尿：长期接触汞、金、镉等重金属，可出现隐匿性肾小球肾炎，即少到中等量的蛋白尿，无水肿、食欲缺乏及其他症状，主要是由于毒物损害了肾小球滤过膜电荷屏障。如持续接触毒物，可出现尿蛋白量明显增多，合并血尿，甚至出现肾病综合征。

（3）慢性小管间质性肾炎：临床表现为肾小管功能异常及进展性慢性肾衰竭。通常早期肾小球和肾血管不受累或受累相对较轻，临床过程隐匿，早期无症状或为非特异性肾外表现，如乏力、食欲减退、体重下降、焦虑、抑郁等，随之出现尿浓缩功能受损，夜尿增多，尿比重及尿渗透压降低，后出现肾小管源性蛋白尿、无菌性白细胞尿、尿酶及微量白蛋白增高，肾小管性酸中毒。疾病进一步进展，可出现进行性肾小球滤过率降低，逐渐出现贫血、高血压、慢性肾功能不全。组织病理学可见双肾体积缩小，肾皮质萎缩，光镜下见弥漫性肾小管萎缩和间质纤维化，伴淋巴细胞和单核细胞浸润。

三、诊断与鉴别诊断

毒物相关性肾损害的诊断要点如下：①肾脏毒物接触史：需有短期大量接触或长期低剂量接触毒物的证据，详细询问职业及工作环境、生活习惯。②症状：可出现毒物相关的过敏、消化系统、神经系统等全身性症状。③肾损害表现：符合毒物损伤特征的肾小球、肾小管损伤的结构、功能表现，如夜尿增多、水肿、泡沫尿等。④实验室检查：与症状相对应的尿渗透压减低、尿酶升高、尿红细胞增多、蛋白尿、血清肌酐、尿素氮、肌酸激酶升高等。影像学检查可发现肾脏体积、皮质厚度等相应改变。⑤必要时，诊断职业性中毒性肾病，需现场劳动卫生调查证实环境中存在大量毒物；患者接触的可疑食物、呕吐物、排泄物、血尿样本检测到毒物浓度升高。⑥排除其他病因导致的肾损害。

毒物相关性肾损害临床表现多样，涉及肾脏病变的多个靶点和阶段，尤其是合并高血压、糖尿病及其他慢性并发症时，与其他病因的肾损害从临床角度不易区分。寻求是否存在毒物接触史，检测患者血液、尿液中相关毒物的浓度对于诊断、鉴别诊断至关重要。

四、治疗

对于毒物相关性肾损害要特别强调在高危人群中采取积极的预防措施。对于肾毒性毒物可疑接触史的患者，需严密监测48h，包括相关肾小球、肾小管功能指标（尿渗透压、尿酶、尿沉渣镜检、血尿素氮、肌酐、尿量等）。尽早脱离毒物接触，促进体内毒物的排出，并予补液、对症支持，必要时给予血液净化治疗。

1. 急性中毒性肾病的治疗原则

（1）病因治疗，减少毒物吸收：尽快脱离毒物环境，减少毒物吸收。要加强对高危职业人群的防护和体内毒物浓度的监测，对于常接触的人群应定期检查肾功能及尿常规，尽早发现，切断中毒性损伤环节。

（2）促进毒物排出：需早期使用解毒或驱排药物，如依地酸二钠钙、二巯丁二钠驱铅治疗，二巯丙磺钠驱汞治疗，硫代硫酸钠驱铬治疗，普鲁士蓝驱铊治疗。但合并肾功能不全时需慎用。

（3）避免促进病情进展的高危因素：如由于恶心、呕吐引起的血容量不足，肾毒性药物如抗生素、非甾体类抗炎药、血管紧张素转化酶抑制药、造影剂等。

（4）液体治疗：充分补液对于纠正毒物造成的肾内结晶、肾缺血是有益的。因此，应充分补液维持较高尿流率。但在急性肾损伤患者中，尤其合并少尿、无尿状态，需密切监测血容量，谨慎使用，避免诱发心力衰竭。

（5）纠正水电解质、酸碱平衡紊乱，适度利尿及应用血管活性药物：治疗过程中需保持容量平衡，纠正高钾血症、代谢性酸中毒。适度使用襻利尿药可增加尿量，应用于急性肾损伤早期容量负荷过重、纠正高钾血症、高钙血症。

(6) 碱化尿液：对于预防急性肾损伤有一定临床疗效，可减轻肌红蛋白、血红蛋白、尿酸引起的肾小管内管型形成。

(7) 可早期、足量、短程使用糖皮质激素，钙离子拮抗药、自由基清除剂、三磷腺苷有一定预防治疗效果。

(8) 营养支持及治疗全身并发症。

(9) 血液净化治疗：对于毒物剂量大、时间长、病情危重的患者，可采用预防性血液净化治疗。根据毒物的不同理化结构、分子量、半衰期、蛋白结合率、脂溶性，可选择不同的血液净化模式。最常使用血浆置换、血液灌注。血浆置换清除相对分子质量大、蛋白结合率高的毒物，补充血液中凝血因子、免疫球蛋白、有活性的胆碱酯酶等，有效改善预后。但由于血源紧张，临床实施日益困难。血液灌注可吸附血液中相对分子质量大、脂溶性高及蛋白结合率高的毒物，对于危重患者，可采用连续性肾脏替代治疗联合血液灌注，缓慢、持续清除毒素，保持内环境的稳定，促进病情的恢复。

2. 慢性中毒性肾病的治疗原则　轻度中毒性肾病，表现为少到中量蛋白尿、肾小管功能障碍，病情多为可逆的，避免继续接触毒物、适度补液、对症支持治疗后，肾损伤可逐渐恢复。避免使用肾毒性药物。

对于慢性间质性肾炎及慢性肾功能不全，需定期监测尿常规、肾小管功能和血清肌酐，纠正水电解质酸碱平衡紊乱、控制感染、高血压、贫血、钙磷代谢紊乱等并发症，必要时血液净化治疗。

五、常见的毒物相关性肾损害

（一）汞中毒性肾病

近年来汞中毒引起的肾损伤问题受到越来越多的关注。汞广泛分布于自然环境中，有元素汞、无机汞、有机汞 3 种形态，可通过呼吸道、皮肤、消化道被人体吸收。汞中毒性肾损害，分职业性汞中毒和生活接触汞中毒。职业性汞中毒，主要由于吸入汞蒸气，引起呼吸道化学性炎症、水肿，并由于汞蒸气的高度扩散亲脂性，经肺泡吸收进入血液循环，引起全身中毒表现。生活接触引起的汞中毒，常见于使用各种美白祛斑产品、染发剂、中药秘方、偏方，口服或皮肤接触各种含汞量高的物质，引起肾损害。

1. 发病机制　体内的汞 99% 与血浆蛋白结合，广泛分布于全身组织后聚集于肾皮质。其损伤机制包括氧化损伤和免疫损伤。汞作用于还原型谷胱甘肽，损害其氧化功能，结合线粒体、微粒体酶中的巯基、羧基、羟基、氨基、磷酰基，尤其是巯基，引起酶失活，产生功能障碍。汞在体内的解毒方式是结合肾小管细胞质中金属硫蛋白（MT），进而被溶酶体吞噬，若大量汞摄入超过了 MT 的解毒能力，在肾内大量积聚造成肾损伤。汞离子还引起钙超载，产生大量氧自由基损伤细胞，引起局部血管收缩，细胞组织严重缺血缺氧。免疫致病机制在汞引起的肾损伤中起重要作用。汞结合体内蛋白形成半抗原，经免疫反应产生抗原抗体复合物，通过肾小球滤过膜的静电屏障，导致膜的病变。另外汞可直接损伤肾小管。

2. 临床表现及诊断　汞中毒引起的肾损害早期主要累及肾小管，包括近曲小管、髓襻升支和远曲小管损伤。汞蓄积量增多逐渐累及远端小管浓缩功能，肾小球滤过膜损伤，出现大量蛋白尿、肾病综合征。临床表现常与原发性肾小球疾病表现无异，呈小管间质性肾炎、慢性肾小球肾炎、肾病综合征等，病理特征可表现为微小病变、膜性肾病、局灶节段增生性肾小球肾炎等，与其他病因的肾损害临床不易区分。

短期大量接触汞离子蓄积在肾脏，主要为近曲小管，造成急性肾小管坏死，急性间质性肾炎，出现少尿和或无尿，急性肾损伤，尿 β_2 微球蛋白（β_2 - MG）、尿视黄醇结合蛋白（RBP）、尿 N - 乙酰 - β - 氨基葡萄糖苷酶（NAG）上升、重吸收功能损伤等近曲肾小管受损，尿浓缩功能下降等远曲肾小管功能受损，尿白蛋白升高等肾小球滤过膜通透性损伤表现，多为可逆性损伤。

慢性汞中毒引起的肾损害有以下特点：①有汞的可疑接触史，如使用劣质美白祛斑化妆品、染发剂、皮肤涂抹成分不明中药、使用偏方等。②起病隐匿，慢性进程，可表现为全身非特异性症状，如头晕、头痛、失眠、乏力、恶心、食欲缺乏，口唇、鼻、四肢远端感觉异常、痉挛、震颤，视野缩小、听力丧失，呼吸困难，牙龈蓝黑色汞线等。③肾损害以肾小球、肾小管损伤为主，出现血尿、蛋白尿、水肿、甚至肾病综合征，可伴高血压、夜尿增多。④肾脏病理改变多样，无特异性。以肾小球膜性病变、系膜增生性病变多见，伴不同程度肾小管损伤。病理诊断可包含微小病变性肾病、膜性肾病、局灶节段性肾小球硬化症，系膜增生性 IgA 或非 IgA 肾病。⑤常用血、尿汞浓度测定来判断汞中毒，血汞超过 30ng/ml 即判断汞吸收过量。尿汞界定为≤0. 01mg/L（0. 05μmol/L）。但在慢性汞中毒时，血汞浓度在停止接触汞 3 ~4d 后即下降至正常范围，故不作为诊断标准。尿汞浓度在停止接触后仍可持续 6 ~8 个月，与接触水平、血汞水平相关性好，是临床诊断最常用的指标。

3. 治疗原则　一旦确诊汞中毒性肾病，应立即停止再接触汞，针对原发性肾小球疾病的免疫抑制治疗可酌情减量，驱汞治疗是关键。

（1）驱汞治疗方案：应尽早进行。特异性的解毒药物为含巯基类药物（二巯基丙磺钠、二巯丙醇），可竞争性结合汞离子，形成稳定、毒性低的络合物，经尿和胆汁中排出，得以解毒。一般采取常规剂量“驱三休四”的方案。急性汞中毒用 5% 二巯基丙磺钠 5ml 肌内注射或 1g 加 5% 葡萄糖 50ml 静脉注射每日 2 次，持续 3d 后，休息 4d，如尿汞仍在正常值 3 倍以上可继续下一个疗程。可配合使用含巯基药物（硫普罗宁），促进汞从胆汁、尿、粪便中排出，降低其肝、肾蓄积，保护肝肾功能，适当补充钙剂及微量元素防止出现络合综合征。在机体一般情况差，合并肾功能损害时，过量驱汞可导致血汞水平增长过快，加重汞中毒反应。因此肾功能不全患者慎用驱汞药物，必要时以小剂量间歇治疗为主。慢性汞中毒性肾病可口服二巯基丙磺钠 0. 25 ~0. 5mg，2 ~3/d，持续 3d，间隔 1 周后再继续下一个疗程。

（2）抗自由基治疗、对症支持治疗、纠正水电解质酸碱平衡紊乱，可小剂量使用糖皮质激素。

（3）血液净化治疗：对于急性汞中毒常出现急性肾损伤、少尿、无尿，无法通过排尿驱汞，需尽早进行血液净化治疗。通常使用血液透析联合血液灌注，清除体内汞的残留。

（二）铅中毒性肾病

铅广泛存在于自然界及生产、生活各个环节，如食物、空气、水、油漆、蓄电池、汽油等。在高剂量时铅及其化合物具有毒性。1862 年报道了第一例铅中毒性肾病，直到 19 世纪末期人们才认识到铅所致的高血压和肾损伤。

1. 发病机制　铅可经呼吸道、消化道、皮肤吸收，分布于人体各组织，以肝肾含量最多，结合胞质蛋白，形成包涵体，引起卟啉、血红蛋白合成障碍，增加红细胞脆性，引起中枢神经、周围神经和肾脏毒性。铅在肾内主要分布于近曲小管细胞内。

2. 临床表现及诊断　急性铅中毒常见于吸入铅烟或误服含铅化合物，常合并肝功能损害表现，出现食欲缺乏、恶心、呕吐、剧烈腹痛、肝大伴触痛，血清胆红素及转氨酶明显升高。儿童可出现中毒性脑病，如昏迷、高热、抽搐。肾损害常表现为近曲小管重吸收功能障碍。当血铅 >1000μg/L 时，可出现范科尼综合征，甚至急性肾损伤。肾组织病理可见近端小管上皮细胞胞质及核内嗜酸性包涵体，线粒体肿胀、体嵴消失。急性铅中毒性肾病预后较好，经停止铅接触，螯合剂驱铅治疗后症状可迅速逆转。

慢性铅中毒性肾病常见于长期低剂量接触铅化合物，如职业性铅接触史（矿工、电池工、油漆工等），或生活接触（劣质化妆品、草药、含铅容器等）。常合并神经衰弱、周围神经病、贫血、消化不良症状。肾损害为缓慢进展的慢性肾小管间质病变，起病隐匿，不易早期发现。铅在肾内主要沉积于近端肾小管，使基底膜变厚，上皮细胞退行性变，肾小管萎缩，肾血管内膜增生，血流量及肾灌注减低。早期出现肾小管性蛋白尿，肾性糖尿、氨基酸尿，后期出现混合性蛋白尿，肾小管性酸中毒，常合并高血压、高尿酸血症和痛风性关节炎。若不及时诊断，可缓慢进展至慢性肾功能不全。

铅中毒性肾病诊断需符合以下标准：①铅接触史；②全身性症状；③急性、慢性肾损害的表现；④血铅曾作为诊断中毒的金标准，血铅 >500μg/L（2.41μmol/L）（儿童 >400μg/L，1.9μmol/L），可诊断铅中毒。一旦脱离接触铅数周，血铅浓度显著降低，近 95% 体内铅贮于骨。尿铅浓度受多种因素影响，尿铅 >100μg/24h 可认为存在铅性肾损伤可能。目前常用依地酸二钠钙（$CaNa_2$ - EDTA）动员试验来检测体内铅的贮积量。

3. 治疗原则　在使用螯合剂驱铅治疗前，需经 EDTA 动员试验及排除其他肾脏病明确诊断。驱铅治疗可完全逆转急性铅中毒性肾病，延缓慢性铅中毒性肾病早期病变。一般用 EDTA 每次 1g，静脉滴注或肌内注射，连续使用 3d 后休息 4d，复测尿铅浓度仍高于正常值 3 倍以上可继续下一个疗程。也可使用二巯丁二钠解毒，治疗方法与疗程基本同 EDTA。慢性铅中毒可采用 EDTA 1g 每日 1 次静脉注射或二巯丁二酸胶囊口服连续 3d，间隔 1 周，直至尿铅低于正常值 3 倍。

在临床工作中，对于不明原因慢性小管间质性肾炎，合并高尿酸血症、痛风，应考虑铅中毒，及早诊断，及时治疗，可防止肾功能不全的发生。

（三）镉中毒性肾病

开采冶炼镉矿石、吸入污染镉烟尘的空气、接触含镉废水，可使机体镉中毒。急性镉中毒主要经呼吸道吸入或消化道误食摄入，可引起急性呼吸道、消化道化学性炎症。镉入血后主要分布于肾皮质和肝，高度结合细胞内巯基，导致细胞坏死，出现急性肾小管、肾皮质坏死。慢性镉中毒常见于长期低剂量接触镉化合物，以肾近曲小管为主要靶器官，表现为慢性小管间质性肾炎，组织病理可见肾小管上皮细胞萎缩，细胞内溶酶体增多，线粒体肿胀变性，间质纤维化。因尿钙排泄增多，易合并肾结石和痛性骨软化症。镉结合血浆蛋白还可沉积于肾小球滤过膜，出现蛋白尿、肾小球滤过率下降。急性镉中毒血镉浓度可达 15μg/L（135nmol/L）以上，可在停止接触后 3～5d 迅速下降。尿镉可在 25μg/24h（225nmol/L）以上。慢性镉中毒血镉 >5μg/L（45nmol/L），尿镉 >5μg/24h（45nmol/24h）。尿镉水平是较为稳定的反映体内、肾内镉浓度的指标。

镉中毒引起的肾损害常不可逆，无特效解毒药物。有报道补充镁和锌对于肾功能有一定保护作用，治疗效果还需进一步论证。

（四）有机溶剂中毒性肾病

常见的有机溶剂包括石油类（汽油、柴油），脂肪烃类（烷烃、烯烃），脂环汀类（环烷烃、环烯烃），芳香烃类（苯乙烯），卤代烃类（四氯化碳、氯乙烯）以及酚、醇、醚、醛类化合物。有机溶剂多为脂溶性，易引起中枢神经系统症状，引起肾脏病变的病例报道有Goodpasture综合征、膜性肾病、系膜增生性肾炎、膜增殖性肾炎等，肾小管损害亦见报道。临床表现、病理特征多样，发病机制认识不一。如汽油类经吸收后可造成肾脏近曲小管透明小滴形成明显增加，尿酶升高，继而出现蛋白尿。苯化合物直接损害肾小球、肾小管，甲苯接触后可引起横纹肌溶解，出现血尿、蛋白尿、肾小管性酸中毒，严重时可出现急性肾损伤。卤代烷汀干扰巯基酶活性，出现还原性谷胱甘肽耗竭、脂质过氧化反应。四氯化碳具有明显肾小管直接毒性。芳香族氨基硝基化合物主要引起大量溶血而导致血液和肝肾损害。

有机溶剂引起的肾损害无特殊解毒药物，早期使用乙酰半胱氨酸、还原型谷胱甘肽、葡醛内酯有一定帮助。有机溶剂引起的肾病综合征预后极差，一旦出现肾脏损害，即使脱离接触环境，肾脏病变也大多不可逆。

（五）农药中毒性肾病

农药常可引起肾脏损害，如有机磷农药中毒，可通过毒物直接引起近曲小管上皮细胞坏死、休克脱水造成肾灌注下降、乙酰胆碱大量在体内蓄积引起儿茶酚胺释放，强烈收缩血管，肾缺血缺氧、脂质过氧化反应加剧、破坏红细胞造成血管内溶血等。有机氮农药如杀虫脒可造成溶血性贫血、高铁血红蛋白血症堵塞肾小管。有机氟农药常干扰正常的三羧酸循环，干扰细胞的氧化磷酸化，导致肾小管细胞能量生成障碍。百草枯等除草剂可引起氧自由基生成、脂质过氧化反应。杀鼠药如毒鼠强可出现显著的近端肾小管功能损伤，可伴急性肾损伤。

农药引起的肾损害治疗要根据不同农药的性质处理。如有机磷农药，可在迅速解除接触后，使用抗胆碱药物，如阿托品、山莨菪碱，迅速达到阿托品化，并使用胆碱酯酶复活剂如氯解磷定、碘解磷定，必要时予以血浆置换、血液灌注清除体内毒物。

（六）其他化学物质引起的中毒性肾病

自然界中存在许多肾毒性的动植物，在临床病例报道中屡见不鲜。如在南美、阿拉伯半岛、非洲地区，毒蝎蜇伤较多见，出现急性肾损伤、中毒性肝炎、心搏骤停。大量蜜蜂蜇后，蜂毒中的透明质酸酶、蛋白水解酶可造成组织细胞的溶解破坏、肾小管变性坏死，磷脂酶A、组胺、5－羟色胺可使毛细血管平滑肌张力下降，血管扩张，肾灌注减低，引起红细胞溶解。表现为弥漫广泛水肿、皮肤灼热、头痛、低血压、横纹肌溶解症、肌红蛋白尿、急性肾损伤，需使用糖皮质激素、抗组胺类药物、补液对症支持及血液净化治疗。鱼胆中毒后可迅速发生急性肾损伤、肝损伤、心肌损害等多器官功能障碍，严重时危及生命。以服用偏方使用生食、熟食、泡酒服用青鱼、草鱼胆多见。鱼胆汁可使溶酶体膜破裂，线粒体受损，近曲小管上皮细胞坏死。需尽快补液、支持、血液净化治疗。

（王念华）

第二十八章　肾移植与移植免疫

第一节　概述

肾移植的最初研究是开创于20世纪初叶的动物实验研究，当时医学学者们对这一工作的研究重点仅仅局限在推进实验及临床外科技术的进展，尤其是血管外科技术的革新。但经过100多年的不断发展和完善，肾移植技术已经逐步走向成熟并步入了迅速发展的快车道。回顾肾移植的发展史大致可归纳为4个阶段：动物实验的探索阶段→人类肾移植技术的开创阶段→人类肾移植技术的发展与成熟阶段→人类肾移植技术的快速发展阶段。

我国肾移植起步较晚，从1956—1958年间才开展了肾移植的动物实验。1960年初，吴阶平等首先在国内开展了2例肾移植，手术后移植肾有功能存活了3~4周，后因免疫抑制剂的缺乏而失败。1972年广州中山医学院首先在国内开展了首例活体亲属肾移植，术后受者存活了1年以上，后因肝炎死亡。到70年代中期肾移植才开始了较快发展，开展肾移植的单位及移植数字逐年增长，国内一些大的移植中心先后派出学者赴美国、德国、加拿大等国家进行了参观学习，将国外发达国家的先进移植技术及经验引入国内。此后我国肾脏移植数量逐年增多，成功率逐步提高，截至1984年共实施肾脏移植4300余例次，一年存活率达50%以上。80年代早期新的免疫抑制剂环孢素A（CsA）应用于临床，开创了肾移植的新时代，也就是环孢素A时代，这一时期的肾移植存活率逐年增加，多数移植中心肾移植受者的1~2年存活率已达90%及80%左右，到1989年以后全国每年肾移植总数已超过1000例次。在这一阶段国际标准6位点HLA配型技术已逐渐获得推广，北京、武汉、广州、上海等地的移植中心均已开展了PCR检测技术，进行HLAⅡ类抗原配型，各主要移植中心也都相继开展了各种环孢素血药浓度监测，以便能够更好地调整药物剂量。1989年全国有40余个单位共行肾移植1000余例，1990年底全国肾移植单位增至近70个，肾移植总数已达6000余例次，并且出现了一大批存活超过5年、10年的病例。1993年我国引入了新一代CsA即新山地明（Neoral），此后骁悉、普乐可复、雷帕霉素等新型免疫抑制剂也相继应用于临床，由此极大地提高了肾移植的成功率，延长了移植肾的存活时间。到1994年底，全国肾移植总数累计13 000余例，年度超过100例的医院在5个以上。到1998年底全国累计肾脏移植数量已超过25 000例，移植肾1年存活率达90%以上，5年存活率达70%以上，在数量和质量上已跨入世界先进行列。进入21世纪以后，尤其近几年来，我国肾移植的发展更是突飞猛进，每年肾移植数量已达10 000例次，仅次于美国，居全球第二。截至2006年年底，据不完全统计我国累计开展肾脏移植总数量大约80 000余例次，并且近期生存率和生存质量等疗效指标已达到甚至超过国际水平，但在肾移植的基础理论研究和对新方向的探索方面与美国等发达国家相比还存有较大差距。然而由于长期受到国际大环境的不良影响，供体的获得越来越困难，尤其进入2007年以来，供体极其匮乏，肾移植数量较前有了明显下降。借此机会，国家卫生部对器官移植行业进行了规范化管理，施行了行业准入制度，包括心、肝、肾、肺在内的全国160余家医院获得了移植准入资格，自此后没有获得准入资格的医院不能从事器官移植工作。经过上述整顿，移植行业的混乱无序的局面得到了彻底有效的遏制。与此同时，因为供体的缺乏，国内许多医院都开展了活体肾移植，使活体肾移植数量较前大量增加，彻底打破了我国长期以来活体移植数量占整个移植数量1%～2%的比例，部分医院甚至超过50%的比例，但也应该清醒地看到，由于水平不等，我们活体移植供受者的并发症较多，成功率有待于进一步提高。

总之，我国肾移植技术水平、移植数量及质量已跨入了国际先进行列，但围绕着移植的相关社会工作问题，如脑死亡立法、器官的捐赠与共享等问题正亟待解决，我们任重而道远。在今后还需要广大器官移植工作者与移植相关工作者一道为我国的器官移植事业做出更大的努力。

（刘　颖）

第二节　肾移植供、受者的选择和准备

一、供者选择和处理

肾移植技术的成熟和普及，使得肾源短缺问题越来越突出，供者的选择范围有逐步放宽的趋势，甚至提出利用“边缘肾”的理念。尽管如此，仍有90%以上的尿毒症患者因肾源短缺而失去肾移植机会。因此，珍惜供体，共享资源，有效利用，应该是全社会的协作课题。

供者来源有两类四种，有或无心跳尸体供者，是或非亲属活体供者。实践证明，移植肾的存活率，尤其是长期存活率，与供肾来源有关。按存活率高低排序，四种供肾依次为，亲属活体供肾，非亲属活体供肾，有心跳尸体供肾，无心跳尸体供肾。肾移植术后5年人/肾存活率，有心跳尸体供者为77%/55%；无心跳尸体供者为75%/54%。活体肾移植与尸体肾移植对比，术后肾存活率，1年高10%，5年高17%，10年高21%。活体供者移植效果明显优于尸体供者，其原因不仅是HLA相容性好，还有术前准备从容，肾缺血时间短等优势。

供者的选择要从免疫学和非免疫学两个方面考虑。前者是通过免疫方法，选择与受者组织相容性好，受排斥反应影响小的供肾；后者是通过非免疫学方法，选取形态和功能符合移植要求的供肾。

（一）免疫学选择

免疫学选择是分子水平的选择，是选择供者的基础，无论尸体或活体供者的其他条件如何，都必须首选符合免疫学相配的条件。主要有ABO抗原的检测、HLA抗原和抗体的检测。

1. 红细胞ABO抗原的检测　供者与受者ABO血型应该相同或相配。值得注意的是，O型供肾，移植给A或B或AB型受者，存活率更高。日本等国家已尝试供受者血型不配肾移植，他们对受者术前行双滤过血浆置换并应用抗－CD20等药物进行严格的预处理，已取得与血型相配肾移植同样高的存活率，并在此方面积累了丰富的临床经验，值得关注。

2. 白细胞HLA抗原的检测　供者与受者HLA－A、B、DR位点理论上应该无错配。但实际上，由于供体严重短缺，加之HLA的高度多态性，小样本的人群里，很难达到供受者完全无错配的理论标准，只能寻求HLA位点相配越多越好的目标。HLA配型的临床应用价值越来越值得商讨，有望被一种新的配型策略，HLA氨基酸残基配型标准取代。

3. 淋巴细胞 HLA 抗体的检测　即淋巴细胞毒交叉配合试验，检测受者体内是否预存针对供者 HLA 抗体，方法是将供者的淋巴细胞与受者血清混合，淋巴细胞表面的 HLA 与相应的抗体反应，导致细胞死亡。死亡百分比小于 10% 为阴性，11% ~20% 为弱阳性，21% ~40% 为阳性，大于 40% 为强阳性。小于 10% 方可作为供者。

（二）非免疫学选择

非免疫学方法主要是选择，供者种类、供者年龄、健康状况、供肾条件等；相对免疫学选择来说，其中不可控的多变因素，对肾移植效果同样至关重要。

1. 活体供肾的选择与处理　如何选择活体供肾，首先需要对活体供者进行评估。

（1）供体全身情况：有意向作为活体供肾者，对其评估（见表 28 -1），初步条件应包括血型相配、肾脏解剖和功能正常，然后考虑年龄、肥胖、肾血管、动脉硬化及骨骼畸形问题。经初步筛选合格者，应详细了解病史、体格检查和相关实验室及特殊检查。血清学检查排除存在感染性疾病，静脉肾盂造影和动脉造影了解未来有无潜在发展成高血压和肾脏疾病的危险。活体供肾标准（见表 28 -2）。如患过癌症、高血压、肾病、糖尿病或全身性疾病可能涉及肾脏者。物理检查也要注意相类似情况，如高血压、慢性心脏疾病、慢性肺病、慢性感染或恶性肿瘤。年轻者单纯心电图检查和胸部透视已足够了解心肺状态；老年人有心血管病危险因素者，应做心脏负荷试验和超声心动图；血糖升高或有糖尿病家族史，必须做糖耐量试验，测定糖基化血红蛋白 A、C（HbA、C）。50 岁以上者排除存在肿瘤，推荐腹部彩色 B 超、大便潜血试验、女性乳房造影、宫颈拭子（女性）、血 PSA（男性）。

表 28 -1　活体供肾者的评估

实验室
病毒试验（CMV、EBV、HBV、HCV、HIV）
全血常规
心血管（ECC、胸部 X 线、其他）
腹部超声
乳房造影、大便潜血、PSA
血糖、胆固醇、转氨酶、胆红素
肾脏检查
CCr（二次）
BUN、血浆电解质
尿常规、尿妊娠试验
超声检查肾、膀胱及前列腺
肾连续闪烁显影
IVP
肾血管造影（有些单位用螺旋 CT 代替）

表 28 -2　活体供肾的标准

健康志愿者、家庭成员、同胞或朋友
正常的肾功能
一般情况下 ABO 血型相容
淋巴细胞毒试验阴性
肾解剖学正常或者可接受

（2）活体供者禁忌证：①HIV 及肝炎活动期绝对禁忌，活动性肝炎经治疗后无活动性感染才考虑。②供者颈静脉怒张、近期心肌梗死、房性或室性期前收缩、主动脉狭窄或全身情况欠佳者禁忌，因易增加术后心血管并发症。③糖尿病者有可能发展成糖尿病肾病。④ > 40 岁的高血压患者，只用一种降压药，无高血压心脏病、视网膜病或肾病，可考虑为合适供者。⑤过度肥胖者在做切取肾脏手术上困难，术后易并发肺不张、伤口感染及深静脉感染，必须减肥、禁烟酒后才可考虑。

（3）肾脏情况：一般检查无法了解双肾形态和功能特征。有创主动脉造影可以显示双侧肾动脉解剖状态，但有 1.4% 的并发症，包括穿刺区出血、血肿及动脉裂伤、血栓形成、造影剂反应或诱发急性肾小管坏死，个别发生心绞痛、神经损伤。现今采用 CT、磁共振血管造影（MRA）或 64 排螺旋 CT 可更简单的了解肾脏血管解剖，经计算机软件编辑处理后将资料组成三维成像。通过静脉注射造影剂，而不是注入动脉内，除了过敏反应外，不会发生其他并发症，可更正确地显示多支肾动脉、重复输尿管、血管硬化斑块和钙化、迷走或反常后位或环绕主动脉的肾静脉。延迟 MRA 显影可免除 IVP 检查。

1）肾脏疾病：男性无血尿且不伴反常情况可作供者，女性单纯血尿很少逐渐发展成肾功能衰竭。母亲是否作供者视年龄和有无别的反常情况而定，女性无血尿可作供者，纵使有轻度血尿也不排除可使用。

2）肾解剖反常情况：肾静脉和左肾动脉过短在肾移植术后会造成一定的并发症。肾动脉弯弯曲曲呈串珠样，支持纤维肌肉增生，禁忌使用。

3）孤立性血尿：成人供者镜下血尿需小心评估，年轻成人，特别是女性，如果超声检查正常，癌肿可能性少，男性 45 ~ 50 岁需警惕，并小心检查，用相差显微镜检查有帮助，如 > 75% 为畸形红细胞，支持肾小球疾病，正形的红细胞支持非肾小球疾病，如感染、结石、尿路畸形、血管病变、肿瘤等。发热、剧烈运动、尿路感染可见镜下血尿，年轻成人 30% 有血尿史，4% 无症状血尿来源于前列腺、尿路结石和尿道狭窄。40 岁以上血尿必须排除恶性肿瘤，无症状镜下血尿作供者，应做系统全面检查，包括肾活检，肯定血尿为良性。

4）蛋白尿：如果多尿状态，一般常规蛋白尿查不出来，必须集 24h 行定量检查，健康人 > 150mg/24h（或尿蛋白分泌 > 30mg/24h），此值之下，不伴镜下血尿、高血压或脓尿，不禁忌做供者。边缘型蛋白尿（尿蛋白 150 ~ 300mg/24h）或（白蛋白尿 30 ~ 300mg/24h）常为年龄偏大伴血管病，如高血压、糖尿病，不主张做供者。

5）白细胞尿：普通泌尿系感染可出现脓尿，也可见于慢性肾盂肾炎、肾小管间质性病或肾实质病，长期白细胞尿，必须做详细肾内、外科系统检查。

6）肾功能：个别单位不单独依据 CCr，考虑多种因素影响 CCr，包括食物、肌肉量及是否正确集尿。GFR 与年龄相关性大，30 ~ 40 岁以上逐渐下降。

7）肾结石：肾石病史供者为相对禁忌证，保留肾脏有可能复发结石，导致尿路阻塞、感染和损害肾功能。肾结石 5 年复发率为 50%，仅有单次肾绞痛史，排除存在形成结石的代谢因素后可考虑作供者。

（4）肥胖：肥胖供者主要是呼吸道问题，易发生肺功能损害和导致心血管意外。此外，容易形成血栓、伤口愈合差，并为手术显露和止血带来困难。对于合适做供者的肥胖者术前应减肥。

（5）年龄：目前，供者的最大年龄限制尚未达成共识，活体供者的年龄上限常常是 55

岁。然而，最近有研究报道，利用年老活体供者的肾移植也可获得很好的肾存活率和功能。但是，年老供体甚至那些符合各种捐献标准的供体可能有亚临床的肾小球硬化，余下的肾出现代偿性肥大的可能性降低，因此，必须考虑其肾功能储备。我们已经有超过70岁以上的供肾移植取得很好的效果，但是，某些移植中心活体供肾移植的回顾性研究仍提示，供体年龄超过60岁后，受者移植物存活率降低。因此当前对于选择年老供体应持谨慎态度，同时应告知这些供受者可能因为供者年龄太大而导致移植肾功能不太理想。另外儿童或精神状态不稳定的活体供者也不能接纳。

2. 尸体供者选择和处理　尸体供肾目前仍然是肾移植的主要来源。国外主要是脑死亡者或有心跳尸体供者，而国内则主要是无心跳尸体供者。两种尸体供者选择标准一致，但取肾前的处理不同。

尸体供肾的基本标准是：①年龄最好不超过50岁，但根据尸体实际生理状况可放宽至60岁。②无高血压、糖尿病、肾疾病。③无全身性细菌或病毒感染性疾病。④肾功能正常，无尿路感染。⑤热缺血时间不超过10分钟。

由于肾源短缺，针对上述标准，近年来提出“边缘肾”的概念。边缘尸体供肾属临界合格供肾，建议双肾同时移植。边缘尸体供肾的判断标准是：①年龄大于60岁的老年人或小于5岁的儿童。②有动脉性高血压或轻度肾病、糖尿病。③近期血肌酐升高，或CCr为60～80ml/Mm。④肾血管或肾盂输尿管畸形。⑤肾热缺血时间15～30min，或冷缺血时间超过24h。⑥女性尸体供肾。边缘肾的概念、判别标准、可信用度，学界意见不完全统一，有待实践完善。

有心跳尸体供者的处理，首要问题是要确定其脑死亡。各国脑死亡标准不同，但基本符合以下标准：①确认有明确的脑死亡病因并排除类似脑死亡的可逆性昏迷。②深昏迷，对疼痛无任何反应性协调动作。③无脑干反射。④无自主呼吸。⑤脑电图呈静止状态。⑥判断脑死亡必须有两位以上非移植专业的医生参与诊断。当确定为脑死亡并获准取肾后，立即将供者送入手术室，并保持理想的呼吸与循环功能。维持收缩压在90mmHg以上，尿量超过0.5ml/（kg·h）。若不能达到上述标准，而中心静脉压大于15cmH_2O时，可用多巴胺<15μg/（kg·min）微量泵入，不会引起肾血管痉挛。血容量不足，应避免使用强效血管收缩药物。若扩容或升压不能利尿，可静脉给呋塞米1mg/kg或甘露醇1g/kg，保持尿量在1.5ml/（kg·h）以上。若心动过缓对多巴胺或小剂量去甲肾上腺素无反应，可置入暂时性心脏起搏器。手术开始前可考虑静脉注射肝素25 000U防止肾血管凝血。取肾方法有两种，原位灌注后双肾整块切取，或分别切取双肾后再灌注。

无心跳尸体供者的处理，关键是如何缩短热缺血时间。我国传统的死亡标准仍然是“呼吸心跳停止”，心跳刚刚停止条件下取得的肾脏，肾功能正常和接近正常，但在低温灌注前肾仅能生存30～45min。此类尸体无法术前检查，须取肾后行相关检验，要获得高质量或活力好的肾难度相对较大。有条件者可在心跳停止前静脉注射肝素25 000U。可原位灌注后双肾整块切取，也可分别切取双肾后再灌注。

尸体肾灌注和保存条件：肾灌注和保存温度4℃；灌注压100～120cmH_2O，灌注总量不超过500ml；冷缺血时间16h内为宜，最好不超高24h，否则肾功能延迟恢复等并发症发生率会明显增加。

二、受者的选择和准备

近年来，由于免疫抑制剂的研发，外科技术的成熟，实验室监测设备的发展，使得肾移植的适应证逐步放宽，原则上任何不可逆的终末期肾病均可考虑肾移植，甚至可以考虑多器官联合移植，如胰肾联合移植、肝肾联合移植等。但是由于器官严重短缺，必须珍惜有限的资源，对受者进行严格的筛选和充分的准备，努力延长人/肾存活期，希望有限资源得到极限利用。

（一）适应证与禁忌证

一般来说，慢性肾功能衰竭终末期，达到透析的标准也就达到了肾移植的标准，适应证如下：①肾脏或全身性疾病导致的不可逆转的慢性肾衰。②心、肺、肝功能可耐受肾移植手术及术后用药。③无活动性感染如肝炎、结核等。④肿瘤术后随访 2～5 年无复发倾向。⑤无活动性消化溃疡。⑥无心理障碍或精神疾病史。⑦年龄以 10～65 岁为宜。

患者的年龄大于 70 岁，如心脏、肺脏及肝脏器官功能正常，血压平稳，精神状态良好者，也可考虑做肾移植术。国内有的移植中心受者最大年龄放宽至 75～80 岁，移植后依然生活良好。而对下列患者，移植后会加重病情，甚至危及生命，应视为肾移植的禁忌证：①顽固性心功能衰竭。②慢性呼吸功能衰竭。③进展性肝脏疾病。④严重全身血管病变。⑤活动性结核、肝炎。⑥转移性恶性肿瘤。⑦活动性消化溃疡。⑧持久性凝血障碍。⑨心理障碍或精神病患者。⑩淋巴细胞毒抗体或 PRA 强阳性。

（二）受者的选择与评估

选择受者要基于对患者的全面评估，使移植带给患者的益处，应大于并发症带来的相对危险性。主要应从 4 个方面考虑，一是受体原发疾病对移植肾的影响，二是移植术后免疫抑制剂对受体原有疾病的影响，三是受者的健康状况和预期寿命，四是受者的社会和家庭状况。

1. 受者的年龄　移植受者的年龄对人/肾的长期存活有较大的影响，目前年龄范围较以往扩大。4～15 岁的儿童移植后存活率已与青年受者相仿，儿童行肾移植较维持性透析更有利于的身心发育，但药物对发育仍有一定的影响。年龄的上限已无明确的界定，既是年龄在 70 岁以上，只要仔细的做好个体化选择和处理，同样可以获得满意的效果。但个体化不等于一般化，总的来说，随着年龄增大，尤其是 50 岁以上的受者存活率并不明显高于透析者，60 岁以上的受者长期存活效率更低，多死于肺部感染、心脑血管意外等疾病。老年患者，移植相对于透析来说，只能改善生活质量，不能明显提高生存期。因此，受者的年龄应该根据具体情况，做个体化选择，对预期寿命小于 5 年的应维持透析，一般认为 15～50 岁较理想。在我国，肾移植受者年龄在 9～75 岁，多数在 21～40 岁范围内，约占 76%，50 岁以上仅占 5%。

2. 受者的原发疾病　不同原因所致之终末期肾病，均可选择肾移植，但由于有些原发病有使移植肾复发的倾向，或肾病是全身病变的一部分而全身病变未能控制时，往往不宜选择肾移植。肾衰竭的原因，在美国糖尿病占 36%；高血压肾硬化占 30%；慢性肾小球肾炎占 24%；多囊肾占 12%。儿科组（<18 岁）肾衰竭，先天性肾脏疾病（肾积水，肾萎缩）是主要原因（占 45%）；而在我国，肾小球肾炎占 70%～90%，其次是慢性肾盂肾炎，间

质性肾炎，囊性肾病、高血压性肾硬化等。

（1）肾小球肾炎：近年来选择受者原发病的范围虽有所扩大，但最常见的适合做肾移植受者的原发病仍以肾小球肾炎为主。对于移植后有复发倾向的肾脏疾病，大多数医者建议延缓移植。如抗肾小球基底膜病变应在 Anti - GBM 抗体阴性后 6 ~ 12 个月后再做移植；局灶性肾小球硬化、免疫球蛋白 A 肾病（IgA 肾病）、系膜增生性肾小球肾炎、膜性肾炎等，应在病情稳定、非活动期做肾移植。移植后如出现复发性肾小球肾炎，常难与慢性排斥反应相鉴别。

（2）慢性肾盂肾炎：移植前必须彻底控制感染，当肾盂肾炎有反复发作者，可考虑在移植前切除无功能的双肾。

（3）间质性肾炎：应查清何种原因，如感染、毒性物质损害、缺血、代谢异常、物理因素、尿梗阻、肿瘤、遗传性疾病等，应在原发病控制后再考虑移植，以防移植肾复发。

（4）遗传性肾病：包括多囊肾、Alport 综合征等。多囊肾体积较大易感染，因而术前应切除原肾；多囊肾发展至肾衰竭时年龄较大，移植后存活率相对下降。

（5）血管性疾病：高血压性肾硬化，是全身病变的一部分，但据近年随访发现，移植后复发者不多。

（6）代谢性疾病：糖尿病性肾病近年来移植数逐渐上升，曾有报道糖尿病性肾病患者做肾移植已占 25%，而且有不少移植中心做胰肾联合移植。年轻糖尿病性肾病患者肾移植后存活率并不比其他原发病种低；但高龄晚期糖尿病肾衰竭患者，由于糖尿病并发症较多，因而选择透析治疗比移植效果更好。

（7）自身免疫性疾病：狼疮性肾炎所至肾衰竭，应在全身其他脏器官病变被控制后施行移植。近年来这类患者移植数逐年增加，原发病的治疗与肾移植后应用免疫抑制剂相一致，移植后复发率并不多见，但移植肾存活率低于原发性肾小球疾病。

（8）药物中毒：药物性肾衰竭，包括应该引起重视的中药导致的慢性肾衰竭，移植效果可能较差。

3. 受者的健康状况　在选择受者时，应注意患者全身各方面的健康状况，以减少移植后的并发症。

（1）心血管病：大多数晚期透析患者患有不同程度的高血压，其中 90% 以上为水钠潴留型，5% 左右与肾素活性增高、前列腺素分泌减少有关，若患者经足够透析不能被纠正，考虑为肾素血管紧张素增高所致，移植前需做自体双肾切除。移植前如有脑血管意外、心肌梗死、远端肢体缺血，心力衰竭等症状未完全治愈，应慎重对待，暂时不应考虑肾移植。

（2）溃疡病：移植后应用大量免疫抑制剂，可引起消化性溃疡出血、内脏穿孔，增加移植受者的死亡率。因此，对准备做移植的受者必须详细了解病史，做好消化道检查，如发现重度溃疡，应先行切除再考虑移植，对轻度胃溃疡可于移植前预防性应用保护胃黏膜、降低胃酸分泌的药物。

（3）感染：活动性感染是肾移植的绝对禁忌证。移植后应用大量免疫抑制剂，使患者的免疫功能减低，易加重感染。因而移植前必须详细检查患者的呼吸道、泌尿道等有无感染病灶存在，如细菌培养呈阳性，应用抗生素治疗；如有结核史，至少应抗结核治疗一年后确定已彻底治愈方可考虑；如系腹膜透析患者，需详细检查腹透管周围有无感染；血液透析者应注意动静脉瘘处有无炎症，如发生感染应予以治愈。巨细胞病毒（CMV）抗体测定，受者若呈阴性，最好给予巨细胞病毒阴性的供肾。

肝炎病毒感染的受者，当无活动性肝炎，肝功能正常，HLA 配型极吻合的情况下，可考虑做肾移植，且术后应慎重使用硫唑嘌呤和环孢素。近年来乙型及丙型肝炎病毒感染者逐年增多，肾移植存活 5 年以上，乙型、丙型肝炎病毒感染引起的慢性肝脏疾病是主要致死原因之一。

（4）恶性肿瘤：活动期恶性肿瘤是肾移植的绝对禁忌证，因为免疫抑制剂能使微小转移病灶加速生长。实体肿瘤切除后，如果经过足够的随访期，证明没有转移和复发的危险，可以安全接受肾移植。肿瘤切除后肾移植的安全等待时间，应根据肿瘤的分期和分级而定，转移可能性小的等待 1 ~2 年，转移危险性高的等待 5 ~6 年。但 Penn 报道大部分肿瘤在移植后的两年内复发。

肾衰竭患者若合并前列腺结节，前列腺特异抗原增高（PSA >4. 0ng/ml），或有低级前列腺癌病史（A_1 期），肾移植前应做前列腺六点穿刺活检。PSA >10. 0ng/ml 或活检阳性（大于 A_1 期）的患者，或许不应接受肾移植。

（5）心理或精神状态：心理障碍或精神疾病的患者，缺乏对肾移植程序或治疗措施的必要理解能力，或不服从治疗，肾移植有极高的失败风险。应预先给予治疗，等患者接受和服从医疗程序时再实施肾移植。

4. 受者的家庭和社会状况　肾移植受者，虽然同样是家庭和社会的一员，但其牵动的人力、财力和持续的时间都非同一般，对于中国普通家庭，肾移植受者带来的幸福和不幸是相伴行的。因此，肾移植前尤其是亲属供肾活体肾移植前，评估受者的家庭和社会状况，取得家庭成员甚至是社会关系的知情同意或认同支持，也是保证肾移植患者长期存活的关键因素之一。

（三）受者的准备与处理

受者的术前准备和处理，主要目的是纠正体液平衡失调，纠正贫血，改善心功能；改善氮质血症，控制感染，治疗心血管、呼吸及消化等系统并发症；使受者内环境趋于稳定、全身情况明显改善；以提高手术耐受力，增加手术成功率，减少术后并发症。

1. 病史和体格检查　肾移植受者术前的病史和物理检查要详细和全面，不能仅局限于 ESRD 的原因、症状和体征。因为术后强效免疫抑制剂的应用，可能诱发全身各系统或器官潜在的病变，出现致命性危险。特别应注意口腔、腹膜透析管、血透插管或动静脉瘘处有无炎症现象。成人巨大多囊肾受者，必须估计其下腹部是否有足够间隙容纳移植肾。心脏、腹主动脉及颈动脉杂音可初步了解动脉硬化程度。触摸足背和胫后动脉搏动的力度，可估计髂血管血流情况，判断移植肾血流开放后下肢是否会缺血。直肠指检可初步排除前列腺癌和直肠肿瘤。对女性受者应做常规妇科检查。

2. 免疫和辅助检查

（1）免疫学检查：受者的免疫学检查，常用的有 ABO 血型、群体反应性抗体（PRA）、淋巴细胞毒交叉配合试验及 HLA 的组织配型。总的原则是要求受者与供者的免疫学尽可能相配，即受者与供者的 ABO 血型相同或相容，PRA、淋巴细胞毒交叉配合试验为阴性，HLA 位点相配越多越好。

（2）病原学检查：移植前受者均需做艾滋病病毒（HIV）、巨细胞病毒（CMV）、单纯疱疹病毒（HSV）、肝炎病毒的检查。对可疑的病原菌或感染病灶，尤其是泌尿系的可疑感染，需行需氧菌、厌氧菌、霉菌或结核菌培养。

(3) 其他项检查：血常规及凝血功能检验，肝功能和血生化全套检验，尿液常规和病原学检验。泌尿、心血管、呼吸、消化系统等各种相关的功能学和影像学检查。

3. 透析与肾移植时机　终末期肾病患者一般都有氮质血症、低蛋白血症、酸中毒、水钠潴留和高血钾等，在等待肾移植过程中可能需要透析纠正，以维持内环境相对稳定，为肾移植创造理想条件。一般血透每周2~3次，每次透析4~5h，血肌酐维持在300~600mmol/L较理想，在移植术前24h内可增加透析一次。腹膜透析者，一般持续至术前，但术前需排掉透析液。无论是血透还是腹透都可以过渡到肾移植，并不影响肾移植效果，术后存活率基本相同；所不同的是腹透的心肌损害少于血透，而术后感染的机会则高于血透，主要是腹腔感染。因此有腹腔感染倾向者，应改为血透等待肾移植。

以往认为应维持透析3~6个月后行肾移植，这样可以使受者全身状况得到改善，体内免疫抗体水平降低，移植肾存活率提高。但近年临床观察到，未经透析的肾移植，人/肾存活率相当于甚至优于透析后肾移植；透析时间越长，移植后人/肾存活率越低。因此尿毒症患者达到透析的条件即达到了肾移植的条件，透析非但不是肾移植受者术前必经的治疗阶段，而且一旦决定接受肾移植，就应该尽量缩短透析等待时间。只要患者一般状况较好，能够耐受手术，遇有合适的供肾，就应该直接进行肾移植，完全不必经过透析过渡。

4. 输血和纠正贫血　以前认为术前输血可以提高移植肾的存活率，减少排异反应的发生。现在由于使用了强效的免疫抑制剂，排异发生率明显下降。同时由于输血可使患者致敏产生抗HLA抗体，还增加巨细胞病毒（CMV）感染、病毒性肝炎、疟疾、艾滋病等传染病以及发生血清病等并发症的机会。因此目前主张，肾移植术前应尽量避免输血。但终末期肾病患者多伴有贫血，需予以纠正，用促红细胞生成素、补充铁剂、叶酸及维生素B_{12}等效果较好。如仍严重贫血，血红蛋白在60g/L以下，可考虑输红细胞悬液。

5. 控制感染　终末期肾病患者由于体质弱、抵抗力低，容易并发各种感染。术前要清除潜在感染病灶，需进行包括皮肤、口腔牙齿、耳鼻咽喉、肝胆、胃肠及泌尿生殖道等处的检查。致病菌可以为普通细菌，亦可为结核、真菌和病毒，后者多为CMV。因此可行痰、咽拭子、中段尿、腹透液及阴道分泌物的细菌及真菌培养，加强血液病毒学的实验室监测。长期低热患者应定期胸片检查，同时作结核菌PCR检测，以排除肺部及肺外结核。对于感染要做到早期诊断，及早采取措施控制，减少移植术后感染的发生。术前可选用广谱抗生素预防，如头孢菌素类等。对受者或供肾有CMV感染者，可选用更昔洛韦等抗病毒药物治疗。

间质性肾炎和肾盂肾炎主要是由尿路解剖异常或尿路感染引起，术前应确定感染的原因，必须彻底纠正或控制，以防术后移植肾发生感染。对于肾盂肾炎反复发作或感染，不能有效控制的患者，应在肾移植术前切除病肾。

有过结核病史的患者，施行肾移植手术应慎重。由于术后大量应用免疫抑制药物，机体的免疫力显著降低，结核病灶可由稳定变为活动甚至出现血行播散，这是造成肾移植者死亡的重要原因之一。因此，有活动性结核病灶者禁忌肾移植，最少要经过6个月的正规、有效抗结核治疗，并经检查证实结核病灶已稳定，方可考虑行肾移植手术，术后还应给予1~2年的抗结核药物治疗。

6. 溃疡病的治疗　消化性溃疡病史已不再是肾移植的禁忌证，但由于移植术后大量应用免疫抑制药物，尤其是皮质类固醇激素，消化道溃疡出血及穿孔的发病率仍较高，是肾移植受者死亡的重要原因之一。因此，对肾移植受者应详细了解其是否有溃疡病及消化道出血的病史，必要时行消化道造影和内镜等检查。对消化道溃疡患者需要进行系统治疗，待大便潜血检查多次为阴性，消化道内镜检查证实溃疡已治愈、溃疡病变已完全稳定半年以上，再考虑行肾移植术，对严重溃疡病患者可先手术治疗溃疡，然后再行肾移植。

7. 控制血糖　近年来，肾移植治疗糖尿病肾衰取得较好效果，但糖尿病患者与非糖尿病患者相比，肾移植术后存活率仍有较大差异。术前糖尿病病程越长，术后死亡率越高。因此肾移植术前应对糖尿病进行积极治疗，应用降糖药物，必要时可应用胰岛素。经肾脏排泄的降糖药物需减量，如二甲双胍，在肾小球滤过率（GFR）下降超过50%时禁用。对老年人晚期糖尿病患者，血糖应控制在11mmol/L以下，尿糖应在（++）以下，应严密监测患者的血糖和尿糖变化，及时调整胰岛素的用量，预防心血管并发症发生。过度控制血糖可导致低血糖的发生，其后果要比高血糖更严重。尿毒症本身导致的轻度葡萄糖耐受不良不需特殊治疗，主要是对胰岛素敏感性降低及葡萄糖利用障碍所致。糖尿病合并尿毒症患者除了控制血糖外，还需用广谱抗生素及抗真菌药物，预防感染发生。对1型糖尿病合并尿毒症患者，可考虑行胰肾联合移植或肾胰岛细胞移植。

8. 病毒性肝炎的治疗　血透患者乙肝发生率高达20%，其中约有30%转为慢性肝炎，而肾移植后由于长期应用免疫抑制剂，几乎100%转为慢性肝炎。皮质类固醇可增加HBV复制，其他免疫抑制剂的肝毒性也加重肝功损害，肝炎还可诱发排异反应，因此肾移植者患慢性肝炎死亡率高。目前主要采用抗病毒药物、提高机体免疫力及改善肝功能的药物联合治疗。对有HBV复制的慢性乙型肝炎患者，即HBeAg（+）、HBV-DNA（+）、ALT升高及肝活检有肝炎证据者，采用α-干扰素治疗约35% HBeAg消失，HBV-DNA转阴，20%可诱导产生抗HBe-Ab。拉米夫定能抑制HBV逆转录酶活性，是一种有效的抗HBV药物，需长期使用，停药常反跳。干扰素及拉米夫定均为一线用药，但拉米夫定单独应用易引起病毒变异，干扰素不引起病毒变异，因此联合应用优于单一用药。

血透患者丙肝发生率较正常人群高，一般经过10~20年，将有20%的丙肝患者进展为肝硬化，对以后移植及免疫治疗影响很大。目前对丙型病毒性肝炎缺乏特效治疗，可采用单剂干扰素或联合病毒唑治疗。α-干扰素治疗效果差，约90%复发。α-干扰素联合病毒唑是治疗慢性丙肝首选措施。由于病毒唑经肾排泄，尿毒症患者应禁用。目前对尿毒症丙肝患者常采用中药如苦参素治疗，部分患者有效。

病毒性肝炎和免疫抑制药物是肾移植受者术后肝脏功能损害的主要原因，对长期存活可能有不利影响。因此，对于病毒性肝炎患者（包括乙型、丙型肝炎病毒携带者）应慎重移植，对于肝炎活动期、肝脏功能异常者近期应禁忌肾移植，待肝脏功能恢复正常后再行肾移植手术。

9. 心血管病的治疗　尿毒症患者高血压发病率可高达80%以上，多由于水、钠潴留和高肾素引起，促红细胞生成素也可升高血压。另外贫血、动静脉瘘以及血液透析等因素，均可造成血容量变化及高输出状态，加重左室负担，影响血压。同样，尿毒症患者存在的高血压、高血脂、高同型半胱氨酸血症等危险因素，可致冠状动脉粥样硬化和外周血管疾病；高血脂和高凝状态则增加血管闭塞的危险，尤其是尿毒症患者中糖尿病及老年人的比例增加，更加重了该群体的心血管危险。尿毒症患者心肌梗死和卒中的发生率较正常人群高，50%以上的尿毒症患者因心血管疾病死亡。因此，应调整饮食，控制水、盐摄入，严格控制血压、血脂、血糖，并使其维持在正常范围内，药物或手术干预是非常重要的措施。

对血容量过多引起血压高的患者，可通过强化超滤将血压维持在正常范围，未透析者可给予利尿治疗。存在高肾素者，除严格限制水盐摄入及超滤外，一般患者需服用多种降压药，包括 ACEI、钙通道阻滞药、β 受体阻滞药等药物。急进性或恶性高血压可静脉注射硝普钠等快速降压药物。尽管可选择各种降压药物，但应仔细考虑血压升高的原因，合理用药，同时需考虑药物的不良作用，如 ACEI 类可使双侧肾血管病变患者 GFR 急剧下降；强效血管扩张药如肼苯哒嗪、长压定虽可降压，但会加重心肌肥厚。对高同型半胱氨酸血症可给予叶酸 1 ~5mg/d 治疗。饮食疗法不能控制的高脂血症，可考虑用吉非诺齐等降脂药物。尿毒症并发心血管疾病的患者除高血压外往往无症状，常规体检与心电图检查也不能发现，对高危患者如糖尿病尿毒症患者术前行冠状动脉血管造影，造影显示有一支或多支冠状动脉堵塞 70% 以上，患者移植术前可行冠脉成形术或冠脉搭桥术。

10. 免疫学处理

(1) 免疫抑制预处理：免疫抑制预处理目的是降低患者的免疫力，减轻术后排斥反应。但由于大多数受者一般状况较差，如贫血、低蛋白血症、抵抗力低下等，免疫抑制预处理可能增加感染的概率，应慎重施行。常用的免疫抑制剂，如环孢素、FK506、骁悉、ATG/ALG、OKT3、巴利昔单抗/达利珠单抗等均可用于移植前的免疫抑制诱导治疗。但是用药时间和剂量，各移植中心没有统一的标准。

(2) 血浆置换：对肾移植高敏受者，移植前行血浆置换可去除体内因输血、妊娠等原因预存的针对 HLA 抗原的淋巴细胞毒抗体，降低高敏者排异反应的发生率。对 ABO 血型错配的受者，行血浆置换是治疗措施之一。另外对移植后可能复发肾小球疾病者，通过血浆置换可达到预防复发的目的。因为这些肾小球疾病的发生与血浆中某些致病物质如抗肾小球基底膜抗体、抗 DNA 抗体、循环免疫复合物等有很大的关系，血浆置换可清除这些物质。

血浆置换多采用膜式血浆分离器，每日或隔日置换血浆一次，治疗 5 ~10 次，置换液采用白蛋白溶液或新鲜冰冻血浆。血浆置换对清除患者体内细胞毒抗体虽然有一定的作用，但可能只是在短时间内降低抗体效价，故仅适用于抗体水平高的患者，而不是肾移植术前的常规治疗措施。必要时血浆置换结合静脉注射高效价免疫球蛋白（IVIG）效果更好，IVIG 可降低患者 PRA，使高敏患者能够接受肾移植。可每周应用 1 次，0. 5g/kg，4 周为 1 个疗程，疗程结束 3 周左右 PRA 达到最低状态，1 个疗程 PRA 降幅不满意，还可进行 2 ~3 个疗程的治疗。

(3) 脾切除：曾认为脾切除可减轻术后排异反应，提高移植物的存活率。但随着新型强效免疫抑制剂的使用，排异反应发生率明显减少，脾切除已无意义。近年来发现脾脏有很多功能，如增强免疫、造血、抗肿瘤等。脾切除会引起诸多并发症，严重者可引起严重感染和败血症，死亡率明显增加，故现已基本摒弃此种预处理方式。仅少部分有脾功能亢进的患者（有明显白细胞减少等）可行脾切除术。但对 ABO 血型不相容的肾移植患者，可行脾切除，配合血浆置换及抗淋巴细胞球蛋白（ALG/ATG）治疗可以取得一定效果。

11. 病肾切除　尿毒症者的原肾仍有一定的生理功能，包括排泄、内分泌及代谢等。即使肾失去了有效排除废物的能力，仍能排出一定量的尿液，少量尿液可起到预防膀胱挛缩及减少膀胱内感染的作用。肾是产生促红细胞生成素的场所，双肾切除的尿毒症患者，其贫血程度较未切肾者明显加重。尿毒症者的原肾切除的危险性大、并发症及死亡率较高。因此原肾切除并不是肾移植术前的常规手术，应慎重。

肾移植受者中真正需要原肾切除的仅占10%。仅下列情况才考虑原肾切除：①肾潜在感染病变，如肾积水、膀胱输尿管反流或复杂性肾结石合并感染者；严重的肾盂肾炎、持续菌尿状态者，为避免术后发生感染及败血症，肾移植术前应将原肾切除。②恶性肾素依赖性高血压，经有效透析及降压药物治疗，血压难以控制，需行原肾切除。③多囊肾伴有明显腹痛、囊肿感染、囊肿出血、囊肿过大引起腹部症状或影响肾移植手术操作者，需行原肾切除。可选择切除囊肿过大侧或囊肿出血侧的肾，保留对侧肾。④肾恶性肿瘤、严重肾结核、双侧肾静脉血栓形成，以及严重的血尿或蛋白尿应行病肾切除。另外，还有再次移植前的移植肾切除。需要外科手术处理的患者应尽量在移植前进行，病肾切除术2～3个月后，待患者彻底恢复再考虑行肾移植手术。

12. 解除下尿路梗阻　若患者有尿道狭窄、尿道瓣膜、前列腺肥大，以及因结核、血吸虫病及严重的膀胱间质炎症导致的膀胱挛缩、僵硬和纤维化等，应在移植前予以处理，以解除排尿障碍。对于神经源性膀胱引起的肾功能衰竭患者，在行肾移植术前应先做好尿流改道手术，或在移植手术的同时行输尿管皮肤造口术及膀胱造瘘术，以防移植肾功能受损。

（刘　颖）

第三节　尸体与活体供肾切取方法

一、尸体供肾的切取

尸体肾的利用增加了供肾来源，可分为脑死亡者供肾和无心跳尸体供肾两种。脑死亡者供肾是在供体维持呼吸和循环的条件下取肾，而无心跳尸体供肾是在心跳刚停止而死亡的情况下取肾。国外使用脑死亡尸体供肾者约90%，国内绝大多数使用无心跳尸体供肾。年龄以青壮年为好，40岁以上少用。以下疾病禁用：传染性疾病、全身血管疾病、高血压、血液病、糖尿病、结核、肝炎、恶性肿瘤、肾脏病患者等。

为了防止供肾血管内凝血，以及扩张供肾血管的目的，可在摘取器官之前2h肌内注射肝素12 500U，苯苄胺100mg。

（一）脑死亡尸体供者取肾法

1. 先灌注后切取肾法　一般采用腹部十字切口进入，从升结肠外腹膜切口下延至盲肠向内上，至肠系膜根部切开后腹膜，或从左侧腹膜切口向上，切开脾结肠韧带，向右切开后腹膜，游离推开结肠和小肠，游离双肾和输尿管，于主动脉分叉处切断输尿管，仔细分离并注意保护好输尿管周围血管。通过左髂总动脉插入灌注管，以气囊注水堵住主动脉近端，经右髂总静脉向下腔静脉插入多侧孔的引流管，在分叉以上分别结扎。用0～4℃肾灌注液原位灌注，压力不超过13.3kPa，灌注液经下腔静脉引流管流出。肾很快冷却，分别切取或做主动脉、下腔静脉连同双肾整块切取。

2. 先切取肾后灌注法　腹部十字切口进入，切开两侧的侧腹膜，将两侧肾充分游离后，解剖肾动、静脉和输尿管，再阻断血流，同时或分别切下双肾，立即灌注和冷保存。

（二）无心跳尸体供者取肾法

目前我国98%以上的供肾来源于无心跳尸体供者。在心跳停止情况下取肾要求迅速，为减少肾的热缺血时间，应在10min内完成，并立即用肾保存液进行冷灌注保存。可分为先灌注后取肾法和先取肾后灌注法两种。

1. 先灌注后取肾法　是目前应用最多的方法。

（1）体位：仰卧位，背部垫高。皮肤消毒，铺灭菌巾单。

（2）切口：腹部大十字切口。上至剑突，下达耻骨联合，肋缘下横切开，两侧达腋后线。

（3）进入腹腔后，先找到腹主动髂总动脉分叉处，在分叉平面梢上切开腹主动脉前壁，逆行向上插入双腔气囊导管。在肾蒂平面上气囊充水扩张，腔静脉远心端剪开，作为灌洗液流出口。然后用0～4℃肾保存液立即开始灌洗双肾，使双肾立即灌注降温。

（4）在灌洗的同时，上推肠管，先游离左肾、输尿管，再游离右肾、输尿管。在髂血管平面分别切断左右侧输尿管，并再次游离左肾，将左肾送至右侧。

（5）在腹主动脉分叉处上方，用长血管钳夹住腹主动脉、腔静脉，远心端切断。然后提起血管钳，紧贴着脊柱前缘，锐性向上分离，在肾蒂平面上方贴近膈肌处作弧形切开，离断腹主动脉、腔静脉，双肾整块摘除。

立即放置于0～4℃肾保存液内，等待修整。

（6）原位灌洗的最大优点是可以缩短肾热缺血时间，切取肾的时间比较充分，从而提高供肾的质量。但缺点是灌洗过程中，双肾动脉外的血管分流，需要大量的灌洗液才能完成。

2. 先取肾后灌注法　在取肾的顺序上可分为左右肾分别切取和双肾整块切取两种方法。左右肾分别切取的优点是快速、游离容易。双肾整块切取的优点是肾血管保留完整、灌注方便、保证双肾有相同的质量，但要求熟悉解剖结构。

（1）左右肾分别切取法：①体位。②切口，同上述。③先切左肾：首先切开结肠脾曲、降结肠侧腹膜，然后将肠管推向右上方。充分游离左肾，避免用力挤压牵拉。保留输尿管系膜，于髂血管平面离断输尿管。寻找并游离肾动脉、静脉至腹主动脉及下腔静脉，在靠近腹主动脉及下腔静脉壁旁钳夹并切断肾动脉及肾静脉。离体肾立即放置于0～4℃肾保存液内，肾动脉插入硅胶管，并立即开始灌洗至肾色泽变白为止。④再切右肾：将肠管推向左侧，切开升结肠侧腹膜并向左侧牵拉。游离右肾，切断输尿管同左肾切取步骤。右肾静脉切取必须带腔静脉片，右肾动脉要靠近腹主动脉出口处离断。⑤离体肾立即灌洗。取肾时应注意多支肾血管并予以保护。

（2）双肾整块切取法：①体位。②切口，同上述。③进入腹腔后，先将肠管推向右侧腹腔，在结肠脾区及降结肠外侧沟剪开后腹膜。游离左肾、输尿管，在髂血管平面用蚊钳夹住输尿管壁提起，远端离断后向上游离至肾下极，注意保护输尿管血供。④当左肾及输尿管游离完毕后，再将肠管推向左侧腹腔，将右侧升结肠及盲肠外侧后腹膜剪开，同样方法游离右肾及输尿管。⑤然后，在肠系膜根部剪开能足够通过左肾的孔。于腹膜后将左肾及输尿管通过此孔移至右侧，可以在肾上极平面切断主动脉和下腔静脉，紧贴椎体前缘向下游离主动脉和下腔静脉达肾下极平面，切断主动脉和下腔静脉，取下双肾。⑥也可在肾窦平面下4～5cm处，用一把长弯血管钳夹持腹主动脉及下腔静脉，并在该钳下方切断大血管，随即提起夹有大血管的长血管钳，紧贴椎体前缘向上锐性游离，直到超过肾蒂平面上2～3cm处，即腹腔动脉和肠系膜上动脉根部的上方。切断大血管近心端，便可整块切取双侧肾和输尿管、肾蒂血管及与肾动脉、静脉相连的腹主动脉及下腔静脉，立即迅速放入0～4℃肾保存液中。⑦将整块双肾翻转向上，从腹主动脉背面纵行剪开，左右肾动脉开口清楚可见，插入硅胶管，使用0～4℃肾保存液，立即开始灌洗。液体高度以1m为限。通常供肾灌注3～6min，肾表面变为苍白色，即可放入已准备好地盛有冷肾保存液的肾缸内，再将其置于盛有冰屑的冰箱内待运。

（三）尸体供肾的肝肾联合切取法

1. 供体原位插管低温灌注　首先做腹部大“十”字切口进入腹腔，切口上到剑突，下达耻骨联合，左右约至双侧腋中、后线交界处。向上推开肠管，在骶骨前切开后腹膜，分离并显露腹主动脉下段，以7号丝线结扎远心端，在结扎线近心端剪开腹主动脉，插入有3～4个侧孔的22号Foley氏导尿管，插入深度为气囊至腹腔动脉开口平面以上约20cm，将气囊内迅速注入30ml生理盐水以阻断胸主动脉，结扎固定导尿管开始快速灌注肾保存液即HCA液，灌注压力约100cmH_2O。同时迅速切开下腔静脉上端后插入粗硅胶管以引流灌注液。

提起横结肠，在距肠系膜根部2cm左右分离出肠系膜上静脉，结扎其远端后切开近端并插入18号硅胶管，插入深度大约3cm，以丝线结扎固定。将硅胶管接上HCA灌注液，进行灌注。腹主动脉和肠系膜上静脉一共灌注HCA灌注液3000ml。

在进行低温灌注的同时，剪开肝镰状韧带探查肝脏。如供肝无硬化、损伤、脂肪肝或其他异常，且适用于移植时，则向肝表面撒上碎冰屑以降温。打开双侧肾周脂肪囊，检查确认双肾灌注良好且温度降低，否则调整灌注压力及灌注管道并再致冰屑降温。如一侧肾灌注不良，应检查是否存有由腹主动脉插管结扎线的远端发出的副肾动脉。

放置纱布保护好胆囊周围，剪开胆囊底部，挤尽胆囊内的胆汁，插管并以0～4℃HCA液约500ml持续冲洗胆道。肠系膜上静脉和腹主动脉插管灌注HCA液完成后再分别灌注UW液1000ml。

2. 供肝及双侧肾的整块切取　灌注完毕后，切断肝圆韧带、镰状韧带、冠状韧带、左右三角韧带，向左右剪开膈肌至膈肌脚。用手指触摸肝胃韧带，检查有无肝左动脉或副肝左动脉，如出现应保留，切断肝胃韧带。打开十二指肠外侧腹膜并紧贴其上缘向上分离，将十二指肠及胰头翻起，贴近十二指肠将十二指肠与胰头用剪刀断开。与肠系膜上静脉结扎线的远端离断肠系膜上静脉和肠系膜上动脉。提起升结肠、回盲部及小肠系膜，切开升结肠外侧腹膜，将切口延长至回盲部，向内上至肠系膜根部，剪断肠系膜下动脉、胃结肠韧带、降结肠系膜及乙状结肠系膜，将所有肠管翻出腹腔外。至此，腹腔内只剩下已灌注好的肝、双肾、腹主动脉及下腔静脉。

在肾脂肪囊外侧游离双侧肾及输尿管。近心房处离断肝脏上方腔静脉及胸主动脉，提起胸主动脉断口远端，与主动脉后方用剪刀贴近脊柱将胸、腹主动脉、下腔静脉、髂总及髂内外动静脉、肝及双肾输尿管整块切取下来。将肝及双肾置于0～4℃UW保存液内，并自胆管插管再次用UW液100ml冲洗胆道。

3. 供肝供肾的分离　沿腹主动脉后壁纵向剖开，辨清腹腔干、肠系膜上动脉及双侧肾动脉开口后，在肠系膜上动脉开口下缘横断腹主动脉，在肾静脉开口上缘横断下腔静脉，分离肝及双肾。将原腹主动脉及下腔静脉插管远端的腹主动脉、髂总动脉、髂内动脉及下腔静脉、髂总静脉、髂内外静脉切取以备肝移植使用。

4. 肝肾整块联合切取时保证供肝供肾质量的要求

（1）腹主动脉的插管及灌注需快速，气囊尿管的气囊阻断胸主动脉要准确。

（2）采用在下腔静脉近髂血管处插管引流．避免下腔静脉、肾、肝静脉压力过高，以保证灌注液能够顺利进行灌注，有利于器官迅速降温及防止器官灌注不良的，同时也保证了术野非常清楚干净。但下腔静脉插管不能超过肾动脉平面以上，以免压迫右肾动脉及影响双肾静脉的回流。

（3）整块切取完供肝供肾后，采用切开腹主动脉后壁，与肠系膜上动脉开口于双肾动脉开口之间离断腹主动脉，不易损伤供体肝肾血管。

（4）在完成插管并对腹主动脉及门静脉的灌注后，应及时在肝及双肾的周围撒上碎冰，有利于保证器官快速降温，迅速缩短器官的热缺血时间。

二、活体供肾的手术方法

传统活体供肾切取的手术方法采用开放手术，经腰或经腹切口。该手术切口长，对患者的创伤大，住院时间长。针对这一状况，于20世纪90年代初随着腹腔镜技术的逐渐开展，在一些医院开始应用腹腔镜取肾，但该手术早期因不熟练致使手术时间较长，输尿管并发症较多，缺血时间较长，术后急性肾小管坏死发生率较高。随着手术技术的逐渐成熟，上述缺点已逐步克服，近几年来又出现了手辅助腹腔镜下活体供肾切取术，使腹腔镜下活体供肾切取术既有微创的优点，又有快速、并发症少的优点。该技术可望成为活体供肾切取的一种常规术式。下面分别对这些术式进行描述。

（一）开放式活体供肾切取术

1. 麻醉　持续硬膜外麻醉或全身麻醉。

2. 术前准备　在供体选择时即进行全面查体，术前须禁烟和停用避孕药，至少术前2周应停用抗凝药，术前晚静脉滴注5%葡萄糖注射液1000ml，术前半小时静脉滴注常规量抗生素。

3. 手术步骤

（1）体位：活体供肾一般选择左侧，因为左肾蒂易于暴露，且左肾静脉较长，便于肾移植手术操作。供肾者选择左侧标准的肾手术体位。

（2）切口：第12肋缘下经腰斜切口或经第11肋间切口，依层切开，仔细止血，达肾脂肪囊。用1%利多卡因注入肾脂肪囊内使其弥散浸润。其目的是利于肾周分离，同时利多卡因浸润肾蒂，可防止肾动脉痉挛。

（3）肾蒂处理：剪开肾脂肪囊，肾周分离，避免损伤肾包膜。①用1%利多卡因溶液再次浸润肾动脉周围。②充分显露肾动、静脉，并分别结扎肾上腺、精索或卵巢静脉。③保留肾门脂肪，保证输尿管血供。④在髂血管平面切断输尿管，远端结扎，保留输尿管系膜，保证血液供应，向上分离达肾门处。⑤用或不用20%甘露醇150～250ml，呋塞米20～40mg静脉快速滴注。在利尿情况下，分别在肾动、静脉起始部给予双重结扎、切断。肾动脉残端再次贯穿缝合结扎，然后移除供肾。⑥摘除的供肾立即浸入2～4℃的肾保存溶液内，经肾动脉插管，并立即开始灌洗。⑦肾极动脉小于1mm者可予以结扎，否则应与主支动脉吻合，确保供肾质量。

（4）缝合切口：缝合切口前，应再次检查术野，确证无活动性出血后，肾窝处放置引流，经皮肤戳孔引出，然后依层缝合切口。

（5）术后处理：同一般肾切除术。

（6）右肾摘取手术操作与摘取左肾相同。但因为右肾静脉较短，在分离及切断右肾静脉时需特别注意，以免引起大出血。如果需带腔静脉片，腔静脉切口要用5－0无损伤缝线仔细缝合。

三、供肾的修整

供肾摘取经初次灌洗后，要进一步对其修整，此操作需在手术室进行。修肾期间，供肾与空气接触，因此室温不能过高，在20℃左右为宜。修肾操作步骤如下：①2～4℃袋装肾保存液悬吊于1m高处，利用其重力，每分钟60～80滴速度持续灌注供肾。②供肾放置于消毒盆内。倒入2～4℃肾保存液250ml及肾保存液冰块，用纱布棉垫将肾与冰块隔开，以免冻伤肾脏。③如果是整块摘取，此时应将左右肾分开。

（一）左肾修整

1. 分离肾静脉　先小心、仔细解剖分离肾静脉。分别结扎肾上腺、精索或卵巢静脉。

2. 分离肾动脉　在腹主动脉肾动脉起始处，解剖分离主支肾动脉。其分支不要随便结扎，一定要分离至末梢处，确定不是进入肾实质时再处理。

3. 保留输尿管血供　保留肾门及肾下极脂肪组织，保留输尿管系膜，避免因过多修剪而破坏输尿管血液供应。然后可迅速剪除肾周多余的脂肪组织。在肾上或下极处，切取一小块肾组织，立即送冰冻切片，进行组织学检查，确保供肾质量。

4. 检查肾静脉　最后用手捏住肾静脉残端，快速滴注灌注液，使肾静脉充盈，再次检查肾静脉是否有破口，并给予仔细缝合。

5. 供肾多支血管的处理

（1）供肾多支动脉的处理方法：

1）1主支动脉加上极动脉：1主支肾动脉均与髂内动脉对端吻合，上极动脉均予以结扎。

2）1主支动脉加下极动脉：1主支动脉均与髂内动脉对端吻合，下极动脉结扎。或行下极动脉与主支肾动脉端侧吻合；下极动脉与腹壁下动脉对端吻合。

3）1主支动脉加上、下极动脉：1主支动脉均与髂内动脉对端吻合；上极动脉结扎，下极动脉与主支动脉端侧吻合；上、下极动脉均予以结扎。

4）2主支动脉：上支动脉与下支动脉端侧吻合，然后再与髂内动脉对端吻合。下支动脉与上支动脉端侧吻合，然后再与髂内动脉对端吻合。上、下支动脉分别再与髂内动脉分支对端吻合。2主支带腹主动脉片与髂外动脉端侧吻合。2主支带腹主动脉片与髂内动脉主干对端吻合。2主支带腹主动脉片与髂内动脉分支膨大处对端吻合；下支动脉与腹壁下动脉对端吻合。2主支动脉合并成“裤衩”状，然后与髂内动脉对端吻合。2主支动脉加上极：上极支结扎，2主支分别于髂内动脉分支对端吻合；上极支结扎，下支与上支端侧吻合，然后与髂内动脉对端吻合。上极支结扎，2主支动脉带腹主动脉片与髂内动脉膨大处对端吻合。

5）主支动脉加下极支动脉：下极支结扎，2主支带腹主动脉片与髂内动脉分支膨大处对端吻合。下极支结扎，2主支合并成“裤衩”状，然后与髂内动脉对端吻合。下极支结扎，下支与上支动脉端侧吻合，然后再与髂内动脉对端吻合。

6）3 主支动脉：3 主支带腹主动脉片与髂外动脉端侧吻合。3 主支带腹主动脉片与髂内动脉分支膨大处对端吻合。上、下支动脉与中间动脉端侧吻合，然后再与髂内动脉对端吻合。上、中支“裤衩”状缝合，下支与中支端侧吻合，然后再与髂内动脉对端吻合。

7）4 支肾动脉：上 2 极支动脉分别结扎，下 2 主支带腹主动脉片与髂内动脉分支膨大处对端吻合。

8）5 支肾动脉：上 2 支带腹主动脉片与髂内动脉分支膨大处对端吻合；中间细支结扎；下 2 支先缝合成“裤衩”状，然后与上支端侧吻合。

（2）供肾多支静脉的处理方法：

1）2 支肾静脉保留 1 主支与髂外静脉端侧吻合，其余均予以结扎；5 支肾静脉的主支肾静脉与髂外静脉端侧吻合，其余静脉均结扎。

2）右肾静脉延长方法：对右肾静脉短于 2.5cm 者均予延长。

（二）右肾修整

同左肾。如肾静脉过短，要用腔静脉片延长，以利于吻合。

（刘　颖）

第四节　肾移植手术

一、移植位置

（一）原位肾移植

肾窝原位移植，多选在左侧。先要切除病肾，然后利用受者自身留下的肾动脉、肾静脉、输尿管残端，分别与供肾动脉、静脉、输尿管端对端吻合，手术操作较简单，而且使移植肾位于正常解剖位置。另外，也可将供肾动脉与脾动脉或腹主动脉吻合，供肾静脉与下腔静脉吻合。原位移植的优点是：在同一个手术切口内，既切除了病肾，移植肾又安放在正常的解剖部位。适应于患者心理上、生理上的要求，患者乐于接受。但其缺点是肾移植手术前必须先做自体肾切除，增加了麻醉和手术时间，患者承受较大的风险；其次是位置较深，手术操作有一定困难；而且术后对供肾发生排斥反应时，出现并发症不易观察。因此，目前已不再作为肾移植的首选部位。

（二）异位肾移植

1. 髂窝部肾移植　髂窝部肾移植为目前所公认的常规首选部位。常规的手术方式是供肾的动脉与受者的髂内动脉做对端吻合，供肾静脉与受者的髂外静脉做端侧吻合，供肾输尿管与受者的膀胱直接吻合。该手术方式的优点是部位较浅，切口暴露比较容易，局部解剖关系比较清楚，手术操作简便易行；供肾种植于腹膜外，对患者干扰少，术后全身情况恢复快，不影响患者的自由活动；术后可在下腹部清楚的摸到供肾，了解其大小、软硬度变化，也利于进行超声及肾组织穿刺检查；当供肾发生自发破裂、出血、尿瘘、尿路梗阻以及感染等并发症时，便于处理。

髂窝部位移植的缺点是供肾位置表浅，易受外伤。因此，要谨慎保护，防止发生意外。

根据左、右侧肾脏的动脉、静脉、肾盂的位置排列不同，过去肾移植医师认为左侧供肾应植于右髂窝，而右侧供肾应植于左侧，这样交换位置放置供肾可以使血管的吻合较为满意。随着手术技术的改进和熟练，目前临床上大多数医师认同，即无论供肾是左侧还是右侧，第一次移植部位均选放在右侧髂窝。因为左侧髂窝动、静脉位置较深，尤其是髂外静脉大多深埋在髂外动脉的深处，血管吻合不如右侧方便；左侧乙状结肠系膜过长，并常压在此部位，局部解剖显露不甚理想；左侧髂窝移植肾脏，最好选用肾静脉较长的左侧供肾，如果使用右侧供肾，最好延长肾静脉使其有足够的长度，以利于吻合。否则，由于供肾静脉过短，与较深的左侧髂外静脉吻合时，血流易受阻，影响其血液回流。

2. 下腰部肾移植　当成人供肾移植于儿童或成人第三次移植时可选用此部位。手术切口采用下腹“L”形切口或腹直肌旁切口。进入腹腔后，切开下腰部后腹膜，供肾动脉与受者髂总动脉或腹主动脉端侧吻合，供肾静脉与髂总静脉或下腔静脉端侧吻合，供肾输尿管与受者膀胱直接吻合。移植肾放置于腹膜后，其前面可有盲肠覆盖。

二、手术步骤

1. 切口　常规肾移植，第一次手术采用右下腹弧形切口，上端起自髂嵴内上方 3cm，斜向右下腹，下达耻骨联合上缘 3cm。

2. 暴露精索或卵圆韧带与腹壁下血管　切开皮肤、皮下组织，电灼止血。切开腹外斜肌腱膜及其上端的肌纤维，切开腹内斜肌，暴露腹壁下动、静脉，以及精索或卵圆韧带。如果有碍手术操作，可以切断结扎腹壁下动、静脉，尽量保护精索，以免术后影响睾丸血液回流。腹膜向上向左推开，注意防止撕破。

3. 暴露髂血管　翻转后腹膜，将右侧回盲部向内上推开，进入腹腔后间隙，使用三翼牵开器充分暴露术野。髂血管前有一层薄的纤维结缔组织，其内包含有神经纤维、淋巴管和淋巴结。对髂血管只做部分分离，以利于达到血管吻合目的即可，不必做过多分离，髂血管前纤维组织一定要分束仔细结扎，以免切断的淋巴管术后形成淋巴囊肿。

4. 暴露髂内动脉　首先在髂内外动脉分叉处切开血管鞘，然后向下分离髂内动脉，直达其远端分支，暂不结扎。

5. 供肾静脉与髂外静脉端侧吻合　供肾从冷冻保存缸内取出，放入用纱布棉垫做成的“肾袋”内，夹层内添入冰屑，保持肾表面低温，保证肾质量。或经供肾动脉插入硅管，使用 2～4℃ HCA 肾保存液持续灌注。可使供肾在低温状态，有效地保证肾质量，同时使供肾静脉断端流出灌注液呈张开状态，以利于与髂外静脉缝合。

可在髂外静脉前壁的纤维膜上做一针牵引缝合向外侧适当牵开，以利于供肾静脉与髂外静脉吻合操作。髂外静脉切开部位要尽可能避开静脉瓣，否则会将静脉瓣剪除，避免影响静脉回流。

髂外静脉切开部位，应选在静脉壁的前外侧，先用心耳钳部分阻断血流。然后，根据供肾静脉端的口径，用直角剪相应地剪除静脉壁一块，而不要仅做纵行切开，避免静脉回流受阻。用肝素生理盐水冲洗静脉切口。

在供肾静脉上、下端使用 5－0 聚丙烯无损伤针线，与髂外静脉切口的上、下端做两针外翻褥式定点缝合。之后连续缝合内侧壁静脉，然后将供肾提起并倒向内侧，再连续缝合外侧壁静脉。当最后一针缝线收紧前，于供肾静脉内注入肝素生理盐水，使之充盈，再打结，完成供肾静脉与髂外静脉端侧吻合。在近肾门处，用无损伤血管钳暂时阻断肾静脉，然后开放心耳钳，恢复髂外静脉血液回流，并检查吻合口、肾静脉壁，仔细止血。

当供肾静脉过短时，可采用供肾静脉与髂总静脉端侧吻合，其方法与髂外静脉吻合相同。短于2.5cm的右肾静脉最好利用腔静脉壁延长。延长多少，可根据实际情况而定。

6. 供肾动脉与髂内动脉端端吻合　在髂内动脉根部，用小心耳钳阻断髂内动脉，其远心端用7号丝线双重结扎后切断。然后用肝素生理盐水冲洗血管腔。有动脉硬化斑块时，要做动脉内膜斑块切除术。最好从髂内动脉根部起始处完整切除，避免开放血流后，残留的斑块脱落形成栓子，阻塞肾动脉，引起移植肾动脉栓塞。

肾动脉与髂内动脉断端要分别裁剪成适当斜面，保证恰当的吻合口径。动脉断端的外膜予以剪除，避免缝合时将外膜带入血管腔内，动脉缝合方法如下。

（1）连续缝合法：用聚丙烯6-0无损伤针线两断端外翻褥式定点缝合，然后再分别连续缝合血管前后壁。

（2）间断缝合法：用尼龙单丝5-0无损伤缝合针线，先作两端定点缝合，然后前后壁分别间断缝合。

（3）钛轮钉机械吻合法：选用与血管断端管径相适应的钛轮钉，将两端血管套入轮钉然后内膜外翻，利用机械力量使两断端外翻的内膜相对合，完成供肾动脉与髂内动脉对端吻合。

当完成动脉吻合之后，应检查动脉吻合口，可在肾动脉近肾门处用无损伤血管钳钳夹，试行开放肾动脉血流，仔细检查吻合口，如有渗出血，可用热盐水纱垫压迫3~5min，出血大多可自行停止，一般不做补针缝合。

7. 恢复移植肾血流　当患者麻醉成功后，开始静脉滴注5%葡萄糖溶液250ml，内加甲基泼尼松龙500mg，在动脉吻合完毕之前输注1/2剂量。当移植肾血流恢复之后，再继续缓慢滴完剩余的1/2剂量。当肾动脉吻合即将完毕之前，静脉快速滴注20%甘露醇250ml，呋塞米100mg。

移植肾血流恢复的步骤是先开放阻断肾静脉的钳子，然后除去阻断肾动脉的钳子。此时移植肾立即恢复血循环，其色泽迅速转为红润、饱满，并有明显的搏动感。

用热盐水纱垫包裹移植肾使之继续复温，并开始仔细检查渗出血情况，一一结扎出血点。肾门处要仔细检查，因为该处有被离断的小动脉，由于冷冻保存可能暂时收缩闭合，如不仔细检查处理，术后可能发生继发性出血。如果吻合口有活动性出血，可在直视下给予补针缝合，而不要重新完全阻断血流，以免引起移植肾再度热缺血而导致急性肾功能衰竭。

恢复血流后数秒，即可见输尿管开始蠕动，一般在3~5min即有尿液排出。有时需轻轻挤压输尿管，见有胶状乳冻淡黄色条状物排出之后，随即有明显的尿液持续流出。

将移植肾平稳地放置于髂窝，并检查肾动、静脉是否有扭曲、成角。有时需调整移植肾位置，才能使静脉回流通畅。

8. 尿路重建　肾移植术在血管吻合完毕之后，需重建移植肾尿路，可根据情况选用以下几种方法：

（1）供者输尿管与受者膀胱直接吻合：有以下两种方法：

1）纵行切开膀胱浆肌层法：①在膀胱排空状态下，裁剪输尿管的长度，避免输尿管被剪短。顺其走向，勿使其扭曲，保留输尿管血管，其残端血管要用5-0无损伤针线缝合结扎，防止术后发生血尿。输尿管残端的后唇向上剪开 5mm 使其成“马蹄”形状，扩大其口径，以利于膀胱吻合。②膀胱在充盈状态下，在其顶部右侧纵形切开膀胱浆肌层 3mm，使膀胱黏膜膨出。然后在切口的下端切开黏膜 5 ~ 7mm，排空膀胱。③吻合口用 4 - 0 可吸收线间断缝合输尿管全层与膀胱黏膜肌层共 6 针。不要只缝合膀胱黏膜，而要缝合膀胱黏膜肌层，防止被撕裂漏尿。然后用 1 号丝线间断缝合膀胱浆肌层三针，包埋输尿管，形成膀胱黏膜下隧道抗反流。④输尿管末段系膜与膀胱浆肌层使用 5 - 0 无损伤针线缝合固定两针，防止由于手术后大量尿液排出，而促使输尿管蠕动加快牵拉、撕脱输尿管与膀胱吻合口，而导致膀胱吻合口发生尿漏。⑤一般情况下，应放置双 J 管内引流，半个月后拔除。

2）横行切开膀胱浆肌层法：①在膀胱顶部偏右侧，做 2 个长约 2.5cm 的横行切口，其间隔相距不超过 3mm。②在膀胱浆肌层下做黏膜分离，然后自切口下端拖出输尿管。③输尿管与膀胱吻合方法同上述。

（2）供者输尿管与受者输尿管吻合：当供肾输尿管过短时，采用此种方法：①受者输尿管于髂血管水平部位切断，向下稍做游离，注意保护血管供应。②供、受者输尿管残端裁剪成“马蹄”形状，扩大吻合口内径，防止吻合口狭窄。③吻合口用 4 - 0 可吸收线上、下端先做两定点黏膜外翻褥式缝合两针，然后间断、全层缝合输尿管前后壁。④输尿管内需放置支撑管，可选用双 J 管，一般术后 4 周内拔除。⑤受者输尿管近心端结扎，该侧肾脏如无特殊变化，可不必切除。

（3）供者肾盂与受者输尿管吻合：需放置支撑管引流移植肾尿液，4 周内拔除。

（4）供者肾盂与受者肾盂吻合：需放置支撑管引流移植肾尿液，4 周内拔除。

（5）供者输尿管与受者膀胱上提吻合：如果供者输尿管较短，根据相差距离，可将膀胱顶部游离、上提，其后壁与腰大肌前筋膜固定数针，避免其回缩，保证输尿管与膀胱吻合无张力。

（6）供者输尿管与受者膀胱瓣吻合：移植肾输尿管较短者，根据其短缺长度，可采用 Boari 膀胱瓣成形法。

（7）肠段替代输尿管：根据输尿管缺失长度，选取一段带血管供应的回肠段。其近心端与输尿管吻合，远心端与膀胱吻合。

（8）回肠段尿流改道：患者膀胱严重挛缩或尿道严重狭窄者，可选用一段带血管的游离回肠段，其近心端与供肾输尿管吻合，远心端经皮肤造口尿流改道。

9. 移植肾包膜切开　由于移植肾热缺血、冷冻与保存，当移植肾血流恢复后肾肿胀而压力增高，为减轻肿胀压力而影响肾功能恢复，可做肾包膜切开。其方法是沿移植肾的外侧凸缘做纵行切开达上、下极处。切开肾包膜容易渗血或出血，要耐心使用热盐水棉垫压迫等待止血或外用止血纱布包绕。

目前，一般不做肾包膜切开，避免术中由于切开肾包膜引起的渗出血。

10. 缝闭切口及放置引流　关闭切口前，应再一次检查移植肾的位置，肾动、静脉吻合口情况，输尿管蠕动情况。要仔细检查出血点并给予彻底止血。

引流管一定要放置在输尿管的后方，避免引流管压迫输尿管，导致梗阻。其头端应位于移植肾上极，尾端经皮肤戳口引出，并妥善固定。

最好使用硅胶管引流，尾连接负压球囊，保证有效地引流，记录 24h 引流液量，观察引流液颜色，以利于病情的观察。

术后拔除引流管，需根据创腔引流情况而定，一般于术后 3 ~5d 即可拔除。

（刘　颖）

第五节　肾移植术后处理

肾移植术后的各项常规工作颇为烦琐，本节主要讨论肾移植术后早期的观察和常规检查、外科处理、水电解质平衡的维持。

一、术后观察和常规检查

（一）观察体温、脉搏、血压和呼吸（T、P、BP、R）

体温是观察排斥和感染的敏感指标，高热提示排斥或感染的可能，但有时体温不升高也要重视，因为应用大剂量免疫抑制药亦可导致体温调节异常。在术后早期，脉搏增快而血压下降，提示有出血的可能，脉搏增快而血压升高，提示有发生左心力衰竭的可能。在后期，脉搏、血压的变化是观察排斥和水电解质平衡的重要指标。出现呼吸频数，应警惕术后发生心力衰竭和肺部感染的可能。术后肺部感染是肾移植后死亡的主要原因之一，一定要对肺部感染加以重视。

（二）记录出入水量和测体重

记录出入水量是移植后特护人员的最重要的工作之一，液体过多可致水肿及心力衰竭，过少则影响移植肾的血流灌注，故应严格掌握出入水量，记录 24h 出入量和每天测体重。因估计不显性失水量不易精确，故测体重是良好指标。尿量测定不但对观察水平衡是重要的，也是反映移植肾功能最直接的指标。

（三）观察移植肾区

观察移植肾区不容忽视，尤其是在术后 3 个月内更为重要。主要观察移植肾区有否隆起、触痛、移植肾大小及硬度。移植肾大小及硬度是提示排斥反应的重要指标。

（四）肝、肾功能及生化测定

电解质和肾功能测定能直接反映体内水、电解质平衡状况，是氮质血症的改善程度、移植肾功能恢复状况以及是否需要血液透析的重要指标。因环孢素 A、硫唑嘌呤对肝功能有一定影响，术后也应定期监测肝功能变化。

（五）检查血常规

血常规检查可以反映全身状况，如白细胞升高提示有感染或排斥倾向。免疫抑制药硫唑嘌呤可引起骨髓抑制，引起白细胞下降，故在应用硫唑嘌呤时检查血常规更为重要。

（六）B 超监测

B 型超声波监测移植肾是不可缺少的项目，尤其是彩色多普勒超声可以提示移植肾血供及排斥情况，是一种非常有效的无创检查。

二、外科处理

（一）引流管处理

术中放置在移植肾周围、膀胱前间隙的烟卷引流管或负压引流管，需根据引流情况决定放置时间。如拔得太早，血液、尿液积聚会成为感染的温床；引流时间太长，细菌逆行侵入，同样易招致感染。具体拔管时间应视引流液的颜色和量决定，一般在术后 48 ~ 72h 拔除。

血性引流液是观察术后并发出血的最直接指标。若引流血液不止，且出现局部血肿，并有扩大趋势，同时脉搏增快、血压下降，可能发生了肾血管吻合口漏血或破裂出血，应立即紧急手术处理。如术中修补困难，应果断地将移植肾切除，等待第二次移植。若引流液呈乳白色，乳糜试验阳性即为淋巴漏，淋巴漏可自愈，还可注射药物或手术治疗。引流出尿液是漏尿的佐证，应进行必要的检查和相应处理。腹水外渗，常常易误诊为漏尿，此时可取液体做生化和常规检查予以鉴别。少量的漏尿通常经留置导尿管而停止，肾盂瘘或输尿管膀胱吻合处裂开致漏尿控制较难，应立即手术做相应处理。

（二）支架管处理

输尿管与膀胱黏膜吻合，提倡放支架管。可缩短吻合时间，防止吻合口狭窄，避免输尿管狭窄、梗阻和漏尿。支架管放置时间不宜过长，一般半个月后拔除。

（三）导尿管处理

采用输尿管膀胱吻合术者常规应在尿道留置气囊导尿管，不做耻骨上膀胱造瘘。由于硅胶导尿管刺激性小，一般不会引起尿道感染、尿道狭窄。导尿管多在术后 4 ~ 5d 拔除。导尿管应保持通畅，防止堵塞。一旦堵塞，可予冲洗或更换导尿管。对膀胱输尿管吻合处或膀胱切开处出血处理无效时，应立即采取相应处理。应预防性应用抗生素防止感染发生，一般不超过 7d。

三、水、电解质平衡的维持

移植肾一般在恢复血循环后 1 ~ 10min 开始排尿，由于受者存在不同程度的水钠潴留，血尿素氮高引起渗透性利尿，术中使用甘露醇和利尿药，以及移植肾缺血和降温损害肾小管而影响重吸收等原因，术后 24 ~ 48h 内患者大都会出现多尿现象，每小时可达 800 ~ 1200 ml，排出尿液内含有较高浓度的钠（98 ~ 127mol/L）和钾（12 ~ 29mol/L），氯化物则较少（40 ~ 110mmol/L）。此期如处理不当，势必引起低血钾、低血钠综合征以及严重脱水等并发症，甚至危及患者生命。因此，在移植术后多尿期要严密注意水、电解质平衡。据临床经验，当排尿量在每小时 300ml 以下时，可给予与排尿量相等的补液。一般采用循环补液的方法，具体方案各中心略有不同，但都包括葡萄糖、盐水、钾、钙、碳酸氢钠，按顺序输入，基本做到量出为入。尿量在每小时 1000ml 以上时，补液量应控制在每小时比排尿量少 100ml 水平。随时监测血生化结果来调整补液是重要的，个别具体情况应具体处理。

（李玉婷）

第六节 移植肾排斥反应及其治疗

排斥反应是一种典型的免疫反应。肾移植后的排斥反应是异体移植肾抗原引起受者体内发生的免疫反应，分细胞免疫及体液免疫反应两种。除了同卵双胞之间相互移植之外，所有的异体肾移植术后都会发生排斥反应，包括活体亲属、兄弟、姐妹、父母子女之间的移植，需终生服药来防止其发生。排斥反应是目前导致移植肾术后失败的主要原因。根据排斥反应发生的机制、病理、时间和过程的不同，可将排斥反应分为超急性、加速性、急性和慢性排斥反应4种类型。

一、超急性排斥反应

超急性排斥反应是一种发生在移植肾血液循环恢复后数分钟或数小时、甚至24～48h内的不可逆的体液免疫反应。

临床上多由于受者体内预先致敏，即存在抗HLA抗原的细胞毒抗体，与供者T淋巴细胞表面的HLA抗原或B淋巴细胞发生反应所致。这些抗体可能是由于反复输血、长期血透、多次妊娠或以前接受过移植产生，也可能与某些感染致敏有关。除此，ABO血型不相容、术前未加处理，冷凝集素和抗内皮细胞抗体的存在也会发生超急性排斥反应。

1. 病理变化　主要是移植肾毛细血管与小血管壁多形核粒细胞浸润、血栓形成、血管壁纤维素样坏死，继而发生肾皮质坏死，最后造成肾动、静脉血栓等不可逆的反应。

2. 临床表现　超急性排斥反应多发生在手术台上，移植术中肾血流恢复后，输尿管开始蠕动，已经变硬、变红并已开始分泌尿液的移植肾，在数分钟内逐渐变软，搏动消失，颜色逐渐加深，呈紫褐色，输尿管蠕动消失，尿液分泌停止。此时需排除肾动脉吻合口狭窄、肾动脉内栓塞、肾静脉扭曲等原因引起的肾脏变化。术后24～48h内发生的超急性排斥反应表现为突然出现血尿、少尿或无尿，移植肾区胀痛，血压升高，血肌酐升高并伴有寒战、发热等全身症状。少尿要与以下原因相鉴别：输尿管狭窄、尿漏、急性肾小管坏死、加速性排斥反应、肾周围出血、低血压和水电解质平衡紊乱。彩色多普勒超声超检查提示肾内几乎无血液灌注，肾内各级动脉阻力指数接近1；核素扫描肾灌注消失；MRI示肾皮、髓质界线模糊；疑难病例可以通过肾活检来区别。

3. 治疗　对超急性排斥反应尚无有效的治疗方法，一旦确立诊断，应立即行移植肾切除，以免坏死的肾脏留在体内引起大出血、感染及强烈的排斥反应。如有条件，可经充分准备，行再次肾移植术。目前多主张移植肾切除术后短期内进行再次肾移植。术前应做好ABO血型鉴定、交叉配合试验、群体反应性抗体（PRA）检查。高敏患者如PRA＞50%很容易发生排斥反应，应避免行肾移植。若PRA＜50%，可通过提高HLA抗原匹配，避免选择具有致敏受者针对特异性抗原的供肾，术前应用特异性单克隆抗体预处理，以减少排斥反应的发生。

二、加速性排斥反应

是发生在肾移植术后早期（2～5d内）的剧烈排斥反应，本质上有些类似于超急性排斥反应，是一种严重的急性体液性排斥反应，病程进展快，常使移植物功能迅速丧失，以往多数学者认为是不可逆的。其发病机制尚未明了，可能与体内轻度预先致敏有关，多见于反复输血、长期血透、多次妊娠和再次移植患者，也有认为与体内某些感染，如巨细胞病毒的感染有关。

1. 病理变化　为小动脉炎症、血管壁纤维素样坏死、间质出血、大量炎性细胞浸润，是早期引起明显血尿的原因之一。

2. 临床表现　移植后最初 2d 肾功能良好，随后突然出现尿少，或几天内发展为无尿，多有明显的血尿，出现高血压、发热，有时可达 39℃ 以上，肾区胀痛，伴有乏力、恶心、腹胀。检查肾区常饱满、压痛，个别患者可发生移植肾破裂，随时需要透析治疗。在少尿、肾功能丧失的情况下需做进一步检查，如 B 超、彩超、MRI、核素检查以及肾穿刺活检或细针抽吸细胞学检查。加速性排斥反应在以上检查中表现为：阻力指数升高，肾血管界线模糊，核素肾图为蓄积型或转为无功能肾图。注意应与急性肾小管坏死、CsA 肾毒性鉴别。

3. 治疗　加速性排斥反应多发生在早期大量激素冲击治疗过程中，因此，对皮质类固醇再加大剂量冲击治疗常无明显反应，如用甲基泼尼松龙 0.5g/d 治疗 3 天，如无效，应尽早使用抗淋巴细胞制剂（ATG、ALG、OKT_3）治疗。有应用血浆置换或免疫吸附法治疗的报道，疗效不肯定。加速性排斥反应的发生时间及剧烈程度与超急性排斥有差别，目前在早期诊断、及时正确治疗的情况下，绝大多数病例能够逆转。对于极少数治疗无效的病例，确诊后应尽早摘除移植肾，恢复血透治疗，以保患者生命安全。

三、急性排斥反应

急性排斥反应是临床上最常见的排斥反应，发生率为 30% ~40%，一般发生在术后 1 周 ~2 个月内，主要是细胞免疫反应，属于迟发型致敏反应，常可以逆转，目前逆转成功率可达 85% 以上。免疫抑制剂量不足或停用将促使其发作。但体液免疫也共同参与。

1. 病理变化　表现为间质水肿和大量淋巴细胞浸润，随后巨噬细胞、单核细胞浸润。排斥反应发生在术后 1 ~2 个月以上者，血管病变较为突出，表现为中、小动脉内膜炎、内皮细胞空泡变性及管壁纤维素样坏死，同时间质也有单核细胞浸润。肾脏的外观可见体积增大，充血水肿，呈紫红色，肾皮质脆而易出血，严重时可出现小的坏死灶。这种以体液免疫反应为主的排斥称为急性血管性排斥反应；而术后 10 ~20d 内发生者，主要是以炎性细胞浸润为主的细胞免疫反应，称为急性细胞性排斥反应。

2. 诱发因素　常见诱因是肾移植术后免疫抑制药物用量不足，其他有细菌或病毒感染、手术刺激等。有妊娠诱发移植肾急性排斥反应的报道。

3. 临床表现　为体温突然升高，尿量减少，体重增加，血压升高，肾区肿大、质硬、压痛伴有不同程度的乏力、疲劳、四肢关节酸痛、头痛、腹胀、心动过速及烦躁等全身症状。尿量减少是急性排斥反应的主要指标，也是最早出现的症状，约占 80%。患者少尿，对大量补液及利尿剂的反应较差。少尿的结果必然引起患者的体液潴留，造成体重增加，晨起眼部肿胀，活动后下肢水肿或出现腹水等情况。近半数的患者在排斥反应时出现血压升高，但突然升高的血压对降压药物反应较差。患者体温升高也出现较早，一般从低热开始，在 37.5 ~38.5℃，除了儿童的排斥反应，一般较少达 39℃ 以上。患者感觉肾区胀痛，检查可见肾肿大，肾周界限不清，质地变硬，压痛。一旦发生肾破裂，会出现剧痛、休克。

4. 辅助检查

（1）实验室检查：尿常规检查蛋白、尿红细胞、尿淋巴细胞、肾小管上皮细胞、尿脱落细胞及碎片增多；血肌酐增高；血清 B 微球蛋白增高；内生肌酐清除率下降；T 细胞亚群的检测 CD4/CD8 的比值增高；白介素－2（IL－2）及其受体 IL－2R 升高。

（2）核素检查：肾灌注减少，呈斑块状；肾图显示排泄段延迟；MRI 可见到肾皮髓质界线消失，肾锥体明显扩大。

（3）多普勒彩超检查：此项检查愈来愈得到广泛应用，其检查方便，诊断正确率高。急性排斥反应时彩超上可以看到肾动脉及弓形动脉图像的改变，肾动脉阻力指数增加，血流速度加快，还可观察肾动脉各分支及肾静脉流量的情况。是目前较为理想的非创伤性诊断手段。

（4）细针抽吸细胞学检查（FNAB）：FNAB 是安全、有效的诊断手段，并可动态地反复进行观察。还可与急性肾小管坏死、CsA 中毒、感染等疾病做鉴别，可以与肾活组织检查配合分析，增加诊断的正确性，但应用此方法需要掌握一定的技术，特别是细胞学观察和识别的能力。

（5）肾活组织检查：通过经皮移植肾穿刺活检取得肾组织，是目前确定急性排斥反应最可靠的方法。一般取肾上下两极，避开大血管，要取到肾皮质的多个肾小球和肾小管。排斥反应时，间质组织出现明显的炎性细胞浸润，伴有水肿，肾小管周围淋巴细胞积聚，肾小球血管丛内有单核细胞浸润，以及血管内膜炎的改变和小血管坏死。但此项检查有一定的创伤，会引起血尿和局部出血，严重时可造成肾破裂等并发症，应引起注意。

绝大部分急性排斥反应在积极抗排斥治疗下能够逆转，并恢复正常的肾功能，关键是早期诊断，尽早治疗，在选择用药时应考虑急性排斥反应发生的时间及程度、患者的心肾功能、有无合并感染及患者的血白细胞和血小板计数情况。

5. 治疗

（1）首选甲基泼尼松龙冲击治疗：首次冲击剂量一般为 0.5～1g/d 静脉滴注，用药 3～5d，但 1 个疗程的冲击剂量一般不超过 3g。甲基泼尼松龙冲击治疗对于急性细胞性排斥反应疗效较好，如急性排斥反应在短期内连续发生，1 个月内的冲击剂量应严格控制在 5g 以内，否则易发生严重的感染性并发症，而且多次冲击治疗往往效果较差。

（2）抗淋巴细胞抗体：可应用 ATG、ALG 或 OKT_3 等治疗，尤其是对于强烈的急性排斥或激素冲击治疗效果较差的病例，应立即应用抗淋巴细胞抗体治疗，根据排斥程度应用同一种制剂 7～14d。由于抗体类制剂极易发生致敏反应，所以不能重复使用，如用 ATG、ALG 无效者，可改用 OKT_3 治疗。应用前需做皮肤试验，为防止过敏和减轻其反应可先用地塞米松 5～10mg。不良反应有发热、寒战、呼吸困难、低血压、关节酸痛等。

（3）免疫抑制剂调整：目前大部分患者都用 CsA 的二联或三联治疗，因此，发生急性排斥反应可能是 CsA 的剂量不足或其他原因，需调整用药量，去除引起排斥反应的可能因素。如应用 Aza＋Pred 常规治疗的患者发生急性排斥反应，可以加用 CsA 常会得到控制，对于停用 CsA 发生的急性排斥反应，应再复用，控制一段时间后再考虑停用，停用时要慢慢减量，并密切观察 2～3 个月。对难治性排斥反应加用 MMF 或 FK506 治疗，可收到一定的疗效。

（4）环磷酰胺：剂量为 200mg/d 静脉滴注，每两天 1 次，应用 3～5 次，有一定的疗效。需注意白细胞下降及出血性膀胱炎等副反应。目前已较少应用。

（5）局部放疗：由于目前甲基泼尼松龙及 ATG、ALG 等应用效果较好，局部放疗已较少应用。局部^{60}Co 照射，每次 200Gy，每两天 1 次，连续 3～5 次。约 60% 的患者局部放疗后肾体积缩小，排斥反应逆转。局部放疗可引起移植肾破裂等并发症，应引起注意。

有应用血浆置换和免疫吸附治疗急性血管性排斥反应的报道，因其价格昂贵、疗效不确切，目前临床应用较少。

四、慢性排斥反应

慢性排斥反应是以体液免疫反应为主的排斥反应，临床上大多发生在肾移植术后 3～6 个月以后，是影响患者长期存活的重要因素。详细的发病机制仍不太清楚，有类似于慢性肾炎的发展特点和变化，通常是一种不可逆的变化，病变早期可看到轻度的间质纤维增殖、淋巴细胞和浆细胞的浸润、轻度肾小球炎，并逐渐加重，发展成广泛的间质纤维增殖，肾小球基底膜增厚、硬化、透明样变，继而闭塞，肾小管萎缩退化。

临床上的主要表现是肾功能渐进性损害，血肌酐逐渐升高，并伴有蛋白尿、高血压、进行性贫血，以后尿量减少、水肿、移植肾缩小变硬。B 超检查显示肾体积缩小，皮质变薄，肾结构消失，回声增强。核素扫描肾图显示灌注减少；MRI 示肾缩小，形态不规则，皮髓质分辨消失。在确定慢性排斥反应时，首先要除外慢性 CsA 中毒、反流性肾病、梗阻性肾病、肾血管疾病，特别是慢性肾炎在移植肾的复发，常难以完全区分开，通常需要通过肾活组织检查才能确认。肾移植半年以后多种原因均可引起移植肾功能减退，并且与慢性排斥反应难以鉴别，近年提出慢性移植肾失败的概念，总称肾移植后晚期各种原因引起的移植肾功能的慢性不可逆丧失。

目前尚无逆转慢性排斥反应的有效方法，一些治疗措施仅希望减缓其发展的速度，是否有效还难肯定。不应再用大剂量激素的冲击治疗，应适当调整 CsA 用量，加用 MMF 或改用 FK506 治疗，予低蛋白饮食，适当选用一些抗凝剂及抗血小板药物，并积极处理和防治高脂血症及高胆固醇血症。如无逆转可能，应停免疫抑制药，恢复血透治疗，等待再次移植。若移植肾萎缩，无发热、无血尿、大量蛋白尿以及无移植肾区不适，可保留移植肾，否则应予切除。

（刘　颖）

第七节　肾移植并发症及其处理

由于肾移植外科技术的逐渐提高，免疫抑制药的应用不断改进，肾移植术后并发症的发生率逐年降低，但目前仍有发生。大体上可分为外科手术并发症、长期应用免疫抑制药所致的感染性并发症及其他系统的非感染性并发症等。

一、外科并发症

外科并发症是指由于外科手术引起的并发症，按发生时间可分为早期并发症与晚期并发症两类。早期并发症出现于手术后数小时或数天内，发生率高，性质严重，如术后出血、移植肾破裂、肾动静脉栓塞、创口感染等，需要早期明确诊断，紧急处理。晚期并发症发生于手术后数天、数月或数年后，以肾动脉狭窄和尿路并发症等为常见。

（一）出血

术后出血是最早出现的并发症之一，往往出现于术后24～48h或术后7～14d，原因可因肾动静脉吻合口缝合不严密或血管破裂出血；肾包膜、肾盂周围血管漏扎而出血；受者长期尿毒症、血小板减少、凝血机制障碍而致创面广泛渗血。多与外科操作及吻合口感染有关。

患者出血少时仅表现为渗血，负压引流量增多。当发生大量活动性出血时，可出现全身冷汗、面色苍白、脉搏细速、血压下降甚至出现休克，并伴有移植肾局部疼痛、腹胀。体检可见局部隆起，明显触痛、局部隆起进行性增大，有时可伴腹膜刺激征。若诊断处理不及时，可直接影响移植肾存活甚至危及生命。根据临床表现较易诊断，但需注意与以下情况鉴别，患者发生移植肾区肿胀，需与排斥反应鉴别。输尿管断端或膀胱切口出血，可流入膀胱引起较严重的血尿及尿频、排尿困难等症状。低血压可导致尿量减少，甚至无尿。伤口内的血块聚积可直接压迫输尿管和膀胱，造成术后早期无尿、排尿困难及尿路刺激症状。B超、CT检查可帮助确立诊断及鉴别有无上尿路梗阻情况。预防措施主要是术前注意纠正贫血和凝血功能障碍，术中彻底止血，术后应密切观察脉搏、血压和伤口局部情况，观察负压引流液的量及性质。少量渗血可以观察，保持负压引流通畅，必要时可予输血及适当的止血治疗。一旦确诊有急性大量出血，应在快速输血、输液等积极治疗的同时，进行紧急手术探查，结扎出血处并控制渗血，彻底清除血块，以免引起继发性感染或血肿机化而压迫肾血管及肾实质，使肾功能丧失。对于动脉吻合口真菌感染破裂出血，在抗感染的基础上及时手术修补破裂吻合口，有可能恢复移植肾功能，挽救患者生命，大多数情况下需行肾切除。晚期出血有时不得已需结扎髂外动脉，此时可通过血管架桥而保证同侧下肢血供。移植肾血管自发性破裂大出血临床上并不少见。血管破裂具有起病突然、病情发展迅速的特点，关键是及早发现、及时处理，术后应预防感染及加强支持治疗。

（二）血管并发症

1. 移植肾的动、静脉栓塞　可在手术后早期发生，发病原因大都与外科技术失误有关，如动脉内膜被破坏、静脉端侧吻合口处扭曲等。有的则继发于其他并发症之后，如肾周感染、血肿压迫及机化等，还有的则与血液的高凝状态及排斥反应有关。发生栓塞时患者可出现移植肾区局部疼痛、突然无尿、血红蛋白尿等症。

（1）静脉栓塞：可使移植肾肿大。如能早期确诊，应立即手术，切开血管行栓子摘除术，将栓子摘除后的血管再重新吻合。对静脉部分性栓塞也可采用抗凝药物治疗。如栓塞时间过久，肾内已有广泛栓塞，则应切除移植肾。

（2）动脉栓塞：可出现局部疼痛，突然无尿，移植肾缩小、质变软，彩色多普勒超声及放射性同位素肾图检查显示移植肾无功能，血清肌酐值上升，静脉肾盂造影移植肾不显影。一旦证实移植肾动脉栓塞，应立即手术。若为栓塞早期，可将肾动脉切开，取出血栓，或切断肾动脉去除血管内栓塞，用肝素及肾保存液灌注后再做肾动脉吻合，如此尚有可能挽救移植肾。若栓塞时间过久，移植肾已呈紫褐色，则应切除移植肾，等待第二次移植。肾动脉分支的栓塞，肾实质缺血范围小而界限明显者，可做肾局部或部分切除术。

2. 移植肾肾动脉狭窄　肾移植术后肾动脉狭窄的发病率在3%～16%，常规行血管造影发现者占25%，术后有顽固性高血压者的肾动脉狭窄发生率为35%～70%。肾动脉狭窄时，在移植肾区可以听到吹风样血管杂音。产生狭窄的原因：取肾时损伤肾动脉，如过度牵拉肾蒂血管，使血管内膜撕裂；灌注时冲洗导管损伤供肾动脉内膜；错误的外科技术（吻合狭窄、结扎动脉分支形成束带）；行肾动脉端侧吻合术时因血流动力学的冲击而损伤肾动脉内膜，或使肾动脉延长而成角扭曲，阻碍血流；反复发生排斥反应；供者或受者肾动脉粥样硬化。

肾动脉狭窄的诊断：主要依靠病史和临床表现。如发现受者有难以治愈的高血压，移植肾区有杂音，进行性肾功能减退，即应做移植肾彩超、动脉造影或MRI血管造影，造影显示动脉狭窄是诊断的客观依据。

明确肾动脉狭窄后是否需要外科处理或用保守疗法，需慎重而全面考虑，尤其是要考虑移植肾功能和患者的全身情况。一般认为，除了早期的局部血管内膜水肿和急性排斥引起的暂时性狭窄外，慢性狭窄病变很难用药物纠正。治疗主要是球囊血管成形术。如经球囊血管成形术治疗无效，出现不能控制的高血压危象、进行性肾功能恶化、肾动脉栓塞，应切除移植肾等待再次移植。

3. 动静脉瘘　此并发症可由下列原因引起：①供肾先天性畸形，原来就有动静脉交通。②移植肾穿刺检查后形成动、静脉瘘。③肾内感染。动静脉瘘可分为两种类型：①肾内动静脉交通。②肾周围血管的动静脉瘘，可由于手术或肾活检穿刺损伤血管壁而引起。主要表现为高血压，移植肾功能减退，排斥次数增多，移植肾区有杂音，局部可扪及震颤，尿蛋白增高，血肌肝值上升，肾动脉造影可以观察肾内动脉及静脉的变化。对移植肾功能良好，受者一般状况尚可，可以行手术修补，结扎动静脉瘘或行部分肾切除术，经上述处理后仍有高血压或吻合处不满意，以及肾功能差者则施行移植肾切除术。

（三）淋巴系统并发症

肾移植术后淋巴系统并发症常见的为淋巴囊肿，大都为从术中被切断的淋巴管和淋巴结处溢出积聚所形成。髂血管周围的淋巴管切断后未予结扎是发生淋巴囊肿的主要原因。伤口内发生淋巴囊肿不但可压迫髂静脉，亦可使输尿管受压，发生梗阻。术后患者出现手术侧下肢水肿，首先应考虑有淋巴囊肿的可能。用超声波、CT检查可发现移植肾区有局限性积液；静脉肾盂造影显示移植肾有积水或受压迫移位等现象；或经局部试探性穿刺抽液，穿刺液乙醚试验阳性，镜检有多量脂肪颗粒，即可诊断。小的淋巴囊肿可自行吸收，大者需切开引流，排除局部积液。亦可内引流入腹腔，但有引起弥漫性腹膜炎的危险。反复穿刺抽液（注无水乙醇）也有可能使囊肿消失。

（四）伤口感染

引起伤口感染的原因是多方面的。尿毒症患者因贫血、白蛋白低、大量应用免疫抑制药使机体的防御能力降低易发生感染；因手术创伤、血肿、漏尿和取肾及运送过程的污染会引起深部感染，造成深部脓肿、败血症、创口裂开或血管吻合口坏死等并发症。肾周围深部感染可引起严重败血症和真菌感染，导致移植肾丧失，甚至患者死亡。创口感染的致病菌往往是革兰阴性杆菌，以大肠杆菌多见，其次为葡萄球菌和肠球菌等。

创口浅部感染易于及时发现和处理。对深部感染要注意创口皮肤有无水肿、红肿、压痛和血肿、脓肿等存在，并需做盆腔和直肠指诊检查移植肾侧有无隆起和压痛。

B 超及 CT 检查可以帮助明确诊断，并鉴别局部血肿、淋巴囊肿和脓肿；静脉肾盂造影和膀胱造影对确定肾周围脓肿等有帮助。患者常有发热寒战，白细胞计数增高，尿内有大量的蛋白和白细胞等。一旦明确诊断，可选用有效的抗生素控制感染，脓肿则需切开引流。

为预防移植后伤口感染，术前应纠正受者的贫血、电解质平衡失调、氮质血症；仔细检查受者和供者是否有感染灶；取肾与运送的过程中要严防污染；手术过程中应严格无菌操作，术中止血要彻底，避免血肿形成；术后创口不放烟卷管引流，而置硅胶管，切口上下方另做小切口引出，连接负压引流瓶。

(五) 泌尿系并发症

肾移植术后泌尿系并发症的发生率较高，占 4% ~30%，此并发症不但影响移植肾的存活率，且有一定的死亡率，因此必须十分重视，泌尿系并发症大致有下列几种。

1. 泌尿道梗阻　此并发症发生率较高，可分为上尿路梗阻和下尿路梗阻。

(1) 下尿路梗阻：肾移植前少尿的患者，可因长期透析，膀胱长期废用而使收缩功能失调；或因手术时间过长，膀胱内未放置导尿管以致膀胱过度膨胀，逼尿肌失去自制收缩能力而出现排尿障碍或尿潴留等症状；也可以由于膀胱颈水肿、挛缩和前列腺增生等引起，特别是术后大量应用免疫抑制药或因感染、排斥等原因使膀胱颈部水肿加重而出现排尿障碍，甚至尿潴留。一旦发生排尿障碍，应置导尿管引流尿液，使膀胱排空，待逼尿肌得以恢复和膀胱颈部水肿消失后，一般可以恢复自动排尿，而不需手术处理。

(2) 上尿路梗阻：以输尿管梗阻为多见，造成的原因主要有：输尿管远端坏死或纤维化；移植肾压迫输尿管，输尿管扭曲；吻合口狭窄；脓肿、淋巴囊肿压迫；肾盂、输尿管扭曲，血块或结石阻塞等。诊断主要依靠病史和体征，B 超、CT 及核素肾图检查可了解移植肾有无功能减退和肾积水，MRI 水成像或静脉肾盂造影检查可明确梗阻部位。处理方法为必要时将输尿管狭窄段切除，重新与膀胱吻合。

2. 尿瘘　尿瘘是肾移植术后严重并发症之一，包括输尿管、膀胱、肾盂及肾盏瘘。吻合口漏尿及输尿管坏死导致的尿瘘多发生在术后 3 周之内；感染或梗阻引起的尿瘘可发生在半年之后，此类病例较少。尿瘘的发生率为 3% ~6%。

尿瘘主要发生原因有：①摘取或修整供肾时损伤了输尿管的血供，致输尿管壁坏死引起漏尿。②输尿管被剪破未能及时发现。③输尿管与膀胱吻合技术不佳。④输尿管被引流物、血肿等压迫，导致坏死。⑤输尿管排斥反应。⑥供肾有多支血管畸形者结扎肾上下极副动脉，导致缺血坏死，引起肾盏尿瘘。

临床主要表现为患者有原因不明的发热，局部皮肤水肿，渗出液多，甚至阴囊和大阴唇出现水肿，或突然无尿；引流液检查为尿液；B 型超声波和穿刺检查可明确诊断，必要时可静脉注射靛胭脂或静脉肾盂造影，了解尿瘘的范围、程度。

对尿瘘的防治主要是：①摘取、修整供肾时保留输尿管系膜，以保证血供。②如果仅为膀胱裂口漏尿，或输尿管与膀胱吻合口处漏尿量少于 24h 总尿量的 1/5，可先试插导尿管，持续引流尿液，经一段时观察仍不能改善症状时，及早手术修补治疗。③输尿管远端坏死应予切除，然后进行输尿管膀胱黏膜再吻合，或利用受者输尿管与供肾输尿管吻合；如输尿管全段坏死行切除后，可利用受者的输尿管与供肾肾盂吻合，或用膀胱瓣成形与供肾肾盂吻合。必须做到引流通畅，支架管引流时间不能少于 4 周，并应加强抗感染及全身支持治疗。④肾盏瘘可做部分肾切除。⑤尿瘘确实无法修补，而且感染严重者，要果断切除移植肾，确保患者的生命安全。

3. 泌尿道感染　泌尿道感染是肾移植术后常见的并发症，主要原因有：①受者长期贫血及氮质血症。②供者和（或）受者体内有潜在性感染灶，术前没有彻底清除。③取肾过程中移植肾污染。④应用大剂量免疫抑制药物。⑤术后放置导尿管等。女性患者的发病率较男性约高 1 倍。致病菌大多数为大肠杆菌、副大肠杆菌、类链球菌、产气杆菌、金黄色葡萄球菌、绿脓杆菌、白色葡萄球菌等。近几年由于抗生素应用混乱，常并发两种以上病原菌的混合感染，以合并真菌感染最常见。治疗上要选用敏感的抗生素以去除潜在性感染灶，合理使用免疫抑制药物。

4. 移植肾破裂　移植肾自发破裂是肾移植术后早期的严重并发症之一，国外报道其发病率为 3.6% ~6%。国内报道为 1.6%，以尸体供肾多见。移植肾破裂可发生在术后 4 周内，但以术后 1 周内多见，个别报道也有发生于移植后 5 个月。破裂部位通常在肾长轴的凸缘，破裂方向与肾实质内叶间动脉的排列有关，破裂往往沿着阻力最低的界线发生，但也可发生在其他部位。一般认为移植肾自发破裂与排斥反应有关，亦可由于供肾摘取与灌洗时损伤、肾组织穿刺活检、尿路梗阻、剧烈咳嗽、用力大便突然增加腹压以及不慎跌倒外伤等诱因而发生。临床表现为移植肾区骤然疼痛、压痛，移植肾区隆起，血压下降，严重者血压测不出。起病之初易与急腹症相混淆，可通过局部穿刺、B 型超声波检查等方法相鉴别。如果临床上出现移植肾区剧痛，血压逐渐下降，少尿或无尿时应考虑立即手术探查。移植肾破裂的防治主要是积极防治术后急性排斥，对于移植肾破裂裂口浅、范围局限、肾功能尚好者应尽量保留移植肾。处理上可予以清除血肿或使用自体肌肉块、网膜及用止血海绵填塞裂口缝合止血。如果移植肾裂口深、多部位破裂、出血不止、肾功能丧失，或经活检证实为不可逆损害，则需行移植肾切除。

5. 阴囊内并发症　肾移植患者的阴囊并发症包括附睾炎、鞘膜积液、睾丸萎缩及阴囊水肿等。附睾炎常常继发于放置导尿管后，术后早期拔除导尿管，常规应用抗生素可以预防附睾炎的发生。当发生附睾炎后应抬高阴囊，静脉应用抗生素治疗，严重病例可以考虑做附睾切除术，以防止发生败血症。鞘膜积液和睾丸萎缩主要是由于在肾移植手术时结扎受者的精索所致。阴囊水肿往往是由髂静脉被破坏或由于周围血肿和淋巴囊肿等压迫静脉血流所致，治疗方法主要是解除病因并抬高阴囊。

二、感染

感染是肾移植术后最常见的死亡原因，死亡率高。近年来，由于组织配型的进展，减少了免疫抑制药物的剂量，预防性应用抗生素以及对反复发生的严重排斥反应患者采取了较积极的摘肾保命的原则，使感染导致的死亡率明显下降。尽管如此，感染仍是导致肾移植患者死亡的首位原因，其中以肺部感染和败血症的病死率最高。

感染的主要原因：移植受者因尿毒症长期血液透析，常常存在贫血、凝血功能障碍、蛋白质消耗，导致免疫力减退；患者承受了一次较大手术，抵抗力暂时下降；术前带有病菌未得到及时治疗；术后大剂量应用免疫抑制药物。感染既可为细菌感染，又可为病毒、真菌或原虫感染，严重者大多都是混合感染。

（一）细菌感染

细菌感染约占感染病例的 2/3 以上，最常见的有尿路、肺部、创口和全身感染，其中以败血症和肺部感染的病死率最高，多见于手术后1~6个月内。值得指出的是，革兰阴性杆菌不仅是败血症和尿路感染常见的病原菌，而且在肺部感染病原中亦多见。细菌感染又常与病毒、真菌或原虫等感染并存。肾移植患者肺部感染的发病率较正常人群高5~24倍。肺部感染的病原以细菌感染（大肠杆菌、绿脓杆菌、金黄色葡萄球菌、产气杆菌及肺炎杆菌等）为主，其次为真菌及病毒，近年来结核的发病率有所上升。肾移植患者并发肺部感染应严密观察，一旦发生败血症，病情可急剧变化，死亡率极高。治疗原则为：针对细菌选用强有力的抗生素；对症处理如吸氧、止咳祛痰、给予全身支持治疗，如人血白蛋白、新鲜血浆；维持水电解质平衡，调整免疫抑制剂；当感染难以控制时需切除移植肾，确保生命安全，但往往放弃肾脏，生命也难保。

（二）病毒感染

巨细胞病毒感染的发病率为38%~90%。移植前受者和供者血清CMV抗体为阳性，其术后感染率远较移植前受者和供者血清抗体均为阴性组增高。若移植前受者血清CMV抗体阳性而供者阴性，或受者抗体阴性而供者抗体阳性，则移植后CMV感染率也高。移植前仅受者血清阳性，术后感染发生可以是潜在感染的复发。若仅供体血清阳性，可以通过移植而感染。CMV大都存留于淋巴细胞中，也可存留在其他组织。

有巨细胞病毒感染时患者大都出现不明原因的发热，白细胞和血小板减少，全身乏力、酸痛，以及轻度肝肾功能损害、心脏传导阻滞、心律失常等。如侵犯肺部，可发生暴发性肺炎，表现为干咳、呼吸急促，胸部X线检查显示弥漫性边缘不清的结节性浸润病灶，其大小多为2~4mm，多发生在上肺野，且常易并发肺孢子虫等感染和败血症。全身性感染时病情严重，病毒可侵犯肺、肝、肾、胰、中枢神经系统、视网膜等，死亡率极高。

CMV感染发病率高的原因：①50%成年人中有隐性CMV感染，几乎所有隐性感染者在移植后感染均被激活。②血清阳性供者的肾移植给血清阴性受者，发生感染占感染总数的50%。近几年由于抗排斥药物种类不断增加，尤其ATG、OKT_3的应用，CMV感染率可达67%。感染尽早采用更昔洛韦或磷甲酸钠可收到较好的效果。近年国外试用活的减毒疫苗接种于移植前血清CMV抗体阴性的受者，发现移植后无感染发生。

肾移植术后患者发生单纯疱疹或带状疱疹，但一般并不严重，不一定需要减少免疫抑制药物剂量。个别病例可发生全身性感染，如诊断明确，早期应用阿昔洛韦，局部用5g/L硝酸银溶液涂擦患处，效果甚佳。

（三）真菌感染

肾移植后深部真菌感染是较常见和严重的并发症，尤其是应用多种抗生素后更为明显，死亡率较细菌感染高，可发生在术后任何时期，但多见于移植后3个月内。常累及消化道、肺部、脑组织、移植肾、心内膜和其他器官，以白色念珠菌、曲霉菌、隐球菌和毛霉菌感染为多见。其临床表现无特异性，且易并发细菌、病毒和原虫等混合感染。肾移植后受者如出现畏寒、低热或高热，经抗生素治疗无效时要怀疑有真菌感染。治疗首选氟康唑静脉给药，症状控制后继续口服抗真菌药物，总疗程1~2周。大蒜素、克霉唑、咪康唑、酮康唑及依康唑也可视病情不同应用。因二性霉素B肾毒性较大，肾移植患者应慎用。

（四）原虫感染

肾移植术后最常见的原虫感染是卡氏肺孢子虫，感染后主要累及肺，引起卡氏肺孢子虫肺炎。临床上以发热、干咳、呼吸困难、发绀等为特征，纤支镜肺活检可找到肺孢子虫。高度怀疑时可诊断性治疗，戊烷脒，复方磺胺甲噁唑均有效。

三、心脑血管并发症

肾移植虽可以改善尿毒症患者的全身状况，但心脑血管并发症未见明显下降，仍是移植患者死亡的主要原因之一。肾移植受者发生心脑血管疾病的危险因素主要是原有的心血管疾病，高血压、糖尿病、高血脂及移植肾功能不全，其发生率主要取决于对肾移植受者的选择。

（一）冠心病

肾移植后发生冠心病的原因，主要是尿毒症患者有代谢异常，例如高胰岛素血症、葡萄糖耐量下降、高血压、高脂血症等。尿毒症有拮抗胰岛素的作用，一方面使血中胰岛素含量增高，增加脂蛋白的合成；另一方面减弱胰岛素反应，使糖耐量降低、三酰甘油清除受阻碍。这两方面作用的结果均造成高脂血症，促使动脉硬化。此外，移植后长期应用激素亦可造成血管损害。在处理上，主要是预防和减少有害因素。也有报道对患冠状动脉硬化的肾移植患者施行冠状动脉旁路手术。

（二）高血压

在肾移植早期，原有高血压及心功能不全者，在出现急性排斥反应、严重感染时易诱发心功能衰竭。当出现舒张压持续增高，移植肾功能急速减退，各种原因致水钠潴留或肺部感染时应积极防治。去除诱因，严格控制水和钠盐的摄入，应用强心利尿药物，必要时血液透析，可迅速控制心功能衰竭。

肾移植术后高血压是常见并发症，早期高血压发生率为80%。肾功能正常后，免疫治疗稳定期高血压发生率为59%，肾移植后高血压常常是多因素的，主要原因可归纳如下。

1. 急、慢性排斥反应　是肾移植术后引起高血压常见的原因。慢性排斥反应过程中的高血压更可能是进行性肾缺血的后果，此时移植肾功能逐渐减退，肾血管阻力增高，肾皮质血流明显减少，导致肾小动脉硬化，最后大部分移植肾丧失功能。控制排斥反应后，血压可恢复正常。

2. 移植肾动脉狭窄　移植肾动脉狭窄常发生于术后6个月，发生率为9%～20%，其中尸体肾移植的发病率为17.7%，而活体肾则为5.8%。移植肾动脉狭窄，使肾动脉血流不足，肾灌注减少，肾小球滤过率下降。当狭窄程度超过60%时，肾功能可能受损。应及时行经皮穿刺肾动脉扩张术，以改善肾功能。

3. 自体肾继续分泌肾素　这也是导致肾移植术后高血压的原因之一。在没有动脉狭窄及排斥的情况下，可以通过切除自体肾纠正高血压，延长移植肾存活时间；条件不允许时，可试行双侧肾动脉栓塞。亦有人提出应用血管紧张素转换酶抑制药治疗可以替代原肾切除，长期存活率不受影响。

4. 环孢素A所致的高血压　近年来环孢素A的应用所导致的高血压发生率增加。有人认为，只要将CsA血药浓度维持在合适的水平，并应用适当的利尿药和降压药，高血压可被控制，2年后高血压的发生率逐渐下降，并且此期内的移植肾和没有并发高血压患者的移植肾存活率比较，经统计学处理没有差别。

四、消化系统并发症

（一）消化道并发症

肾移植患者术后常易发生消化道并发症，包括食管、胃、小肠的炎症、溃疡、出血和穿孔等。消化道溃疡发病率为 3% ~ 18.7%。消化道出血发病率报道不一，有 5% ~10%、29% ~34%，甚至高达 69%。消化道穿孔发病率可高达 12.5%，消化道出血和穿孔的病死率达 7.5% ~43%。消化道溃疡和出血并发症多发生在移植后早期，特别是急性排斥反应大剂量激素冲击治疗或并发严重的感染时更易发生。诱发因素有尿毒症、继发性甲状旁腺功能亢进、肝素应用和手术应激作用等。由于移植术后溃疡病、上消化道出血的病死率较高，故术前应严格选择受者，确实无消化道溃疡及出血倾向者方可考虑移植。肾移植术后头 3 个月常规口服抗酸剂，严格掌握激素的用量，可减少上消化道出血发生。消化道出血时，可用洛赛克 40mg 静脉滴注或西咪替丁 0.4g 静脉滴注，2 次/d，明显出血者应口服人体纤维蛋白原 1.5g（用生理盐水 100ml 溶解）及凝血酶 1 支（用盐水 20ml 稀释），必要时输血。对大量出血或 24h 出血不止者应手术治疗。

（二）肝脏并发症

肾移植术后大约 30% 患者出现肝功能异常，肝细胞组织学检查可见肝细胞溶解，并有轻度炎性门静脉周围纤维化，脂肪变性少见。肝功能异常可发生于移植后的任何时候，但常见于移植后头 6 个月内。

肾移植后肝功能损害的常见原因有环孢素 A 及硫唑嘌呤等药物毒性反应，乙型、丙型肝炎病毒或巨细胞病毒感染等。肾移植患者并发肝炎与移植前输血或血液透析有关，输血愈多或血透时间愈长，并发肝炎的可能性愈大。肾移植患者乙型肝炎表面抗原（HbsAg）阳性率高达 19% ~50%。HBsAg 携带者或初次阳性后 1 ~11 个月出现黄疸性肝炎，病死率高。而且由于免疫抑制药的应用，肝炎起病多较隐匿，常无明显的消化道症状，有时是在定期肝功能检查时才发现转氨酶升高，但严重者亦可发生黄疸和肝坏死。肾移植后肝炎有 6% ~16% 可发展为慢性活动性肝炎，其中一半病例最后发展为肝硬化。有肝功能损害伴有黄疸者，预后较差，可停用环孢素 A、硫唑嘌呤，必要时改用 FK506、MMF，同时予以保肝治疗。

五、急性肾小管坏死

急性肾小管坏死（ATN）是引起尸肾移植早期无功能的原因之一，其发生率可达 5% ~20%，而活体供肾很少见。在尸体供肾中多数移植肾热缺血时间较长，其功能恢复时间也必将延长，少尿或无尿期可持续几天到 1 个月以上。近几年虽然取肾方法不断改进，据统计发生率仍达 10% 左右，在少尿或无尿期易出现高钾血症和严重水肿。

肾移植术后少尿或无尿，是一种较复杂的并发症，除考虑移植肾缺血时间过长或保存不当引起急性肾小管坏死之外，还应与以下几种情况鉴别：①术前血液透析脱水量过多，加上受术中补液体量不足，而致少尿。②受者为低血压型，采取硬膜外麻醉，血压降低导致移植肾缺血性损害。③尿路梗阻。④急性排斥反应。⑤环孢素 A 毒性反应。在临床上经过细致的观察、彩色多普勒超声监测、核素扫描和肾图检查、动脉造影、移植肾细针穿刺抽吸活检以及环孢素 A 浓度测定等，多数情况下可以明确诊断。但急性肾小管坏死和急性排斥反应的鉴别有时十分困难，尤其是急性肾小管坏死同时存在急性排斥反应时鉴别就更加困难。急性肾小管坏死与切取、灌洗、保存和术中血压有关，术后常常少尿或无尿；急性肾小管坏死核素肾图是典型圆顶型抛物线；彩色多普勒超声波检查常无异常发现；如同时存在排斥反应，彩色多普勒超声可提示移植肾肿胀、髓质水肿、血流指数增大，在弓形动脉舒张期无血流。治疗原则一是血液透析渡过无尿期。二是应用 ALG 或单克隆抗体 OKT_3，效果最佳。三是在应用 ALG、OKT_3 时停用 CsA，防止肾中毒。

疑有急性肾小管坏死时，应根据患者的全身情况做出正确的诊断，同时恢复血液透析。早期透析虽有增加出血、血肿形成等并发症的危险，但采用无肝素血透可避免这些并发症。通过血液透析可以等待发生急性肾小管坏死的移植肾恢复功能。据统计，经过 1～15 次血液透析后，发生急性肾小管坏死的移植肾恢复正常功能的达 90%。

急性肾小管坏死的时间长短并不影响移植肾存活率，重要的是避免并发症和（或）排斥反应。在术后 3 个月内发生排斥反应的次数越多，移植肾的存活率就越低。急性肾小管坏死的移植肾恢复功能后不影响长期存活率，与立即恢复功能的移植肾比较，有同样高的长期存活率；但功能恢复差者（肌酐值大于 250μmol/L）移植肾的存活率低。临床经验证明，经治疗肌酐值不能恢复正常者，常同时存在急性排斥反应。

六、肿瘤

肾移植术后由于使用大量的免疫抑制药，肿瘤发病率明显增加，约为同龄普通人群的 100 倍。

（一）肾移植受者转移癌

接受癌症供体器官的移植患者，大部分发生移植器官和其他部位的癌症。少数病例在停止免疫抑制药治疗和切除移植物之后可治愈癌症，但多数最终死于恶性肿瘤，准备提供器官的供者在发现癌症之后则不应再提供器官。由于器官来源严重短缺，患原发性颅内恶性肿瘤或低度恶性皮肤癌的供体，由于肿瘤极少转移，可以作为供肾者。任何情况下，必须尽量排除癌症的供体，对尸体供体应及早行尸体解剖检查有无肿瘤。尽管如此，仍有些肾移植后发现供体有转移癌，此时应尽快切除移植肾。

（二）肾移植受者原发癌

肾移植患者的癌症发生率随地区不同有很大差异。差异较大的原因是高发地区皮肤恶性肿瘤的发病率较高，如将其排除，则癌症发生率为 4%～7%，国内报道 1.2%～1.67%。用 CsA 治疗与用 Aza 治疗或两者同时使用相比较，癌症发生率及癌症类型无差别。西方国家肾移植术后肿瘤主要种类为皮肤癌及淋巴瘤，国内报道泌尿系统肿瘤最多，但泌尿系统肿瘤发生率与西方国家此类肿瘤发生率无明显差异。我国肾移植后恶性肿瘤发生率较低主要是由于术后皮肤癌及淋巴瘤发生率较低。

（三）病因与发病机制

1. 免疫监护的减退　免疫抑制可使免疫监护减退，结果由于机体变异，发生肿瘤细胞或者病毒侵入未被宿主清除。皮肤癌、非霍奇金淋巴瘤和 Kaposi 肉瘤在器官移植受者中发病率较高。

2. 致癌病毒　病毒与肿瘤的发生密切相关。EB 病毒与 Burkitt 肉瘤、人类乳头状病毒与宫颈癌、乙肝病毒与肝癌及巨细胞病毒与 Kaposi 肉瘤密切相关。

3. 抗原性刺激及免疫调节　移植本身对受者就是一个致癌因素，因为异体肾作为一个长期性抗原，刺激受者的淋巴网状系统；免疫抑制又使受者免疫功能减退，失去正常免疫反应，致使淋巴系统不断增生，这就能解释移植受者淋巴瘤发病率较高的原因。

4. 免疫抑制药的直接致癌作用　泼尼松对染色体数目或形态无任何作用，但硫唑嘌呤可使人及动物的染色体分裂、核畸形。硫唑嘌呤的直接致癌作用尚未被证实，但免疫抑制药有加强其他致癌刺激的作用。在发生免疫抑制作用时主要是破坏产生免疫反应的某些淋巴细胞，这种作用间接促使淋巴网状系统增生或形成肿瘤。

5. 尿毒症　尿毒症患者及透析患者存在体液性及细胞性免疫缺陷，这种免疫缺陷增加了透析患者发生癌的危险性。

6. 遗传差异　多数同种移植受者未见发生类似遗传性影响的个体易感性肿瘤。但长期存活的移植受者对致癌刺激的抵抗力逐渐降低，致使皮肤癌或其他肿瘤的发病率上升。

（四）肿瘤的类型

1. 恶性淋巴瘤　最多见于网状内皮系统。这种肿瘤在移植受者中的发生率 30 ~ 40 倍于正常人口的发生率，移植后头几个月即可发生。最常见的是大细胞淋巴瘤，约占网状内皮细胞恶性肿瘤的 50%。各种类型网状内皮恶性肿瘤均有报道，包括淋巴肉瘤、浆细胞淋巴瘤、淋巴网状细胞肉瘤、霍奇金病及一些分化不良的网状内皮恶性肿瘤。发生于移植患者的淋巴瘤大多数侵犯中枢神经系统，约 40% 发生于大脑及脊髓，但在正常人群中此种肿瘤发生在中枢神经系统的仅占 20%。同种移植受者发生淋巴网状恶性肿瘤的病因可能是免疫抑制药物作用于网状内皮系统及慢性抗原刺激，缺乏自身免疫反应与致癌病毒间的调节作用。

2. 卡波（kaposi）肉瘤　Kaposi 肉瘤是一种少见的恶性肿瘤，约占器官移植患者原发癌的 3%，在环孢素问世以来，这一比例可能会增高。该肿瘤有多个起源部位，具有血管和成纤维细胞肿瘤的特点，在非洲的某些地区流行，而在其他地区则罕见。疱疹类的致癌病毒在其致病中起重要作用。卡波肉瘤的肾移植患者，有 80% 累及皮肤或口腔咽喉黏膜，或两者均累及，其余累及内脏，尤其是胃肠道和呼吸系统。内脏病变常常治疗无效，但非内脏病变约有 25% 的患者在停止或减少免疫抑制药之后可获完全或部分缓解。

3. 皮肤癌　肾移植患者最常见的恶性肿瘤是皮肤的恶性肿瘤。在皮肤恶性肿瘤高发地区生活的肾移植患者有相当高的发病率，皮肤癌包括 Bowen 病、基底细胞癌、鳞状细胞癌及恶性黑色素瘤。最常见的是鳞癌，鳞癌病灶有多发倾向，且易复发及转移。有皮肤癌的移植受者比没有皮肤癌的受者容易发生其他高度恶性肿瘤。近来发现黑色素瘤的发生率较高，约为正常人发病率的 4 倍。

（五）肿瘤出现时间

从移植至肿瘤发生的时间较其他致癌因素，如吸烟、紫外线、离子放射、阿尼林等引起肿瘤的时间要短。淋巴瘤、皮肤癌发生于移植后早期，也有在移植后长达 17 年才第一次出现肿瘤的。淋巴瘤出现的时间平均为 2 年；皮肤癌发生于移植后早期或晚期，平均为 2 ~ 3 年；白血病、子宫颈癌发生较晚，平均为移植后 5 年。

（六）处理

泌尿系统及消化系统等系统的实体性肿瘤，应根据病情早期采取手术为中心的综合治疗。治疗方案应包括调整免疫抑制药的用量。当患者出现快速发生或复发的鳞癌时，或全身多处出现皮肤癌变时，必须考虑改换或停用免疫抑制药。有些患者以苯丁酸氮芥或环磷酰胺代替硫唑嘌呤，皮肤变化可以恢复，但常常导致移植物排斥。有些患者停用硫唑嘌呤而不用任何药物代替，亦导致移植物排斥。大多数患者停药后再切除移植物可获得皮肤病灶的痊愈。

（七）患过肿瘤患者的移植

治疗肿瘤和移植之间有个间隔时间，其规律是治疗肿瘤的时间愈长，复发率愈低。对患有低度恶性肿瘤如皮肤癌、子宫颈原位癌的肾衰竭患者尚可做移植，但对其他肿瘤患者必须做维持透析至少 1 年，2 年则更好。对一般治疗效果不好的肿瘤患者最好不考虑移植，至少待治愈肿瘤后数年再予考虑。

（李玉婷）

第二十九章　肾内科临床护理实践

第一节　口服给药法

药物经口服后，经胃肠道吸收后，可发挥局部或全身治疗的作用。

一、摆药

（一）药物准备类型

1. 中心药房摆药　目前国内不少医院均设有中心药站，一般设在医院内距离各病区适中的地方，负责全院各病区病人的日间用药。

病区护士每日上午在医生查房后把药盘、长期医嘱单送至中心药站，由药站专人处理医嘱，并进行摆药、核对。口服药摆每日3次量，注射药物按一日总量备齐。然后由病区护士当面核对无误后，取回病区，按规定时间发药。发药前须经另一人核对。

各病区另设一药柜，备有少量常用药、贵重药、针剂等，作为临时应急用。所备的药物须有固定基数，用后及时补充，交接班时按数点清。

2. 病区摆药　由病区护士在病区负责准备自己病区患者的所需药品。

（二）用物

药柜（内有各种药品）、药盘（发药车）、小药卡、药杯、量杯（10～20ml）、滴管、药匙、纱布或小毛巾、小水壶（内盛温开水）、服药单。

（三）操作方法

1. 准备　洗净双手，戴口罩，备齐用物，依床号顺序将小药卡（床号、姓名）插于药盘上，并放好药杯。

2. 按服药单摆药　一个病人的药摆好后，再摆第2个病人的药，先摆固体药再摆水剂药。

（1）固体药（片、丸、胶囊）：左手持药瓶（标签在外），右手掌心及小指夹住瓶盖，拇指、示指和中指持药匙取药，不可用手取药。

（2）水剂：先将药水摇匀，左手持量杯，拇指指在所需刻度，使与视线处于同一水平，右手持药瓶，标签向上，然后缓缓倒出所需药液。应以药液低面的刻度为准。同时有几种水剂时，应分别倒入不同药杯内。更换药液时，应用温开水冲洗量杯。倒毕，瓶口用湿纱布或小毛巾擦净，然后放回原处。

3. 其他

（1）药液不足1ml须用滴管吸取计量，1ml＝15滴。为使药量准确，应滴入已盛好少许冷开水药杯内，或直接滴于面包上或饼干上服用。

（2）病人的个人专用药，应注明床号、姓名、药名、剂量、时间，以防差错。专用药不可借给他人用。

（3）摆完药后，应根据服药单查对1次，再由第2人核对无误后，方可发药。如需磨碎的药，可用乳钵研碎。用清洁巾盖好药盘待发。清洗滴管、乳钵等，清理药柜。

二、发药

（一）用物

温开水、服药单、发药车。

（二）操作方法

1. 准备　发药前先了解病人情况，暂不能服药者，应作交班。

2. 发药查对，督促服药　按规定时间，携服药单送药到病人处，核对服药单及床头牌的床号、姓名，并询问病人姓名，回答与服药本一致后再发药，待病人服下后方可离开。

3. 根据不同药物的特性正确给药

（1）抗生素、磺胺类药物应准时给药，以保持药物在血液中的有效浓度。

（2）健胃、助消化药物宜在饭前或饭间服。对胃黏膜有刺激的药宜在饭后服。

（3）对呼吸道黏膜有安抚作用的保护性镇咳药，服后不宜立即饮水，以免稀释药液降低药效。

（4）某些由肾排出的药物，如磺胺类，尿少时可析出结晶，引起肾小管堵塞，故应鼓励多饮水。

（5）对牙齿有腐蚀作用和使牙齿染色的药物，如铁剂，可用饮水管吸取，服后漱口。

（6）服用强心苷类药物应先测脉率、心率及节律，若脉率低于60次/分或节律不齐时不可服用。

（7）有配伍禁忌的药物，不宜在短时间内先后服用，如呋喃妥因与碳酸氢钠溶液等碱性药液。

（8）催眠药应就寝前服用。

发药完毕，再次与服药单核对一遍，看有无遗漏或差错。药杯集中处理。清洁药盘放回原处。需要时做好记录。

（三）注意事项

（1）严格遵守三查七对制度（操作前、中、后查，核对床号、姓名、药名、浓度、剂量、方法、时间），防止发生差错。

（2）老、弱、小儿及危重病人应协助服药，鼻饲者应先注入少量温开水，后将药物研碎、溶解后由胃管注入，再注入少量温开水冲洗胃管。更换或停止药物，应及时告诉病人。若病人提出疑问，应重新核对清楚后再给病人服下。

（3）发药后，要密切观察服药后效果及有无不良反应，若有反应，应及时与医生联系，给予必要的处理。

（崔国峰）

第二节　注射给药法

注射给药是将无菌药液或生物制品用无菌注射器注入体内，达到预防、诊断、治疗目的的方法。

一、药液吸取法

1. 从安瓿内吸取药液　将药液集中到安瓿体部，用消毒液消毒安瓿颈部及砂轮，在安瓿颈部划一踞痕，重新消毒安瓿颈部，拭去碎屑，掰断安瓿。将针尖斜面向下放入安瓿内的液面下，手持活塞柄抽动活塞吸取所需药量。抽吸毕将针头套上空安瓿或针帽备用。

2. 从密封瓶内吸取药液　除去铝盖的中央部分并消毒密封瓶的瓶塞，待干。往瓶内注入与所需药液等量空气（以增加瓶内压力，避免瓶内负压，无法吸取），倒转密封瓶及注射器，使针尖斜面在液面下，轻拉活塞柄吸取药液至所需量，再以示指固定针栓，拔出针头，套上针帽备用。

若密闭瓶或安瓿内系粉剂或结晶时，应先注入所需量的溶剂，使药物溶化，然后吸取药液。黏稠药液如油剂可先加温（遇热变质的药物除外），或将药瓶用双手搓后再抽吸，混悬液应摇匀后再抽吸。

3. 注射器内空气驱出术　一手指固定于针栓上，拇指、中指扶持注射器，针头垂直向上，一手抽动活塞柄吸入少量空气，然后摆动针筒，并使气泡聚集于针头口，稍推动活塞将气泡驱出。若针头偏于一侧，则驱气时应使针头朝上倾斜，使气泡集中于针头根部，如上法驱出气泡。

二、皮内注射法

皮内注射法是将少量药液注入表皮与真皮之间的方法。

（一）目的

（1）各种药物过敏试验。

（2）预防接种。

（3）局部麻醉。

（二）用物

（1）注射盘或治疗盘内盛 2% 碘酊、75% 乙醇、无菌镊、砂轮、无菌棉签、开瓶器、弯盘。

（2）1ml 注射器、4½号针头，药液按医嘱。药物过敏试验还需备急救药盒。

（三）注射部位

（1）药物过敏试验在前臂掌侧中、下段。

（2）预防接种常选三角肌下缘。

（四）操作方法

（1）评估：了解病人的病情、合作程度、对皮内注射的认识水平和心理反应，过敏试验还需了解病人的“三史”（过敏史、用药史、家族史）；介绍皮内注射的目的、过程，取得患者配合；评估注射部位组织状态（皮肤颜色、有无皮疹、感染及皮肤划痕阳性）。

（2）准备用物：并按医嘱查对后抽好药液，放入铺有无菌巾的治疗盘内，携物品至病人处，再次核对。

（3）助病人取坐位或卧位，选择注射部位，以75%乙醇消毒皮肤、待干。乙醇过敏者用生理盐水清洁皮肤。

（4）排尽注射器内空气，示指和拇指绷紧注射部位皮肤，右手持注射器，针尖斜面向上，与皮肤呈5°刺入皮内，放平注射器，平行将针尖斜面全部进入皮内，左手拇指固定针栓，右手快速推注药液0.1ml。也可右手持注射器左手推注药液，使局部可见半球形隆起的皮丘，皮肤变白，毛孔变大。

（5）注射毕，快速拔出针头，核对后交代病人注意事项。

（6）清理用物，按时观察结果并正确记录。

（五）注意事项

（1）忌用碘酊消毒皮肤，并避免用力反复涂擦。

（2）注射后不可用力按揉，以免影响结果观察。

三、皮下注射法

皮下注射法是将少量药液注入皮下组织的方法。

（一）目的

（1）需迅速达到药效和不能或不宜口服时采用。

（2）局部供药，如局部麻醉用药。

（3）预防接种，如各种疫苗的预防接种。

（二）用物

注射盘，1~2ml注射器，5~6号针头，药液按医嘱准备。

（三）注射部位

上臂三角肌下缘、上臂外侧、股外侧、腹部、后背、前臂内侧中段。

（四）操作方法

（1）评估患者的病情、合作程度、对皮下注射的认识水平和心理反应；介绍皮下注射的目的、过程，取得患者配合；评估注射部位组织状态。

（2）准备用物，并按医嘱查对后抽好药液，放入铺有无菌巾的治疗盘内，携物品至病人处，再次核对。

（3）助病人取坐位或卧位，选择注射部位，皮肤做常规消毒（2%碘酊以注射点为中心，呈螺旋形向外涂擦，直径在5cm以上，待干，然后用75%乙醇以同法脱碘2次，待干）或安尔碘消毒。

（4）持注射器排尽空气。

（5）左手示指与拇指绷紧皮肤，右手持注射器、示指固定针栓，针尖斜面向上，与皮肤呈30°~40°，过瘦者可捏起注射部位皮肤，快速刺入针头2/3，左手抽动活塞观察无回血后缓缓推注药液。

(6) 推完药液，用干棉签放于针刺处，快速拔出针后，轻轻按压。

(7) 核对后助患者取舒适卧位，整理床单位，清理用物，必要时记录。

(五) 注意事项

(1) 持针时，右手示指固定针栓，切勿触及针梗，以免污染。

(2) 针头刺入角度不宜超过45°，以免刺入肌层。

(3) 对皮肤有刺激作用的药物，一般不作皮下注射。

(4) 少于1ml药液时，必须用1ml注射器，以保证注入药量准确无误。

(5) 需经常做皮下注射者，应建立轮流交替注射部位的计划，以达到在有限的注射部位吸收最大药量的效果。

四、肌内注射法

肌内注射法是将少量药液注入肌肉组织的方法。

(一) 目的

(1) 给予需在一定时间内产生药效，而不能或不宜口服的药物。

(2) 药物不宜或不能静脉注射，要求比皮下注射更迅速发生疗效时采用。

(3) 注射刺激性较强或药量较大的药物。

(二) 用物

注射盘、2～5ml注射器，6～7号针头，药液按医嘱准备。

(三) 注射部位

一般选择肌肉较丰厚、离大神经和血管较远的部位，其中以臀大肌、臀中肌、臀小肌最为常用，其次为股外侧肌及上臂三角肌。

1. 臀大肌注射区定位法

(1) 十字法：从臀裂顶点向左或向右侧画一水平线，然后从该侧髂嵴最高点做一垂直线，将臀部分为4个象限，选其外上象限并避开内角（内角定位：髂后上棘至大转子连线）即为注射区。

(2) 连线法：取髂前上棘和尾骨连线的外上1/3处为注射部位。

2. 臀中肌、臀小肌注射区定位法

(1) 构角法：以示指尖与中指尖分别置于髂前上棘和髂嵴下缘处，由髂嵴、示指、中指所构成的三角区内为注射部位。

(2) 三指法：髂前上棘外侧三横指处（以患者的手指宽度为标准）。

(3) 股外侧肌注射区定位法：在大腿中段外侧，膝上10cm，髋关节下10cm处，宽约7.5cm。此处大血管、神经干很少通过，范围较大，适用于多次注射或2岁以下婴幼儿注射。

(4) 上臂三角肌注射区定位法：上臂外侧、肩峰下2～3横指处。此处肌肉不如臀部丰厚，只能做小剂量注射。

(四) 病人体位

为使病人的注射部位肌肉松弛，应尽量使病人体位舒适。

（1）侧卧位下腿稍屈膝，上腿伸直。

（2）俯卧位足尖相对，足跟分开。

（3）仰卧位适用于病情危重不能翻身的病人。

（4）坐位座位稍高，便于操作。非注射侧臀部坐于座位上，注射侧腿伸直。一般多为门诊病人所取。

（五）操作方法

（1）评估患者的病情、合作程度、对肌内注射的认识水平和心理反应；介绍肌内注射的目的、过程，取得患者配合；评估注射部位组织状态。

（2）准备用物，并按医嘱查对后抽好药液，放入铺有无菌巾的治疗盘内，携物品至病人处，再次核对。

（3）协助病人取合适卧位，选择注射部位，常规消毒或安尔碘消毒注射部位皮肤。

（4）排气，左手拇指、示指分开并绷紧皮肤，右手执笔式持注射器，中指固定针栓，用前臂带动腕部的力量，将针头迅速垂直刺入肌内，一般刺入 2.5 ~ 3cm，过瘦者或小儿酌减，固定针头。

（5）松左手，抽动活塞，观察无回血后，缓慢推药液。如有回血，酌情处理，可拔出或进针少许再试抽，无回血方可推药。推药同时注意观察病人的表情及反应。

（6）注射毕，用干棉签放于针刺处，快速拔针并按压。

（7）核对后协助患者穿好衣裤，安置舒适卧位，整理床单位。清理用物，必要时做记录。

（六）Z 径路注射法和留置气泡技术

1. Z 径路注射法　注射前以左手示指、中指和环指使待注射部位皮肤及皮下组织朝同一方向侧移（皮肤侧移 1 ~ 2cm），绷紧固定局部皮肤，维持到拔针后，迅速松开左手，此时位移的皮肤和皮下组织位置复原，原先垂直的针刺通道随即变成 Z 形，该方法可将药液封闭在肌肉组织内而不易回渗，利于吸收，减少硬结的发生，尤其适用于老年人等特殊人群，以及刺激性大、难吸收药物的肌内注射。

2. 留置气泡技术　方法为用注射器抽吸适量药液后，再吸入 0.2 ~ 0.3ml 的空气。注射时，气泡在上，当全部药液注入后，再注入空气。其方法优点：将药物全部注入肌肉组织而不留在注射器无效腔中（每种注射器的无效腔量不一，范围从 0.07 ~ 0.3ml），以保证药量的准确；同时可防止拔针时，药液渗入皮下组织引起刺激，产生疼痛，并可将药液限制在注射肌肉局部而利于组织的吸收。

（七）注意事项

（1）切勿将针梗全部刺入，以防从根部衔接处折断。万一折断，应保持局部与肢体不动，速用止血钳夹住断端取出。若全部埋入肌肉内，即请外科医生诊治。

（2）臀部注射，部位要选择正确，偏内下方易伤及神经、血管，偏外上方易刺及髋骨，引起剧痛及断针。

（3）推药液时必须固定针栓，推速要慢，同时注意病人的表情及反应。如系油剂药液更应持牢针栓，以防用力过大针栓与乳头脱开，药液外溢；若为混悬剂，进针前要摇匀药液，进针后持牢针栓，快速推药，以免药液沉淀造成堵塞或因用力过猛使药液外溢。

（4）需长期注射者，应经常更换注射部位，并用细长针头，以避免或减少硬结的发生。若一旦发生硬结，可采用理疗、热敷或外敷活血化瘀的中药如蒲公英、金黄散等。

（5）2岁以下婴幼儿不宜在臀大肌处注射，因幼儿尚未能独立行走，其臀部肌肉一般发育不好，有可能伤及坐骨神经，应选臀中肌、臀小肌或股外侧肌注射。

（6）两种药液同时注射又无配伍禁忌时，常采用分层注射法。当第一针药液注射完，随即拧下针筒，接上第二副注射器，并将针头拔出少许后向另一方向刺入，试抽无回血后，即可缓慢推药。

五、静脉注射法

（一）目的

（1）药物不宜口服、皮下或肌内注射时，需要迅速发生疗效者。

（2）做诊断性检查，由静脉注入药物，如肝、肾、胆囊等检查需注射造影剂或染料等。

（二）用物

注射盘、注射器（根据药量准备）、7～9号针头或头皮针头、止血带、胶布，药液按医嘱准备。

（三）注射部位

1. 四肢浅静脉　肘部的贵要静脉、正中静脉、头静脉；腕部、手背及踝部或足背浅静脉等。

2. 小儿头皮静脉　额静脉、颞静脉等。

3. 股静脉　位于股三角区股鞘内，股神经和股动脉内侧。

（四）操作方法

1. 四肢浅表静脉注射术

（1）评估患者的病情、合作程度、对静脉注射的认识水平和心理反应；介绍静脉注射的目的、过程，取得患者配合；评估注射部位组织状态。

（2）准备用物，并按医嘱查对后抽好药液，放入铺有无菌巾的治疗盘内，携物品至病人处，再次核对。

（3）选静脉，在注射部位上方6cm处扎止血带，止血带末端向上。皮肤常规消毒或安尔碘消毒，同时嘱病人握拳，使静脉显露。备胶布2～3条。

（4）注射器接上头皮针头，排尽空气，在注射部位下方，绷紧静脉下端皮肤并使其固定。右手持针头使其针尖斜面向上，与皮肤呈15°～30°，由静脉上方或侧方刺入皮下，再沿静脉走向刺入静脉，见回血后将针头与静脉的角度调整好，顺静脉走向推进0.5～1cm后固定。

（5）松止血带，嘱病人松拳，用胶布固定针头。若采血标本者，则止血带不放松，直接抽取血标本所需量，也不必胶布固定。

（6）推完药液，以干棉签放于穿刺点上方，快速拔出针头后按压片刻，无出血为止。

（7）核对后安置舒适卧位，整理床单位。清理用物，必要时做记录。

2. 股静脉注射术　常用于急救时加压输液、输血或采集血标本。

（1）评估、查对、备药同四肢静脉注射。

（2）病人仰卧，下肢伸直略外展（小儿应有人协助固定），局部常规消毒或安尔碘消毒皮肤，同时消毒术者左手示指和中指。

（3）于股三角区扪股动脉搏动最明显处，予以固定。

（4）右手持注射器，排尽空气，在腹股沟韧带下一横指、股动脉搏动内侧 0.5cm 垂直或呈 45°刺入，抽动活塞见暗红色回血，提示已进入股静脉，固定针头，根据需要推注药液或采集血标本。

（5）注射或采血毕，拔出针头，用无菌纱布加压止血 3～5 分钟，以防出血或形成血肿。

（6）核对后安置舒适卧位，整理床单位。清理用物，必要时做记录，血标本则及时送检。

（五）注意事项

（1）严格执行无菌操作原则，防止感染。

（2）穿刺时务必沉着，切勿乱刺。一旦出现血肿，应立即拔出，按压局部，另选它处注射。

（3）注射时应选粗直、弹性好、不易滑动而易固定的静脉，并避开关节及静脉瓣。

（4）需长期静脉给药者，为保护静脉，应有计划地由小到大，由远心端到近心端选血管进行注射。

（5）对组织有强烈刺激的药物，最好用一副等渗生理盐水注射器先行试穿，证实针头确在血管内后，再换注射器推药。在推注过程中，应试抽有无回血，检查针梗是否仍在血管内，经常听取病人的主诉，观察局部体征，如局部疼痛、肿胀或无回血时，表示针梗脱出静脉，应立即拔出，更换部位重新注射，以免药液外溢而致组织坏死。

（6）药液推注的速度，根据病人的年龄、病情及药物的性质而定，并随时听取病人的主诉和观察病情变化，以便调节。

（7）股静脉穿刺时，若抽出鲜红色血，提示穿入股动脉，应立即拔出针头，压迫穿刺点 5～10 分钟，直至无出血为止。一旦穿刺失败，切勿再穿刺，以免引起血肿，有出血倾向的病人，忌用此法。

（六）特殊病人静脉穿刺法

1. 肥胖病人　静脉较深，不明显，但较固定不滑动，可摸准后再行穿刺。

2. 消瘦病人　皮下脂肪少，静脉较滑动，穿刺时须固定静脉上下端。

3. 水肿病人　可按静脉走向的解剖位置，用手指压迫局部，以暂时驱散皮下水分，显露静脉后再穿刺。

4. 脱水病人　静脉塌陷，可局部热敷、按摩，待血管扩张显露后再穿刺。

六、动脉注射法

（一）目的

（1）采集动脉血标本。

（2）施行某些特殊检查，注入造影剂如脑血管检查。

（3）施行某些治疗，如注射抗癌药物作区域性化疗。

(4) 抢救重度休克，经动脉加压输液，以迅速增加有效血容量。

（二）用物

(1) 注射盘、注射器（按需准备）7~9 号针头、无菌纱布、无菌手套、药液按医嘱准备。

(2) 若采集血标本需另备标本容器、无菌软塞，必要时还需备酒精灯和火柴。一些检查或造影根据需要准备用物和药液。

（三）注射部位

选择动脉搏动最明显处穿刺。采集血标本常用桡动脉、股动脉。区域性化疗时，应根据病人治疗需要选择，一般头面部疾病选用颈总动脉，上肢疾病选用锁骨下动脉或肱动脉，下肢疾病选用股动脉。

（四）操作方法

(1) 评估患者的病情、合作程度、对动脉注射的认识水平和心理反应；介绍动脉注射的目的、过程，取得患者配合；评估注射部位组织状态。

(2) 准备用物，并按医嘱查对后抽好药液，放入铺有无菌巾的治疗盘内，携物品至病人处，再次核对。

(3) 选择注射部位，协助患者取适当卧位，消毒局部皮肤，待干。

(4) 戴手套或消毒左手示指和中指，在已消毒范围内摸到欲穿刺动脉的搏动最明显处，固定于两指之间。

(5) 右手持注射器，在两指间垂直或与动脉走向呈 40°。刺入动脉，见有鲜红色回血，右手固定穿刺针的方向及深度，左手以最快的速度注入药液或采血。

(6) 操作完毕，迅速拔出针头，局部加压止血 5~10 分钟。

(7) 核对后安置病人舒适卧位，整理床单位。清理用物，必要时做记录，如有血标本则及时送检。

（五）注意事项

(1) 采血标本时，需先用 1 ∶ 500 的肝素稀释液湿润注射器管腔。

(2) 采血进行血气分析时，针头拔出后立即刺入软塞以隔绝空气，并用手搓动注射器使血液与抗凝剂混匀，避免凝血。

（崔国峰）

第三节　外周静脉通路的建立与维护

一、外周留置针的置入

(1) 经双人核对医嘱，对病人进行评估，告知患者用药的要求，征得同意后，开始评估血管，血管选择应首选粗直弹性好的前臂静脉，注意避开关节。

(2) 按六步法洗手、戴口罩。按静脉输液，进行物品准备，包括利器盒、6cm×7cm 透明贴膜、无菌贴膜、清洁手套，22~24G 留置针，要注意观察准备用物的质量有效期。

(3) 将用物推至床边，经医患双向核对、协助患者取舒适体位。再次选择前臂显露好，容易固定的静脉。

（4）核对液体后，开始排气排液，连接头皮针时，要将头皮针针尖插入留置针肝素帽前端，进行垂直排气，待肝素帽液体注满后再将头皮针全部刺入，回挂于输液架，准备无菌透明敷料。

（5）用含碘消毒剂，以穿刺点为中心进行螺旋式、由内向外皮肤消毒 3 次，消毒范围应大于固定敷料尺寸。

（6）将止血带扎于穿刺点上方 10cm 处。戴清洁手套。再次排气，双向核对，调松套管及针芯。

（7）穿刺时，将针头斜面向上，一手的拇指、示指夹住两翼，以血管上方 15°～30°进针，见到回血后，压低穿刺角度，再往前进 0.2cm，注意进针速度要慢，一手将软管全部送入，拔出针芯，要注意勿将已抽出的针芯，再次插入套管内。

（8）穿刺后要及时松止血带、松拳、松调节器。

（9）以穿刺点为中心，无张力方法粘贴透明敷料，要保证穿刺点在敷料中央。脱手套，在粘贴条上注明穿刺的时间和姓名，然后覆盖于白色隔离塞，脱去手套，用输液贴以 U 形方法固定延长管。

（10）调节滴速，填写输液卡。核对并告知患者注意事项。

二、外周静脉留置针封管

（1）按六步法洗手、戴口罩。

（2）准备治疗盘：无菌盘内备有 3～4ml 肝素稀释液、无菌透明敷料（贴膜）、棉签、含碘消毒液、弯盘。

（3）显露穿刺部位，关闭调节器。

（4）分离头皮针与输液导管后，用肝素稀释液以脉冲式方法冲管，当剩至 1ml 时，快速注入，夹闭留置针，拔出针头。用输液贴以 U 形方法固定延长管。

（5）整理床单位，取下输液软袋及导管按要求进行处理。

三、外周静脉留置针置管后再次输液

（1）经双人核对医嘱后，按照六步法洗手、戴口罩。准备用物，包括 75% 乙醇、小纱布、输液贴、头皮针、输入液体、弯盘。

（2）查对床号姓名，对患者说明操作目的、观察穿刺局部，查对液体与治疗单，排气排液。

（3）揭开无菌透明敷料、反垫于肝素帽下，用 75% 乙醇棉球（棉片）摩擦消毒接口持续 10 秒（来回摩擦 10 遍）。

（4）再次排气排液后，将头皮针插入肝素帽内，打开留置针及输液调节器，无菌透明敷料固定肝素帽，头皮针导管。

（5）调节滴速，填写输液卡。整理好病人衣被，整理用物并做好观察记录。

四、外周静脉留置针拔管

（1）按六步法洗手后，准备治疗盘，内装：棉签、无菌透明敷料、含碘消毒液、弯盘。

（2）显露穿刺部位，去除固定肝素帽的无菌透明敷料，轻轻地将透明敷料边缘搓起，以零角度揭开敷料，用含碘消毒液消毒穿刺点2遍。

（3）用干棉签按压局部，拔出留置针，无渗血后用输液贴覆盖穿刺点。

（4）整理床单位并做好拔管记录。

（崔国峰）

第四节　慢性肾衰竭合并上消化道大出血的护理

患者，男性，51岁，因维持血液透析8月余，排黑便1周，呕吐、腹痛1天入院。患者8个月余前出现腹部不适、反酸、呕吐，到肾内科住院治疗，诊断为“慢性肾炎，肾功能不全，尿毒症”，一直在行常规血液透析治疗。一周前无明显诱因下出现排黑色成形大便，2次/日，伴有反酸、嗳气、恶心，当时未予重视，一天前出现进食后恶心、呕吐咖啡样物及鲜血，量为800～1000ml，排柏油样大便，伴头晕、胸闷、心慌、出冷汗。门诊以“慢性肾功能不全尿毒症期，上消化道大出血”收入院。

一、诊疗过程中的临床护理

（一）入院时

1. 诊疗情况　入院后查体：体温38.1℃、脉搏118次/分、呼吸深快24次/分、血压90/54mmHg，神志清楚，急性面容，精神差，重度贫血貌，全身皮肤黏膜苍白、湿冷，伴头晕、心慌、出冷汗，恶心，呕吐，予留置胃管接负压瓶，引出鲜红色液体150ml。双肺呼吸音清，未闻及干、湿性啰音。心率118次/分，律齐，各瓣膜听诊区未闻及杂音，左下腹有压痛，无反跳痛，腹部未触及包块，无移动性浊音，肠鸣音活跃，10次/分。予留置尿管，尿量16ml/h。

辅助检查：无痛电子胃镜检查：十二指肠球部溃疡出血，平坦糜烂性胃炎。

检验结果：血常规：白细胞计数$12.42\times10^{9}/L$，中性粒细胞百分比81.4%，淋巴细胞百分比16.3%，红细胞计数$1.31\times10^{12}/L$，血红蛋白浓度45g/L，网织红细胞$104\times10^{9}/L$。生化指标：钾5.95mmol/L，尿素38.3mmol/L，肌酐941μmol/L。大便OB（+++）。

2. 护理评估　患者出现腹痛、发热、电解质失调、失血性周围循环衰竭：注意纠正水、电解质失调及补充体液。

3. 护理思维与实施方案

患者血压90/54mmHg、脉搏118次/分、呼吸深快24次/分，重度贫血貌，全身皮肤黏膜苍白、湿冷，头晕、心慌、出冷汗 ↓ 体液不足	1）护理目标：①患者出血在2小时内得到有效控制；②患者的有效血容量在1小时内得到改善；③患者在住院期间不再发生消化道出血。 2）护理措施 ·绝对卧床休息，大小便应在床上进行，减少活动及避免不必要的搬动，以免加重出血。取平卧位并将下肢略抬高，以保证脑部供血。 ·积极补充血容量，立即建立两条静脉通道，配合医师迅速、准确地实施输血、输液。 ·按医嘱进行各种止血治疗，口服去甲肾上腺素，微量泵持续泵入生长抑素，并观察药物效果及不良反应。

续　表

患者血压 90/54mmHg、脉搏 118 次/分、呼吸深快 24 次/分，重度贫血貌，全身皮肤黏膜苍白、湿冷，头晕、心慌、出冷汗 ↓ 体液不足	·在上消化道大出血后 24～48 小时急诊行内镜检查，明确原因，同时做紧急止血治疗，做好检查前后的各种护理及宣教工作。 ·严密观察病情变化，密切观察患者神志，行心电监护，每半小时测量生命体征 1 次，当血压下降时及时通知医师。 ·加强病房巡视，重视患者主诉，关注患者的皮肤情况，末梢循环情况，当患者面色苍白、皮肤湿冷、四肢冰凉提示为循环血液灌注不足，而皮肤逐渐转暖，出汗停止则提示血液灌注好转。 ·观察呕吐物、胃管引流物和粪便的性质，颜色及量，估计出血量及程度，观察出血是否停止。 ·留置胃管接负压瓶，留置尿管，准确记录出入量，测每小时尿量。 ·按医嘱定期复查血常规，复查红细胞计数、血红蛋白量、网织红细胞计数，以了解贫血程度，判断出血是否停止。 ·活动性出血期间禁食（禁食不禁药）。
双管静脉通道输液输血，而 CRF 患者处于少尿期，与 CRF 患者严格控制入量相矛盾 ↓ 心功能衰竭的危险	（1）护理目标：患者心功能正常。 （2）护理措施： ·在禁水、补液的同时，配合血液透析治疗，增加透析次数，以避免水液负荷加重。 ·根据患者的出血量、尿量及透析次数等，制订患者的补液量及补液计划。 ·监测患者生命体征，多巡视患者，关注患者主诉，留意患者有否出现心衰症状，如：心率加快、胸闷、气促等。 ·准确记录患者的出入量。 ·及时采集各种血标本，监测患者心功能的变化，及时了解有无心衰的发生。
呕吐咖啡样物及鲜血 ↓ 有误吸或窒息的危险	（1）护理目标：患者保持呼吸道通畅，血氧饱和度在95%以上，没有发生误吸及窒息。 （2）护理措施 ·卧床休息，取平卧位，保持呼吸道通畅，恶心、呕吐时头偏向一侧，避免呕血时误吸血液引起窒息。 ·予低流量持续吸氧，监测血氧饱和度情况。 ·活动性出血期间禁食。 ·床边备各种抢救物品及仪器，如吸痰机及吸痰用品、开口器、压舌板等，各物品要处于备用状态。 ·将患者放置于抢救室或尽量靠近护士站的病房，以便护士能及时观察及处理。
钾 5.95mmol/L ↓ 高钾血症	（1）护理目标：高钾症状改善，血清钾在正常范围内。 （2）护理措施： ·尽早进行血液透析疗法。 ·按医嘱给予静脉滴注碳酸氢钠。 ·注意观察药物的作用及副作用，准确测量及记录 24 小时尿量。 ·不用库存血，避免输注 2 周以上的库存血，以免引发血钾进一步升高。 ·定期复查血清钾，监测高血钾有否加重，抽取的血标本要及时送检，以便能及时掌握患者的血清钾水平。 ·多巡视患者，巡视时注意观察患者神志，有否出现腹胀及无力等症状，必要时使用心电监护机监测生命体征，注意观察患者心电图有否出现 T 波高尖、P 波消失的现象；准备好抢救用品，以防出现心脏骤停。 ·向患者及其家属讲解预防高钾血症的重要性，并提供高钾食谱以参考，如香蕉、橘子、坚果类食物。

续 表

左下腹有压痛 ↓ 舒适度改变：疼痛	（1）护理目标：患者疼痛减轻，能睡安稳。 （2）护理措施： ·卧床休息，帮助患者取舒适的卧位，以减轻不适。 ·按医嘱使用止痛药，并观察药物的作用及副作用。 ·指导患者各种放松疗法，如深呼吸、听音乐等。 ·及时评估患者疼痛的性质、程度、持续时间及伴随症状，做好护理记录及交接班。 ·向患者解释引起疼痛的原因、治疗及护理措施，以减轻其恐惧心理。 ·为患者创造安静、舒适的病房环境，减少不良刺激。
体温 38.1℃ ↓ 体温异常：发热	（1）护理目标：使患者体温降至正常。 （2）护理措施： ·患者出现中度热，做好发热护理，予卧床休息，密切观察病情变化。 ·给予物理降温，在头部、腋下或腹股沟等大血管处置冰袋，或采用32℃～36℃的温水擦浴．如患者出现颤抖，应停止物理降温。 ·经物理降温无效者，遵医嘱给予药物降温。注意物理降温（头部冷敷外）与药物降温不能同时应用，如果药物降温与物理降温同时进行，将影响药物降温效果。 ·发热期间密切监测生命体征，每4小时测量记录一次，必要时随时测量。物理降温后半小时，及时测量体温并记录。 ·尽快止血，及时补充血容量。
留置尿管、胃管，呕吐咖啡样胃内容物及鲜血 ↓ 有感染的危险	（1）护理目标：①没有发生泌尿道感染；②保持口腔清洁。 （2）护理措施： ·留置胃管及尿管，要严格遵循无菌技术原则，严防医源性感染发生。 ·每日口腔护理2次，呕吐后及时漱口，嘱患者切勿咽下漱口水。 ·防止胃管的引流液发生逆流，定期在无菌操作下更换引流装置，严防感染。 ·保持尿道口清洁，会阴消毒每日2次。 ·及时排放尿液，尿袋高度不能高于膀胱，防尿液逆流。 ·定期更换尿袋及尿管，普通尿管每周更换一次，硅胶尿管每月更换一次。 ·密切观察尿液情况，发现尿液混浊、沉淀、有结晶时，应及时告知医师进行处理，必要时做尿常规检查。 ·及时采集各种标本，监测患者血常规变化，及时了解有无感染的发生。 ·发热期间密切监测生命体征，每4小时测量记录一次，必要时随时测量。物理降温后半小时，及时测量体温并记录。
血红蛋白浓度45g/L，出现头晕、疲乏，面容苍白 ↓ 活动无耐力	（1）护理目标：患者活动耐力在住院期间逐渐增加，生活护理能得到协助。 （2）护理措施： ·给予吸氧，以提高血氧饱和度，减轻贫血造成的组织缺氧。 ·评估患者的活动耐力程度。 ·协助患者完成各种生活护理。 ·活动性出血停止后，根据患者的病情及贫血程度，制订日常活动计划，活动时必须有人陪同，以防跌倒的发生。 ·按医嘱输新鲜血，以提高患者的血红蛋白浓度。 ·按医嘱皮下注射促红细胞生成素，并观察药物的作用和副作用。 ·叶酸和维生素 B_{12} 是血红蛋白合成的必需物质，可适当口服该两种药物。

（二）住院过程中

1. 诊疗情况　入院5天后，患者体温37.8℃、脉搏91次/分、呼吸深快21次/分、血压139/81mmHg，神志清楚，中度贫血貌，间有恶心、无呕吐，留置胃管接负压瓶，没有引出胃内容物，已予拔除胃管，停禁食改予冷半流饮食。左下腹压痛缓解，3天没有解大便，24小时尿量820ml，已予拔除尿管，能自解小便，没有尿频、尿急、尿痛等不适，予维持性血液透析治疗，患者焦虑，情绪较紧张，晚上失眠。

检验结果：血常规：白细胞计数8.7×10^9/L，中性粒细胞百分比76.2%，淋巴细胞百分比19.3%，红细胞计数3.28×10^{12}/L，血红蛋白浓度102g/L，网织红细胞7×10^9/L。生化指标：钾4.65mmol/L，尿素32.75mmol/L，肌酐775μmol/L。

2. 护理评估　患者需要进行胃镜检查，有可能发生相关并发症；消化道出血虽然暂时停止，但仍存在再次出血的危险，需要进行加强透析治疗；患者营养失调；焦虑，加强心理护理。

3. 护理思维与实施方案

行胃镜检查 ↓ 潜在并发症：胃镜检查相关并发症	（1）护理目标：观察胃镜检查后患者相关症状，积极预防并发症，及时发现异常情况告知医师。 （2）护理措施： ·做好患者的心理工作，让患者尽可能地放松，减轻患者恐惧。 ·通俗易懂地向患者讲解术前处置内容。告诉患者，要想使检查顺利地进行，需要得到患者的协助，并向患者确认有无疑问。 ·询问患者有无利多卡因过敏史。 ·检查后，麻醉药效还得持续30分钟~1小时，要确认喉头麻醉有否带来影响，督促患者饮水，此阶段容易产生误咽。 ·抗胆碱药具有散瞳作用，如果作用还有残留，光线大量进入瞳孔，会让人感到眩晕，所以要保证患者卧床休息，防止跌倒的发生。 ·连续观察患者是否有恶心、呕吐、便血、生命体征改变、腹部膨胀感、咳嗽、咳痰等异常。 ·术后应嘱咐患者，在咽部麻醉感消除后方可进食，做活检者则2小时后方能进食，过后，可先少量饮水，确认没有呛咳后进餐。 ·不可强咳，取活检者术后3~4小时方可进食并注意观察大便有无异常。 ·做活检的患者1小时后要测定生命体征，观察腹部症状。
行血液透析 ↓ 潜在并发症：再次出血	（1）护理目标：患者没有出现排黑色大便，没有呕吐咖啡样胃内容物或呕血等出血症状。 （2）护理措施： ·加强透析，减少毒素积聚，减少出血倾向。 ·采用无肝素透析，透析前开始不再用含肝素的生理盐水冲净透析器，血液透析时采用血流量（200ml/min）以减少血栓形成，以后每15分钟左右用25~50ml生理盐水从动脉端快速冲洗一次，且超滤出冲洗的生理盐水量。 ·正确判断出血有无停止及有无继发出血，如反复呕血、黑便次数增多、便质稀薄、有周围循环衰竭表现，红细胞计数、血红蛋白测定与血细胞比容继续下降，网织细胞计数持续上升，应及时通知医师，提示有再出血的可能。 ·CRF患者胃肠道黏膜在毒素的刺激下变薄弱，容易出血，指导患者食生冷、硬东西时一定细嚼慢咽，防止硬东西划破食管以及胃黏膜，引起出血。 ·应在医师指导下用药，勿擅自用处方药，慎重服用某些药物，如阿司匹林等。

续　表

	·注意大便潜血的检查，及早发现和妥善处理消化道出血。 ·予皮下注射促红细胞生成素，以提高患者的血红蛋白浓度。
禁食4天，现改为冷全流质饮食，且还间有恶心，食欲不好 ↓ 营养失调，低于机体需要量	(1) 护理目标：给予相应护理措施，改善患者的食欲情况，有效提高患者营养状态。 (2) 护理措施： ·加强口腔护理保持口腔清洁，增进食欲。 ·休克急性出血期伴有恶心、呕吐者应禁食，对少量出血无呕吐、无活动出血症状者，可选用温凉、清淡无刺激流食，出血停止24小时后，改为半流质饮食，少量多餐，以后根据病情转为软质易消化营养丰富的饮食，尽量不食生硬、粗纤维食物。 ·低盐、低蛋白、高动物蛋白、高热量、适量维生素、微量元素饮食，控制动物蛋白的摄入。 ·根据患者的饮食喜好制订饮食计划，提高患者的食欲。 ·在禁食期间或必要时进行静脉补充营养，但必须配合血液透析的治疗，以免发生心功能衰竭。
3天无大便 ↓ 排便异常：排便时间延缓	(1) 护理目标：患者能正常排便。 (2) 护理措施： ·护士随时评估病情并结合医嘱，及时通知患者进食时间，重点是在床旁作详细的饮食指导。 ·患者在进食时护士要观察患者有无胃肠道不适表现，要及时处理。 ·护士应有较强的专科护理理论知识，凭自己的观察判断，与医师沟通，及时为患者调整饮食。 ·有轻微排便困难时可给开塞露肛内注入。 ·某些消化道药物有导致便秘的副作用，如胃黏膜保护剂（铋剂、铝制剂；H_2受体拮抗剂），故应严格掌握用药指征、用药时间，出现便秘时，及时停药。 ·进行相关的知识宣教，如及时排便的目的和意义。 ·评估病情及活动耐力，鼓励患者床上活动，如适当腹部按摩，促进肠蠕动。餐后或有便意即去排便的目的。
患者失眠，对消化道大出血有恐惧，且担心自己疾病的预后情况 ↓ 出现焦虑	(1) 护理目标：患者能熟悉治疗环境、了解肾衰竭及消化道出血的基本知识，消除焦虑或降低焦虑程度，主动接受并积极配合治疗，睡眠改善。 (2) 护理措施： ·为患者创造明亮、舒适、温馨的病房环境，根据患者的具体情况给予关怀，与患者建立良好的关系。 ·保持病房安静，减少探视，让高年资护士对其进行护理，提高护理操作成功率，减少患者恐惧感，增强其治疗信心。 ·协助患者表达对疾病的感受，了解患者对疾病的态度。 ·根据患者的文化程度、接受能力，采用通俗易懂的语言，解释血液透析治疗的必要性、是一种暂时的治疗方式，解析其基本原理与注意事项。 ·向患者解析相关问题，讲解肾衰竭、消化道出血的发生机制和治疗方法，提高患者对该疾病的认识。 ·鼓励患者家属和朋友给予患者关心与支持，克服消极情绪，保持身心愉快，正确认识疾病，不断增强战胜疾病的信心。 ·医护人员应用良好的心态去引导患者，不仅要关心体贴患者，倾听他们的诉说，取得他们的信任，激发他们的治疗信心，还要鼓励患者以积极的态度和行为去面对人生，减少和避免心理刺激，提高自信心。

（三）出院前

1. 诊疗情况　经过周全的治疗与护理，患者住院22天后病情逐渐稳定，体温36.4℃、脉搏82次/分、呼吸深快20次/分、血压132/78mmHg，神志清楚，中度贫血貌，无恶心、呕吐，食欲较前好转，排黄色软便，24小时尿量950ml，血红蛋白浓度10^9g/L，尿素19.6mmol/L，肌酐521μmol/L。大便OB（-），晚上能入睡。住院22日后带药出院。

2. 护理评估　患者及其家属知识缺乏。

3. 护理思维与实施方案

一周前无明显诱因下出现排黑色成形大便，2次/日，伴有反酸、嗳气、恶心，当时未予重视 ↓ 知识缺乏	（1）护理目标：通过健康教育，患者能掌握慢性肾衰竭合并上消化道出血的相关知识，能有效预防及能及时发现上消化道出血，告知医师。 （2）护理措施： ·患者行规律性血液透析治疗，血液透析中心护士必须做好透析患者的管理工作，要告知患者其为消化道出血的高危人群，容易出现消化道出血。 ·告知患者消化道出血的表现：最常见的为黑便，其次为便血或呕血，当出现以上症状时，要立即告知医师，及时处理。 ·当出现黑便、便血或呕血时及时就诊并化验大便隐血试验。 ·至少每个月进行大便隐血试验检查，有出血表现时随时检查。 ·提高患者的血红蛋白浓度，改善患者的贫血状态，减少出血的发生。 ·指导患者行规律的血液透析治疗，减少毒素，减少出血的发生。

二、护理评价

患者为慢性肾衰竭合并上消化道大出血，出现了休克、高钾血症等症状，患者病情危重，有发生窒息、心衰、感染等并发症的危险，及时给予抗休克、止血等对症治疗，同时为患者提供全面、细致的护理对该类疾病患者尤为重要。患者从入院到出院，护理上给予了一系列的护理方案的实施。入院时及时为患者补充血容量，采取各种方法止血，纠正休克状态；采取各种护理措施，有效预防窒息、误吸、心功能衰竭、感染、再次出血等危险的发生；缓解患者疼痛，为患者提供适当的生活护理，提高患者舒适度；当患者出现情绪问题时及时提供心理护理，加强患者治疗的信心，有效改善患者的食欲情况，提高患者的营养状况。在住院过程中，最为重要的是及时补充血容量，纠正休克状态，正确评估患者的出血量，预防大出血的再次发生，要做好患者的出院宣教工作，患者能掌握慢性肾衰竭合并上消化道出血的相关知识，能有效预防与及时发现上消化道出血，告知医师。通过各种精细的护理，患者好转出院。

三、安全提示

（1）慢性肾衰竭合并上消化道大出血严重者可危及生命，一方面，应积极进行紧急抢救，抗休克、补充血容量，采取有效的止血措施；另一方面，慢性肾衰竭患者消化道出血最主要是受原发病尿毒症的影响，在大出血后，要充分透析，及时调整次数及方式，充分清除毒素，纠正凝血功能障碍是防止再出血的重要措施。因此，在护理方面，应密切观察患者的生命体征，应积极进行紧急抢救，抗休克、补充血容量，同时要关注电解质方面的检验结果；另外，在血液透析时，要采用小剂量肝素或无肝素透析，以防再出血的发生；在护理过程中，正确估计出出量及正确判断继续出血或再出血对治疗及预后有十分重要的意义。

（2）上消化道大出血患者，活动性出血期间常需禁食水，所需能量需静脉大量输入，而 CRF 患者往往处于少尿或无尿，与 CRF 患者严格控制入量相矛盾，易诱发心功能不全。所以，在积极进行紧急抢救，抗休克、补充血容量的同时，要进行充分的透析，且要根据患者的出血量、尿量及透析次数等，制订患者的补液量及补液计划，同时监测患者生命体征，留意患者有否出现心衰症状，如：心率加快、胸闷、气促等。

3. 慢性肾衰竭并发消化道出血患者出血后难以止血或一次住院期间可能发生多次出血，作为肾内科护士，掌握如何判断出血量、如何判断出血有无停止等消化科的护理要点，保证责任护士能够及时发现病情变化，配合医师治疗，对抢救有着重要的意义。

四、经验分享

1. 如何正确评估出血量？　正确评估出血量对治疗及预后均有十分重要的意义，应密切观察患者的以下情况，正确评估患者的出血量，及时与医师沟通，为医疗提供正确的治疗依据。

（1）根据呕血与黑粪的情况估计：粪便阴血试验阳性提示每日出血量 >5 ~ 10ml；出现成形黑粪者，提示每日出血量在 50 ~ 100ml，胃内积血量达 250 ~ 300ml 可引起呕血。

（2）根据全身症状估计：出血后 15 分钟内无症状，提示出血量较少；一次出血量少于 400ml 时为血容量轻度减少，可由组织间液与脾脏存血所补充，一般不引起全身症状；出血量超过 400 ~ 500ml，可出现全身症状，如头晕、心悸等；若短时间内出血量超过全身血量的 20%（1000ml）时，可出现口渴、出冷汗、脉速、血压下降等周围循环衰竭的表现。

（3）动态观察血压、心率：若患者由平卧改为坐位时出现血压下降（下降幅度大于 20mmHg）、心率加快（上升幅度大于 10 次/分），则提示血容量明显不足，是紧急输血的指征。若收缩压低于 80mmHg，心率大于 120 次/分，提示已进入休克状态。

2. 如何判断继续出血或再出血的症状？　综合慢性肾衰竭合并上消化道出血的原因，CRF 易于出血的倾向及患者需要行血液透析并需增加次数，在使用肝素的同时，会增加出血的风险，所以正确判断继续出血或再次出血对治疗及预后均有十分重要的意义，应密切观察患者的以下情况，正确评估有否继续出血或再出血，及时与医师沟通，及时治疗，挽救生命。

（1）反复呕血和（或）黑粪次数增多，粪质稀薄；甚至呕血转为鲜红色、黑粪变成暗红色，伴肠鸣音亢进。

（2）经输血、补液，临床观察周围循环衰竭未能改善。

（3）红细胞计数、血红蛋白浓度与血细胞比容继续下降，网织红细胞计数持续增加。

3. 留置胃管接负压瓶者如何服药？　患者消化道大出血，需要留置胃管接负压瓶，期间禁食不禁药，该操作正确进行，能有效地为患者止血，否则，止血效果不理想。应在服药后停止负压抽吸 1 小时，在此期间，可用夹子折叠胃管或分离负压瓶，妥善放置管道，1 小时后重新连接负压瓶，并保持有效负压，再观察引流液的状况。

（崔国峰）

第五节　腹膜透析相关性腹膜炎患者的护理

患者女性，35 岁，初中文化，农民，主诉：行维持性腹膜透析 3 个月，出现腹痛、腹泻、发热伴腹腔透出液混浊3天，急诊以“腹膜透析相关性腹膜炎”收入院。

一、诊疗过程中的临床护理

（一）入院时

1. 诊疗情况　入院后查体：体温38℃、脉搏102次/分、血压130/73mmHg、呼吸22次/分，神志清楚，食欲、睡眠欠佳，解黄色烂便2～3次/日，有腹痛，无伴恶心、呕吐，无心悸、胸闷、胸痛等症状。腹部柔软，全腹压痛及轻度反跳痛，行腹膜透析治疗，出入水通畅，透出液浑浊。

检验结果：血肌酐629μmol/L，尿素氮26.3mmol/L，血钾2.5mmol/L，腹水常规白细胞计数480×10^6/L，中性粒细胞65%，诊断为“腹膜透析相关性腹膜炎”。

2. 护理评估　患者出现食欲欠佳、睡眠欠佳、腹痛、腹泻、发热伴腹膜透出液混浊的症状体征。根据现阶段病情，应予以腹膜透析相关腹膜炎的紧急处理及抗感染、加强营养、保持水电解质平衡的措施。

3. 护理思维与实施方案

腹痛，全腹压痛及轻度反跳痛，腹膜透析液浑浊，腹水常规白细胞计数480×10^6/L、中性粒细胞65%，水钠潴留 ↓ 与腹膜炎症有关	（1）护理目标：减轻疼痛，舒适感增加，腹膜透析液转清。 （2）护理措施： ·正确留取标本（包括留取在腹部大于4小时的腹水），立即送检。 ·冲洗腹腔，将脓性分泌物冲出，减少纤维素的形成，缓解疼痛，用1.5%透出液1000～2000ml（以患者耐受为度），每升加肝素1000u（8mg）输入腹腔后，不停留即放出，若出现纤维蛋白性透析管阻塞，可腹腔内注射尿激酶。 ·冲洗腹腔，直至腹腔透出液变清后予以更换外接短管。 ·药物的使用：腹腔内使用抗生素的选择分为经验性治疗和根据药敏试验结果调整用药治疗两个阶段。经验用药阶段，建议选用第一代头孢菌素（头孢拉定）+第三代头孢菌素［头孢他啶（复达欣）］各1g，加入1.5%的腹膜透析液2000ml中，留腹过夜，每日1次，用足14天，与肝素等抗纤维素药物同用。 ·体位：取半卧位，有利于减轻疼痛。 ·静脉输液：纠正水电解质及酸碱平衡失调。 ·应用静脉抗生素，有效控制感染。 ·镇定、止痛、给氧：对症处理，减轻患者痛苦。
体温38℃、发热 ↓ 与腹腔感染有关	（1）护理目标：体温正常。 （2）护理措施： ·药物的使用：腹腔内使用抗生素的选择分为经验性治疗和根据药敏试验结果调整用药治疗两个阶段。经验用药阶段，建议选用第一代头孢菌素（头孢拉定）+第三代头孢菌素［头孢他啶（复达欣）］各1g，加入1.5%的腹膜透析液2000ml中，留腹过夜，每日一次，用足14天，与肝素等抗纤维素药物同用。 ·应用静脉抗生素，有效控制感染。 ·注意个人卫生，保持床单位的整洁。 ·保持腹膜透析液接换水、封管的环境洁净干燥，每天进行紫外线消毒，规范操作规程。严格控制陪人。

续 表

食欲欠佳、腹泻、腹膜炎、血钾2.5mmol/L ↓ 营养失调、电解质紊乱	(1) 护理目标：饮食合理，腹泻缓解，食欲好转，电解质平衡。 (2) 护理措施： ·增加蛋白质摄入，1.2g/(kg·d)，选择高生物效价的动物蛋白如鱼肉、鸡肉等，若口服不能补充足够蛋白质，可静脉输入白蛋白、血浆。 ·限制水钠摄入，每日钠摄入量<2g，维持患者体液平衡。腹膜炎时对水、葡萄糖、蛋白质通透性增加，透析液葡萄糖快速吸收将减少超滤量，导致水超负荷，提高透析液葡萄糖浓度，缩短透析液留腹时间，有助于维持充分超滤。 ·准确记录24小时出入水量及监测体重，每日一次。 ·协助做好生活护理，注意个人卫生，保持肛周皮肤干燥清洁。 ·遵医嘱予以口服补钾，适当进食含钾量高的食物，如橙子、香蕉、冬菇等食物。若口服补钾不能达到正常血钾水平，遵医嘱可予以静脉补钾或透析液补钾处理。定期监测血钾，及时发现病情变化。

（二）住院过程中

1. 诊疗情况　入院72小时后患者病情稳定，体温正常，脉搏86次/分，大便正常，但食欲、睡眠欠佳，间中有腹痛，腹部柔软，全腹压痛及轻度反跳痛，行腹膜透析治疗，出入水通畅，晨起第一袋隔夜腹水透出液稍微浑浊，余转清。但出现心理问题，反复说为什么她那么倒霉，患上这种病，才3个月就得了腹膜炎，且上有老下有小须照顾，家又穷，生不如死。

检验结果：血肌酐612μmol/L，尿素氮25.3mmol/L，血钾3.7mmol/L，腹水常规白细胞计数352×10^6/L，中性粒细胞55%。

2. 护理评估　患者出现忧郁并发症。根据现阶段的病情，应多鼓励患者，树立战胜疾病的信心。

3. 护理思维与实施方案

睡眠欠佳，患者出现负疚感 ↓ 出现心理障碍	(1) 护理目标：负疚感消失，睡眠好转。 (2) 护理措施： ·协助患者表达对疾病的感受，了解患者对疾病的态度。 ·根据患者的文化程度、接受能力，采用通俗易懂的语言，对患者做好安慰、解释工作，加强与其沟通，讲解坚持治疗的必要性，增强战胜疾病的信心。 ·鼓励患者家属和朋友给予患者关心与支持，克服消极情绪，保持身心愉快，正确认识疾病，不断增强战胜疾病的信心。 ·医护人员应用良好的心态去引导患者，要关心体贴患者，倾听他们的诉说，取得他们的信任，激发他们对治疗的信心。 ·注意保证环境安全。

（三）出院前

1. 诊疗情况　经过全面的治疗与护理，病情逐渐好转，住院14日后痊愈出院。

2. 护理评估　做好出院时的腹膜透析知识水平评估及护理宣教。

3. 护理思维与实施方案

行维持性腹膜透析 3 个月就发生腹膜炎 ↓ 知识缺乏	（1）护理目标：通过健康教育，患者能掌握腹膜炎的诱因、症状及发生后的注意事项等相关事项，建立健康行为。 （2）护理措施： ·强化无菌观念，遵守无菌原则，规范操作规程。保持良好的个人卫生习惯。指导患者掌握正规洗手法，勤换内衣、裤，勤淋浴，应避免盆浴。淋浴前可将透析管用一次性肛袋包扎好，淋浴后将其周围皮肤轻轻拭干，再用碘附消毒，重新包扎。 ·保持室内空气流通，每天开门窗 2 次，每次 30 分钟，每天进行紫外线消毒。家庭腹膜透析时不宜饲养宠物。 ·每天定时测体重，记录 24 小时尿量及超滤量，观察腹膜透析流出液颜色、性状，透析管皮肤出口处情况。 ·对患者进行饮食指导，改善机体的营养状态，提高机体的防御能力。进食低盐、低糖、高维生素、高蛋白饮食，以优质蛋白为主，蛋白质摄入量 1.1g/（kg·d），尽量少食植物蛋白，如豆制品等。进食的脂肪以不饱和脂肪酸为主，避免进食虾及动物内脏等含磷量高的食物。采取多样化、易消化饮食，宜少食多餐。 ·加强患者胃肠道方面的护理，发生腹泻要及时止泻，发生便秘要及时通便。 ·指导患者预防呼吸道感染，如发生呼吸道感染需及时治疗。

二、护理评价

患者从发病到救治的成功，护理上给予了一系列的护理方案的实施。入院时为患者正确留取标本送检，做好腹膜炎早期处理，但在患者整个发病过程中，最为重要的是患者心理护理与知识指导，为此心理护理与知识指导应始终贯穿在患者的入院、住院以及出院过程中，最终患者痊愈出院。

三、安全提示

1. 强化无菌观念，遵守无菌原则，规范操作规程。加强对患者有关腹膜炎方面知识的宣教工作，通过一些实例来证明腹膜炎的危害性，掌握无菌技术操作及自身护理的重要性，使患者重视腹膜炎并避免其发生。

2. 病情观察　监测患者体温，若体温高于 39℃予以物理降温，同时监测脉搏、呼吸、血压，观察腹痛范围、程度，腹膜透析流出液颜色、性状，有无颜面及四肢水肿。准确记录 24 小时出入量、超滤量，并监测血电解质，尤其注意防低血钾。

四、经验分享

1. 如何做好腹腔护理？

（1）发现透出液浑浊时立即留取腹水作标本，包括腹水常规，腹水涂片，腹水培养送肾病实验室离心后立即送检，必要时作厌氧菌培养、真菌培养和结核菌培养等。

（2）冲洗腹腔，将脓性分泌物冲出，减少纤维素的形成，缓解疼痛，用 1.5% 透出液 1000～2000ml（以患者耐受为度），每升加肝素 1000U（8mg）输入腹腔后，不停留即放出，直至透出液转为清亮。若出现纤维蛋白性透析管阻塞，可腹腔内注射尿激酶或链激酶。

（3）更换外接短管。

（4）药物的使用：局部抗生素的选用分为经验性治疗和根据药敏试验结果调整用药治疗两个阶段。经验用药阶段，建议选用第一代头孢菌素（头孢拉定）+第三代头孢菌素［头孢他啶（复达欣）］各1g，加入1.5%的腹膜透析液2000ml中，留腹过夜，每日1次，用足14天，与肝素等抗纤维素药物同用。同时静脉使用抗生素，对重型腹膜炎患者，根据医嘱静脉输入大剂量抗生素。

2. 腹膜透析管置入术的注意事项

（1）术前准备：备皮、洗脐、更衣、患者排空大小便（长期便秘或近期大便不好的患者必要时灌肠）。

（2）饮食指导：术后第一天可进半流质或普食，患者进食高蛋白、低盐、低脂、高维生素、高纤维饮食，每日蛋白按1.1g/（kg·d）补充，同时注意水盐平衡。

（3）伤口护理：观察伤口敷料是否渗血，如敷料潮湿、渗血渗液要及时更换，保持手术伤口清洁干燥并注意保护好伤口及腹膜透析管，防止下腹部剧烈活动或者挤压、撞伤。平时避免坐太矮的凳子。

（4）活动：根据病情，患者术后第二天可下床活动，3天后根据腹部伤口情况逐渐增加活动量。活动时，注意保护好伤口。

（5）环境：病房要求与普通病房不同，严格限制陪人，病房每天紫外线消毒30分钟。

（6）导管护理：距出口6cm处用胶布蝶形固定；非透析时间将透析短管收入特制的腰包。透析操作时动作应轻柔，透析管使用窗帘夹固定Y型连接于床缘，避免操作中拉动透析管；防止透析管阻塞扭曲和受压，对下床活动的患者指导其防止透析管垂悬于身体一侧，预防透析管滑脱。

（7）术后培训：根据病情，患者术后可开始接受培训。

3. 腹膜透析的健康宣教

（1）加强对患者的训练，严格无菌技术操作。新近腹膜透析患者需由专职腹膜透析护士对其进行培训、考核，通过考核的患者才能自己独立进行腹膜透析技术的操作。

（2）保持大便的通畅，防止便秘的发生。多进食新鲜蔬菜，水果，必要时遵医嘱口服缓泻剂。需强调的是进食的食物必须新鲜、无刺激，避免进食任何腌熏、隔夜、腐败、过冷、过辣等刺激性食物，以免引起肠道感染以至腹膜炎的发生。

（3）加强自身清洁卫生，注意保暖，防止感冒，室内空气新鲜、流通，防止对流风，加强环境消毒，减少室内人员走动等，避免感染及交叉感染。

（4）做好患者有关腹膜透析注意事项的宣教工作，加强对腹膜透析管路的保护及护理。避免任何利器接近腹膜透析管，避免外接短管与腹膜透析管的脱落等，以免意外发生，一旦出现意外，告知患者及时来院治疗及处理。

（5）加强营养，增强自身防御机制。

1）蛋白质的补充：腹膜透析患者需优质高蛋白饮食（如鱼、瘦肉、牛奶、鸡蛋等含必需氨基酸丰富的动物蛋白）。尽量减少植物蛋白的食入，特别是豆类及豆制品。

2）充足的热量：最好摄入较高的热量，每日热量宜>146.3kJ/kg。热量主要来源于饮食中的脂肪以及饮食和透析液中的糖类成分，其中从透析液中吸收的葡萄糖约能提供总热量的20%~30%。

3）充足的维生素：提供 B 族维生素和富含维生素 C 的食物。

4）摄入适量的钠、钾、磷：患者如有体重迅速增加、水肿、高血压和少尿应限制钠盐的摄入，防止液体负荷过重。当部分腹膜透析患者透析不能很好地调节血钾水平时应适当进行饮食方面的调节，即根据血钾水平决定进食或避免进食含钾丰富的食物，同时应避免食用高磷食物。

（6）加强出口处皮肤的护理：腹膜透析置管术后 10 天之内，若无渗血及渗液，避免反复更换纱布，以免外界细菌污染出口处皮肤，使细菌通过隧道进入腹腔引起感染。待术后 10 天后，伤口愈合良好，给予无痛碘消毒液消毒出口处皮肤，避免药液渗入出口处进入隧道及接触腹膜透析导管，以免刺激腹膜透析管引起管路老化。之后用无菌生理盐水擦拭出口处及腹膜透析管，并以无菌敷料覆盖。出口处皮肤避免使用爽身粉、洗涤剂或药膏。患者可以淋浴，但应避免盆浴，可用人工肛门袋贴于隧道口，浴后必须做出口处皮肤护理。手术 6 ~ 12 个月后，愈合良好的外口可不再使用敷料，但仍需每日清洁和消毒。

（7）加强对患者有关腹膜炎方面知识的宣教工作：通过一些实例证明腹膜炎的危害性，掌握无菌技术操作及自身护理的重要性，使患者重视腹膜炎并避免其发生。

4. 腹膜透析常见的并发症及护理

（1）透析液外漏：多发生在切开法放置腹膜透析管，腹膜或筋膜缝合不严密者。此时，液体可渗入腹壁或阴囊，或从皮肤切口流出，增加感染机会。为避免发生透析液外漏，在插管后立即进行透析时，开始注液量不宜过多。如出现漏液，注意保护皮肤周围清洁，防止继发感染。

（2）营养障碍：由于透析过程中丢失蛋白质、氨基酸及各种水溶性维生素，尤其在腹膜炎、体温升高和高渗液透析时丢失更甚，可以导致患者营养不良。因此，对于长期透析的患者，不仅饮食上要避免严格的蛋白限制，而且必要时从静脉补充白蛋白、血浆和氨基酸。并应定期检测血浆蛋白及透出液的蛋白浓度。

（3）腹膜炎：临床表现为腹痛、发热、腹部疼痛。护理方法：用透析液 2000ml 连续冲洗，腹膜透析液内加入抗生素及肝素等，全身适用抗生素，根据药物敏感试验选择药物。腹腔感染应重在预防，严格执行消毒、隔离、无菌操作技术，对高危人群尤为重视。

（4）腹膜透析管外口及隧道口感染：由于腹膜透析管是直接从皮肤处伸出的，加上有漏液、皮下涤纶环挤压引起坏死等因素，此处极易感染。如果感染沿腹膜透析管播散，就可发生腹膜炎。应保持伤口干燥、清洁。

（5）肺部并发症：包括肺炎、肺不张、急性支气管炎、胸腔积液及呼吸骤停。主要发病原因是腹腔中的透析液使膈肌抬高影响肺活量，以及和部分患者长期卧床有关。平时应鼓励患者做深呼吸运动、加强护理、拍背及控制感染。

（6）心血管并发症：包括肺水肿、心力衰竭、低血压以及心律失常、心脏停搏和高血压等。在透析过程中应该掌握好液体平衡，认真监测出入的腹膜透析液量、体重、心率、血压。另外对于口服洋地黄患者，要注意临床有无洋地黄中毒的表现，以及血电解质（尤其血钾）、心电图及血洋地黄浓度的变化。

（7）代谢异常：高钠血症和低钠血症、低钾血症和高钾血症、高糖血症。

（8）腹腔脏器损伤：穿刺前注意排空膀胱，腹腔内注入液体及避免在手术瘢痕区穿刺，损伤一般可以避免。

（9）透析管引流不畅或透析管堵塞：主要为单向阻滞，即液体可进入，但流出不畅，发生双向阻滞者较少。其发生与纤维蛋白、大网膜或血块堵塞、透析管部位、腹膜粘连有关，应积极寻找病因做相应处理。①可采用变换体位或取半卧位式，按摩腹部。②排尽膀胱。③服用导泻剂或灌肠，促进肠蠕动。④腹膜透析管内注入肝素、尿激酶、生理盐水、透析液等，并留置 30 ~60 分钟，可使堵塞管的纤维块溶解。⑤无法复通者，可 X 线透视下调整透析管的位置或重新植入透析管。

（崔国峰）

第六节 肾小球肾炎的护理

一、急性肾小球肾炎

急性肾小球肾炎（acute glomerulonep hritis，AGN）简称急性肾炎，是以急性肾炎综合征为主要表现的一组疾病。其特点为起病急，患者出现血尿、蛋白尿、水肿和高血压，可伴有一过性氮质血症。本病好发于儿童，男性居多。常有前驱感染，多见于链球菌感染后，其他细菌、病毒和寄生虫感染后也可引起。本部分主要介绍链球菌感染后急性肾炎。

（一）病因及发病机制

本病常发生于 β - 溶血性链球菌“致肾炎菌株”引起的上呼吸道感染（多为扁桃体炎）或皮肤感染（多为脓疱疮）后，感染导致机体产生免疫反应而引起双侧肾脏弥漫性的炎症反应。目前多认为，链球菌的主要致病抗原是胞质或分泌蛋白的某些成分，抗原刺激机体产生相应抗体，形成免疫复合物沉积于肾小球而致病。同时，肾小球内的免疫复合物可激活补体，引起肾小球内皮细胞及系膜细胞增生，并吸引中性粒细胞及单核细胞浸润，导致肾脏病变。

（二）临床表现

前驱感染后常有 1 ~3 周（平均 10 日左右）的潜伏期。呼吸道感染的潜伏期较皮肤感染短。本病起病较急，病情轻重不一，轻者仅尿常规及血清补体 C3 异常，重者可出现急性肾衰竭。大多预后良好，常在数月内临床自愈。典型者呈急性肾炎综合征的表现。

1. 尿异常　几乎所有患者均有肾小球源性血尿，约 30% 出现肉眼血尿，且常为首发症状或患者就诊的原因。可伴有轻、中度蛋白尿，少数（ <20% ）患者可呈大量蛋白尿。

2. 水肿　80% 以上患。者可出现水肿，常为起病的首发表现，表现为晨起眼睑水肿，呈“肾炎面容”，可伴有下肢轻度凹陷性水肿，少数严重者可波及全身。

3. 高血压　约 80% 患者患病初期水钠潴留时，出现一过性轻、中度高血压，经利尿后血压恢复正常。少数患者可出现高血压脑病、急性左心衰竭等。

4. 肾功能异常　大部分患者起病，时尿量减少（400 ~700ml/d），少数为少尿（ < 400ml/d）。可出现一过性轻度氮质血症。一般于 1 ~2 周后尿量增加，肾功能于利尿后数日恢复正常，极少数出现急性肾衰竭。

（三）辅助检查

1. 尿液检查　均有镜下血尿，呈多形性红细胞。尿蛋白多为 + ~ + +。尿沉渣中可有红细胞管型、颗粒管型等。早期尿中白细胞、上皮细胞稍增多。

2. 血清 C3 及总补体　发病初期下降，于 8 周内恢复正常，对本病诊断意义很大。血清抗链球菌溶血素“O”滴度可增高。

3. 肾功能检查　可有内生肌酐清除率（Ccr）降低，血尿素氮（BUN）、血肌酐（Cr）升高。

（四）诊断要点

链球菌感染后 1～3 周出现血尿、蛋白尿、水肿和高血压等肾炎综合征典型表现，血清 C3 降低，病情于发病 8 周内逐渐减轻至完全恢复者，即可诊断为急性肾小球肾炎。病理类型需行肾活组织检查确诊。

（五）治疗要点

本病患者的治疗以卧床休息、对症处理为主。本病为自限性疾病，不宜用糖皮质激素及细胞毒性药物。急性肾衰竭患者应予透析。

1. 对症治疗　利尿治疗可消除水肿，降低血压。尿后高血压控制不满意时，可加用其他降压药物。

2. 控制感染灶　以往主张使用青霉素或其他抗生素 10～14 日，现其必要性存在争议。对于反复发作的慢性扁桃体炎，待肾炎病情稳定后，可作扁桃体摘除术，手术前后两周应注射青霉素。

3. 透析治疗　对于少数发生急性肾衰竭者，应予血液透析或腹膜透析治疗，帮助患者渡过急性期，一般不需长期维持透析。

（六）护理诊断/合作性问题

1. 体液过多　与肾小球滤过率下降、水钠潴留有关。

2. 活动无耐力　与疾病处于急性发作期、水肿、高血压等有关。

3. 潜在并发症　急性左心衰竭、高血压脑病、急性肾衰竭。

（七）护理措施

1. 一般护理

（1）休息与运动：急性期患者应绝对卧床休息，以增加肾血流量和减少肾脏负担。当其卧床休息 6 周～2 月，尿液检查只有蛋白尿和镜下血尿时，方可离床活动。病情稳定后逐渐增加运动量，避免劳累和剧烈活动，坚持 1～2 年，待完全康复后才能恢复正常的体力劳动。

（2）饮食护理：当患者有水肿、高血压或心力衰竭时，应严格限制盐的摄入，一般进盐应低于 3g/d，对于特别严重病例应完全禁盐。在急性期，为减少蛋白质的分解代谢，还应限制蛋白质的摄取量为 0.5～0.8g/（kg·d）。当血压下降、水肿消退、尿蛋白减少后，即可逐渐增加食盐和蛋白质的量。

除限制钠盐外，也应限制进水量，进水量的控制本着宁少勿多的原则。每日进水量应为不显性失水量（约 500ml）加上前一天 24h 尿量，此进水量包括饮食、饮水、服药、输液等所含水分的总量。另外，饮食应注意热量充足、易于消化和吸收。

2. 病情观察　注意观察水肿的范围、程度，有无胸水、腹水，有无呼吸困难、肺部湿啰音等急性左心衰的征象；监测高血压动态变化，监测有无头痛、呕吐、颈项强直等高血压脑病的表现；观察尿的变化及肾功能的变化，及早发现有无肾衰竭的可能。

3. 用药护理　在使用降压药的过程中，要注意一定要定时、定量服用，随时监测血压的变化，还要嘱患者服药后在床边坐几分钟，然后缓慢站起，防止眩晕及直立性低血压。

4. 心理护理　患者尤其是儿童对长期的卧床会产生忧郁、烦躁等心理反应，加上担心血尿、蛋白尿是否会恶化，会进一步加重精神负担。故应尽量多关心、巡视患者，随时注意患者的情绪变化和精神需要，按照患者的要求予以尽快解决。关于卧床休息需要持续的时间和病情的变化等，应适当予以说明，并要组织一些有趣的活动活跃患者的精神生活，使患者能以愉快、乐观的态度安心接受治疗。

（八）健康指导

1. 预防指导　平时注意加强锻炼，增强体质。注意个人卫生，防止化脓性皮肤感染。有上呼吸道或皮肤感染时，应及时治疗。注意休息和保暖，限制活动量。

2. 生活指导　急性期严格卧床休息，按照病情进展调整作息制度。掌握饮食护理的意义及原则，切实遵循饮食计划。指导患者及其家属掌握本病的基本知识和观察护理方法，消除各种不利因素，防止疾病进一步加重。

3. 用药指导　遵医嘱正确使用抗生素、利尿药及降压药等，掌握不同药物的名称、剂量、给药方法，观察各种药物的疗效和副作用。

4. 心理指导　增强战胜疾病的信心，保持良好的心境，积极配合诊疗计划。

二、急进性肾小球肾炎

急进性肾小球肾炎（rapidly progressive glomerulonephritis，RPGN），是一组病情发展急骤，由血尿、蛋白尿迅速发展为少尿或无尿直至急性肾功能衰竭的急性肾炎综合征。临床上，肾功能呈急剧进行性恶化，常在3个月内肾小球滤过率（GFR）下降50%以上，发展至终末期肾功能衰竭一般为数周或数月。该病进展迅速，病情危重，预后差。病理改变特征为肾小球囊内细胞增生、纤维蛋白沉着，表现为广泛的新月体形成，故又称新月体肾炎。这组疾病发病率较低，危险性大，及时诊断、充分治疗尚可有效改变疾病的预后，临床上应高度重视。

（一）病因及发病机制

由多种原因所致的一组疾病，包括：①原发性急进性肾小球肾炎；②继发于全身性疾病（如系统性红斑狼疮肾炎）的急进性肾小球肾炎；③在原发性肾小球病（如系膜毛细血管性肾小球肾炎）的基础上形成广泛新月体，即病理类型转化而来的新月体性肾小球肾炎。本文着重讨论原发性急进性肾小球肾炎（以下简称急进性肾炎）。

RPGN根据免疫病理可分为三型，其病因及发病机制各不相同：①Ⅰ型又称抗肾小球基底膜型肾小球肾炎，由于抗肾小球基底膜抗体与肾小球基底膜（GBM）抗原相结合激活补体而致病。②Ⅱ型又称免疫复合物型，因肾小球内循环免疫复合物的沉积或原位免疫复合物形成，激活补体而致病。③Ⅲ型为少或无免疫复合物型，肾小球内无或仅微量免疫球蛋白沉积。现已证实50%～80%该型患者为原发性小血管炎肾损害，肾脏可为首发、甚至唯一受累器官或与其他系统损害并存。原发性小血管炎患者血清抗中性粒细胞胞质抗体（ANCA）常呈阳性。我国以Ⅱ型多见，Ⅰ型好发于青、中年，Ⅱ型及Ⅲ型常见于中、老年患者，男性居多。

RPGN 患者约半数以上有上呼吸道感染的前驱病史，其中少数为典型的链球菌感染，其他多为病毒感染，但感染与 RPGN 发病的关系尚未明确。接触某些有机化学溶剂、碳氢化合物如汽油，与 RPGN Ⅰ型发病有较密切的关系。某些药物如丙硫氧嘧啶（PTU）、肼苯达嗪等可引起 RPGNⅢ型。RPGN 的诱发因素包括吸烟、吸毒、接触碳氢化合物等。此外，遗传的易感性在 RPGN 发病中作用也已引起重视。

（二）病理

肾脏体积常较正常增大。病理类型为新月体性肾小球肾炎。光镜下通常以广泛（50%以上）的肾小球囊腔内有大量新月体形成（占肾小球囊腔 50% 以上）为主要特征，病变早期为细胞性新月体，后期为纤维性新月体。另外，Ⅱ型常伴有肾小球内皮细胞和系膜细胞增生，Ⅲ型常可见肾小球节段性纤维素样坏死。免疫病理学检查是分型的主要依据，Ⅰ型 IgG 及 C3 呈光滑线条状沿肾小球毛细血管壁分布；Ⅱ型 IgG 及 C3 呈颗粒状沉积于系膜区及毛细血管壁；Ⅲ型肾小球内无或仅有微量免疫沉积物。电镜下可见Ⅱ型电子致密物在系膜区和内皮下沉积，Ⅰ型和Ⅲ型无电子致密物。

（三）临床表现

患者可有前驱呼吸道感染，起病多较急，病情急骤进展。Ⅰ型的临床特征为急性肾炎综合征（起病急、血尿、蛋白尿、少尿、水肿、高血压），且多在早期出现少尿或无尿，进行性肾功能恶化并发展成尿毒症；Ⅱ型患者约半数可伴肾病综合征；Ⅲ型患者常有不明原因的发热、乏力、关节痛或咯血等系统性血管炎的表现。

（四）辅助检查

1. 尿液检查　常见肉眼血尿，镜下大量红细胞、白细胞和红细胞管型，尿比重及渗透压降低，蛋白尿常呈阳性（+ ~ + + + +）。

2. 肾功能检查　血尿素氮、肌酐浓度进行性升高，肌酐清除率进行性降低。

3. 免疫学检查　主要有抗 GBM 抗体阳性（Ⅰ型）、ANCA 阳性（Ⅲ型）。此外，Ⅱ型患者的血液循环免疫复合物及冷球蛋白可呈阳性，并可伴血清 C3 降低。

4. 影像学检查　半数患者 B 型超声显示双肾增大。

（五）治疗要点

包括针对急性免疫介导性炎症病变的强化治疗以及针对肾脏病变后果（如水钠潴留、高血压、尿毒症及感染等）的对症治疗两方面。尤其强调在早期作出病因诊断和免疫病理分型的基础上尽快进行强化治疗。

1. 强化疗法

（1）强化血浆置换疗法：应用血浆置换机分离患者的血浆和血细胞并弃去血浆，再以等量正常人的血浆（或血浆白蛋白）和患者血细胞混合后重新输入患者体内。通常每日或隔日 1 次，每次置换血浆 2 ~ 4L，直到血清抗体（如抗 GBM 抗体、ANCA）或免疫复合物转阴、病情好转，一般需置换约 6 ~ 10 次左右。该疗法需配合糖皮质激素［口服泼尼松 1mg/（kg · d），2 ~ 3 个月后渐减］及细胞毒性药物［环磷酰胺 2 ~ 3mg/（kg · d）口服，累积量一般不超过 8g］，以防止在机体大量丢失免疫球蛋白后有害抗体大量合成而造成“反跳”。该疗法适用于各型急进性肾炎，但主要适用于Ⅰ型；对于 Goodpasture 综合征和原发性小血管炎所致急进性肾炎（Ⅲ型）伴有威胁生命的肺出血作用较为肯定、迅速，应首选。

（2）甲泼尼龙冲击伴环磷酰胺治疗：为强化治疗之一。甲泼尼龙0.5～1.0g溶于5%葡萄糖中静脉滴入，每日或隔日1次，3次为一疗程。必要时间隔3～5天可进行下一疗程，一般不超过3个疗程。甲泼尼龙冲击疗法也需辅以泼尼松及环磷酰胺常规口服治疗，方法同前。近年有人用环磷酰胺冲击疗法（0.8～1g溶于5%葡萄糖静脉滴入，每月1次）替代常规口服，可减少环磷酰胺的毒副作用，其确切优缺点和疗效尚待进一步总结。该疗法主要适用Ⅱ、Ⅲ型，Ⅰ型疗效较差。用甲泼尼龙冲击治疗时，应注意继发感染和水钠潴留等不良反应。

2. 替代治疗　凡急性肾衰竭已达透析指征者应及时透析。对强化治疗无效的晚期病例或肾功能已无法逆转者，则有赖于长期维持透析。肾移植应在病情静止半年（Ⅰ型、Ⅲ型患者血中抗GBM抗体、ANCA需转阴）后进行。

3. 对症治疗　对水钠潴留、高血压及感染等需积极采取相应的治疗措施。

（六）护理诊断/合作性问题

1. 潜在并发症　急性肾功能衰竭。

2. 体液过多　与肾小球滤过率下降、大量激素治疗导致水钠潴留有关。

3. 有感染的危险　与激素、细胞毒性药物的应用、血浆置换、大量蛋白尿致机体抵抗力下降有关。

4. 恐惧　与疾病的病情进展快、预后差有关。

5. 知识缺乏　缺乏疾病防治的相关知识。

（七）护理措施

1. 病情监测　密切观察病情变化，及时识别急性肾功能衰竭的发生。监测项目包括：①生命体征：观察有无气促、端坐呼吸、肺部湿啰音等心衰表现。②尿量：若尿量迅速减少或出现无尿，提示发生急性肾衰。③血肌酐、尿素氮、内生肌酐清除率：急性肾衰时可出现血尿素氮、肌酐浓度迅速进行性升高，肌酐清除率快速降低。④血清电解质：重点观察有无高血钾，急性肾衰时常可出现高血钾，并诱发心律失常、心脏骤停。⑤消化道症状：了解患者有无消化道症状，如食欲减退、恶心、呕吐、呕血或黑便等表现。⑥神经系统症状：有无意识模糊、定向障碍、甚至昏迷等神经系统症状。

2. 用药护理　严格遵医嘱用药，密切观察激素、免疫抑制剂、利尿剂的效果和不良反应。糖皮质激素可导致水钠潴留、血压升高、精神兴奋、消化道出血、骨质疏松、继发感染、伤口愈合缓慢以及类肾上腺皮质功能亢进症的表现，如满月脸、水牛背、腹部脂肪堆积、多毛等。对肾脏患者，使用糖皮质激素后应特别注意有无加重肾损害导致病情恶化的水钠潴留、血压升高和继发感染等不良反应。激素和细胞毒性药物冲击治疗时，可明显抑制机体的免疫功能，必要时需要对患者实施保护性隔离，防止感染。血浆置换和透析治疗时，应注意严格无菌操作。

（八）健康指导

1. 疾病防护指导　部分患者的发病与前驱感染病史、吸烟或接触某些有机化学溶剂有关，应积极预防，注意保暖，避免受凉和感冒。

2. 疾病知识指导　向患者家属介绍疾病特点。

3. 用药指导　对患者及家属强调遵医嘱用药的重要性，告知激素及细胞毒性药物的作用、可能出现的副作用和服药的注意事项，鼓励患者配合治疗。

4. 病情监测指导　向患者解释如何监测病情变化和病情经治疗缓解后的长期随访，防止疾病复发及恶化。

（九）预后

患者若能得到及时明确诊断和早期强化治疗，预后可得到显著改善。早期强化治疗可使部分患者得到缓解，避免或脱离透析，甚至少数患者肾功能得到完全恢复。若诊断不及时，早期未接受强化治疗，患者多于数周至半年内进展至不可逆肾衰竭。影响患者预后的主要因素有：①免疫病理类型：Ⅲ型较好，Ⅰ型差，Ⅱ型居中；②强化治疗是否及时：临床无少尿，血肌酐 $<530\mu mol/L$，病理尚未显示广泛不可逆病变（纤维性新月体、肾小球硬化或间质纤维化）时，即开始治疗者预后较好，否则预后差；③老年患者预后相对较差。

本病缓解后的长期转归，以逐渐转为慢性病变并发展为慢性肾衰竭较为常见，故应特别注意采取措施保护残存肾功能，延缓疾病进展和慢性肾衰竭的发生。部分患者可长期维持并缓解。仅少数患者（以Ⅲ型多见）可复发，必要时需重复肾活检，部分患者强化治疗仍可有效。

三、慢性肾小球肾炎

慢性肾小球肾炎（chronic glomerulonepHritis，CGN），简称慢性肾炎，是一组以血尿、蛋白尿、高血压、水肿为基本临床表现的肾小球疾病。临床特点是病程长，起病初无症状，进展缓慢，最终可发展成慢性肾衰竭。由于不同的病理类型及病程阶段不同，疾病表现可多样化。可发生于任何年龄，以青、中年男性居多。

（一）病因及发病机制

绝大多数慢性肾炎由不同病因、不同病理类型的原发性肾小球疾病发展而来，仅少数由急性链球菌感染后肾小球肾炎所致。其发病机制主要与原发病的免疫炎症损伤有关。此外，高血压、大量蛋白尿、高血脂等非免疫非炎症性因素亦参与其慢性化进程。

（二）病理类型

慢性肾炎的常见病理类型有系膜增生性肾小球肾炎（包括 IgA 肾病和非 IgA 系膜增生性肾小球肾炎）、系膜毛细血管性肾炎、膜性肾病及局灶节段性肾小球硬化等。上述所有类型均可转化为不同程度的肾小球硬化、肾小管萎缩和间质纤维化，最终肾脏体积缩小，晚期进展成硬化性肾小球肾炎，临床上进入尿毒症阶段。

（三）临床表现

本病起病多缓慢、隐匿，部分患者因感染、劳累呈急性发作。临床表现多样，病情时轻时重，逐渐发展为慢性肾衰竭。

1. 一般表现　蛋白尿、血尿、高血压、水肿为基本临床表现。早期患者可有乏力、纳差、腰部疼痛；水肿可有可无；轻度尿异常，尿蛋白定量常在 1～3g/d，多有镜下血尿；血压可正常或轻度升高；肾功能正常或轻度受损。以上情况持续数年，甚至数十年，肾功能逐渐恶化出现相应临床表现（贫血、血压增高等）。

2. 特殊表现　有的患者可表现为血压（特别是舒张压）持续性升高，出现眼底出血、渗出，甚至视乳头水肿；感染、劳累、妊娠和使用肾毒性药物可使病情急剧恶化，可能引起不可逆慢性肾衰竭。

（四）辅助检查

1. 尿液检查　尿蛋白 + ~ + + +，24h 尿蛋白定量常在 1 ~ 3g。尿中可有多形性的红细胞 + ~ + +，红细胞颗粒管型等。

2. 血液检查　肾功能不全的患者可有肾小球滤过率（GFR）下降，血尿素氮（BUN）、血肌酐（Cr）增高、内生肌酐清除率下降。贫血患者出现贫血的血象改变。部分患者可有血脂升高，血浆白蛋白降低。另外，血清补体 C3 始终正常，或持续降低 8 周以上不恢复正常。

3. B 超检查　双肾可有结构紊乱、缩小、皮质变薄等改变。

4. 肾活组织检查　可以确定慢性肾炎的病理类型，对指导治疗和估计预后有重要价值。

（五）诊断要点

凡蛋白尿持续 1 年以上，伴血尿、水肿、高血压和肾功能不全，排除继发性肾炎、遗传性肾炎和慢性肾盂肾炎后，可诊断为慢性肾炎。

（六）治疗要点

慢性肾炎的治疗应以防止或延缓肾功能进行性恶化、改善或缓解临床症状及防治严重并发症为目标，主要治疗如下。

1. 优质低蛋白饮食和必需氨基酸治疗　限制食物中蛋白质及磷的摄入量，低蛋白及低磷饮食可减轻肾小球内高压力、高灌注及高滤过状态，延缓肾小球的硬化。根据肾功能的状况给予优质低蛋白饮食（每日 0.6 ~ 0.8g/kg），同时控制饮食中磷的摄入。在进食低蛋白饮食时，应适当增加碳水化合物的摄入以满足机体生理代谢所需要的热量，防止负氮平衡。在低蛋白饮食 2 周后可使用必需氨基酸或 α – 酮酸（每日 0.1 ~ 0.2g/kg）。极低蛋白饮食者，0.3g/（kg・d），应适当增加必需氨基酸（8 ~ 12g/d）或 α – 酮酸，防止负氮平衡。有明显水肿和高血压时，需低盐饮食。

2. 对症治疗　主要是控制高血压。控制高血压尤其肾内毛细血管高血压是延缓慢性肾衰竭进展的重要措施。一般多选用血管紧张素转换酶抑制剂（ACEI）、血管紧张素Ⅱ受体拮抗剂（ARB）或钙通道阻滞剂。临床与实验研究结果均证实，ACEI 和 ARB 具有降低肾小球内血压、减少蛋白尿及保护肾功能的作用。肾功能损害的患者使用此类药物时应注意高钾血症的防治。其他降压药如 β – 受体阻滞剂、α – 受体阻滞剂、血管扩张药及利尿剂等亦可应用。患者应限盐，有明显水钠潴留的容量依赖型高血压患者选用噻嗪类利尿药。肾功能较差时，噻嗪类利尿剂无效或疗效较差，应改用袢利尿剂。

血压控制欠佳时，可联合使用多种抗高血压药物把血压控制到靶目标值。多数学者认为肾病患者的血压应较一般患者控制更严格，蛋白尿≥1.0g/24h，血压应控制在 125/75mmHg 以下；如果蛋白尿≤1.0g/24h，血压应控制在 130/80mmHg 以下。应尽量选用具有肾脏保护作用的降压药如 ACEI 和 ARB。

3. 特殊治疗　目前研究结果显示，大剂量双嘧达莫（300 ~ 400mg/d）、小剂量阿司匹林（40 ~ 300mg/d）对系膜毛细血管性肾小球肾炎有降低尿蛋白的作用。对糖皮质激素和细胞毒性药物一般不主张积极应用，但对病理类型较轻、肾体积正常、肾功能轻度受损而尿蛋白较多的患者在无禁忌时可试用。

4. 防治肾损害因素　包括：①预防和治疗各种感染，尤其是上呼吸道感染，因其可致慢性肾炎急性发作，使肾功能急剧恶化；②纠正水电解质和酸碱平衡紊乱；③禁用肾毒性药物，包括中药（如含马兜铃酸的中药关木通、广防己等）和西药（如氨基糖苷类、两性霉素、磺胺类抗生素等）；④及时治疗高脂血症、高尿酸血症。

（七）护理诊断/合作性问题

1. 营养失调：低于机体需要量　与限制蛋白饮食、低蛋白血症等有关。

2. 有感染的危险　与皮肤水肿、营养失调、应用糖皮质激素和细胞毒性药物致机体抵抗力下降有关。

3. 焦虑　与疾病的反复发作、预后不良有关。

4. 潜在并发症　慢性肾衰竭。

（八）护理措施

1. 一般护理

（1）休息与活动：慢性肾炎患者每日在保证充分休息和睡眠的基础上，应有适度的活动。尤其是肥胖者应通过活动减轻体重，以减少肾脏和心脏的负担。但对病情急性加重及伴有血尿、心力衰竭或并发感染的患者，应限制活动。

（2）饮食护理：慢性肾炎患者肾小管的重吸收作用不良，在排尿量达到一般标准时，应充分饮水，增加尿量以排泄体内废物。一般情况下不必限制饮食，但若肾功能已受到严重损害，伴有高血压且有发展为尿毒症的倾向时，应限制盐为3～4g/d，蛋白质为0.3～0.4g/(kg·d)，且宜给予优质的动物蛋白，使之既能保证身体所需的营养，又可达到低磷饮食的要求，起到保护肾功能的作用。另外，应提供足够热量、富含维生素、易消化的饮食，适当调节高糖和脂类在饮食热量中的比例，以减轻自体蛋白质的分解，减轻肾脏负担。

2. 病情观察　密切观察血压的变化，因血压突然升高或持续高血压可加重肾功能的恶化。注意观察水肿的消长情况，注意患者有无出现胸闷、气急及腹胀等胸、腹腔积液的征象。监测患者的尿量变化及肾功能，如血肌酐（Cr）、血尿素氮（BUN）升高和尿量迅速减少，应警惕肾衰竭的发生。

3. 用药护理　使用利尿剂注意监测有无电解质、酸碱平衡紊乱，如低钾血症、低钠血症等；肾功能不全患者在应用ACEI降压时，应监测电解质，防止高血钾，另外注意观察有无持续性干咳的不良反应，如果发现要及时提醒医生换药；用血小板解聚药时注意观察有无出血倾向，监测出血、凝血时间等；激素或免疫抑制剂常用于慢性肾炎伴肾病综合征的患者，应观察该类药物可能出现的副作用。

4. 心理护理　本病病程长，病情反复，长期服药疗效差、副作用大，预后不良，患者易产生悲观、恐惧等不良情绪反应。且长期患病使患者生活、工作能力下降，经济负担加重，更进一步增加了患者及亲属的思想负担。因此心理护理尤为重要。积极主动与患者沟通，鼓励其说出内心的感受，对提出的问题予以耐心解答。与亲属一起做好患者的疏导工作，联系单位和社区解决患者的后顾之忧，使患者以良好的心态正确面对现实。

（九）健康指导

1. 预防感染指导　保持环境清洁、空气流通、阳光充足；注意休息，避免剧烈运动和过重的体力劳动；注意个人卫生，预防呼吸道和泌尿道感染，如出现感染症状时，应及时治疗。

2. 生活指导　严格按照饮食计划进餐；能够劳逸结合；学会与疾病有关的家庭护理知识，如如何控制饮水量、自我监测血压等。

3. 怀孕指导　在血压和BUN正常时，可安全怀孕。如曾有高血压症，且BUN较高，应该避孕，必要时行人工流产。

4. 用药指导　掌握利尿剂、降压药等各种药物的使用方法、用药过程中的注意事项；不使用对肾功能有害的药物，如氨基糖苷类抗生素、抗真菌药等。

5. 心理指导　能明确不良心理对疾病的危害性，学会有效的调适方法，心境平和，积极配合医护工作。

（十）预后

慢性肾炎呈持续进行性进展，最终发展至终末期肾衰竭。其进展的速度主要取决于肾脏病理类型、延缓肾功能进展的措施以及避免各种危险因素。其中长期大量蛋白尿、伴高血压或肾功能受损者预后较差。

（王怀颖）

第七节　肾病综合征的护理

肾病综合征（nephrotic syndrome，NS）是指由各种肾小球疾病引起的以大量蛋白尿（尿蛋白定量 >3.5g/d）、低蛋白血症（血浆白蛋白 <30g/L）、水肿、高脂血症为临床表现的一组综合征。

一、病因

NS分为原发性和继发性两大类，本节主要讨论原发性NS。原发性NS为各种不同病理类型的肾小球病，常见的有：①微小病变肾病；②系膜增生性肾小球肾炎；③局灶节段性肾小球硬化；④膜性肾病；⑤系膜毛细血管性肾小球肾炎。

二、病理生理

1. 大量蛋白尿　在正常生理情况下，肾小球滤过膜具有分子屏障及电荷屏障作用，这些屏障作用受损致使原尿中蛋白含量增多，当其增多明显超过近曲小管回吸收量时，形成大量蛋白尿。而高血压、高蛋白饮食或大量输注血浆蛋白等因素均可加重尿蛋白的排出。尿液中主要含白蛋白和与白蛋白近似分子量的蛋白。大分子蛋白如纤维蛋白原、α_1 和 α_2 巨球蛋白等，因其无法通过肾小球滤过膜，从而在血浆中的浓度保持不变。

2. 低白蛋白血症　大量白蛋白从尿中丢失的同时，如肝白蛋白合成增加不足以克服丢失和分解，则出现低白蛋白血症。同时，NS患者因胃肠黏膜水肿导致食欲减退、蛋白摄入不足、吸收不良或丢失也可加重低白蛋白血症。另外，某些免疫球蛋白（如IgG）和补体、抗凝及纤溶因子、金属结合蛋白及内分泌素蛋白也可减少，尤其是肾小球病理损伤严重，大量蛋白尿和非选择性蛋白尿时更为显著。患者易产生感染、高凝、微量元素缺乏、内分泌紊乱和免疫功能低下等并发症。

由于免疫球蛋白和补体成分的丢失，NS 患者的抵抗力降低，易患感染。B 因子和 D 因子的丢失导致患者对致病微生物的易感性增加。激素结合蛋白随尿液的丢失会导致体内一系列内分泌和代谢紊乱。少数患者会在临床上表现出伴 NS 的甲状腺功能低下，并且会随着 NS 的缓解而得到恢复。NS 时，血钙和维生素 D 水平也受到明显的影响。血浆中维生素 D 水平下降，又同时使用激素或者有肾功能损害时，就会加速骨病的产生。因此，对于这样的患者应及时进行骨密度、血浆激素水平的监测，同时补充维生素 D 及相关药物，防止骨病的发生。

3. 水肿　NS 时低白蛋白血症、血浆胶体渗透压下降，使水分从血管腔内进入组织间隙，是造成 NS 水肿的基本原因。此外，部分患者有效循环血容量不足，肾素 - 血管紧张素，醛固酮系统激活和抗利尿激素分泌增加，可增加肾小管对钠的重吸收，进一步加重水肿。但也有研究发现，约 50% 的 NS 患者血容量并不减少甚至增加，血浆肾素水平正常或下降，提示 NS 患者的水钠潴留并不依赖于肾素，血管紧张素，醛固酮系统的激活，而是肾脏原发的水钠潴留的结果。

4. 高脂血症　患者表现为高胆固醇血症和（或）高甘油三酯血症，并可伴有低密度脂蛋白（LDL）、极低密度脂蛋白（VLDL）及脂蛋白 a［Lp（a）］的升高，高密度脂蛋白（HDL）正常或降低。高脂血症的发生与肝脏脂蛋白合成的增加和外周组织利用及分解减少有关，后者可能是高脂血症更为重要的原因。高胆固醇血症的发生与肝脏合成过多富含胆固醇和载脂蛋白 B 的 LDL 及 LDL 受体缺陷致 LDL 清除减少有关。高甘油三酯血症在 NS 中也常见，其产生的原因更多是由于分解减少而非合成增多。

三、临床表现

引起原发性 NS 的肾小球疾病的病理类型有五种，各种病理类型的临床特征、对激素的治疗反应和预后不尽相同。

1. 微小病变型肾病　微小病变型肾病占儿童原发性 NS 的 80% ~90%，占成人原发性 NS 的 5% ~10%。好发于儿童，男性多于女性。典型临床表现为 NS，15% 左右伴镜下血尿，一般无持续性高血压及肾功能减退。60 岁以上的患者，高血压和肾功能损害较多见。90% 对糖皮质激素治疗敏感，但复发率高达 60%。

2. 系膜增生性肾小球肾炎　此类型在我国的发病率显著高于西方国家，占原发性 NS 的 30%，男性多于女性，好发于青少年。约 50% 于前驱感染后急性起病，甚至出现急性肾炎的表现。如为非 IgA 系膜增生性肾小球肾炎，约 50% 表现为 NS，约 70% 伴有血尿；如为 IgA 肾病，约 15% 出现 NS，几乎均有血尿。肾功能不全和高血压随着病变程度加重会逐渐增加。对糖皮质激素及细胞毒性药物的治疗反应与病理改变轻重有关，轻者疗效好，重者疗效差。50% 以上的患者经激素治疗后可获完全缓解。

3. 系膜毛细血管性肾小球肾炎　此类型占我国原发性 NS 的 10%，男性多于女性，好发于青壮年。约半数患者有上呼吸道的前驱感染史。约 50% ~60% 表现为 NS，30% 的患者表现为无症状蛋白尿，常伴有反复发作的镜下血尿或肉眼血尿。20% ~30% 的患者表现为急性肾炎综合征。高血压、贫血及肾功能损害常见，常呈持续进行性进展。75% 的患者有持续性低补体血症，是本病的重要特征之一。糖皮质激素及细胞毒性药物对成人疗效差，发病 10 年后约 50% 的病例将进展为慢性肾衰竭。肾移植术后常复发。

4. 膜性肾病　此型占我国原发性NS的25%～30%，男性多于女性，好发于中老年。起病隐匿，约70%～80%表现为NS，约30%可伴有镜下血尿。肾静脉血栓发生率可高达40%～50%，肾静脉血栓最常见。有自发缓解倾向，约25%的患者会在5年内自发缓解。单用激素治疗无效；必须与细胞毒性药物联合使用可使部分患者缓解，但长期和大剂量使用激素和细胞毒性药物有较多的毒副作用，因此必须权衡利弊，慎重选择。此外，应适当使用调脂药和抗凝治疗。患者常在发病5～10年后逐渐出现肾功能损害。

5. 局灶性节段性肾小球硬化　此型占我国原发性NS的20%～25%，好发于青少年男性。多隐匿起病，NS为主要临床表现，其中约3/4伴有血尿，约20%可见肉眼血尿。确诊时约半数伴高血压、约30%有肾功能减退，部分患者可伴有近曲小管功能障碍。部分患者可由微小病变型肾病转变而来。对激素和细胞毒性药物治疗的反应性较差，激素治疗无效者达60%以上，疗程要较其他病理类型的NS适当延长。预后与激素治疗的效果及蛋白尿的程度密切相关。激素治疗反应性好者，预后较好。

四、并发症

1. 感染　是NS的常见并发症，与大量蛋白质营养不良、免疫功能紊乱及激素治疗有关。常见感染部位的顺序为：呼吸道、泌尿道、皮肤。感染是NS复发和疗效不佳的主要原因之一。

2. 血栓和栓塞　NS患者的高脂血症以及蛋白质从尿中丢失会造成血液黏稠度增加，加之NS时血小板功能亢进、利尿剂和糖皮质激素等因素进一步加重高凝状态，使血栓、栓塞易发，其中以肾静脉血栓最为多见（发生率为10%～50%，其中3/4病例无临床症状）。此外，肺血管血栓、栓塞，下肢静脉、脑血管、冠状血管血栓也不少见。

3. 急性肾衰竭　NS时有效循环血容量的减少导致肾血流量不足，易诱发肾前性氮质血症。少数患者可出现急性肾衰竭，尤以微小病变型肾病居多。其机制可能是肾间质高度水肿压迫肾小管及大量管型阻塞肾小管，导致肾小管腔内高压、肾小球滤过率骤然减少所致。

4. 蛋白质和脂肪代谢紊乱　可出现低蛋白血症，蛋白代谢呈负平衡。长期低蛋白血症可造成患者营养不良、机体抵抗力下降、生长发育迟缓、内分泌紊乱等。低蛋白血症还可导致药物与蛋白结合减少，游离药物增多，影响药物的疗效，增加部分药物的毒性作用；金属结合蛋白丢失可使微量元素（铁、铜、锌等）缺乏；内分泌素结合蛋白不足可诱发内分泌紊乱。高脂血症增加血液黏稠度，促进血栓、栓塞并发症的发生，还将增加心血管系统并发症冠状动脉粥样硬化、心肌梗死，并可促进肾小球硬化和肾小管．间质病变的发生，促进肾脏病变的慢性进展。

五、辅助检查

1. 尿液检查　尿蛋白定性一般为+++～++++，尿中可有红细胞、管型等。24h尿蛋白定量超过3.5g。

2. 血液检查　血浆清蛋白低于30g/L，血中胆固醇、甘油三酯、低及极低密度脂蛋白增高。肾衰竭时血尿素氮、血肌酐升高。

3. 肾活检　可明确肾小球的病理类型。

4. 肾B超检查　双肾正常或缩小。

六、诊断要点

根据大量蛋白尿、低蛋白血症、高脂血症、水肿等临床表现，排除继发性NS即可确立诊断，其中尿蛋白 > 3.5g/d、血浆清蛋白 < 30g/L为诊断的必备条件。NS的病理类型有赖于肾活组织病理检查。

七、治疗要点

治疗原则以抑制免疫与炎症反应为主，同时防治并发症。

1. 一般治疗

（1）适当休息，预防感染：NS患者应注意休息，避免到公共场所并预防感染。病情稳定者适当活动是必需的，以防止静脉血栓形成。

（2）限制水钠，优质蛋白饮食：水肿明显者应适当限制水钠摄入（NaCl < 3g/d）。肾功能良好者不必限制蛋白的摄入，但NS患者摄入高蛋白饮食会加重蛋白尿，促进肾脏病变的进展。因此，主张给予NS患者正常量0.8～1.0g（kg·d）的优质蛋白（富含必需氨基酸的动物蛋白）饮食。

2. 对症治疗

（1）利尿消肿：一般患者在使用激素并限制水、钠摄入后可达到利尿消肿的目的。对于水肿明显，经上述处理仍无效者可适当选用利尿剂。利尿治疗的原则是不宜过快、过猛，以免引起有效血容量不足、加重血液高黏倾向，诱发血栓、栓塞并发症。常用噻嗪类利尿剂（氢氯噻嗪）和保钾利尿剂（螺内酯）作基础治疗，二者并用可提高利尿的效果，同时可减少钾代谢紊乱。上述治疗无效时，改为渗透性利尿剂（低分子右旋糖酐、羟乙基淀粉）并用袢利尿剂（呋塞米），可获良好利尿效果。注意在通过输注血浆或血浆白蛋白利尿时要严格掌握适应证，只有对病情严重的患者在必需利尿时方可使用，且要避免过频、过多。对伴有心脏病的患者应慎用此法利尿。

（2）提高血浆胶体渗透压：血浆或白蛋白等静脉输注均可提高血浆胶体渗透压，促进组织中水分回吸收并利尿，如继而使用呋塞米60～120mg加于葡萄糖溶液中缓慢静脉滴注，有时能获得良好的利尿效果。但由于输入的蛋白均将于24～48h内由尿中排出，可引起肾小球高滤过及肾小管高代谢造成肾小球脏层及肾小管上皮细胞损伤、促进肾间质纤维化，轻者影响糖皮质激素疗效，延迟疾病缓解，重者可损害肾功能，多数学者认为非必要时不宜多用。故应严格掌握适应证，对严重低蛋白血症、高度水肿而又少尿（尿量 < 400ml/d）的NS患者，在必需利尿的情况下方可考虑使用，但也要避免过频、过多使用。心力衰竭者慎用。

（3）减少尿蛋白：持续性大量蛋白尿本身可导致肾小球高滤过、加重肾小管.间质损伤、促进肾小球硬化，是影响肾小球病预后的重要因素。已证实减少尿蛋白可以有效延缓肾功能的恶化。应用ACEI如贝那普利和（或）ARB如氯沙坦，可通过有效地控制高血压，降低肾小球内压和直接影响肾小球基底膜对大分子蛋白的通透性，有不依赖于降低全身血压而减少尿蛋白作用。所用剂量一般应比常规降压药剂量大，才能获得良好疗效。

（4）调脂：高脂血症可加速肾小球疾病的发展，增加心、脑血管疾病的发生率，因此，NS患者合并高脂血症应使用调脂药，尤其是有高血压及冠心病家族史、高LDL及低HDL血症的患者更需积极治疗。常用降脂药有：①3－羟基－3－甲基戊二酰单酰辅酶A还原酶抑制剂，如洛伐他汀、辛伐他汀；②纤维酸类药物，如非诺贝特、吉非贝齐；③普罗布考，本品除降脂作用外还具有抗氧化作用，可防止低密度脂蛋白的氧化修饰，抑制粥样斑块的形成，长期使用可预防肾小球硬化。若NS缓解后高脂血症自行缓解则不必使用调脂药。

（5）抗凝：由于凝血因子的改变及激素的使用，常处于高凝状态，有较高血栓并发症的发生率，尤其是在血浆白蛋白 $<20g/L$ 时，更易合并静脉血栓的形成。建议当血浆白蛋白 $<20g/L$ 时常规使用抗凝剂，可使用普通肝素或低分子肝素，维持APTT在正常的2倍。此外，也可使用口服抗血小板药如双嘧达莫、阿司匹林。一旦出现血栓或栓塞时，应及早予尿激酶或链激酶溶栓，并配合应用抗凝药。治疗期间应密切观察出、凝血情况，避免药物过量而致出血。

（6）抗感染：用激素治疗时，不必预防性使用抗生素，因其不能预防感染，反而可能诱发真菌双重感染。一旦出现感染，应及时选用敏感、强效及无肾毒性的抗生素。

（7）透析：急性肾衰竭时，利尿无效且达到透析指征时应进行血液透析。

3. 抑制免疫与炎症反应

（1）糖皮质激素：该药可能是通过抑制免疫与炎症反应，抑制醛固酮和抗利尿激素的分泌，影响肾小球基底膜通透性而达到治疗作用。应用激素时应注意以下几点：①起始用量要足：如泼尼松始量为1mg/（kg·d），共服8～12周。②撤减药要慢：足量治疗后每1～2周减少原用量的10%，当减至20mg/d时疾病易反跳，应更加缓慢减量。③维持用药要久：最后以最小有效剂量（10mg/d）作为维持量，再服半年至1年或更久。激素可采用全日量顿服，维持用药期间两日量隔日一次顿服，以减轻激素的副作用。

NS患者对激素治疗的反应可分为三种类型：①激素敏感型：即治疗8～12周内NS缓解。②激素依赖型：即药量减到一定程度即复发。③激素抵抗型：即对激素治疗无效。

（2）细胞毒性药物：目前国内外最常用的细胞毒性药物为CTX，细胞毒性药物常用于"激素依赖型"或"激素抵抗型"NS，配合激素治疗有可能提高缓解率。一般不首选及单独应用。

（3）环孢素：该药可选择性抑制辅助性T细胞及细胞毒效应T细胞。近年来已开始用该药治疗激素及细胞毒性药物都无效的难治性NS，但此药昂贵，副作用大，停药后病情易复发：因而限制了它的广泛应用。

（4）霉酚酸酯：霉酚酸酯（mycophenolate mofetil，MMF）是一种新型有效的免疫抑制剂，在体内代谢为霉酚酸，通过抑制次黄嘌呤单核苷酸脱氢酶、减少鸟嘌呤核苷酸的合成，从而抑制T、B淋巴细胞的增殖。可用于激素抵抗及细胞毒性药物治疗无效的NS患者。推荐剂量为1.5～2.0g/d，分两次口服，共用3～6个月，减量维持半年。副作用相对较少，有腹泻及胃肠道反应等，偶有骨髓抑制作用。其确切的临床效果及副作用还需要更多临床资料证实。

4. 中医中药治疗　一般主张与激素及细胞毒性药物联合使用，不但可降尿蛋白，还可拮抗激素及细胞毒性药物的不良反应，如雷公藤总苷、真武汤等。

八、护理评估

1. 健康史

（1）病史：询问本病的有关病因，如有无原发性肾疾病、糖尿病、过敏性紫癜、系统性红斑狼疮等病史。询问有关的临床表现，如水肿部位、程度、特点及消长情况，有无出现胸闷、气促、腹胀等胸腔、心包、腹腔积液的表现；有无肉眼血尿、高血压、尿量减少等。注意有无发热、咳嗽、咳痰、尿路刺激征、腹痛等感染征象；有无腰痛、下肢疼痛等肾静脉血栓、下肢静脉血栓的表现。

（2）治疗经过：询问患者的用药情况，如激素的剂量、用法、减药情况、疗程、治疗效果、有无副作用等；有无用过细胞毒性药及其他免疫抑制剂，其用、剂量及疗效等。

2. 身心状况

（1）身体评估：评估患者的一般状态，如精神状态、营养状况、生命体征、体重等有无异常。评估水肿范围、特点，有无胸腔、腹腔、阴囊水肿和心包积液。

（2）心理－社会状况：患者有无因形象的改变产生自卑、悲观、失望等不良的情绪反应；患者及家属的应对能力；患者的社会支持情况、患者出院后的社区保健资源等。

3. 辅助检查　观察实验室及其他检查结果，如24h尿蛋白定量结果、血浆白蛋白浓度的变化、肝肾功能、血清电解质、血脂浓度的变化、凝血功能等；肾活组织的病理检查结果等。

九、护理诊断/合作性问题

1. 体液过多　与低蛋白血症致血浆胶体渗透压下降等有关。

2. 营养失调：低于机体需要量　与大量蛋白质的丢失、胃肠黏膜水肿致蛋白质吸收障碍等因素有关。

3. 焦虑　与疾病造成的形象改变及病情复杂，易反复发作有关。

4. 有感染的危险　与皮肤水肿，大量蛋白尿致机体营养不良，激素、细胞毒性药物的应用致机体免疫功能低下有关。

5. 潜在并发症　血栓形成、急性肾衰竭、心脑血管并发症等。

十、护理目标

（1）患者能积极配合治疗，水肿程度减轻或消失。

（2）能按照饮食原则进食，营养状况逐步改善。

（3）能正确应对疾病带来的各种问题，焦虑程度减轻。

（4）无感染发生。

（5）无血栓形成及急性肾衰竭、心脑血管等并发症的发生。

十一、护理措施

1. 一般护理

（1）休息与活动：NS如有全身严重水肿、胸腹腔积液时应绝对卧床休息，并取半坐卧位。护理人员可协助患者在床上作关节的全范围运动，以防止关节僵硬及挛缩，并可防止肢体血栓形成。对于有高血压的患者，应适当限制活动量。老年患者改变体位时不可过快，以防止直立性低血压。

水肿减轻后患者可进行简单的室内活动，尿蛋白定量下降到2g/d以下时可恢复适量的室外活动，恢复期的患者应在其体能范围内适当进行活动。但需注意在整个治疗、护理及恢复阶段，患者应避免剧烈运动，如跑、跳、提取重物等。

（2）饮食护理：NS患者的饮食要求既能改善患者的营养状况，又不增加肾脏的负担。饮食原则如下：①蛋白质：高蛋白饮食可增加肾脏负担，对肾不利，故提倡正常量的优质蛋白（富含必需氨基酸的动物蛋白）摄入，按1g（kg·d）供给。但当肾功能不全时，应根据肌酐清除率调整蛋白质的摄入量。②热量供给要充足，不少于126～147kJ（30～35kcal）/（kg·d）。③为减轻高脂血症，应少食富含饱和脂肪酸的食物如动物油脂，而多吃富含多聚不饱和脂肪酸的食物如植物油及鱼油，以及富含可溶性纤维的食物如燕麦、豆类等。④水肿时低盐饮食，勿食腌制食品。⑤注意各种维生素及微量元素（如铁、钙）的补充。且应定期测量血浆白蛋白、血红蛋白等指标以反映机体营养状态。

由于NS患者一般食欲欠佳，因此可采用增加餐次的方法以提高摄入量。同时在食谱内容上注意色、香、味。在烹调方法上可用糖醋汁、番茄汁等进行调味以改善低盐膳食的味道。

2. 病情观察　监测生命体征、体重、腹围、出入量的变化，定时查看各种辅助检查结果，结合临床表现判断病情进展情况。如根据体温有无升高，患者有无出现咳嗽、咳痰、肺部湿啰音、尿路刺激征、皮肤破溃化脓等判断是否合并感染；根据患者有无腰痛、下肢疼痛、胸痛、头痛等判断是否合并肾静脉、下肢静脉、冠状血管及脑血管血栓；根据患者有无少尿、无尿及血BUN、血肌酐升高等判断有无肾衰竭。同时，注意观察有无营养不良、内分泌紊乱及微量元素缺乏的改变。

3. 感染的预防及护理　保持水肿皮肤清洁、干燥，避免皮肤受摩擦或损伤；指导和协助患者进行口腔黏膜、眼睑结膜及阴部等的清洁；定期作好病室的空气消毒，用消毒药水拖地板、湿擦桌椅等；尽量减少病区的探访人次，对有上呼吸道感染者应限制探访；同时指导患者少去公共场所等人多聚集的地方；遇寒冷季节，嘱患者减少外出，注意保暖。出现感染情况时，按医嘱正确采集患者的血、尿、痰、腹水等标本送检，根据药敏试验使用有效的抗生素，观察用药后感染有无得到有效控制。

4. 用药护理

（1）激素和细胞毒性药物：应用环孢素的患者，服药期间应注意监测血药浓度，观察有无副作用的出现，如肝肾毒性、高血压、高尿酸血症、高血钾、多毛及牙龈增生等。

（2）抗凝药：如在使用肝素、双嘧达莫等的过程中，若出现皮肤黏膜、口腔、胃肠道等的出血倾向时，应及时减药并给予对症处理，必要时停药。

（3）中药：使用雷公藤制剂时，应注意监测尿量、性功能及肝肾功能、血常规的变化。因其可造成性腺抑制、肝肾损害及外周血白细胞减少等不良反应。

5. 心理护理　针对本病病程长、表现复杂、易反复发作带给患者及家属的忧虑。首先允许患者发泄自己的郁闷，对患者的表现表示理解；还要引导患者多说话，随时将自己的需要说出来，这样消极的寂寞会逐渐变为积极的配合；在此期间，随时向患者及家属报告疾病的进展情形，对任何微小的进步都应给予充分的认可，使他们重建信心。同时，要根据评估资料，调动患者的社会支持系统，为患者提供最大限度的物质和精神支持。

十二、护理评价

（1）患者水肿程度有无减轻并逐渐消退。

（2）营养状况有无改善。

（3）焦虑程度有无减轻。

（4）是否发生感染。

（5）有无血栓形成、急性肾衰竭、心脑血管等并发症的发生。

十三、健康指导

1. 预防指导　认识到积极预防感染的重要性，能够加强营养、注意休息、保持个人卫生，积极采取措施防止外界环境中病原微生物的侵入。

2. 生活指导　能够根据病情适度活动，注意避免肢体血栓等并发症的产生。饮食上注意限盐，每日不会摄入过多蛋白。

3. 病情监测指导　学会每日用浓缩晨尿自测尿蛋白，出院后坚持定期门诊随访，密切观察肾功能的变化。

4. 用药指导　坚持遵医嘱用药，勿自行减量或停用激素，了解激素及细胞毒性药物的常见副作用。

5. 心理指导　意识到良好的心理状态有利于提高机体的抵抗力，增强适应能力。能保持乐观开朗的心态，对疾病治疗充满信心。

十四、预后

影响 NS 预后的因素主要有：①病理类型：微小病变型肾病和轻度系膜增生性肾小球肾炎预后较好，系膜毛细血管性肾炎、局灶节段性肾小球硬化、重度系膜增生性肾小球肾炎预后较差。早期膜性肾病也有一定的缓解率，晚期则难于缓解；②临床表现：大量蛋白尿、严重高血压及肾功能损害者预后较差；③激素治疗效果：激素敏感者预后相对较好，激素抵抗者预后差；④并发症：反复感染导致 NS 经常复发者预后差。

（王怀颖）

第八节　急性肾衰竭的护理

急性肾衰竭（acute renal failure，ARF）是由于各种病因引起的短期内（数小时或数日）肾功能急剧、进行性减退而出现的临床综合征。当肾衰竭发生时，原来应由尿液排出的废物，因为尿少或无尿而积存于体内，导致血肌酐（Cr）、尿素氮（BUN）升高，水、电解质和酸碱平衡失调，以及全身各系统并发症。

一、病因及发病机制

1. 病因　分三类：①肾前性：主要病因包括有效循环血容量减少和肾内血流动力学改变（包括肾前小动脉收缩或肾后小动脉扩张）等。②肾后性：肾后性肾衰竭的原因是急性尿路梗阻，梗阻可发生于从肾盂到尿道的任一水平。③肾性：肾性肾衰竭有肾实质损伤，包括急性肾小管坏死（acute' tubular necrosis，ATN）、急性肾间质病变及肾小球和肾血管病变。其中急性肾小管坏死是最常见的急性肾衰竭类型，可由肾缺血或肾毒性物质损伤肾小管上皮细胞引起，其结局高度依赖于并发症的严重程度。如无并发症，肾小管坏死的死亡率为7%～23%，而在手术后或合并多器官功能衰竭时，肾小管坏死的死亡率高达50%～80%。在此主要以急性肾小管坏死为代表进行叙述。

2. 发病机制　不同病因、病理类型的急性肾小管坏死有不同的发病机制。中毒所致的急性肾小管坏死，是年龄、糖尿病等多种因素的综合作用。对于缺血所致急性肾小管坏死的发病机制，当前主要有三种解释：①肾血流动力学异常：主要表现为肾皮质血流量减少，肾髓质淤血等。目前认为造成以上结果最主要的原因为：血管收缩因子产生过多，舒张因子产生相对过少。②肾小管上皮细胞代谢障碍：缺血引起缺氧，进而影响到上皮细胞的代谢。③肾小管上皮脱落，管腔中管型形成：肾小管管型造成管腔堵塞，使肾小管内压力过高，进一步降低了肾小球滤过，加剧了肾小管间质缺血性障碍。

二、临床表现

临床典型病程可分为三期：

1. 起始期　此期急性肾衰竭是可以预防的，患者常有诸如低血压、缺血、脓毒病和肾毒素等病因，无明显的肾实质损伤。但随着肾小管上皮损伤的进一步加重，GFR下降，临床表现开始明显，进入维持期。

2. 维持期　又称少尿期。典型持续7～14d，也可短至几日，长达4～6周。患者可出现少尿，也可没有少尿，称非少尿型急性肾衰竭，其病情较轻，预后较好。但无论尿量是否减少，随着肾功能减退，可出现一系列尿毒症表现。

（1）全身并发症：

1）消化系统症状：食欲降低、恶心、呕吐、腹胀、腹泻等，严重者有消化道出血。

2）呼吸系统症状：除感染的并发症外，尚可因容量负荷增大出现呼吸困难、咳嗽、憋气、胸闷等。

3）循环系统症状：多因尿少和未控制饮水，导致体液过多，出现高血压和心力衰竭；可因毒素滞留、电解质紊乱、贫血及酸中毒引起各种心律失常及心肌病变。

4）其他：常伴有肺部、尿路感染，感染是急性肾衰竭的主要死亡原因之一，死亡率高达70%。此外，患者也可出现神经系统表现，如意识不清、昏迷等。严重患者可有出血倾向，如DIC等。

（2）水、电解质和酸碱平衡失调：其中高钾血症、代谢性酸中毒最为常见。

1）高钾血症：其发生与肾排钾减少、组织分解过快、酸中毒等因素有关。高钾血症对心肌细胞有毒性作用，可诱发各种心律失常，严重者出现心室颤动、心跳骤停。

2）代谢性酸中毒：主要因酸性代谢产物排出减少引起，同时急性肾衰竭常合并高分解代谢状态，又使酸性产物明显增多。

3）其他：主要有低钠血症，由水潴留过多引起。还可有低钙、高磷血症，但远不如慢性肾衰竭明显。

3. 恢复期　肾小管细胞再生、修复，肾小管完整性恢复，肾小球滤过率逐渐恢复正常或接近正常范围。患者开始利尿，可有多尿表现，每日尿量可达3000～5000ml，通常持续1～3周，继而再恢复正常。少数患者可遗留不同程度的肾结构和功能缺陷。

三、辅助检查

1. 血液检查　少尿期可有轻、中度贫血；血肌酐每日升高44.2～88.4μmol/L（0.5～1.0mg/dl），血BUN每日可升高3.6～10.7mmol/L（10～30mg/dl）；血清钾浓度常大于5.5mmol/L，可有低钠、低钙、高磷血症；血气分析提示代谢性酸中毒。

2. 尿液检查　尿常规检查尿蛋白多为+～++，尿沉渣可见肾小管上皮细胞，少许红、白细胞，上皮细胞管型，颗粒管型等；尿比重降低且固定，多在1.015以下；尿渗透浓度低于350mmol/L；尿钠增高，多在20～60mmol/L。

3. 其他　尿路超声显像对排除尿路梗阻和慢性肾功能不全很有帮助。如有足够理由怀疑梗阻所致，可做逆行性或下行性肾盂造影。另外，肾活检是进一步明确致病原因的重要手段。

四、诊断要点

患者尿量突然明显减少，肾功能急剧恶化（即血肌酐每天升高超过44.2μmol/L或在24～72h内血肌酐值相对增加25%～100%），结合临床表现、原发病因和实验室检查，一般不难作出诊断。

五、治疗要点

1. 起始期治疗　治疗重点是纠正可逆的病因，预防额外的损伤。对于严重外伤、心力衰竭、急性失血等都应进行治疗，同时停用影响肾灌注或肾毒性的药物。

2. 维持期治疗　治疗重点为调节水、电解质和酸碱平衡、控制氮质潴留、供给足够营养和治疗原发病。

（1）高钾血症的处理：当血钾超过6.5mmol/L，心电图表现异常变化时，应紧急处理如下：①10%葡萄糖酸钙10～20ml稀释后缓慢静注。②5% $NaHCO_3$ 100～200ml静滴。③50%葡萄糖液50ml加普通胰岛素10U缓慢静脉注射。④用钠型离子交换树脂15～30g，每日3次口服。⑤透析疗法是治疗高钾血症最有效的方法，适用于以上措施无效和伴有高分解代谢的患者。

（2）透析疗法：凡具有明显尿毒症综合征者都是透析疗法的指征，具体包括：心包炎、严重脑病、高钾血症、严重代谢性酸中毒及容量负荷过重对利尿剂治疗无效。重症患者主张早期进行透析。对非高分解型、尿量正常的患者可试行内科保守治疗。

（3）其他：纠正水、电解质和酸碱平衡紊乱，控制心力衰竭，预防和治疗感染。

3. 多尿期治疗　此期治疗重点仍为维持水、电解质和酸碱平衡，控制氮质血症，防治各种并发症。对已进行透析者，应维持透析，当一般情况明显改善后可逐渐减少透析，直至病情稳定后停止透析。

4. 恢复期治疗　一般无需特殊处理，定期复查肾功能，避免肾毒性药物的使用。

六、护理诊断/合作性问题

1. 体液过多　与急性肾衰竭所致肾小球滤过功能受损、水分控制不严等因素有关。

2. 营养失调：低于机体需要量　与患者食欲低下、限制饮食中的蛋白质、透析、原发疾病等因素有关。

3. 有感染的危险　与限制蛋白质饮食、透析、机体抵抗力降低等有关。

4. 恐惧　与肾功能急骤恶化、症状重等因素有关。

5. 潜在并发症　高血压脑病、急性左心衰竭、心律失常、心包炎、DIC、多脏器功能衰竭等。

七、护理措施

1. 一般护理

（1）休息与活动：少尿期要绝对卧床休息，保持安静，以减轻肾脏的负担，对意识障碍者，应加床护栏。当尿量增加、病情好转时，可逐渐增加活动量，但应注意利尿后的过分代谢，患者会有肌肉无力的现象，应避免独自下床。患者若因活动使病情恶化，应恢复前一日的活动量，甚至卧床休息。

（2）饮食护理：

1）糖及热量：对发病初期因恶心、呕吐无法由口进食者，应由静脉补充葡萄糖，以维持基本热量。少尿期应给予足够的糖类（150g/d）。若患者能进食，可将乳糖75g、葡萄糖和蔗糖各37.5g溶于指定溶液中，使患者在一日中饮完。多尿期可自由进食。

2）蛋白质：对一般少尿期的患者，蛋白质限制为0.5g/（kg·d），其中60%以上应为优质蛋白，如尿素氮太高，则应给予无蛋白饮食。接受透析的患者予高蛋白饮食，血液透析患者的蛋白质摄入量为1.0～1.2g/（kg·d），腹膜透析为1.2～1.3g/（kg·d）。对多尿期的患者，如尿素氮低于8.0mmol/L时，可给予正常量的蛋白质。

3）其他：对少尿期患者，尽可能减少钠、钾、磷和氯的摄入量。多尿期时不必过度限制。

（3）维持水平衡：急性肾衰竭少尿时，对于水分的出入量应严格测量和记录，按照“量出为入”的原则补充入液量。补液量的计算一般以500ml为基础补液量，加前一日的出液量。在利尿的早期，应努力使患者免于发生脱水，给予适当补充水分，以维持利尿作用。当氮质血症消失后，肾小管对盐和水分的再吸收能力改善，即不需要再供给大量的液体。

2. 病情观察　应对急性肾衰竭的患者进行临床监护。监测患者的神志、生命体征、尿量、体重，注意尿常规、肾功能、电解质及血气分析的变化。观察有无高血钾、低血钠或代谢性酸中毒的发生；有无严重头痛、恶心、呕吐及不同意识障碍等高血压脑病的表现；有无气促、端坐呼吸、肺部湿啰音等急性左心衰竭的征象；有无出现水中毒或稀释性低钠血症的症状，如头痛、嗜睡、意识障碍、共济失调、昏迷、抽搐等。

3. 用药护理　用甘露醇、呋塞米利尿治疗时应观察有无脑萎缩、溶血、耳聋等副作用；使用血管扩张剂时注意监测血压的变化，防止低血压发生；纠正高血钾及酸中毒时，要随时监测电解质；使用肝素或双嘧达莫要注意有无皮下或内脏出血；输血要禁用库血；抗感染治疗时避免选用有肾毒性的抗生素。

4. 预防感染　感染是急性肾衰竭少尿期的主要死亡原因，故应采取切实措施，在护理的各个环节预防感染的发生。具体措施为：①尽量将患者安置在单人房间，做好病室的清洁消毒，避免与有上呼吸道感染者接触。②避免任意插放保留导尿管，可利用每24～48h导尿一次，获得每日尿量。③需留置尿管的患者应加强消毒、定期更换尿管和进行尿液检查以确定有无尿路感染。④卧床及虚弱的患者应定期翻身，协助做好全身皮肤的清洁，防止皮肤感染的发生。⑤意识清醒者，鼓励患者每小时进行深呼吸及有效排痰；意识不清者，定时抽取气管内分泌物，以预防肺部感染的发生。⑥唾液中的尿素可引起口角炎及腮腺炎，应协助做好口腔护理，保持口腔清洁、舒适。⑦对使用腹膜或血液透析治疗的患者，应按外科无菌技术操作。⑧避免其他意外损伤。

5. 心理护理　病情的危重会使患者产生对于死亡和失去工作的恐惧，同时因治疗费用的昂贵又会进一步加重患者及家属的心理负担。观察了解患者的心理变化及家庭经济状况，通过讲述各种检查和治疗进展信息，解除患者的恐惧，树立患者战胜疾病的信心；通过与社会机构的联系取得对患者的帮助，解除患者的经济忧患。还应给予患者高度同情、安慰和鼓励，以高度的责任心认真护理，使患者具有安全感、信赖感及良好的心理状态。

八、健康指导

1. 生活指导　合理休息，劳逸结合、防止劳累；严格遵守饮食计划，并注意加强营养；注意个人清洁卫生，注意保暖。

2. 病情监测　学会自测体重、尿量；明确高血压脑病、左心衰竭、高钾血症及代谢性酸中毒的表现；定期门诊随访，监测肾功能、电解质等。

3. 心理指导　在日常生活中能理智调节自己的情绪，保持愉快的心境；遇到病情变化时不恐慌，能及时采取积极的应对措施。

4. 预防指导　禁用库血；慎用氨基糖苷类抗生素；避免妊娠、手术、外伤；避免接触重金属、工业毒物等；误服或误食毒物，立即进行洗胃或导泻，并采用有效解毒剂。

（王怀颖）

第九节　慢性肾衰竭的护理

慢性肾衰竭（chronlc renal failure，CRF）简称肾衰，是在各种慢性肾脏病的基础上，肾功能缓慢减退至衰竭而出现的临床综合征。据统计，每1万人口中，每年约有1人发生肾衰。

随着病情的进展，根据肾小球滤过功能降低的程度，将慢性肾衰竭分为四期：①肾储备能力下降期：GFR减至正常的约50%～80%，血肌酐正常，患者无症状。②氮质血症期：是肾衰早期，GFR降至正常的25%～50%，出现氮质血症，血肌酐已升高，但小于450μmol/L，无明显症状。③肾衰竭期：GFR降至正常的10%～25%，血肌酐显著升高（约为450～707μmol/L），患者贫血较明显，夜尿增多及水电解质失调，并可有轻度胃肠道、心血管和中枢神经系统症状。④尿毒症期：是肾衰的晚期，GFR减至正常的10%以下，血肌酐大于707μmol/L，临床出现显著的各系统症状和血生化异常。

一、病因及发病机制

任何能破坏肾的正常结构和功能的泌尿系统疾病，均可导致肾衰。国外最常见的病因依次为：糖尿病肾病、高血压肾病、肾小球肾炎、多囊肾等；在我国则为：原发性慢性肾小球肾炎、糖尿病肾病、高血压肾病、多囊肾、梗阻性肾病等。有些由于起病隐匿、到肾衰晚期才就诊的患者，往往因双侧肾已固缩而不能确定病因。

肾功能恶化的机制尚未完全明了。目前多数学者认为，当肾单位破坏至一定数量，“健存”肾单位代偿性地增加排泄负荷，因此发生肾小球内“三高”，即肾小球毛细血管的高灌注、高压力和高滤过，而肾小球内“三高”会引起肾小球硬化、肾小球通透性增加，使肾功能进一步恶化。此外，血管紧张素Ⅱ、蛋白尿、遗传因素都在肾衰的恶化中起着重要的作用。尿毒症各种症状的发生与水电解质酸碱平衡失调、尿毒症毒素、肾的；内分泌功能障碍等有关。

二、临床表现

肾衰早期仅表现为基础疾病的症状，到残余肾单位不能调节适应机体的最低要求时，尿毒症使各器官功能失调的症状才表现出来。

1. 水、电解质和酸碱平衡失调　可表现为钠、水平衡失调，如高钠或低钠血症、水肿或脱水；钾平衡失调，如高钾或低钾血症；代谢性酸中毒；低钙血症、高磷血症；高镁血症等。

2. 各系统表现

（1）心血管和肺症状：心血管病变是肾衰最常见的死因，可有以下几个方面。

1）高血压和左心室肥大：大部分患者存在不同程度的高血压，个别可为恶性高血压。高血压主要是由于水钠潴留引起的，也与肾素活性增高有关，使用重组人红细胞生成素（recombinant human erythropoietin，rHuEPO）、环孢素等药物也会发生高血压。高血压可引起动脉硬化、左心室肥大、心力衰竭，并可加重肾损害。

2）心力衰竭：是常见死亡原因之一。其原因大多与水钠潴留及高血压有关，部分患者亦与尿毒症性心肌病有关。尿毒症心肌病的病因可能与代谢废物的潴留和贫血等有关。

3）心包炎：主要见于透析不充分者（透析相关性心包炎），临床表现与一般心包炎相同，但心包积液多为血性，可能与毛细血管破裂有关。严重者有心包填塞征。

4）动脉粥样硬化：本病患者常有高甘油三酯血症及轻度胆固醇升高，动脉粥样硬化发展迅速，是主要的死亡原因之一。

5）肺症状：体液过多可引起肺水肿，尿毒症毒素可引起“尿毒症肺炎”。后者表现为肺充血，肺部 X 线检查出现“蝴蝶翼”征。

（2）血液系统表现：

1）贫血：尿毒症患者常有贫血，为正常色素性正细胞性贫血，主要原因有：①肾脏产生红细胞生成激素（erythropoietin，EPO）减少。②铁摄入不足；叶酸、蛋白质缺乏。③血透时失血及经常性的抽血检查。④肾衰时红细胞生存时间缩短。⑤有抑制血细胞生成的物质等因素。

2）出血倾向：常表现为皮下出血、鼻出血、月经过多等。出血倾向与外周血小板破坏增多、出血时间延长、血小板聚集和黏附能力下降等有关。

3）白细胞异常：中性粒细胞趋化、吞噬和杀菌的能力减弱，因而容易发生感染。部分患者白细胞减少。

（3）神经、肌肉系统表现：早期常有疲乏、失眠、注意力不集中等精神症状，后期可出现性格改变、抑郁、记忆力下降、谵妄、幻觉、昏迷等。晚期患者常有周围神经病变，患者可出现肢体麻木、深反射迟钝或消失、肌无力等。但最常见的是肢端袜套样分布的感觉丧失。

（4）胃肠道表现：食欲不振是常见的早期表现。另外，患者可出现口腔有尿味、恶心、呕吐、腹胀、腹泻、舌和口腔黏膜溃疡等。上消化道出血在本病患者也很常见，主要与胃黏膜糜烂和消化性溃疡有关，尤以前者常见。慢性肾衰竭患者的消化性溃疡发生率较正常人为高。

（5）皮肤症状：常见皮肤瘙痒。患者面色较深而萎黄，轻度浮肿，称尿毒症面容，与贫血、尿素霜的沉积等有关。

（6）肾性骨营养不良症：简称肾性骨病，是尿毒症时骨骼改变的总称。依常见顺序排列包括：纤维囊性骨炎、肾性骨软化症、骨质疏松症和肾性骨硬化症。骨病有症状者少见。早期诊断主要靠骨活组织检查。肾性骨病的发生与继发性甲状旁腺功能亢进、骨化三醇缺乏、营养不良、代谢性酸中毒等有关。

（7）内分泌失调：肾衰时内分泌功能出现紊乱。患者常有性功能障碍，小儿性成熟延迟，女性性欲差，晚期可闭经、不孕，男性性欲缺乏和阳痿。

（8）易于并发感染：尿毒症患者易并发严重感染，与机体免疫功能低下、白细胞功能异常等有关。以肺部和尿路感染常见，透析患者易发生动静脉瘘或腹膜入口感染、肝炎病毒感染等。

（9）其他：可有体温过低、碳水化合物代谢异常、高尿酸血症、脂代谢异常等。

三、辅助检查

1. 血液检查　血常规可见红细胞数目下降，血红蛋白含量降低，白细胞可升高或降低；肾功能检查结果为内生肌酐清除率降低，血肌酐增高；血清电解质增高或降低；血气分析有代谢性酸中毒等。

2. 尿液检查　尿比重低，为1.010。尿沉渣中有红细胞、白细胞、颗粒管型、蜡样管型等。

3. B超或X线平片　显示双肾缩小。

四、诊断要点

根据慢性肾衰竭的临床表现，内生肌酐清除率下降，血肌酐、血尿素氮升高、B超等示双肾缩小，即可作出诊断。之后应进一步查明原发病。

五、治疗要点

1. 治疗原发疾病和纠正加重肾衰竭的因素　如治疗狼疮性肾炎可使肾功能有所改善，纠正水钠缺失、控制感染、解除尿路梗阻、控制心力衰竭、停止使用肾毒性药物等可使肾功能有不同程度的恢复。

2. 延缓慢性肾衰竭的发展　应在肾衰的早期进行。

（1）饮食治疗：饮食治疗可以延缓肾单位的破坏速度，缓解尿毒症的症状，因此，慢性肾衰竭的饮食治疗非常关键。要注意严格按照饮食治疗方案，保证蛋白质、热量、钠、钾、磷及水的合理摄入。

（2）必需氨基酸的应用：对于因各种原因不能透析、摄入蛋白质太少的尿毒症患者，为了使其维持良好的营养状态，必须加用必需氨基酸（essential amino acid，EAA）或必需氨基酸与α-酮酸混合制剂。α-酮酸可与氨结合成相应的EAA，EAA在合成蛋白过程中，可利用一部分尿素，故可减少血中的尿素氮水平，改善尿毒症症状。EAA的适应证为肾衰晚期患者。

（3）控制全身性和（或）肾小球内高压力：肾小球内高压力会促使肾小球硬化，全身性高血压不仅会促使肾小球硬化，且能增加心血管并发症的发生，故必须控制。首选血管紧张素Ⅱ抑制药。

（4）其他：积极治疗高脂血症、有痛风的高尿酸血症。

3. 并发症的治疗

（1）水、电解质和酸碱平衡失调：

1）钠、水平衡失调：对单纯水肿者，除限制盐和水的摄入外，可使用呋塞米利尿处理；对水肿伴稀释性低钠血症者，需严格限制水的摄入；透析者加强超滤并限制钠水摄入。

2）高钾血症：如血钾中度升高，主要治疗引起高钾的原因，并限制钾的摄入。如血钾>6.5mmol/L，心电图有高钾表现，则应紧急处理。

3）钙、磷失调和肾性骨病：为防止继发性甲旁亢和肾性骨病，肾衰早期应积极限磷饮食，并使用肠道磷结合物，如口服碳酸钙2g，每日3次。活性维生素D_3（骨化三醇）主要用于长期透析的肾性骨病患者，使用过程中要注意监测血钙、磷浓度，防止异位钙化的发生。对与铝中毒有关的肾性骨病，主要是避免铝的摄入，并可通过血液透析降低血铝水平。目前对透析相关性淀粉样变骨病还没有好的治疗方案。

4）代谢性酸中毒：一般口服碳酸氢钠，严重者静脉补碱。透析疗法能纠正各种水、电解质、酸碱平衡失调。

（2）心血管和肺：

1）高血压：通过减少水和钠盐的摄入，及对尿量较多者选用利尿剂清除水、钠潴留，多数患者的血压可恢复正常。对透析者可用透析超滤脱水降压。其他的降压方法与一般高血压相同，首选ACEI。

2）心力衰竭：除应特别强调清除水、钠潴留外，其他与一般心力衰竭治疗相同，但疗效较差。

3）心包炎：积极透析可望改善，当出现心包填塞时，应紧急心包穿刺或心包切开引流。

4）尿毒症肺炎：透析可迅速获得疗效。

（3）血液系统：透析、补充叶酸和铁剂均能改善肾衰贫血。而使用rHuEPO皮下注射疗效更为显著，同时注意补充造血原料，如铁、叶酸等。

（4）感染：治疗与一般感染相同，但要注意在疗效相近时，尽量选择对肾毒性小的药物。

（5）其他：充分透析、肾移植、使用骨化三醇和EPO可改善肾衰患者神经、精神和肌肉系统症状：外用乳化油剂、口服抗组胺药及强化透析对部分患者的皮肤瘙痒有效。

4. 替代治疗　透析（血液透析、腹膜透析）和肾移植是替代肾功能的治疗方法。尿毒症患者经药物治疗无效时，便应透析治疗。血液透析和腹膜透析的疗效相近，各有优缺点，应综合考虑患者的情况来选用。透析一个时期后，可考虑是否做肾移植。

六、护理评估

询问本病的有关病史，如有无各种原发性肾脏病史；有无其他导致继发性肾脏病的疾病史；有无导致肾功能进一步恶化的诱因。评估患者的临床症状，如有无出现厌食、恶心、呕吐、口臭等消化道症状；有无头晕、胸闷、气促等缺血的表现；有无出现皮肤瘙痒，及鼻、牙龈、皮下等部位出血等症状；有无兴奋、淡漠、嗜睡等精神症状。评估患者的体征，如生命体征、精神意识状态有无异常；有无出现贫血面容，尿毒症面容；皮肤有无出血点、淤斑、尿素霜的沉积等；皮肤水肿的部位、程度、特点，有无出现胸腔、心包积液，腹水征；有无心力衰竭、心包填塞征的征象；肾区有无叩击痛；神经反射有无异常等。判断患者的辅助检查结果，如有无血红蛋白含量降低；血尿素氮及血肌酐升高的程度；肾小管功能有无异常；血电解质和二氧化碳结合力的变化；肾影像学检查的结果。此外，应注意评估患者及其家属的心理变化及社会支持情况，如有无抑郁、恐惧、绝望等负性情绪；家庭、单位、社区的支持度如何等。

七、护理诊断/合作性问题

1. 营养失调：低于机体需要量　与长期限制蛋白质摄入、消化功能紊乱、水电解质紊乱、贫血等因素有关。

2. 体液过多　与肾小球滤过功能降低导致水钠潴留，多饮水或补液不当等因素有关。

3. 活动无耐力　与心脏病变，贫血，水、电解质和酸碱平衡紊乱有关。

4. 有感染的危险　与白细胞功能降低、透析等有关。

5. 绝望　与病情危重及预后差有关。

八、护理目标

（1）患者能保持足够营养物质的摄入，身体营养状况有所改善。

（2）能遵守饮食计划，水肿减轻或消退。

（3）自诉活动耐力增强。

（4）住院期间不发生感染。

（5）能按照诊疗计划配合治疗和护理，对治疗有信心。

九、护理措施

1. 一般护理

（1）休息与活动：慢性肾衰竭患者以休息为主，尽量减少对患者的干扰，并协助其做好日常的生活护理，如对视力模糊的患者，将物品放在固定易取的地方，对因尿素霜沉积而皮肤瘙痒的患者，每日用温水擦澡。但对病情程度不同的患者还应有所区别，如症状不明显、病情稳定者，可在护理人员或亲属的陪伴下活动，活动以不出现疲劳、胸痛、呼吸困难、头晕为度；对症状明显、病情加重者，应绝对卧床休息，且应保证患者的安全与舒适，如对意识不清者，加床护栏，防止患者跌落；对长期卧床者，定时为患者翻身和做被动肢体活动，防止压疮或肌肉萎缩。

（2）饮食护理：

1）蛋白质：在高热量的前提下，应根据患者的 GFR 来调整蛋白质的摄入量。当 GFR < 50ml/min 时，就应开始限制蛋白质的摄入，其中 50% ~60% 以上的蛋白质必须是富含必需氨基酸的蛋白（即高生物价优质蛋白），如鸡蛋、鱼、牛奶、瘦肉等。当 GFR <5ml/min 时，每日摄入蛋白约为 20g（0. 3g/kg），此时患者需应用 EAA 疗法；当 GFR 在 5 ~10ml/min 时，每日摄入的蛋白约为 25g（0. 4g/kg）；GFR 在 10 ~20ml/min 者约为 35g（0. 6g/kg）；GFR > 20ml/min 者，可加 5g。尽量少摄入植物蛋白，如花生、豆类及其制品，因其含非必需氨基酸多。米、面中所含的植物蛋白也要设法去除，如可部分采用麦淀粉作主食。

静脉输入必需氨基酸应注意输液速度。输液过程中若有恶心、呕吐应给予止吐剂，同时减慢输液速度。切勿在氨基酸内加入其他药物，以免引起不良反应。

2）热量与糖类：患者每日应摄取足够的热量，以防止体内蛋白质过度分解。每日供应热量至少 125. 6kj/kg（30kcal/kg），主要由碳水化合物和脂肪供给。低蛋白摄入会引起患者的饥饿感，这时可食芋头、马铃薯、苹果、马蹄粉等补充糖类。

3）盐分与水分：肾衰早期，患者无法排出浓缩的尿液，需要比正常人摄入或排出更多的水分和盐分，才能处理尿中溶质。又因肾小管对钠的重吸收能力减退，而每日从尿中流失的钠增加，所以应增加水分和盐分的摄入。到肾衰末期，由于肾小球的滤过率降低，尿量减少，钠由尿的丢失已不明显，应注意限制水分和盐分的摄入。

4）其他：低蛋白饮食时，钙、铁及维生素 B_{12} 含量不足，应注意补充；避免摄取含钾量高的食物，如白菜、萝卜、梨、桃、葡萄、西瓜等；低磷饮食，不超过 600mg/d；还应注意供给富含维生素 C、B 族维生素的食物。

2. 病情观察　认真观察身体症状和体征的变化；严密监测意识状态、生命体征；每日定时测量体重，准确记录出入水量。注意观察有无液体量过多的症状和体征：如短期内体重迅速增加、血压升高、意识改变、心率加快、肺底湿啰音、颈静脉怒张等；结合肾功能、血清电解质、血气分析结果，观察有无高血压脑病、心力衰竭、尿毒症性肺炎及电解质代谢紊乱和酸碱平衡失调等并发症的表现。观察有无感染的征象，如体温升高、寒战、疲乏无力，咳嗽、咳脓性痰，肺部湿啰音，尿路刺激征，白细胞增高等。

3. 预防感染　要注意慢性肾衰竭患者皮肤和口腔护理的特殊性。慢性肾衰竭患者由于尿素霜的刺激，常感皮肤瘙痒，注意勿用力搔抓，可每日用温水清洗后涂抹止痒剂。此外，慢性肾衰竭患者口腔容易发生溃疡、出血及口唇干裂，应加强口腔护理，保持口腔湿润，可增进食欲。

4. 用药护理　用红细胞生成激素纠正患者的贫血时，注意观察用药后副反应，如头痛、高血压、癫痫发作等，定期查血红蛋白和血细胞比容等。使用骨化三醇治疗肾性骨病时，要随时监测血钙、磷的浓度，防止内脏、皮下、关节血管钙化和肾功能恶化。用降压、强心、降脂等其他药物时，注意观察其副反应。

5. 心理护理　慢性肾衰患者的预后不佳，加上身体形象改变以及性方面的问题，常会有退缩、消极、自杀等行为。护理人员应以热情、关切的态度去接近他，使其感受到真诚与温暖。并应鼓励家属理解并接受患者的改变，安排有意义的知觉刺激环境或鼓励其参加社交活动，使患者意识到自身的价值，积极接受疾病的挑战。对于患者的病情和治疗，应使患者和家属都有所了解，因为在漫长的治疗过程中，需要家人的支持、鼓励和细心的照顾。

十、护理评价

(1) 患者的贫血状况有无所好转，血红蛋白、血清白蛋白在正常范围。

(2) 机体的水肿程度是否减轻或消退。

(3) 自诉活动耐力是否增强。

(4) 体温是否正常，有无发生感染。

(5) 患者情绪稳定，生活规律，定时服药或透析。

十一、健康指导

1. 生活指导　注意劳逸结合，避免劳累和重体力活动。严格遵从饮食治疗的原则，注意水钠限制和蛋白质的合理摄入。

2. 预防指导　注意个人卫生，保持口腔、皮肤及会阴部的清洁。皮肤痒时避免用力搔抓。注意保暖，避免受凉。尽量避免妊娠。

3. 病情观察指导　准确记录每日的尿量、血压、体重。定期复查肾功能、血清电解质等。

4. 用药指导　严格遵医嘱用药，避免使用肾毒性较大的药物，如氨基糖苷类抗生素等。

5. 透析指导　慢性肾衰竭患者应注意保护和有计划地使用血管，尽量保留前臂、肘等部位的大静脉，以备用于血透治疗。已行透析治疗的患者，血液透析者应注意保护好动－静脉瘘管，腹膜透析者保护好腹膜透析管道。

6. 心理指导　注重心理调节，保持良好的心态，培养积极的应对能力。

（王怀颖）

参考文献

[1] 周巧玲. 肾内科临床心得. 北京：科学出版社，2016.

[2] 于为民. 新编肾内科住院医师问答. 湖北：华中科大，2016.

[3] 彭文. 肾内科疾病. 上海：第二军医大学出版社，2015.

[4] 李德爱，孙伟，王有森. 肾内科治疗药物的安全应用. 北京：人民卫生出版社，2014.

[5] 于为民. 肾内科疾病诊疗路径. 北京：军事医学科学出版社，2014.

[6] 梅长林. 肾内科临床实践（习）导引与图解. 北京：人民卫生出版社，2013.

[7] 石宏斌. 肾内科新医师手册（第 2 版）. 北京：化学工业出版社，2013.

[8] 蔡金辉，胡雪慧，梁碧宁. 肾内科临床护理思维与实践. 北京：人民卫生出版社，2013.

[9] 余学清. 肾内科临床工作手册：思路、原则及临床方案. 北京：人民军医出版社，2013.

[10] 李绍梅. 进修医师问答丛书：肾内科进修医师问答. 北京：军事医学科学出版社，2013.

[11] 余毅，王丽萍. 肾内科医师查房手册. 北京：化学工业出版社，2013.

[12] 葛建国. 肾内科疾病用药指导. 北京：人民军医出版社，2012.

[13] 尹爱萍. 肾内科医嘱速查. 北京：人民军医出版社，2012.

[14] 李绍梅，傅淑霞. 肾内科主任医师查房. 北京：军事医学科学出版社，2011.

[15] 尚红，王毓三，申子瑜. 全国临床检验操作规程（第 4 版）. 北京：人民军医出版社，2015.

[16] 王兰兰. 医学检验项目选择与临床应用（第 2 版）. 北京：人民卫生出版社，2013.

[17] 黄人健，李秀华. 内科护理学. 北京：人民军医出版社，2014.

[18] 李红，李映兰. 临床护理实践手册. 北京：化学工业出版社，2010.

[19] 尹安春，史铁英. 内科疾病临床护理路径. 北京：人民卫生出版社，2014.

[20] 刁永书，文艳秋，陈林. 肾脏内科护理手册（第 2 版）. 北京：科学出版社，2015.